두통에 관한 카이로프랙틱과 치의학적 접근

CHIROPRACTIC APPROACH TO HEAD PAIN

두통에 관한 카이로프랙틱과 치의학적 접근

옮긴이 이주강 · 주지신

CHIROPRACTIC APPROACH TO HEAD PAIN

Darryl D. Curl, DDS, DC, Editor
Associate Professor
Department of Diagnosis
Los Angeles College of Chiropractic
Director
Pacific Coast Faculty Resource Group
Whittier, California

Wolters Kluwer
Health
Philadelphia • Baltimore • New York • London
Buenos Aires • Hong Kong • Sydney • Tokyo

영 문 출 판 사

■ 역자

이주강, DC

대한카이로프랙틱학회 회장

김천대학교 한방재활학과 교수

주지신(D.D.S)

대한 턱관절협회 이사

성균관의과대학 외래교수

광양 · 함께하는 치과 대표원장

Chiropractic Approach to Head Pain
by Darryl D. Curl, DDS, DC.

이 책은 미국 Wolters Kluwer Health 사와 협정을 맺어 공동으로 출판되었다.
(Co-Published by arrangement with Wolters Kluwer Health, Inc., USA)

경고(disclaimer)

치료는 정보의 정확성을 확인하고 일반적으로 인정되는 관행을 설명하기 위해 시행되어 왔다. 하지만 저자, 편집자, 그리고 출판사는 이 책의 정보의 오류 또는 누락이나 어떤 상황에서의 적용에 대해 책임을 지지 않으며 표현 또는 암시, 보편성, 완성도, 또는 발행물 내용의 정확성을 보장하지 않는다. 특정한 상황에서 이 정보의 적용은 전문가에게 전적인 책임이 있다; 추천 및 설명된 임상치료는 절대적이지 않으며 일반적인 추천으로도 볼 수 없다.

저자, 편집자, 출판사는 이 문서에 명시된 약물과 복용량 선택은 출판 시 현재의 권고와 지침에 대한 보장을 위해 모든 노력을 기울였다. 그래서, 지속적인 조사, 정부 규제의 변화, 그리고 약물요법과 약물 반응에 관한 정보의 흐름을 고려하여 독자는 지침서에서 어떤 변화에 따른 각각 약물의 투입과 복용량, 그리고 추가된 경고와 주의사항을 확인해야 한다. 추천된 약물이 신약이거나 빈번하게 사용되지 않는 약물일 경우 특히 중요하다.

이 발행물에서 제시된 몇몇 약물들과 의료기구는 엄격한 연구 환경에서 제한된 사용을 위해 식약청(FDA)에서 허가를 받았다.
임상적인 적용을 위한 각각의 약물 또는 장치의 FDA 확인은 의료 제공자의 책임이다.

두통에 관한 카이로프랙틱과 치의학적 접근

2014년 10월 23일 초판인쇄
2014년 10월 30일 초판발행

지은이 : Darryl D. Curl, DDS, DC.
옮긴이 : 이 주 강 외
발행인 : 박 병 조
발행처 : 도서출판 영문출판사
등 록 : 1987년 12월 21일 제2-419호
주 소 : 서울시 강남구 삼성동 69-1
전 화 : (02) 514-5590, 776-5590
팩 스 : (02) 756-8943
홈페이지 : www.ymsbook.net
E-mail : yeongmunsa@empal.com
정 가 : 40,000원
ISBN 978-89-7224-356-4 93510

※ 파본은 교환해 드립니다.

역자 서문(1)

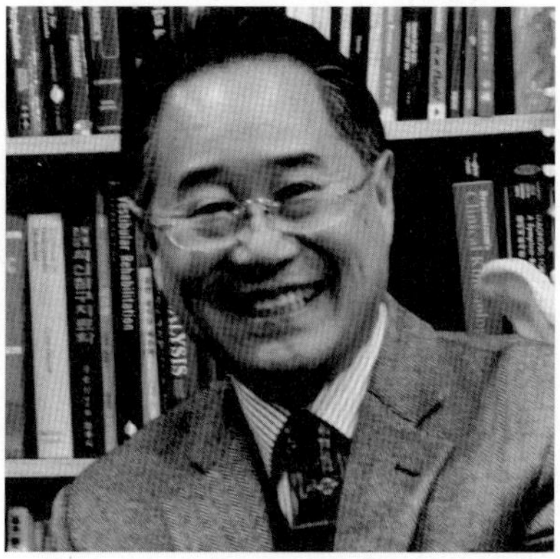

"카이로프랙틱" 더 이상 우리 국민들에게 생소한 외래어는 아니다. 그러나 이 학문에 대한 정확한 이해는 여전히 제한적이다. 전문 의료인들을 포함한 많은 사람들은 흔히 허리 아픈 사람들이 찾아가는 척추교정 민간요법이라고 만 생각하는 듯하다. 그러나 지난 20년 동안, 카이로프랙틱 학문에 대한 이해도가 빠르게 높아졌다. 이 학문을 전공한 다수의 전문가들이 한국으로 돌아온 후, 그들의 임상활동과 교육활동을 통해 노력하였기 때문이다. 역자도 그 중 한 사람이다. 뿐 만 아니라, 소수의 국내 의료전문인들도 의과대학과 동일한 카이로프랙틱 전문대학원 과정을 수료하고 고국으로 돌아와 활동하면서 이에 대한 사회적 이해도가 높아진 것이다. 올해 초엔 박근혜 대통령께서도 의료선진국에서 제도화 되어있는 카이로프랙틱 의학이 국내에서도 제도화되어야 하는 필요성에 대해 언급하셨다. 그러나 여전히 카이로프랙틱 의학은 허리 아픈 요통환자들을 위한 제한적 치료법인 듯 말하고 있다. 이러한 사회적 환경에서 대한카이로프랙틱학회, KCI는 " 두통에 관한 카이로프랙틱적 접근, Chiropractic Approach to Head Pain "을 번역 출판하면서 국내 전문 임상가들에게 카이로프랙틱 의학의 임상적 경계를 폭 넓게 이해할 수 있고 보여주는 계기가 될 것이라 믿는다.

"두통에 관한 카이로프랙틱적 접근"은 Dr. Darryl Curl에 의해 저술되었다. 이 분은 역자가 임상교수로 있었던 LACC 대학의 동료 교수이다. 카이로프랙틱을 전공했을 뿐 아니라, 치과전문의 이기도하다. Dr. Curl은 이 책을 통해 카이로프랙틱 의학과 치의학이 두통 환자치료를 위해 함께 나누어야 할, 또한 함께 노력해야 할 부분을 해부생리학적 근거와 사례보고를 통해 제시한다. 뿐만 아니라, 두통에 대한 각 시대적 관점 그리고 치료활동에 대한 발전과정을 상세하게 기록하여 이 책의 흥미를 더하고 있다.

국내 치의학계에서도 새로운 흐름이 나타나고 있다. Holistic Dentistry! 이들은 치의학적 문제로 인한 전신적인 임상적 파급 효과를 경험하고, 교합과 턱관절 균형을 통해 관찰되는 놀라운 임상경험을 하고 있는 것이다. 그리고 " 구조는 기능을 지배한다, Structure dictates the function" 을 주장하는 카이로프랙틱 의학과 협진의 필요성을 인지하고 있다. 이미 미국을 비롯한 유럽의 여러 국가에서는 "Chiro-Dontic" 이라는 용어가 사용되고 있으며 의학계에 새로운 장르가 만들어지고 있는 것이다.

이번 번역작업은 치과전문의 이시며 많은 학술활동을 통해 국내 Holistic Dentistry 발전을 위해 노력하는 "함께하는 치과" 주지신 원장님 (KCI, 대한카이로프랙틱학회 고문)과 함께하였습니다. 특히 카이로프랙터로서 이해하기 어려운 치의학 부분을 맡아 주셨으며 어려운 번역작업의 완성도를 높여주셨습니다.

끝으로, 국내 카이로프랙틱 의학 발전을 위해 아낌없이 노력하시는 영문출판사 박병조 사장님 그리고 직원 모두에게 감사드립니다.

이주강, DC
대한카이로프랙틱학회 회장
김천대학교 한방재활학과 교수

역자 서문(2)

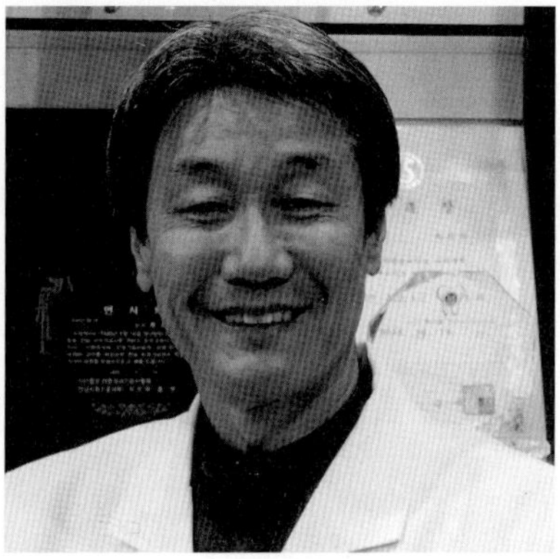

치과의사가 두통을 치료한다?

두통은 인류의 가장 흔한 질병이자 증상입니다. 전체인구의 90% 이상이 일 년에 한번 이상 고통 받는다고 알려져 있습니다. 그런데 이런 두통 중에서 뇌종양이나 뇌혈관질환, 뇌막염 등과 같은 명백한 뇌 자체의 질환에 의한 경우는 사실상 흔치 않습니다. 가장 흔한 유형의 두통은 긴장성두통(tension headache)이며 이는 머리를 덮고 있는 두피나 두개안면부의 근육과 골막, 두개강내의 혈관이나 뇌경막의 tension에 의한 것입니다. 그런데 바로 이 부위들을 가장 광범위하게 지배하는 신경이 바로 삼차신경입니다.

삼차신경!

치과의사가 날마다 마주하는 뇌신경이지 않습니까?

삼차신경 다음으로는 경추신경, C_{123} 이 그 부위에 큰 영향을 미치는데 경추신경과 삼차신경은 뇌간에서 같은 신경세포집단(neuron pool)을 공유합니다. 이 두 신경 그룹은 서로 긴밀하게 협조하여 머리를 끄덕거리지 않고도 식사를 하게 해주고, 통증감각을 공유하여 연관통을 일으키기도 합니다.

이러한 신경학적인 측면 외에도 **인체를 역학적인 측면에서 보면,** 저작계와 목-후경부-는 1종지레관계에 있어서 어느 한편의 문제는 반드시 다른 한편에 직접적인 영향을 미치게 됩니다. 그리고 어느 쪽이 선행원인이었든 간에 두부전방자세(FHP)와 같은 자세의 왜곡이 일어나면 이는 저작계와 목, 양 쪽에서 근긴장을 일으켜 이곳을 통과하여 뇌에 이르는 내경동맥과 척추동맥의 혈류, 궁극적으로는 뇌혈류에 영향을 미치어 역시 두통의 큰 원인으로 작용할 수 있습니다.

이쯤 되면 치과의사는 저작계의 담당자라는 사실만으로도 두통치료의 적임자라는 것을 알 수 있습니다. 그런 치과의사가 경추에 대한 지식까지 갖춘다면 그 어떤 과 의사보다도 매우 유리할 것이고, 나아가 그 경추에 영향을 미치는 하부의 골격구조, 전신자세의 문제까지 파악할 수 있다면 금상첨화겠지요.

그러기 위해서는 생체구조역학을 전문하는 카이로프랙틱과 같은 「정형의학」에서, 저작계와 관련된 역학적 지식들을 적극적으로 수용할 필요가 있다고 생각합니다. 그리하면 원인불명(?)의 **두통**으로 고생하는 환자에게 좋고, 치과의사의 위상도 높아지고, 학문 간의 '융합'을 통한 치의학의 외연이 확장되는 일석삼조가 될 것입니다.

그러나 안타깝게도 많은 치과의사들이 좀처럼 구강 밖으로 시선을 돌리려하지 않는 것 같습니다. ***"치아를 보지 말고 환자를 보라"***는 경구는 그저 환자의 심리상태 또는 전신병력에 주의를 기울이면서 치과진료에 임하라는 정도로만 여기는 것 같아서 아쉽습니다.

그동안 적절한 안내서가 없었던 탓이겠지요.

아무튼 사정이 이렇다보니 환자가 두통을 치료하기위해 처음부터 치과를 찾아오는 경우는 흔치않은 것이 현실입니다. "두통이 너무 심해서 신경(외)과에 갔는데 뇌에는 아무런 이상이 없다고 하는데도 통증은 여전해서 이 병원 저 병원, 한의원 등 온갖 병원을 전전하다 급기야는 정신과에 입원치료까지 하던 중, 지푸라기라도 잡아보자는 심정으로 치과에 들렀다." 만성두통으로 시달린 환자들이 주로 호소하는 말입니다.

저는 이런 현실에 변화가 일어나기를 갈망하면서 이 책의 번역에 임하였습니다.

이 책의 편저자 Dr. Curl은 치과의사이자 카이로프랙터입니다. 두 분야의 전문가답게 이 책에는 자세와 두개안면동통과의 관련성 즉, 어떻게 골반이나 전신자세의 왜곡이 상행하여 저작계와 두부에 동통을 야기하는지, 또한 어떻게 저작계의 부조화가 두통뿐만 아니라 이명을 일으키고, 하행하여 견부통이나 요통 등 전신의 근골격계에까지 영향을 미치는지, 저작계와 인체전반과의 생체역학적 연관성을 ***'근거중심으로'*** 서술하고 있습니다.

좀 더 구체적으로 살펴보면, 목숨을 위협하는 '불길한' 두통과 일반적으로 흔한 두통과의 감별 즉, 신경(외)과 의사가 맡아야 할 두통과 치과의사가 치료해야 할 두통을 구분하였고, 머리와 목의 신경학적 고찰, 그리고 그 움직임에 관한 생역학적 기전, 두개안면 정형학과 구강 안에 적용하는 악정형장치, 그리고 경추에 대한 도수치료 등에 관하여 언급하였습니다.

나아가 치과의사들이 상대적으로 소홀히 취급해온 자세분석에 관한지식을 제공하고 있습니다. 그리하여 ***구강이 아닌 전신을! 치아가 아닌 환자를!*** 생역학적 관점에서 관찰할 수 있도록 해줍니다.

저는 이 책이 치아와 구강을 인체전반과 영향을 주고받는 유기체적 구조물로 인식하는 많은 치과의사들에게 읽혀지기를 바랍니다. 특히 턱관절장애를 치료하는 치과의사, 구강내과, 그리고 교합에 크고 작은 변화를 주는 보철과와 교정과 의사들이 일독하기를 간곡히 바랍니다.

마지막으로 지난 8년 동안 귀한 시간을 내서 서울에서 광양까지 오셔서 인체를 보는 큰 관점을 알려주고 협진을 해주신 카이로프랙터(DC) 이주강 교수님께 깊은 감사를 드립니다.

> "경추의 이상에 의한 저작계의 통증이 일어날 수 있다. 그러므로.......치과의사는 최소한 경부의 임상적 검사를 시행해야 한다"

구강안면영역의 동통을 집대성한 구강외과의사 W. E. Bell이 한 말입니다.

주지신 (광양 · 함께하는 치과 대표원장)

머리말

두통은 카이로프랙틱 임상에서 가장 흔히 관찰되는 질환 중 하나로서, 요통 다음으로 2번째 질환이라고 한다. 호주, 영국, 캐나다 그리고 미국에서 보내준 기고자들의 도움으로 "두통에 관한 카이로프랙틱 접근, Chiropractic Approach to Head Pain"은 현 두통의 원리, 두통환자의 모델 그리고 근골격계적 통합치료의 근본적 원리 그리고 두통치료의 포괄적 모델을 구성하는 테크닉을 종합하였다. 두통환자를 치료하는 임상가들에게 지금은 매우 흥분되는 시대이다. 그 이유는 사회적, 신체적, 감성적 그리고 환경적 스트레스가 두통의 현상을 모두 설명할 수 없다는 사실을 알고 있기 때문이다. 이 교제는 임상가들에게 그리고 학생들에게 두통의 근원을 이해시키는데 도움이 되어, 카이로프랙틱 학문에 대한 즐거움을 높이고 더욱 깊이 있는 도전감을 갖기를 바란다.

Darryl D. Curl

공헌가

Mark Abramson, DDS
Private Practice
Redwood City, California

Thomas F. Bergmann, DC
Private Practice
Mendota Heights, Minnesota

J. David Cassidy, DC, MSc, FCCS(C)
Assistant Professor and Director of Research
Department of Orthopaedics
Royal University Hospital
Saskatoon, Saskatchewan
Canada

Paul Chek, HHP, NMT
Golden Triangle Rehabilitation Inc.
San Diego, California

Jeffrey R. Cooley, DC, DACBR
Associate Professor
Los Angeles College of Chiropractic
Whittier, California

Gregory D. Cramer, DC, PhD
Chairman
Department of Anatomy
National College of Chiropractic
Lombard, Illinois.

Darryl D. Curl, DDS, DC
Associate Professor
Department of Diagnosis
Los Angeles College of Chiropractic
Director
Pacific Coast Faculty Resource Group
Whittier, California

Susan A. Darby, PhD
Associate Professor
Department of Anatomy
National College of Chiropractic
Lombard, Illinois

Jack A. Ebner, DC
Former Professor
Division of Clinical Sciences
Los Angeles College of Chiropractic
Whittier, California

Stephen M. Foreman, DC, DABCO
Adjunct Assistant Professor
Department of Diagnosis
Los Angeles College of Chiropractic
Whittier, California

Gary Greenstein, DC
Clinic Director and Assistant Professor
College of Chiropractic
University of Bridgeport
Bridgeport, Connecticut

Timothy A. Hall, DC, DACBR
Department of Radiology
Los Angeles College of Chiropractic
Whittier, California

Paul D. Hooper, DC
Co-Chair
Department of Principles and Practice
Los Angeles College of Chiropractic
Whittier, California

Michael J. Hubka, DC
Thie Chiropractic Clinic
Los Angeles College of Chiropractic
Pasadena, California

Jennifer R. Jamison, MBBCH, MSc, DC
Head
Department of Diagnostic Sciences
Phillip Institute of Technology
Bundoora, Victoria
Australia

Dennis Lindsey, PhD
Private Practice
Baza, California

Catherine E. Martin, PhD
Professor of Anthropology
California State University
Los Angeles, California

Gary D. Schultz, DC, DACBR
Chairman and Associate Professor
Department of Radiology
Los Angeles College of Chiropractic
Whittier, California

Egilius L. H. Spierings, MD, PhD
Director
Headache Section
Brigham and Women's Hospital
Boston, Massachusetts

Michael J. Stahl, DC
Private Practice
Woodland Hills, California

John A. M. Taylor, DC, DACBR
Department of Radiology
Western States Chiropractic College
Portland, Oregon

Haymo W. Thiel, DC, MSc, FCCS(C)
Senior Clinic Tutor
Anglo-European College of Chiropractic
Boscombe, Bournemouth
England

Ian P. Walters, BDS, FRACDS
President
Australian Academy of Orthognathic Orthopaedics
Sydney, New South Wales
Australia

차례

1 / 두통의 역사
(History of Head Pain)

1 / 두통 치료에 대한 역사적 조명 (Historical Influences on Current Approaches to Head Pain)

과학을 이해하기 위해서, 우선 그 역사적 과정을 학습해야 할 필요가 있다.

-August Comte

현대 의학을 공부하는 학생들이 두통에 관한 문헌을 보면서 즉각적으로 느끼게 되는 것은 먼저 그 문헌의 광대함에 있다. 뿐만 아니라, 편두통이라고 분류된 두통에 관한 문헌 속에는 언급되지 않은 그러나 분명한 사실들 또는 이에 대한 편견들을 알게 된다. 특히, 전형적 형태의 편두통은 이러한 유형의 뚜렷한 기록을 남기고 있으며, 역사적 과정을 통해 이 질병이 아름답지 못하고 다양하다는 사실을 지나온 과정을 통해 알게 된다. 그러나 완전하게 설명될 수 없는 편두통에 대한 편견은 거의 모든 두통에 대한 현대적 시각에 많은 영향을 주었다.

매우 복잡하게 작용하는 인간의 마음에 관한 것들은 여전히 탐구되어야 할 부분이 많다. 중요한 것은 이미 알려진 사실에 대한 더욱 깊은 이해가 필요하다는 사실이다. August Comte는 "두통을 이해하기 위해서는 두통의 역사를 알 필요가 있다"라고 하였다. C.S. Adler는 다음과 같은 말을 남겼다. "오랜 시대에 걸쳐 축적된 두통에 관한 기록을 보면, 어느 점에서는 매우 설득력이 있다. 그것은 과거를 기억하지 못하는 사람들은 운명적으로 전철을 밟게 된다는 것이다. 이 장은 재발되는 두통 원인에 대한 시대적 믿음을 보여주는 주요 두통 치료법을 시연함으로, 변화되는 치료법을 탐구할 것이다. 놀랍게도 고대역사에 시작되었던 어떤 확신들은 20세기까지 존재해 왔다는 것이다. 재발되는 두통은 문명화된 인간들에게 영향을 주었을 것이다. 두개골에 구멍이 뚫린 두개골 발견은(약 10,000년 정도 된) 석기시대에 두개골에 구멍을 내는 두개골 천공술 치료법에도 생존했다는 사실을 보여준다. 두개골 천공술(trepanation, trephination이라는 용어는 그리스 언어, trypanon에서 온 것으로 구멍을 다는 의미이다). 두개천공술이란 실린더 톱이나 이와 유사한 기구를 사용하여 두개골로부터 원형의 뼈 조각을 파내어 구멍을 만드는 것이다(그림 1.1). 그러나 이 외과적 접근법이 두통치료를 하기 위해 실행되었다고는 단정할 수 없다. 어떤 목적으로 실행하였던, 환자의 두통은 매우 심각하였고 환자는 만성적으로 심각한 문제를 갖고 있었다는 예측은 어렵지 않게 할 수 있다. 이처럼 두개골에 구멍을 내는 두개골 천공술은 지중해 시대(2000~3000 BC)와 남미(1000 AD)(그림 1.2)에서 다시 발견되었다. 현대 신경외과 의사도 더욱 정규한 모습이지만, 두개골 천공술을 사용한다. 외상이나 경막하 혈종으로 인해 두개골 내 압력으로 인해 발생하는 두통을 치료하기 위해 두개골 천공술을 사용하는 것이 좋은 예가 된다(4, 5).

초기 문명시대 원시 사회에서 질환과 통증은 먼 곳으로부터 온 일종의 형벌이라고 생각되었다(6). 실제로 통증이

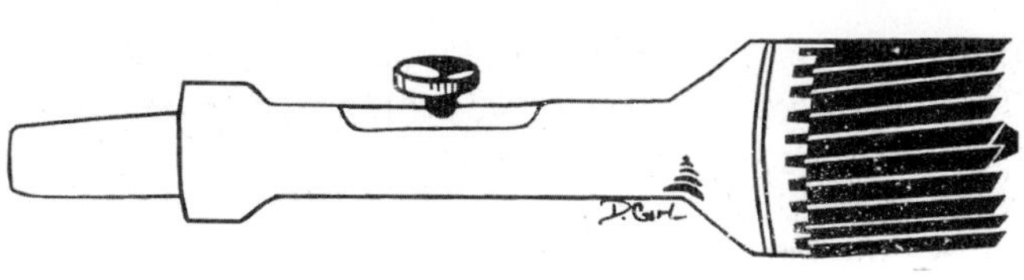

그림 1.1 현대적 수술용 원형절제기

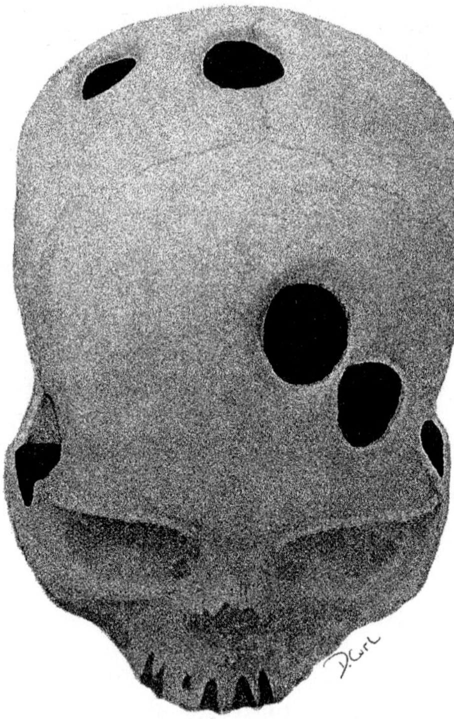

그림 1.2 인간의 조상들은 머리에 또 하나의 구멍을 뚫는 것보다 더 위험한 것이 있다고 믿었다고 추정된다. 두개골 구멍의 주변이 부드럽게 형성된 모습을 보면 고대 페루사람들은 여러 두개천공술을 받은 후에도 생존했다는 사실을 제시한다. 이 두개골은 페루의 국립 고대 인류 박물관에 전시되어있다.

라는 단어는 라틴 언어인 "poena" 에서 온 것으로 형벌이라는 뜻이다. 질병에 대한 이런 원시적 생각은 오늘날까지도 이어진다. 두통은 현대적 삶의 긴장과 스트레스로 인해 발생한다고 생각된다. 이러한 사례에서 두통은 형벌이라고 말할 수 있는 것이며 스트레스와 긴장이라는 외적 힘에 의해 인간에게 주어진 것이다.

재발성 두통은 역사가 기록되기 시작하면서부터 알려져 왔다. 두통 또는 재발성 두통은 오래전부터 기록된 질병으로 인간에게 발생하는 가장 일반적인 의학적 문제이다. 예수가 탄생하기 300~400년 전에 문자가 발명되었다. 실제로 최초의 문명으로 알려진 문자는 수메르 언어로 기록되었다. 그리고 두통에 관한 초기 기록이 담겨져 있다. 두통에 대한 수메르 기록은 다음과 같이 시적으로 표현되었다.

> *눈이 아픈 사람이 말하기를,*
> *"난 눈이 아픈 사람이 아니다."*
> *머리가 아픈 사람이 말하기를,*
> *"난 머리가 아픈 사람이 아니다(7)."*

이집트의 영향(Egyptian Influence)

약 2000년 후, BC 1550, 또 다른 두통에 관한 보고가 있다. 두통은 또 다시 가장 오래된 의학문헌에 기록된 것이 있다. 이 중 가장 유명한 것은 19세기 무덤에서 발견된 Eber papyrus(일종의 의학교재)이다. 그리고 이것은 고대 이집트 의학에 관한 지식을 우리에게 전해준 주요 공급원이다. 이 광대한 문헌(30 cm 넓이로 22.23 정도 긴)을 구입하고 번역한 분은 Leipzig 대학의 이집트학 교수, George Ebers 이다. Eber 교수님은 파피루스 문헌 편집뿐 아니라, 파피루스에 서술된 역사적 로망스를 알림으로써 이집트 역사에 대한 흥미를 높이는데 많은 노력을 하였다. Ebers 교수님의 파피루스에는 "머리 한쪽 면에서 나타나는 편두통"이라는 언급이 있다(9). 물론, 이 현상은 두통을 뜻한 것인지, 아니면 머리 한쪽 부위에 진행되고 있는 또 다른 질환인지는 알 수 없다(예를 들어, 동염 또는 내이 질환). 이 파피루스는 두통이 얼마나 자주 발생하였는지 또는 그 발생 원인이 오늘날과 유사한 형태인가에 대한 설명도 없었다.

Eber의 파피루스는 신경통과 발작통 형태의 두통에 대한 언급도 있었다. 이러한 통증들이 예전에도 있었다는 증거는 초기 의학문헌인 Eber의 파피루스에 부분적으로 설명하고 있다. 3700 BC 시대에 국가를 통치했던 Usaphaise 왕의 두통 치료법에 대한 설명이 좋은 예이다(10).

Edwin Smith Surgical Papyrus는 질병의 원인과 효과에 대해 언급한다(주로 머리외상)(11, 12). 이 시대엔 많은 질병들은 hookworm, filaria, taenia, 그리고 ascaris와 같은 기생충이 그 원인이라는 것을 볼 수 있다. 결과적으로 고대 이집트인들은 인간의 죽음과 질병은 외적 요인으로 인한 것이라고 생각하게 된 것이다. 자세히 말하자면 "죽음의 숨길은 왼쪽 귀를 통해 들어온다"라는 것이다(13). 또한 두통은 코를 통해 들어온다는 기생충 이론이 있다(이 이론은 17세기까지 내려왔다).

이러한 이론들에 비해, 두통과 여러 질병들은 신으로부터 또는 살아있거나 죽은 인간으로부터 오는 저주로 인해 발생한다는 믿음도 있었다. 이집트인들은 신에 의해 발생된 질병들은 신에 의해서만이 진단될 수 있고 치료될 수 있다고 믿었다. 그러므로 두통은 "신의 노여움을 풀어 나의 아픈 눈을 치료하여 주세요"라는 주문으로, 또는 신의 노여움을 풀기 위한 냄새나는 약물을 바르거나 마사지를 해줌으로서 나아질 것이라 믿었다(14).

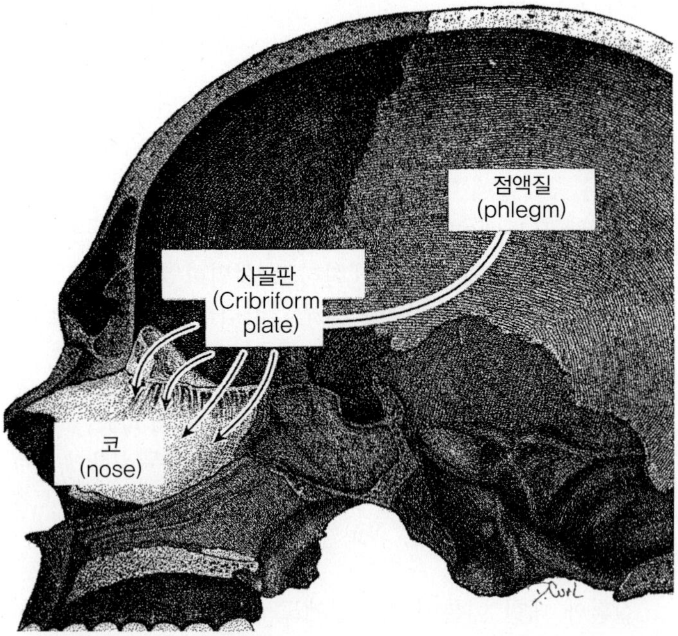

그림 1.3 인간의 조상들은 점액질을 분비하는 기관이 있다고 일반적으로 믿었다. 이 기관이 점액질을 과도하게 분비(질병 상태)하면 실제로 뇌는 사골판의 작은 구멍을 통해 탈출하고 코를 통해 빠져나간다고 믿었다.

두통을 경감시키기 위한 주문, 냄새나는 약초, 그리고 마사지는 오늘날에도 많이 사용되고 있는 방법이기도 하다. 두통치료를 위해 사용되는 약초는 cribriform plate를 통해 점액질이 분비되는 뇌구조를 관찰한 이집트인들 지식에 근거한 것이다(그림 1.3). 그들은 약초의 향이 코를 통해 cribiriform plate에 전해져서 효과를 발휘할 것이라고 믿었다. 환자들은 두통을 유발시키는 힘이 두개골로부터 떠날 때까지 약초의 향을 흡입하였다. 이러한 방향요법은 변화된 방법으로 지금까지 사용되고 있다(15, 16). 방향요법에 대한 최근 보고에 의하면 8개의 Malagasy 기름과 Melaleuca viridiflorasms Gram positive 박테리아에 항균작용이 있다고 보고되었다(17).

분노감 억제는 두통의 원인이라는 제시가 있었다(18, 19). 분노감이라는 것이 말 그대로 어떤 사람에 의해 또는 어떤 것으로부터 전해진다는 생각은 더 이상 믿지 않게 되었다. 그러나 분노감이 재발성 두통을 유발시킬 수 있다는 사실을 믿게 되었다. 그러므로 최면술, 명상, 바이오피드백과 같은 치료법들이 두통치료를 위해 효과적인 방법으로 사용되고 있다(20~23).

표 1.1 편두통 용어의 기원

Hemikrania	그리스어
Heterocrania	로마어
Hemigranea	초기 라틴어
Hemicranea	라틴어
Hemicranium	라틴어
Megrim	영어
Megrene	영어
Emiganea	영어
Migran	독일어
Migraine	불어
Migraine	미국영어
Blind headache	체액이론으로부터 기원
Sick headache	
Bilous headache	

그리스 영향(Greek Influence)

재발성 두통은 신의 섭리 또는 마법적 현상으로 인해 발생한다는 생각은 서서히 사라지게 되었다. 그리고 그 자리에 성직자-의사라는 새로운 모델이 Asclepius(1250 BC)에 의해 발전되었다. 이러한 사고는 통증은 하나의 윤리적 또는 종교적 잘못으로 인한 것이라고 믿는 바빌로니아, 아시리안, 히브르 민족들에게 전해지면서 묻히지 않은 시체로부터 벗어난 유령의 손에 의해 발생한다고 생각되었고 마법사들에 의해 치료 행위가 이루어졌다(14). Asclepius는 신의 섭리라는 생각을 유령이나 마법으로 대체하였던 것이다.

그리스 사람들은 결국 Asclepius를 Apllo 신의 아들로 그리고 의학의 신이라고 신격화시켰다. 그 후 1000년 Hippocrates와 그리스의 황금기를 지나면서 그의 이름을 세우는 신전들이 건축되었다.

Asclepius의 접근은 생리적인 것 보단 심리적이었다. 성직자-의사 모델은 환자들을 성전으로 불러 드렸다(많은 환자들은 재발성 두통환자였을 것이다). 환자들은 금식과 몸을 깨끗하게 하는 정화 의식을 시작한 후, 치유의 꿈을 꿀 수 있도록 수면실로 인도되었다.

> *Agestratos는 두통으로 인한 불면증으로 고생하였다..... 그는 잠에 빠졌다.... 그리고 꿈속에서 신이 나타나 자신에게 레슬링을 가르쳤다...... 그 후 두통은 사라졌고 Namean 경기장 레슬링 시합에서 승리를 거두었다(24~25).*

위의 꿈에서 Asclepius 신이 나타나 치유의 역사를 이루신 것이다. 때때로 성직자-의사는 황금 옷을 입고 꿈을 꾸고 있는 환자에게 대화를 하였다. 이처럼 Asclepian 학파의 성직자들은 환자들을 건강으로 인도하기 위해 내적 힘과 직관적 힘을 중시하였다(26).

내적 힘과 직관력에 대한 강조는 오늘날에도 유지되고 있다. 현 시대의 종교 지도자들도 통증으로 고생하는 환자들에게 이러한 서비스를 제공한다(27). 그들의 방식은 환자들로 하여금 자신을 뒤돌아 보게 하여 그들이 믿는 신이 질병을 치유하도록 인도하는 것이다. 카이로프랙틱 역시 고대 성직자들로부터 이러한 치료법들이 전수되었다. 직관력 또는 자연치료의 힘은 치유의 역사를 이루어낼 수 있었다. 질병을 앓고 있는 몸은 스스로를 치료할 수 있는 힘을 구사한다는 생각은 항상성 원리의 중심이며 D.D. Palmer 박사의 초기 교육에 포함되어 있다.

전통적인 신의 개념과 마법적 질병 개념에 대한 가장 강력한 반대는 유명한 그리스인 히포크라테스에 의해 세워진 철학대학으로부터 나왔다(460~377 BC). 질병에 근거한 모델은 과거의 교육과는 많이 다른 모습이었다. 그리고 객관적으로 판단하려는 사고는 강력한 힘이 되었다.

히포크라테스는 질병과 고통, 특히 두통의 원인이 신으로부터 온다는 사고에 강력히 반대하였다. "독한 냄새를 맡게 하거나 과음은 두통이 신으로 오는 것이 아니라는 사실을 분명하게 알게 될 것이다"(14)라고 하였다. 히포크라테스와 그의 동료들은 질병의 원인과 통증완화에 대한 깊은 관심을 갖게 되었다. 그들이 느끼는 통증은 몸 외부의 것으로 인한 것이 아니라 몸으로부터 발산되는 것이다. 그리고 이것은 원초적 원소(뜨거움, 차가움, 습기, 건조, 바람, 침체현상)들의 불균형으로 인한 것이다.

이 시점에서 질병 원인에 대한 해석이 매우 논쟁적이 되었다. 어떤 역사가들은 히포크라테스가 "hemicrania, 머리 한쪽에서 나타나는 두통" 이라는 용어를 만들었을 뿐 아니라 편두통 질환 자체를 발견하였다고 주장한다(표 1.1 참조). 이 사실은 히포크라테스와 다른 지성인들이(플라톤 427~322 BC) 인체 생리에 대한 지식이 무지했다는 사실을 두고 볼 때, 히포크라테스의 주장은 그 시대의 큰 공헌이다. 예를 들어, "심장은 감각기의 중심이라고 믿었고 통증에 대한 반응과 조절능력은 심장과 혈관에 있다" 라고 믿었던 시대였다.

역사가들은 히포크라테스가 hemicrania(머리 한쪽에서 나타나는 두통) 이라는 용어를 최초로 사용했다고 주장하지만, 실제로 두통이라는 진단은 그 후 몇 백 년이 지난 후에나 이루어졌다(28). 그는 두통이 한쪽 머리 부위에서 나타나고 재발성이라는 기록을 남겼으나, 그 이외에 편두통의 다른 증세들에 대한 기록은 없었다.

재발성 두통에 대해서 히포크라테스는 이러한 두통들은 운동 그리고 성행위로 발생한다고 설명하였다(29). 그는 또한 두통은 시각적 증세와 함께 나타난다고 설명하였다.

> *"대부분의 경우, 두통환자들은 빛과 같은 어떤 밝은 것들을 보는 것 같다. 일반적으로 오른쪽 눈에서 나타난다. 그 순간이 지나가면서 격렬한 두통이 오른쪽 측두 부위에 나타난다. 그리고 척추에 부착된 목과 머리로 퍼진다. 구토가 발생한다면 두통이 좀 완화된다(30)."*

질환에 대한 이론이 발전됨에도 불구하고 그 시대의 치료인들은 효과있는 치료법들이 별로 없었다. 축적된 많은 사례들은 치료인들로 하여금 단순히 질병의 결과 또는 진행과정을 예측할 수 있는 능력만 주었다. 어떤 치료인들은 두통을 조절할 수 있는 약물들이 있었다. 지금도 사용하고 있는 아편 또는 헴럭크, 맨드레이크와 같은 약초들이 있었다. 그러나 다른 치료인들은 단순히 질병을 자세하게 기록하고 그리고 단순히 환자를 격려하는 동정심을 표하는 것 이외는 없었다. 다음 사례들은 히포크라테스의 저서 "Epidemics" 에서 발표된 여러 사례 중 하나이며 그들의 무력함을 보여주고 있다.

> *"Thaos에 있는 Philistes는 오랫동안 두통으로 고생하고 있었다. 그리고 어제 저녁엔 혼미한 상태로 쓸어져 침대에 누였다. 지속적인 열을 유발시킨 과음은 두통을 악화시켰다. 그날 밤 열이 먼저 나기 시작했다.*
>
> *첫째 날, 그는 노란색의 담즙과 같은 물질을 조금 토하였다. 그리고 상태가 심해지면서 푸른색의 물질을 토했으며, 장에서 소리가 나고 매우 불편한 밤을 지냈다.*
>
> *둘째 날, 소리가 들리지 않고 열이 났으며 오른쪽 하복부 부위가 당기는 느낌이 안쪽으로 있었고, 투명한 소변이며 양이 감소되었다. 적은 양의 정액처럼 보이는 분비물이 떠있는 것처럼 보였다. 그날 정오 시간쯤 헛소리가 났다.*
>
> *셋째 날, 매우 불편하였고*
>
> *넷째 날, 경련을 일으키며 증세들이 악화되었다. 다섯째 날 아침 사망하였다(Ref. 31에서 발췌).*

히포크라테스 시대 이후, 재발성 두통을 앓고 있는 현 시대의 많은 환자들도 특정한 변화는 없다. 그리고 많은 의료인들은 2000년 전 히포크라테스 시대에 사용했던 방법들을 여전히 사용하고 있다. 현 시대의 의료인들은 환자에게 위험이 없다는 사실을 확인하고 병력을 조사한다. 그리고 자신들의 관찰 내용을 유사한 두통 사례들과 비교한다(사례 대조). 결과는 일반적으로 예측할 수 있는 일이다. 의사는 그들의 특정한 두통이 어떤 종류인 것을 보고 한다(진단). 그리고 2 종류의 치료법을 제공한다: (*a*) 두통에 관한 임상적 상황을 설명하면서 환자를 안심시킨다(예후). 그리고 (*b*) 통증을 완화시킬 수 있는 치료약을 처방하거나 또는 권한다(증세완화). 다음은 1983년에 발표된 논문을 발췌한 것으로서 히포크라테스 시대의 치료법과 유사한 현대 의학의 치료법을 비교한다.

> *바쁜 일반과 의사들은 약 10~20명 정도의 두통환자를 진료한다. 뇌암 오진에 대한 두려움은 필요 없는 걱정이다. 이러한 종양들은 흔하지 않다. 그러면 일반적인 만성 두통 환자들을 어떻게 치료하는가? ..... 나는 환자들에게 자신의 두통의 어떤 종류인가에 대해 학습하기를 권한다. 그리고 불편한 모습으로 두통의 종류에 대해 설명한다.(이 논문의 저자는 편두통, 긴장성 두통, 근수축성 두통들의 정의를 설명한다). 바쁜 일반과 의사들은 만성 두통을 어떻게 치료하는가? 대부분의 사례에서 진단은 3~4분 동안에 병력에 관해 문진하면서 결정된다. 정확한 병력을 기록하고 환자를 검진한 후, 자신의 경험을 통해 얻은 또는 다른 사람들의 경험을 학습한 지식으로 진단 내용을 기록한다. 기억할 것은 우리 모두가 초진에 대한 자신감이 항상 있는 것은 아니라는 사실이다. 시간이 가면서 환자들의 상태가 뚜렷하게 나타난다. 설명한 예후대로 치료에 반응이 나타난다.... 실패든지 또는 악화되던지(32).*

로마 시대의 영향(Roman Influence)

말할 것도 없이, 서양식 건강 모델의 발전은 그리스의 영향으로 발전되었다. 또한 그리스는 이집트와 서부 지중해 지역에서 사용되었던 방법을 통해 발전되었다. 의학에 있어서 로마는 그리스인들이 알고 있었던 지식들을 폭넓게 전파하였고 발전시켰다. 그러므로 500년 세월의 로마제국이 성취한 것은 그리스인들이 알고 있었던 지식들을 더욱 세련되게 정제하였다고 말할 수 있다(33).

로마 의학 백과사전인 De Re Medicina를 집필한 Cornelius Celsus(AD 30)은 의사가 아니었으며 영향력 있는 지주를 위해 집필한 것이라 믿어지고 있다(34). 의사를 좋아하지 않았던 사실에도 불구하고 De Re Medicina는 매우 훌륭한 업적이라고 사려된다.

Celsus는 재발성 두통으로 고생하는 환자들을 매우 세밀하게 관찰한 것이 분명하다. 그리고 두통에 관한 근본적 지식에 대한 2개의 중요한 공헌을 이루었다. 하나는 재발성 두통과 두통을 유발시키는 요인 사이에 정확한 관계를 정립시킨 것이다. 그는 특정한 두통은 포도주를 마신다거나 또는 열에 노출될 때 발생한다는 사실을 알아낸 것이다(27). 또 하나는 두통의 다양성을 증세들과 두통의 특징에 따라 분류될 수 있다는 것을 기록하였다.

> *.... 때로는 더욱 격렬하나 짧게 나타나지만 치명적인 것은 아니다. 포도주를 마시거나 춥거나, 덥거나, 뜨겁거나 또는 태양에 노출되면서 발생한다(35).*

Cappadocia의 Aretaeus(AD 81~?)는 일반적으로 재발성 두통들은 분류될 수 있는 다른 형태들이 있다는 사실을 최초로 관찰한 사람으로서 알려져 있다. 그리고 최초로 두통이라는 진단을 내렸다.

Aretaeus는 일측성이며 발작적으로 발생하는 재발성 두통을 뜻하는, Heterocrania 라는 용어를 처음으로 사용하였다(분명히 그는 히포크라테스가 사용한 hemicrania 용어를 좋아하지 않았다). 이 형태의 두통은 주기적으로 발생하며 구토증과 광선공포증이 나타나고, 주위가 어두우면 증세가 완화된다(31).

> *혼란스럽고 머리가 무겁게 느껴지고 불안하며 피곤한 현상이 있다. 그들은 불빛을 피하고 어둡은 두통에 도움이 된다. 불빛을 바라볼 수 없고 또는 소리 듣는 것을 싫어한다(36).*

Aretaeus는 더욱 세심하게 두통을 cephalgia(며칠 동안 지속되는 두통) 그리고 cephalea(며칠 또는 몇 주 동안 지속되는 두통)으로 분류했다(37). 최초로 두통의 분류법이 만들어진 것이다. 그리고 오늘날 모든 두통분류에 초석이 되었다; 편두통(heterocrania), 일반두통(cephalgia) 그리고 두부 질환(cephalea).

편두통에 대해 Aretaeus는 특이한 결론을 내렸다: 두통은 치명적일 수 있다. 그리고 이 질환을 편두통, heterocrania 라고 한다. "이 질병은 가벼운 질병이 아니다. 급성적으로 시작되며 구토증이 나고, 담즙과 같은 분비물을 토한다. 그리고 환자는 혼절한다. 이 현상이 지속된다면, 환자는 사망한다"(37). 한쪽 머리 부위에서 발생하는 두통을 말하는 heterocrania는 현재, 편두통(migraine)을 뜻한다. 그러나 중요한 제외적인 면이 있다: heterocrania, hemicranial headache 또는 migraine 이 모든 질환에 대해 초기 저술자들은 이 질병들이 치명적이라고 기록한 사실은 없었다(표 1.1 참조). 편두통을 설명하기 위해 사용한 다른 용어들). 분명한 것은, 머리 한쪽 부위에서 발생하는 두통에 대한 당대 의사들 사이에 많은 혼동이 있었다.

이것은 9장에서 논의되는 중요한 점을 지적하지만, 여기에서 잠시 소개만 하겠다. 재발성 두통의 정의는 매우 어렵다. 본인도 모르게, Aretaeus는 각 두통의 형태를 정의하고 논쟁적인 차이점들을 설명하는데 매우 혼란스럽고 때론 상충되는 문제점들에 당면하게 되었다.

로마인 학자, Ephesus의 Soranus는 편두통에 대한 시각적 현상에 특별한 관심을 표했다. 그는 두통이 발작될 때 잠시 나타나는 일시적 맹점을 Scotomata 라는 용어를 사용했다(25).

몇몇 편두통 환자는 그들의 시각의 한 부분이 사라지는 현상은 오늘날에도 알려진 사실이다. 이러한 일시적 시각장애 현상은 암점(scotoma)이라고 하며, Soranus의 용어로부터 온 것이다.

위대한 로마인 생리학자, 신경해부학자 그리고 실험 생물학 설립자 Galen(AD 131~201) 는 재발성 두통에 대해 체액이론, humoral theory를 적용하였다. 전 시대의 학자들처럼 그 역시 각 재발성 두통의 원인을 정확하게 확인하였다 생각하였다. 그러나 건강과 질병(두통을 포함)을 통제하고 조절하는 4개의 체액이 있다고 주장하는 그의 시각은 1400년간 의학적 사고를 퇴보시켰다. Galenism의 원리는 간단했다. 인체는 4개의 체액으로 구성되었다는 사고는 아리스토텔레스의 4원소 원리와 유사하다: 땅, 공기, 불, 물. 질병이란 4개의 원소가 부족하거나 또는 과다하게 작용될 때 발생한다는 이론이다.

Galen의 저서에서 편두통과 일반두통(38)의 차이점을 기록한 것으로 보아 그는 Aretaeus의 두통 분류를 인정했다고 본다. 그러나 그는 예전처럼 4 체액의 이론을 주장하였다: 가래, 피, 노란 담즙, 흑색 담즙. 특히 재발성 두통은 체액의 증발 때문이며 고열이나 오한은 뇌를 자극한다고 주장했다(38).

특히 담즙과 관련된 humoral 이론은 수없는 두통의 "end product 이론"의 또한 치료법에서 끝없는 역사적 주장의 근거가 되었으며, 오늘날에도 부분적으로 사용되고 있다. 위장과 변은 기름진 음식처럼 담즙 체액으로 악화되므로 두통을 조절하기 위해 설사제나 구토제 사용을 권하였다. 지금도 변비는 두통, 특히 편두통을 유발시킨다고 보고한다.

혈중 담즙농도가 높으면 담즙이 생산되는 곳(간 치료제)에서 생산을 중단시키거나 또는 감소(사혈, 거머리 사용)시킬 수 있다. "이러한 사고는 두통원인에 대한 현재 화학적 이론에 비교해 볼 때, humoral 이론을 따랐던 그들의 생각은 과도하게 오도된 것은 아니다"(39).

훌륭한 해부학자이며 천재적인 생리학자였지만, Galen의 사고는 1000년 이상 의학발전을 제한시켰다. 이렇게 잘못된 Galen의 주장을 수정하기 위해 16세기 스위스 의사 Theophrastus Paracelsus는 그의 저서를 모두 불태워버렸다. 그는 또한 연금술사들에게 황금 제조를 금하고 의학발전을 위해 노력하라고 명하였다(40).

> *"순간적으로 그는 침묵 속에 있는 학생들을 향해 시선을 돌리면서 강단을 오르락내리락하였다. 그리고 발걸음을 멈추면서 학생들에게 다가갔다. 그의 회색빛 상의 소매를 팔꿈치까지 올려 부치고 소리쳤다. 환자 앞에 서있는 의사는 지식으로 환자를 치료해야한다(환자검진을 통해 얻어진 지식을 의미한다). 그가 올려 부친 소매는 의사가 환자를 촉진해야 할 준비를 뜻하는 것이다. Galen의 방법인 책을 읽어줄 것이 아니라! 그는 Galen의 책을 바라보면서 화난 모습을 지으면서 책을 찢고 불속으로 던져버렸다. 그리고 이것은 Galen 짓이야 하며 소리쳤다(41)."*

중세기의 영향(Middle Ages Influence)

로마가 멸망한 후, 암흑시대는 건강과 질병에 관한 고통스러운 후퇴현상을 보여주었다. 질병과 재발성 두통 치료는 Grecian 방법 이전으로 되돌아갔고 귀신 퇴치나 마법적 치료법들을 사용하기 시작했다.

로마제국의 멸망(AD 476)은 중세기의 시작 또는 암흑시대의 시점이었다. 그러나 로마의 문명은 갑작스럽게 사라진 것은 아니다. 야만족들이 로마제국을 멸망시키기 오래 전부터 예술과 과학은 중세기 암흑시대로 퇴보하기 시작했다. 중세기 시대에 만연했던 무지와 이상한 사고는 로마제국의 마지막 시대에서 발견되었다.

라틴어는 중세기 시대 중부와 남부 유럽의 공식적인 언어였다. 결과적으로 오직 소수의 사람들만이 과거에 존재했던 지식들을 학습할 수 있었다. 그리스나 로마 초기 시대의 히포크라테스나 플라톤의 문헌들을 번역할 수 없었다. 그 시대에 모든 책들은 수작업을 통해 출판되었기 때문에 소수의 책만이 있었을 뿐이다. 초기 로마시대 Celsus의 De Re Medicina와 같은 위대한 서적들은 읽혀질 수 없었으며 과학적인 문헌이 없었던 것이다.

야만족이 점령한 후, 교육 시스템은 대부분 유럽에서 몇 백년 동안 사라졌다. 이 시대엔 이태리, 스페인, 폴란드를 제외하고 어떠한 대학과 같은 교육기관은 유럽 지역에 없었다. 아랍인에 의해 이집트가 정복된 후(AD 650) 파피루스(기록용 종이)의 공급이 중단되면서 과학적 문헌 서술은 완전히 사라진 것이다. 그나마 조금 남아있는 파피루스는 종교서적을 기록하는데 사용되었고 그리스 또는 로마 문헌을 기록하는데 사용되지 못하였다.

중세기의 문헌들은 시절 서술된 기록보다는(종교 서적은 제외) 말로서 전해졌다. 일반인들은 전해지는 노래를 통해 또는 전문 이야기꾼들로부터 들을 뿐이었다.

중세기 시절 전문 이야기꾼들은 "이상한 인종 또는 인간과 유사한 괴물"과 같은 생각들을 퍼트렸다. St. Anthony 역시 말하기를 "나는 숲속에서 반인반수와 같은 괴물을 보았다". 이러한 동물들과 짐승(이마 위에 한 개의 뿔이 달린 전설적인 동물, 불사조, 용)들의 습관들은 윤리나 종교적인 의미를 담고 있으며 인간에게 어떤 교육적 의미를 담고 있다는 사실은 흥미로운 일이다. 이러한 표현들의 함축된 의미는 재발성 두통, 특히 편두통에 대한 깊은 종교적 의미를 담고 있는 것이다.

유럽에서 중세기 시절은 의사라는 개념이 사라진 시대였다. 중세기 교회는 그 시대에 가장 중요한 교육기관이며 종교인은 모든 문화들의 영혼이었다. 결과적으로, 건강과 질병, 선과 악, 모든 것들은 신의 의지의 결과로서 사람들에게 발생한다고 생각했다. 그들의 종교 센터와 교회는 치유의 역사를 가졌다는 소문으로 의사 역할을 하게된 것이다.

중세기 시절 재발성 두통에 대한 합리적 설명은 오히려 위험을 초래할 수 있었다. 두통은 신의 의지라고 믿었고, 편두통으로 인해 발생하는 오로라는 신이 보여주는 영상이라고 믿었다.

> *"나는 아름답게 빛나는 거대한 별을 보았다. 그리고 수많은 유성들이 남쪽으로 향했다. ... 그리고 갑자기 모든 것들이 사라졌고 어둠이 깔렸다.... 그리고 너무 깊은 곳으로 내려가 아무것도 볼 수 없었다. 내 눈에는 아무것도 보이지 않았다..... 그러나 내 깊은 영혼 속에 내 두 눈은 열려졌다(27)."*

반대로 일반 두통의 통증은 죄악에 대한 신의 벌책이라고 했다. 이러한 믿음은 대부분의 사람들은 단순한 일반적 두통이었고 오로라가 보이는 편두통의 형태들은 소수의 사람들에게만 제한되었기 때문이다(부분적으로 이러한 편두통 환자는 우연하게도 성직자였기 때문일 수 있다). 일반인들은 거의 모두 비윤리적이라고 생각되었고 그들의 일반적 단순 두통은 죄에 대한 대가라고 생각하였다. 그러나 오로라 현상이 나타나는 편두통은 종교적 의미가 있는 대화의 통로라는 특권일 수 있다는 생각에 그들의 신분은 상승되었다. 재발성 두통 문헌에 편견은 이렇게 공식화되었다. 편두통 = 특수층 = 신의 계시 vs. 일반 단순 두통 = 일반인 = 죄의 결과.

대주교, St. Gregory는 두통치료에 대해 설명했다(두통의 형태에 대한 것은 알 수 없다). 그는 많은 두통환자들이 교회에서 치유의 역사를 경험하는 것을 보았다. 그 자신도 그의 머리를 St. Mark의 비석 위에 머리를 갖다 댄 후, 심한 두통이 사라진 것을 경험했기 때문에 그것을 주장한 것이다(23).

이러한 기적들과 함께 두통은 신의 의지이며 또는 악마의 저주라는 생각이 재발성 두통에 대한 신체적 현상에 대한 사고를 변화시킨 것이다. 많은 질병들이 외적 힘에 의해 발생한다는 믿음은 이 복잡한 두통의 원인을 이해하는데 한 발짝 후퇴하는 결과를 나타낸 것이다.

기본적으로 중세기의 유산은 두통에 관한 현대적 생각을 두 개의 이론으로 나누어 버린 것이다. 하나는 전문 성직자들에게 환자로부터 나쁜 것들(죄, 악귀, 과도한 욕심, 불균형적 체액) 제거하는 방법을 찾아내는 일을 맡긴 것이다. 이러한 질병들을 발생시키는 외적 힘을 중화시킬 수 있도록 환자에게 선행을 가르치는 교육을 시키는 것이다.

둘째는 오로라 현상이 나타나지 않는 모든 재발성 두통 환자들을 일반 두통이라고 분류한 것이다. 그러나 이러한 두통은 신분이 낮은 죄인들에게 나타나는 것이라 정하고 어떠한 임상적 판단도 부인했다. 20세기까지 그의 신경학적 저술이 영향을 주었던 19세기 의사이며 신경학자인 Gowers는 다음과 같은 말을 남겼다.

> *이것을 두통 또는 통증이라고 부를 수 있다. 그러나 통증의 정도가 어떻든 느낌은 실제 통증의 특징을 보여주지 않는다. .... 한 환자는 마치 머리 뒷 부위에 철제로 된 밴드가 붙어있는 느낌이라고 설명했다. 신경쇠약과 연관 있는 통증 정도가 약한 환자들이나 지속적 두통환자들은 대부분 집중력으로 증세가 완화되었다. 유일하게 효과적인 치료법*

은 환자로 하여금 통증의 느낌이 중요한 것이 아니라는 사실을 깨닫게 해주는 것이었다. 의사는 통증이 중요한 것이 아니라는 사실을 강하게 주입시켰다.....(42)

이것은 매우 비난적인 말이었다. 두통을 제외한 모든 재발성 두통은 실제가 아니고 연약함의 징후이고, 심인성이라 생각하고 중요하게 생각하지 않았다. 중세기 시대는 왜곡되고 편견으로 재발성 두통을 이해하는데 많은 혼란을 주었다. Gowers의 저술에서 보는 것처럼, 어떤 면에서 보면 그 시대 과학은 제한된 상황에서 벗어나지 못했다.

르네상스 시대의 영향 (Renaissance Influence)

어떤 면에서 보면 현대의학은 르네상스 시대에서 그 뿌리를 볼 수 있다. 과학과 의학은 종교로부터 별다른 차이가 없었지만, 새로운 길을 선택했다. 초기 르네상스 시대의 의사들은 질병에 대한 신과의 관계에 전적으로 동의하지 않았다. 그러나 질병의 증세나 효과를 관찰하기 보다는 아랍과 스페인을 통해 유럽으로 유입된 의학의 부분적 지식들을 선호했다. Galen은 로마 시대에 가장 영향력있는 인물이었다. 그리고 그리스 학자와 그의 동료들은 의학의 중세기 이론을 세웠다.

그리스 철학자의 생각에 따라, 특히 Aristotle는 모든 물질들은 4개의 원소로 이루어졌다 라고 믿었다: 땅, 공기, 불 그리고 물. 질병은 신의 의지로 인해 발생한다는 생각보다는 질병은 4개의 원소 중 한 두 개 원소의 불균형으로 인해 발생한다는 새로운 이론이 주장되었다. 치료는 불균형적 요소를 회복시키는데 집중되었다.

13세기부터 오늘날까지 관심을 끌고 있는 유럽의 두 종류의 전문 분야가 있다. 점성학이며 또 하나는 연금술이다. 점성학은 별들은 인간의 몸과 그의 운명을 믿는 다는 믿음에 근거를 둔다. 의사들은 특정한 치료를 위해 별점들의 시각을 파악해야 하는 필요가 있다고 믿었기 때문에 대학에서 학습되었다. 각 개인들은 4개의 원소 중 특정한 복합체이다. 그리고 그 개인이 태어난 시간에 별자리의 위치는 이러한 복합체에 영향을 준다고 믿었다. 점성학적으로 개인의 성격을 파악하고 의사는 환자가 건강하기 위해 또는 질병을 예방하기 위해 무엇을 해야 하는가를 결정한다. 예를 들어, 두통환자가 금성 시기에 태어났다면 격정적인 성행위를 금지해야 한다는 것이다.

중세기 시대의 대학은 여러 건물이나 연구실로 구성된 것이 아니고 실험이라는 것이 없었다는 것을 기억하라. 강의는 고대문헌 교제의 각 문장을 강사가 설명하는 임대된 강의실에서 이루어졌다.

연금술은 항상 두 개의 목적이 있었다:(a) 기본 금속을 금이나 또는 은으로 변화시키는 목적 그리고(b) 인간의 수명을 연장시키는 목적. 인간의 수명을 연장시키는 생각은 서서히 질병을 치료하는 학문으로 변화되었다. 그들은 인간을 영원히 죽지 않게 할 수 있다고 생각했다. 연금술사는 광물질들을 살펴보면서 모든 시약들을 사용하였다. 금속, 특히 귀한 금속들은 모든 질병들을 치료할 수 있는 만병통지라고 믿었지만, 결과는 혼란스럽게만 했다.

연금술사는 실패로부터 좌절하는 것보다는 오히려 다른 방향으로 노력하였다. 금속의 치유력을 촉진시킬 수 있는 특수한 식물이 있을 것이라 생각했다. 많은 종류의 식물들이 약학사전에 실려졌다. 그리고 다음엔 식물보다 더욱 신비스러운 효과가 있는 동물들의 장기를 연구하였다. 말린 두꺼비, 작은 도마뱀, 박쥐의 피, 인간의 뇌, 아프리카 사막에서 온 바실리스크 도마뱀의 눈들을 수집하였다(41). 그러나 질병들과 통증은 여전히 인간을 공격했고 생명을 앗아갔다.

많은 연금술사는 순수한 물질적 치료법을 중단하고 마술과 신비주의적 치료법들을 실험하였다. 아마도 그들은 악령은 땅속의 금속들을 지배한다고 생각했었을 것이다. 이러한 생각에 질병을 앓고 있는 환자들은 악귀에 사로잡혀 있는 것이라는 믿음에 미신이 성행하게 되었다. 이러한 영혼적 응급상태는 귀신을 쫓아내는 의식을 요구하게 되었다. 이 시대의 저술들을 보면 환자로부터 악귀를 쫓아내어 두통환자를 치료하는 문헌으로 가득했다. 두통으로 고생하는 한 젊은 프랑스인 수녀는 무당들이 그녀의 머리를 흔들면서 악귀를 내 몰아 두통으로부터 회복되었다고 설명하였다(43).

르네상스 시대에도 좋은 점은 있었다. Paracelsus(1493~1541), Vesalius(1514~1564) 그리고 Harvey(1578~1657)는 Galen의 주장에 성공적으로 도전하였다. 르네상스 시대 말, Rene Descartes(1596~1650)는 인간의 존재를 "몸과 마음"으로 나누었다. 그리고 이 생각을 통해 통증은 물리적 자극에 대한 간단한 반사반응이라고 설명하였다(44).

마지막으로, Descartes와 다른 학자들의 가르침으로 두통발생에 대한 비합리적인 설명으로 가득한 시대에 논리적 사고가 시작된 것이다. 불행하게도 재발성 두통에 대한 연구에 Descartes의 "몸과 마음" 그리고 "자극과 통증" 이라는 사고가 심각하게 받아지게 된 것은 몇 세기가 지난 후였다. 르네상스 시대의 유산은 재발성 두통은 화학물질 사용, 악귀 퇴치 그리고 특정한 활동 금지를 통해 치료될 수 있다는 생각이며, 이 생각은 20세기까지 이어졌다. 1924년 Prestigious Hunterian Society of London 에서 개최된 두통에 관한 학술회에서 논의되었던 내용을 보라.

> *"Dr. C.O Hawthorne은 의학적 관점에서부터 발표하기 시작했다. 그는 두통을 치료할 때, 가장 효과적인 방법은 정맥을 절개하거나 또는 거머리를 사용하는" 사혈법"이 가장 효과적이라고 했으며 적은 양의 수은을 권하였다. 그리고 두통은 죄, 나쁜 성격 그리고 권모술수로 인해 발생할 수 있다고 주장하였다."*

17세기 시대의 영향(17th Century Influence)

> *이 세상은 충동적인 의견과 흥분된 마음으로, 삶의 사고가 갑작스럽게 바뀐다. 그리고 삶에 대한 확고한 철학이 마침내 확립된 것처럼 생각하고 오랫동안 세월이 흐르게 된다. 이러한 사고변화 시대에 산다는 것은 매우 고통스러운 것이다. 낡은 것들이 과거로 사라지면서 기뻐하지만, 새로운 것들이 위험스럽게 빠르게 다가온다. 이것은 마치 새롭고 친숙하지 않은 기계처럼 거칠기만 하다. 먼저 것에 대한 향수가 없고 전통이라는 따뜻함이 없다. 그리고 인간들은 옛것의 편리함 없이 어떻게 그들이 행복할 수 있을 가하는 두려움을 갖게 된다. 17세기가 바로 이러한 시대였다.....*
>
> -W. E. Waters(1986)

어떤 면에서 Leonardo da Vinci(1571)는 17세기 시대에 나타나는 위대한 변화를 요약하였다. 그의 작업들은 매우 앞서갔으나, 그 시대의 사람들은 그 가치를 이해하지 못했다. Da Vinci는 놀랍게 섬세한 그의 그림으로 뇌, 척수, 그리고 말초신경들의 해부학을 보여주었다. 고통스러울 정도의 섬세한 그의 작업은 17세기의 위대한 업적의 대표적인 상징이 되었고 지금까지도 서서히 발전되고 있는 질병들에 대한 지식의 기초가 되었다.

재발성 두통을 이해하는데 또 다른 획기적인 이정표는 18세기까지 나타나지 않았다. 17세기의 활동들은 여러 의사-치료사들에 의해 자세하게 써진 문헌과 함께 요약될 수 있다.

현대 신경학의 아버지라고 소개되는 Thomas Willis (1621~1675)는 재발성 두통에 대한 많은 글을 남겼다. 지금도 뇌에 공급하는 혈관의 집합 부위를 그의 이름을 따서 사용하고 있다(circle of Willis). Willis와 그들의 동료들은 17세기의 사고를 반영하기 때문에 그들의 업적이 인용될 것이다.

Willis는 두통에 관해 자세히 이해하지 못했던 것이 분명하다. 그는 이렇게 언급했다. "모든 것은 공기로부터 시작된다"[그리스와 중국과 같이 이러한 과학적 사고는 5개의 기본 원소(땅, 물, 불, 공기, 바람), 2개의 성질(뜨겁고 찬 것), 5개의 체액과 공기(공기, 담즙, 점액질, 피, 정액)를 뜻하는 것이다]. 그리고 이것들을 생명력이라고 했다. 따라서 모든 질병들은 근본적으로 체액들의 불균형으로 인해 발생한다고 믿었다). 그러나 Willis는 재발성 두통에 관해 다른 요인을 언급했다.

> *두통은 머리에서 발생하는 가장 일반적인 질환이며 그 부위에 다른 영향을 주게 된다. 가장 일반적이며 흔히 발생하는 증세다. 두통은 가장 흔한 질병이지만, 그 원인은 확실하지 않고 혼란스러워 발병원인에 대한 정확한 설명이 어렵다.... (45)*

다른 사례에서 Willis는 재발성 두통의 원인을 정확하게 말했다. 예를 들어, 그가 쓴 편지에서 왼쪽 머리부위에서 발생한 재발성 두통을 앓고 있는 환자에 대해 설명하였다. Willis는 부검을 통해 오른쪽 경동맥 폐쇄현상을 발견하였다. 그리고 재발성 두통은 왼쪽 경동맥 순환을 통해 발생하는 보상적 혈관확장 현상으로 인해 왼쪽 두통이 발생했다고 추측하였다(46).

Willis는 또한 뇌 조직은 두통이나 머리 통증을 유발시키는 곳이 아니다 라는 사실을 인지하였다.

> *그들은 감각 신경섬유를 원했기 때문이다. 두통을 유발시키는 부위는 첫 두 개의 수막이다. 그리고 신경막, 두개골막.... 그리고 다른 얇고 좁은 막들과 근육과 피부들(45).*

그 시대에 치료법으로 두개골에 구멍을 뚫는 천공술 과정 중 노출된 뇌 조직을 보면서, 뇌 조직에는 감각신경 또는 통증 섬유가 없다는 것에 대해 그는 의심이 없었다.

> *극심한 두통으로 울부짖는 환자들...... 또 다른 수술법이 있다. 두통이 발생하는 머리 부위에 구멍을 뚫고.... 당대의 천재적인 William Harvey는 이 천공술을 통해 극심한 두통은 치료될 것이라고 귀족 여인을 설득하기 위해 노력하였다....... (45)*

William Harvey는 의학자이었다. 그러나 그는 심장혈관 순환 해부학에 대한 그의 공로로 더욱 알려져 있다. 1628년 Harvey는 그의 연구에 관해 다음과 같이 발표하였다. "동물 몸 안에 있는 혈액은 지속적으로 순환한다. 그리고 심장의 기능은 펌핑작용을 통해 이 순환과정을 가능하게 한다. 이것이 심장이 박동하는 이유이다"(48). 혈액순환에 대한 Harvey의 발견은 심장의 기능적 역할에 대해 당시대 의료학자들의 이해를 완전하게 변화시킨 것이다. 이전까지 심장은 이성과 사고의 중심이었다. 재발성 두통과 일반 질병에 관해 Harvey의 순환계 발견은 사혈치료법을 놀랍게 인기를 끌게 되었으며, 이 치료법은 다음 세기까지 이어지게 되었다. 사혈법이 다음 세기까지 이어진 이유가 Harvey의 순환계 발견 때문이라는 Esquirol의 주장이 맞는다면 Harvey의 위대한 발견이 초라한 모습으로 기록될 수 있는 것이다(47). 재발성 두통에 관한 다수의 혈관이론들은 한참 후에나 나타나게 되며 Harvey의 순환계 발견에 근거한 것이다.

17세기에 재발성 두통에 대한 견해는 초기 시대보다 이해성과 확실성이 높아졌다. 그러나 여전히 두통에 대한 중세기의 영향은 지속되었다.

> *완벽한 건강을 유지하고 있었던 사람에게 극심한 두통이 포도주 과음, 과식, 금성, 기생충으로 인해 발생했다면, 치료의 희망은 매우 적을 것이다. 더구나 두통환자가 수은복용 또는 암적 존재가 공기에 노출되게 하여 더욱 빠르게 증발되게 하는 천공술과 같은 위해한 치료법을 외면한다면.....(45)*

두통을 앓고 있는 백작부인 Anne에 대해 Willis가 서술한 설명을 보십시오. Adler에 의해 서술된 이야기에 대한 현대적 평가를 보게된다.

> *몇 년 전, 높은 지체의 귀족여인을 방문하기 위해 찾아갔다. 20여 년 동안 지속적인 두통으로 고생하고 있는 이 여인은 재치 있고 매우 아름다운 여인이었다. 그리고 이 여인은 예술적 기능뿐 아니라 글 솜씨가 뛰어난 부인이었다. 그러나 그녀의 뛰어난 능력을 질투나 하는 것처럼 그녀의 삶은 극심한 질병과 함께 이어졌다. 12세가 되기 전부터 그녀는 괴로운 두통을 앓게 되었다. 두통은 때때로 발생했으나 빛을 보게 되면 더욱 빈번하게 나타났다. 그리고 그녀는 대량의 수은과 다른 요법을 사용하였다. 예전엔 그녀의 두통은 한 달에 20일 이하로 발생하였으나, 시간이 가면서 두통은 매일처럼 발생했다. 지체 높은 여인의 삶을 어렵게 한 두통은 20세가 될 때까지 지속되었으며 두통의 굴레에 갇혀 있었다. 그러나 그녀는 이에 굴하지 않고 바른 정신력과 영혼을 잃지 않고 있었다(45).*
>
> *두통의 원인은 외적 요인이라는 Willis의 주장대로, 그 여인을 방문했을 때 그는 두통의 원인이 신이 주는 형벌이나 질투 또는 과도한 성생활로 인한 것이 아니다 라는 것을 지적하였다(1).*

두통 치료에 대한 견해는 무엇이었는가? Willis의 치료법에 대한 설명은 당대의 치료법처럼 흥미롭다. 동물들의 장기는 식물이 갖고 있는 효과보다 더욱 신비롭다고 말했던 연금술사들의 주장을 회상해 보라. 그리고 별자리가 개인의 건강을 주장한다는 점성가들의 말을 기억하라.

> *...... 지혜로운 자들의 충고를 보자..... 포도주, 조미료를 가미한 고기, 목욕, 금성, 그리고 몸과 마음의 과격한 감정을 금하라. 관장, 사혈, 그리고 거머리 사용..... 그리고 식초, 열매의 씨, 로즈마리(건조시킨 잎을 온천물에 다려진)... 호박, 게의 눈, 산호 등등을 권한다.... 노래기, 나무이 사용이 필요하다. 증류수에 담근 후 짜서 그것들의 액을 얻어낸다. 또한 말려서 가루를 내어 사용하면 만성적 두통이나 극심한 두통 치료에 효과를 본다(45).*

17세기 의사들은 그들이 사용하는 약물로 인해 의도하지 않은 살인이 있었다는 것은 의심할 여지가 없다. Willis는 근긴장으로 발생하는 두통환자를 치료하다 환자가 사망한 사례를 말한다.

> *40세 정도 되고 건장한 한 남자는 하루 종일 내리는 빗속에 여행하는 중이었다. 온몸이 빗줄기로 젖어들었다.... 다음 날부터 그는 머리와 목 뒤 부위에 밤새도록 통증을 느꼈다. 치료를 위해 사혈법, 토하게 하는 하제법들을 사용하였다. 그 시대 의사들이 사용하는 모든 방법들을 동원하여 노력하였다. 그러나 도움이 되지 못했다. 증세는 심해졌고, 사흘 후, 발작현상과 함께 혼란스러운 모습을 보이더니 끝내는 사망하였다(45). 이것이 당대에 치료방법들이었다!!*

17세기 시대 의사들은 두통 치료를 위해 연고, 기름 그리고 고약같은 약물들에 과도하게 의존하였다. 그러나 이러한 많은 약물들은 그야말로 독약이었다. 당대에 많이 사용되었던 수은 치료는 경악을 금치 못하는 의학 역사의 단면이었다. Willis는 수은 치료의 안정성을 아래와 같이 주장하였다:

> *수은이 위험하거나 독성이 있다고 나는 말할 수 없다. 왜냐면 통증을 유발시키지 않기 때문이다. 그러므로 때로는 많은 양의 수은을 사용한다고 해도 충분히 안전하다(45)*

이러한 믿음은 18세기까지 이어졌다. 미국 의사 M.L. Haynie는 수은은 가장 효과적인 자극제라고 믿었다: "수백 개의 수은 알갱이(수량은 위험한 것이 아니다) 복용"은 심장박동을 확실하게 강하게 한다. Dr. Haynie는 환자 질환 증세의 정도에 따라 수은의 양을 복용시켰다. 일반적으로 100~200개의 수은 알갱이를 처방하였다(48).

Willis의 귀족부인 사례를 돌아보면 독성 약물들의 약물 부작용 효과를 보여준다.

> *국내 그리고 외국에서도 솜씨 있는 의사들에 의해 많은 약물들이 치료목적으로 처방되었다. 그러나 치료효과는 전혀 없었다. 귀족부인은 그녀의 두통을 위해 수많은 치료 약물들을 복용하였으나 치료효과는 없었다. 몇 년 전 그녀는 수은 연고를 사용하였고 침을 흘리는 심한 부작용이 오랫동안 나타났다........ 수은 가루를 복용하고, 사혈(정맥), 한 번은 동맥을 통해 사혈을 하였다. 그녀는 더 이상 견딜 수 없는 치료를 거부하였다. 질환은 진전이 없었고 더 이상 의학을 신뢰할 수 없었다...... 내가 그녀를 방문했을 때, 그녀는 온몸에 극심한 통증을 가지고 있었다(수은 부작용의 증세).... 마치 류마티즘처럼(당대에 흔히 내렸던 진단)(48)*

17세기에 사용되었던 치료제들이 독성 물질이었고 의사들의 잘못된 치료로 인해 두통이 발생하였다고 분명하게 서술한 것은 매우 놀라운 일이다. 1988년 2월 캘리포니아, 샌디에고에 있었던 학술회에서 약물성 두통(약물 또는 약물 금단현상과 관련된 두통)을 공식적 두통 분류로 규정했다. 이 분류는 약물의 독성으로 인해 발생하는 두통을 포함한다.

18세기의 영향(18th Century Influence)

18세기는 깨달음의 시대라고 불린다. 예술과 문학이 발달했다. 그러나 의학은 18세기 중반까지 여전히 혼란속에 있었다. 환자를 치료를 위한 근거는 여전히 점성술과 연금술에 의존하였다. 당대에 존경받던 학자나 임상가들은 의술에 대한 혼란스러운 기록만 남겼으며 이 현상은 새롭게 주장된 신선한 아이디어로 인한 혼란스러움이었을 것이다. 이러한 혼란은 의학의 역사적 관점에서 많은 논쟁의 주제가 되었다.

서서히 지식들이 쌓여가고 과거의 전통적인 치료법들이 사라지면서 18세기의 후반은 발전된 모습을 보였다. 1500년 동안 지속되었던 Galenic 의학은 차가운 비판을 받게 되었다. 당대의 치료법에 반대하는 의학자들이 나타나 독단적인 주장에 근거한 끔직한 치료법에 반대하는 운동이 시작되었다. 이렇게 새로운 의학을 주장하는 학자들을 때때로 생명주의자, vitalist라고 불렸다. 그리고 이러한 무리의 학자들은 의과대학 입학을 거절당했다. 그러나 이들은 자신들의 믿음을 발전시키기 위해 대학을 설립하기 시작했다. 생명주의자들의 사고는 매우 신선했다. 그들은 살아있는 물질은 생명이 없는 물질과는 완전히 구별될 수 있다는 사실을 믿었다. 살아있는 물질은 영혼의 활동으로 살아있다고 믿었다. 결과적으로 생명과 질병은 살아있는 조직속에 있는 영혼 활동으로 설명되었다(47). 그러므로 사람의 영혼에 불균형이 질병을 유발시키고 죽음으로 이어진다고 생명주의자들은 주장하였다.

불행하게도, 생명주의자들의 관점은 당대의 주요 사고에 입문하지 않았다. 그리고 연금술과 점성술의 17세기 사고는 18세기로 이어지면서 2개의 서로 반대되는 학설로 변했다: 의학적 화학과 의학적 물리학이다. 이것은 생명주의자들의 관점과는 차이가 있었다. 이러한 변화는, 특히 재발성 두통에 관해서 현대 의학을 이루는 근거가 되었다.

의학적 화학은 자연의 비밀을 찾는 끊임없는 노력으로 이어졌다(49). 그들에게 인체의 기능은 화학적 기능이며 질병은 화학적 장애로 여겨졌다. 그리고 오직 화학적 약물만이 이러한 화학적 장애를 회복시킬 수 있다고 주장하게 되었다. 이러한 견해는 오늘날 약물치료와 동일한 것이다. 특히 재발성 두통이라는 문제에 관해, 현대적 편두통 치료는 이러한 약물치료에 의존하고 있다.

의학적 물리학은 모든 생물학과 의학을 물리학적으로 그리고 수학적으로 설명하려 노력한 Descartes와 관련된다(이성적인 영혼이 존재하는 송과체만 제외하고 인체는 기계와 같다(50). 이러한 혁신적인 사고는 임상가들로 하여금 인체를 구조와 기능으로 보기 시작했다. 그들에게 몸은 기계이다: 수학적 법칙에 따라 움직이는 복잡한 기계와 화학적 움직임. 예를 들어, 몸의 움직임은 신경계를 순환하는 가설적 체액 활동에 의해 움직이는 수력학적 레버들의 섬세한 조정이라고 보았다[인체 움직임 또는 질병(예, 재발성 두통)에서 근육 기능은 대부분 알려지지 않았다는 사실을 주목하라]. 의학물리학자들은 질병과 질환들은 과도한 스트레스나 손상된 기능 또는 변화된 구조들로서 설명될 수 있다고 믿었다. 불행하게도, 이러한 사고의 변화는 재발성 두통에 관해서는 자세하게 또는 전반적으로 응용되지 않았다. 학자들은 이러한 사고변화가 적용되었다면 두통기전에 대해 많은 이해도가 높아졌을 것이라고 생각할 수 있다.

18세기 후반 시기에 두통에 관한 몇몇 중요한 문헌들이 발표되었다. 예상 할 수 있었던 것처럼, 많은 의학자들은 다른 두통패턴 사이에 차이점들을 분류하려 노력하지 않았다. 두통(아픈 머리, 편두통)은 흔하게 다른 질환들(19세기 후반까지 편두통에 대한 오진이 있었던 말라리아 같은 질환들과). 1778년 John Forthergill의 발표를 보면 다음과 같은 점들을 보여준다.

두통으로 고생하는 사람들이 불평하는 가장 일반적 내용은, 그들은 두통과 함께 아침에 기상하며, 이때 발생하는 두통은 머리 전체에서 느끼는 것이 아니고 머리 한 부위에서 두통을 느낀다. 가장 일반적인 부위는 전두 부위이며, 안와 상부 부위에 흔히 나타난다. 때로는 한쪽 두정골 상부 부위에서 나타나고, 때로는 흔하지는 않지만 후두 부위에서 나타난다. 때로는 한 부위에서부터 다른 부위로 진행된다. 두통이 완전히 사라지기 전까진 결코 상황이 진정되지 않으며 때로는 참을 수 없는 상황이 된다(이 설명은 근긴장, 고혈압 그리고 말라리아 두통과 일치된다)(52).

두통을 이해하는데 있어서 가장 앞서가는 두 임상가의 글을 보면, 그들 또한 재발성 두통으로 고생했다는 사실이다(아마도 편두통일 것이다). 1785년 Fordyce는 De Hemicrania를 출판했다, 그리고 1778년 John Forthergill은 자신의 두통 증후군과 발생가능 요인에 대한 훌륭한 일기를 출판했다. 그들의 발표 내용은 치료법이나 진단에 대한 정보가 많지 않았지만, 그들이 발표한 두통 요인에 대한 정보는 높이 평가된다.

Giovani Battista(Joun) Morgagni는 빈번하게 믿어왔던 뇌에 공급되는 혈액과 체액순환 장애로 인해 재발성 두통이 발생한다고 주장했다. 그가 저술한 기념비적 저서인 "On the seats and Cause of Disease"의 한 장에서 그는 다음과 같이 썼다.

내가 언급할 두 사례..... 두개골 내 과도한 혈액공급으로 인한 혈관 팽창은 머리에 통증을 유발시킬 것이다..... 한 사례는 젊은 남자로서 극심한 두통으로 몸부림을 쳤고, 매일처럼 발생했다. 모든 치료법을 노력했으나 결과는 없었다. 나는 약제를 다려서 복용시킨 후 두통을 호전시켰다. 이 약물은 환자들 부드럽게 흥분시키고 체액을 순환시켰다. 환자는 땀을 흘렸고 두통이 사라졌다. 두 번째 사례는 여성이다. 젊어서부터 심한 두통으로 고생한 사람이다. 두통의 정도에 따라 혈액의 양을 조절하였다. 다른 치료와 함께 그녀에게 사용한 치료법은 사혈법이었다......(51)

Fothergrill은 두통은(편두통을 의미한다) 위장으로 시작되며 이것은 식습관에 반복적인 잘못이 있기 때문이라고 분명히 했다. 그는 두통의 원인이 분비된 담즙의 질이 변하여 두통의 증세를 발생시키는 것이라고 주장했다(humoral 이론의 일종). 다음 글은 Robert H. Fox의 저서에서 발췌한 것이다(52).

Fothergill의 치료법은 구토제와 따뜻한 물을 복용시키는 것이고 다음엔 대변을 촉진시키는 약물 사용이다. 그러므로 그는 aloes, rhubarb , liquorice 뿌리를 라임물에 섞어 마시게 하는 처방을 내렸다. 그리고 라벤다 향을 맡게 했으며 한 동안 미네럴 물을 마시게 하였다. 그러나 식습관을 가장 중요하게 여겼다. 버터, 특히 녹인 버터, 지방질이 높은 고기, 후추, 고기를 넣은 파이, 구운 퍼딩, 그리고 독주는 위험한 것들이라 했다.

여기서 두통을 치료하기 위해 음식조절 또는 식이요법을 사용하는 개기가 되는 것을 보게 된다. 아마도 재발성 두통 치료를 위해 식이요법 이외에 다른 방법들은 소개되지 않았을 것이다. 오랜 세월동안의 논쟁에도 불구하고 식이요법은 재발성 두통을 관리하고 치료하는데 가장 간단하고 또한 가장 합당한 사고다.

18세기 후반 혁신적인 공업발달은 사회에 큰 변화를 주었다. 열악한 환경과 만연되는 질병들이 발생하게 된 것이다. 병원 또는 요양소(종교단체와 분리되어야 함) 들이 설립되었다. 질병들의 예전 개념은 사라지고 병인학이 주장되었다. 모든 질병은 특정한 원인이 있다는 주장이다. 이러한 사고를 통해 모든 질병은 발병원인에 따라 구별되어야 한다는 주장이 시작되었다. 그러므로 의사가 질병분류(유사한 임상 정보가 나타나는 모든 환자들은 동일한 질병으로 분류)를 알게 되면 정확한 치료법 또는 해독제를 찾을 수 있다고 생각하게 된 것이다-인체 주요 질병의 설명과 치료(서양의학의 현 경향을 관찰하는 사람으로서 17세기와 20세기 사이의 유사점을 인식할 수 있었다. 300여년 전에 서술된 Methodus medendie, 주요 질병의 설명과 치료는 치료와 관련된 현대 의학적 진단용어와 매우 유사하다).

질병분류(현대의학의 전조) 계획은 여러 갈래로 갈라졌다. 어떤 분류는 어리석을 정도였다. Carl won Linne는 인체의 질병을 식물계와 동물계들과 동일한 방법으로 분류했다. 다른 학자들은 2,400여 개의 인간질병을 추가적으로 나타나는 징후와 증세들의 형태를 기준해서 과도한 분류법을 만들었다. 분명한 것은 이러한 분류학자들이 그리스 언어로부터 시작된 "진단" 이란 의미를 부여하지 않아, 질병에 대한 전반적 상태를 알아야 한다고 했으나 질병명에 대한 진단명은 의미하지 않았다.

좀 더 합리적 노력에서, Simmon Adre Tissot는 1783년에 부정한 부분은 있지만, 재발성 두통인 편두통은 일반 두통과는 달리 완전히 다른 질병이라고 상세하게 주장하였다(53)(하지만 Tissot가 편두통을 정의한 지 200년 넘은 지금에도 실용적이며 정당한 편두통 진단법이 없다). 재발성 두통을 편두통과 일반두통으로 다르게 보는 Tissot의 간단한 분류법은 이 복잡한 질환 이해에 대한 현대적 해석에도 혼란스러운 영향을 주면서 사라졌다. 임상가들은 특정한 두통은 유사한 발병요인으로 인한 것이라는 지식에 영향을 받았다. 그리고 비록 전체적으로 잘못된 이론(편두통은 최고의 지성적 질병이다)에 근거한 연구였지만 이 분야에 연구하는 노력이 집중되었다. 역으로, 일반두통은 이러한 형태의 두통을 별 특징 없는 질환으로 생각하고 인간에 발생하는 특정한 질병이라는 의견에 변화를 주지 못했다.

많은 임상가들은 여전히 두통은 신이 내린 죄 값이라는 개념에 사로 잡혀있었지만, 서서히 두통의 원인은 개인의 위생, 급한 성격, 고된 일, 방랑생활, 통제된 삶과 같은 잘못된 생활윤리로 인한 것이라고 돌렸다. 질병의(일반 두통) 주 희생자들은 원죄로부터 극복하지 못하는 하류 생활인들이었다. 결과적으로 비편두통에 대한 연구는 중지되었다. 이러한 관점으로부터 편두통은 두통 중 가장 깊은 관심거리가 되었다.

Tissot는 편두통을 위장, 담낭 그리고 자궁의 반사작용으로 발생하는 신경통으로 생각하였다. 편두통에 관한 그의 강의는 오랫동안 편두통 기전에 관한 수많은 이론들을 탄생시키는 많은 요인 중 하나였다. 불행하게도 그의 자궁 이론은 편두통 또는 이와 유사한 두통들을 치료하기 위해 자궁적출 수술로 이어졌다. 흥미롭게도 자궁적출 수술은 두통 치료를 위해 지금도 권해지는 치료법이기도 하다(54).

18세기가 끝나면서야 임상가들은 과거의 혼란스러움으로부터 해방되었다. 그리고 곧, 과거에는 볼 수 없었던 과학적 방법들이 발전되기 시작하면서 건강과 질병에 관한 이해도가 높아지며 발전되기 시작했다. 그러나 인체 질병에 관한 우리들의 이해도가 높아졌음에도, 특히 재발성 두통은 방치된 질병이 되었다. 그리고 다음 2세기 동안 이렇게 방치된 질환, 두통은 여전히 발전되지 못하였다.

2. 두통에 대한 2~3개의 현대적 접근 (More Current Approaches to Head Pain)

.......두통환자들은 흔히 의학적 고아가 된다. 그의 두통이 일시적 현상이라면 다행이다. 그렇지 않다면 그는 안과, 이비인후과, 신경과, 치과, 정신과, 오스테오페, 카이로프랙틱과 같은 전문 의료인들을 찾게 된다. X-ray 검사를 받고, 근육 마사지도 받고, 도수를 넣은 안경을 쓰고, 그의 비갑개와 치아를 교정한다. 그러나 두통은 여전히 남아있다.

-L. G. Moenche(1951)

19세기 영향(19th Century Influence)

배경(Background)

두통의 역사를 공부하면서 2개의 경향이 서로 나란히 존재하였음을 발견하게 된다. 하나는 이론들의 발전, 주요 발생 요인, 그리고 이에 관한 지식이 서서히 쌓이게 된 발견들이다. 그리고 또 하나의 경향은 일반 임상가들의 진료이다. 두통에 관한 이론들이 서로 논쟁되면서 일반 임상가들은 불분명한 치료법들에 매달렸다. 19세기의 사례를 보면, 임상가들은 체액의 불균형 그리고 환자 몸 속에 있는 나쁜 또는 더럽혀진 체액을 배출시키는 치료법들을 시도하였다. 알고 싶은 의문은 피를 빼는 사혈법이나 토하게 만드는 치료법 또는 땀을 내게 하는 치료법 사용이 아니라, 어느 정도 노력했는지에 대한 의문이다.

19세기 임상가들은 의료 전문인으로서 어려운 시기였다. 그들은 과묵한, 믿지 않는, 반항적인 그리고 죽어 가는 환자들을 돌보아야 했다. 그리고 그들은 가속되는 과학적 발견으로 인해 자신들이 오랫동안 믿어왔던 질병과 치료에 대한 확신이 사라져 가는 것을 보았기 때문이다. 새로운 변화들에 적응하는 것은 어려운 일이었다.

재발성 두통에 대한 1800년도 시대에 일반적 발전은 산업혁명과 함께 변화되었다. 과학적 지식의 증가, 교회로부터의 자유적인 사고, 위험한 고대적 사고 그리고 자연주의적 사고들은 질병에 대한 연구활동을 자유롭게 하는데 도움이 되었다. 오랜 세월동안 유지되었던 독단적 그리고 전통적인 사고들은 서서히 퇴보하기 시작했다. 그러나 이러한 변화는 큰 대가를 치루는 과정이 있었다. 산업혁명과 관련된 위대한 사회변화는 험난하고 잔인한 진료행위로 이어졌다.

과감한 진료(Heroic Practice)

George Washington에게 가해진 치료행위는 임상가들이 얼마나 위험한 진료행위를 했는가를 설명하는 대표적인 사례로 사용된다. 두통(아마도 급성 목 감염)을 앓고 있었던 Washington 대통령에게 과감한 치료가 주어졌다, 그는 매일 아침 아픈 몸으로 일어났다. 그리고 Dr. James Craik에게 의뢰되었다. Dr. Craik이 도착하기를 기다리는 동안 그는 사혈을 부탁했다. 도착한 Dr. Craik은 Washington 대통령의 목에 상처를 내고 추가적인 사혈을 시도했으며 관장을 시켰다. 그리고 두 번 더 사혈을 시도했다. 오후쯤 그의 증세는 더욱 악화되었다. 그리고 Dr. Gustavus Brown 그리고 Dr. Elisha Dick, 두 명의 의사가 투입되었다. Washington 대통령은 이미 3번이나 사혈을 했고 다양한 약물들을 이미 복용시켰음에도 추가적인 사혈이 필요하다는 결정을 내렸다. 이번엔 32온스(0.9 kg) 사혈을 처방했다. 그의 혈액은 끈끈해졌고 출혈은 서서히 이루어졌다. 그는 상태는 더욱 약해졌고 빠르게 악화되었다. 그리고 밤 10시에 사망했다(55).

강력한 치료법을 사용하거나 무리한 한계까지 가는 그들의 의료행위를 과감한 진료, Heroic Practice라고 하는 표현은 당시 관심을 끄는 표현이었다. 그들이 사용했던 약물들은 하파자드, 키니네, 아편, 알코올, 수은, 스트리키네, 비소과 같은 그리고 다른 위험한 물질들이 기본 치료제들이었다.

과감한 진료행위는 좀 변화되기는 했지만, 지금의 의료체계에서도 사용되고 있다. 두통환자들은 아니었지만, 환자들은 때때로 치료의 희생물이 되었다. 흔히 두통 환자들은 수많은 양의 약물들을 복용시키거나 수술, 과감한 치의학적 재구성과 같은 치료들을 받게 했다. 또는 다른 물리치료적 방법이나 카이로프랙틱 치료를 받지 못하도록 하였다. 그러나 이러한 무작위적 치료는 Washington 대통령의 사례처럼 좋은 결과를 얻을 수 없었다. 필요했던 것은 환자의 질병에 대해 더 많은 지식 또는 깊은 이해였을 뿐이었다.

Hospital Medicine and Headache

19세기는 전 유럽 국가에서 발생한 사회적 대변화, 경제공황, 그리고 정치적인 혁명으로 시작되었다. 의학의 19세기는 전염병에 대한 연구 활동이 활발했다(표 1.2). 인구밀도가 높아지면서 발생하는 일반적인 질병 그리고 만연된 콜레라와 같은 질병들은 많은 의료인들 배출이 요구되었다. 산업혁명이 일어나면서 공장 주위에 많은 사람들이 모여 사는 현상이 나타났으며 또한 이들을 위한 대형병원이 빠르게 증가되었다. 수많은 농민들이 직업을 찾아 도시로 몰려들었고 이들은 흔히 질병의 희생자들이 되었다. 친지를 떠난 이들은 치료받기 위해 병원으로 몰려들었다. 끊임없이 몰려드는 환자들을 대상으로 의료인들은 많은 경험을 얻게 되었고, 죽은 환자들의 부검을 통해 많은 의학적 지식이 축적되게 되었다. 때로는 부검을 위해 환자의 죽음을 기다리기도 했을 것이다. 환자를 위한 노력으로 수술을 했지만 죽음을 부르는 결과도 많았을 것이다. 이 시대에 초기 뇌지도가 작성다는 사실은 놀랄 일이 아니다(표 1.3).

19세기 후반 시기는 병원의학이라고 말할 수 있다. 이

표 1.2 19세기 질환들

질환	발견자	질병원인이 확인된 해
아메바성 이질	Loesch	1875
임질	Neisser	1879
장티프스	Eberth, Gaffky	1880
나병	Hansen	1880
말라리아	Laveran	1880
결핵	Koch	1882
마비저	Loeffler	1882
괴저단독	Fenhleisen	1883
콜레라	Koch	1883
디프테리아	Loeffler, Klebs	1884
파상풍	Nikolaier,Kitasato	1884
폐렴	Fraenkel	1884
뇌수막염	Weichselbaum	1887
말타열	Bruce	1887
연성궤양	Ducrey	1889
괴저	Welch	1892
흑사병	Yersin, Kitasato	1894
보틀리스 중독	van emengem	1894
이질	Shiga	1898

표 1.3 19세기 발견자

발견자	발견 내용
Magnedie	척수신경근의 전각과 후각의 운동 그리고 지각 기능
Flourens	연수의 호흡중추, 소뇌와 반고리뼈관 기능
Hall	무의식적 반사의 개념
Bell	제 5, 7번 두개골 신경 기능
Broca	대뇌피질의 언어중추
fritsch, Hitzig, Ferrier 그리고 많은 학자	뇌의 지각과 운동 부위 지도

새로운 치료 모델은 bedside practice 형태였던 그리스나 로마 시대 그리고 도서관 주위에 있었던 중세기 의학과 비교될 수 있다. 그리고 1800년 후반에 나타난 laboratory medicine이라는 연구의학의 계기가 된 것이다.

19세기의 병원환경은 의료계에 2종류의 전문가들이 태어나게 했다. 외과의와 전문의다. 인체를 해부할 수 있는 허락받은 사람들은 있었지만 극소수였다. 인체를 신중하게 생각하는 종교적 확신 그리고 질병에 관한 당시의 믿음은 대부분의 사람들을 제한시켰다. 그러나 교회 영향력의 하락, 인체 내부의 기능에 관한 학문적 흥미 그리고 많은 환자공급은 의학적 수술과 외과 의사들이 빠르게 증가되게 하였다. 외과의와 의학 전문의들은 두통에 관한 신비적 믿음을 없애 주었다. 그리고 20세기 의료인들에게 두통에 관한 해부학적 이해와 이를 뒷받침하는 구조들에 대한 지식을 남겨주었다.

두통에 관한 19세기 중반 의학의 발전은 환자검진, 부검, 수술, 환자해부와 같은 임상적 경험에 근거하였다고 말할 수 있다. 임상적 관찰은 사후 검시를 통해 확인되어야 한다는 것은 잘 알려져 있다. 예를 들어, 두통을 포함하는 의사의 임상진단은 반드시 부검을 통해 확인하는 것이 일상적인 절차다.

사후 부검을 통해 임상적 관찰이 확인되어야 한다는 철학의 지지자인 영국의 의사 T.G. Farre와 그의 지지자들은 1819년 다음과 같이 명료하게 설명하였다.

> *그것들을 제거하려는 사람들의 갈망과 또한 조급함은 장애 인기 있는 의학을 경멸하지 않는다. 하지만, 그것을 권할 순 없다. 의학은 관찰에 근거한다. 그러나 그 관찰은 두 종류가 있다. 하나는 임상적 관찰과 해부학적 관찰이다. 해부학적 관찰은 임상적 관찰에 의해 진행되며 오직 기능상 질병과 구조상 질병 사이에 차이점을 설명할 뿐이다(56).*

분명한 것은 이에 대한 문제점들은 진료를 잘못된 방향으로 인도한다는 것이다. 많은 두통 질환들은 부검을 통해 원인을 찾지 못한다. 두개골 내에 보이는 많은 해부학적 이형현상은 두통을 유발시키는 곳이라고 한다. 뇌하수체를 담고 있는 sella turcica는 생리 중 부종현상을 일으키며 두통을 유발시킨다는 사실을 볼 때 맞는 말이다. 한 동안 생리성 편두통의 원인을 설명하는 좋은 예였다.

두통은 실제로 존재하는가?

두통의 원인뿐 아니라 정확하게 통증이 무엇인지 병원의 의학자들과 일반 임상가들 사이에 강한 의견차이가 있다. 두통의 형태에서 "통증이 정확하게 무엇인가?" 이에 대한 답은 전반적으로 어떤 형태의 두통을 논하는가에 달렸다. 예를 들어, 편두통과 뇌종양 또는 머리의 다른 질환에서 나타나는 통증처럼 실제적인 두통이라고 사려된다. 그러나 긴장성 두통을 호소한다면 그 통증을 실제적 통증이라고 하지 않는다. 왜? 편두통과 뇌종양으로 인한 통증은 구토, 시각적 장애와 같이 객관적으로 관찰될 수 있는 특징이 있다. 무엇이 분명히 잘못되었다는 것을 알 수 있다. 그리고 통증이 발생한다는 것을 이해할 수 있다.

긴장성 두통은 이 통증을 이해할 수 있는 설명은 무엇인가? 역사적으로 볼 때, 모든 통증 또는 질병은 내적 문제라고 생각되지 않았다. 그리스나 로마 사람들은 통증이 있는 부분은 영혼, 신 또는 잘못된 바람과 같은 원인들로 발생한다고 믿었다. 다행스럽게도 19세기 임상가들은 통증을 설명하기 위해 정신적 그리고 생리적 기준으로 보았다. Harry Campbell은 1873년 두통에 관한 문헌을 재검하면서 다음과 같은 훌륭한 주장을 하였다:

> *모든 감각은 뇌와 연결된 부위에서 발생한다. 그리고 인체의 여러 부위에서 정신적으로만 느껴질 뿐이다. 그러므로 인체의 한 부분에 통증이 있다면, 사실은 그 통증은 특정한 대뇌의 작용의 결과 일 뿐이며 환자의 특정한 부위에 나타날 뿐이다.*

이 정신개념은 통증 부위는 통증이 발생하고 있는 곳이 아니라는 개념을 말하는 것이다. 뇌에서 오는 정신적 과정의 결과. 좀 무모한 부분은 있지만 이러한 통증의 초기 개념은 통증은 통각으로부터 구별되는 현 통증개념과 연계된다. 이러한 두통의 정신적 기전은 신경성 두통 설명의 근거로 설명되며 "Familiar Theory" 에서 설명된다.

생리적 기준의 두통 환자는 정신적 기준의 두통환자와

다르다. 정신적 두통으로 구별되기 위해선 반드시(a) 통증을 경험해야 하며(b) 통증이 이 부위에서 나타난다는 사실을 증명해야 한다. 예를 들어, 두통이 발생하는 곳이 연막이라면 나타나는 증세는 현기증, 졸림 현상(6-7 시간 이상 깊은 잠), 그리고 뇌의 표층 또는 내부의 통증이다. 환자가 현기증이나 졸림 현상이 없다면 두통은 생리적 기준에 속한다.

생리적 기준에 속하는 두통은 동일한 두통을 호소하나 특정한 구조와 관련되어 있지 않은 다른 증세들이 관찰되어야 한다. 그것은 현재 우리가 말하는 연관통(referred pain)이라고 하는 특수성을 가지고 있다. 예를 들어, 환자 귀에는 이상이 없으나 귀에 통증을 느끼는 경우다. 통증을 느낄 수 있는 두개골 기저 부위 위에 있는 모든 구조들이 단순히 자극을 받은 것이다. 다른 주변 구조들로부터 자극은 없다. 결과적으로, 여기에서 설명된 두통은 정상적인 부위에서 느닷없이 발생한 것이다. 그 통증의 기전은 정확하게 설명되지 않고 있다. 그러나 중추신경 내 통증을 느낄 수 있는 부위가 자극을 받은 것이다.

두통은 어떻게 정의되나?

Campbell의 견해에 의하면, 두통은 두개골 기저부위 또는 그 위에 있는 부위에 나타나는 통증을 말하며 좀 더 자세한 분류가 필요하다. 그러나 대부분 사람들이 두통을 정의할 때 내과적 질환, 종양 또는 신경통에 의해 발생하는 통증은 제외한다. 이러한 정의는 지난 100여 년 동안 변하지 않고 있다.

두통은 어떻게 분류되나?

두통을 분류하는 방법은 통증이 나타나는 구조를 보면서 개발되었다. 예를 들어, 안와 부위에 나타나는 두통은 안와두통이라 분류된다. 아마도 안와두통은 눈을 과도하게 사용했기 때문에 발생했을 것이다. 두통을 유발시키는 원초적 부위는 다음과 같은 부위를 포함한다:(*a*) 뇌, (*b*) 뇌수막, (*c*) 외적 구조(피부, 두피, 골막, 근육, 인대) 그리고(*d*) 두개골과 내부조직. 그러나 여기에는 많은 논쟁이 있다. 두통은 통증이 시작된 부위의 구조와 가장 큰 관련이 있다는 의견과 관련이 별로 없을 것이라는 강력한 의견 충돌이 있다.

고대 의학자 Galen(뇌수막, 두개골막을 뜻하는 내부 두통, 그리고 측두근을 의미하는 외부 두통)과 그 후 시대의 Willis(내부 두통은 더욱 빈번하게 발생하며 정도가 심하며 뇌막 내부의 취약성 때문이다(45) 는 19세기 두통 분류에 공헌을 세웠다. Campbell은 내부두통 대 외부 두통(internal vs. external) 분류에 대해 다음과 같은 말을 남겼다.

> *전두골 하부 부위나 코 기저 부위에 나타나는 두통에 대해 18세기 많은 학자들은 통증 발생지를 전두동의 내측 연부조직 면에 있다고 서술했다. Stucken은 외부두통에서 영향받는 부분은 두개골막과 주의 구조 그리고 뇌하수체와 전두공 그리고 접형동의 내측 연조직면에 있다고 주장했다. 두통에 대해 많은 노력을 한 Sauvage는 내부두통 요인은 뇌에 있다고 주장했다. 대뇌이랑에 웅혈 현상으로 인해 발생한다고 주장한 것이다. 18세기 말 Gillbert Brane은 일반적 두통(외부두통) 요인은 머리의 보호막인 두피에 있는 듯하다고 서술했다. 그런 종류의 두통(편두통-흔히 외부 두통이라고 믿는) 발생 부위는 확실히 이러한 부위라고 했다. 이것은 두통발생의 위치가 많은 혈관이 형성된 부위라는 것을 지적하는 것 같다(57).*

다시 한 번 편두통에 관해 Campbell은 19세기의 요약이라는 이름으로 다음과 같은 생각을 주장했다.

> *두통의 발생 부위를 말할 때, 편두통처럼 다양한 의견을 주장하는 것도 없을 것이다. 그러나 지금에 와서 이에 대해 동감하는 의견은 전반적으로 그리고 주요하게 대뇌 외부(extra cerebral) 그리고 두개골 외부(extra cranial) 요인이라는 것이다(57).*

편두통 뿐 아니라 일반적 두통의 발생부위에 대한 사고에 뚜렷한 변화가 있었다는 사실을 주목하라. 두통은 내부적 요인으로부터 발생한다는 생각이 근골격계 요인이라는 생각으로 변하기 시작되었다.

정맥혈관과 유사한 의미로서, W. King은 다음과 같이 서술했다. "오랫동안 나는 두통 발생 부위가 경막 내에 있다는 것을 믿지 않았다. 그리고 두통은 두개골 내에서 발생하는 것이 아니고 두개골 외부 근육에서 발생한다는 학자들의 주장에 동의한다는 견해를 표했다. 1873년 Leon Colin은 두통의 발생 요인과 위치를 결정하는데 있어서 두개골 근육의 중요성을 주장했다. 그는 후두근과 전두근이 합쳐지는 부위는 특히 온도 변화(모자와 스카프를 쓰고 벗을 때 또는 따뜻한 방에서 추운 밖으로 나갈 때)에 통증이 유발되며 두통발생에 취약한 부분이라는 의견을 발표했다. Collin은 또한 "머리에 접지되는 근육들은 거의 계속적으로 활동하며 휴식을 취할 때에도 활동하는 근육들이다"라고 언급하였다. Campbell은 그의 두통 환자들의 90%에서 두통 발생원인은 근육으로 종결지었던 당대의 J. Briquet의 발표를 인용하였다. Briquet의 통계는 오늘날 보고되고 있는 70~80%의 통계와 유사한 수치를 보여준다.

대부분의 두통환자들은 편두통 또는 유사 편두통이라고 믿은 사람들은 내부적 두통을 주장하는 사람들이다(현재도 이렇게 믿는 경향이 있다). 이러한 그룹의 사람들은 두통의 해부학적 부위는 눈으로부터 멀리 떨어진 시신경이 서로 합해지는 곳 또는 시신경실(thalamus nervorum opticorum) 이라고 주장하는 Dr. Wollaston의 제안에 동의한다(58). 반대로, 대부분의 두통은 근골격계로 인해 발생한다고 믿는 그룹들은 King과 collin의 주장에 동의한다. 이 경우 두통의 분류는 두통의 원인이 두개골 중위 또는 가까운 곳에 원인이 있는 외적 두통을 주장한다.

두통분류에 대한 전문의들의 영향

자연스럽게 병원은 전문의를 양성하는 곳으로 진화되었다(다양한 전문의 초전문의 제도는 현 의료계의 특징이다). 전문의 수가 늘어나면서 특수 교육이 요구되는 새로운 진단기들이 개발되는 계기가 되었다(청진기, 후두경, 수술용 톱). 대부분의 전문의들은 외과의였으며 다른 분야의 전문의들은 물리치료, 공중 위생학, 피부과, 약학, 연구의학, 정신신경학 등이었다(시민전쟁은 부상자들 치료를 위해 외과의들이 요구되었으며, 누구든 자원하면 현장실습을 통해 외과의가 될 수 있는 상황이었다).

두통분류는 근본적으로 신경과의 소관이 되었다. 말초신경 손상으로 발생하는 작열통을 발견한 그 시대의 유명했던 신경과 전문의 Silas Weir Mitchell은 유럽 의료인들의 사고와는 다른 제외적으로 순수한 두통분류법을 제안한 것으로 그의 명성이 알려져 있다.

> *두통에 관한 그 원인과 치료법에 있어서, 편두통을 제외한다면, 의학에 이처럼 불만족스러운 주제는 없을 것이다. 영국 의료인들은 두통의 원인을 알 수 없을 때, 흔히 그 원인을 통풍이라고 한다. 통풍은 원인을 알 수 없는 많은 질병들에 대한 답이었다.... 미국 의료인들은 많은 두통의 원인을 신경통 또는 류머티즘 때문이라고 하는 경향이 있다.....*
>
> *그러나 두통의 원인은 아래 5개의 원인 중 하나에 속할 것이다. 그것 중 몇몇 원인은 매우 일반적이다..... 내가 주의를 요구하는 5 형태의 두통은:*
>
> 1. *해 빛-두통*
> 2. *뇌수막염으로 나타나는 두통*
> 3. *장티프스와 같은 미열로 인한 두통*
> 4. *뇌를 과도하게 사용함으로 발생하는 두통*
> 5. *눈을 과도하게 사용함으로 발생하는 두통*

그의 두통 분류와는 달리 Mitchell의 두통 치료법은 과거에 사용했던 독성적인 치료법으로부터 변화된 것을 보여주었다. 그러나 그는 때때로 사혈법을 처방하였다. 그리고 30 온스의 혈액을 사혈하기도 했다. Mitchell은 두통환자에게 수은과 같은 특정한 약물 사용을 두려워했다. 그러나 당대에 유행했던 대마초와 아편을 혼합한 물질을 사용하였다. 그의 유명한 '휴식요법(rest cure)"에 대한 설명 없이 Mitchell을 말할 수 없다. 이 사례에서, Mitchell은 뇌를 과도하게 사용함으로 발생한 두통환자(brain storm)에게 "휴식요법"을 권하였다.

> *결국은 먼바다 여행이다, 또는 유럽을 여행하는 것이다. 그러나 이러한 방법은 고가의 비용이 든다. 농장에서 육체적 일은 하는 것도 좋은 방법이다. 그러나 완벽하게 대체할 수 있는 요법은 아니다. 조심스럽게 사용하는 가벼운 전기요법도 효과가 있다....... 환경을 변화시켜야 한다는 말을 했을 때, 나의 의미는 모든 면에서 생활변화를 주는 "캠핑생활, camping life" 처럼 천막에서 생활하고, 카누와 같은 보트를 타고 호수나 급류를 타며 다니며 생활하는 반 야만적 생활은 무엇과도 비교될 수 없는 치료법이라는 뜻이다(59).*

그의 주 두통치료법인 주위 환경 생활변화 그리고 운동치료는 1990년으로 이어지며 지금도 사용되고 있는 치료법이다(60).

19세기에 들어와 이 질병에 대한 근본적인 변화가 있었다. 18세기 Galen 의학모델에서부터 시작된 혈관-생명 체액, vascular-vital fluid의 생체모델로 두통이 지금까지 논의되어왔다. 여기에, 신경계가 두통 설명에 주요 초점이 되었다. 이 시기에 신경의 내부 생리적 영향은 지각과 운동의 전기현상의 역할이라고 알려졌다. 결과적으로 질병은 신경계를 약화시키는, 신경약화, 신경력의 불규칙적인 누적과 방출, 신경긴장의 과도한 현상과 감소된 현상, 신경기능의 이상 현상, 신경력의 피로(특히 통증으로부터) 그리고 발작적인 신경장애와 같은 신경 내부 생리적 변화라고 설명되기 시작하였다.

1839년 Henry Holland 경은 최초로 신경 기능변화와 질병과의 관계를 주장했다. Holland는 인체의 건강한 기능은 신경계의 기능변화(약하거나 너무 과하거나)의 결과로 질병의 상태로 들어간다고 주장했다. 더 나아가 그는 무도병, 히스테리, 백일해 그리고 공수병까지에도 이 관계를 적용시켰다. 그리고 "이러한 질환에 관한 진실을 말할 때 신경의 비정상적인 생리와 활동 보다 더 적합한 설명을 찾을 수 없다"라고 언급하였다(61).

이렇게 질병에 대한 신경생리에 근거한 새로운 접근은 두통(특히, 편두통)에 관한 논문을 발표한 19세기 유럽에서 활동하던 3명의 신경과 전문의들의 노력에서 엿볼 수 있다. Gowers, Jackson 그리고 Liveing는 아마도 다른 학자들보다도 20세기의 의학적 사고를 새롭게 하는데 많은 공헌을 한 학자들이다. 20세기 신경학자이며 두통에 관한 전문가인 Oliver Sachs는 Liveing에 대해 다음과 같은 말을 남겼다:

> *편두통, 두통, 그리고 어떤 관련 질환들에 대해 1873년에 출판된 Edward Liveing의 보고서는 존경을 받아야 마땅한 빅토리아 시대의 걸작이다. …… 다른 이론은 따라올 수 없는 그의 훌륭한 보편성과 강력한 "nerve-storm" 이론은 갑자기 또는 서서히 발생하는 편두통 발작의 특징을 설명하였다(62).*

감탄스러운 그의 편두통에 관한 여러 보고서는 19세기에 나타났다. 당대 모든 임상가 또는 알려진 의학 저술가들은 편두통에 관해 사로잡혀 있었다. 어떤 사람에게는 편두통에 대한 개인적 문제 때문이기도 했다. 예를 들어, 병원 의학자로서 잘 알려진 Samuel Wilks(1824-1911)는 평생 편두통의 희생자였기 때문에 두통에 관한 글을 발표했다(63)..... 1886년 Hilton Fagge는 편두통에 대해 다음과 같은 글을 남겼다:

> *나는 현 시대에, 이 나라 뿐 아니라 외국을 포함해서, 이렇게 많은 보고서, 철학적 철학의 교류, Philosophical Transaction 뿐 아니라 철학 잡지 그리고 수많은 과학지에 실려진 다른 질병에 대해서는 모른다(63).*

간질에 대한 많은 공헌으로 존경받는 신경학자 John Hughlings Jackson은 편두통에 관한 흥미로운 신경적 근거 이론(neural based theory)을 환영했다. 대뇌피질의 한 부위의 "방전장애" 근거에서 나는 일반적 용어로 편두통, 간질 그리고 간질적 발작 모두를 간질이라고 분류한다. 이들 사이에 차이점은 "방전장애"가 발생하는 위치에 따라 다르다는 것을 충분히 설명된다(64). 내가 고래, 박쥐, 돼지 모두 포유동물이라고 할 때, 그 포유동물 사이의 차이점에 대해 혼란스럽지 않은 것처럼, Jackson의 간질과 편두통에 관계는 혼돈되어서는 안 된다. 그는 두통이 발작을 유발시키는 방전현상의 후유증이라고 믿었다(64).

Liveing의 "Nerve – storm" 이론은 편두통은 내부적 두통이라는 주장을 유지했다. 그리고 "발작적 두통을 유발시키는 방전" 의 생각을 진전시켰다(Liveing의 신경근거 이론, neural based는 1800년도에 발표된 많은 이론 중 하나다. 그 시대에 발표된 다른 이론들은 자궁이론(uterine theory), 담즙 주장, 혈관이론(동맥팽창, 정맥충혈, 혈관운동), 그리고 교감신경 이론들이다).

> *그러나 편두통과 동일한 분류의 발작적 신경질환은 신경태풍(nerve storm) 이라고 고려하는 당대 주요 이론과는 거리가 먼 다른 견해도 있었다. 이러한 견해는 그리 새로운 것은 아니었다. ..... 나는 연관된 언급이나 삽화에 더욱 관심이 있었다. 이 이론에서 모든 신경질환의 근본적 원인은 일차적으로 유전적이며 또는 신경계에 병적기질에 있다는 것이다...... 신경력의 비규칙적인 충전과 방전은 파괴적이며 부조화적인 행동을 나타나게 한다..... 발작의 직전의 전조는 불안정한 평행상태 그리고 신경계에 부분에서 서서히 축적되는 긴장현상이다.... 발작현상 자체는 아마도 태풍과 같은 현상이며, 이 상황은 서서히 분산되고 평행상태는 다시 회복된다(65).*

Liveing은 이러한 그의 신경근거 이론으로 재채기 같은 많은 현상들을 설명한다: "우리 모두가 경험하는 재채기의 자연 현상은 발작적인 소규모의 간질의 신경태풍의 전형적인 예이다." 편두통에 관해 그는 "편두통 그룹에 속하는 전체 질환들은 신경계에 특정한 현상이 있다는 사실이다....신경력의 비규칙적인 충전과 방사...."(65).

두통에 관한 Liveing의 저술은 매우 자극적이며 권위적이다. 그러나 두통은 근골격 구조로 인해 발생할 수 있다는 생각에 대해서는 전반적으로 순진한 면이 있다. 그는 두통은 이차적인 문제이며 질환의 증세(20세기까지 유지된 사고)일 뿐이라고 지적하였다. 예를 들어, 그는 별스러운 이차적 효과를 설명한다: 편두통...... 특발성 신경증 또는 신경계의 일차적 질환..... 아마도 잠복성 통풍 – 아버지가 통풍환자였고 그의 아들은 편두통의 희생자가 될 수 있다(65).

W. R. Gower 경과 또 다른 신경학자들은 간질에 대해 기록하였으며 또한 두통에 관한 광범위하게 보고하였다. 그는 두통이 "발작적 신경장애"라고 믿었으며 대뇌혈관

장애 보다는 신경계의 약화로 인한 영향이라고 믿었다. 혈관 근거 이론에 대한 그의 언급은:

발작 원인에 대한 두 개의 주요 이론이 주장되었다. 하나는 혈관상태의 변화에 근거하였다....... 그리고 뇌의 혈관상태가 기능장애의 요인이다. 이것은 Whytt 처음으로 주장했던 .... 뇌혈관의 경련이 증세의 원인이라는 것을 제지한다. ...... Mollendorf는 혈관의 경련 보다는 혈과의 팽창이 편두통의 원인이라고 주장하였다...... 이 이론은 독일에서 Eulenburge 그리고 많은 학자들에 의해 주장되었으며 "sympathetic-tonic" 그리고 "sympathetico-paralytic" 이라고 불려졌다. ...... 이론에 의하면 이 질병은 근본적으로 교감신경 질환 중 하나다.

.... 혈관-운동(vaso-motor) 가설의 편두통을 설명하기 위해서 우리는 먼저 뇌의 한 작은 부위에서 초기 동맥 경련이며; 둘째로, 혈관의 수축은 항상 동일한 부위에서 시작된다; 그리고 셋째로, 매우 독특한 기능장애를 일으킬 수 있다. 그러나 이러한 추정들에 대한 정확한 증거는 없다(66).

발작성 신경장애라고 믿었던 편두통에 대해 그는 다음과 같이 언급했다.

이 질병에 대한 다른 학자들의 대체적인 설명은 뇌신경에 일차적인 문제가 있다는 것이다. 이 기능들이 때때로 특정한 모습으로 장애를 일으킨다. 그리고 가시적인 혈관운동 장애는 이차적인 원인이다. 주기적으로 나타나는 기능장애는 ..... "nerve storm" 이라고 불렀다. 이 이론이 제기되었고 Liveing에 의해 주장되었다(66).

Gower 역시 Liveing처럼 "두통은 인체의 모든 질병상태에서 나타나는 증세라고 믿었다. 그리고 독립적인 두통 자체의 문제는 아니라"라고 믿었다. 나아가 그는 두통의 요인을 설명하기 위해 신경계의 혼란 현상을 주목하였다. 이러한 사고는 Gowers로 하여금 머리와 목 근육들로 부터 두통이 발생한다는 주장을 외면하게 할 수 있게 하였다. Gowers의 관찰은 분명히 그의 환자들이 근골격 구조에 근거한 두통을 가지고 있다는 것을 시연하였다. 현재 근긴장성 두통이라고 하는 다음과 같은 설명을 관찰하라:

..... 통증의 위치는 사례마다 다르다. 두개골 외부에 흔히 발생하는 통증은 신경이다..... 분산된 통증은 표층적이라는 특징이 있다. 그러나 이것은 표층적 통증이 느껴지는 대뇌반구 깊은 곳의 과정 중에 나타날 수 있다..... 이것은 통증이 국조적일 때 가능하다, 그러나 신경 부위와 일치하지는 않는다...... 이것을 두통 또는 통증이라고 말할 수 있다. 그러나 감각은 실제적 통증의 특징을 가지고 있지 않다고 하는 강력한 질의가 있다..... 한 환자는 감각은 마치 머리 뒤부위에 강철로 만든 밴드로 묶여 있는 것 같은 기분이라고 설명하였다. 때로는 머리의 외측부위에, 두정부위에, 또는 측두골 부위에..... 마치 머리 외측부위에 압박이 들어오는 것같은 느낌.

이러한 감각이 발생되는 주요 상황은 확실히 환자의 정신적 상태다..... 특히 환자가 건강이 약한 상태라면 또는 신경이 예민해져 있다면. 두통 호소의 이학적 면은 신경세포의 저항이 낮아진 것이다. 그러므로 그것들은 활동에 매우 예민하게 반응하는 것이다. 그리고 그들의 활동은 정상보다 더욱 활발하다. .... 그리고 수동적 감각이상 현상이라고 설명될 수 있다(66).

Gowers는 비교적 만족스러운 재발성 두통 분류법을 제공하였다(근골격 두통에 대한 참고는 없다). 그의 분류법은 놀랍게도 향후 100년 후에나 발표될 것과 흡사하였다(1988년 샌디에고에서 개최된 국제 두통연구 위원회, International committee on the Study of Headache에서 제출된 두통분류법). 그의 교재에 있는 신경계질환의 교범에서 그는 재발성 두통은 다음과 같은 원인으로 발생한다고 설명하였다:

신경통(예, 삼차신경통)
편두통(모든 다양한 질환들을 포함하는)
기질적 질환(종양, 감염)
혈관질환(혈관확장, 아마도 고혈압으로 인한)
독성 두통("독약물-amyl nitrate, 알콜, 납" 그리고 체계적 질환-신장질환, 당뇨)
울혈성 두통(머리로부터 돌아오는 혈액순환의 기계적 장애. 예, 꽉 쪼여진 칼라)
위장장애(매우 일반적 현상)
신경성 두통("통증은 표층적이며 ..... 한 위치로 제한 그러나 표층신경 경로와 일치하지 않는다. 이러한 통증은 다양한 두통 중 가장 일반적인 형태다)
빈혈성 두통(헤모글로빈 결핍 그리고 많은 출혈 사례)
뇌 노동 또는 뇌 피로 두통(생각을 너무 많이 하면서 발생하는 과도한 뇌 활동과 관련된)
신경 약화 두통 또는 신경쇠약(많은 경우 젊은 소녀들이 이에 속한다..... 신경력의 장애적 상태)

두통 분리법은 다양하다. 런던의 의사인 R.H. Fox는 주로 성인 여자와 어린아이에서 주로 나타나는 일반적 형태으로서 동맥 긴장(arterial tension)으로 인한 두통을 연구하였다. 그리고 그는 이 형태1의 두통을 환자들이 속하는 삶의 주기에 따라 배열하였다. Fox의 다양한 두통 분리는 매우 계몽적이다. 그의 데이터는 St. Luke's 병원의 12,000 명의 환자로부터 수집되었다.

[소아] .... 주요 원인.... 학교로부터 오는 압박감 그리고 류마티즘적 독물.... 통증은 일반적으로 전두 부위에서 나타나며 피로해지면 악화된다... 누워 쉬거나 외출하면 완화된다.

[성인과 청소년].... 이들에게는 여러 종류의 두통이 발생한다..... 먼저, 류마티즘적 두통.... 이 통증은 일반적으로 전두 부위에서 나타난다. 흔히 아침에 일어나면서 느껴진다. 그리고 폐 부위에서 두 번째 심장소리가 크다. 둘째, 밀접하게 관련된 것은 긴장성 두통이다. ..... 셋째, 매우 중요한 편두통 형태.... 주기적인 신경-태풍의 편두통으로 이해한다. .... 넷째, 심빈맥과 관련된 두통....Grave's 질병은 심빈막이 악화되었을 때 발생하는 질병이라고 볼 수 있다.... 울혈성이라고 하는 뚜렷한 두통이 발생한다(다섯 번째)..... 전두골 부위 또는 머리 모든 부위에서 통증이 발생한다... 그리고 불타오르는 듯한, 쥐어짜는 듯한, 둥둥 치는듯한, 총을 쏘는 듯한 통증으로 설명한다.... 혈압은 낮아지며 신경성 두통에 관해서(여섯 번째).... 어떠한 카테고리에도 속하지 않아 보이는, 여성들에게 나타나며 오랫동안 지속되는 두통의 사례. 통증은 머리 뒷 부위 그리고 목 뒤덜미에서 나타나며 정수리쪽으로 이어진다.

[중년] 승모판 협착증은 특정한 두통을 유발시킨다. 일반적으로 정수리 부위에서 나타나며 쥐어짜는 통증이다..... 우리는 또한 흔히 고혈압 두통을 본다.... 두통은 통풍환자 가운데 흔히 나타난다..... 알코홀 중독자 환자에게서 나타나는 두통은 혈관에 작용하는 알콜 효과로 인한 것일 것이다...... 월경과다 현상은 흔히 두통과 관련되며 일반적으로 전두골 부위에서 수직적으로 쥐어짜는 듯한 통증이다. 혈압이 높아졌을 것이라 생각된다(67).

뉴욕, 바펄로에 있는 의사 James W. Putnamdms 두통을 빈혈성, 울혈성, 독성, 신경성, 기질성, 신경쇠약성, 또는 반사 부통으로 분류했다. 그의 분류법은 44회 미국의사협회 모임에서 제출되었으며 두통은 혈관성 또는 혈액질환(Harvey의 순환계 발견에 관련해서) 또는 신경계 이상 현상(예, 신경태풍 또는 신경쇠약)이라는 믿음을 반영한다. 그는 어린 학생들에게 가장 흔히 나타나는 것은 울혈성 두통이라고 보고했다. 그리고 과도한 학업으로 인한 것 보단위장과 장으로 인한 것이라 보고했다. 성인의 울혈성 두통은 남성에게 더욱 흔히 나타나며 흔히 음주와 과식으로 인한 것이다. 울혈성 두통의 또 다른 형태는 장기간의 두뇌활동으로 인해 나타나며 성의 구별없이 나타난다. 어느 장기가 활동할 때, 휴식을 취할 때보다 더욱 많은 혈액의 공급이 요구된다는 것은 설명할 필요가 없다. 과도한 대뇌활동 역시 마찬가지로서 수동적 대뇌 울혈증이 유발될 수 있다. 이러한 현상은 교수, 목사, 법정변호사, 그리고 시험을 앞둔 학생들에게 나타난다.... 머리 위쪽 부위에서 압력을 호소하는 환자들......(13)

연구실 의학과 두통
(Laboratory Medicine and Headache)

이 세기의 중반 쯤, 임상적 관찰과 부검, 병원의학의 양축들은 그들이 할 수 있는 모든 것들을 성취하였다. 미래의 발전의 연구실에서 이루어지는 발견에 의존하였다. 연구 활동들은 임상가들이나 부유한 개인들에 의해 이루어졌다. 그러나 연구조사로 진행되는 경향은 누가 연구를 진행하는가에 근본적인 변화를 요구하였다. 이 현상은 장비가 완벽하게 갖추기 위한 자본때문이었다. 그러므로 대학이나 대기업들이 이러한 연구활동을 보조하였다.

약물치료(두통을 위한 주요 치료법)는 1800년도 초기까지 순수한 경험주의적이었다. 그러나 새로운 과학, 약학은 의화학적 전래로부터 발전되었고 즉각적으로 발전하게 되었다. 약사들은 자연물질로부터 추출물들을 분리시키기 위해 많은 노력을 기울였다(표 1.4). 그 당시 그들은 질병을 통제하고 정복하는데 그들의 목적을 성공시켰다. 다른 시기엔 모든 종류의 재발성 두통에 대해 그들은 대부분 실

표 1.4 19세기의 약물

약물	발견 시기와 임상적 사용
Cannabis	1800년 대 전문가들 사이에 자주 보고되었지만, 정확한 연대는 모른다
Morphine	1806
Strychnine	1818
Quinine	1820
Emetine, bromides, iodine, opium, nicotine, ether, curare	1800대 초기
Ergotin	1875
Digitalis, histamine, amylnitrate	1800년 후반
Synthetic drugs (antipyrine salipyrin, acetanilid rmflrh sufonal)	1800년 후반

패하였다. Samuel Wilks 경은 의학과 두통에 대해 다음과 같이 말했다: "나는 제공될 수 있는 모든 치료법을 사용해 왔으나 의학은 별 가치가 없다라고 우리는 예단할 수 있다; 그리고 얼마전 내 자신은 내 친구에 의해 보내진 특정한 가루약을 많은 기대감으로 복용하였다.... 하지만 그것 역시 다른 모든 치료법처럼 분류되어야 한다 - 아무런 효과도 없었다"(69).

1868년 E. Woakes는 신경통성 두통(70) 치료를 위해 호밀의 맥각 사용에 대해 서술하였다. 그 후 1875년, 맥각의 추출물이 분리되었고 편두통 환자 치료를 위해 사용되었다. Gowers는 특히 이 물질을 브로마이드(bromide)와 함께 복용할 것을 설명하였다. 그는 두통이 발생하지 않는 시기에도 발생빈도수를 감소시키고 두통의 정도를 감소시키기 위한 목적으로 지속적으로 복용할 것을 권하였다(66). 그러나 그는 곧 이 약물은 이러한 목적에는 별 도움이 되지 않는다는 사실을 깨달았다. 매각을 충분히 복용하였어도 쥐어짜는 듯한 통증이 약간 감소되는 것이 전부였다.....(66). 그는 또한 guarana(Pallinia sorbilis 씨의 분말), belladona, Indian hemp, mustard plaster, 전기요법 그리고 많은 복합 물질들을 권하였다(예, Gowers의 처방물질: nux vomica, gelsenium 그리고 phosphoric acid, citrate of lithia 그리고 레몬의 시럽). 맥각의 미래-이것은 두통치료의 약학사전에 주요 치료제가 될 것이다. 1938년 Graham과 Wolff는 이 약물(ergotmine tartrate)을 복용시킨 후, 측두부 두통의 정도가 감소되는 것을 보여주는 연구를 발표하였다.

런던의 의사, George Kennion은 비편두통을 위한 치료법을 발표하였다: "나는 여러 종류의 두통을 치료할 수 있는 매우 간단하고 놀라운 치료법을 여러분들 앞에 소개하기를 원한다. 이 치료법은 매우 간단하다. 이것은 탄소의 이황화물, bisulphide 액이다. .....이 치료법이 유용한 형태의 두통은 ..... 'nervous' 라고 하는 유형에 속하는 두통이다." 신경성 두통, nervous headache"이란 그의 분류에 속하는 두통들은 neuralgic headahce, 주기적 두통, 히스테리성 두통 그리고 소화 장애성 두통들을 포함한다(71).

유명한 런던의 의사이며 두통에 관한 글을 자주 쓰는 William Day은 몰핀에만 효과를 나타내는 두통환자에 대한 보고서를 내었다. 그는 19세기 의사들은 두통에 대한 전반적인 지식이 없었다는 사실을 보고하였다.

> *1982년 5월 나는 내가 본 중 가장 심각한 순수한 신경성 후두골 두통 사례를 보았다. 62살된 결혼한 여인이며 6명의 자식을 두었다. 그녀의 건강은 근심걱정으로 망가져 있었다. 그녀는 지난 25년간 신경성 두통으로 고생하며 살아왔다. 결혼 초시 시절 그녀는 과도한 월경으로 인한 빈혈을 앓았고, 과도한 출혈은 재발되었다. 통증의 증세는 일반적으로 전두골 부위에서 시작되어 정수리 부위로 이어졌다. 메스꺼움과 함께 토하고 음식을 싫어하였다. 한참 지난 후, 삼차신경통(5번째 뇌신경) 으로 이어졌다. 때때로 안와신경에 극심한 영향을 주었다. .... 때로는 측두골 부위 그리고 상상악신경의 안와분지 부위에 심각한 통증이 나타났다. .... 때로는 하상악신경의 미각신경에 영향을 준다.... 그리고 환자는 혀 한쪽에 이상한 감각이 오면서 침을 흘리는 것을 느끼면서 두통이 유발되는 것을 알았다. 후두골 두통이 발생하기 전 6개월전, 환자의 건강은 뚜렷하게 약화되었다; 그녀는 쉽게 피곤감을 느꼈고, 창백해졌으며 피로했다. 이층으로 올라가는 것조차 숨 쉬기가 어려웠다. 그러나 심장과 폐는 정상이었다. .... 자주 주기적으로 심하게 토했으며 녹색의 담즙을 토했다. 통증은 서서히 심해졌으며 환자는 수면장애로 완전히 허탈해졌다. 8일이 되는 날, 콩알 만큼의 몰핀을 주사하였다. .... 통증은 매우 약해진 오른쪽 팔로 이어졌다..... 몰핀의 효과는 다만 진정효과일 뿐이다. ... 그리고 빠르게 통증을 완화시켰다. .... 모든 치료법들이 실패하였다. 그들이 사용했었던 모든 치료제들은 말 그대로 아무 효과도 없었다는 것이 증명되었다(72).*

산부인과 전문의, Just Why Daysms 이러한 두통이 중추신경계에 영향을 주는 기질적 질환의 증세라는 것은 알려져 있지 않다는 것을 인지하지 못했다. 그러나 Day의 설명은 Tissot의 장궁이론의 변형된 것처럼 보인다.

> *이 사례에서 신경통성 두통은......... 과도한 월경 때문이다....... 과도한 월경출혈은 몸을 약하게 하며 신경계의 일반적 상황을 약화시킨다. ..... 이러한 현상은 심각한 신경통의 원인이 될 수 있다는 생각은 합리적이다.....(72).*

어떤 의미에서 자궁과 관련된 두통의 원인은 자위, 특히 만성적 자위행위는 두통의 주요 원인이라고 보았다. 신경이 예민하거나, 피곤하거나 쇠약한 사람 그리고 두통을 호소하는 사람들은 자동적으로 피의자가 되었다(73). 자위행위는 특정한 질병이라고 믿었다(74). 19세기 개신교 미국사람들 또는 18~19세기 시대의 영국 사람으로서 성 이상자들은 특히 두통을 호소하는 사람들은 오래 살지 못했을 것이라고 생각할 수 있다. 그러나 이러한 사고는 100년 이상 지속되었으며 두통의 원인과 치료를 논하는 신뢰성

있는 서적에 나타나 있다:

신경쇠약의 원인(주호소증은 두통이다)은 매우 다양하다. 그러나 그들은 과도한 정신노동, 정신적 충격, 성도착 그리고 심한 고열로 분류될 수 있다......

자위행위는 자신을 자책하는 신경쇠약 환자 그리고 건강염려우울증 환자(hypochondriac) 들에게 나타나는 행위이다(신경쇠약 원인에 대한 논의)(75).

성에 관한 복잡성을 말할 때는 성적방법에 대하여 환자의 주의를 끊지 않도록 유의해야 할 것들이 많다. 많은 경우에 환자들은 이미 편집증 환자일 경우가 많기 때문이다(Reilly(76) 신경쇠약 또는 근긴장 두통의 병인과 관리 논의).

Popular Health Reformers and Headache

두통의 역사에서 흔히 간과되었던 사실은 당대 의사들에 대한 존경심이 별로 없었다는 사실이다. 이러한 이윤은 그 당시 의사들의 의료능력이 부족했고 치료효과의 정도가 낮았기 때문이었다. 의학 학술지, 신문 그리고 일반 환자들은 두려운 bloodletting, 과도하고 지속적으로 사용한 수은요법 그리고 위험한 치료법에 대한 끔찍한 결과들에 대한 소식으로 가득했다. 결과적으로 "비정규적인 의사" 그리고 신개념의 의료인(Homeopathy, Hygienics, Bonesetter, Osteopathy, Thompsonians, Chiropractors) 들의 치료법들이 재발성 두통 치료에 안전하고 더욱 효과적이라고 믿었다. 신문들은 이러한 다양한 신개념 의사들에 대한 기사들을 실었다. 1847년 Pittsburgh Gazette 일간지는 "자연 정골요법사" Waterman Sweet 씨가 시내에서 곧 개업할 것이라는 공고도 실렸었다(77).

동종요법(Homeopathy)은 일반의학에 깊이 영향을 준 최초의 대체의학 중 하나이다. 1810년 Samuel Christian Hahnemann(1755~1843)에 의해 동종요법 이론이 시작되었으며 1835년 미국에서 최초로 동종요법 대학이 설립되었다. 불행하게도 그 시대에 미국 의사협회(AMA, 1847년)가 설립되어 동종요법과 이와 유사한 대체요법들과 적대적 관계가 시작되었다.

미국의사협회는 협회의 윤리규약을 작성하면서 동종요법을 부인하는 적대적 일격을 가했다. 이러한 미국의사협회의 독점적 전략은 1980년 미국 카이로프랙틱 의사들의 법정공격이 가해질 때까지 지속되었다. 미국의사협회의 윤리규약은 일반의사는 어느 누구도 자신들의 독단적인 주장에 근거한 이론으로 진료활동을 하는 의료인들과 협진하지 못하도록 하였다. 실제로 의사들은 환자들의 요청에도 동종요법 의사들과 협진하지 못하도록 하였다. 더 나아가 일반의사들은 동종요법 의사들이 환자를 떠나기 전에는, 그들의 환자가 어떤 상황에 있던지, 그들이 먼저 진료한 환자를 볼 수 없게 하였다(67).

동종요법은 "같은 것이 같은 것을 치료한다(like cure like)" 그리고 "적은 양의 가치(value of minute dose)"라고 하는 두 기본 원리를 가지고 있다. 그리고 이것은 일반의학보다 더욱 안전하고 더욱 효율적이라고 주장하는 또 다른 형태의 의학이다(12). 재발성 두통환자 치료에 성공한 19세기 동종요법은 대부분 "아픈 환자의 질병 치료"에 있었다(77).

비약물적 치료에 돌입한 강력한 두 학문이 탄생되었다. Osteopathy와 Chiropractic은 공격적인 미국의사협회로부터 살아남은 의학이다. Osteopathy 의학은 마치 "아이스크림 위에 있는 앵두"처럼 일반의학인 대증요법적 의학에 합병되었다(23). Osteopathy 의학의 의도는 처음부터 일반의학과 경쟁하려 하지 않고 현존하는 의학을 개혁하려 하였다. Osteopathy 의학은 1892년 Andrew Taylor Still과 소수의 추종자들에 의해 설립되었다. 부분적으로 고대에 존재했던 bonesetter 치료법과 매우 오래된 그러나 지금도 주목받고 있는 "vital fluid of life" 라고 하는 생명의 액체 이론을 도입했다. Still은 "교정치료"와 "동맥의 법칙, Rule of artery"를 따라가는 osteopathy 의학을 설립하였다.

질병이 인체에 파괴적인 씨앗을 심기 시작할 때, 동맥에 이상 현상의 흔적이 나타난다. 신경, 인대, 근육, 피부, 뼈, 그리고 동맥 자체를 포함하는 모든 조직에 영양을 공급하는 혈액의 순환장애 없이는 나타날 수 없다(1874; Ref 79로부터 발췌).

두통에 관해 Osteopathy는 다음과 같은 설명을 주장했다:

연막 혈관들의 교감신경에 장애가 발생할 때, 울혈성 두통을 유발시킬 수 있다는 것은 합리적인 예측이다.... 이러한 장애를 제거함으로서..... 이러한 교감신경들의 분포..... 가능성을 설명한다...... 아마도 상부경추의 기계적 질환으로. .....(79).

이와 동시에 유사한 새로운 치료학문이 주목을 끌기 시작했다. 그러나 Osteopathy 와는 다른 주장이었다. Daniel David Palmer(1844~1913)은 협잡꾼이라고 멸시받았지만, 서양 의학의 역사에서 가장 뚜렷한 위치를 확보한 인물이다(미합중국 연방대법원은 미국의사협회는 경쟁적인 카이로프랙틱 의학을 파괴시키기 위한 음모를 명백한 불법 행위였다는 사실을 인정했다(80)). 1895년 9월 18일, Chiropractic(그리스어로 cheiro는 손이라는 의미이며, practicos는 치료했다는 의미)이 탄생되었다. 그리고 1896년 최초로 Palmer Institute, Chiropractic Infirmary 이라는 이름으로 대학이 설립되었다. Osteopathy과는 달리 Chiropractic은 설립자의 아들인 Barlett Joshua(B. J.) 세대까지 이어지면서 일반의학과 통합되는 것을 반대했다. 그리고 B. J. 의 노력과 그의 추종자들은 카이로프랙틱 학문의 특수성을 주장하면서 일반의학과 대등한 모습으로 견주어가며 발전시켰다.

카이로프랙틱 학문 역시 bone setter의 치료법을 전수받아 관절교정 치료법을 도입했다. 그러나 Osteopathy의 "vital fluid of life" 이론을 따르지 않았다. D. D. Palmer는 자신들의 척추교정 치료법이 bone setter와는 다르다는 것을 주장했고, 자신들의 치료를 "adjustment"라고 하는 특별 용어를 사용했다. "나는 ...... 내 손으로 극돌기와 횡돌기를 사용하여 척추 아탈구를 치료하는 방법을 개발했다(80A)." Vital fulid of life"이론 대신에 카이로프랙틱 학문의 철학은" 척추 불완전탈구(subluxation)는 건강한 사람의 정상적인 신경생리를(nerve tension) 변화시킨다 "고 주장했다.

> *생명은 신경생리의 표현이다...... 정상적인 신경생리는 생명이다. 이것은 건강한 상태에서 관찰되는 정상적인 탄력성, 활동, 힘 그리고 다양한 장기들의 흥분성의 기능으로서 표현된다. 결과적으로 질병의 원인은 너무 과도하거나 또는 약화된 다양한 신경생리의 변화로 발생한다(80A).*

D. D. Palmer는 그의 신경생리적(neurophysiological tone) 상태 또는 신경의 힘(nerve force) 이론은 이미 다른 학자들로부터 주장되었다는 사실을 알았을 것이다(D.D. Palmer에게 영향을 준 요인은 다음과 같이 논의된다: Gauchers Perslherebe P. 논쟁의 정의. Chirop Hist 1988;8:15; Terrett AGJ. D.D. Palmer의 천재성. Aust Chriop Assoc 1986; 16: 150~158.) D. D. Palmer의 신경의 힘에 대한 혁신적인 업적을 카이로프랙틱 학문 창조에 접목하였다고 추측하는 두개의 증거가 있다. 첫째, 그가 카이로프랙틱을 창립한 시간대가 맞았다는 사실이다. 1910년 그는 지난 25년 동안 자신의 지식을 체계화시켰다고 서술하였다.....(80A) 이것은 자신의 지식 뿌리가 William Gower(1899) 그리고 Edward Liveing(1873)가 자신들의 업적을 발표한 시기에 있다는 사실이다. 19세기 말 문헌에 의하면, 질병의 발생원인은 신경전달 기능의 제한 또는 기능의 이상 현상으로 설명될 수 있다고 하였다. 이러한 사고는 질병을 설명하는 체액이론, 혈관이론과는 현저하게 다른 혁신적인 발상이었으며 연구에 몰두하고 있었던 D.D. Palmer의 눈에 다가왔다. 둘째, D.D Palmer는 이름이 없는 의학적 연감을 그의 1910년 교재를 인용하면서 다음과 같이 언급했다.

신경의 힘(nerve force)은 생명이다

> *인체에 생명을 불어 넣어주는 에너지는 신경의 힘, nerve force 라고 알려져 있다. .... 우리는 이것을 Nerve force 라고 하며 이 신경 힘의 영향이 약화되면 .... 이것은 자극이 되고, 통증과 울혈, 경직 염증을 유발시키고 다양한 형태의 질병을 유발시킨다....(80A).*

이러한 의학 연감에 관해 D.D. Palmer는 이렇게 서술했다: "약물을 투여하는 의학은 국민들의 정서가 질병의 원인을 순수하지 못한 혈액이라는 주장보도 신경장애로 인해 발생하는 믿음으로 기울어지는 경향을 주시했다 (80A)."

두통에 관해 D.D. Palmer는 두통은 신경의 힘에 이상 현상으로 인해 발생한다고 합리화하였다. 무엇이 이 신경 힘에 제한성을 가하는가? 그가 주장하는 메델에 따르면 아탈구(subluxation)가 그 원인이다. 그리고 어져스트먼트(adjustment)를 통하여 그것을 제거하면, 신경의 힘은 항상성을 회복시킨다. 카이로프랙틱의 두통 치료는 간단히 말해 아탈구를 제거하는 것이다[1906년 5월, D.D. Palmer는 의사들의 모임 자리에서 뚜렷한 인상을 그들에게 남겼다. "Dr. Martin은 자신이 두통환자라고 했다. 그러자 Palmer는 그 자리에서 내 손으로 두통을 낳게 하겠다고 하자 Dr. Martin은 카이로프랙틱 치료를 받기를 원했다. 그리고 Palmers은 청중 앞에서 치료를 시작했고, 치료 후, Dr. Martin는 그의 두통은 사라졌다고 고백했다. 그리고 나에게 대한 질문들이 쏟아져 왔다....."(National Chiropractic Journal에서 발췌, 1936]. 놀랍게도 이렇게 간단한 개념이 오랜 세월동안의 논쟁을 이겨왔다. 그리고 더욱 성숙하게 개발된 모습으로 재발견되었다. 예를 들어, 1980년 Irving Korr의 신경 촉진(neural facilitation) 현상에 대한 그의 보고서는 몇몇 형태의 두통 발생의 원인을 설명하는데 사용되었다. Korr에 의하면 신경 촉진은 구심성 자극이 증가되는 곳에서 발생하는 현상이라고 한다(척추 아탈구에 의한 자극으로부터 발생한다). 구심성 활동 증가는 연접의 역치를 낮아지게 하는 효과를 발생시킨다. 그러므로 연접 또는 신경경로의 결과적인 임펄스의 효과를 증가시키게 되는 것이다. 증가된 이 효과의 결과로 발생하는 지속적인 자극은 과활동 반응을 유발시킨다. 두통 발생에 관하여 과활동 반응은(증가된 신경 힘 또는 신경상태) 머리와 목 주위 근육에 비정상적인 활동을 증가시키게 된다. 증가된 근육활동과 비정상적인 근육기능은 근막의 트리거 포인트를 유발시키는 원인이 되며 또는 근긴장 두통을 유발시키게 되는 것이다.

이렇게 19세기가 끝났다. 그리고 20세기에 들어와 두통 환자에 관한 많은 부분들에 대한 이해가 새로워 졌다. 19세기 그리고 20세기 동안 두통은 대부분 "두통은 다른 질병으로 인해 발생하는 증세" 또는 다양한 전문인들에 의한 편두통을 통해 관찰되었다. 가장 일반적인 재발성 두통에 대한 원인과 치료법을 연구하는 것보다, 전문가들은 편두통을 위한 이상적인 약물과 같은 매우 제한적인 문제들에만 집중하였다. 그리고 그들의 연구소-임상 경험은 극히 소수의 의학 전문가들에게 속하는 소수의 환자들 치료에만 제한되었다. "오늘날까지 사용되고 있는 이러한 방법은 재발성 두통에 대한 전반적 이해를 높이기 위한 노력을 방해하는 걸림돌이 된다. 이러한 생각에서 재발성 두통에 대한 19세기는 진실, 심각한 과오, 그리고 몇몇 중요한 발견 그러나 일반적 이해 부족 또는 모든 두통환자에 적용된 잘못된 치료법으로 이루어졌던 시대였다. 아마도 Oliver Sacks는 편두통에 대한 자신의 저서에서 전문가로서의 지식으로 두통에 관해 가장 잘 설명했을 것이다: "두통에 관한 지식의 발전 그리고 이것을 문서화하는 기술적 지식은 두통에 관한 일반적 이해 손실과 연관된 것은 역사적 아이러니이다".

20세기 초기의 영향 (Early 20th Century Influence)

임상의학의 역사는 대부분 정확한 진단과 효과적인 치료법을 개발하는 노력의 연속이었다.

-M.D. Altschule(1989)

배경(Background)

19세기가 끝나는 무렵은 어느 시기보다도 의료체계에 큰 변화를 주는 새로운 시대의 변환점이다. 이 시대는 매우 빠르게 시작되었다. 이 시대는 과학과 기술이 폭발적으로 발전하는 시대였다. 그리고 즉각적으로 정보를 전파시킬 수 있는 기술들이 개발되었다. 이 시대의 첫 10년이 지나기도 전에 Roentgen 과 Einstein과 같은 과학자들의 업적은 인체와 우주에 대한 일반적 이해를 놀랍게 변화시켰다. 미국의 재벌들은 의과대학과 연구 활동에 투자하였다. 그리고, 그들은 정부와 사기업들로부터 금융적 협조를 받아내었다.

20세기 과학의 발전은 돈 때문만은 아니었다. 의학은 과학만이 아니라, 과학을 근거로 한 예술이기도 하다. 과학적 지식의 발전은 의학계에 적용되는 패턴을 형성하기 전에 이미 결정적인 단계까지 오게 되었다. 그리고 예전 시대부터 축적되었던 지식들과 함께 놀라운 결과를 낳게 되었다.

20세기 시대에서 두통의 역사를 공부하면서 이 시대를 3개의 시대로 구별할 수 있었다; 지속적 시대, 실험적 시대, 그리고 기술적 시대. 지속적 시대는 유사한 이론들의 서행적 진보를 뜻하며 때론 중요한 공헌자들이 나타났다. 그리고 증가되는 새로운 지식들을 축적시키는 개기가 되었다. 수 백년 동안 지속된 두통의 개념들이 서서히 바뀌게 되었다.

1930년 후, 두통에 두통은 과학적 검사와 실험의 대상이 되었다. 1970년대(기술적 시대)엔 의학계의 기술력이 폭발적으로 발전한 시대였다. 이러한 의학기술의 발전으로 두통에 관한 주의가 급증했다.

지속적 시대(Continuation)

과학에는 놀라운 어떤 것들이 있다. 진실에 대한 소액의 투자를 통해서 추측의 놀라운 대가를 얻을 수 있는 것이다.

-Mark Twain

1800년도에 성취된 놀라운 지식들은 20세기 임상가들에게 전해졌다. 두통에 대한 새로운 정보는 적었다. 두통에 관한 유사한 이론들은 조금씩 다듬어졌다. 때로는 놀라운 발표들이 있었다. 그리고 대부분의 경우 그들의 업적들은 명문집, 요약, 또는 현 두통 지식의 문헌 재검토로서 분류되었다. 새로운 정보들이 발견되면서, 때로는 사소한 것이고 잘못 보고된 것이지만, 어떤 가치 있는 정보들은 지식이 축적되게 하였다. 이러한 발전에도 불구하고, 20세기 초 시대의 두통환자들은 백년전 보다 더 낳은 것은 아니었다. Gower 시대의 약물들이 새롭고 더욱 강력해진 (독성적인) 20세기 약물로 변화된 것이다.

주요 업적(Major Contributions)

기초과학의 발전은 많은 질병들을 진단할 수 있는 계기가 되었다. 그러므로 두통의 발병원인들이 기록될 수 있었다. 20세기 초기 시대의 의사들에 의하면 두통의 가장 일반적 원인은 독혈증 또는 감염이었다. 실제로 J. Leftwich는 1908 주요 학술지로부터 160개의 두통의 원인을 발췌하였다. 그는 두통이 주요 증세로 알려진 여러 질병에 대한 정보를 기록한 업적을 남겼다. 그의 연구는 두통 완화에 대한 일반적인 치료법 설명에 집중하였다.

> *참을 수 없는 두통, 시신경염... Monroe 공을 폐쇄시킬 수 있는 외측뇌실의 섬유종에 의해 유발될 수 있는, 그러므로 뇌척수액의 순환장애를 유발시킬 수 있는... 나는 지난 9개월 동안 이러한 문제로 인해 발생하는 두통환자, 정신이 혼란스러워지는 심각한 두통을 앓고 있는 남자 환자 사례가 있었다. 그의 전두골과 측두골 부위에 거머리를 사용하는 치료를 하였다. 이 치료는 빠르게 두통을 완화시키는 성공적인 치료법이었다. 그 동안 어떤 치료도 효과가 없었지만, 거머리 치료는 두통을 빠르게 치료하는 효과를 보여주었다... (82)*

두통으로 고생하는 환자 중 동맥경화로 진단된 환자는 머리에 거머리 사용이나 정맥을 절개하는 사혈법으로 대부분 효과를 보았다. 이러한 두통은 두개골 내 압력 증가로 인한 부종현상으로 유발된 것이다. 이 방법이 실패한다면 또는 종양이 의심되는 경우엔 두개골 천공술(trepaning) 치료를 권했다.

> *통증을 완화시키기 위해... 두개골 내 압력을 감소시키는 치료법을 사용해야 한다... 우리가 할 수 있는 치료법을 2 방법으로 나눌 수 있다.*
>
> 1. *국소적, 두개골 천공 그리고 경막 수술; 요추천자; 두피에 거머리 사용; 찜질, 뜨거운 물주머니, 또는 두피 또는 목 부위에 얼음찜질.*
> 2. *간접적, 혈압을 내려주거나, 나이트로글리세라이드와 나이트라이트, 아편심장 억제제; 아편, 아코나이트, 클로랄, 피노세틴, 안티파린과 같은 약물 그리고 다른 진통제들. 해독요법, 발한요법, 뜨거운 목욕(82).*

Leftwich의 글은 일반적인 두통 치료에 대한 통찰력을 제공한다. 편두통과 신경쇠약성 두통에 관해 그는 다음과 같이 언급한다:

> *안티피린, 피나세틴 그리고 이와 유사한 약물과 같은 항신경통 치료제로 편두통 치료 노력은 성공적이지 않다는 사실을 알고 있다. 그러나 부분적인 성공은 ...... 그 약물들의 심장억제 기능을 통해 혈압을 내려주었기 때문이다. ..... 편두통의 통증은 두개골 내 압력이 증가되기 때문에 발생한다고 나는 믿는다. 특정한 대뇌피질과 경막 부위에 동맥확장은 편두통에서 발생하는 혈관운동 수축 현상을 막아주기 때문이다.*
>
> *두개골 천공 수술이 편두통 완화를 위해 실행되지 않았다고 믿는다. 하지만 신경쇠약성 두통 치료를 위해 몇 번 실행된 것을 알고 있다...... 이전에, 두피에 거머리 치료는 심각하게 고려되어야 한다. 환자에게 10 mg의 도버 분말을 복용시키고 필로카핀이 함유된 뜨거운 차와 함께 복용시킨다. 환자는 누워 있게 하고 따뜻하게 보온해 준다. 땀을 내게 한다. 이러한 치료법으로 나는 좋은 효과를 보았다(82).*

1926년 임상교수, Thomas Reilly는 두통의 가장 일반적 원인을 설명하는 훌륭한 저서를 남겼다. 그리고 간단한 분류법을 제의했다. 그의 저서는 아마도 두통에 관한 과학적 실험이 시작되기 전 시대까지 가장 훌륭한 것일 것이다. Reilly의 저서는 훌륭한 정보를 담고 있지만 그의 편리한 분류법은 결코 사용되지 못했다. 아마도 오류적인 두통 개념을 근거로 삼았기 때문일 것이다.

> *일반 임상에서 대부분의 두통은 급성이다. 그리고 체열과 코감기 또는 소화장애들과 연관되었다. ...... Leftwich의 두통의 160가지 원인에 관하여, 우리는 성공적으로 두통 원인을 찾기 위해 화학적 분류에 유사한 어떤 형태의 분류법을 사용해야만 한다. 그 첫째 노력으로서 두통을 다음과 같이 3개로 분류한다:*
>
> *독성(toxic)*
> *기계적(mechanical)*
> *기능성 또는 반사성(functional 또는 reflex)*
>
> *그리고 이러한 분류는 급성과 만성 그리고 재발성으로 세분화될 수 있다. ..... 이러한 분류에 특별한 방법은 없었다. 단지 발생 원인들에 대한 지침이 되는 것이다. 대충 말해서, 모든 두통의 50%는 독성적 요인 때문일 것이고, 10%는 기계적 요인일 것이고 그리고 40%는 반사적 요인일 것이라고 한다(76).*

Reilly의 저서는 편두통에 관해 과도하게 집중하지 않은 몇몇 저서 중 하나라는 의미에서 중요성이 있다. 물론, 편두통에 관한 그의 논쟁은 매우 훌륭하다. 그러나 그의 주장은 근골격계 장애와 관련된 두통을 강조했다. 이것은 근긴장 두통(신경쇠약성 두통), 근막 두통(indurative 두통), 경추의 퇴행성 관절염으로 인한 두통, 그리고 목과 머리 근육을 과도하게 사용하여 발생한 두통을 포함한다. 두통을 유발시키는 다양한 질환들에 대한 그의 의미 있는 업적 이외에도 Reilly는 두통 병력을 기록하는데 가장 훌륭한 방법을 임상가들에게 제공하였다:

> *160개 이상의 두통유발 원인이 있기 때문에, 환자의 두통을 결정하는데 반듯이 몇몇 확실한 방법을 가져야 한다.*

1. 모든 두통환자에게 반드시 물어야 할 것은 두통이 급성인가 만성인가 그리고 두통이 얼마나 오랫동안 발생하는가.
2. 일측성인가 아니면 양측성인가?
3. 부위
4. 국소적 통점; 심층 또는 표층적인가? 지속적인가 간헐적인가 또는 이장성인가?
5. 두통의 빈도수, 하루 중 변화되는 다양성; 통증의 특징, 발작적인, 쥐어짜는, 지속적으로 고통스러운, 긴장감, 머리의 통증 또는 압력감.
6. 자세에 따라 통증이 발생하거나 또는 악화되는가?
7. 소화장애, 비뇨기계 또는 류마티즘과 같은 다른 문제점이 있는가?

(진단을 위해 고안된 특정한 질문 목록과 함께 계속 한다)

기초과학의 혜택과 산업혁명으로부터 시작된 관련된 기술력들이 두통 치료를 위해 필요한 것들을 발전시켰다. 결과적으로 두통환자의 이학검사 분야 전문가들은 20세기의 새로운 발전으로 이어갔다. 더 훌륭한 병력검사에 이어, 임상가들은 눈(검안경), 코(코게인과 아드레날린 스프레이), 귀(이경), 동(투과조명), 두개골 내 장애(X-ray 사용), 열(체온계), 두피의 감각(핀과 바늘), 트리거 포인트(촉진), 그리고 일반 건강 상태(혈액검사)를 검사했다. 임상평가에서 이러한 발전에도 불구하고 두통환자들은 그들의 예전 의사로부터 보다도 더 좋은 치료를 받은 것은 아니다-두통에 대한 너무 많은 잘못된 개념들은 임상가들로 하여금 적절한 치료를 하지 못하게 하였다.

유사한 이론들(Familiar Theories)

두통에 관한 이론들은 수없이 많았다. 또 다른 이론들이 진화될 것이며 현대적 이론들로 병합될 것이다. 다른 이론들은 계속이어 질 것이며 후에 다시 나타날 것이며 새롭고 유행적인 용어 아래로 숨겨질 것이다. 어떤 이론들은 생명이 짧아 한 두 세대까지로 만 살아남을 것이다.

Alexander Haig(83)의 요산이론(uric acid theory)은 언급될 자격이 있다. 이 이론의 기초는 과학적이며 지지도가 높아 과학의 테두리 안과 밖으로 빠르게 퍼져갔기 때문이다. 그러나 오래가지 못했다(1887~1930). 두통 치료에서 다이어트의 영향에 관해 연구를 했다(특히 통풍에 관련된). 그리고 두통 발생 시, 요산의 수치가 최고치로 올라간다는 것을 발견했다(그 시대에 말했단 통풍은 현 시대의 통풍과 같다는 것은 아니다). 통풍의 경화, 통풍 두통, 통풍 류마티즘 그리고 트리거 포인트 같은 통풍, 대부분 모든 두통, 섬유조직염, 그리고 통풍-하지만 흔히 수많은 재발성 관절부종에 적용된). Haig의 요산 이론은 다음과 같은 이유로 두통을 경험하는 환자에 대해 말한다:

> *.... 혈액의 알칼리성 감소. 통풍은 산성을 중화시키기 위한 암모니아 생산 감소로 영구적인 알칼리 부족현상이 나타나는가? 육식과 맥주의 영향 그리고 잘 알려진 포페니 맥주와 통풍 침전과의 관계. 외부에서 들어왔던 또는 내부에서 생산되었던 산은 일시적인 요산 수치를 증가시키고 두통을 유발시킬 수 있다. ....*
>
> *이러한 두통에서 음식의 좋은 효과는 혈액 내 알칼리 수치를 증가시키기 때문이다(83).*

Haig는 모든 두통의 근본 기전을 발견했다고 발표했다-요산 기전의 장애. 이 이론에 반대하는 부류도 있었다(그림 1.4). 두통을 논할 때, 특히 편두통과 다이어트와의 관계를 설명할 때 Haig의 업적은 주목을 받았다.

후경부 교감신경계(posterior cervical sympathetic system)-추골동맥을 감싸고 있는 교감신경 망의 부분-1925년 Barre의 주목을 받았다. 그는 주로 다양한 두통과 경부통(84)으로 이루어진 증후군들을 설명했다. 그는 이러한 증세들의 원천은 후경부교감신경계와 관련된다는 가설을 세웠다. 특히 가장 일반적으로 경추 퇴행성 관절염 또는 신경망의 염증이나 외상으로 인한 요인. 1928년 이러한 증후군들은 Lieou Yong-Cheon(85)에 의해 자세하게 연구되었다. 추상적인 임상적 현상 후, 다양한 통증들은(전정, 오로라, 경부-후두, 인두, 후두, 안면, 비강, 구

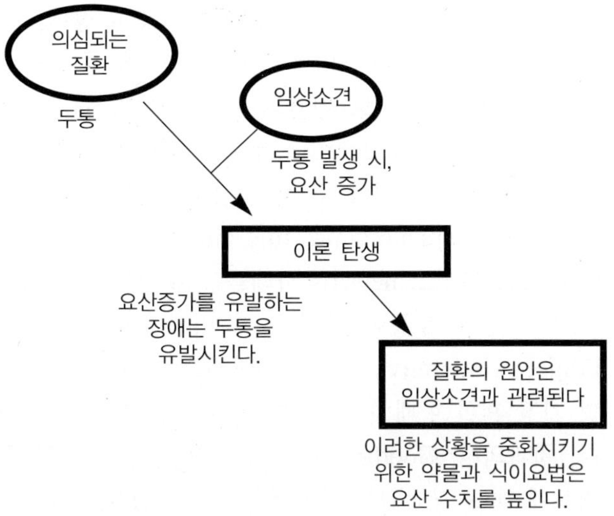

그림 1.4 Haig는 두통의 요산이론을 추론할 때 자연 철학적인 방법을 사용하였다. 이 테크닉의 비판은 그의 임상적 소견들이 아마도 우연의 일치일 것이라고 지적한다.

강, 두개골) 그리고 다양한 징후(신경쇠약, 후두경부견갑골 긴장감, 청력감소, 어지럼증, 이명증, 눈물흘림, 침흘림, 혈관운동 현상, 연하장애, 구음장애, 암점, 시력감소, 정신신경증) 들은 후경부교감신경 증후군, 후경부증후군, 후경추신경 증후군, 그리고 Barre-Lieou 증후군이라고 알려져 있다.

두통의 역사에서 Barre-Lieou 증후군의 출현은 좀 독특하다. 이것은 소수의 현대적 두통 이론 중 하나이나, 시간이 가면서 좀 더 불투명한 모습으로 변했다.

임상적으로 후경부교감신경 증후군은 머리나 목 어느 부위에서 발생할 수 있는 통증을 말한다. 환자는 전두골, 측두골, 측두두정골 또는 유양골 부위 또는 후두골이나 목의 후면 또는 후외측 부위에 표층적 통증을 호소할 수 있다. 안와부위, 비강 그리고 구강 부위에 깊은 통증을 느낄 수 있다. ......

통증 목록에는 끝이 없다. 통증의 위치와 형태에 관해서는 그 범위가 매우 넓다. .... 그러나 후두하부 부위에는 항상 통증을 느끼는 곳이다. 여기에 통증들의 뿌리가 있다......

주요 증세들과 징후들은 다음과 같다: 교감신경적 두통, 안면통증과 후경부통; 혈관운동성 장애는 특히, 안면, 귀 그리고 구인두 부위; 어지럼증, 이명증,(신경쇠약, 불면증, 그리고 광선공포증)에 영향을 준다. 안구의 압력은 일반적으로 감소된다. 안와질환과 발작적 안와통증이 발생할 수 있다(86).

또 다른 흥미로운 이론들이 18세기와 19세기에 나타나 부분적인 수정을 통해 20세기 초반까지 이어졌다. 그 후 좀더 수정되어 현대적 두통 분류에 속하게 되었다. 분명하게 말하자면, 신경쇠약 두통이 여기에 속한다. 1869년 Beard는 신경쇠약을 다양한 명칭으로 설명한 신경상태(신경병약증: maux des nerfs, 영국질병, 심기증, 척추자극, 신경 무력증, 일반적 신경통, 신경증)(87)에 속하게 하였다. 신경쇠약(신경의 힘을 원함)은 "신경계의 고갈을 의미하며, 중추신경계에 인 성분이 감소될 때 발생하는 것이며....... 신경력의 수치와 기능이 무력해진 것을 뜻한다"(87). 신경쇠약이라는 용어는 1833년에 출판된 Dunglison의 의학사전에 찾을 수 있다. 그리고 1867년 E. H. Van Duesen에 의해 최초로 임상적 설명으로 사용되었다. Beard는 최초로 신경쇠약적 상태를 분리와 중요성을 강조하였다. 하지만 그가 희망했던 모든 것을 성취하기 전에 사망했으며, 그의 업적은 이 용어를 채택하고 그의 견해에 동감했던 Erb와 Charcot와 같은 명망있는 임상가들에 의해 번역되었다.

Beard에 의하면, 신경쇠약은 신경계를 피로하게 하는 모든 요인에 의해 발생한다. 그리고 "신경중추를 병약하게 한다"(유전, 지인을 잃은 압박감, 사업, 가족관리, 분만과 유산, 과도한 자위행위, 약물남용, 마약, 다이어트로 인한 체중감소, 통풍, 류마티즘, 과도한 감정과 열정, 대도시의 삶, 그리고 사업으로부터 갑작스러운 은퇴). 신경쇠약 진단은 심각한 두통과 무력감, 빈혈, 무력증, 입맛감소, 허리와 척추의 약화, 신경통, 히스테리, 불면증, 정신적 피로감과 발생하는 어려움, 사지마비, 일반적 마비, 다양한 장기 탈장, 정액사정, 자궁장애 등을 호소할 때 내려진다(신경쇠약성 두통).

신경쇠약성 두통, 근긴장성 두통들은 98%의 환자에게서 발생한다. 그리고 Blocq에 의해(1891) 가장 효과적으로 설명되었다.

이 현상은 전두골, 후두골 부위에 무게감 그리고 조여지는 느낌이다. 그리고 무겁고 꽉 조이는 헬멧(M. Charcot의 신경쇠약성 헬멧)을 쓴 것 같은 느낌이다. 목덜미 부위에서 시작하여 측두와 전두 부위로 전해진다. 증세가 가장 심한 부위는 목덜미 부위이다. 눈썹 사이에서도 발생하기도 한다. 때로는 일측성으로 나타나기도 한다.

두통은 대부분 낮에 발생한다...... 깨어나는 시간에 발생하기도 하며 지속된다..... 두피 부위에 민감한 느낌이 오며....... 주로 나타나는 머리가 무거운 느낌 이외에 어떤

환자들은 머리가 빈듯한 느낌 또는 긴장감을 호소하기도 한다. ……

신경쇠약성 환자에게 주어진 끝없는 치료법들에 대한 논쟁은 다음과 같이 요약될 수 있다: "휴식 치유"(길고 편안한 여행, 따뜻한 기후 지역으로 여행을 권한다. 예, 남부 프랑스), 휴식, 마사지, 전류요법, 과식-체중 증가 다이어트, 변비 치료제, 수치료, 알칼리화, 건강 다이어트, 콜라 드링크 금지, 그리고 신경 강장제의 긴 목록.

두통의 Nerve storm 이론에 대한 Liveing의 업적이 발표된 얼마 후, 비편두통에 대한 설명으로서 신경약화, nerve weakness에 대한 주의가 집중되었다. 신경쇠약증은 1900년 초기에 저술된 모든 의학저서에 두통에 대한 의견과 함께 나타났다(1960년에 들어와 신경쇠약증이란 용어는 사라졌다. 1940년대부터 신경쇠약성 두통은 neurotic headache, tension headache, nervous headache, helmet headache, hat-band headache, 그리고 muscle headache) 이라는 용어로서 발견될 수 있었다. 그러나 두통에 관한 이론이 발전되면서 1930년에서 1960년대 사이에서 진행된 연구결과로 신경쇠약성 두통이라는 용어는 다른 용어로 변경하도록 압력을 받게 됐으며 신경쇠약증이란 용어를 못마땅하게 생각하게 되었다. 그러나 신경쇠약성 두통 용어는 지속되었으나 후에 정신성(psychogenic), 긴장성(tensional), 신경성(nervous) 또는 근수축성 두통(muslce contraction headache) 이라는 더욱 새로운 용어로 변화되었다.

증가되는 발견들(Incremental discoveries)

20세기의 첫 30년 간 두통에 관하여 많은 연구결과들이 발표되었다. 어떤 것들은 하찮은 내용(두통에서 요산의 역할)들이었다. 그리고 많은 보고서들도 오류들이 많았다(모세 혈관 내 수화된 입자들이 정체되면서, 특히 신경세포 주위에 발생되면서, 신경쇠약증을 유발한다). 그러나 몇몇 이론들은 두통의 데이터베이스에 추가되는 매우 중요한 정보들을 제공하였다.

두통에 대한 이론들이 많이 발표되었지만, 소수의 이론들만이 기초과학이나 임상연구를 통해 얻어진 것이다. 때로는 소수의 데이터들이 두통에 관한 전반적 이론을 정립하는데 충분하기도 하다. 불행하게도 이렇게 오도된 "과학에 근거한 이론"들이 정당한 연구 또는 임상적 발견들을 혼란시키는 경향이 있었다.

20세기 초에 발표되었으며 측두하악관절 장애, 두개안면 장애, 근막통 장애 또는 일차적 근섬유 증후근이라고 하는 현대적 진단으로 병합되는 좋은 예가 되기 때문에, Costen 증후군과 indurative 두통은 언급될 가치가 있다. 이들의 발견은 20세기 초 시대 임상가들과 연구자들에게 cephalgia, cephalodynia, migraine, hemicrania, craial neuralgia 그리고 neuritis 사례들을 분별할 수 있도록 도움이 되었다. 두통에 대한 초기 임상가이며 저술자였던 Ediger는 indurative 두통은 일반적으로 알려져 있지 않지만 가장 흔한 형태의 두통(88)이라고 놀라운 발표를 하였다. 치과의사, Goodfriend는 측두하악관절 장애의 증세와 치료에 대해 광범위한 보고서를 발표하였다. 그리고 이러한 턱관절 장애로 인해 흔히 두통이 발생한다고 언급하였다(89). 이것은 두통의 역사에서 저작기관과 두개골 외부 연부조직이 두통의 요인으로서 조사된 최고의 사례이다.

턱관절과 관련된 문제를 주도하고 있는 현 치의학이지만, 소수의 임상 가들만이 측두하악관절 장애와 관련된 증후군에 대한 발견은 이비인후과 전문가들의 노력 때문이라는 것을 인지하고 있다. 물론 측두하악관절 장애는 치관계에서도 알려져 있었다(예, otomandibular syndrome (90, 91), 그러나 이러한 사실은 Costen이 증후군을 보고한 1930년도 초기까지 주목을 받지 못했다.

치의학에 주요 이슈로서 측두하악관절 기능장애와 교합장애는 치의학 문헌 전반을 걸쳐 보여주고 있었다. 기형적인 입과 뚜렷한 교합장애 환자에게 흔히 관찰될 수 있는 증후군들은...... 문제의 요인으로서 너무 쉽게 간과되었다.... (92)

환자들이 호소하는 증후군에 대해("증세가 심하고 지속적, 정수리 부위와 후두부 그리고 귀 뒷면으로 국소적"), 어지럼증("유스타키안관을 확장시키면 확실하게 완화됨"), 이명("저음"), 두통("하루가 끝날 무렵 악화됨"), 그리고 귀가 먹먹해지는 느낌과 함께 다른 징후들과 증세들에 대해 설명한다(92).

이러한 환자들에게 제공된 치료들은 실용적이며 분명히 성공적이었다. Costen은 다음 사례들을 보고했다.

Case 2. 62세된 A.K. 부인. 이 환자는 오랫동안 오른쪽 목구멍에 따끔거리는 느낌을 가졌다. 오른쪽 눈, 오른쪽 귀 뒷부위 그리고 후두골로 이어지는 두통을 매일같이 경험했다. ……

상부와 하부에 있는 오른쪽 모든 어금니는 빠졌다. 오른

쪽 측두하악관절은 촉진에 매우 예민했다. 그리고 입을 다물 때 턱이 왼쪽으로 밀리면서 오른쪽 턱관절이 뒤틀린다. 코이두경을 통해 입을 다물 때 코인두부위에 있는 연부조직이 돌출되는 것을 관찰했다.

그리고 그 환자를 치과의사에게 의뢰하여 오른쪽 상하부 어금니 의치를 착용하게 하였다. 3주가 지난 후, 그녀의 두통과 타는 듯한 이상감각이 완화되었다.

스톡호름의 Edinger 교수와 Norstrom 교수가 뉴욕에서 저술 활동 때 indurative 두통에 대한 독일의 발견이 북미에 전해졌다(93). 경결점 발견은(머리와 목의 다양한 부위에 위치한) 일반 두통에 유기적 그리고 촉진할 수 있는 확실한 요인이 있다는 것을 설명하기 때문에 매우 의미있는 사건이었다. 둘째, 이러한 경결점들은 Janet Travell과 같은 미국 조사단들을 위한 근거를 제공하는 역할을 했다. 1909년 학술지에서 Yawger는 경결점들의 위치를 설명하였다.

...... 우리는 경결점들을 머리와 목 근육과 정지점에서 발견하였다. 두껍게 느껴지는 이러한 경결점들은 나타났다가 사라진다. 그리고 후에는 만성적으로 변한다. 그리고 감각 신경섬유들 자극하여 통증을 유발시키는 것이다(94) (그림 1.5).

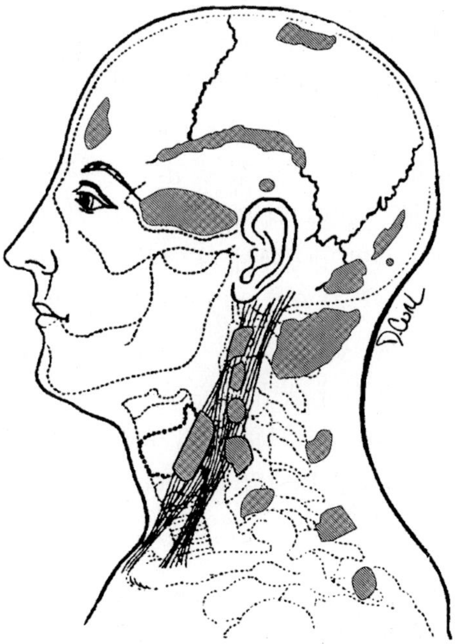

그림 1.5 1909년 Yawger은 가장 일반적인 경결점 위치를 재구성하였다. 경결점들은 심부 조직 속에 있는 두껍고 딱딱한 것으로서 처음에는 왔다 사라지나 후에는 만성적으로 남아있게 되며 섬유화된다. 그리고 자극을 받게되면 통증이 발생한다. 몇몇 경결점들은 경추 임파체인을 따라간다는 것을 인지하라. 림프절염은 때때로 트리거 포인트로 착각한다.

이러한 경결점들의 특징은 다음과 같다.

그것들은 3단계로 나타난다: 1. 부종. 부드럽게 만져진다. 그리고 주로 근육의 중앙부위에서 나타나며 흔히 부드럽고 솟아오른 듯이 느껴진다. 2. 마치 무엇인가 변화된 듯이 약간 탄력적인 저항감이 느껴진다. 3. 경결점. 탄력성은 없다. 그리고 변화가 진행되어 검사자에게 마치 연골이 만져지듯 느껴진다. 두꺼워지는 현상이 오래될수록 더욱 딱딱해지며 저항감이 더욱 많아진다(94).

이러한 환자들에게 주어진 치료는 두통에 대한 전통적인 의학적 치료보다 훨씬 신선했다. 그들은 약물들과 화학약품들을 복용시키지 않았다. 대신에 환자들에게 열린 공간에서 활동적인 운동을 지시했고, 또한 음식을 먹을 때 자유롭게 물을 마시게 했으며 과로하지 않도록 주의를 주었다. Yawger는 이러한 형태의 치료를 멋지게 설명했다.

이 상황과 요산 사이에 관계가 증명된다면 다이어트에서 퓨린의 비율이 낮아야 한다; 영양균형이 좋아야 하며, 쉽게 소화될 수 있어야 하고 과식하지 말아야 한다. .... 차와 커피는 적절하게 마시며 술은 금해야 한다. 위에서 언급한 대로 몸의 전반적 영양관리를 하지 않으면 약물복용은 효과적이지 못하다. 포타슘 아이오다다이드(potassim iodide)은 질병이 진행된 사례에서 도움이 될 수 있다. ..... 비대해진 조직 제거는 1~3개월 정도가 걸리며, 효과를 높이기 위해 마사지, 진동법, 전기치료를 사용할 수 있다. 직류전기 치료할 때 음극은 증세가 나타나고 있는 부위에 부착시키고 양극은 다른 부위에 부착함으로써 효율성을 높일 수 있다. 진동법은 전기진동기를 사용하는데 조직이 비대해진 것을 빠르게 제거하는데 도움이 된다. 그러나 동맥경화인 경우 머리 부위에 사용해서는 안 된다. 비대된 조직을 제거하는데 가장 효과적인 방법에서 마사지를 제외해서는 안 된다...... (94)

두통의 복잡성을 설명하기 위한 노력은 두통 문헌에서 흔히 볼 수 있다. 그리고 indurative 두통 발표자에게도 적용된다. Indurative 두통에 의해 유발되는 증세들을 목록화할 때 Yawger가 포함하는 많은 증세들을 관찰하라.

이러한 환자들은 감기와 우울증 그리고 정신적 나약함에 취약하며, 소화기 장애, 독혈증, 종아리 근육의 경련, 신장염 복통, 여러 신체 부위에 근육통, 구강에서 발생하는 치아의 과민성, 국소적 치주염.... 과 같은 신체의 다른 부위

에 증세들이 나타난다. 많은 이러한 사례들은 신경쇠약성이며, 이러한 증세들의 발생 요인은 과도한 요산이 아닌가 생각된다(94).

두통에 관한 indurative 이론의 또 다른 면에 대해 언급할 필요가 있다. 그 이유는 이 시대의 두통문헌에 주기적으로 나타났기 때문이다. indurative 이론은 아래 다른 이론들을 통합하려 노력했고 훌륭하게 수용했다. 그리고 비편두통성 두통 이론들(신경쇠약성 그리고 유산 이론)을 일반적 기전에 두었다, 예. indurative 형성. 이러한 통합은 우연한 사건이었으며 indurative 이론을 더 깊이 조사할 수 있게 하였을 뿐 아니라, Galen의 Humoral 이론 시대 후 비편두통성 두통의 집합적 모델 설명의 희귀한 예가 되었다. 이것은 두통 발생에서 근골격계 역할에 대한 미래 연구의 사용가능한 기초 작업으로 해석된다. 이것은 일반적 형태의 두통보다 훨씬 적은 편두통에 대해, 사용가능한 기초 작업이 한 세기 전에 완성되었다는 사실은 매우 놀라운 것이다.

19세기 중반 두통 연구는 변화되기 시작하여 20세기 중반에 이루어진 많은 발전의 초석을 준비하였다. 이러한 변화는 임상가들의 진단기술과 실험과학이 증가시키는 결과를 주었고 전반적으로 인체를 이해하는데 도움이 되었다. 결과적으로 임상가들은 감별진단의 중요성, 그리고 두통과 실험의 노력을 통해 얻어진 민간요법에 대한 가설 검사의 필요성을 깨닫게 되었다.

실험기(Experimentation Period)

질병자체는 매우 오래전부터 존재했고 아무것도 변화된 것이 없었다. 변화된 것은 우리 자신이다. 예전엔 볼 수 없었던 것들을 우리는 인지할 수 있게 되었다. 살아있고 볼 수 있는 우리의 마음이다. 그러나 교육 없이는 아무것도 볼 수 없는 것이다. 우리는 보기 위해 교육받은 것만 볼 수 있었다. 그리고 우리가 교육받지 않았던 것들에 대해 우리는 모든 것을 무시했다.

- J. M. Charcot

1930년 후반, 연방정부 기관은 건강 분야에 관심을 두었다. 이 분야로 뛰어든 기관은 1차 세계대전으로 발전되었다. 그들의 활동들은 전쟁과 대공항으로 인해 중단되었다. 1937년 새로운 시대가 도래되면서 국가 암학회, National Cancer Institute이 창립되면서 식약청과 국가 보건원, National Health Institute의 활동이 재개되었다. 대부분의 비타민들이 발견되었으며 적절한 건강을 위해 바른 영양의 개념이 포함되었다. 말라리아 질병은 통제될 수 있게 되었고 공중위생이 호전되었다. 그리고 세계는 또 하나의 전쟁으로 도립될 상황이 되었다.

세계 제 2차 대전은 역사상 어느 때 보다도 의료계에 많은 변화를 주었다. 전쟁은 의학연구에 박차를 가하는 계기가 되었고, 약물, 화학품 그리고 백신 개발에 많은 돈이 투자되었다. 전쟁 후, 기적과 같은 치료법들이 개발되었으나 필요한 기초 연구는 오히려 지체되었다. 좋은 예로서 DDT (dichlorodiphenyltricholoroethane, 마술과 같은 살충제) 개발을 지적할 수 있다. 이 화학품은 말 그대로 실험실 연구 작업을 몰아내버렸다. 이에 대한 기초적인 연구 없이 전세계적으로 용하게 되었다. DDT는 환경에 치명적으로 파괴적이라는 사실은 잘 알려져 있다.

두통과 질병

오랫동안 믿어왔던 Humoral 이론으로부터 멀어짐으로 나타난 한 결과는 두통은 특정한 질병과 연관되었다는 사실이다. 두통은 다만 질병의 증세일 뿐이라는 예전의 사고로부터 뚜렷하게 다른 것은 아니다. 세기가 바뀌는 때에 두통은 여러 질병들에서 나타난다는 사실을 확인했다. 예, 매독, 말라리아, 빈혈, 류마티즘, 그리고 이와 관련된 lithemia, 동맥 고혈압, 만성 신장염, 위장소화기 장애 등등.

오랫동안 일반 두통은, 특정한 질병과 관계되지 않은 것들과 달리, 두개골 내 병리와 일차적인 관계가 있었다. 특히, 두통은 대뇌 생리 장애에서 나타나는 증세였다. 대뇌 생리장애로 인한 표준적 두통은 물론 편두통이었다. 이 두통의 일반적 이론을 뒷받침하는 경험적 증거는 편두통환자의 행동에 근거하였다. 편두통은 대부분 유전이라고 믿었던 것을 기억하라. 그러므로 유전 요인은 대뇌 생리의 장애인 것이다. 1939년 Best와 Taylor는 일반적인 두통을 다음과 같이 서술했다(95).

두통은 가장 일반적 증세 중 하나이다. 그리고 다양한 질병에서 발생한다. 예, 동맥 고혈압, 만성 신장염, 소화기 질환, 등등...... 일반적 두통에서 통증, 그리고 대부분의 다른 형태의 두통은 두개골 내에서 시작된 것이다...... 연막의 예민함은 대부분의 두통이 혈관에서 시작된다고 믿게 하였다..... 대뇌 내 혈관들과 관련된 혈관운동 반응 또는 뇌실계 내 압력의 변화들이 일반적 두통을 유발시킬 수 있다는 것은 가능한 일이다(95).

이 제안의 우수성 이외에 분명한 하나의 사실은 여전히 두통유발의 기전은 아직도 충분히 알려져 있지 않다는 사실이다.

발견과 두통(Discoveries and Headache)

두통에 대한 혼란스러운 많은 질문에 답하기 위한 노력은 1930년 후반에 시작되었다. 임상과 실험 연구들이 다양한 모습으로 시작되었으며 현대적 개념의 실험방법들이 사용되었다. 물론 편두통은 많은 관심의 대상이었으며, 두통 연구 분야에서 편두통의 주도적 역할을 상승시키는 새로운 연구들이 참여되었다. 인체가 어떻게 통증을 감지하는가(통각), 인체가 어떻게 통증을 경험하고, 어떻게 통증을 느끼는지(국소적 통증 대. 연관통)에 관한 연구, 그리고 통증 자체가 어떻게 시작되는지에 대한 연구 활동이 시작되었다. 또한 새로운 형태의 두통이 발견되었다. 한동안 사람들은 이 발견이 두통의 신비를 풀 수 있는 길이라고 믿었다(예, 실험적 두통). 두개골 외적 요인으로 발생하는 두통을 검사하는 연구들은 경추와 연부조직에 관심을 집중시켰다. 그리고 이 시대에 몇몇 대표적인 두통 연구실험들이 시작되었다. 예, 깨어있는 환자에게 실험된 Wolff's intracranial 연구 그리고 Travell의 Trigger Point 업적.

통각신경, 체성 통증 그리고 연관통,
(Pain Receptors, Somatic Pain, Referred Pain)

영국의사, Thomas Lewis 경은 인체가 통증을 감지하는 과정을 밝혀내었다. 그의 업적은 두개골 이외 구조가 두통 발생의 근거로서 고려될 수 있는가에 대한 필요한 정보였다. 1937년 뉴케슬 강의에서 Lewis 경은 자신의 발견에 대해 설명하였다.

> *이 강의에서 나는 무엇보다 먼저 피부와 점막과 같은 인체의 표피층은 특수한 기능을 가지고 있는 신경들이 분포되었다는 사실을 믿게 하는 나의 발견에 대해 설명하였다. 그 신경들은 감각을 전달하는 신경들과 유사한 모습이었지만 그들은 후근계(posterior root system) 에 구성되었다. 나는 이러한 결론을 직접적으로 뒷받침하는 나의 주요 관찰과 실험을 간략하게 설명하면서 강의를 시작하였다-통각신경, nocifensor 이라는 용어를 붙였다. ...(96)*

이제까지, 임상가들은 환자의 통증의 내력과 위치를 통해 특정한 질병 또는 두통의 형태를 진단하는데 충분하다고 믿었다. 1931년(44) 근육조직(97)에서도 통증이 발생한다는 사실을 이미 알고 있는 Lewis는 1938년에 체성통증, somatic pain에 대한 통찰력 있는 연구내용을 발표하였다.

> *체성통증(somatic pain)은 매우 혼란스럽게 위치한다고 주장하는 것은 너무 일반적인 생각이다. 피부 또는 점막에 위치할 때 체성통증은 매우 정확하다. 그러나 심층의 연부조직에 나타날 때에는 증거가 부족하였으나...... 그러나 명확해졌다. 이미 확실히 알려진 몇몇 예들이 있다. 예를 들어, 횡격막에서 어깨 끝 부위에 나타나는 연관통, 골반에서 무릎으로 연관되는 통증.... 이러한 예들 그리고 심부의 근육통에 대한 언급은 나를 놀라게 하였다. 정확한 진단을 위해서는 체성적 외상으로 인한 연관통은 자세하고 체계적으로 연구되어야 한다는 사실이다(98).*

정확한 진단을 위해서는 부지런해야 해야 한다는 Lewis 경의 말이다. 연관통은 정확한 진단을 어렵게 할 수 있으며 최소한 한 세대동안은 완벽하게 이해할 수 없을 것이기 때문이다. 동일한 보고서에서 Lewis 경은 두통이 경추부위에서 시작하여 연관통 기전을 통해 나타난다는 것을 확인한 듯 보인다.

> *후두골에 부착된 근육 또는 건막으로 인한 두통발생의 기시점은 그 구조물들 자극을 통해 두통을 유도함으로써 확인될 수 있다(98).*

1938년 Kellgren(99)은 건강한 사람에게 실험적으로 통증을 유도하여 근육통의 특징과 분포에 대해 광범위하게 연구하였다. 근육에서 발생하는 통증은 항상 확산되며 흔히 연관통을 유발시킨다는 사실을 발견하였다. 실제로 그는 다른 학자들과 마찬가지로 후에 trigger point라고 이름 붙여진 예민한 압통점에 대해 혼란스러웠다. "이러한 근육들은 항상 촉진 중에 압통점이 나타났다. 이 압통점에 압박을 주면 환자의 통증은 재발된다"(99).

Lewis와 Kellgren은 James Cyriax에게 영감을 주었고 루마틱 두통의 압통점에 대해 조사하게 되었다. 루마틱 두통은 아마도 1615년 Schonaich에 의해 처음으로 설명되었을 것이다. 그 후 루마틱 두통은 다른 이름으로 오랫동안 문헌에 나타났다. 1856년 Wright(100)은 환자가 호소하는 통증의 위치는 신뢰할 수 없다고 지적하였다. 통증위치가 이동하기 때문이다. 예를 들어, 하후두부 부위에서 안와 또는 측두 부위로 이동하기 때문이다. 1906년 Peritz는 흉쇄유돌근에 염수를 주사하였다- 측두부 두통을 완화시키기 위한 치료의 한 형태. Yawger는 이러한 근육질환

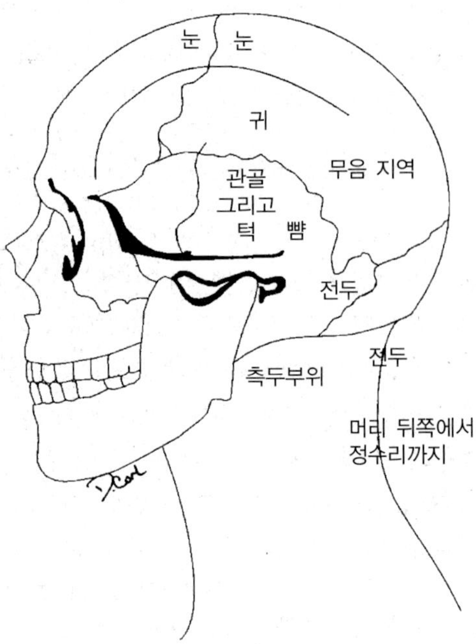

그림 1.6 얼굴과 머리 주위에 나타나는 초기 통증의 지도를 보여주는 Cyriax의 그림. Cyriax는 후두근, 흉쇄유돌근, 두정부위, 후두하 부위, 외측 경추근 그리고 두개골 외막에서 발견된 섬유성 경결점에 염수를 주사하였다.

을 경결점, induration 이라고 했다.

Cyriax 업적의 큰 의미는 "머리와 안면에 나타나는 연관통들의 기시점"을 지도화 하는데 있다(그림 1.6). 그의 연관통에 관한 패턴은 임상가들로 하여금 두통환자들의 이해하는데 도움이 되었다.

> *루마틱 두통의 기시점들이 위에서 보여준 그림처럼 나타난다면 지금까지 설명할 수 없었던 많은 두통들이 루마틱 두통의 카테고리에 속한다는 것을 발견하게 될 것이다(101).*

이런 형태의 두통은 어떻게 치료했는가?

> *루마티스성 경부근육들은 심부 근육섬유를 가로지르게 자극하는 근치료를 받아야 하며 수동적 스트레칭을 해야한다. 그리고 능동적 운동을 통해 가동범위가 유지 시켜주어야 한다……*
>
> *Osteopath 임상가들은 두통을 치유할 수 있다고 주장했다. 머리와 경부 마사지와 함께 모빌리제이션을 시키면서 때때로 두통을 회복시키는 훌륭한 결과를 얻었기 때문에, 그들의 주장은 불가능한 것은 아니다(101).*

거의 50년 전에 쓰인 문헌을 보면서 이러한 주장들은 많은 면에서 지금도 공감을 준다.

1933년 심한 두통환자에게 순환시간을 측정하기 위해 사용된 히스타민 주사가 심한 두통을 유발시킨 것을 관찰한 Pickering은 두통에 관한 새로운 보고를 내었다.

> *대부분의 경우, 우리는 어떻게 또는 어떤 구조들에 의해 두통이 발생하는지 모른다. 결과를 볼 때, 부분적으로 두통의 진단가치는 어떤 다양한 통증질환보다도 가치가 없을 것이다. 그리고 치료는 더욱 실망스럽다..... 지난 몇 년 사이 실험적으로 그 문제에 접근하는 많은 노력이 있었다(102).*

새로운 두통들과 새로운 발견.

Pickering은 실험(히스타민, 요추천자, 열병, 그리고 편두통 또는 두개골 내 압력이 증가하면서 발생하는 두통)들에 반응하는 두통 사례들을 설명하는 노력을 계속하였다. 초기 실험에 그의 설명은 실제로 그 후 20~30년 후에 실행된 실험과 놀랍게 유사하였다. 두통실험의 유익한 점은 있지만, 그는 이러한 형태의 연구조사에 제한점이 있다는 것을 알았다. 그리고 그는 어떤 특정한 두통은 시험에 반응하지 않는 다는 사실을 인지하였다: "가장 일반적인 두통은 목의 근육과 다른 구조들로 인해 발생하는 두통이다"(102).

Horton의 히스타민 두통 분류(103)은 군발두통(cluster headache)의 예전 이름이며 Kunkle과 그의 동료에 의해 이름 지어졌다(104). 그리고 히스타민 실험에 연고를 두고 있다. 실험을 통해 유도된 두통은 섬모체 신경통(ciliary neuralgia) 처럼 예전에 다양한 이름이 붙여진 임상적 두통과 놀랍게 유사했다. 불행하게도, 실험적 두통과 유사한 패턴에서 히스타민을 사용한 연구조사는 결과없는 히스타민 감각제(histamine desensitization) 테크닉과 심각한 손상을 주는 부교감 탈신경 수술(parasympathetic denervation surgery)에 집중하였다.

연막순환(105)과 피질활동(106) 둔화에 대한 Leao의 연구는 두통 연구에서 또 다른 대표적 사례다. Leao의 연구업적은 편두통 전조현상이 서서히 진행되는 증세를 설명하는데 적용되지만, 신의 시각적 오로라와 계산된 피질 손상 비율의 진행을 천재적으로 계획한 Lashley의 또 다른 모범적인 보고서로 이어졌다는 것을 인지하라. 이렇게 이어진 보고서들은 혈관변화의 이론들을 낳게 하였다. 이 이론들은 두통의 원인은 피질의 미세순환이 편두통의 원인이라고 주장하는 것이다. 그 후, 새로운 기술이 발전되면서 코펜하겐에 있는 그룹의 학자들은 그들이 발표한

"spreading oligemia" 내용에서 이러한 관찰들을 확인하고 또 더욱 섬세하게 수정하였다(107, 108).

이제까지 많은 정보들이 수집되었지만 여전히 통증 구조의 예민성에 대한 정보는 충분하지 못했다. 현재 연관통은 수렴된 임상적 현상이다(조직들이 불쾌하게 자극될 때 관계 위치에 대한 정보가 필요하다는 사실이 1942년쯤 호주까지 전해졌다(109)). 1940년쯤 시작된 연구이며, 지금은 잘 알려진 연관통 패턴에 대한 Jannet Travell(그리고 그의 동료, 특히 David Simon)의 놀라운 연구 활동에 감사드린다. 그러나 이러한 신경충동의 통증경로는 여전히 연구과제로 남아있다.

1940년 Ray와 Wolff는 "두개골 내부와 외부의 통증 구조의 감수성에 대한 정확한 지식" 에 대해 발표하였다. 이들의 모범적 연구는 이에 대한 모든 질문에 대해 답하기 위해 노력하였다. 그들이 노력한 두개골 내 통증 감수성 위치의 지도화 그리고 연관통 패턴(뒤통수정맥공동, torcular herophili은 전두골의 동측 그리고 동측 눈)에 대한 그들의 연구업적은 진실로 놀라운 노력이었으며 이에 대해 의심의 여지가 없었다. 그러나 두개골 외 지도화는 그리 놀라운 것은 아니였고, 또한 그들 연구의 실제적 의도는 아니었다. 그러나 "머리가 아닌 곳으로부터 발생하는 연관두통은 발생하지만... 흔히 나타나는 것은 아니다" 라고 하는 언급은 회피하지 않았다(110). Ray와 Wolff는 계속하였으며 다음과 같이 발표하였다.

> *......두통의 6 기본 기전은 명확해 졌다. (1)두통은 뇌 표면의 정맥동으로 통과하는 정맥에 가해진 견인과 대정맥동의 변위;(2) 중뇌막동맥에 가해진 견인;(3)뇌 기저의 대동맥과 주요 가지 동맥에 가해진 견인;(4) 두개골 내 그리고 외 동맥들의 팽창;(5) 통증에 민감한 머리 조직에 염증;(6) 머리로부터 오는 많은 구심성 통증 신경섬유를 포함하고 있는 두개골과 경추신경의 종양에 의한 직접적 압력(110).*

Ray와 Wolff의 연구내용을 자세하게 읽어보면 독자는 두통발생의 유일한 곳은 두개골 내부라는 결론에 도달하게 된다. 그러나 이것은 대부분의 두통은 목의 근육과 또는 구조로부터 발생한다고 주장하는 유럽과 미국 문헌들과 대조된다.

샌프란시스코 캘리포니아 주립대학, 의과대학의 D.C. Campbell과 C.M. Parson은 두통 원인을 두개골 외부에 집중하였다(111). 그들의 보고서의 목적은 두통발생의 실험적 증거를 제출하는 것이었으며 두개골 외부 조직의 질환으로 인한 자율신경계와 평형기관 장애를 포함하였다.

저자들은 촉진과, 이러한 트리거 포인트에 의해 나타나는 자율신경 징후, 두통기전의 정신-체성적 요인, 연관통의 패턴 분포(그림 1.7), 두통을 유발시키는데 있어서 흉추와 요추의 자세적 부정배열, 그리고 경추 근육의 연축과 머리-목의 부적응과 같은 두통의 주요 요인으로 트리거 포인트를 확인하는 놀라운 보고서를 작성하였다. 실제로 8장에는 앞으로 다가올 미래 연구에서나 발표될 재발성 두통에 대한 기본적 내용들을 담고 있었다. 그리고 이 내용들은 거의 다 여러 논문을 통해 확인되었다.

두통 논제에 대한 논의는 세계 이차대전이 끝난 후 더욱 강렬하게 다시 제시되었다. 외상의 영향(머리와 목)은 대부분의 두통 문헌을 장식했다는 것은 놀랄 것이 없었다. 이 시대에 제시되었던 것은 두통의 원인은 여러 요인들이 있다는 추가적인 증거들이었다. 다수의 일차적 그리고 이차적 질환들이 두통을 유발시킨다는 것이 밝혀졌다. Horton은 100여 개가 넘는 아형과 함께 8개의 주요 형태를 확인하였다. 그리고 이러한 많은 질환들은 머리 이외에 부위들

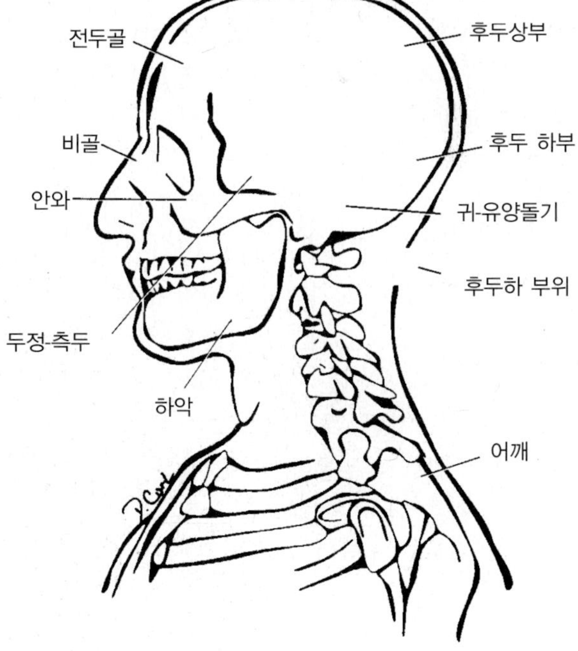

그림 1.7 Campbell과 Parson에 의해 만들어진 머리, 목 그리고 어깨 부위 차트로서 후두골 기저부위에 있는 트리거포인트에 주사하여 유발된 통증 부위와 빈도수를 보여준다. 20명의 피검사자들은 각각 44번의 주사를 맡았다. 어느 피검사자들은 환추-후두 관절 주위 조직에 염수주사를 맡았으며 다른 피검사자들은 바늘을 사용하여 골막을 긁어 자극하였다.

이다(112).

두통의 두개골 외 원인(Extracranial Source of Headache)

Raney와 Raney(113)는 세계 2차 대전에서 약간의 외상을 입은 군인들의 두통에 관해 연구한 논문을 발표하였다. 그들은 "그들이 최근에 발생한 부상은 그들 두통의 원인이 될 수 없다" 라는 결론을 발표했다. 그들은 "병원 내에서 발생하는 일들을 관심 있게 보려고 끊임없이 머리를 들고 주위를 둘러보면서 그들의 경추 근육을 피곤하게 했으며 결과적으로 두통을 호소한다고" 라고 종결지었다(113).

두통은 경추 디스크의 탈출, prolapse에 의해 발생한다고 여러 번 보고된 적이 있다. 실제로 Raney와 Raney는 다음과 같이 보고했다.

> *경추 디스크 질환은 척추의 목 부위에서 발생하는 가장 일반적인 병리적 현상 중 하나다. 그리고 두통을 유발시키는 가장 일반적인 원인 중 하나다(113).*

그러나 이 주장은 새로운 기술들이 개발되면서 디스크 질환은 과도하게 주장되었다는 것을 알게되었다. 이 부정확한 주장을 뒤로 하고, 1940년 후 그리고 1950년 초 시대에 문헌들은 임상가들로 하여금 "충분한 증거들을 보면서 우리는 두통의 일차적 발생 요인 중 하나는 목이라고 생각해야 한다" 라고 주장하게 하였다(114). 이것은 20세기 초와 비교할 때 매우 혁신적인 주장이었다.

Kerr와 Olafson의 연구(115)는 두통 발생 요인으로서 경추의 역할을 주장하는 혁신적인 생각에 동참하였다. 삼차신경계의 경추 부위에 대한 그들의 1961년 연구에서 상부경추의 배측신경근이 삼차신경계(고양이)와 관계하는가에 대한 주요 질문을 던졌다. 그들의 훌륭한 노력은 두통 발생에서 경추 역할에 대한 결론을 자세하게 설명하였다: 조심스럽게 설명하자면, 우리들의 발견 내용들은 경추에서 삼차신경 부위로 편두통이 퍼져간다는 근거를 제시한다(115). 즉, 경추 삼차신경계의 기능적(운동신경과 감각신경) 연관에 관한 그들의 발견은 삼차신경-경추 반사(trigeminocervical reflex) 기능의 증거를 제공하였다.

종전 후, 자동차 문화가 놀랍게 증가되었다. 이와 함께 편타외상(whiplash injury) 사고가 증가되었으며 두통이 동반되었다. 편타외상은 자동차 사고에 제한되는 것은 아니다. 몇 십 년 전부터 기차사고로 인한 외상에서도 언급되었다(116).

Braaf와 Rosner(117)은 1958년 1000 사례도 넘는 경추 외상 사례를 연구하였다. 그리고 두통은 이 사례들 중 거의 90%에서 경우에서 발생하는 가장 일반적이며 불편하게 만드는 주호소증이라고 종결지었다(117). 1962년 연구에서 그들은(118) 두통 세계에서 새로운 문제점에 대해 참고문을 만들었다: 법정재판과 보상 수입. 경추 외상으로 인한 두통을 연구하고 평가하기 위해 우리는 다음과 같은 목적을 달성하기 위해 500 사례를 선정하였다. .... 6. 법정재판도 없고 보상성 수입도 없다.... 두통 평가 시 계류중에 있었다(118). 결론- 두통이 치료하기 어려운 문제가 아니라면, 임상가의 노력은 이차적인 목적을 위해 주위 문제를 더욱 어렵게 만드는 것처럼 보인다. 이 문제를 논의하는 초기 글에서 표현된 의견은 누구든 쉽게 요약할 수 있었다: 이러한 사례에서 두통은 보험회사에 대한 환자의 요구가 관찰될 때 치유된다고 보험회사는 종결지었다.

역학과 두통(Epidemiology and Headache)

20세기 초에 들어와 광범위한 역학적 연구가 시작되었다. 그 당시 역학적 연구 조사방법은 신생아 단계로서 미숙했으며 조사 방법을 발전시키기 위한 실험적 작업이 필요했다. 두통 연구 분야에서 Arnold Friedman과 후에 William Waters 들의 활동이 돋보였다. 또한 Grimes (15,000 환자)(119)의 업적, Ogden(4634 환자)(120), Logan과 Cushion(53명의 임상가들로부터 1000 환자)(121), Bille(어린아이들((122) 그리고 이 시대에 다른 분들.

Friedman은 두통 분야에서 개척자이며 지도자였다. 광범위한 저서활동을 하였으며 Lance 역시 많은 연구활동을 보여주었다. Friedman의 초기 시대 몇몇 연구내용은 그가 대상으로 삼았던 광범위한 환자의 수 그리고 그의 연구 활동을 통해 얻어진 질문들로 인해 그의 업적은 언급할 가치가 있다.

1954년에 출판된 그의 저서에서 Friedman과 그의 동료(123)들은 편두통과 긴장성 두통을 앓고 있는 2000명의 환자들을 7년간 연구하였다. 이 연구에서 감성장애, 발생연령, 예전 치료의 실패, 신체 형태, 혈액수치 검사, 소변검사, 두개골 방사선 검사, 안과적 평가, 성, 관련된 증세 그리고 생리적 고려점(123)들을 포함하는 광범위한 시각으로 조사하였다. 이러한 연구활동을 위해 아직 컴퓨터 기술이 도입되지 않았다는 사실을 생각해라. 그러면 이 작업의 광범위한 작업량에 놀랄 것이다. Friedman의 축적된 정보는 편두통은 그리 쉽게 긴장성 두통과 구별될 수 있는 것이 아니다 라는 사실을 보여 주었다. 실제로 그것들은 하나의 동반되는 두통으로 흐려져 버린다. 이 사실은 중요한 질문을 던진다. 긴장성 두통과 편두통은 완전히 분리된 현상인가?

Friedman은 그것들은 분명하게 다르다고 믿었다. 그러나 그는 감성적 요인에 관련된 그의 경험을 보고하면서 논쟁점을 흐리게 했다. 그는 두 형태의 두통 모두, 정신적 요소는 매우 중요하다고 믿었다. 편두통을 말하면서 그는 섬세함, 완벽주의, 분개, 경직성, 불안감, 충동성과 같은 말들에 비교했다. 긴장성 두통에 관해 그는 "감성적 요소는 이러한 사례 중에 100% 존재한다고 것이 우리들의 의견이다". 그리고 계속해서 그는 "스트레스를 받을 때, 자율신경계에 신경충동이 발생하며 두개골 혈관에 변화를 일으킨다." 라고 말했다. 두개골 혈관의 변화에 대해선 예전 문헌에서 설명되었으며, 두 형태의 두통 모두 공통적 기전을 갖고 있지만, 이들의 발생 기전은 다를 뿐이다.

Water의 Pontypridd(Wales 지역) 두통 조사는 통계측정 조사서를 사용하여 약 2000명을 통해 발생 빈도수를 조사하였다. 그는 두통의 빈도수를 알아내는데 성공했다고 주장했으나 두통 형태에 관한 조사는 그들의 노력을 흐리게 하였다. 그의 결론은 편두통과 비편두통 사이에 차이점에 대한 질문만 가중시켰다. 그리고 이 논쟁은 지금까지도 계속 된다(124, 125).

> *편두통의 현 정의는 편두통과 비편두통에 관한 분명한 답을 주지 못하고 있다. 역학적 결과는 여전히 편두통과 비편두통은 일상적으로 믿어왔던 것처럼 특별하게 다르지 않다는 가능성을 불러 일으켰다(126).*

제약 산업과 두통

제약산업은 새로운 발견과 정부보조와 관련된 전쟁으로 인해 빠르게 발전하였다. 그리고 주요 투자 목적으로 두통 분야로 진입했다. 이 사례에서 마케팅은 두통 연구에 약물을 사용하는 연구 프로그램에 돌입하였다. 두통 치료에 약물 사용의 중추는 혈관에 작용하는 세라토닌의 발견이었다(127). 이 발견은 편두통은 두개골 혈관의 반응과 밀접하게 연관되었다는 두통 연구에 집중한 H.G Wolff와 다른 학자들로부터 시작된 것이다. 이러한 자연적 결과는 두통을 위한 약학적 패러다임이 육성되게 하였다. 어떤 두통 환자들은 매뉴얼 치료법, 심리치료, 바이오피드백, 웰네스 치료법, 물리치료와 같은 두통 치료법들을 기억할 수 있을 것이다. 그러나 이러한 치료법들은 약물 패러다임이 대세를 이루면서 과소평가되거나 아니면 전반적으로 무시당하게 되었다.

J. W. Lance는 1960 년 초기에 호주의 시드니에 있는 Prince Henry 종합병원에서 두통 기전과 치료법에 관한 연구를 시작하였다. 어떤 면에서 2.5년간 그리고 500명의 환자를 대상으로 실행한 그의 연구는 세라토닌에 근거한 편두통 모델에 집중하였으며, 이것은 약물 패러다임에 적용되었다. "우리들이 연구해왔던 유일한 혈관활성제는 세라토닌이라는 것을 생각하면서, 이제 편두통 기전의 가설을 세우는 것이 가능하다. ...... 편두통이 발생할 때 어떤 내적 물질들이 분비된다, 그리고 이 물질은 결과적으로 편두통의 원인이 되는 혈관변화를 유발시키는 것이 가능하다"(128).

두통의 세라토닌 모델의 역사는 광범위하고 다양하다. 그러나 몇몇 흥미로운 예기치 않은 것들과 결론들이 있다. 그 중 하나는 Hanington과 Lance의 연구를 비교함으로 예가 될 수 있다. 세라토닌 모델은 혈소판에게 강렬하게 작용한다. 두개골 혈관에서 세라토닌을 운송하는 중요한 역할을 하기 때문이다. 이것은 결국 Hanington으로 하여금 1987년 "편두통의 해결법, the solution to migraine"을 선언하였다. 그리고 우리 모두를 바라보면서, 이 모든 것이 혈소판 안에 있다"(129). 1988년 Lance는 반대로" 혈소판 유리 반응(platelet-release Reaction)으로 많은 편두통 환자에게 일관성적인 신경학적 증세를 설명하기에는 어려움이 있다... 그리고 대뇌 증세 발생에 부적절한 쪽에 나타나는 두통의 사례 또한 두통이 한쪽에 다른 쪽으로 이동하는 것을 볼 때 이들을 설명하는 것은 더욱 어렵다"(130).

약물 사용을 통한 두통 치료는 새로운 현상은 아니었다. 그러나 특정한 두통 형태에서 약물 치료에 효과는 다른 형태의 두통에 비해 약소했다. 물론 약물 사용 없는 편두통 치료는 어려웠다. 약물치료를 하지 않았던 근 긴장성 두통은 결국 약물 패러다임과 멀어져갔다. 이러한 형태의 치료를 정당화하는 논리는 신경쇠약성 두통 모델로부터 시작되었으며 놀랍게도 간단했다.

> *긴장성 두통의 근본 원인은 두피, 안면 그리고 목 근육들을 이완시킬 수 없을 때 발생한다. 환자들은 만성적으로 얼굴을 찡그리는 사람들이며 자신들의 목에 힘을 주고 턱을*

꽉 물고 손을 꽉 잡는 경향이 있다. 근육 과수축은 스트레스의 반응으로 나타날 수 있다. 그러나 이것은 습관화되고 걱정거리가 없어도 과수축 현상이 지속된다...... 그러므로 치료는 환자의 정신적 태도, 신체적 긴장 그리고 두피 혈관의 수축에 집중되어야 한다(131).

이 치료법은 어떻게 실행되나? 일반적으로 이것은 약물, 주로 항우울제 또는 신경안정제와 같은 약물을, 상태를 유지시키는 정도로 복용하는 것으로 이어진다. 상태를 유지시키는 약물의 정도는 어느 정도인가? 각 약물들의 평균 하루 정량은 다음과 같았다: amitryptyline... 75 mg, imipramine.... 75 mg, diazepam(valium) 15 mg, ... Librium 30 mg(78). 이러한 형태의 치료는 흔히 치료가 되지 않거나, 약복용을 중지할 때 그들의 두통이 재발되는 상황이 발생했다. 이 치료법은 위험했다. 환자를 약물 중독자로 만들기 때문이다. 의학의 역사를 공부하는 학생들은 1960 그리고 1970년도에 제약회사들이 환자 치료를 위해, 특히 두통환자들에게 광범위하게 사용한 약물들에 대한 두려운 옛 이야기들을 들었을 것이다.

행동과학과 두통(Behavior Science and Headache)

행동과학은 감성적 건강과 두통을 연결시키는 역사적 노력을 실행하는 실험을 시작했다. 부분적으로 이 현상은 과학의 상대적인 젊음 때문이었다. 그러나 대부분은 두통이 중추신경의 생리적 장애 또는 근육 때문이라는 오래된 생각 때문이었다. 어떤 경우든 통증, 두려움, 배고픔, 그리고 분노로 인한 신체변화를 논의했던 Cannon(1927) 시대 때부터 두통에 대한 논쟁을 쉽게 시작할 수 있다. 스트레스(예기치 못했던 또는 불쾌한 충격)로 인해 유발된 근심걱정 또는 기피현상의 신체 반응과 병리적 증세로 변화됨에 대한 역할은 Malmo와 Shagass에 의해 조사되었다(1949). 환경적 계기에서 유발된 근수축의 특정한 요소는 1963년 Skolov에 의해 제출되었다. 충동 패턴과 망상체 시스템은 많은 조사단들에 의해 연구되었다(132-134). 결과적으로, 짧은 시간 내에 충분한 기본 정보들이 수집되었고, 1980년 초 두통에 관한 행동연구에 대한 심리적 요약 데이터 베이스가 폭발적으로 발표되었다.

두통 분야에서 행동과학의 역할을 공고히 하는데 있어서, 시연되어야 할 모든 것은 두통을 유발시킬 수 있는 근수축을 유도하는 부적절한 자극이 두통이 없는 환자보다 두통환자에게 다른 결과를 유발시킬 수 있다. Ryan과 Ryan(135)은 1978년 근긴장성 두통은 스트레스와 그리고 심리적-체성장애(psycho-somatic disturbance)와 관련된다는 된다는 개념을 확인하였다(135). 그러나 새로운 질문들이 던져졌다: 심리적 체성장애가 있을 때 두통은 단순히 이것과 관련된 증세인가? 실제로 심리적 스트레스에 의해 유발된 근수축으로 인한 것인가(최근의 증거는 분명하지 않다)? 특정한 두통은 만성 통증과 같이 아직은 확인되어야 할 기전인가?

1989년 Curl 과 Shapiro(136)은 만성 통증과 심리적 장애와 관련해서 만성두통을 재검토하였다. 그들의 실험적 증거는, 몇몇 사례에서 공통된 중추신경계 근거한 기전을 제시한다는 것을 기록했다(136).

두통환자 관리에서 특별한 임상적 흥미는 심리적 장애(우울증, 근심걱정, 신체화)와 만성 통증 사이에 밀접한 관계에 있다. 예를 들어, 우울한 환자의 50% 이상이 만성 두통을 호소하며, 반대로 만성두통 환자 중 45-65%가 우울증을 가지고 있다(138).... 즉, 만성 통증환자들은 심리적 장애 문제가 있을 것이라 믿으며 만성 통증 현상(만성 두통환자 포함)은 심리적 근거가 있을 것이라 믿는다는 것이다. 아마도 중추신경계의 자율적 기전일 것이다(136).

환경적 요소와 두통(Environmental Factor and Headache)

행동과학과 밀접한 관계된 것은 환경 과학일 것이다. 이 광범위한 과학은 두통에 적용되는 것이 분명히 많을 것이다. 그리고 그 중 특별한 것은 이 두 과학이 동일하게 분명하나 그러나 간과된 부분이다. 특히 비치의학 분야에서. 두개골은 연부조직의 기능으로부터 끊임없는 반응을 받으며 골격 구조의 형성과 리모델링을 활성화한다는 개념은 Van Der Kaauw(137) 그리고 Moss(138, 139)의 원본 저서를 통해 문헌화되었다. 기능성 기질 가설, Functional Matrix hypotheis 이라고 부르는 혼합성 개념은 두개골 구조의 형태발생학을 설명한다.

모든 골격체(두개골)의 태생과 크기, 형태 그리고 위치 또한 모든 연령에서의 유지에서의 변화는 항상, 예외 없이, 골격체(두개골)는 측두골과 그들의 특정한 기능적 기질의 기능적 예전 변화에 대한 이차적, 보상적, 그리고 기계적인 의무반응이다 라는 것은 이 가설의 근본이다. 정상 그리고 비정상 상태에서(140).

즉, 형태는 기능을 따른 다는 것이다. 기능적 기질 가설의 적용력은 직관적이다-비정상적 기능(예, 환경적 자극물질로 인해 만성적으로 폐쇄된 비강 기도)은 두개골의 비정상적인 형태로 이어진다. 이러한 일차적 수준의 장애는 이차적 그리고 삼차적 변화로 이어진다(변형된 치의학적 구조, 머리의 전방 변위, 경추에 가해지는 비정상적 스트레스, 부수적 호흡근육 보충) 그리고 이와 함께 동반되는 증세들(목구멍이 아프고, 두통이 오고, 목이 아프며 피곤함).

1962년 두통 분야의 한 지도자 그룹, 몇몇 사람은 이미 이 장에서 언급되었음, 두통 분류를 위한 Ad Hoc Committee, 위원회를 조직하였다. 그리고 빠르게 변화되는 세상에서 26년간이나 지속되었던 두통 분류의 개념적 기초를 발표하였다(가장 포괄적인 두통 분류 기구들이 탄생했다: Headache Classification Committee of the International Headache Society. 두통, 두개신경통, 안면통의 분류와 진단기준, Classification and diagnostic criteria for headache disorders, cranial neuralgia, 안면통증. Cephalgia 1988; 8(suppl 7): 1-96.). 1962년 위원회는 과도한 근수축으로 인해 발생하는 가장 일반적인 두통에 대한 15개의 하위범주를 지정하였다. 여러 저자들의 의하면, 이런 형태의 두통은 모든 두통의 85%에 달하며 인구의 50~80%가 경험한다고 믿는다.

두통과 경부통을 연구하는 학자들과 임상가들은 기술적 제한성에 부딪쳤다-재발성 두통의 비밀을 열어볼 수 있는 더욱 강력한 진단기가 필요했다. 1962년 분류법은 수많은 그러나 보이지 않는 문제점들을 발견하기 위해서는 오랫동안 기술력의 발전을 기다려야 했다. 그러나 두통에 대한 우리들의 고정관념에서 벗어나기 전에는 가능하지 못하다. 신기술에 의해 소개된 놀라운 변화를 맞으며 그리고 두통에 관한 수많은 새로운 탐구활동들이 지평선에서 보이기 시작했다.

새로운 기술 시대(Technological Period)

질병 치료는 아마도 전반적인 비인간적일 수 있다. 의사와 환자 사이에 개인적 친근한 관계의 중요성은 무엇보다 중요하다. 놀랍게도 수많은 사례에서 진단과 치료는 직접적으로 서로 의존한다......

- F. W. Peabody(1922)

신기술 시대에서, 의료계의 모든 분야에서 폭발적인 신기술 사용은 우주시대의 신기술(예, 이식 물질들) 그리고 더욱 근래에 와서는 의료계에 전자와 컴퓨터 기술(컴퓨터 단층촬영, MRI, 인간의 보행 모델) 시작되었다. 신기술에 의존하는 현상이 증가하는 것에 대한 논쟁도 있지만 인체 내부 작업의 탐험은 끊임없이 진행될 것은 틀림없다. 이 현상은 여전히 이해가 부족한 두통 연구에 특히 중요할 것이다.

가장 최근의 의료계에 대하여 반드시 언급되어야 할 것은 무엇이 영원한 진실이라는 것을 판단하기에 수많은 연구 활동 사이에 시간적 거리가 너무 짧거나 데이터의 양이 넘쳐난다는 것이다. 지난 20년 동안 두통에 관한 10,000개의 이상의 보고서와 300개가 넘는 과학 서적이(비두통성 머리 통증, 안면통, 측두하악관절 장애를 포함하지 않고) 출판되었다. 1989~1991년 동안에 1,765여 개의 과학적 보고서가 두통에 관해 써졌다. 비과학적 단체에서 발표된 보고서를 포함한다면(어떤 보고서들은 훌륭하다), 두통에 관해 1970년 이후에 저술된 글은 인간 역사 전체를 포함한 글보다 더 많을 것이다.

두통에 관한 이해도를 높이는데 어떤 중요한 점들이 지난 30년 사이에 발전되었나? 수많은 학자들의 사고와 통찰력들은 이 질문을 통해 답할 수 있다.

과학에서는 모든 믿음, 중요하게 생각했던 것들, 오랫동안 지속되었던, 또는 추정되었던 모든 것들은 질문과 도전 그리고 논증 반박에 마음을 열고 답해야 한다. 상상력을 냉소보다는 격려하는 과정을 통해, 지적으로 발전할 수 있는 필수적인 노력.... 이러한 논쟁들은 우리들의 주제가 살아있고 활동적이며 더 많은 발전을 위한 준비를 지적하는 것이다.

- J. N. Blau(1987)

....전신적 개념을 떠나서 머리 자체를 치료한다는 기대는, 전적으로 어리석은 일이다....

- Plato

참고문헌(References)

Part One

1. Adler CS, Adler SM, Friedman AP. A historical perspective on psychiatric thinking about headache. In: Adler CS, Adler SM, Packard RC. Psychiatric aspects of headache. Baltimore: Williams & Wilkins, 1987:3–21.
2. Rossitch E Jr. Ancient medical history [Letter]. N C Med J 1989; 50:106.
3. Rifkinson-Mann S. Cranial surgery in ancient Peru. Neurosurgery 1988;23:411–416.
4. Natarajan M, Asok Kumar N, Jawahar G. Usefulness of exploratory burr holes in the management of severe head injury. J Indian Med Assoc 1989;87:256–258.
5. El'-Kadi KhA. Pathogenesis and treatment of chronic subdural hematoma. Zh Vopr Neirokhir 1988;2:47–52.
6. Buckly PJ. An historical perspective on psychological aspects of pain. In: Karasu TB, Steinmuller RI, eds. Psychotherapeutic approaches in medicine. New York: Grune & Stratton, 1978:1–11.
7. Alverez WC. Was there sick headache in 3000 B.C.? Gasteroenterology 1945;5:524.
8. Von Klein CH. The medical features of the papyrus Ebers. JAMA 1905;45:1298.
9. Hannington E. Migraine. London: Priority Press, 1974:9–21.
10. Major RH. The papyrus Ebers. Ann Med Hist 1930;2:547.
11. Buggi B. The Edwin Smith papyrus. Orv Hetil 1972;113:1079–1080.
12. Risse GB. Rational Egyptian surgery: a cranial injury discussed in the Edwin Smith papyrus. Bull N Y Acad Med 1972;48:912–919.
13. Breasted JH, ed. The Edwin Smith surgical papyrus. Chicago: University of Chicago Press, 1930:213.
14. Kaplan HI. History of psychosomatic medicine. In: Kaplan HI, Freedman AM, Saddock BJ, eds. Comprehensive textbook of psychiatry III. Baltimore: Williams & Wilkins, 1980:1843–1853.
15. Leger J. Aromatherapy in dentistry. Chir Dent Fr 1986;43–47.
16. Armstrong F. Aromatherapy. Prof Nurse 1986;1:305.
17. Ramanoelina AR, Terrom GP, Bianchini JP, Coulanges P. Antibacterial action of essential oils extracted from Madagascar plants. Arch Inst Pasteur Madagascar 1987;53:217–226.
18. Dalkvist J, Ekbom K, Waldenlind E. Headache and mood: a time-series analysis of self-ratings. Cephalalgia 1984;4:45–52.
19. Scholz OB. The so-called migraine personality. Psychological peculiarities of the personality of migraine patients. A review of the literature. Fortschr Med 1985;103:869–873.
20. Carasso RL, Peded O, Kleinhauz, Yehuda S. Treatment of cervical headache with hypnosis, suggestive therapy, and relaxation techniques. Am J Clin Hypn 1985;27:216–218.
21. Drummond FE. Hypnosis in the treatment of headache: a review of the last 10 years. J Am Soc Psychosom Dent Med 1981;28:87–101.
22. Mullinix JM, Norton BJ, Hack S, Fishman MA. Skin temperature biofeedback and migraine. Headache 1978;17:242–244.
23. Lipton SA. Prevention of classic migraine headache by digital massage of the superficial temporal arteries during visual aura [Letter]. Ann Neurol 1986;19:515–516.
24. Guthrie D. A history of medicine. New York: Thomas Nelson and Sons, 1947:44.
25. Anderson EG. A mosaic of medical history. Private Prac 1985;Apr:67.
26. Friedman AP, Frazier SH. The headache book. New York: Dodd, Mead. 1973;9.
27. Bilu Y, Witzum E, van der Hart O. Paradise regained: "miraculous healing in an Israeli psychiatric clinic." Cult Med Psychiatry 1990;14:105–127.
28. Bille B. Migraine in school children. Acta Paediatr 1962;51(suppl):136.
29. Adams F. The genuine works of Hippocrates. Baltimore: Williams & Wilkins, 1939:12–18.
30. Critchley M. Migraine from Cappadonia to Queen Square. In: Background to migraine. London: Heineman, 1967;1:28.
31. Cooper DL, Lucente FE. Perspective in head and neck pain. In: Cooper BC, Lucente FE, eds. Management of facial, head, and neck pain. Philadelphia: Saunders, 1989:1–22.
32. Blau JN. Chronic headache in general practice. Br Med J 1983;286:1375–1376.
33. Robinson JH. The story of our civilization. New York: William H. Wise, 1926;1:7.
34. Pearce JM. Historical aspects of migraine. J Neurol Neurosurg Psychiatry 1986;49:1097–1103.
35. Celsus. In: Thomas L. La migraine. Paris: Delahaye and Lecrosnier, 1887.
36. Aretaeus. The extant works of Aretaeus the Cappadocian. Francis Adams, trans. London: Wertheimer, 1856.
37. Kolb LC. Modern clinical psychiatry, 9th ed. Philadelphia: Saunders, 1977:3–7.
38. Balyeat RM, ed. Migraine diagnosis and treatment. Philadelphia: Lippincott, 1933.
39. Sachs OW. Migraine: understanding a common disorder. Berkeley: University of California Press, 1985:3.
40. Waters WE. Headache. Littleton MA: PSG Publishing, 1986:2.
41. Leonard JN. Crusaders of chemistry. Garden City NY: Doubleday, Doran, 1930:84, 118.
42. Gowers WR. A manual of diseases of the nervous system. Philadelphia: Blakiston & Son, 1888:836–1196.
43. Friedman AP. The headache in history, literature and legend. Bull NY Acad Med 1982;48:661–681.
44. Descartes R. L'homme. Foster M, trans. New York: Cambridge University Press, 1644.
45. Willis T. Practice of physick. London, 1684.
46. Symonds CP. The circle of Willis. Br Med J 1955;1:119–122.
47. Ackerknecht EH. A short history of medicine. New York: Ronald Press, 1955:117, 130.
48. Haynie ML. Observations on the fever of tropical climates, and the use of mercury as a remedy. Med Repository 1813;1:218–220.
49. Brock WH. History of chemistry. In: Corsi P, Weindling P, eds. Information sources in the history of science and medicine. Boston: Butterworth, 1983:321–322.
50. Altschule MD. Essays on the rise and decline of bedside medicine. Philadelphia: Lea & Febiger, 1989:47.
51. Morgagni GB. The seats and causes of diseases. Klemperer P, transl. New York: Hafner Publishing, 1960:3–17.
52. Fox RH. Dr. John Fothergill and his friends: chapters in eighteenth century life. London: MacMillan 1919:62.
53. Tissot S. Traité des nerfs et de leurs maladies. Paris: PF Didot juene, 1780;III:part II.
54. Marty G. Place of hysterectomy with adnexial preservation in the treatment of severe persistent catamenial migraine after age 45. Bull Fed Soc Gynecol Obstet 1971;23:333–334.

Part Two

55. Blanton WB. Medicine in Virginia in the seventeenth century. Richmond, 1930.
56. Altschule MD. Essays on the rise and decline of bedside medicine. Philadelphia: Lea & Febiger, 1989:202.
57. Campbell H. What constitutes the aching structure in headache? Lancet 1893;Jul 22:184–188.
58. Wollaston WH. Anatomical seat of megrim. Philos Trans 1824:222.

59. Mitchell SW. Headaches from heat-stroke, from fevers, after meningitis, from over use of brain, from eye strain. Med Surg Reporter 1874;31:67–70, 81–84.
60. Holroyd K, Penzien D. Pharmacological versus non-pharmacological prophylaxis of recurrent migraine headache: a meta-analytic review of clinical trials. Pain 1990;42:1–13.
61. Holland H. Medical notes and reflections. 1839:317–325.
62. Sachs O. Migraine: The evolution of a common disorder. Berkeley: University of California Press, 1973:23.
63. Wilks S. On sick-headache. Br Med J 1872;Jan 6:8–9.
64. Taylor J. Selected writings of John Hughlings Jackson. Evolution and dissolution of the nervous system. New York: Basic Books, 1958;2:370–372.
65. Liveing E. On megrim, sick headache, and some allied disorders: a contribution to the pathology of nerve-storms. London: Churchill, 1873:335–398.
66. Gowers WR. A manual of diseases of the nervous system. Philadelphia: Blakiston & Son, 1888:1171–1196.
67. Fox RH. Headaches: a study of some common forms with especial reference to arterial tension and to treatment. *Lancet* 1897;2:307– 309.
68. Putnam JW. Headache. Headache 1893;Aug 5:185–187.
69. Wilks S. On sick-headache. Br Med J 1872;Jan 6:8–9.
70. Woakes E. On ergot of rye in the treatment of neuralgia. Br Med J 1868;Oct 3:360–362.
71. Kennion G. A cure for headache. Br Med J 1868; Jun 13:584.
72. Day WH. Severe occipital headache; subcutaneous injection of morphine; recovery. Lancet 1893;1:81–82.
73. Engelhardt HT Jr. The disease of masturbation: values and the concept of disease. Bull Hist Med 1974;48:234–248.
74. Porter R. 'A little learning': knowledge and health in the 18th century. Wellcome Institute for the History of Medicine, London. Gut 1989; Nov 30 spec no:75–80.
75. Dana JL. Neurasthenia. In: Twentieth century practice: an internation encyclopedia of modern medical science by leading authorities of Europe and America, vol. X. New York: William Wood, 1897:739.
76. Reilly TF. Headache: its causes and treatment. Philadelphia: P. Blakiston's, 1926.
77. Duffy J. The healers: the rise of the medical establishment. New York: McGraw-Hill, 1976:109–128.
78. Korr I. Osteopathic medicine: the profession's role in society. J Am Osteopath Assoc 1990;90:824–837.
79. Tasker DL. Principles of osteopathy. Los Angeles: Bireley & Elson, 1913:19.
80. Wilkes v. American Medical Association. United States Court of Appeals for the Seventh Circuit, Feb 7, 1990.
80A. Palmer DD. Chiropractor's adjuster. London: Portland Printing House, 1910.
81. Sachs O. Migraine: the evolution of a common disorder. Berkeley: University of California Press, 1970:22.
82. Leftwich J. Headache: its causes and cures. Br Med J 1908;Aug 8:295–298.
83. Haig A. The relation of a certain for of headache to the excretion of uric acid. Lancet 1887;2:1088–1089.
84. Barrè JA. Rev Neurol 1926;33:1246.
85. Lieou Y-C. Syndrome sympathique cervical posterieur et arthrite cervicale conronique [PhD thesis]. Strasbourg: University of Strasbourg, 1928.
86. Gayral L, Neuwirth E. Oto-neuro-ophthalmologic manifestations of cervical origin. NY State J Med 1954;Jul 1:1920–1926.
87. Beard G. Neurasthenia or nervous exhaustion. Bost Med Surg J 1869;3:219–221.
88. Edinger W. In: Diseases of the nervous system. New York: Appleton, 1908.
99. Kellgren JH. A preliminary account of referred pains arising from muscle. Br Med J 1938;Feb 12:325–327.
100. Wright HG. Headaches. London: Churchill, 1856:48.
101. Cyriax J. Rheumatic headache. Br Med J 1938;2:1367–1368.
102. Pickering GW. Experimental observations on headache. Br Med J 1939;May 6:907–912.
103. Horton BT. Histamine cephalgia. Trans Am Acad Ophthalmol 1944;49:23.
104. Kunkle EC, Pfisffer JB, Wilhoit WM. Cluster headaches. Trans Am Neurol Assoc 1952;77:240.
105. Leäo AAP. Pial circulation and spreading activity in the cerebral cortex. J Neurophysiol 1944;7:391–396.
106. Leäo AAP. Spreading depression of activity in cerebral cortex. J Neurophysiol 1944;7:359–390.
107. Lauritzen M. On the possible relation of spreading cortical depression to classical migraine. Cephalalgia 1985;5(suppl 2):47–51.
108. Lauritzen M, Skyhøj M, Olsen T, Lassen NA, Paulson OB. Changes in regional cerebral blood flow during the course of classic migraine attacks. Ann Neurol 1983;13:633–641.
109. Kelly M. Muscular pain. West Aust Clin Rep 1940;1:51–56.
110. Ray B, Wolff H. Experimental studies on pain-sensitive structures of the head and their significance in headache. Arch Surg 1940;41:30–73.
111. Campbell DC, Parsons CM. Referred head pain and its concomitants. J Nerv Ment Dis 1944;99:544–552.
112. Horton B, Macy D Jr. Treatment of headache. Med Clin North Am 1946;30:811–831.
113. Raney AA, Raney RB. Headache: a common symptom of cervical disc lesions. Arch Neurol Psychiatr 1948;59:603–621.
114. Schultz EC, Semmes RE. Head and neck pains of cervical disc origin. Laryngoscope 1950;60:338–343.
115. Kerr FW, Olafson RA. Trigeminal and cervical volleys. Arch Neurol 1961;5:171–178.
116. Reed J. Compensations for railway accidents. Med Times Gazette 1869;May 1:465–466.
117. Braaf MM, Rosner S. Whiplash injury of the neck; symptoms, diagnosis, treatment and prognosis. NY State J Med 1958;58:1501.
118. Braaf MM, Rosner S. Headache following neck injuries. Headache 1962;2:153–159.
119. Grimes E. The migraine instability. Med J Rec 1931;134:417–422.
120. Ogden HD. Headache studies: statistical data. J Allergy 1952;23:48–75.
121. Logan WPD, Cushion AA. Morbidity statistics from general practice. Studies on medical and population subjects 14, HSMO, London, 1958.
122. Bille B. Migraine in school children. Acta Paediatr 1962;51(suppl 136:83–87.
123. Friedman AP, von Storch TJC, Merritt HH. Migraine and tension headaches: a clinical study of two thousand cases. Neurology 1954;4:773–788.
124. Pikoff H. Is the muscular model of headache still viable? A review of conflicting data. Headache 1984;24:186–198.
125. Raskin NH. Headache. Compr Ther 1981;7:32–37.
126. Waters WE. The pontypridd headache survey. Headache 1974;14:81–90.
127. Sicuteri F, Testi A, Anselmi B. Biochemical investigations in headache: increase in hydroxyindoleacetic acid excretion during migraine attacks. Int Arch Allergy Appl Immunol 1961;19:55–58.
128. Lance JW, Anthony M, Hinterberger H. The control of cranial arteries by humoral mechanisms and its relation to the migraine syndrome. Headache 1967;4:93–102.

129. Hanington E. Migraine. Riverdale GA: Priority Press, 1987:9–21.
130. Lance JW. Fifty years of migraine research. Aust NZ J Med 1988;18:311–317.
131. Lance JW, Curran DA, Anthony M. Investigations into the mechanism and treatment of chronic headache. Med J Aust 1965;1:909–914.
132. Cogan DG. Reticular system. Arch Ophthalmol 1965;74:593–594.
133. Andy OJ. Chronic pain as a reticular formation syndrome. Pavlov J Biol Sci 1986;21:50–59.
134. Willis WD. Pain pathways in the primate. Progr Clin Biol Res 1985;176:117–133.
135. Ryan RE, Ryan RE. Headache and head pain: diagnosis and treatment. St. Louis: Mosby, 1978.
136. Curl DD, Shapiro S. Head/neck pain: the need to identify the patient with acute vs. chronic pain. J Chirop Tech 1989;1:101–105.
137. Van Der Klaauw S. Size and position of functional components of the skull, arch, teeth. J Am Dent Assoc 1948;9:1–559.
138. Moss ML, Salentijn L. The primary role of functional matrices in facial growth. Am J Orthod 1969;55:56–57.
139. Moss ML. Vertical growth of the human face. *Am J Orthod* 1961;50:359–376.
140. Moss ML. The functional matrix concept and its relationship to temporomandibular joint dysfunction and treatment. Dent Clin North Am 1983;27:445–455.
141. Ad Hoc Committee on Classification of Headache. Classification of Headache. JAMA 1962;179:717–718.

2 / 인간의 뇌: 진화론적 관점
(Human Brain: Evolutionary Perspectives)

인간을 다른 유기체와 구별짓는 인간만의 특별함의 근원에 대한 연구는 언제나 대단히 매력적인 분야였다. 위대한 종교적, 신화적 체계는 모든 인간 사회에 걸쳐 이 문제를 다뤘다. 인간은 다른 영장류나 육식동물, 고래목 동물과 같은 고등 포유동물과 마찬가지로 수많은 동물 중 하나인가 아니면 인간은 '최고등' 동물인가? 인간은 영혼을 가지고 있는가? 만약 그렇다면 인간만이 이 자질을 가지고 있는가? 인간의 사고력이 가장 발달된 것인가? 또는 사고과정이 인간만이 지닌 유일무이한 것인가? 인간은 윤리와 도덕성에 의존하는 유일한 생명체인가? 오직 인간만이 자아인식과 자기 반영 활동을 할 수 있는가? 인간이 환경 및 스스로의 건강에 대한 적응력으로 인해 초래할 수 있는 영향으로는 무엇이 있는가? 예를 들어, 두통이 발생하는 부분적인 이유는 인간의 적응하려는 특징과 현재 생활방식 간의 부조화로 인한 것인가?

인간에 관한 생물학적, 해부학적, 심리학적 그리고 사회적 행동에 관한 연구가 많은 영역에서 진행 중이다. 하지만 인간 진화 연구의 전문가인 고인류학자들의 주된 관심사는 약 5백만 년 전 Pliocene 시대부터 지금까지에 걸쳐 인류가 어떻게 출몰하고 변화했는가 이다. 진화에 대한 이해를 바탕으로, 현대도시생활에 불완전하게 적응하는 것과 같은 오늘날 인류를 괴롭히는 문제들에 대해 좀 더 잘 파악할 수 있게 될 지도 모른다. 인류가 오늘날 새로운 생활환경에 순조롭게 적응하지 못하는 현상에는 당뇨병이나 충치, 두통 등이 있다. 인류 진화 과정 동안 인간의 해부학적 구조의 변화 및 식습관과 스트레스를 포함한 행동의 대규모 변화, 그리고 치아 및 저작계와 뇌 기능의 변화에 대한 연구를 통해 인류학자들은 앞서 말한 것들을 포함해 인류가 쇠약해지고 있는 현상에 대해 어느 정도 설명을 할 수도 있다. 인간과 가장 유사한 영장류에 대한 연구를 통해 오늘날 인류가 경험하고 있는 특정한 적응적 상황과 그 독특한 배경에 대해 보다 잘 이해할 수 있다.

중세시대 이후 서부 유럽에서부터 퍼져나간 과학적 패러다임 안에서 처음에는 인류를 나머지 동물계에서 분리하는 기준이었지만, 나중에는 '최고등' 동물이자 유일무이한 자질을 지닌 존재임에도 불구하고 인간을 동물의 일부로 포함하는 개념이 되었다. 18세기 Linnaeus가 최초로 제안한 계층적 분류모형(그림 2.1)을 보면, 인간은 다른 영장류와 같은 그룹으로 묶이게 된다. 영장류 내에서 인간은 원숭이와 유인원을 포함한 유인원이나 다른 고등영장류와 깊은 관련이 있는 것으로 여겨진다. 더 구체적으로 인간은 사람상과의 일원으로 특히, 아프리카 침팬지와 고릴라와 같은 유인원과 같이 분류된다. 얼마 전까지만 하더라도 사람과(科)에는 인류만이 해당되는 것으로 여겨졌다. 사람과(科)에는 인류의 조상, 그리고 지혜와 특별함을 상징하는 이름의 현대 *호모 사피엔스(Homo sapiens)*가 포함된다.

하지만 사람과(科)의 세부 분류 단계에서 과연 인류와 아프리카 대형 유인원을 타당하게 구분할 수 있는가는 여전히 고생물학자들에게 논란의 대상이다(1). 최근 동향은 인류를 아프리카 대형 유인원에서 분리시키기 보다는 같은 상과 내에, 심지어는 침팬지와 고릴라와 동일한 과, 아과, 속으로 분류하려고 한다. 생화학과 유전학에 대한 지속적인 연구를 통해 인류와 다른 영장류간에 유사성이 밝혀졌다. 불과 25년 전만 하더라도 인류와 아프리카 대형 유인원의 가장 가까운 공동 조상은 최소 2천만 년 전에 활동했을 거라고 사람들은 생각했다. 하지만 오늘날에는 5~8백만 년 전이 더 현실성 있는 이야기이다.

계(Kingdom)	동물계(Animalia)
문(Phylum)	척삭동물문(Chordata)
아문(Subphylum)	척추동물아문(Vertebra)
강(Class)	포유강(Mammalia)
목(Order)	영장목(Primates)
상과(Superfamily)	사람상과(Hominoidea)
과(Family)	사람과(Hominidae)
아과(Subfamily)	사람아과(Himoninae)
속(Genus)	사람속(Homo)
종(Species)	호모 사피엔스(sapiens)
아종(Subspecies)	호모 사피엔스 사피엔스 (sapiens)

그림 2.1 Linnean 분류 시스템에 따른 현생 인류 분류

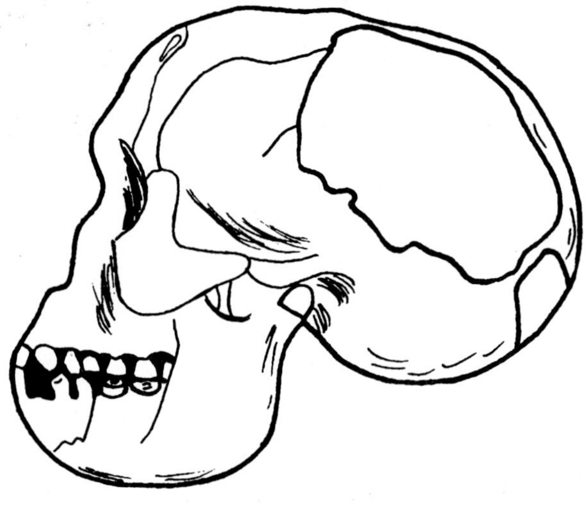

그림 2.2 Piltdown 두개골(대영박물관 사진을 바탕으로 재현)

현대 고인류학자들은 인류의 혈통이 훨씬 신생이고 기존에 생각했던 것보다 다른 영장류와 훨씬 더 닮았다는 두 가지 가정 하에 인류의 기원에 대해 연구한다. 20세기 초 Arthur Keith경과 같은 영국 해부학자들은 인간의 특별함에 대해 설명하려는 시도로 인간 뇌의 커다란 용적에 주목하면서 이를 통해 인류의 조상을 추적하려고 했다. 유인원의 턱과 큰 용적의 뇌를 지닌 두개골이(그림 2.2) 발견되자 사람들은 농담으로, 어쩌면 명성과 직위를 얻기 위해, 이를 인간의 특별함을 증명하는 유물이라고 여겼다. 하지만 1950년대 화학적 연대측정을 통해 이 Piltdown 두개골의 사기행각이 밝혀졌다. 과학계를 속이기 위해 그리 오래되지 않은 인간 두개골을 낡아 보이게 만들고 여기에 일부 변화를 가한 유인원 턱을 결합했던 것이다. 각 세대의 고인류학자들은 그들만의 이론을 가지고 있었고 시간이 지나면서 이론들은 변화하기도 하고 연구와 해석에 영향을 미치기도 했다(2).

1960년대까지만 하더라도 인류의 조상은 아프리카 사바나의 수렵 생활에 적응하면서 협동 사냥과 도구 제작을 통해 뇌 용적이 천천히 늘어나면서 진화한 것으로 여겨졌다(그림 2.3)(3). 이러한 생활방식에 적응한 것을 보여주는 예로, 직립보행과 언어를 들 수 있다. 협동 사냥 및 공동 방어와 더불어 사냥과 방어를 위한 도구의 사용, 음식 공유, 의사소통은 중요한 발달사항이었다. 몇몇 학자들은 인간이 야생동물을 사냥하는 것뿐만 아니라, 다른 인간에게까지 공격성을 보이는 등 더욱 포식자적인 성향으로 변화했다는 점을 강조한다(4). Konrad Lorenz의 저서 On Aggresion(5)이나 Robert Ardrey의 저서 African Genesis(6)에서 묘사된 것 같이 이러한 인간의 변화는 공격적인 본능이라는 인간의 현대적이고 비극적인 결함의 기원이다(7).

하지만 포식자를 정복하고 아프리카 사바나의 더위 속에 생존하는 영웅적인 남성상은 그리 오래가지 못했다(8). 여전히 수렵과 채집생활을 하는 현생 인류 중 대부분은 사냥보다 채집 활동에 무게를 두었고 남성보다 여성 채집자들이 생활수준에 더 큰 기여를 했을 수도 있다는 연구 결과가 발표됐다. 이에 따라 음식을 얻기 위해서 여성은 남성으로부터 식량을 공급받아야만 했고, 남성이 '집에 베이컨을 싸오도록' 장려하기 위해 성적 수용가능 기간을 늘려야 했을 지도 모른다는 초기의 개념에 대해 몇몇 고인류학자들은 비판하기 시작했다(9). 이러한 초기 견해에 대한 비판은 페미니즘과 여성주의 인류학의 출현과 관련이 깊다. 가장 최근에 신화에 관심이 많은 한 인류학자는 어떻게 신화적 성향을 지닌 고인류학자들이 '선사시대의 율리시스' 즉, 온갖 도전과 시험을 치르면서 아프리카의 사바나를 극복하고 승리하는 금욕주의적이고 재주가 많은 존재를 찾게 되었는지 보여주었다. 이러한 개인주의적이고 남성성이 강조된 존재는 평범하고 무리 지향적인 생존 및 생활전술을 완전히 무시하는 것이다(9).

하지만 해석주의의 변화에도 불구하고 고인류학은 최근 몇십년간 광범위한 현장연구, 팀 협동, 새로운 연대측정

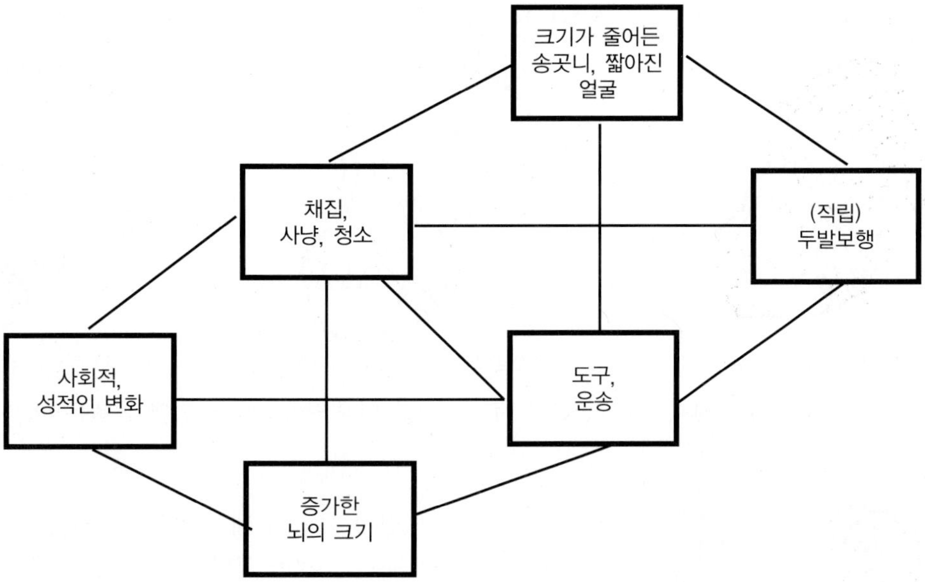

그림 2.3 인간 진화에 대한 피드백 시스템

및 분석 기술을 통해 많은 성과를 이뤄냈다. 초기 인류의 조상은 전반적인 생태적 지위와 먹이 사슬에서 높은 위치에 있었지만 특화된 적응력과 기술 부재로 인해 인구수는 그리 많지 않았다. 초기 인류의 흔적은 더욱 수가 적다. 약 10만 년 전 네안데르탈인이 진화하기 전까지 초기 인류는 죽은 자를 매장하지 않았고, 그들의 작고 약한 골격은 사바나에 거주하는 표범, 사자, 하이에나, 자칼 그리고 맹금류에게 훌륭한 식사거리가 되었다. 그럼에도 불구하고 Leakeys와 다른 이들은 특히 건조한 동부 아프리카 지역에서 끈질긴 연구를 통해, 초기 인류 모습의 복원과 예비분석(논란이 많을 지라도) 및 해석에 필요한 상당한 양의 초기 인류 흔적을 발견했다(10).

초기 사람과 동물의 진화 과정 (Early Hominid Evolution)

인류 조상에 대해 더 많은 것들이 밝혀지면서 아프리카의 대원인(Pongidae)으로부터 파생된 원인들의 차이점은 점점 더 많은 문제들과 부딪히게 된다(11). 인류 조상에 대해 발견된 많은 것들은 인간의 독특함이 줄어들고 있음을 시사했다. 도구 제작을 할 줄 아는 존재는 인간만이 아니었다. 게다가 추론, 정치적 조정, 정의감 그리고 사회적 기억과 같은 인식기능은 인류와 유인원 모두가 공유하는 자질이다. 뿐만 아니라, 초기 인류는 작은 용량의 뇌와 거대한 송곳니처럼 '유인원 같은' 자질을 많이 지니고 있었다. 사실, 이 인류의 조상들은 물론 유인원에게도 예견, 추론, 사회적 기억, 정치적 술수와 같은 복잡한 인식기능을 지녔을지도 모른다. 인류학자들은 초기 사람과 동물(hominid)과 유인원을 구분하는데 어려움을 겪었고 인간의 중요성에 대한 생각은 지난 50여 년간 계속해서 바뀌어 왔다. 인간의 특징과 행동양식을 지닌 완전히 진화된 초기 조상에 대한 기존의 추측들은 확실히 증명되지 않았다. 사람과 동물(hominid)들이 그들의 주위환경에 적응하면서 전두엽의 피질이 확장되었고, 이로 인해 기억력이 늘어나고 이와 관련된 능력을 얻을 수 있었으며 이러한 능력의 결과로 인간이 경험하게 되는 스트레스의 길을 열게 됐다(그림 2.4). 따라서 현생 인류는 서로 다른 속도와 상이한 시간대에 진화한 다양한 진화적인 특징의 모자이크를 대변하는 것이다.

오스트랄로피테쿠스(Australopithecus)

유인원으로부터 독립된 진화적인 종족을 형성한 것으로 여겨지는 가장 이른 흔적은 통상 오스트랄로피테쿠스 속(Genus)으로 분류되고, 이들은 에티오피아와 탄자니아 지역에 약 400만 년 전에 활동했을 것으로 추정된다(12). 현생 인류는 물론 침팬지와도 다른 이 조상은 남성과 여성간에 확연한 크기의 차이를 나타낸다(그림 2.5). 꽤 큰 송곳

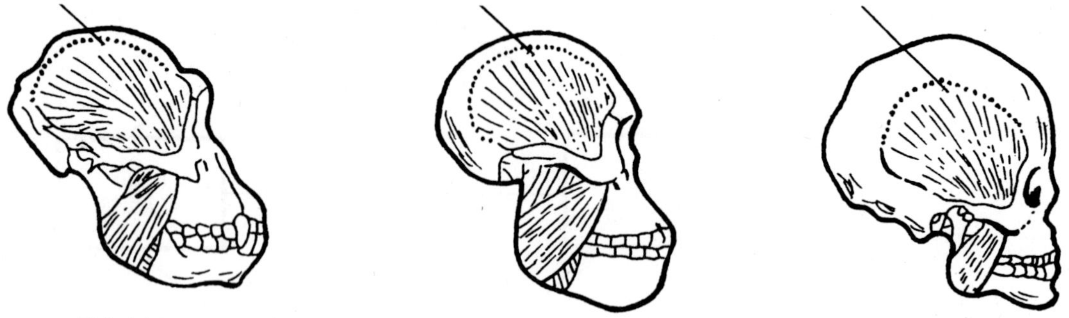

그림 2.4 침팬지, 오스트랄로피테쿠스 그리고 현생 인류 간의 뇌 형태 및 측두 비교

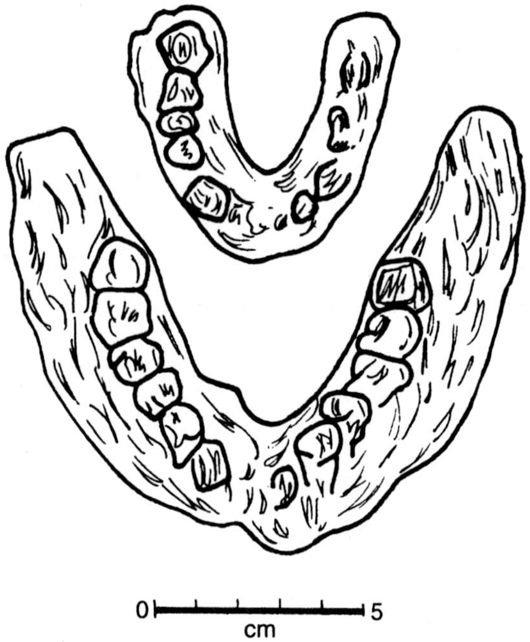

그림 2.5 턱 크기에서 *(오스트랄로피테쿠스)*. 이성 간 두 형태의 차이. 위-여성, 아래-남성

니와 원시적으로 보이는 두개골을 지닌 개개인도 몇몇 있었다. 체중대비 두개강은 유인원에 비해 그다지 크다고 할 수 없고 오늘날 인류보다 팔이 더 길고 더 구부러졌다. 이들이 도구를 사용했다면, 사바나에서 뿌리와 덩이줄기를 제거하기 위한 땅 파는 막대기나 아이나 물건을 옮기기 위한 멜빵과 같은 단순한 도구였을 것이다. 석기를 사용한 구체적인 증거는 이 초기 시대에 발견된 것이 아니라, 최초의 제대로 된 화석 증거가 생긴 때부터 백만 년이나 지난, 약 2백 5십만 년 전에 이디오피아에서 발견됐다. 동물의 뼈를 도구로 활용했을 수도 있지만 초기 증거자료는 여전히 논란의 대상이 되고 있다. 이 유적지대는 숲에서 거주하는 것을 그만두고 더 넓게 개방된 땅에 적응하려는 변화의 일환으로 두발 보행과 직립의 초기 증거를 보여준다.

사바나에서는 두발 보행이 더 먼 곳을 보거나 멀리 여행을 가거나 식량, 물건, 아이들 등을 운반하는데 큰 도움이 됐을 지도 모른다. 초기 유인원들은 수목생활 속에서 양쪽 팔을 번갈아 사용하여 나무사이를 이동하는 것은 내장기관들이 더욱 직립위치로 변화되기 용이하였을 것이다. 두발 보행도 이러한 수직적 형태로 발전되었겠지만, 더 수직적인 침팬지 다리뼈(그림 2.6)와는 다르게 더 부드러운 움직임을 위해 대퇴골, 골반, 무릎, 발, 발목에 운반각 발달을 위한 추가적인 변화가 필요했다. 뿐만 아니라 체계적이고 규칙적인 두발 보행을 유지하기 위해 척추의 커브에도 변화가 필요했다. 네발 동물의 경우, 머리는 척추 위에서 전방위치에 달려있고 목덜미 부분의 큰 목 근육이 잡아주지만 이제 좀 더 척추의 중앙으로 위치하게 됐다.

고인류학자들은 초기 오스트랄로피테쿠스의 행동순응에 대해 이들의 해부학 구조만큼의 확신을 갖지 못하고 있다. 대부분의 영장류와 마찬가지로 오스트랄로피테쿠스도 보호를 위해 초기에는 절벽 위나 나무에서 잤을 것이며 상습적인 불의 사용은 아직 알려지지 않았을 것이다. 더 거칠고 더 견실한 음식에 의존하게 되면서 어느 순간, 턱뼈의 크기와 구조상에 다음과 같은 변화가 생겼다: 저작활동의 효율성을 높이기 위해 턱뼈가 짧아졌다; 후방치아들은 점점 더 연마작용에 적합하게 적응했다; 폐구 시 잠가지던 송곳니도 절치 크기로 줄어들었다; 그리고 치아가 더 뭉쳐 이어지는 분쇄표면을 만들게 됐다(그림 2.7)(13). 2백만 년 전 오스트랄로피테신류(australopithecine) 중 가장 활발한 이들은 전치가 많이 축소되고 소구치와 대구치가 굉

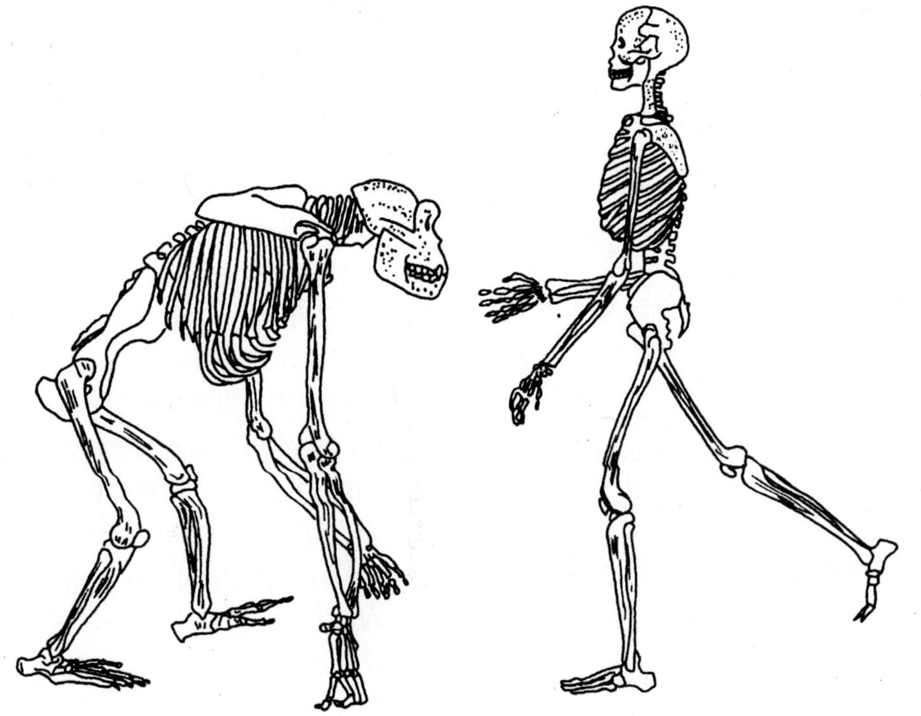

그림 2.6 침팬지 (*좌*)와 인간 (*우*)의 자세와 운반각 차이

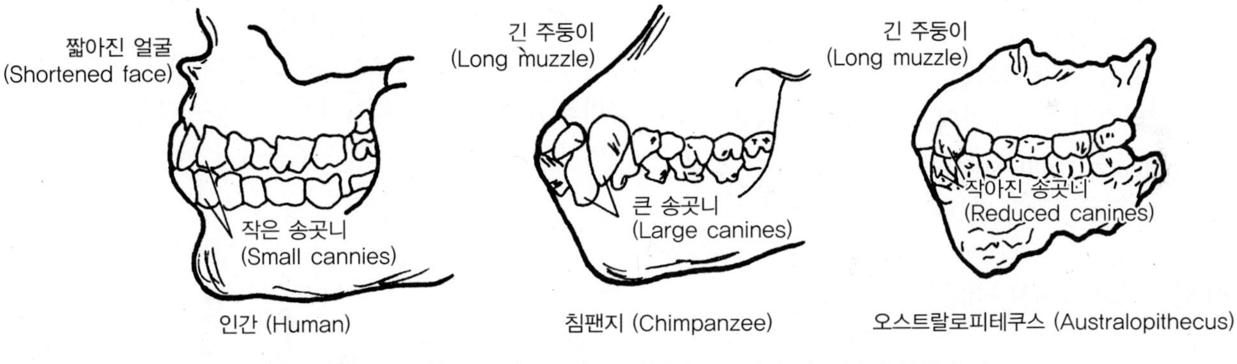

그림 2.7 인간, 침팬지, *오스트랄로피테쿠스* 간에 하부 안면 부위의 비교
(Lewin R. *Human* evolution, 4판에서 발췌: Blackwell Scientific, 1989.)

장히 거대해져 "Nutcracker Man"이라는 별명을 얻기도 했다. 이 원기 왕성한 생물체는 근육부착을 위한 수직융기, 그리고 큰 광대뼈와 안구를 지녔다. 'Gracile' 라고 알려진 다른 오스트랄로피테신류(australopithecine)는 구조상 훨씬 가벼웠고 덜 특화된 분쇄기능을 가지고 있었으며 잡식성이었을 것이다(14, 15). 엄지와 검지의 좋은 대향성은 식량을 추출하기 위한 도구 제작과 함께 발달됐을 수도 있다. 유인원은 현생 인류의 뛰어나고 정확한 집게 같은 손가락과는 다르게 엄지가 작은 기다란 갈고리모양의 손 때문에 대향성이 떨어진다. 그러나 정확한 집게같은 손가락은 초기 원인들의 특징은 아니었다.

초기 사람과 동물(Hominid)의 진화시절 동안 다른 포식자가 접근할 수 없는 죽어 있는 대형 동물(하마, 코끼리, 코뿔소 등)의 질긴 가죽을 잘라내는 것처럼 사냥감을 절단하고, 도살하기 위한 석기 사용의 증거가 있다. 사회적, 문화적 진보의 가능성을 암시하는 동물의 흔적이 산발적으로 발견됐다. 하지만 인간 진화 역사의 상당 기간 동안 뚜렷한 성적 이향성은 계속해서 남아 있었다. 이러한

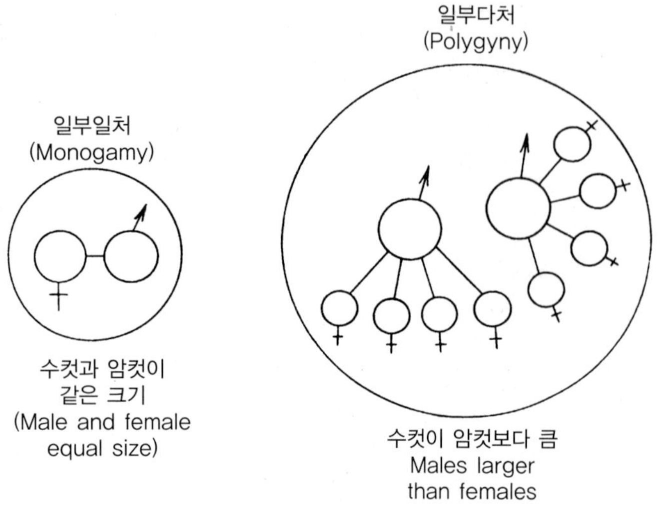

그림 2.8 성적 이형성과 영장류의 교배양식

현상에 대해 현대 영장류 이론은 수컷이 짝을 찾기 위한 경쟁에서 큰 수컷이 선호되며 작은 수컷이 암컷에 접근하지 못하게 되는 과정과 연결지어 설명한다(그림 2.8)(16). 많은 초기 진화 시나리오가 주목했던 일부일처의 사람과(科)는 존재하지 않았을 수도 있다. 오늘날 인간 남녀간의 크기 차이와 유사하게 암수컷 간의 크기 차이를 보이는 현대 침팬지조차도 일부일처제와는 크게 다른 교배양식을 가지고 있어 몇몇 수컷이 짝짓기의 특권 대부분을 차지하고 있다. 사람과 동물(Hominid)이나 기타 영장류를 일부일처라고 보는 것은 근거가 없다(17).

호모 하빌리스(Homo Habilis)

초기 인간의 부분적 화석은 약 2백만 년 전 동부 아프리카에서 발견됐다. 1960년대 초 탄자니아의 올두바이 협곡에서 Leakeys가 가장 먼저 발견하고 명명한 이 조상 종은 그 이후 동부와 남부 아프리카에서도 발견됐다. 'Handy man' 이라고도 불리는 호모 하빌리스(*homo habilis*)는 더 숙련된 도구 제작자라고 여겨졌다. 이 시기 동안 뇌 크기는 *Astralopithecus*의 450~500ml에서 *Homo habilis*의 700~800ml로 크게 증가했다. 이 변화와 더불어 더 커진 전두엽과 같이 두개강의 형태가 더 현대적으로 바뀌고 뇌가 커지면서 동시에 사회적, 문화적 발전도 이뤄졌을 것이라고 여겨진다. 하지만 성적 이형(sexual dimorphism)과 같은 몇몇 원시적인 특징은 여전히 남아 있었을 수도 있다. 화석은 적고 다양하며 이에 대한 해석은 각기 다르다.

직립 원인; 호모 에렉터스(Homo Erectus)

*호모 하빌리스(Homo Habilis)*가 등장하고 얼마 지나지 않아 또 다른 인종이 동부 아프리카에서 진화해 아프리카, 유럽 그리고 아시아 각지로 퍼졌다. *호모 에렉투스(Homo erectus)*–직립 원인은 완전한 두발 보행이 가능했고 정교한 손가락 능력을 지녔고(그림 2.9), 두개의 뒷면이 현대 인간과 상당히 비슷했다. 치아와 어금니의 발달은 달랐지만(제2대구치가 가장 컸다) 현생 인류와 가장 큰 차이점은 두개골 형태와 근육질에서 나타났다. 현생 인류가 나타날 때까지 턱은 진화되지 않았고, 뇌 크기는 여전히 작았고, 눈두덩이는 여전히 두드러졌고 특히, 목근육의 후두부와 머리 위의 근육부착이 확연해졌다. 때로 5피트 8인치까지 컸을 이들은 근육이 발달했고 *호모 하빌리스(Homo habilis)* 보다 더 큰, 하지만 현생 인류(1200mL 이상, 평균 1400~ 1500mL 사이) 보다는 작은 뇌 크기를 지녔다.

*직립 원인(Homo erectus)*은 체계적으로 큰 사냥감을 사냥하기 시작했고 추운 지방에서는 따뜻해지기 위해 아마도 불을 사용하고 동물의 털을 입고 동굴에서 살았을 것이다. 동굴을 활용하기 위해서는 먼저 곰이나 고양이과 동물 같은 큰 포식자들을 내쫓고, 지속적으로 타는 불로 맹수들이 들어오지 못하게 막아야 했을 것이다. 지속적인 불 사용은 도구 제작에 새로운 영감을 얻어 불로 달군 나무창 그리고 부싯돌과 같은 혁신적인 기구제작을 하게 되었을 것이다. 인간이 상대적으로 접근하기 어려웠던 식량도 요

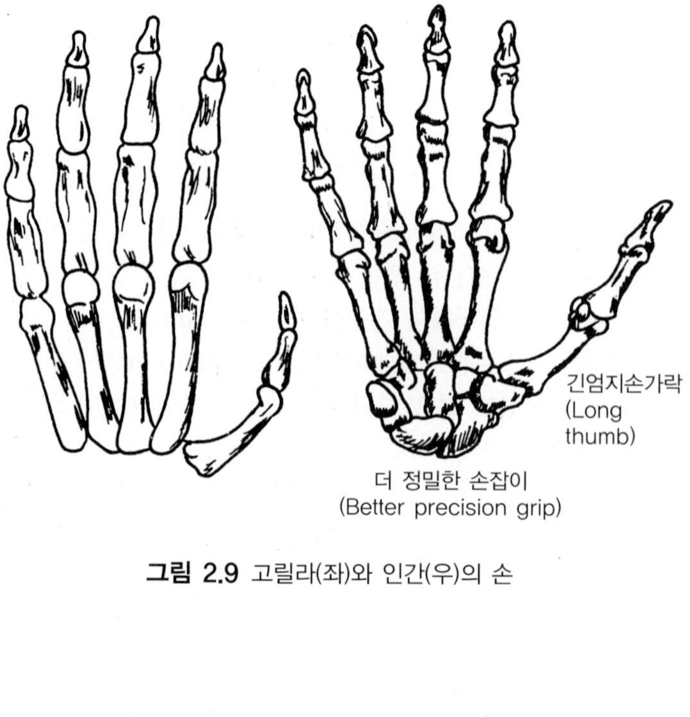

그림 2.9 고릴라(좌)와 인간(우)의 손

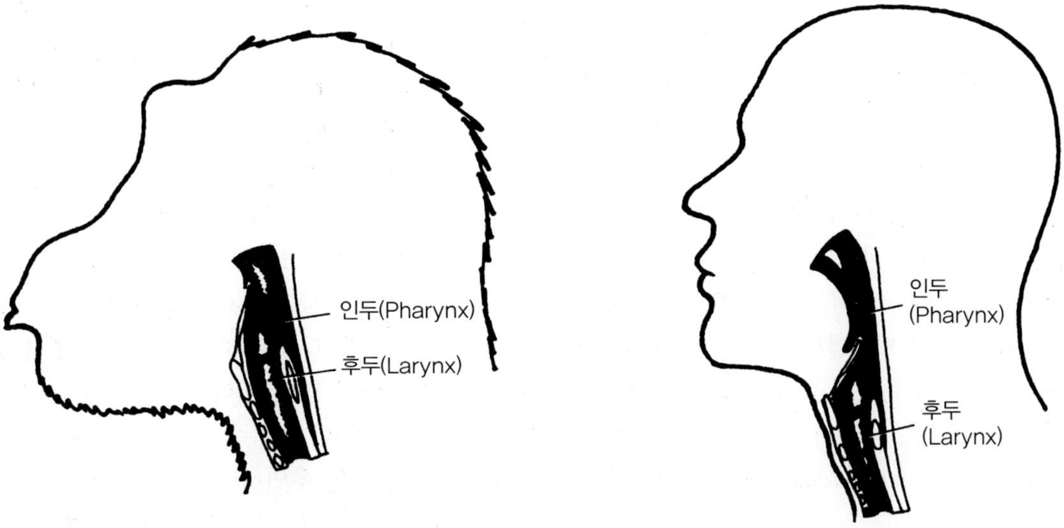

그림 2.10 유인원과 인간의 발성기관(Redrawn from Lewin R. In the age of mankind. Washington DC: Smithsonian, 1988)

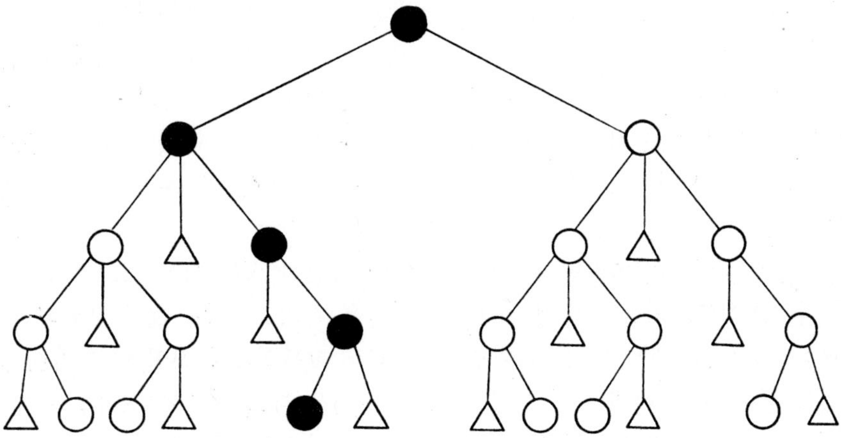

그림 2.11 여성을 통해 추적해본 인간의 미토콘드리아 DNA

리를 통해 점점 소화 가능해졌고 이로 인해 턱의 크기와 오늘날 종종 '쓸모 없는 사랑니' 라고 부르는 구치의 사용도가 줄어들었다. 몇몇 전문가에 따르면 난로 불빛을 통해 하루가 늘어났고, 어두운 저녁 시간 동안 그룹 사교, 의사소통 그리고 계획 세우기 같은 활동들이 장려됐다. 이 계획을 세우는 과정에 사냥은 물론 이웃 단체에 대한 공격성 표출도 포함된다는 증거가 있다. 어떤 유적 지대에서는 뇌를 꺼내기 위해 후두개와 후두부위가 사라진 두개골들이 발견됐다.

네안데르탈인(Neanderthal)

설골과 인·후두의 구조에 대한 분석을 통해 현대 *호모 사피엔스(Homo sapiens)*가 등장하기 전까지는 현대 언어는 발달되지 못했을 것이라고 주장한다(18). 아주 큰 뇌 크기를 지닌 네안데르탈인조차 현대 언어가 요구하는 것처럼 빠르게 소리를 내거나 말하지 못했을 것이다(그림 2.10). 하지만 약 10만 년 전 빙하에 덮인 서부 유럽에서 추위에 적응하고 근육이 발달한 네안데르탈은 큰 뇌 크기를 가지고 있었고 평균적으로 현대 인간 뇌보다 살짝 더 컸다. 하지만 이 뇌는 독특한 모습을 갖고 있었다. 기저부가 아주 넓었고, 길고 낮고, 전두부가 낮았다. 전두부는 크지 않았지만 반면에 후두부는 컸다. 네안데르탈인과 현생 인류를 구분짓는 지능의 정도와 종류는 알려지지는 않았지만 Jean Auel 의 소설인 *Clan of the Cave Bear*가 이에 대한 근거로 구성되어 있다(19). 다양한 면에서 네안데르탈인의 삶은 *직립 원인(Homo erectus)*의 삶과 크게 다르지 않았다. 오늘날 많은 전문가들은 네안데르탈인이 도구를 제작하고 사용하기 위해 손과 치아를 함께 사용했고 이로 인해 후기 호모 사피엔스의 특징과는 다르게 치아, 턱, 사지근육에 스트레스를 받게 됐다(20, 21). 네안데르탈인의 골격은 작고 다부지며 근육이 두툼했고 가슴이 잘 발달했으며 눈을 덮는 눈두덩뼈가 있어 튀어나온 눈썹의 외형을 지니게 됐다. 네안데르탈인을 인간 종(種)(human species)에 포함시켜야 하는지에 대해 학자들의 의견은 불분명하다. 어떤 학자들은 네안데르탈인을 따로 *호모 네안데르탈인(Homo neanderthalensis)*이라고 구분짓기도 한다.

현대 호모 사피엔스(Mordern Homo sapiens)

추운 지역에서 더 특화된 네안데르탈인의 진화가 일어나기 전부터 현생인류의 진화는 아프리카에서 일어났을지도 모른다. 여성을 통해 전이된 미토콘드리아 DNA 간의 유사성과 차이점에 대한 분석을 통해 얻은 최신 증거를 보면 모든 "종족"에 걸쳐 인간은 밀접한 연관성을 갖고 있으며 약 20만 년 전 아프리카에 공통 조상을 지닌 것으로 추측할 수 있다(그림 2.11)(22). 이것이 사실이라면 "이브"의 직계 후손들이 약 10만 년 전 아프리카에서 유럽, 아시아, 그리고 최종적으로 호주와 새로운 세계로 퍼져나가면서 네안데르탈인을 대체했을 수도 있다. 현생 인류는 네안데르탈인보다는 덜 튼튼하고 근육도 적지만, 원래는 꽤나 크고 근육이 잘 발달됐었다. 인구 밀도가 늘어나고, 도시에 거주하고, 식습관과 위생이 열악했고 전염성 질병이 발발함에 따라 키와 근력이 줄어들기 시작했다.

사람과 동물(hominid)의 진화 과정 동안 해부학적 그리고 행동적 변화는 불균형적으로 일어났고 항상 상응하지는 않았다. 이러한 연관성이 적어지면서 오늘날 점점 심해지기만 하는 두통이라는 질병이 만들어지는데 기여했을 수도 있다. 더 건조하고 숲이 덜 우거진 주거지에 적응하는 과정에서 식물의 뿌리나 덩이줄기 그리고 씨앗과 같이 강인한 저작을 필요로 하는 단단한 물체를 소화할 수 있도록 변화했어야 할 것이다. 이 초기 기간에서 작은 동물이나 큰 동물의 새끼를 죽이거나 포식자들이 죽인 짐승시체에서 고기 또한 우연히 얻을 수 있었을 것이다. 인간의 가까운 친척인 침팬지와 개코원숭이들도 어느 정도의 사냥과 육식을 했다는 점을 발견할 수 있었다. (직립)이족보행과 식습관의 변화, 도구 사용 증가, 더 정확해진 그립, 그리고 치아와 턱 구조의 변화를 통해 이와 같은 자질을 지닌 이들이 새로운 장점을 얻게 됐다. 하지만 종으로서 가장 대단한 분화는 인간의 크고 복잡한 뇌이다(그림 2.12). 직립자세, 치아와 턱의 기능 및 구조변화, 강화된 사고기능 등 많은 변화들은 두통의 원초적 단서가 됐을 지도 모른다.

이 복잡한 뇌는 더욱 크고 다른 동물의 뇌보다 더 많은 주름을 가지고 있다. 해양 포유류나 고래목 같은 다른 포유류는 그들의 상대적인 뇌 크기로 인간에 근접한다. 하지만 학자들은 뇌 크기와 조직화나 지능 사이의 상관관계에 대해 일반적인 관계를 제외하고는 여전히 제대로 말할 수 있는 것이 없다. 어째서 hominid는 2백만 년 전, *호모 하*

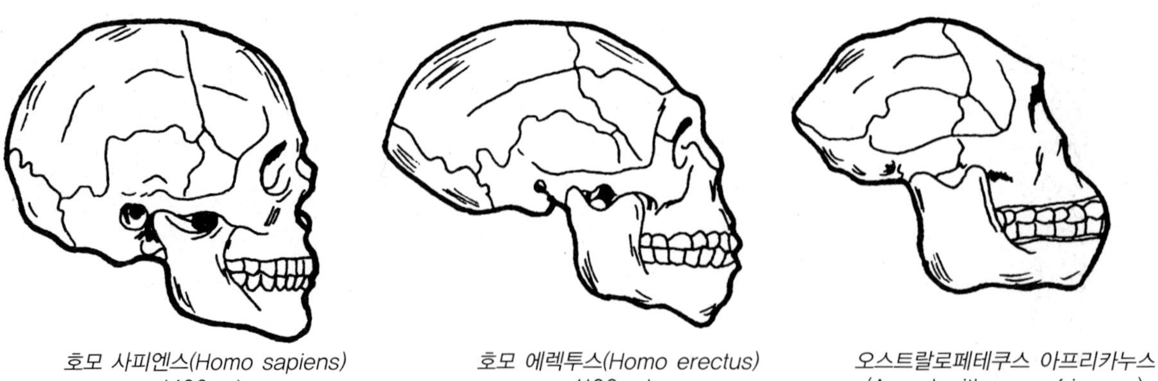

호모 사피엔스(Homo sapiens) 1400 mL　*호모 에렉투스(Homo erectus)* 1100 mL　*오스트랄로페테쿠스 아프리카누스 (Ausralopithecus africanus)* 450 mL

그림 2.12 진화에서 대뇌화 증가

*빌리스(homo habilis)*가 등장하기 전까지 뇌가 미미한 정도로 밖에 진화하지 못했는가? 뇌 용량의 진화는 무엇과 연관되어 있는가? 이로 인해 어떠한 새로운 능력이 발달되었는가? 크기는 크지만 다른 모양의 뇌를 가진 네안데르탈인은 어떻게 생각을 했는가? 인간 진화 과정 동안 행동 및 사고 과정이 어떻게 변화했는가? 이는 고인류학이 여전히 답해야 할 질문이다.

뇌와 두개골의 진화에 대한 관점 (Perspectives in Evolution of Brain and Cranium)

인간 진화 과정 동안 척추, 사지, 두개골의 관계에 대한 다양한 변화로 인해 인간의 근육과 순환계에 스트레스를 미치는 결과를 초래해 결국 두통의 빈도와 종류에 영향을 미쳤을 것이다. 하지만 인간 뇌 용량의 진화 그 자체의 중요성은 무엇인가? 현대 뇌의 크기로 발전하는 과정이 점진적이었을까 아니면 몇몇 인류학자가 제안하듯이 갑작스럽고 빠른 증가로 인해 정체기가 깨지는 특징을 지닌 불규칙적인 진화율이 동반된 것인가? 그렇다면 진화의 맥동은 기후적, 그리고 혹은 기술적인 변화, 사회적 단체간의 관계 혹은 한 단체 내에서 개인간의 경쟁적인 변화, 생태학적인 변화, 혹은 언어의 발달과 동반되었는가? 해부학적 변화, 라이프스타일의 변화, 사회적 교류로 인한 변화가 어떻게 두통의 출현 혹은 심화와 연결되어 있는가?

사회적인 삶은 훨씬 복잡해졌고 기술은 더 진보했으며 다양한 사회적 집단 간에는 긴장투성이인 관계가 형성되었다. 사냥감은 물론 다른 인간들을 죽이는데도 사용했을 법한 도구 사용이 늘어났다는 점이 이러한 주장을 뒷받침하며, 중국에서 발견된 두개강이 텅비어진 *호모 에렉투스(Homo erectus)*를 통해 식인풍습은 물론 인간사냥도 있었을 거라는 점을 유추해볼 수 있다. 많은 유럽의 네안데르탈인의 잔해에서 발견한 두부골절과 마찬가지로 Java의 Solo강에서 발견한 두개골은 적대행위의 가능성을 시사한다. 살아있는 인간에게서 두개골 일부를 제거하는 천공술은 초기 현생 인류에게 흔하게 일어났으며 어쩌면 종양으로 인한 두통의 괴로움을 해결하고자 하는 최초의 시도였을지도 모른다(그림 2.13). 물론 현대의 개두술은 보다 더 향상된 도구를 사용한다!

해부학적 구조 변화를 통해 언어의 발달이 이뤄졌다. UCLA의 신경정신과 의사인 Harry J. Jerison은 큰 신체를 가진 평균적 동물의 정상적인 기능을 위한 뇌크기 형태를 넘어 뇌 진화를 측정하기 위한 대뇌화지수(encephalization quotient)를 개발하였다(23). 이 측정법이 행동양식이나 지능과 정확히 어떤 관계가 있는지는 불확실하지만, 진화론적인 관점에서 접근하는 것은 흥미로운 일이다. 포유류 진화의 역사 동안 대뇌피질 형성은 계속해서 늘어났지만, 첫 1~1.5억 년 동안에는 큰 변화가 없었다. 영장류는 항상 그들과 동시대의 다른 포유류에 비해 더 많이 대뇌피질이 발달돼있었다. 고래와 돌고래가 약 2천만 년 전쯤에 초기 대뇌피질 발달을 거치긴 했지만 인간만이 유일하게 후기 들어 급속도의 대뇌피질 진화를 이뤄냈다(24). Jerison에게(25), 대뇌화(大腦化, encephalization)란 현실세계에 이름을 붙이고 현실세계를 창조하고 개념화하는 등 현실을 구성하는 뇌의 능력에 대한 표식이다. 그것은 진화와 더불어 상당한 발전을 이룬 것은 학습하는 능력이 아니라 외부 세계를 정교하게 기록하는 역량이다. 인간 뇌의 대부분을 사용하는 시스템인 언어를 통해 뇌는 이러한 부호화(encoding)을 실행한다.

그러나 같은 저서에 포함된 Jerison(25) 및 다른 이들의 글에는 추가적이고 대체적인 가설도 제공된다. 뇌가 진화하여 손과 눈의 협응과 전방주시를 동반하는 도구 제작이 가능해졌는가? 사냥활동 때문에 사회적 협력과 계획이 필요해졌는가? 혹은 공격성과 전쟁이 핵심요소로 작용해 인간이 경쟁 상대보다 한 수 더 앞서도록 부추겼는가? 인간

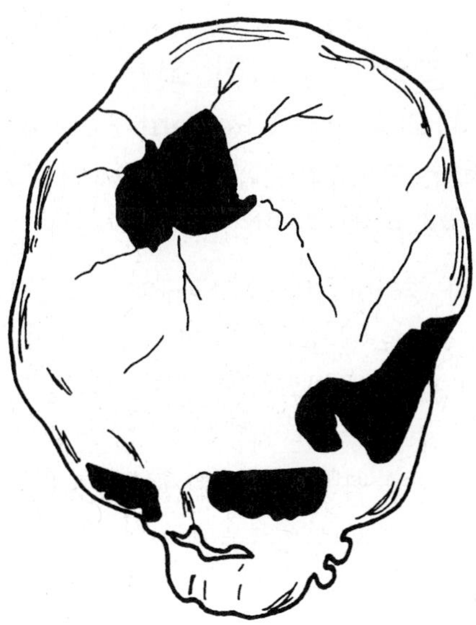

그림 2.13 원시적인 두개골 천공

은 환경적 스트레스에 대응하기 위해 지능이 진화했는가? 아니면 인간이 마키아벨리처럼 서로를 지배하고 속이는 전략을 개발하게 되었는가? 친족에 대한 인식 및 사회적 호혜주의가 과거 타인이나 친족에 대한 불만과 호의를 기억하는데 있어 중요한 요소였는가? 여러 인종들이 공존하고 경쟁하면서 서로를 생존 혹은 멸종의 상황으로 몰아갔었는가? 인간이 세상을 상징적으로 변형시키고 그렇게 함으로써 조작하는 인간의 능력이 얼마나 중요하고 독특한 것인가? 여러 종 사이에 혹은 한 종 내에서 뇌 크기의 차이에 따라 다른 과정이 진행되는가? '정상적인' 변이폭 내에서 볼 때, 인간 내에서 뇌 크기와 지능 사이에 대한 상관관계는 적은 것으로 보인다.

오늘날 인간의 뇌의 조직화나 기능은 인간의 조상 혹은 다른 영장류와 비교했을 때 얼마나 다른가? 그 동안 반구상 비대칭(hemispherical asymmetry)의 발달뿐만 아니라 신피질과 전두엽의 증가가 있었다. 하지만 전통적인 좌뇌와 우뇌의 차이에 대해 최근 많은 이의가 제기되고 있으며 두개강 내형을 통해 뇌의 조직화를 재구성하는 것은 때때로 힘들기도 하다. 뇌의 다양한 부분의 비율변화는 여러 방식으로 해석됐으며 어떤 이들은 오스트랄로피테신(australopithecine)과 현대인의 뇌는 크기의 차이에도 불구하고 구조적으로 그리고 기능적으로 동일하다고 주장한다. 전반적으로 보면, 현대 인간의 뇌는 그 크기와 구조에 있어 영장류 중 독특하다고 볼 수 있으며 특히, 전두엽관련부위와 언어와 관련된 비율의 확장을 보면 네안데르탈인과도 다르다고 볼 수 있다.

인간 외 영장류에 대한 최근 연구: 인지 역량과 사회적 능력(Recent Research on Nonhuman Primates: Cognitive Capacities and Social Abilities)

크기에 관한 명확한 차이에도 불구하고 다른 영장류들의 뇌는 일반적으로 인간의 뇌와 가장 유사하다고 여겨진다. 하지만 영장류들이 비록 조금 덜 정교한 방식으로라도 인간과 유사하게 생각하는 지는 아직 불분명하다. 최근까지만 하더라도 인간 외 영장류들이 생각을 하긴 하는지, 자신들을 개별적인 존재로 인식을 하는 능력이 있는지조차도 의문이었다. 하지만 최근 연구는 영장류들의 인지 과정이 자아 및 사회적 인지, 정치적 조작 및 속임수를 포함하는 고도로 복잡한 것이라고 여기는 추세이다.

오랫동안 침팬지는 웃기게 생겼고 털복숭이에 엉망이 된 어릿광대 같다고 여겨지곤 했다. 상당히 지능적이고 쉽게 훈련시킬 수 있는 이 영장류는 가장 인간과 닮았다고 여겨지곤 했다. 이러한 인식은 해부학적 유사성 및 동일한 질병에 대한 감수성을 보여주는 연구를 통해 더 강화됐다. 야생 침팬지에 대한 Jane Goodall의 연구(26) 는 침팬지의 이미지를 고결하고 원시 Rousseau식 미개인인 것으로 보았으며 침팬지들이 어미와 새끼간의 유대관계, 동맹, 우정, 친족 관계 그리고 군림과 굴복을 나타내는 사회적 제스처로 강화된 사회적 단체에 살고 있다고 보았다. 10년도 넘게 현장에서 평화적이고 쉽게 흥분하지만 동정 어린 침팬지들을 관찰하면서 Goodall은 유아살해와 집단전쟁과 살해를 목격했다. 이 영장류들은 덜 인간적인 것이 아니라, 더 인간적일지도 모른다.

네덜란드의 생태학자인 Frans de Waal의 집중적인 연구에 의하면 침팬지는 인간과 유사한 행동양식을 보이는 것은 물론 불쾌하고 이기적인 행동을 할 가능성 또한 있다. Arhem 동물원에 사는 침팬지 군락에 대한 연구를 기초로 한 "침팬지들의 정치(27)" 에서 de Waal은 수준 높은 정치적 전략 수립, 기회주의적 동맹관계, 침략과 패배뿐만 아니라 지배하려는 행동양식, 관용, 그리고 상호 지원에 대해 기술했다. 침팬지는 인간의 정치 체제에 잘 들어맞는 것이다. 그의 다음 저서인 *영장류간의 평화 중재*(28)에서 de Waal은 다양한 생태학적, 사회적 환경에 놓인 서로 다른 영장류 종들이 활용하는 분쟁해결의 수단을 강조하고 연구결과를 인간의 전쟁과 평화에 적용하는 것으로 결론 내렸다. 침팬지들의 "인간성"에 대한 새로운 인식이 펼쳐지고 있었다.

생화학적, 유전학적 연구는 인간과 침팬지간의 상당한 유사성을 밝혀냈으며 인간의 nuclear DNA와 거의 99% 동일하다는 것을 밝혀냈다. 하지만 고릴라 또한 생물학적으로 상당히 가까운 것으로 보인다. 그리고 이제 인간과 가장 가까운 종에 대한 또 다른 도전자가 나타났다. 이 도전자는 한 때 피그미 침팬지라고도 불렸던 bonobo로 최근까지 많은 연구가 진행되지는 않았다. Bonobo는 "일반적인" 침팬지보다 더 가벼운 혹은 가냘픈 뼈대를 지녔으며 얼굴이 더 평평하고 팔은 더 짧고 운동유연성이 더 뛰어나며, 많은 이들에게 흥미로운 점인 굉장히 활동적인 성생활을 한다. De Waal(28)의 Bonobo에 대한 연구 이전까지는 영장류 중 인간이 성적으로 가장 활동적이라고 생각했다. Bonobo의 유일한 야생 서식지는 아프리카 Zaire 강 건너에 있는 Zaire 정글이지만 샌디에고 동물원에도 큰 군락이 있다. 침팬지와는 달리 bonobo는 털 손질뿐만 아니라 성적 제스처를 통해 긴장을 완화하는데, 이는 집단의(새끼나 성체, 수컷이나 암컷) 아무에게나 시행한다. Bonobo에게 성관계는 추가적인 중요성을 지니는 것으로 보인다. 상대방의 눈을 응시하는 것과 함께 더 많은 전위 교미가 관찰된다. 이것으로 보아 인간의 성적 독특성의 기반이 약화될지도 모르며 어떤 면에서는 인간은 가장 가까운 종보다 열등한 것으로 보인다.

Baboon과 Rhesus monkey에 대한 연구는 사회적 인식, 동맹관계 그리고 전략의 복잡함을 한 번 더 확인 시켜주었다. 예를 들어, baboon은 때때로 "우정관계"라고도 불리는 암-수 유대관계를 형성하는데 있어 마치 독신 남녀가 데이트 상대를 찾아 모이는 술집에서 남자가 여자를 유혹하는 것과 같은 방식으로 수컷이 암컷을 목표로 삼는다. Baboon에 대한 광범위한 연구를 통해 Shirley Strum은 baboon이 "거의 인간 같다"(29) 라고 하였다. 유인원의 몸짓과 컴퓨터 언어 습득에 대한 연구는 엇갈리는 결과를 나타내기도 하지만, 많은 연구자들은 이러한 실험결과가 다른 영장류가 상징물을 조작하고 심지어 새로운 단어를 창조하는 능력을 보여주는 것이라고 여긴다. 침팬지와 고릴라 모두 서로를 속이고 사기 치고 거짓말하며 벌받을 행위는 거부한다고 여겨진다. 애도와 이타주의와 같은 인간적인 감정 또한 다른 영장류에게서 관찰됐다. 한 영장류가 싸우고 있는 혹은 갈등상태에 있는 두 영장류를 화해시키려는 노력은 사전숙고를 보여주는 것이며 접근할 수 없는 음식을 얻기 위한 도구 제작이나 울타리로부터 탈출하려는 행동 또한 마찬가지이다. 인간의 유일무이한 자질에 대해 상당 부분 이의가 제기됐고, 비록 영장류 중 크기가 가장 크긴 하지만 인간 뇌의 역량이 기능적인 면에서 예전만큼 특별하게 여기지 않게 됐다. 어쩌면 Jerison의 말이 맞을지도 모른다. 인간은 인간만의 독특한 능력을 지닌 것이 아니라, 단순히 기록 시스템이 훨씬 더 복잡하게 정교한 것일 지도 모른다. 인간과 기타 영장류 간의 유사성에 관한 연구는 동물원과 연구기관에서 영장류의 복지에 대한 관심을 불러일으켰다.

뇌 발달 및 인지 발달에 대한 최근 쟁점 (Current Issues in Brain and Cognitive Development)

뇌 기능적인 면에서 인간과 다른 영장류를 구별 지을 수 없다면, 신경생물학과 신경생리학의 최근 발전 상황을 통해 뇌와 뇌기능에 대해 알아볼 수 있을 것이다. 간질과 분리뇌(split-brain; 뇌량을 절단하여 뇌의 양 반구가 분할된 상태 혹은 뇌량이 파괴되어 좌 · 우뇌가 서로서로 소통하지 못하게 된 상태)와 같은 뇌병변에 대한 연구를 통해 근래 몇 십 년 동안 지각, 학습 그리고 기억에 대해 많은 것을 알게 됐다. 언어형태, 얼굴 인식 그리고 감정반응은 모두 집중적인 연구대상이었으며 흥미로운 결과물을 보여줬다. 프로이드가 개인의 성격을 구성하는 요소들 간의 갈등을 가정했듯이 현대 뇌 연구자들은 다양하고 다소 독자적인 뇌 영역이 존재한다고 주장한다. 이러한 영역들은 특정 목적을 위해서는 고도로 통합되어 협력할 수도 있지만 어떤 때에는 갈등을 유발할 수도 있다. 예를 들어, Gazzaniga(30)는 뇌를 설명하기를, 상호작용할지라도 다소 독립적인, 다양하고 복잡하게 얽혀져있는 집합체라고 했다. 정보를 예로, 정보는 경험을 기록하는 모듈에 부호화될 수 있다. 하지만 이 모듈이 언어를 활용하지 않는다면, 언어 시스템은 이 정보를 알지 못할 것이다. 그렇다면 이 정보는 행동을 통해서 표현할 수는 있지만 말로 설명할 수는 없다. 분리된 뇌 환자들이나 그런 병소를 가진 환자들을 보면 뇌의 한쪽 반구에서 수용한 정보가 반대 구까지 전달되지 않고 따라서 정보가 '사라질' 수도 있다. 또한 Gazzaniga의 해석에 따르면 '인간의 진화과정은 하향식 과정(top-down process)이다' (30). 따라서 인간을 자연환경의 위험으로부터 구제하기 위한 인지기술이 발달하기 위해서는 혈관공급과 근본적인 뇌조직의 변화가 필수적이었다. Gazzaniga는 이 과정이 현대 호모 사피엔스의 진화와 함께 일어났다고 믿는다. 고인류학에서 발견한 증거에 대한 조사와 더불어 분리뇌 및 분리뇌 병소 환자에 대한 연구를 통해 Gazzaniga는 다양한 인간 능력의 진화에 대한 초기 그림을 그렸다. 현대 인류의 인지기능에 핵심적인 인간의 추리능력의 증가는 네안데르탈인의 도구제작에서 볼 수 있는 심미적 능력의 발달과 연관되어 있으며 결국 얼굴 인식과 선의 방향성(line orientation)과도 관련 있다.

또 다른 뇌 전문가인 MacLean(31) 은 뇌의 각기 다른 부분이 진화적인 관점에서는 아주 오래된 것이지만 후기

조직의 기능은 초기 조직의 기능과 중첩되고 때로는 대체하기까지 했다. 따라서 MacLean은 영장류들이 성적 그리고 위계질서적 상호작용에 관여하는 파충류의 뇌를, 변연계를 통한 감정적 반응에 관여하는 원시적 포유류의 뇌를, 그리고 언어와 사고의 고등 피질 과정에 관여하는 현대 포유류의 신피질을 물려받았다고 주장한다. 따라서 인간은 하부구조에서 악어나 말과 유사한 행동 양식적 경향을 보일만한 가능성이 있는 것이다. 권력 투쟁은 뇌 전체의 요소가 관여하는 것일 수도 있고 보다 더 원시적인 행동을 지지하기 위해 뇌의 고등 기능을 억압하는 것을 반영하는 것일 수도 있다. 지위에 대한 상징적 부호와 정치적 리더십은 복잡한 인지 기능을 필요로 하지만 결과적으로 원시적인 반응을 야기할 수도 있다.

인간의 행동양식 중 몇 가지는 아주 오래된 경로를 기반으로 한 즉각적인 반응을 반영하는 것일 수 있고 또 어떤 행동들은 더 큰 반영으로 인한 것일 수도 있다. 어떤 경우에는 인간 뇌의 각기 다른 부분이 조화롭지 않을 수도 있다. 이때 인간은 원시적인 뇌를 통해 반응할 수 있지만 피질의 사고과정을 통해 자신의 행동양식을 합리화한다. 몇몇 자극에(위협에 대한 공격 반응이나 얼굴인식이나 포식자 인식과 같은) 즉각적으로 반응하려는 경향은 고도의 인지능력으로 이해하지 못할 수도 있다. 몇몇 연구자들은 심지어 낙관주의와 자기기만이 생존에 유용한 도구라고 규정하기도 했다(32). 결국 이런 것들 덕분에 인간은 영광스러운 업적을 이뤄낼 수 있었고 장애물 앞에서 굴복하지 않을 수 있었으며 개인의 가치에 대해 타인을 설득할 수 있었다. 하지만 우리 스스로에게 말하는 것과 실제 행동양식 간에 너무 큰 차이가 난다면 부조화가 일어날 것이다. Jerison이 주장하는 것처럼 인간이 복잡한 신화를 창조하고, 과거, 현재, 미래의 시나리오를 대변하는 독특한 내면세계를 지닌 생물체라면 인간은 다른 영장류와 비교했을 때 그만큼 인지부조화를 일으킬 가능성이 높은 것이다. 그리고 인간의 뇌가 위에서 말한 것처럼 다수의 입력 및 피드백 네트워크를 지닌 복잡한 기전을 갖는다면 두통은 흔한 인간적인 현상이라고 여길 수도 있다: 스트레스에 대한 반응일 수 있다. 기계가 과부하가 걸릴 경우, 고장이 나거나 효율이 떨어지고 냉각 진정시키기 위해 전원을 꺼야 할 필요가 있듯이 휴식과 수면은 두통을 완화시키는데 도움이 될 수도 있다. 물론 논쟁이 많은 부분이지만 수면의 기능 또한 포함될 수도 있다.

인간 뇌의 진화과정과 현재 기능을 이해하기 위해 인간 뇌의 여러 부분에 대한 이해가 필요하다. 인간의 사고과정의 논리적 구성은 오랫동안 관심 대상이었다(33). 하지만 선형처리를 기반으로 인간 뇌와 컴퓨터를 비교해보자 인공 지능을 창조하는데 한계점들이 드러났다. 인간 지능과 뇌 기능에 대한 다른 이론으로는 규칙들이 엄격하게 반영되지 않으며 그 관계가 엄격히 선형적이지는 않은 네트워크 모델이 있다. 대신에 반응에 대해 다양하고 상대적인 영향력을 지닌 상호 연결된 네트워크에 입력이 반영된다. 반응 이후에 피드백이 주어지며 이에 따라 네트워크 내부의 다양한 부분의 상대적인 입력이 조정된다. 이러한 모델들은 인간의 학습을 흉내 내고 또한 초기 프로그래밍 단계에 존재하지 않았던 규칙들은 '학습하는' 데 보다 성공적이다. 이 모델이 특히나 흥미로운 점은 피드백이 여기서 매우 중요하지만 현대적인 학습 상황에서는 피드백은 직접적이거나 즉각적으로 주어지지 않기 때문이다. 그 대신 단계적이고 선형 로직을 가지고 있으며 서술된 언어적 사용을 요구하는 교과서나 취급설명서가 주어진다. 이 딱딱하고 형식적인 설명은 종종 독자에게 혼란과 두통을 야기하기도 한다.

다른 연구자들은 인간의 뇌를 이해하는데 에 있어 양자역학의 한계점에 대해 논의했다(34). 모든 상황에서 행동현상(behavior of phenomena)를 예측하기 위해 똑같은 기계적인 법칙을 적용하는 것에 대해 의구심을 지니는 현대 카오스 이론이 좀 더 적용 가능할 지도 모른다. 이 이론은 뇌 활동이 한 가지 이상의 레벨에서 발생하는 것이라고 보고 더 높은 레벨의 활동은 낮은 레벨의 활동을 관장하는 물리법칙에 의해 반드시 통제되는 것은 아니라고 본다. 따라서 뇌는 역동적인 실체이며 한 가지 규칙 이상으로 통제되는 행동양식을 지닌 반자율적 부분과 실체로 구성되어 있는 것이다. 구성 부분간의 일치와 불일치 모두를 위한 상호작용과 공간을 할애하는 굉장히 복잡한 장치인 것이다!

한 인간의 행동양식과 인지 역시 뇌 활동에 영향을 미칠 수 있는데 뇌 기능은 알코올이나 코카인 같은 여러 화학물질은 물론 발달중인 뇌를 방사능에 노출시키는 것들에 크게 영향을 받기 때문이다. 뇌 그 자체에 대한 변화는 학습과 함께 발생한다. 뇌나 뇌 회로의 생물학적 면만이 중요한 것이 아니라, 성 활동, 사회적 상호작용 그리고 우위적 위치와 관련된 심리사회적인 변수들 또한 신경전달물질에 영향을 받은 복잡하게 얽긴 화학적 경로를 통해 뇌 기능과 복잡한 방식으로 상호 연결되어 있다. 예를 들어, 세로토닌의 결핍이나 과다는 영장류가 경험하는 우월적상태나 스트레스에 영향을 주는 정신적 증상을 일으킬 수 있다. 하지만 우위적 상호작용으로도 호르몬과 신경전달 물질 수준 및 안정성에 영향을 미칠 수 있다(35). 큰 무리의 하위의 영장류들은 보통 우세한 영장류보다 훨씬 더 높은 수준의 스트레스 증상을 보인다는 많은 연구가 있는데 그 중에 대표적인 것이 savana baboons에 대한 연구이다. 우세한 영장류들이 때때로 하위의 영장류들의 배란을 억압하는 방식으로 영장류 암컷들 또한 다른 이들의 성주기에 영향을 미쳤을 수도 있다.

두통이 뇌의 화학적인 변화로 인한 것이라면, 성과 권력은 관련 있는 변수일 것이며 무리의 사회 조직의 진화적 변화, 구성원간의 경쟁, 수컷의 구애행위에 대한 암컷의 성적 수용성의 주기성, 정도 그리고 종류는 특별히 중요한 요소가 된다. 암수간 크기의 차이를 나타내는 성적 이형성은 그룹의 수컷간의 경쟁의 정도와 관련 있는 것이라 여겨진다. 짝을 균형 있게 나눠가지지 못하는 상황에서 수컷은 암컷을 위해 가장 강렬하게 경쟁한다고 한다. 경쟁은 큰 수컷들의 진화로 이어진다. 따라서 성적 이형성은 뇌 활동뿐만 아니라 스트레스에 대한 가능한 변화들을 알려주는 핵심지표가 되는 것이다.

두개의 진화, 두발 보행 그리고 두통 (Cranial Evolution, Bipedalism, And Headaches)

인간 두개골의 진화에는 더 크고 더 복잡한 구조를 동반해 내부 조직이 갈수록 복잡해지고 특정 뇌 기능의 변화와 증진을 가져왔다. 이러한 뇌 기능으로는 말이나 춤, 예술이나 무언극을 통해 소통되는 상징적이고 신화적인 세계를 창조하고 의미의 궁극적인 의문에 대해 심사숙고하는 능력과 언어가 있고 친족 관계와 토템, 씨족을 포함하는 복잡한 사회적 기억과 분류 시스템, 속임수를 쓸 역량과 인간 및 자연 세계를 영악하게 정치적으로 그리고 제례의식으로 조작하는 능력 그리고 대량의 환경적 정보를 처리하는 것이 있다.

이와 동시에 인간은 골격형태에 있어서도 독특하다. 인간은 두발 보행하고 직립하며 영장류 중에 유일하게 체계적인 두발 동물이다. 근육계의 해부학적 변화 그리고 내장기관들의 방향변화는 모두 두발 보행의 결과물이다. 예를

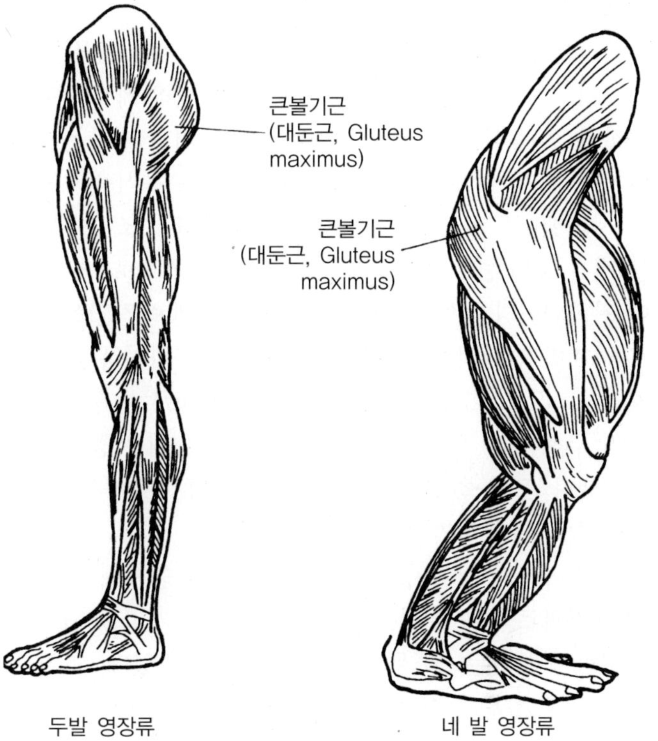

그림 2.14 네 발 영장류와 두 발 영장류의 대둔근

들어, 인간의 대둔근은 앉을 때 완충작용을 하기 위해 신전근에서 외전근으로 변했다(그림 2.14). 여자는 큰 뇌를 지닌 자손을 낳기 위해 큰 산도를 가지고 있지만 효율적인 두발 보행을 위해서는 너무 넓은 골반을 가질 순 없다.

인간의 하지는 침팬지와는 다른 각도로 이루어져 있으며 인간의 척추는 더 복잡한 만곡을 지닌다. 목의 근육들은 줄어들고, 전방의 저작기관이 작아지고 전두부가 더 커진 두개골은 완벽하게는 아니더라도, 척추 위에서 균형을 잘 유지하고 있다. 무게중심이 변화하였고 등으로 하중을 받는 네 발 달린 영장류와는 달리 머리로 하중을 받게 되었다. 이는 척주에 피해를 입히거나 압박을 가할 수 있다. 스트레스를 받는 상황에서 척추에 대한 이러한 추가적인 압력은 두통을 유발할 수 있다.

인간 육체의 구조 자체가 지능과 사회적인 능력에 더 중요도를 둔다. 두발 직립자세를 위해 무게를 감소해야 하기에 인간의 골밀도는 더 떨어진다. 근력은 비슷한 무게의 침팬지보다 훨씬 덜하며 이로써 인간은 더더욱 재치와 협력 그리고 도구에 의존하게 되었다. 어떤 일을 수행하기 위해 도구와 타인에 의존하게 되면서 불만을 일으킬 수 있고, 양측이 서로의 예상만큼 수행해주지 않을 때 결국 두

통으로 이어질 수도 있다.

인간은 불을 통제하게 되면서 약 50만 년 전, 음식을 요리하기 시작했다 이후 약 10,000년 전 농업에 의존하기 시작한 후 음식은 돌 위에 갈거나 요리하거나 때로는 보존하거나 심지어 발효시키는 등 추가적으로 음식을 가공하기 시작했다. 선사시대의 식습관이 변하면서 조각내고 찢는 것은 줄어들고 연마를 더 필요로 하는 쪽으로 저작패턴이 진화되었다. 현대 언어는 입안에서 혀의 움직임을 필요로 하지만 인간의 입은 굉장히 작다. 얇은 하악폭경, 작은 치아, 그리고 *호모 사피엔스(homo sapiens)* 특유의 하악골의 두 부위의 외적 결합을 통해 더 넓은 내부 공간을 만들어냈다. 말을 하기 위해 인간의 턱은 매우 활동적이어서 근육과 TMJ에 추가적인 압력을 준다.

턱의 규모가 작아지고 전방에 위치됨과 동시에 두개 확장의 결과로 종종 두정부까지 가지 않고 두개골 측면의 측두선까지만 가는, 덜 두드러진 턱 근육이 되었다. 초기 원인(hominid)은 수직융기 혹은 능선이 없다. 강력한 저작 스트레스를 동반하는 전통적인 식습관을 유지하는 북극의 이뉴이트족은 때로 두개골의 꼭대기까지 근 융기가 발달하기도 했다. 큰 상안와능선은 높은 전두부위로 대체되었고 다른 영장류에 비해 광대뼈는 줄어들었다. 인간의 골격 균형은 네발 달린 동물보다 훨씬 위태로워서 등의 문제와 경부통을 불러일으킨다. 따라서 환경에 대한 적응은 인간 골격의 변화에 기여했고 특정 종류의 통증에 더 큰 경향을 보이는 결과를 가져왔다.

두 발 보행에 대한 개관과 인간 기능의 발달 (An Overview of Bipedalism and Development of Human Functions)

인간은 영장류 중에서도 여러 면으로 독특한 종이다. 지능적이고 사회적이며 유연하고 추위보다 더위에 더 잘 적응하는 근본적으로 열대동물이라는 점에서 영장류라 할 수 있다. 형태학적으로는 침팬지와 유사하지만, 그럼에도 불구하고 인간은 두발 보행에 대한 적응으로 인한 굉장히 특이한 골격구조와 근육계를 가지고 있다. 인간은 뇌의 크기와 그 조직화에 있어서 또 상징적 문화 조성 그리고 사회조직과 언어의 복잡성에 있어서 유일한 존재이다.

인간은 적응하고 진화했으며 그들이 만들어낸 인간 사회 또한 그래왔다. 오늘날의 라이프 스타일은 인간의 적응에 고유한 문제점들을 유발했으며 두통의 가능성을 증대시켰다. 인간의 식습관은 수렵채집 시절의 인간 조상이나 유사 영장류에 비해 급격하게 변화했다. 인간은 많이 가공된 음식, 설탕류, 지방, 그리고 전분종류에 훨씬 더 의존적이다. 구체적으로는 다른 문화권에 비해서 미국인들은 더 많은 칼로리를 섭취하고 소금과 지방을 더 많이 먹고 비타민 C, 섬유질, 야채는 더 적게 먹는다. 오늘날 달콤한 음식 그리고 가공된 음식을 섭취하는 것은 인간의 소화 시스템이 진화한 것과 불일치한 것이다 이러한 불균형은 해로운 영향을 미칠 가능성이 있다. James Jones의 짧은 이야기인 "아이스크림 두통"은 이 점을 분명히 보여주는 것이다. 이 이야기에서 주인공의 할아버지는 주인공에게 두통을 줄만큼 차가운 아이스크림을 먹이는 것을 즐긴다. 그는 이 두통을 "찌르는 듯하다... 마치 누군가가 그의 미간 사이를 끝이 뾰족한 망치로 때린 것처럼" 이라고 표현한다 (36).

인간의 직업과 그것이 요구하는 것들 또한 인간의 생물학적 리듬에 반하는 것일 수 있다. 야간 교대근무자와 밤 12시부터 아침 8시까지의 근무자들은 밤에 자고 아침에 일어나는 패턴과 상충되는 것이다. 많은 현대 산업사회에서 주간 근무 직업은 영장류 조상들 간에 흔했던 오후중반의 낮잠을 허락하지 않는다. 더욱이 많은 직업에서 오랫동안 앉아있어야 하며 이는 척주를 압박하여 요통과 두통으로 이어질 수 있다. 책상에 앉아서 일하는 많은 직업들이 조금의 중량운동이나 걷는 것조차 제공하지 않기 때문에 규칙적으로 체육관으로 가지 않는다면 운동은 더 드물어지고 산발적이게 되었다. 하지만 복잡한 지역에서 운동할 만한 곳을 찾아가는 과정 자체가 운동을 통해 해소하려는 스트레스만큼이나 클지도 모른다. 현대 생활의 속도는 다양한 방식으로 스트레스를 유발한다.

인구 증가나 낯선 사람들과 지속적인 접촉 그리고 만연한 사회적 불확실성은 모두 영장류에게 스트레스로 이어진다. 지속적이나 예측 불가능한 폭력, 실업, 지위 하락의 가능성은 이러한 불확실성을 늘린다. 더욱이 전문가들은 지식 영역의 늘어난 전문화와 세분화로 인해 다른 이들의 분야는 말할 것도 없고 자신의 분야에서조차 최신 경향을 따라가기 힘들게 되었다. 이러한 전문화 경향은 사회적 상호작용에까지 뻗어있다. 차림새를 단정하게 하고, 남의 마음을 움직이고 섹스 같은 분야에서 다른 영장류의 긴장감소 메커니즘이 인간사회에서는 미용사나 마사지사들에게 맡겨졌다. 그리고 마지막으로 영장류 무리에게 매우 중요한 가족 및 사회적 지지 네트워크는 해체됐다. 인간이 적응해야 할 상황은 확실히 인류의 조상 때와는 매우 다르다.

결론(Conclusion)

인간의 정신은 그 작동 과정을 인공지능이나 다른 어떠한 최신 컴퓨터화된 모델로 재현하려는 모든 시도를 초월할 만큼 경외심을 불러일으킬 만하고 복잡하다. 하지만 인간의 정신과 육체가 적응한 상황과 현대 문명의 삶을 비교해보면 역설적으로 인간의 뇌가 마치 구식인 것처럼 보일 수도 있다.

인간은 자신의 성공의 피해자이다. 스스로의 환경을 변화시킬 수 있는 능력으로 인해 인간은 인공적인 환경에 적응을 강요당하기에 이르렀다. 도구 제작의 확장선에 있는 기술의 발달은 편의 증진에도 기여했지만, 한편으로는 교통체증이나 기계, 컴퓨터 고장과 같은 짜증도 유발한다. 기계가 육체적 노동을 수행하지만, 인간은 골격형태와 근육계에 적합하지 않는 자세로 오래 동안 사무실 의자에 앉아 있는다. 현대적 삶에 가장 잘 적응할 수 있는 사람들을 선호한다면, 자연의 선택은 언젠가 두통이 적은 새로운 적응 능력으로 인도할 것이다. 하지만 사회적, 기술적 그리고 다른 라이프스타일의 변화는 이에 적응하려는 인간 육체의 능력을 계속적으로 앞설 가능성이 높다(37).

참고문헌(References)

1. Tattersall I, Delson E, Van Couvering J, eds. Encyclopedia of human evolution and prehistory. New York: Garland, 1988.
2. Lewin R. Bones of contention: controversies in the search for human origins. New York: Simon & Schuster, 1987.
3. Washburn SL, Lancaster CS. The evolution of hunting. In: Lee R, DeVore I, eds. Man the hunter. Chicago: University of Chicago Press, 1968:293–303.
4. Haraway DJ. Remodeling the human way of life: Sherwood Washburn and the new physical anthropology, 1950–1980. In: Stocking GW Jr, ed. Bones, bodies, behavior: essays on biological anthropology. Madison WI: University of Wisconsin Press, 1988:206–259.
5. Lorenz K. On aggression. Wilson MK, trans. New York: Harcourt, Brace & World, 1966.
6. Ardrey R. African genesis: a personal investigation into the animal origins and nature of man. New York: Atheneum, 1962.
7. Konner M. The tangled wing: biological constraints on the human spirit. New York: Holt, Reinhart & Winston, 1982.
8. Lovejoy O. Evolution of human walking. Sci Am 1988; 259:82–89.
9. Landau M. Human evolution as narrative. Am Sci 1984; 72:262–268.
10. Leakey RE, Lewin R. Origins. New York: Dutton, 1977.
11. Gribbin J, Cherfas J. The monkey puzzle. New York: Pantheon, 1982.
12. Johanson DO, Edey M. Lucy: the beginnings of humankind. New York: Dutton, 1977.
13. Jolly C. The seed eaters: a new model of hominid differentiation based on a baboon analogy. Man 1970;5:5–26.
14. Read-Martin CE, Read DW. Australopithecine scavenging and human evolution: an approach from faunal analysis. Curr Anthropol 1975;16:359–364.
15. Shipman P. Ancestors: scavenger hunt. Nat Hist 1984;93:20–27.
16. Hrdy SB. The woman that never evolved. Cambridge MA: Harvard University Press, 1983.
17. Haraway DJ. Primate visions: genders, race and nature in the world of modern science. New York: Routledge, 1989.
18. Lieberman P. The biology and evolution of language. Cambridge MA: Harvard University Press, 1984.
19. Auel JM. Clan of the cave bear: earth's children. New York: Crown, 1980.
20. Trinkaus E. The Shanidar neandertals. New York: Academic, 1983.
21. Trinkaus E. The neandertals and modern human origins. Am Rev Anthropol 1986;15:193–218.
22. Brown MH. The search for Eve. New York: Harper & Row, 1990.
23. Jerison HJ. Evolution of the brain and intelligence. New York: Academic, 1973.
24. Jerison HJ. Evolution of the brain. In: Wittrock MC, et al. The human brain. Englewood Cliffs NJ: Prentice-Hall, 1977.
25. Jerison HJ. Evolutionary biology of intelligence: the nature of the problem. In: Jerison HJ, Jerison I, eds. Intelligence and evolutionary biology. New York: Springer-Verlag, 1988.
26. Goodall J. Through a window: my thirty years with the chimpanzees of Gombe. Boston: Houghton Mifflin, 1990.
27. de Waal F. Chimpanzee politics: power and sex among apes. Baltimore: Johns Hopkins University Press, 1983.
28. de Waal F. Peacemaking among primates. Cambridge MA: Harvard University Press, 1989.
29. Strum SC. Almost human: a journey into the world of baboons. New York: Random House, 1987.
30. Gazzaniga MS. The social brain: discovering the networks of the mind. New York: Basic Books, 1985.
31. MacLean PD. The triune brain in evolution: role in paleocerebral functions. New York: Plenum, 1990.
32. Tiger L. Optimism: the biology of hope. New York: Simon & Schuster, 1979.
33. Penfield W. The mystery of mind: a critical study of consciousness and the human brain. Princeton NJ: Princeton University Press, 1975.
34. Penrose R. The emperor's new mind: concerning computers, minds, and the laws of physics. New York: Oxford University Press, 1989.
35. Sapolsky RM. Stress in the wild. Sci Am 1990;262:116–123.
36. Lancaster JB. The evolutionary biology of women. In: Almquist A, Manyak A, eds. Milestones in human evolution. Prospect Heights IL: Waveland, 1993:21–37.
37. Jones J. The ice-cream headache and other stories. New York: Delacorte, 1968:233.
38. Kingdom J. Self-made man: human evolution from Eden to extinction. New York: Wiley, 1993.

추천 도서(Suggested Readings)

Calvin WH. The ascent of mind: ice age climates and the evolution of intelligence. New York: Bantam, 1990.

Conroy GC. Primate evolution. New York: Norton, 1991.

Corballis MC. The lopsided ape: evolution of the generative mind. New York: Oxford University Press, 1991.

Gould SJ. The mismeasure of man. New York: Norton, 1981.

Lewin R. Bones of contention: controversies in the search for human origins. New York: Simon & Schuster, 1987.

Lewin R. In the age of mankind. Washington DC: Smithsonian, 1988.

Lieberman F. Uniquely human: the evolution of speech, thought, and selfless behavior. Cambridge MA: Harvard University, 1991.

MacLean PD. A triune concept of the brain and behavior. Toronto: University of Toronto Press, 1973.

McCrone J. The ape that spoke: language and the evolution of the human mind. New York: William Morrow, 1991.

Ornstein R, Ehrlich P. New world, new mind: moving toward conscious evolution. New York: Touchstone, 1989.

Sagan C. Dragons of Eden: speculations on the evolution of human intelligence. New York: Ballantine, 1977.

3 / 머리와 목의 통증 유발조직과 통증 경로 (Pain Generator and Pain Pathways of Head and Neck)

임상의들은 항상 "환자의 통증을 유발하는 요소는 무엇인가?" 라는 질문을 받곤 한다. 이번 장은 통증을 유발하는 것이 무엇인가 뿐 아니라, 통증과 관련된 다양한 경로를 알아봄으로써 통증에 대한 수수께끼를 푸는데 도움이 될 것이다. 이 책의 다른 장이 통증을 유발할 수 있는 경추와 목의 구조에 대한 것이었다면 이 장은 상부경추, 머리와 얼굴에서 통증 유발 신경분포와 관련된 특정 신경에 대해 다룰 것이다.

이 신경의 경로는 척수와 고위중추까지 이어진다. 통증과 관련된 경로(통각; nociception) 또한 포함될 것이다. 이를 통해 임상의들은 두통의 가능한 원인들과 통각과 연관통에 관련된 신경기전에 대해 더 잘 이해하게 될 것이다.

이 장은 다음과 같이 크게 4가지 영역으로 나눠어져 있다: (a) 통증을 유발할 수 있는 조직과 이들의 신경분포 (b) 척수와 그 경로 (c) 삼차신경, 그리고 삼차신경과 두통과의 관련성 (d) 체성 연관통과 척수신경근통(radicular pain)의 감별을 포함하는 통증전이. 따라서 두통과 관련된 주요 경로를 포괄적으로 다룰 것이다. 이 정보를 통해 임상의들은 그들의 환자가 겪는 두통과 관련된 해부학과 신경해부학을 더 잘 이해할 수 있게 될 것이다.

경추의 통증 유발조직

(Pain Generators of Cervical Spine)

목 특히, 상부경추로부터 오는 통증은 머리 부위에 연관될 수 있으며 두통을 유발한다(1~5). C1~C4 경추신경의 통각신경종말에 의해 지배받고 있는 대부분의 구조는 이러한 부류의 연관통을 유발시킬 수 있다(1, 3). 이러한 이유로 "통증유발조직"라는 용어는 통각신경지배를 받는 모든 구조조직에 적용될 수 있다.

경추의 통증 유발조직의 신경지배에 관련된 특정 신경에는 후지(dorsal ramus, posterior primary division), 전지(ventral ramus, anterior primary division), 회귀성 뇌척수막신경(recurrent meningeal n.) 그리고 경부의 자율신경섬유와 연관된 감각신경들이 있다(그림 3.1). 이 구심성신경섬유의 세포체는 후근절(배근신경절, dorsal root ganglia ; DRG)에 위치해 있으며 C1과 C2를 제외하고는 상부경추의 추간공에 위치해 있다. 제1경신경절은(없을 수도 있다) 보통 환추의 후궁에 놓여있다. (6) C2 DRG는 환추의 후궁과 C2의 추궁판 사이에 위치해 있다(외측 C1~C2 관절의 후 내측 부위). C2 신경절은 평상시 위치가 경막외에 있는 유일한 척수 신경절이다. 사실 C2 DRG의 이러한 위치 때문에 이 신경절은 진단과 치료과정의 대상이 되어왔다(7). 이 신경절이 중요한 이유는 이것이 환-축관절의 전방과 측방, 그리고 후두부의 후방으로부터 두개골의 정수리까지 이어지는 목과 두피의 많은 영역을 지배하는 감각신경섬유를 지니고 있기 때문이다.

척수의 전지와 후지, 회귀성 뇌척수막신경(recurrent meningeal n.), 자율신경계와 관련된 감각신경섬유 이 모두가 다 머리와 관련된 통각 임펄스를 전하기 때문에 이들 각각의 통증 유발조직은 분리하여 다룰 것이다.

후지(Dorsal Rami)

경추의 많은 통증 유발조직은 후지로부터 감각신경을 제공받는다. 따라서 목과 머리의 통증을 위한 특정한 진단 과정과 치료는 이 신경을 특별히 겨냥하고 있다(3, 7). 그림 3.1의 A와 B는 경추의 추간공 바로 옆에 있는 혼합신경이 나오는 후지를 보여준다. 후지는 일반적으로 전지보다 작다. 그리고 내측과 외측의 분지로 빠르게 나눠진다

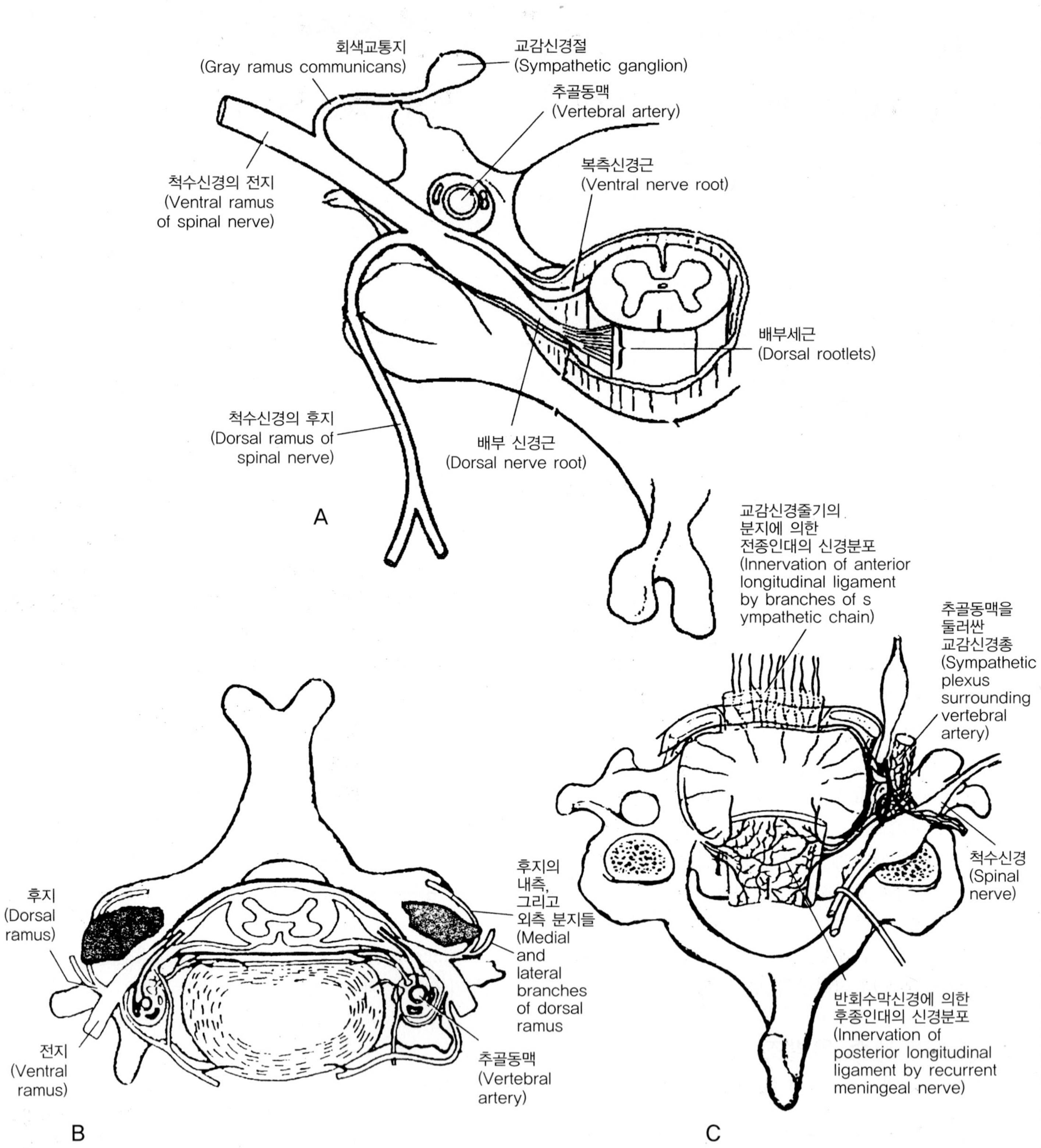

그림 3.1 척수신경 (From Williams PL, Warwick R, Dyson M, Bannister LH, eds. Gray's anatomy, 37th ed. New York: Churchill-Livingstone, 1989:1125 (**A**): Bogduk N. 목과 등 통증 패턴의 근거] 환자관리 1984; 13:17-28 (**B**); Groen GJ, Baljet B, Drukker J. 인간 척주의 신경과 신경총 Am J Anat 1990; 188:282-296 (**C**).)

(그림 3.1).

후지로부터 신경지배되는 핵심 구조물로서는 내측분지로부터 지배되는 횡돌기극근 그룹과 외측분지로부터 지배되는 척추기립근을 포함하는 심부의 등근육이 있다. 후지의 내측분지로부터 신경지배되는 다른 조직으로는 면관절과 극간인대가 있다(3). 상부경추신경의 후지의 외측분지는(C1 제외) 척추기립근, 두판상근 그리고 경판상근을 신경지배한 후에도 목의 피부에 감각지배를 뒤쪽에서 계속 제공한다. C6, C7, C8의 후지는 일반적으로 피부에 분지를 내지 않는다(8). 제 1 경추 후지(후두하신경)는 내측과 외측 분지로 나뉘지 않는다. C1의 후지는 종종 후외측 두피로 이어지는 피부 분지를 지니곤 한다(6).

Edmeads는 C1의 후방근사(rootlets)가 매우 얇고 흔히 지주막 조직으로 착각한다는 사실을 지적했다. 하지만 그는 C1 후방근사(rootlets)를 자극시키는 일은 안구통(superior rootlets), 전두통(middle rootlets), 두정통(lower rootlets)을 유발할 수 있다고 말했다. 후두개와종양(posterior fossa tumors), 편도헤르니아, 두개척주결합부의 골 이상, 그리고 장기적인 근강직과 같은 병인은 C1의 감각신경근에 자극을 유발할 수 있고, 이어서 앞서 말한 부위에 연관될 수도 있다(1).

C2의 후지는 내측분지가 매우 큰 감각신경 요소를 지닌 대후두신경(greater occipital n.)을 형성한다는 점에서 독특하다(그림 3.2). 이 신경은 후두하부위와 후두후방부위로부터 두개골의 정수리까지 이어지는 두피에 분포된다(6). 이 신경이나 이 신경의 신경절을 자극하는 것은 확실히 두통을 유발 할 수 있다(1). 대후두신경은 후두의 후방에 직접적인 외상의 결과로써 자극될 수 있다. 또한 이 신경은 경련상태의 외상을 입은 경부근육(1), 특히 두반극근 사이에 포착(entrapped)될 수도 있다. 또한 목의 과신전상해는 C2 신경절을 환추의 후궁과 축추의 추궁판사이에서 압박시킬 수도 있다. 대후두신경은 후두하부위의 감각지배를 하는데 있어 C3 후지의 지원을 받는다. 추가적으로, C2와 C3 후지 또한 각각 C1~C2, C2~C3 면관절을 제공하는데 도움을 준다.

전지(Ventral Rami)

두장근, 경장근 그리고 전두직근과 외측두직근 뿐만 아니라 추체, 전종인대 그리고 추간판의 전면까지 포함하는 경추의 전방근육들은 모두 전지, 교감신경줄기 그리고 추골동맥과 관련된 자율신경에 의해 지배된다(3, 9). 추골동맥과 관련된 교감신경섬유는 조만간 다루겠지만, 앞서 말한 근육과 척주 그리고 인대에 대한 손상으로 인한 통각은 전지에 의해 발생한 것이다. 신전성 손상(extension injury)이나 가감속 손상(편타손상)의 가속영역에서 이러한 조직에 손상을 입을 수 있다.

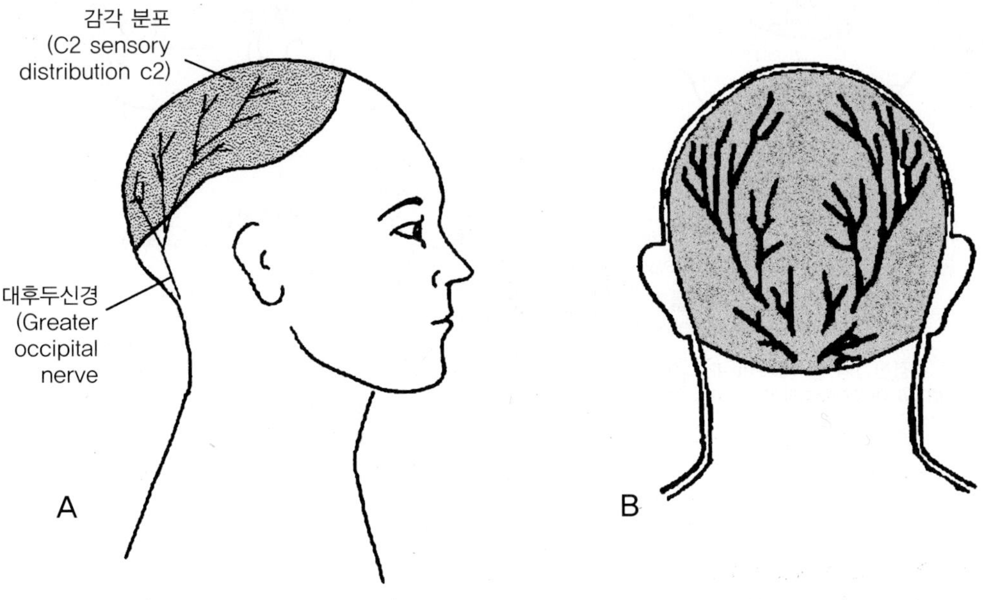

그림 3.2 감각신경 분포

또한 경추신경의 전지는 목의 전방부와 상지를 지배하는 경신경총과 상완신경총을 구성한다. 이러한 신경으로 인한 통각은 같은 분절에 있는 후지의 섬유와 함께 혼합척수신경(mixed spinal nerve)까지 닿는다. 이는 중하부 경추의 부상이나 장애 이후에 목과 상지와 관련된 비방사적 신경통(nonradicular pain)을 설명하는데 도움이 된다.

회귀성 뇌척수막신경

[Recurrent Meningeal Nerves(Sinuvertebral n.)]

목의 또 다른 중요 통증유발조직들은 회귀성 뇌척수막신경(sinuvertebral n.)으로부터 지배되고 있는 것들을 포함한다(그림 3.3). 경부의 회귀성 뇌척수막신경은 전지와 추골동맥과 함께 흐르는 교감신경, 두 가지로부터 유래한다(9, 10). 각각의 척추분절에서 보통 한 개 이상의 회귀

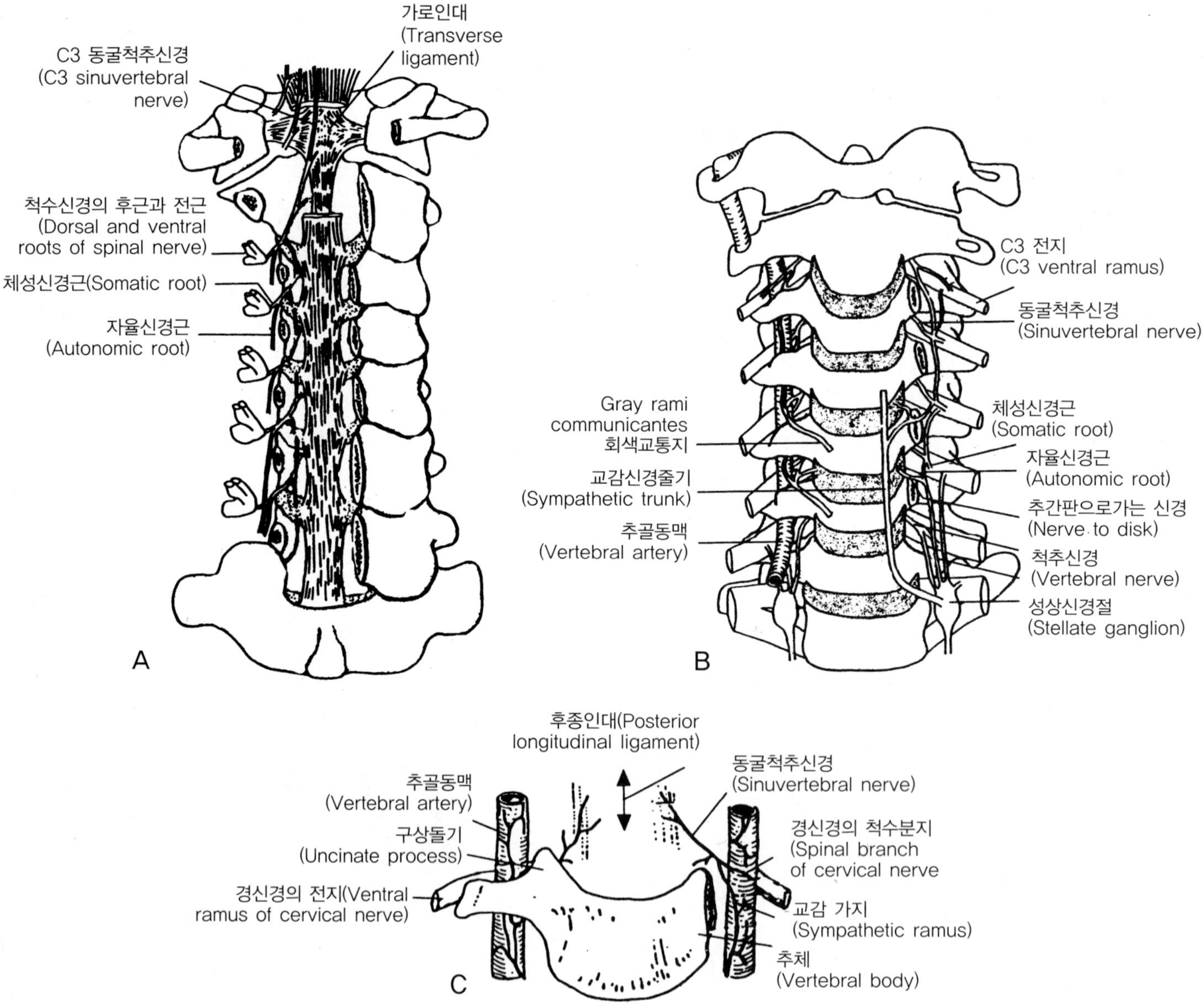

그림 3.3 동굴척추신경 (Sinuvertebral nerve). (From Bogduk N, Windsor M, Inglis A. 경추 추간판 신경 지배. Spine 1988;13:2–8 (**A** and **B**); Xiuqing C, Bo S, Shizhen Z. 추골동맥에 수반되는 신경 그리고 이에 관한 임상적 관계(Nerves accompanying the vertebral artery and their clinical relevance). Spine 1988;13:1360–1364 (**C**)

성 뇌척수막신경이 존재한다(9). 경부의 동굴척추신경은 교감신경 분포로부터 유래한 혈관운동신경섬유(vasomotor 신경섬유)와 전지로부터 유래한 체성구심신경섬유(somatic afferent 신경섬유, 통각신경섬유-nociceptive 신경섬유도 포함) 두 가지 모두 전도한다. 경추 회귀성 뇌척수막신경은 추간판의 후면과 후종인대(그림 3.1C) 척수경막 전면(anterior spinal duramater)(6), 추체 후면(posterior vertebral bodies) 그리고 루시카 관절(uncovertebral joints)를 공급한다(11). 이 신경들은 초입 부위에서 앞서 말한 조직들을 흔히 공급하며 위의 척추 레벨에서도 같은 조직을 계속해서 우월하게 지배한다.

C1~C3 회귀성 뇌척수막신경의 경막지(meningeal branches)는 상대적으로 크고 후두개와까지 올라간다(6). 이것들은 자신들의 경로에서 환축관절복합체, 피개막(tectorial membrane), 십자인대의 구성요소 그리고 익상인대를 공급한다(10). 후두개와에 도달하면서 이들은 C3 신경이 공급하는 클리브스 부위를 포함하는 뇌경막에 공급하는 것을 돕는다(10). 이 신경들의 감각지배는 척수장애와 후두통과 관련된 통증에 있어 임상적으로 중요하다.

회귀성 뇌척수막신경은 분절분포에 있어 변동이 굉장히 심하다는 것을 Groen 등은 증명했다(9). 이 신경은 앞서 말한 구조를 한쪽 편의 단 한 분절레벨에서 지배할 수도 있거나, 아니면 입구 위치보다 여러 분절 높거나 낮은 같은 구조들을 지배할 수도 있다. 때로 이 신경은 정중선을 건너 반대편의 것들을 입구 위치와 같은 레벨 혹은 몇몇 레벨 위나 아래로 지배하는 것을 돕기도 한다.

경막 전면을 지배하는 신경은 8개 척추분절까지 확장될 수 있다고 Groen 등은 보고했었다(12). 이 정보를 통해 척수경막 전면으로부터 발생한 통증의 분절외 연관패턴을 더 잘 이해할 수 있다.

자율신경섬유와 관련된 감각신경분포(Sensory Innervation Associated with Autonomic Fibers.)

추골동맥은 경추의 경로를 따라 여러 가지 신경을 동반하고 있다(그림 3.4). 이 신경들은 기본적으로 교감신경줄기로부터 유래한 것이며 추골동맥신경 또는 척수신경이라고 불리기도 했다(2). 몇몇 저자들은 척수신경의 정의를 내리는데 있어 좀 더 민감하며 추골동맥을 둘러싸는 신경중에 척수신경이 C6의 횡돌기공을 통해 추골동맥을 따르는 성상신경절로부터 생긴 몇몇 분지 중에서 가장 큰 것이

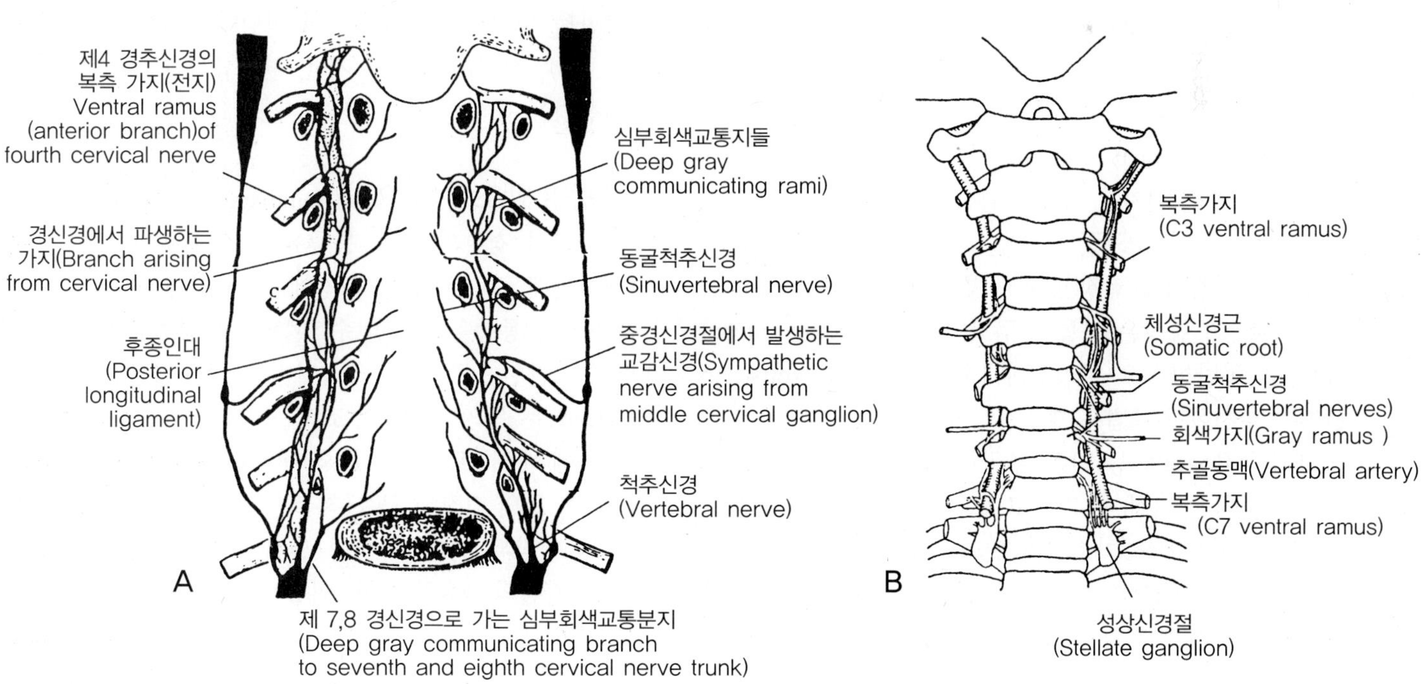

그림 3.4 추골동맥 (Vertebral artery)

A. 전 후면. B. 복면 모습 (From Xiuquing C, Bo S, Shizhen Z. 추골동맥을 공급하는 신경들과 이들의 임상적 관계. Spine 1988; 13:1360–1364(A); Bogduk N, Lambert GA, Duckworth JW. 경추 편두통에 관한 척추신경의 해부학과 생리학. 두통 1981; 1; 11–24(B).

라고 주장한다. 중경신경절과 중간신경절의 분지는 C6 레벨 위의 추골동맥과 관련된 신경과 합류한다(11). 중경신경절의 분지는 추골동맥에 닿기 전까지 C5~C6나 C4~C5 루시카관절을 따라 흐른다. C1과 C2 (2) 그리고 C3(11)의 전지로부터 직접 파생된 분지는 추골동맥의 상부 부위에 합류한다. Xiuqing 등은(11) 전지의 신경섬유들이 추골동맥 근처에서 교감신경섬유와 만난다는 것을 발견했다. 추골동맥을 동반하는 대부분의 신경은 C3부터 C6까지 전지와 합류하기 위해 추골동맥을 상방쪽으로 따르는 회색교통가지(rami communicantes)들이다. 추가적으로, 척수신경으로부터 파생된 더 작은 분지와 성상, 중경, 중간신경절과 전지는 추골동맥 주위에 밀도 높은 총(plexus)을 형성하는 혈관성분지를 형성한다. 추골동맥 자체도 통증을 발생시킬 수 있다는 것이 밝혀졌다(1). 이들의 통증감각의 구심성 섬유는 자율신경섬유와 함께 흐른다. 따라서 경추의 외골증(exostoses)이 이 섬유를 자극시키면 두통의 원인이 될 수도 있다(1).

척수신경과 추골동맥을 둘러싸는 다른 신경을 자극하는 것의 결과로 발생한 경부통과 관련된 두통을 포함하는 증상에 대해 많은 자료들이 있다. 이러한 신경 자극의 원인으로는 경추의 관절염, 외상 또는 경추에 영향을 미치는 다른 질병 과정이 있다(1, 13). 이 증상은 후교감신경증후군(posterior sympathetic syndrome) 또는 1925년과 1928년에 이 증상을 설명한 의사의 이름을 따서 Barre-Lieou syndrome이라고 부른다(13). 이 증상은 또한 종종 경추 편두통(cervical migraine)이라고 불리기도 한다(2). 이 증상을 지닌 환자는 다음과 같은 다양한 종류의 증상을 보일 수 있다: 머리와 목, 부비동, 구강 또는 연구개의 통증; 인두의 저린감각과 전정장애; 이명과 전신적인 피로감. 추가적으로, 이 증상은 보통 후두 상항 통증(occipitonuchal pain)을 동반한다고 알려졌다(13). Gayral과 Neuwirth (13)가 추천한 치료법은 경추견인이었다.

하지만 Bogduk 등(2)은 추골동맥을 둘러싸는 신경의 최대치 자극을 가한 후 그리고 교감신경줄기의 자극 후에 추골동맥 혈류에는 최소한의 변화만이 발견되었다. 또한 추골동맥의 자극이후에 총경동맥 혈류에 있어서도 아주 적은 변화만을 발견할 수 있었다. 하지만 교감신경줄기의 자극 이후에는 총경동맥 혈류의 극적인 변화를 발견할 수 있었다. 척수신경을 자극하는 것은 "추골동맥 벽에 척추뇌기저 허혈증(vertebrobasilar ischemia)이나 고통스러운 내인성 허혈증(intrinsic ischemia)을 유발하는데 충분치 않다"며 따라서 추골동맥을 둘러싸고 있는 신경을 자극하는 것이 경추성 편두통(cervical migraine)이라고 불리는 특정 증상의 원인이라고 하기엔 부족하다고 결론내렸다.

비록 척수신경을 자극하는 것이 혈관경련수축을 유발하지 않을 가능성이 높다고 하더라도, 이 신경 내에 있는 통각신경섬유가 자극받아 목과 머리에 통증을 보낼 수도 있다.

Xiuqing 등은(11) 루시카 관절의 골증식체가 교감신경줄기의 중경신경절의 분지나 추골동맥을 둘러싸는 신경총, 이 둘 중 하나 혹은 둘 다 자극할 수 있다고 주장한다. 그들은 이러한 자극이 종종 경추의 퇴행변성과 부상(11)을 동반하는 교감신경증상들을 유발할 것이라 여겼다.

다른 연구자들도 척수신경의 분지가 전척수경막을 지배한다는 것을 발견했다. 이와는 반대로 후척수경막과 관련된 신경종말은 많지 않은 것으로 밝혀졌다(12).

전종인대와 후종인대 모두 자율신경과 함께 주행하는 구심성 섬유가 공급하는 내인성 신경총을 지니고 있다. 전종인대와 관련된 총(plexus)은 교감신경줄기로부터 공급받으며(그림 3.1C), 반면에 후종인대와 관련된 신경총은 척수신경과(9) 동굴척추신경(그림 3.3과 3.4A)의 공급을 받고 있다. 추가적으로 척수신경의 분지는 후방 및 측방 추간판을 지배하며 전지로부터 상당한 지원을 받는다(그림 3.3B). 따라서 이들은 자율 원심성신경으로부터 체성 구심신경을 통해 통각을 전달한다(9, 10).

통증유발조직의 요약(Summary of Pain Generators)

지금까지 경부의 주요 통증유발조직들과 이 조직들을 지배하는데 관련된 특정 신경에 대해 자세하게 다루어봤다. 머리에 통증을 유발할 수 있는 목의 통증유발조직들은 다양한 원인으로 스트레스나 손상을 입을 수 있다. Edmeads는 목의 통증유발조직을 자극할 수 있는 가능한 원인들에 대해 포괄적인 논의 내용을 제공한다(1). 몇 가지 예로, 목의 긴장된 근육(척추 앞과 뒤의 목 근육 모두), 척추의 긴장된 인대, 외상성 사건 중에 혹은 수핵탈출에 의한 추간판의 섬유륜 손상, 외상이나 퇴행성(osteoarthritis 자체로도 통증을 유발할 수 있다)으로 인한 면관절 손상, 그리고 사고로 인한 경막의 견인손상 등이 있다. 또한 외상이나 수술 이후에 경막 주위에 섬유성 유착이 발생할 수도 있고 이는 경막 유착으로 이어질 수 있다. 또한 경막은 면관절이나 척추 추체의 후면에서 발생하는 골증식체로부터 손상을 입을 수 있다. 추간판 돌출 또한 경막에 손상을 입힐 수 있다. 앞서 말한 모든 조건이 상부경추에 영향을 미친다면 이것들은 목의 상부와 머리에 체성 연관통을 유발할 수 있다(3).

척수와 통증경로
(Spinal Cord and Pain Pathway)

척수의 내부 조직
(Internal Organization of Spinal Cord)

앞서 얘기한 어떤 통증유발조직이라도 손상이나 부상을 입으면 유해수용기 혹은 통각수용기(nociceptors)라 불리는 말초수용기를 자극할 수 있다. 유해수용기는 강렬한 기계적 자극에 반응한다면 기계적 유해수용기, 강렬한 온도 자극에 반응한다면 열 유해수용기, 그리고 기계적, 열, 화학적 자극에 반응한다면 다형 유해수용기(polymodal nociceptor)라고 분류할 수 있다(14, 15). 유해수용기는 그 정의상 통증에 민감한 조직에 위치하며 병변에 의해 자극을 받고 얇게 유수 Aδ 그리고 무수 C 신경섬유를 통해 척수로 입력시킨다. 이 섬유의 세포체는 후근신경절(DRG)에 위치한다. DRG의 중추돌기는 각각의 후근의 후방근사 내부에서 주행하며 후외측 열구(dorsolateral sulcus)에서 척수로 들어간다. 후방근사를 받는 특정 구역을 종종 후근진입부(dorsal root entry zone)라고도 부른다. 이 구역에서는 큰 직경을 가진 섬유가 가장 안쪽에 위치해 내측분지를 형성하고, 성기게 유수화된 Aδ 그리고 무수화된 C 섬유가 가장 측면에 위치해 외측분지를 형성하게끔 구조화되어 있다. 외측분지의 섬유는 리사우어의 후외측로(dorsolateral tract of Lissauer)라고 불리는 후각의 끝의 표면에 있는 구역으로 진입한다. 여기서 통증 및 온도 구심섬유는 올라가고 내려가는 두 갈래의 분지로 나뉘게 되며 따라서 자극입력을 2~3개 척수분절을 따라 올려 보내고 내려보내곤 한다. 추가적으로 분지는 진입레벨에서 후각의 회질에 진입한다(그림 3.5).

척수의 회질에 있는 모든 뉴런은 다음 3가지 일반적인 범주로 분류한다: (*a*) 고위중추까지 뻗어 있는 신경세포, (*b*)효과기(평활근, 심근, 골격근과 선(glands)을 지배하는 운동신경세포, (*c*) 대부분의 신경세포에 해당되는 개재신경세포. 개재신경세포는 척수 인풋과 아우트풋을 통합시키는데 필요한 회로를 만든다. Rexed는 1950년대 초에(16) 척수의 회질이 10개 층으로 구성되어 있다고 설명하는 세포 형태학과 염색특성에 기반을 둔 자료를 출판했다(그림 3.5). 그의 발견은 그때부터 기준으로 받아들이게 됐다. Laminae I-VI는 주로 개재뉴런으로 구성되어 있으며 후각의 끝부위에 위치한 lamina I과 함께 척수의 후각을 구성한다. 그리고 나머지들은 순서대로 복측으로 따라간다. lamina I 에는 Aδ 와 C 신경섬유가 운반하는 통증으로부터만 정보를 수용하는 통각특정신경세포(nociceptive specific neurons)라는 세포가 있다. lamina I의 다른 신경세포들은 Aδ 신경섬유(낮은 역치의 기계수용체) 와 Aδ와 C 신경섬유로부터 입력을 받는다(17). Lamina II는 아교

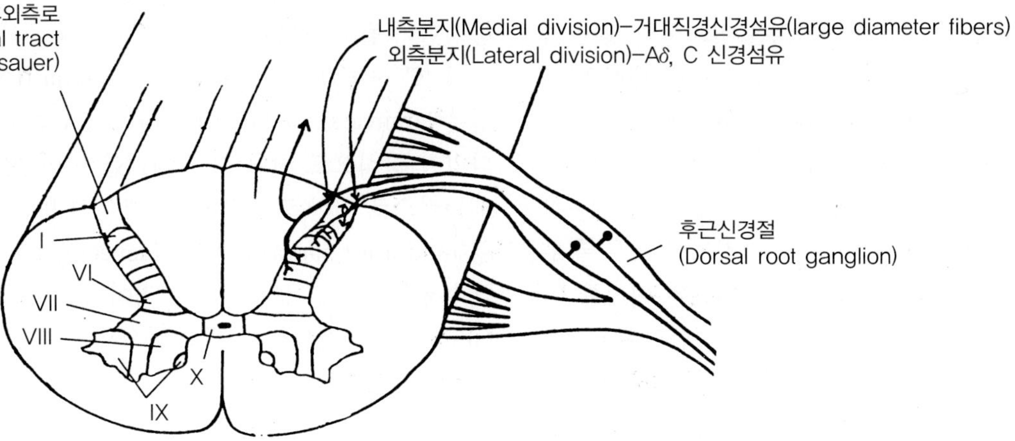

그림 3.5 진입부(Adapted from Martin JH. Neuroanatomy. New York: Elsevier, 1989.)

질(substantia gelatinosa)로도 알려져 있으며 이 또한 C 신경섬유와 피부의 구심신경으로부터 그리고 통증이 없는 기계적 자극(18)으로부터 발생한 기계수용체로부터 입력을 받는 잘 발달된 구역이다. Aδ 와 C 신경섬유를 통한 통증(그리고 온도) 입력 때문에 표층의 후각은 통증과 관련된 정보를 전달하고 수정하는 구역으로 보인다. Laminae III~V는 기본적으로 촉각에 관련된 정보를 수용하지만, 다른 종류의 구심성 정보도 수용하는 개재뉴런으로 구성되어 있다. 몇몇 경로세포(tract cell)는 여기 laminae에 위치해있으며 나중에 다시 다룰 것이다. 척수팽대에 있어 눈에 띄는 lamina VI는 고유감각입력, 극상하행입력(supraspinal descending input) 그리고 몇 가지 피부의 구심성 정보를 받는다. Laminae VII~IX은 척수의 중간회질(intermediate gray)과 전각에 위치해 있다. 이 뉴런에는 상행성 고유감각정보를 위한 경로신경세표(tract neurons), 자율신경 효과기(척추분절 T1~L2나 T1~L3에 있는)와 골격근을 지배하기 위한 운동뉴런, 그리고 하행신경섬유와 구심성 근방추(muscle spindle afferents)가 끝나는 곳인 개재뉴런집단이 있다. Lamina X는 중심관을 둘러싸며 개재뉴런과 교차축삭(decussating axons)으로 구성되어 있다.

laminae I과 II에서는 상대적으로 높은 수위의 substance P(구심성 C 신경섬유로부터 분비된 흥분전달물질)와 칼시토닌 유전자관련 펩티드, 그리고 높은 농도의 엔케팔린과 아편수용체를 발견할 수 있었다(19). Melzak과 Wall은(20, 21) 들어오는 통각정보와 올라가는 통증 경로 사이의 일종의 게이트 역할로 아교질(substantia gelatinosa)을 활용함으로써 큰 직경을 가진 구심성 입력이 통증 전달을 바꿀 수 있을 것이라고 제안했다. 이러한 게이트 메커니즘을 설명하는데 적용되는 한 가지 가정은 아교질의 몇몇 억제개재뉴런은(22) 엔케팔린을 분비하고 통증에 대한 일차적 통각 구심성 신경(primary noceptive afferents)의 시냅스전 억제(presynaptic inhibition)나 상행로 신경세포의 시냅스후 억제를 유발할 수도 있다는 사실에 기반을 둔 것이다. laminae III와 IV에서 끝나는 큰 직경의 피부 측부구심성신경(cutaneous afferents collaterals)은 이러한 아교질개재뉴런의 과정과 마찬가지로 억제하거나 흥분시킬 수도 있는 lamina III의 개재뉴런을 통해 상호작용함으로써 통증 전달의 "게이트를 닫을" 수도 있다(18). 이는 큰 구심성 섬유를 자극하여 만성통증을 동반하는 장애를 치료하는 TENS의 근거가 될 수도 있다(22).

같은 laminae II 개재뉴런을 자극하거나 경로신경세포에 직접적으로 작용할 수도 있는 내인성 통증조절 시스템의 하행성섬유 또한 이 개재뉴런집단에 들어간다. 중뇌의 뇌수도관(cerebral aqueduct of Sylvius)을 수관주위회색질(periaqueductal gray) 과 어쩌면 몇몇 망상체섬유도 세로토닌이 풍부한 연수의 대봉선핵(nucleus raphe magnus)까지 뻗어있다고 가정하곤 한다. 이 핵은 척수의 laminae I과 V, 그리고 유해자극입력을 받는 삼차신경미측핵에서 끝나도록 척수의 백질(dorsolateral funiculus)의 측삭(lateral funiculus)의 후방영역에서 섬유를 미측으로 보낸다. 아교질개재뉴런(substantia gelatinosa interneurons)이 엔케팔린을 분비하도록 하고 이어서 일차성 통각 구심성신경(primary nociceptive afferents)을 시냅스전 억제하고 올라가는 통증경로를 시냅스후 억제하는 방식으로 하행성섬유(종종 raphespinal tract라고 불린다)에 의한 진통효과가 일어난다(6, 19, 22, 23).

수관주위회색질이외에도 후각에 입력을 보내는 구역으로 후외측 교의 noradrenergic locus ceruleus이 있다. 이 ceruleospinal 경로 또한 통각정보를 전달하는 경로신경세포를 조절할 수 있다. 따라서 raphespinal 그리고 ceruleospinal tracts 둘 다 통증에 대한 음성되먹임고리(negative feed back loop)에 하행 요소를 제공할 수 있으며 상행각은 상행성 통증경로가 된다(19). 스트레스로 유발된 입력이 시상하부와 변연계를 통해 중뇌로 흘러들어가면서 이러한 내인성 통증조절 시스템을 활성화시키는데 기여할 수도 있다. 하행성 진통시스템이 방해받거나 피로해지면, 상행성 통증경로가 고위중추로 정보를 전송하는 것을 허용할 수도 있으며(24~27) 결국 통각은 의식적 고통경험이 될 것이다.

즉, C 신경섬유의 통각입력은 lamina II에 진입하며 더 깊은 laminae로 그리고 이에 따라 고위중추를 지나가면서 다양한 방식으로 변화된다. 이러한 변화로는 lamina II 개재뉴런으로 인한 직접적 변화, 흥분석 또는 억제성 극상영향(inhibitory supraspinal influences), 그리고 무해한 기계수용체의 흥분 또는 억제입력이 있다. 이러한 영향력은 lamina III 개재뉴런을 통해 단일연접 그리고 다연접하여 작용할 수 있다(18).

통증 경로 (Pain Pathways)

고위중추로 통각정보를 전달하는 상행섬유는 복잡한 시스템을 형성한다. 이 섬유들의 정확한 기시부와 종말부위는 아직 확립되지 않았다. 반대측 무통증을 유발시키는 척수시상로절단술 과정을 보면, 이 신경섬유들의 기시점으로부터 한 분절 내에 복측백실맞교차(ventral white commissure)를 지나가면서 척수의 전외사분역(anterolateral quadrant; ALQ)을 올라간다고 받아들여진다. 이 섬유의 기시점과 이들의 시상종말부에 대한 근거를 보면 ALQ는 혼합신경섬유의 복합체라는 것을 알 수 있다. 이 섬유 모두가 ALQ에 위치해 있고 기능적으로 유사하기 때문에 이것들은 전외측 시스템이라고 불리기도 한다. 이 시스템은 하위집단으로 분류할 수 있다. 이러한 하위집단 중 하나는 척수시상 그룹인데 이는 이름 그대로 시상에서 종말된다. 시상에 진입하면서 이 척수시상 그룹은 외측과 내측 그룹으로 나뉘게 된다(28). 종종 신척수시상로(neospinothalamic tract)라고도 불리는 외측영역은 복측후방핵(외측) 그리고 후핵, posterior nucleus(29)에서 종말되며 뇌간에 주는 입력은 거의 없다. VPL에서 종말 되는 경로 신경섬유들은 아주 작은 지점에 찌르는 듯한 극심한 통증을 전달한다. 이 심한 통증은 빠르게 전도하는 Aδ 구심성 신경섬유를 통해 척수에 진입한다. 그리고 나서 시상섬유는 속섬유막(internal capsule)의 후각 내에서부터 중심후외(post central gyrus)와 두정엽의 부중심소엽의 뒤 부위와 같은 일차적 감각 피질(primary sensory cortex(S1)까지 계속해서 이어진다(그림 3.6A).

이러한 경로의 신경 세포체는 후각의 lamina I에(그리고 어쩌면 laminae IV~VI(28, 30, 31)에서도) 거주하며 작은 수용필드의 입력에만 부합한다. 이러한 세포체의 상행축삭은 척수 내에서 체성국소적으로 조직화되어 있어 미측분절로부터 정보를 전달하는 축삭은 ALQ의 후외측면에(더 표면적인) 놓여있고, 반면에 입쪽 분절로부터 정보를 전달하는 축삭은 전내부위에(복측회각, ventral gray horn에 더 가까운)놓여 있다(그림 3.6B). 대뇌피질 내에서도 후중심후회, 중심후회와 부중심엽(paracentral lobule)의 특정 영역에서 각 신체 부분이 대변되는데 이는 축소인간(homunculus)이라는 지도로 불리기도 한다(그림 3.6C). 축소인간에서 신체 부분의 크기는 자극 정보를 감지하는데 있어서 같은 신체 부분의 중요성을 반영한다. 그림 3.6C에서 보는 것과 같이 머리 부분은 굉장히 크지만 목에 해당되는 부분은 꽤 작다. 이는 상부경추신경으로부터 분포된 통증유발조직의 위치를 알아내는 것이 입술이나 볼의 병소의 위치를 알아내는 것보다 더 어렵다는 근거가 될 수 있다. 이러한 체성국소(somatotopy)로 인해 신척수시상 경로(neospinothalamic pathway)는 정확한 공간위치나 자극 강도와 같은 차별적 특성을 보여준다. 역으로 후시상핵(posterior thalamic nucleus)에 들어가는 섬유는 체성국소적으로 조직화되어 있지 않으며 큰 수용필드와 관련된 세포로부터 유래한 것이다. 후시상핵섬유는 후도엽피질(retroinsular cortex)까지 뻗어 있다(28, 29). 이 연결이 통각에 대한 전체적인 이해에 기여하는 바는 아직 확인되지 않았다.

(앞서 말한) ALQ 신경섬유들의 척추시상로 그룹의 내측 부분은 시상의 측면으로 진입하며 C 구심성신경섬유로부터 무디고, 쑤시고, 분명치 않은 국소적 통증을 동반할 가능성이 높다. 이를 종종 서행성 통증이라고도 부르는데 이는 C 신경섬유가 무수섬유이고, 전도 속도가 성기게 유수화된 Aδ 신경섬유의 전도속도보다 느리기 때문이다. 이 경로의 신경세포는 주로 laminae IV로부터 유래하지만 몇몇은 복측각 laminae VII과 VIII으로부터 유래하기도 한다. 이 집단을 구척추시상로(paleospinothalamic tract)라고 부르기도 하며 시상의 수판내핵 복합체(intra-laminar nuclear complex)로 올라간다(그림 3.6A). 신척추시상로 또는 구척추시상로 신경섬유 모두 lamina II(sub-stantia gelatinosa) 로부터 유래하지는 않는다는 점은 주목할 만하다. 구척수시상로는 체성국소적으로 조직화되어 있지 않으며 시상의 수판내핵 복합체는 일차감각피질(primary sensory cortex)까지 뻗어있지 않다. 대신에 수판내핵 복합체의 신경섬유는 변연계와 관련된(전시상핵과 후내시상핵과 같은) 다른 시상핵에서 종말된다. 이 핵과 수판내핵 복합체는 이어서 안와전부 부위(orbitofrontal region)과 같은 피질의 넓게 펼쳐진 영역으로 뻗어나간다. 이러한 피질종말(cortical terminations)이 일차 감각피질(primary sensory cortex)과는 다르기 때문에 이 경로는 통각에 관한 동기적 행동과 정서적 행동의 측면을 제공한다고 알려져 있다.

시상이외에도 통각과 관련된 입력을 받는 또 다른 중추신경계 지역으로는 망상체가 있다. 망상체는 주의 및 각성기제의 기능을 수행하는 뇌간뉴런(brainstem neurons)의 복잡한 네트워크이다. 통각입력은 구척추시상로의 측부가

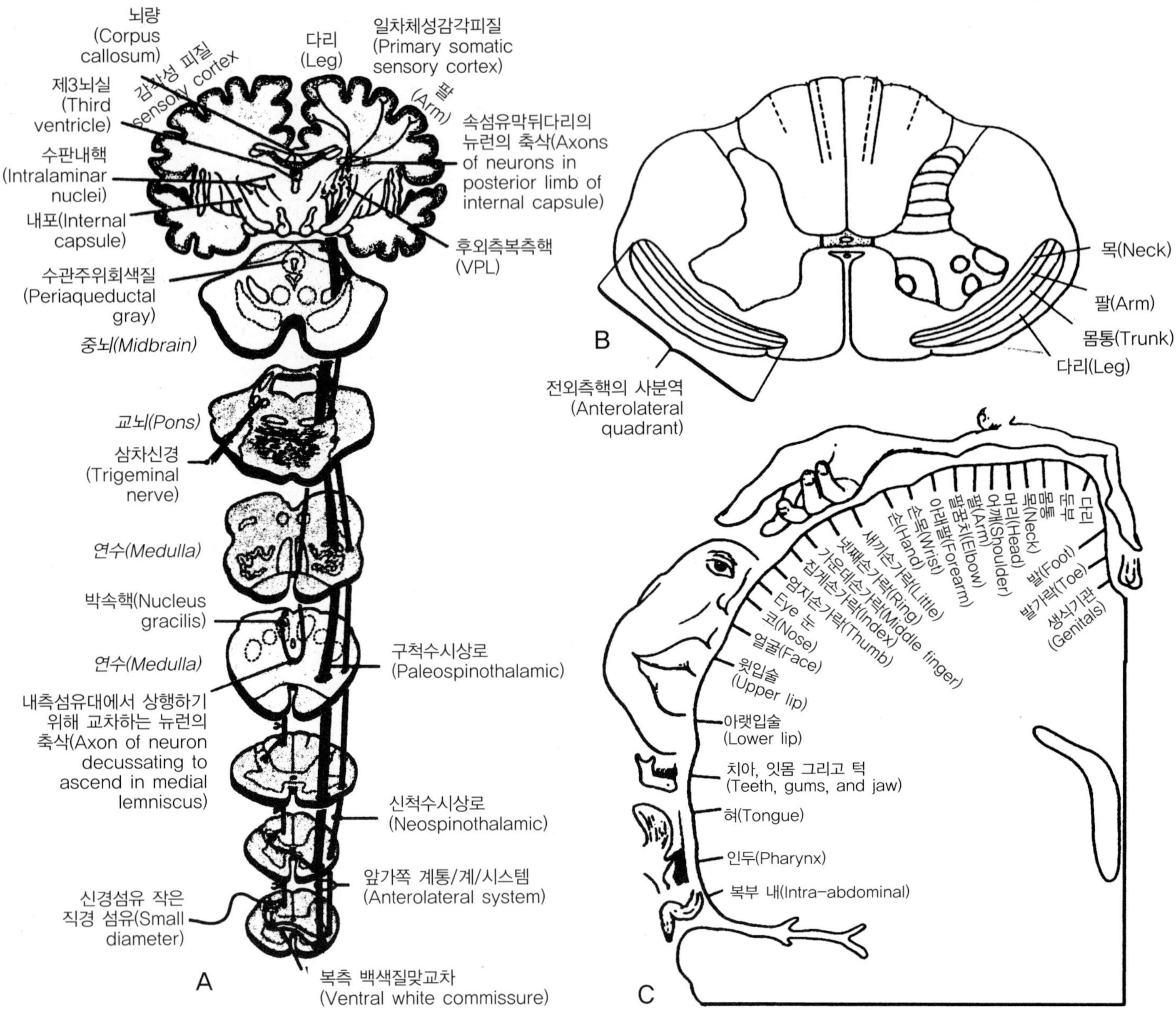

그림 3.6 척추시상 시스템

(Adapted from Carpenter MB, Sutin J.Human neuroanatomy, 8th ed. Baltimore: Williams & Wilkins, 1983:272(**A**); Martin JH. 신경해부학. New York: Elsevier, 1989(**B**); Penfield W, Rasmussen T. 인간의 대뇌피질: 국소기능의 임상 연구. New York: Macmilan, 1950(**C**).

지나 또는 ALQ내에서 흐르는 불분명한 척수망상로를 구성하는 섬유로부터 유래될 수 있다. 망상체에 도달하는 섬유는 이 부위 전체에 걸쳐 다연접하여 작업하며 수판내핵 복합체(intralaminar nuclear complex)에 있는 구척추시상 신경섬유들과 만난다. 섬유 퇴화에 대한 연구에서 상행 섬유의 대다수가 시상까지 도달하지 못한다고 밝혀진 것처럼 섬유의 많은 요소들이 망상체에서 종말 한다(32). 흥미로운 것은 파충류에서 유일하게 발견되는 통증경로는 망상체를 통해 수판내핵으로 가는 것이라는 점이다. 포유류에서는 신척수시상로가 추가되었으며 이는 인간에서 가장 발달되어 있다(30). 이는 인간이라는 종에게 있어 신척수시상로의 중요성을 나타낸다고 볼 수 있다.

먼저 말한 바와 같이 lamina I 신경섬유는 고위중추에 통각정보를 전달한다. 초기 실험을 근거로 일반적으로 받아들여지는 것은 lamina I 신경섬유의 주된 투사표적은 시상의 VPL이며 최소한 몇몇 신경섬유는 ALQ 내에서 올라간다는 것이다. 최근 쥐와 고양이 그리고 영장류에서 대부분의 lamina I 신경섬유가 척수백질의 후외측 섬유단(dorsolateral funiculus)에 있는 고위중추로 교차하여 올라간다는 것이 밝혀졌다(30, 33, 34). 이 중 몇몇은 VPL에서 정지되며 이 lamina I 세포의 수용섬유가 작고 체성국소적으로 조직화되어 있다는 점에서 신척추시상 신경섬유와 유사하다. 후외측섬유단(dorsolateral funiculus)을 포함하지 않는 ALQ의 척수시상로절단술(cordotomy procedure)은 통증을 완화시키며 따라서 ALQ는 임상적으로 아주 중요한 장소가 된다. 척추시상 ALQ 신경섬유를 고갈시키고 주의 및 각성 기제로서 작용하는 척수망상체 입력을 추가적으로 고갈시킴으로서 이러한 병소는 lamina I으로부터 나오는 어떠한 남아있는 상행성 입력이라도 무효화할 수 있다(34). 하지만 인간의 후외측섬유단의 상행성 척수시상 섬유(ascending spinothalamic 신경섬유)가 존재하는 지조차도 추측에 근거한 것이며 추가적인 조사가 필요하다.

다른 lamina I 신경섬유는 ALQ 내에서 올라가(28) 중뇌의 덮개와 수도관주위회색질에서 정지하며 척수중뇌로(spinomesencephalic tract)라고 불린다. 앞서 말한 대로 내인성통증 통제시스템에 기여하는 하행성 수도관주위 봉선(descending periaqueductal raphe) 시스템의 기원의 역할을 하는 부분과 같은 곳에서 이 tract는 정지한다. 따라서 척수중뇌로(spinomesencephalic tract)는 그 통증 통제 시스템에 입력을 제공한다(33). 앞서 말한 바와 같이 세라토닌 봉선척수(serotonergic raphespinal) 신경섬유는 상층후각에서 정지하며 상행섬유가 하행시스템을 활성화시키기 위한 필수 요소라고 추측되어져 왔다(19). 따라서 이러한 상행척수중뇌로(ascending spinomesencephalic) 신경섬유는 진통조절고리의 부정적 피드백을 활성화시키는 요소일 수도 있다.

즉, ALQ는 신체의 반대측 부분으로부터 통증 정보를 전달하는 상행섬유를 포함한다. 올라가는 경로 신경섬유의 시상종말에 관한 근거를 보면 ALQ가 평행으로 올라가는 두 개의 주요 척추시상 시스템을 갖고 있다는 것을 알 수 있다. 이 척추시상 시스템 중 하나(neo)는 시상의 VPL에서 정지하며 차별적인 특성을 위해 일차감각피질로 뻗어나간다. 다른 하나의 척추시상 시스템(paleo) 는 시상의 수판내핵복합체(intralaminar nuclear complex)에서 정지하며 뇌간망상형성(spinoreticular)에 부수적 혹은 직접적인 입력을 보낸다. 수판내핵복합체는 통증의 동기적 그리고 정서적 측면을 유발하기 위해 광범위한 피질부위로 뻗어 나간다.

두 척추시상 시스템에 포함된 다양한 시상영역 그리고 피질영역을 근거로 한 시스템은 감각의 차별적 특성을 제공하고 또 다른 하나는 통증의 정서적 측면을 제공한다고 가정해 볼 수 있다(30). Wyke는(32) VPL에서부터 일차피질까지 이어지는 연결이 통증 경험의 위치 측정과 특징과 같은 지각적 요소를 형성하며 "무언가 잘못 됐다"라는 느낌을 들게 한다고 상정했다. 이는 인접한 조직의 기계수용체는 물론 통각수용기가 동시에 자극받으며 후주내측모대 시스템(dorsal column-medial lemniscal system)을 통해 이들 또한 VPL과 일차감각피질에 뻗어 나간다는 것과 관련 있을 수도 있다. 수판내에서 피질까지 이어지는 또 다른 연결은 이어서 정서적 요소를 형성한다. Wyke에 의하면 신척추시상(neospinothalamic) 신경섬유와 동시에 올라가는 이 경로가 통증을 불쾌하게 느끼고 신체의 부위가 "아파하도록" 만드는 것이라고 한다(32). 이 이론을 지지하는 경향을 보이는 연구들이 있다. 피질레벨에서 마취하지 않은 환자의 중심후회를 직접적으로 전기 자극을 주는 것은 좀처럼 불쾌한 통증 경험을 유발하지는 않지만, 반대측으로는 numbness와 tingling 같은 무통증 감각을 유발한다(32, 35). 중심후회의 큰 병소는 통증에 대한 의식을 없애지는 않지만, 아픈 부위의 위치를 파악하기는 힘들게 만든다(32, 35). 시상레벨에서 수판내안와전두 연결(intralaminar-orbitofrontal connections)을 외과적으로 차단하는 것은 심한 만성적인 통증의 불편함과 불쾌함을 완화시키지만 "뭔가가 잘못 됐다"라는 의식을 없애지는 않는다. 암 환자의 시상의 VPL에 외과적 병소가 있으면 피부촉각 및 날카로운 통증을 없애는 것으로 밝혀졌지만 심한 만성적 통증은 여전히 남아 있는다(36). 마취하지 않은 환자의 수판내핵을 자극하는 것은 극심한 그리고 매우 약하게 국소화된 통증 즉, 전체적으로 확산된 통증(diffuse pain)을 유발한다(32). 또한 후복측핵 그리고 후핵을 포함하는 외측시상(lateral thalamus)의 혈행 불충분으로 인해 시상통증(thalamic pain)이라고도 알려진 통증이 유발될 수 있다. 이 병소의 한 증상으로는 초기에는 편측무감각이 있고 이어서 불쾌하고 비정상적인 통증 감각이 온다. 이러한 과정의 결과를 보면 시상과 피질 수준 모두에서 지각적 요소와 정서적 요소를 구분하는 해부학상의 분리가 있는 것처럼 보인다.

통증 경로 요약 (Summary of Pain Pathways)

중추 신경계 특히, 시상과 피질은 통증이라고 부르는 인간적 경험을 유발하는 조직손상 자극에 반응하는 통각수용기로부터 입력을 받는다(하지만 모든 통증의 원인이 반드시 조직손상은 아니다(31). 만성 난치성 통증과 같은 이러한 경험의 불쾌하고 혐오스럽고 감정적인 요소는 최소한 시상의 수판내핵과 대뇌피질의 관련 영역에서 처리되는 것 같다. 복측기저행(ventrobasal thalamic nuclei)(복측후 그리고 후시상핵을 포함하는)와 일차체성감각피질은 자극의 위치와 특징에 대한 의식이나 통증 경험의 지각적 요소를 제공한다.

통증 발생과 관련된 조직과(수용기, 척수뉴런, 뇌간의 핵, 시상, 대뇌피질까지) 이러한 조직이 어떻게 상호 관련되는지에 대해 수많은 자료를 수집했지만, 감정이나 기억 그리고 심인성통증의 역할과 같은 요소들로 인해 통증에 대한 연구는 여전히 미래 연구에 중요한 분야이다.

삼차신경계(Trigeminal system)

지금까지 경추의 통증유발조직과 통증 경로에 대해 상세하게 다뤄봤다. 머리와 얼굴의 통증유발조직을 지배하는 신경과 이것들과 관련된 통증 경로는 목의 통증유발조직과 통증 경로와는 꽤나 다르다. 이 절에서는 머리와 얼굴의 감각지배와 관련된 통증 경로를 설명할 것이다.

머리의 통증 유발조직(Pain Generators of Head)

삼차신경은 머리의 가장 중요한 감각신경이다. 이 신경은 세 가지 분지로 나누어진다. 안와(V1), 상악(V2), 하악(V3) 이 세 분지는 얼굴의 피부 영역에 공급되며 추가적으로 각막, 비점막, 이와 잇몸, 혀의 앞쪽 3분의 2를 포함한 구강점막, 부비동 그리고 전, 중두개와의 경막에 또한 공급된다(그림 3.7). 삼차신경은 또한(V3 division의 이개측두신경이나 그리고 교근신경분지를 통해) TMJ 그리고 저작근으로부터 고유감각 정보를 전송한다. 외안근의 고유감각섬유는 V1 division과 함께 주행한다.

삼차신경으로부터 머리의 혈관계를 지배하는 신경섬유들이 있다. 이 섬유 중 대부분은 자율신경섬유지만 몇몇 혈관주위 감각섬유도 있다. 이러한 혈관주위 감각섬유의 종말부는 혈관 벽에서 정지하며 따라서 이 혈관들은 통증에 민감한 조직이 된다. 큰 대뇌동맥을 자극하는 것으로 인간의 두통을 유발할 수 있다는 것을 연구자들은 1930년대 말부터 알고 있었다(37~40). 따라서 이러한 혈관들이 두통의 발생이나 특정 두통의 증상, 둘 중 하나와는 어떤 방식으로든 관련이 있다는 것에 이의가 없었다. 추가적으로 실험실 동물에 대한 연구(이 동물연구의 자료는 인간 실험 대상자에게 추정되었다)는 수많은 두개 내 및 두개외 조직이 삼차신경계로부터 지배된다는 것을 암시한다. 이 신경지배는 주로 동측의 삼차신경으로부터 행해지며 지배되는 조직은 다음과 같다: 외경동맥의 중경막동맥, 그리고 천측두동맥, 경막동맥, 상시상정맥동(superior sagittal sinus), 그리고 뇌의 큰 혈관들. 뇌의 큰 혈관들로는 상소뇌, 문측기저, 중대뇌 그리고 가장 빽빽하게 분포된 근위부인 윌리스환의 구성요소들이 있다. 일반적으로 전두개와의 혈관들은 V1과 V2에 의해 지배되고 중두개와의 혈관들은 V2와 V3에 의해 지배된다. 대뇌동맥에 닿기 위해 삼차신경섬유는 해면정맥동의 경막을 관통하고, 내경동맥의 해면부분을 둘러싸고 있는 섬유신경총 내에서 흐를 것이다. 따라서 해면정맥총은 상경신경절의 교감신경섬유, 익돌구개신경절(접형구개신경절)의 부교감신경섬유, 그리고 삼차신경의 V1과 V2 branch의 섬유로 구성

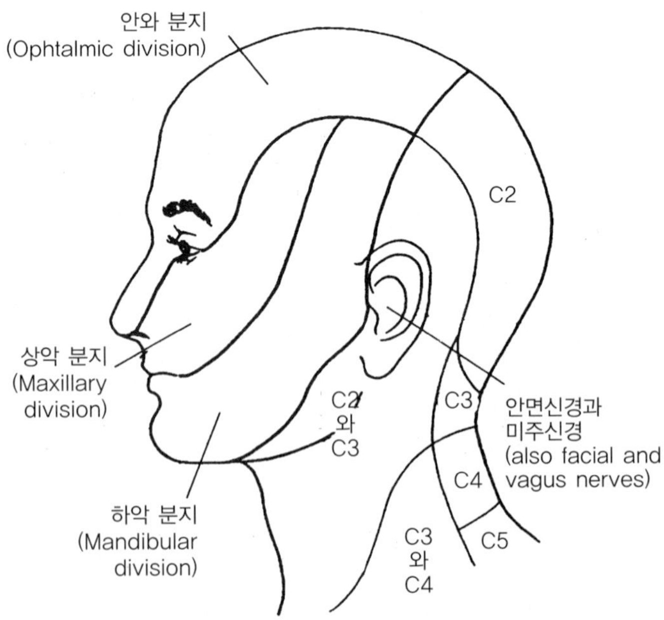

그림 3.7 삼차신경의 세 분지:안와 분지, 상악 분지, 하악 분지 (From Barr ML, Kiernan JA. The human nervous system, 5th de. Philadelphia: Lippincott, 1988.)

되어 있다. 이 모든 섬유들이 해부학적으로 밀접한 관계를 지니고 있는 해면정맥동 영역의 병소는 자율신경증상이 동반된 두통을 유발 할 수 있다(27).

이러한 경동맥 가지가 삼차신경계에 의해 지배되기는 하지만 척추기저 시스템(후두개와에 위치함) 의 고양이 연막동맥(feline pial arteries)은 상부경추의 후근절에 의해 지배된 것이라고 알려져 있다(41). 실제로, 인간의 이러한 동맥에 전기적 자극을 주면 C2~C3 피부분절에서 통증을 유발한다. 이러한 신경지배는 목과 후두에 대한 두통 전이를 설명하는 것 중 하나일지도 모른다. 일반적으로 말해서 전 · 중두개와에서 발견되는 조직들(전두엽과 두정엽의 뇌막, 내경동맥, 경막혈관들)은 삼차신경섬유에 의해 지배되며(전두개와는 V1과 V2에 의해, 중두개와는 V2와 V3에 의해) 후두개와 조직들은 상부경추신경의 상행분지에 의해 지배된다.

신경펩티드 혈관작용(Vasoactive Neuropeptides)

뇌혈관의 변화는 편두통이나 군발성 두통(cluster headache)과 같은 여러 가지 두통에 적어도 많은 관련 있으며 어쩌면 그 원인자체일 수도 있다. 혈관특징의 변화를 유도하는 물질들은 신경종말로부터 나온다. 말초신경을 통해 피부를 지배하는 무수 C 신경섬유가 유해자극에 반응하고 이어서 substance P, calcitonin gene과 관련된 펩티드, 뉴로키닌 A와 같은 신경펩티드를 분비한다는 것은 잘 알려진 사실이다. 이러한 신경펩티드는 혈관주위신경종말에서도 발견되었고 두통 기제와 관련돼있는 것으로 보인다. 실제로 삼차신경절세포의 20%에서 substance P를 발견할 수 있었다. 이는 신경절의 세포체에서 합성되며 그 뒤에 중심적(정방향으로) 그리고 주변으로(역방향) 운반된다. 혈관에 손상을 가할 수도 있는 유해자극은 신경섬유를 작동시키며 전형적인 구심성 감각섬유를 통해 substance P를 중심적으로 유도한다. 그 뒤에 상행경로신경세포가 작동되고 입력을 처리해 통증을 지각하는 대뇌피질에서 정지한다(42). 또한 이 동일한 자극이 염증반응과 관련된 국소세포에 영향을 미치는 역방향으로 분비하도록 유발한다. 이러한 세포로는 대식세포조직 비만세포, 평활근세포가 있다(42, 43). 혈관주위신경으로부터 역방향으로 분비된 substance P는 혈관확장과 혈장유출을 중재할 수도 있다(조직 손상의 기미가 보이자마자 반응하는 내재된 방어 기제로서) 이렇게 substance P에 대한 혈관반응은 「신경성 염증」이라고 한다(24, 27). 두통 기제와 관련해 신경성 염증이 중요한 점은 경막혈관에서 혈장의 혈관외 유출을 막을 수 있는 제제가 편두통을 치료하는데 있어서 효과적이란 것이 밝혀졌다는 것이다(27). 고양이 삼차신경절(feline trigeminal ganglion)이나 신경을 자극한 연구에서 두개 외 안면혈관의 혈관확장이 발생했다(44). 혈관 직경의 변화 중 20%는 혈관작용제가 분비한 역전도 신경자극 때문이었고 나머지는 Lance(26)가 "삼차신경혈관 반응(trigeminovascular reflex)"이라고 일컫는 것 때문이었다. 이 반사 반응은 뇌간에서 안면신경(제 7 뇌신경)의 부교감신경절이전섬유와 연접하는 감각궁으로서 삼차신경혈관섬유를 사용한다. 이 신경의 대추체신경섬유는 혈관확장을 유발하기 위해 혈관작용장 펩티드(vasoactive intestinal polypeptide)를 혈관으로 분비하는 곳인 두개골외 혈관의 운동 부분(motor component)을 형성한다(45). 비록 현실에서는 두통 기제에서 삼차신경혈관 반응(trigemino-vascular reflex)의 역할이 불분명하지만, 앞서 말한 바와 같이 substance P가 역방향으로 분비되는 것과 그 뒤의 신경성염증은 단순히 조직 손상에 대한 국소 반응일 수도 있다. 따라서 이러한 반응은 유해물질로부터 뇌를 보호할 수 있다(27, 42). 또한 신경성반응은 혈관수축으로 인한 뇌혈류 감소에 대하여 혈관확장을 통해 정상적인 혈관구경을 즉각적으로 회복하는 기제를 제공할 수도 있다(46).

혈관변화와 뇌 혈류에 대한 주제는 중요하고 또 많은 양의 자료가 있지만, 이러한 주제에 대한 논의는 이 챕터의 범위를 벗어난 것이다. 혈관성 사건의 순서나(예를 들어, 혈관 변화 먼저, 이어서 신경반응 혹은 그 반대로) 시작점은 논란의 여지가 있다는 점만 알아두자. 어떠한 경우에도 삼차신경혈관계는 결과적으로 작동되며 유해수용성정보의 전달과 축삭말단의 혈관작용제를 통해 국소 혈행변화를 시작하게 하는데 있어 매우 중요하다.

삼차신경 통증 경로(Trigeminal pain pathways)

머리 부분의 감각지배를 위해 삼차신경의 3 분지는 매우 넓게 분포되어 있다. ophtalamic(V1) 및 maxillary(V2) division은 감각 정보를 전달하고 mandibular division은 감각 및 운동신경섬유 둘 다 포함한다. V1 및 V2 division 신경섬유는 머리와 얼굴에 감각분포한 뒤 각각 상안와열과 정원공(foramen rotundum)을 통해 두개강안으로 진입한다. 혼합신경인 하악분지(V3)는 주로 저작근의 운동신경섬유를 포함하고 있다. 또한 V3는 외이도의 전방, TMJ, 하악 그리고 뺨 부위의 감각을 지배한다. V3 division의 신경섬유는 난원공(foramen ovale)을 통해 두개강 안으로 진입한다. 척수신경의 피부분절의 중복분포와는 다르게 삼차신경 세 분지의 피부분포는 겹치지 않는다(그림 3.7과 3.8).

삼차신경의 대부분의 감각신경섬유의 세포체는 중두개와에 위치한 삼차신경절(반월신경절, 갓세르 신경절)에 위치해 있다. 이 신경절로부터 교뇌 위치에서 뇌간에 진입하는 삼차신경의 감각신경근을 형성하기 위해 이러한 세포체의 중앙분지는 통합한다. 삼차신경의 운동신경근은 이 동일한 지역에서 독립된 개체로서 모습을 드러낸다(그림 3.9B). 진입하면서 어떤 감각신경섬유는 긴 하행지를 형성하고 다른 섬유는 짧은 분지와 긴 하행지, 두 갈래로 나뉜다. 짧은 분지는 식별촉각, 가벼운 촉각, 압력을 보조하는 큰 직경을 가진 구심섬유로 구성되어 있다. 이것들은 교뇌에 위치한 삼차신경계의 주감각핵에 진입한다. 두 갈래로 나뉘는 신경세포 중 긴 하행지는 촉각 정보를 전도할 가능성이 크다. 이러한 하행섬유는 진입 지점부터 연수를 거쳐 상부경추신경분절 2~3개까지 아래쪽(미측)으로 확장하는 삼차신경의 척수로를 형성한다(그림 3.9). 경추의 척수에서 이 경로는 리싸우어의 후외측로와 섞인다(후각 끝의 백질) 앞서 말한 갈라지지 않는 하행로 섬유는 V1, V2, V3 중앙돌기이기도 하며 대부분 성기게 유수화되거나 무수화되어 있으며 통증과 온도 관련 정보를 전송한다. 따라서 삼차신경의 척수로를 외과적으로 차단하는 것은 통증과 온도를 없앨 수 있지만 촉각을 없앨 수는 없는데, 촉각을 보내는 짧은 분지는 교뇌의 주감각핵에 닿을 것이기 때문이다(이러한 차단술을 시행하는 외과의는 V1 신경섬유가 가장 앞쪽에 있고 V2는 중앙에 있으며 V3가 가장

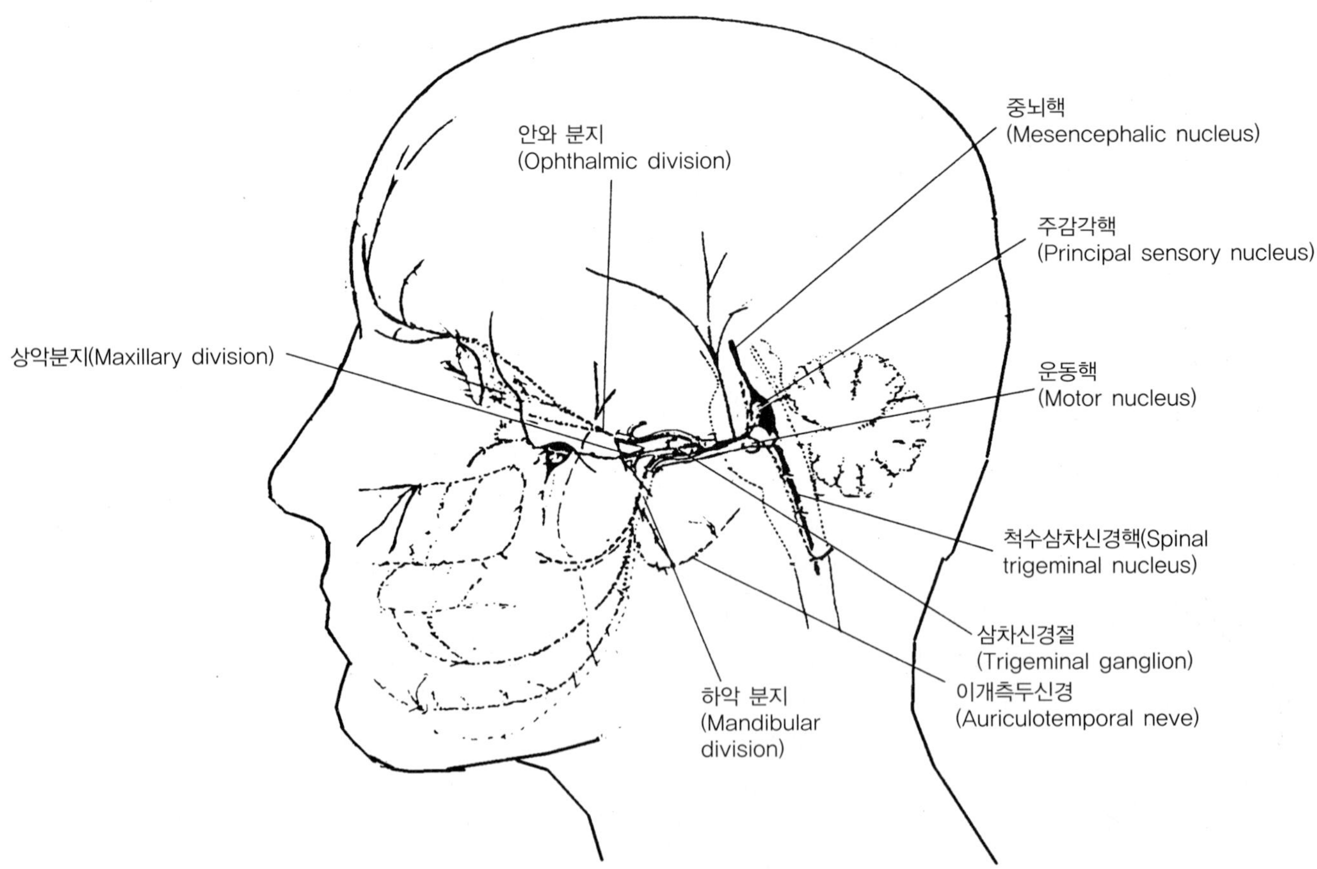

그림 3.8 삼차신경으로부터 제공되는 감각신경 분포
(Adapted from Wilson-Pauwels L, Akesson EJ, Stewart PA. Cranial nerves. Anatomy and clinical comments. Philadelphia: Decker, 1988.)

후방에 배열되어 있다는 지식을 잘 활용할 수 있다. 또한 안면, 설인, 미주신경의 일차 체성구심신경(primary somatic afferents)은 tract 안에서 흐른다. tract와 평행하게 그리고 전내방에 놓여있는 것은 아주 중요한 척수삼차신경핵이다. 이 핵은 경로(V1, V2, V3) 신경섬유의 종말부(termination)의 역할을 수행한다. 척수삼차신경핵(삼차신경척수로핵)은 교뇌에 있는 주감각핵과 입쪽으로 병합하고 연수의 길이만큼 아래쪽(미측)으로 확장해 상부경추의 척수분절 2~3개의 후각으로 들어간다. 삼차신경척수로핵은 입쪽에서 꼬리쪽에 이르기까지 세 부분으로 나뉜다; (*a*) 구인두(pars oralis), (*b*) 양극부, (*c*) 미측부(그림 3.9B). 양극부 및 구인두 부분은 주로 촉각 구심섬유를 받으며 두 번째 혹은 세 번째 경추 척수분절까지 확장되는 미측부는 촉각과 통각 그리고 온도 정보까지 받는다.

삼차신경미측핵과 상부경추의 척수후각은 해부학상으로 그리고 기능적으로 크게 유사하다(14, 47). 실제로 미측핵은 종종 연수의 후각이라고 불리기도 한다. 제1척수신경을 단면도로 살펴보면 이 부분은 연수와 척수사이의 이행부위로 보인다(47). 미측핵은 상부경추 척수의 후각(dorsal horn)의 상동기관(homologue)이라는 사실은 해

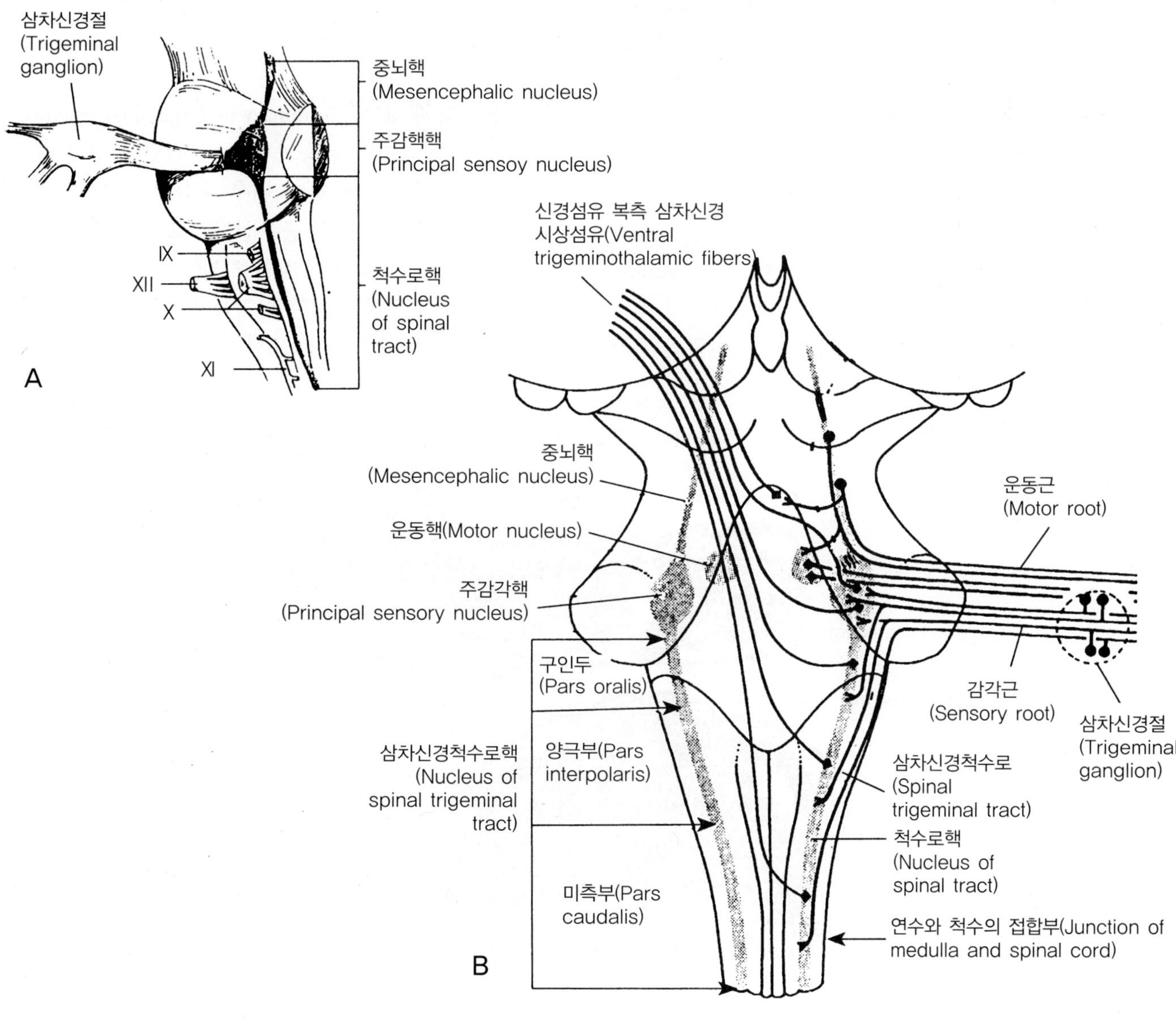

그림 3.9 뇌간(Brainstem) A. 측면. B. 뒷면(From Wilson-Pauwels L, Akesson EJ, Stewart PA. Cranial nerves. Anatomy and clinical comments, Philladelphia: Decker, 1988(A); Barr ML, Kiernan JA. the human nervous system, 5th ed. Philadelphia: Lippincott, 1988(B).

부학상으로 그리고 기능적으로도 지지받고 있다. 척수의 후각에서 볼 수 있는 층상배열(lamination)과 세포학적 특징은 미측핵에서도 발견되며 삼차신경의 통각은 미측핵의 1, 2, 5층(laminae I, II, V)에서 종말된다. 이는 통각입력을 받는 척수후각안의 층들과 같은 것이다. 삼차신경섬유가 척수 안으로 내려갈 뿐만 아니라, 많은 경추의 일차구심성 섬유가 연수로 올라온다는 사실이 추적법을 통해 밝혀졌다. 경추 척수후각뉴런의 상당수가 삼차신경과 상부경추의 척수신경, 둘 다로부터 입력을 받는다(47).

따라서 미측핵-dorsal horn laminae은 삼차신경섬유나 경추 척수신경 위 2~3개의 피부영역(체성)과 혈관(내장성)조직으로부터 받은 통증과 온도 입력이 수렴하는 영역이다. 이러한 수렴 현상은 삼차신경이나 상부경추의 피부분절영역과 관련된 통증으로 이어질 수 있다.

감각삼차신경핵 복합체(sensorytrigeminal nuclear complex)의 원심성 신경은 (a) 두개골 신경핵(각막, 눈물, 재채기, 구토 반응을 제공), (b) 망상체 형성, (c) 시상의 복후측(내측) 핵(VPM)을 포함하는 많은 중심 영역에 뻗어 나간다. 척수삼차신경핵은 복측삼차시상로(ventral trigeminothalamic tract)를 통해 반대편 VPM에게 섬유를 내보내고(그림 3.9B) 이는 척수의 척수시상로와 유사하다. VPM은 이어서 감각위치를 위해 그리고 자극 강도를 인지하기 위해 두정엽의 중심후회에 있는 일차체성감각피질(primary somesthtic cortex)인 S1으로 뻗어나간다.

삼차신경계의 세 번째 핵은 뇌간의 중뇌에 위치한 중뇌핵이다(그림 3.9) 이 핵은 저작근에 위치한 신장수용기의 감각섬유의 세포체를 포함하고 있다. 치아의 고유감각기의 저작력이나 경구개, TMJ capsule과 관련된 정보를 전송하는 일차구심성 섬유와 관련된 다른 세포체들도 있다. 이와 같은 세포체의 몇몇 중추돌기는 삼차신경 운동핵에서 시냅스하고(그림 3.9B), 하악반사(jaw jerk)나 저작반사(bite reflex)와 같은 반사작용에서 저작근을 수축하기 위해서나 TMJ의 손상에 대한 반사반응으로서 감각궁을 형성한다.

삼차신경계 요약(Summary of Trigeminal system)

삼차신경계는 머리 통증과 두통과 관련된 신경 해부학적 관계를 이해하는데 있어 매우 중요하다. 머리와 목의 통증유발조직과 이것들의 중추신경계로의 투사 경로 그리고 혈관작용신경펩티드의 역할에 대한 이해를 통해 의사는 머리 통증과 두통을 앓는 환자들을 치료하는데 있어 튼튼한 기반을 갖출 수 있다. 또한 이 신경계에 대한 지식을

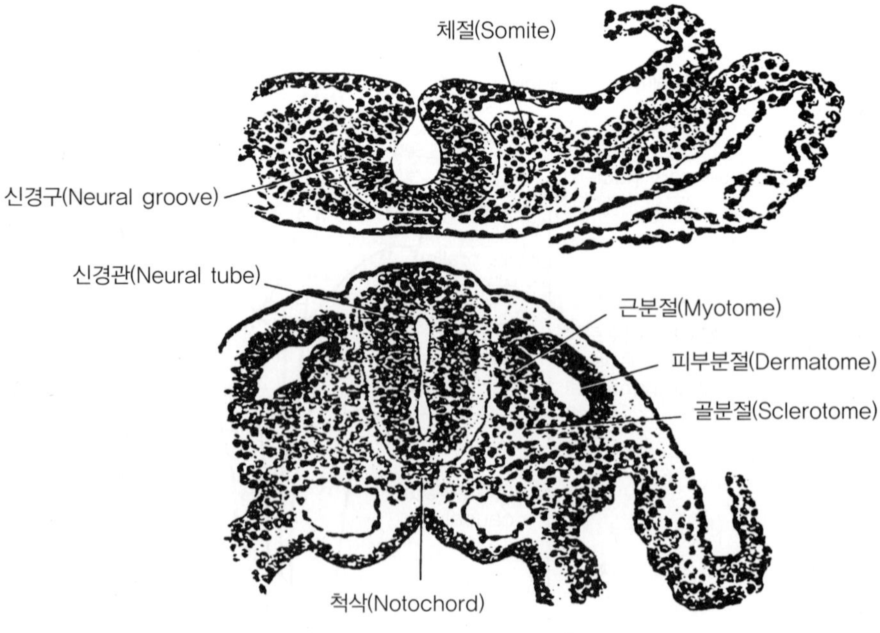

그림 3.10 체절의 형성과정과 초기분화를 보여주는 횡단면(돼지배아) (From Patten B. Patten's foundation of embryology. 4th ed. New York: McGraw-Hill, 1981:184.)

통해 경추장애로 인한 두통은 물론 머리의 병인으로 인한 목 통증 또한 이해할 수 있다.

통증전이, 연관통(pain referral)

한 조직의 통각정보를 종종 꽤 먼 거리에 있는 피부영역에 보낼 수 있다는 것은 잘 알려져 있다. 쉬운 예로, 피부영역에 보내지는 내장통(visceral pain)을 들 수 있다. 하지만 근골격조직 또한 꽤나 크고 먼 영역에 통증을 보낼 수 있다. 경추의 통증유발조직에는 근육, 인대, 척주, 추간판, 그리고 신경요소가 있다. 이러한 조직 중 하나라도 손상을 입는다면, 손상된 조직 주변지역 보다 훨씬 큰 영역에 빈번하게 통증을 보낼 것이다.

통증유발조직과 연관부위는 이들의 발생학적 기원과 관련 있다. 신경관(neural tube)을 둘러싸는 축옆중배엽(paraxial mesoderm)이 대립체절을 이루기 위해 응축한다는 것을 기억해보라. 각각의 분절은 피부분절(진피를 형성하기 위해), 근분절(등 근육을 형성하기 위해), 골분절(척추, 추간판의 섬유륜, 면관절, 인대를 형성하는)로 작게 나뉜다(그림 3.10). 몇몇 근분절은 다른 곳으로 이동해 서로 융합한다. 이것의 전형적인 예는 커다란 척추기립근이다. 횡돌기극근 그룹(transversospinalis group), 극간근(interspinales), 횡돌기간근(intertransversarii m.) 같은 심부근육은 그 분포에 있어 좀 더 분절적이다. 하지만 이러한 작은 근육과 척추의 작은 관절에도 불구하고 이들의 지배와 관련해 상당히 겹치는 부분이 많다. 표면에 더 가까운 후방 근분절의 융합과 분절지배(segmental innervation)가 겹치는 것이 연관통에 기여하는 2대 요인이다.

신경계의 발달과 체절의 발달은 동시에 일어난다. 특정 척수분절에 해당하는 혼합척수신경은 인접한 근육분절, 피부분절, 골분절에 진입한다. 이것들의 파생물의 신경분포는 이동 패턴과는 상관없이 그대로 남아있다. 따라서 특정 척수신경으로부터 지배받는 체절의 여러 가지 파생물의 감각 정보는 같은 척수분절에 진입할 것이며 앞서 말한 바와 같이 위 아래로 몇몇 척수분절에 곁가지를 보낼 것이다. 이처럼 체절파생물의 광범위한 분포와 척수의 중추돌기중추돌기의 곁가지 또한 연관통에 기여한다.

실제로 척수의 중추기전으로 인해 연관통이 발생할 가능성이 크다는 생각이 보편적이다. 다른 피부영역으로부터 일차감각정보를 받는 개재뉴런 집단(interneuronal pool)과 같은 곳에서 통증유발조직으로부터 나온 통각정보를 수렴한다. 내장성연관통의 경우에는 내장 C 신경섬유의 측부신경들이 개재뉴런에 모여들기 전에 최대 5개 척수분절 만큼 늘어날 수 있다. 이는 위치가 분명치 않은 내장성연관통을 설명할 수 있다(48). 피부영역으로부터 통각정보를 정상적으로 전달하는 상행 통증경로를 위한 경로신경세포는 자극되면서 흥분된다. 대뇌피질은(통증에 대한 우리의 의식적인 지각은) 이러한 신경흥분은 피부 쪽으로부터 온다고 해석한다(32, 49~52).

체성구조물간의 통증전이는 기록되어져 왔다. Kellgren은 1938년(53)과 1939년(54)에, 그리고 Lewis와 Kellgren 공동으로 1939년에(55) C5~L5까지의 극간인대에 고장성 식염수를 주입한 후 통증전이 패턴을 발견했다. Inman과 Saunders는(56) 유사한 실험을 진행했고 이러한 전이패턴을 골분절(sclerotomes)이라고 불렀는데 왜냐하면 배아의 골분절조직으로부터 유래된 조직에서 그러한 통증이 발생했기 때문이다. 골분절 기원을 지닌 다른 조직으로는 면관절, 척주의 뼈, 인대가 있다는 것을 기억해보라.

Elliot(57), Travell과 Bigelow(58), Gray(59), Hockaday와 Whitty(60) 그리고 McCall 등(61)을 포함한 몇몇 연구자들은 예측 가능한 연관패턴을 발견하지 못했으며 따라서 골분절개념을 무시했다. 따라서 현재 더 선호되는 용어는 '체성연관통' 이다(62). 체성연관통을 정의하자면 골격계 또는 관련 조직(관절, 인대, 근육)이 만들어낸 통증으로 통증을 유발하는 조직으로부터 먼 곳에서 그 통증을 느낄 수 있다. 둔하고 쑤시는 통증에 국소화하기 어렵고 사실상 꽤나 지속적인 특징을 지니고 있다.

임상에서 자주 접하게 되는 또 다른 통증 종류로는 척수신경근통(radicular pain)이 있다. 척수신경근통은 후근 또는 후근신경절의 레벨에서 감각섬유를 활성화시킴으로 인해 발생한다. 이러한 종류의 통증의 원인으로서는 추간판돌출, 황색인대의 비대로 인한 강직증, 면관절 관절증(zygapophyseal joint arthrosis)(3), 그리고 기타 공간 점유하는 병소가 있다. 척수신경근통의 정확한 기전은 오랫동안 논란의 대상이 되어져 왔다. 밀초신경에 압력을 가하는 것은 통증을 유발하지 않을 수도 있다. 하지만 후신경세근(dorsal rootlets), 후근 또는 후근신경절에 압력을 가하는 것은 통증을 유발한다(63). 이렇게 압력이 통증을 유발하는 기전은 Rydevik 등이 1989년에 제안했다(63). 그들은 신경내부의 부종이 후근신경절 내의 출혈을 유발한다고 했다. 이로 인해 감각신경 세포체에서 혈류량이 줄어들게 되고 결과적으로 척수신경근통(radicular pain)이라고 지각하는 허혈을 일으킨다.

척수신경근통은 영향받은 후근이 공급하는 신경의 분포를 따라 길게 띠 모양으로 날카롭게 찌르는 듯한 통증을 경험하게 된다. 신경근이 영향을 받았기 때문에 다른 감각양식 또한 영향을 받는다. 따라서 척수신경근통은 감각이상, 감각저하 그리고 감소된 반사 작용을 동반한다. 또한 후근 및 전근 또한 척추관안에서 혹은 척추간 신경근(intervertebral nerve root canal) 안에서 영향을 받기 때문에 척수신경근통은 운동신경 기능약화도 동반할 수 있다. 이는 물론 전근의 절충으로 인한 것이다.

연관통이나 척수신경근통 기전을 통해 머리나 목에서 통증을 경험할 수 있다. 이 챕터에서 다뤄온 바와 같이 머리와 목 조직의 감각지배는 자율신경, 삼차신경, 상부 경신경에 의해 이루어진다. 삼차신경계의 미측핵이 상부경척수분절의 후각까지 확장된다는 점에서 보면, 삼차신경과 경신경은 해부학적으로 겹치는 부분이 있다. 앞서 말했듯이 세포체로 구성된 이 지역은 삼차신경계와 상경신경의 유해입력이 시냅스 하는 곳이다. 두통과 통증전이의 측면에서 보면 세포체로 구성된 이 지역과 더불어 삼차신경과 상경신경의 관계는 매우 중요하며 더 많은 연구가 필요하다.

삼차신경으로부터 지배되는 두개내구조물을 자극하는 것은 피부분포에 통증을 전달할 수도 있다. 예를 들어, 전두개와 및 중두개와 조직은 이마와 얼굴의(40, 43) V1, V2 분포영역과 연관되어 있다. 중대뇌동맥과 중경막동맥 같은 두개내 조직을 지배하는 축삭을 지니고 있는 삼차신경절 세포와 이마의 피부를 지배하는 축삭을 지닌 신경절 세포(ganglion cells)가 매우 근접해있다는 것을 밝힌 실험들이(64) 이를 뒷받침 해준다. 통증전이 기전에 따르면 다양한 곳으로부터 일차 감각구심섬유를 받는 뉴런의 공통 집단이 중추신경계에 존재해야 한다. 이 시나리오대로라면 삼차신경의 일차 감각구심섬유와(그리고 제 7, 9, 10번 뇌신경의 몇몇 체성구심신경) 상경신경의 일차 감각구심섬유를 시냅스하기 위한 공통 장소가 바로 상경척수분절의 미측핵이다. 이러한 수렴은 이어서 삼차신경의 피부분포(특히 V1)로부터 목으로 그리고 역으로도 통증을 전달한다(26). 실제로 삼차신경의 미측핵은 전부는 아닐지라도 최소 몇몇의 두개내혈관구조물의 삼차신경섬유가 정지하는 장소라고 알려져 있다(26, 65). Moskowizt(27)은 심지어 혈관성 두통의 특징과 내장통증증상을 비교하기도 하는데 이는 둘 다 국한시키기 힘들고, 분산되어 있으며 종종 자율신경장애를 포함하기 때문이다.

혈관구조물과 관련된 통증전이의 또 다른 예로는 기저추골동맥계(vertebrobasilar system)가 있다. 고양이상부경추후근절(feline upper cervical nerve root ganglion)으로부터의 substance P 신경섬유는 이 시스템과 관련 있는 것으로 밝혀졌다(41). 이것은 기저추골동맥계의 동맥들이 자극 받을 때 C2~C3 피부분절패턴으로 후두와 목에 통증이 전달되는 이유를 설명해준다(40).

또한 척수분절과 구조물간의 발생학적 연관관계로 인해 어떤 체성구조물에서 다른 곳으로 통증이 전달될 수도 있다. 경부 영역에서 척수분절사이의 후신경세근(dorsal rootlets)의 문합으로 인해 통증전이는 더 증폭된다. 이러한 문합은 경척수(cervical spinal cord)에서는 61% 확률로 발생하고, 흉척수(thoracic cord) 영역에서는 7%, 요척수(lumbar cord)에서는 22%로 발생한다(66). 따라서 후근신경절을 통과하는 통증감각은 척수로 진입하는 특정 부위에서 한 마디 위나 아래의 척수분절에서 들어간다 . 이러한 경우의 통증 감각은 한 분절을 벗어난 곳에서 지각될 것이며, 이는 이미 정확한 통증 부위를 인지하기 힘들어 하는 상황을 더욱 악화시킬 것이다. 이러한 문합은 또한 후근 및 후근신경절의 정상적인 피부분절패턴을 방해함으로써 척수신경근통(radicular pain)이 드러나는 것을 복잡하게 만든다. 척수의 회질에서 구심성섬유가 수렴할 때 조직의 자율신경지배가 포함되어 있다면, 더 복잡한 회로가 형성될 것이며 연관통분포가 더욱 더 복잡해질 수도 있다.

드물긴 하지만, 상부 경추분절 3~4개의 신경근통은 임상에서 종종 나타날 것이다. 이러한 경우 체성연관통과 척수신경근통이 공존할 수도 있다. 통증의 종류에 관계없이 통증을 발현하는 것이 무엇인지 확인하려는 노력을 반드시 해야 한다(7). 섬유륜, 후종인대, 경막 및 후신경근소매(9), 면관절, 이들은 모두 감각신경종말에 의해 지배되기 때문에, 그리고 후근이나 후근신경절을 자주 손상시키기 때문에 이들 조직으로부터의 척수신경근통은 체성연관통을 자주 동반할 것이다. 처음에는 이런 현상의 진단이 어렵겠지만 척수신경근통이 종종 체성연관통과 동반함에도 불구하고, 심부 등근육, 면관절, 척추의 인대와 같은 주로 체성구조물의 병소로부터 발생된 통증은 일반적으로 척수신경근통을 동반하지 않는다는 점을 알게되면 어느 정도 위안이 될 것이다.

요약(Summary)

이번 장은 목과 머리 각각의 통증유발조직과 통증 경로, 그리고 서로간의 해부학적 및 신경해부학적 관계라는 주제와 관련된 최신 정보를 다루었다. 이러한 영역에 대해 철저히 이해하고 이 주제에 관련된 최신 연구에 대한 지식을 지닌 임상의라면 환자의 통증의 원인과 진행을 더 잘 이해할 수 있을 것이고, 머리 통증과 두통을 앓는 환자에게 가장 효과적인 치료를 제공할 수 있을 것이다.

참고문헌(References)

1. Edmeads J. Headaches and head pains associated with diseases of the cervical spine. Med Clin North Am 1978;62:533–544.
2. Bogduk N, Lambert GA, Duckworth JW. The anatomy and physiology of the vertebral nerve in relation to cervical migraine. Cephalalgia 1981;1:11–24.
3. Bogduk N. The rationale for patterns of neck and back pain. Patient Management 1984;13:17–28.
4. Dwyer A, Aprill C, Bogduk N. Cervical zygapophyseal joint pain patterns. I. A study in normal volunteers. Spine 1990;15:453–457.
5. Aprill C, Dwyer A, Bogduk N. Cervical zygapophyseal joint pain patterns. II. A clinical evaluation. Spine 1990;15:458–461.
6. Williams PL, Warwick R, Dyson M, Bannister LH, eds. Gray's anatomy, 37th ed. New York: Churchill-Livingstone, 1989.
7. Bogduk N. Local anesthetic blocks of the second cervical ganglion: a technique with application in occipital headache. Cephalalgia 1981;1:41–50.
8. Kasai T, Chiba S, Suzuki T, Okuno Y. Cutaneous branches from the dorsal rami of the cervical nerves, with emphasis on their positional relations to the semispinalis cervicis. Okajimas Folia Anat Jpn 1989;66:153–160.
9. Groen GJ, Baljet B, Drukker J. Nerve and nerve plexuses of the human vertebral column. Am Anat 1990;188:282–296.
10. Bogduk N, Windsor M, Inglis A. The innervation of the cervical intervertebral discs. Spine 1988;13:2–8.
11. Xiuqing C, Bo S, Shizhen Z. Nerves accompanying the vertebral artery and their clinical relevance. Spine 1988;13:1360–1364.
12. Groen GJ, Baljet B, Drukker J. The innervation of the spinal dura mater: anatomy and clinical implications. Acta Neurochir (Wien) 1988;92:39–46.
13. Gayral L, Neuwirth E. Oto-neuro-ophthalmologic manifestations of cervical origin: posterior cervical sympathetic syndrome of Barre-Lieou. NY State J Med 1954;Jul 1:1920–1926.
14. Dubner R, Bennett GJ. Spinal and trigeminal mechanisms of nociception. Ann Rev Neurosci 1983;6:381–418.
15. Martin JH, Jessell TM. Modality coding in the somatic sensory system. In: Kandel ER, Schwartz JH, Jessell TM, eds. Principles of neural science, 3rd ed. New York: Elsevier, 1991:341–352.
16. Rexed B. The cytoarchitectonic organization of the spinal cord in the cat. J Comp Neurol 1952;96:415–495.
17. Jessell TM, Kelly DD. Pain and analgesia. In: Kandel ER, Schwartz JH, Jessell TM, eds. Principles of neural science, 3rd ed. New York: Elsevier, 1991:385–399.
18. Steedman WM. The influence of cutaneous inputs on the activity of neurones in the substantia gelatinosa. In: Cervero F, Bennett GJ, Headley PM, eds. Processing of sensory information in the superficial dorsal horn of the spinal cord. New York: Plenum, 1989:145–158.
19. Basbaum AI, Fields HL. Endogenous pain control mechanisms: review and hypothesis. Ann Neurol 1978;4:451–462.
20. Melzak R, Wall PD. Pain mechanism: a new theory. Science 1965;150:971–979.
21. Wall PD. The gate control theory of pain mechanisms. A reexamination and re-statement. Brain 1978;101:1–18.
22. FitzGerald MJT. Neuroanatomy: basic and applied. Philadelphia: Bailliere Tindall, 1985:64, 108, 109.
23. Carpenter MB, Sutin J. Human neuroanatomy, 8th ed. Baltimore: Williams & Wilkins, 1983:260–262.
24. Hardebo, JE. The involvement of trigeminal substance P neurons in cluster headache. An hypothesis. Headache 1984; 24:294–304.
25. Lance JW, Lambert GA, Goadsby PJ, Duckworth JW. Brainstem influences on the cephalic circulation: experimental data from cat and monkey of relevance to the mechanism of migraine. Headache 1983;23:258–265.
26. Lance JW. Headache: classification, mechanism and principles of therapy, with particular reference to migraine. Recenti Progr Med 1989;80:673–680.
27. Moskowitz M. Basic mechanisms in vascular headache. Neurol Clin 1990;8:801–815.
28. Young PA. The anatomy of the spinal cord pain paths: a review. J Am Paraplegia Soc 1986;9:28–38.
29. Carpenter MB, Sutin J. Human neuroanatomy, 8th ed. Baltimore: Williams & Wilkins, 1983:523–524, 663–665.
30. Hodge CJ Jr, Apkarian AV. The spinothalamic tract. Crit Rev Neurobiol 1990;5:363–397.
31. Hoffert MJ. The neurophysiology of pain. Neurol Clin 1989;7:183–203.
32. Wyke B. The neurology of low back pain. In: Jayson M, ed. The lumbar spine and back pain, 3rd ed. New York: Churchill-Livingstone, 1987:56–99.
33. Hylden JLK, Nahin RL, Anton F, Dubner R. Characterization of lamina I projection neurons: physiology and anatomy. In: Cervero F, Bennett GJ, Headley PM, eds. Processing of sensory information in the superficial dorsal horn of the spinal cord. New York: Plenum, 1989:113–128.
34. Willis WD Jr. Projections of the superficial dorsal horn to the midbrain and thalamus. In: Cervero F, Bennett GJ, Headley PM, eds. Processing of sensory information in the superficial dorsal horn of the spinal cord. New York: Plenum, 1989:217–237.
35. Nolte J. The human brain, 2nd ed. St. Louis: Mosby, 1988:165.
36. Kelly DD. Central representations of pain and analgesia. In: Kandel ER, Schwartz JH, eds. Principles of neural science, 2nd ed. New York: Elsevier, 1985:331–343.
37. Penfield W. Operative treatment of migraine and observations on the mechanism of vascular pain. Trans Am Acad Ophthalmol Otolaryngol 1932;37:50–64.
38. Fay T. Mechanism of headache. Arch Neurol Psychiatry 1937;37:471–474.
39. McNaughton F. The innervation of intracranial blood vessels and dural sinuses. Assoc Res Nerv Ment Dis Proc 1938; 18:178–200.
40. Ray BS, Wolff HG. Experimental studies on headache: pain sensitive structures of the head and their significance in headache. Arch Surg 1940;41:813–856.

41. Saito K, Moskowitz MA. Contributions from the upper cervical dorsal roots and trigeminal ganglia to the feline circle of Willis. Stroke 1989;20:524–526.
42. Moskowitz MA. The neurobiology of vascular head pain. Ann Neurol 1984;16:157–168.
43. Moskowitz MA, Romero J, Reinhard JF Jr, Melamed E, Pettibone DJ. Neurotransmitters and the fifth cranial nerve: is there a relation to the headache phase of migraine? Lancet 1979;2:883–884.
44. Lambert GA, Bogduk N, Goadsby PJ, Duckworth, JW, Lance JW. Decreased carotid arterial resistance in cats in response to trigeminal stimulation. J Neurosurg 1984;61:307–315.
45. Goadsby PJ, Macdonald GJ. Extracranial vasodilatation mediated by VIP (vasoactive intestinal polypeptide). Brain Res 1985;329:285–288.
46. Edvinsson L, Goadsby PJ. Extracerebral manifestations in migraine. A peptidergic involvement? J Int Med 1990;228:299–304.
47. Abrahams VC. The distribution of muscle and cutaneous projections to the dorsal horn of the upper cervical cord of the cat. In: Cervero F, Bennett GJ, Headley PM, eds. Processing of sensory information in the superficial dorsal horn of the spinal cord. New York: Plenum, 1989:41–56.
48. Sugiura Y, Terui N, Hosoya Y, Kohno K. Distribution of unmyelinated primary afferent fibers in the dorsal horn. In: Cervero F, Bennett GJ, Headley PM, eds. Processing of sensory information in the superficial dorsal horn of the spinal cord. New York: Plenum, 1989:15–27.
49. Nolte J. The human brain, 2nd ed. St. Louis: Mosby, 1988:140.
50. Carpenter MB, Sutin J. Human neuroanatomy, 8th ed. Baltimore: Williams & Wilkins, 1983:173.
51. Barr ML, Kiernan JA. The human nervous system, 5th ed. Philadelphia: Lippincott, 1988:353.
52. Romero-Sierra C. Neuroanatomy. New York: Churchill Livingstone, 1986:352.
53. Kellgren JH. Observations on referred pain arising from muscle. Clin Sci 1938;3:175–190.
54. Kellgren JH. On the distribution of pain arising from deep somatic structures with charts of segmental pain areas. Clin Sci 1939;4:35–46.
55. Lewis T, Kellgren JH. Observations relating to referred pain, viscero-motor reflexes and other associated phenomena. Clin Sci 1939;4:47–72.
56. Inman VT, Saunders JB. Referred pain from skeletal structures. J Nerv Ment Dis 1944;996:660–667.
57. Elliot FA. Tender muscles in sciatica: electromyographic studies. Lancet 1944;1:47–49.
58. Travell J, Bigelow NH. Referred somatic pain does not follow a simple "segmental" pattern. Fed Proc 1946;5:106.
59. Gray C. Collective review: causes and treatment of sciatic pain. Int Abstr Surg 1947;85:417–441.
60. Hockaday JM, Whitty CWM. Patterns of referred pain in the normal subject. Brain 1967;90:481–496.
61. McCall IW, Park WM, O'Brien JP. Induced pain referral from posterior lumbar elements in normal subjects. Spine 1979;4:441–446.
62. Bogduk N, Twomey LT. Clinical anatomy of the lumbar spine. New York: Churchill-Livingstone, 1987:132–133.
63. Rydevik BL, Myers RR, Powell HC. Pressure increase in the dorsal root ganglion following mechanical compression. Spine 1989;14:574–576.
64. O'Connor TP, van der Kooy D. Pattern of intracranial and extracranial projections of trigeminal ganglion cells. J Neurosci 1986;6:2200–2207.
65. Davis KD, Dostrovsky JO. Activation of trigeminal brain-stem nociceptive neurons by dural artery stimulation. Pain 1986;25:395–401.
66. Moriishi J, Otani K, Tanaka K, Inoue S. The intersegmental anastomoses between spinal nerve roots. Anat Rec 1989;224:110–116.

4 / 머리 움직임의 조절을 위한 기전 (Mechanism for Control of Head Movement)

머리 움직임을 조절하는 것은 복잡하고도 통합된 운동 과제이다. 여기에서 복합적인 쟁점들은 두개의 동적 안정화, 심층경추근막의 긴장상태, 경추분절의 안정화, TMJ의 움직임, 설골근의 활동 그리고 견갑대와 흉곽출구의 구조 사이의 생체 역학적 관계이다(1, 2)(그림 4.1). 더욱이, 이러한 복잡한 상호작용은 자세성 스트레스, 근육 불균형, 치아의 부정교합, 목 통증을 나타내는 관절장애, 두통, 구강안면통증, 씹고 삼킬 때의 이상증세, 그리고 머리, 목, 어깨에 영향을 미치는 수많은 장애증상들 간에 임상적 연관관계를 형성한다(2, 3).

머리 위치를 바꾸거나 유지하는데는 한 관절만이 사용되는 아니라, 두개골과 척주와 견갑대를 연결하는 여러 모양으로 배열된 근육의 통제 하에 여러 관절을 통해 움직임이 일어난다. 또한 근육 및 골격 구조의 역학적 조직은 신경계가 신경출력을 조직하는 방식에 영향을 미친다(4).

머리 움직임 조절과 머리 움직임 장애로 인한 임상적 증상과의 관련성에 관한 기전이 발달되기 위해서는 운동신경계, 수용기 시스템, 그리고 머리 움직임과 관련된 반사작용에 대한 전반적인 개요와 더불어 이것들의 상관관계에 대한 이해가 필요하다.

운동 신경계(Motor System)

경부의 근육계는 자세성 운동, 지향성 운동, 표현성 운동에 필요로 하는 힘을 제공한다. 자세성 운동은 머리의 수직적 위치를 유지하는데 필요하다. 지향성 운동은 시각 및 청각 수용기가 최대 정보를 수용할 수 있도록 머리를 최적의 위치에 놓는다. 표현성 운동은 머리를 흔들거나 끄덕이고, 의문을 표현하기 위해 머리를 한 쪽으로 기울이고, 슬플 때 머리를 떨구고, 머리를 뒤로 젖혀 경멸적인 태도를 나타내는 것과 같은 의사소통에 관여한다(5).

머리와 경추의 움직임은 기능적 층으로 배열된 근육에 의해 통제된다. 가장 바깥층은 두개골을 견갑대에 잇는 장근(long muscles)이다 다음 층은 두개골과 경추를 잇는다.

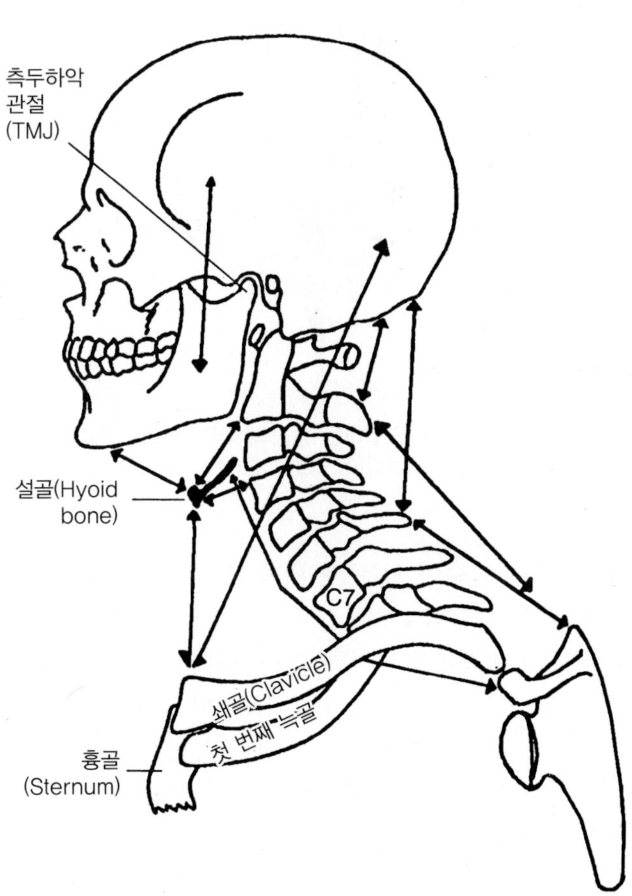

그림 4.1 머리와 경추분절, TMJ를 안정화하고 협응시키기 위해 필요한 생체역학적 관계(Modified from Grieve GP. 일반적 척추 관절 장애, 2nd ed. New York: Churchill-Livingstone, 1988)

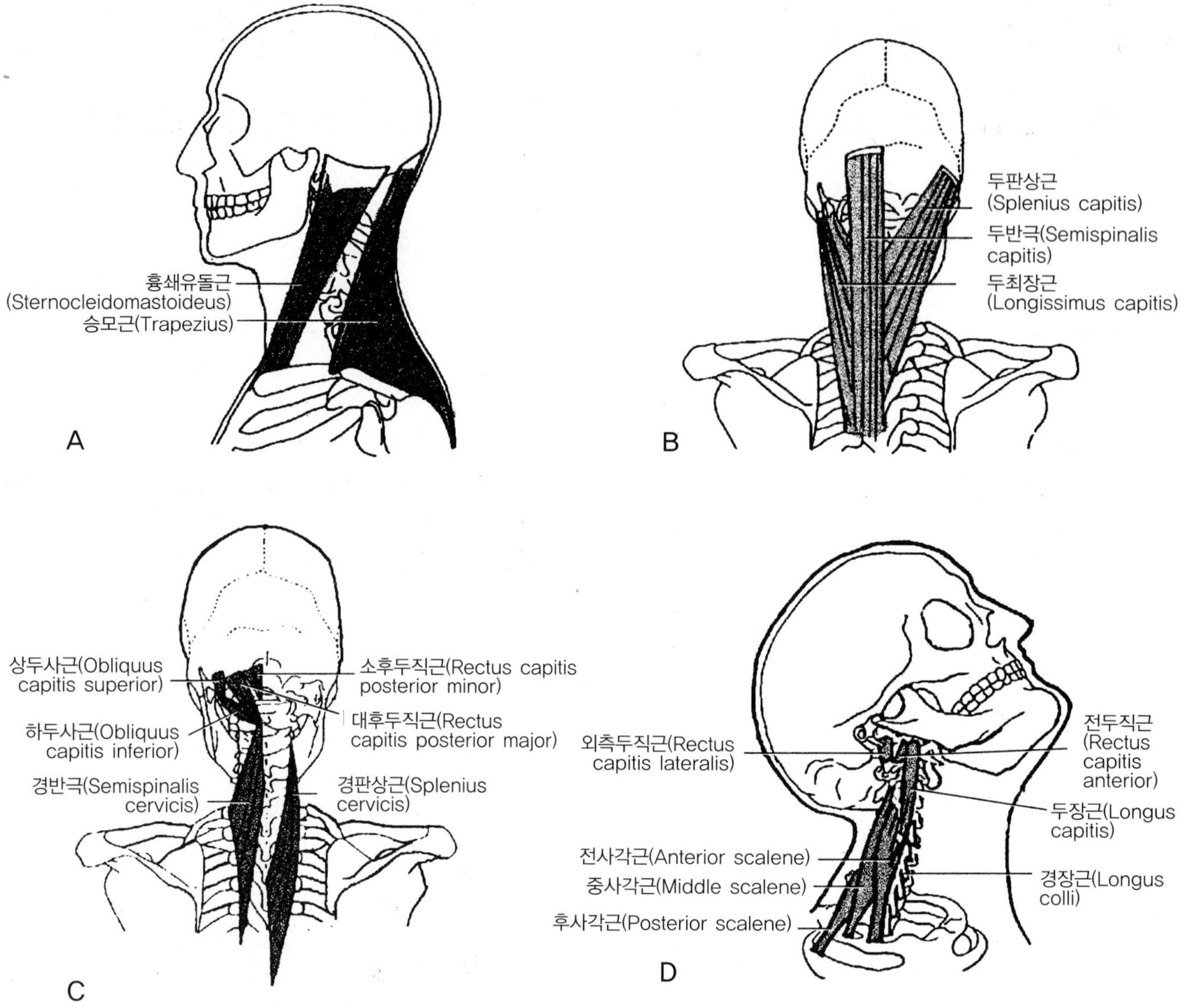

그림 4.2 머리와 목을 연결하는 장근의 바깥 층으로 구성된 경부 근육계(A), 머리와 목을 연결하는 중간 층(B) 머리와 환축추 그리고 목과 상부 흉부를 연결하는 심층의 후경근(C), 전경근(D)

그리고 가장 깊숙이 있는 세 번째 층은 경추분절과 흉추 부위를 잇는다(그림 4.2).

두개골과 견갑대를 연결하는 바깥층의 근육으로는 흉쇄유돌근과 승모근이 있다(그림 4.2A). 이 근육들은 척수부신경(11번 뇌신경)의 척수부로부터 운동신경 입력을 받으며, 감각신경 공급은 C1~C4 분절의 배근(dorsal roots)에 진입하는 독립된 신경다발에 의한다.

두개골과 척추를 연결하는 역할을 하는 중간 층의 근육으로는 이름에 "머리(capitis)"가 들어가는 근육들이 있다. 이 그룹은 세 가지 그룹으로 하위 분류된다: 전경부근(anterior neck muscles), 표층후경근(superficial posterior ms.), 심부후경근(deep posterior ms.; suboccipital).

두판상근(splenius capitis)과 두최장근(머리가장긴근, longissimus capitis), 두반극근(머리반가시근, semispinalis capitis)을 포함하는 표층후경근은 C1~C5 신경으로부터 지배되는 분절적으로 구획화된 신경섬유를 가지는 경향이 있다(그림 4.2B).

두개골과 경추를 연결하는 심부후경근인 후두하근(suboccipital muscle)은 대후두직근(rectus capitis posterior major), 소후두직근(rectus capitis posterior minor), 상두사근(obliquus capitis superior), 하두사근(obliquus capitis inferior)으로 구성되어 있다(그림

4.2C). 이 짧은 근육들은 후두에서 환추에, 환추에서 축추에, 축추에서 후두에 부착되어 삼각형을 형성한다. 이 후두하근들은 C1~C2 운동신경으로부터 공급받으며 이 분절의 감각부위는 이 근육을 관통하여서 후방 및 측방의 두개골 피부까지 간다.

두개골과 경추사이의 전경부 근육에는 대전두직근, 소전두직근, 외측두직근이 있다(그림 4.2D). 이 근육들은 후두의 전면에서 환추에 붙으며 C1~C2분절의 신경지배를 받는다.

척추부위와 분절을 연결시키는 근육들은 경판상근, 경최장근, 경반극근, 다열근, 경극간근, 회선장근(toratores longus)과 회전단근(rotatores brevis), 후횡돌기간근(intertransversarii posterior), 경장근(longus cervicis), 그리고 전방에 있는 사각근이 있다(그림 4.2 C, D, 그림 4.3). 이 근육들은 C2~C7의 신경입력과 함께 분절단위로 통제된다.

견갑골과 척추를 연결하는 근육으로는 견갑거근(levator scapulae)과 대능형근(rhomboid major) 및 소능형근이 있다(그림 4.4). 경추-흉추 연결부를 거치는 근육들과 함께 이 근육들도 머리와 목 움직임에 적극 기여함은 물론 다른 머리 및 목 근육 그룹의 운동축 위치에 영향을 주는 자세에 영향을 미친다.

마지막으로 하악 근육계(그림 4.5)는 저작과 발음과정에서 머리가 흔들리지 않도록 하기 위해 반드시 머리 및 목 근육과 협조하여 작동해야 한다. 교근, 측두근, 내측익돌근은 턱을 닫고 치아를 맞닿게 하는 기능을 수행한다. 상설골근은 교근이 고정되어 있을 때 설골을 들어올리고, 설골이 고정되어 있을 때는 하악골을 아래로 당긴다. 하설골근은 설골을 아래로 잡아당겨서 상설골근이 하악을 아래로 당길 수 있게끔 만들어 준다. 하악이 고정되어 있을 때 상하설골근은 목을 구부리는 것(경추의 굴곡)을 도울 수 있다. 그러므로 하악의 움직임과 머리의 움직임은 밀접한 관계를 갖고 있는 것이 분명하다.

머리는 말 그대로 경추 위에서 '휘청거리는' 꼴이며 무게중심은 경추의 전방에 있다. 머리와 목의 전후방 근육계를 통해 머리는 몸에 묶여있는 것이다. 가동 중이거나 휴식 중인 머리의 자세는 이러한 근육의 긴장 상태에 달려있다. 또한 여러 근육이 비슷한 쪽으로 당기는 방향을 공유하기도 하지만 이러한 근육들이 한 가지 머리 움직임을 실행하도록 어떻게 협응하는지는 아직 불분명하다. 한 근육이 수행하는 구체적인 역할은 단순히 근육의 기시부나 부착부 또는 당기는 방향만으로는 정확히 예측할 수 없다. 근육의 기능적 활동을 결정하는 요인으로는 생체역학적 특징, 구성되는 섬유유형, 그리고 다른 경추 관절과의 관계 등이 있다(4).

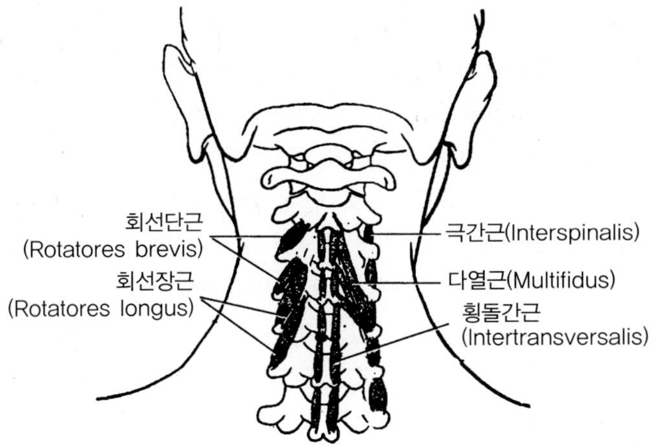

그림 4.3 경추분절의 근육

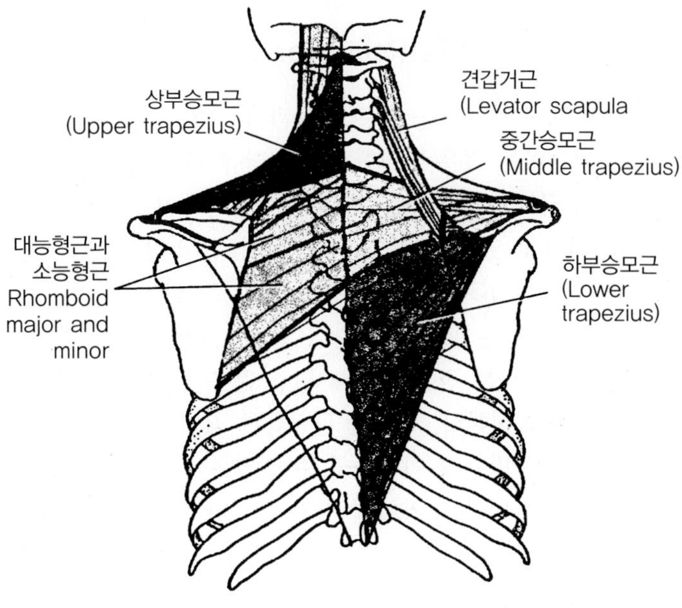

그림 4.4 견갑근

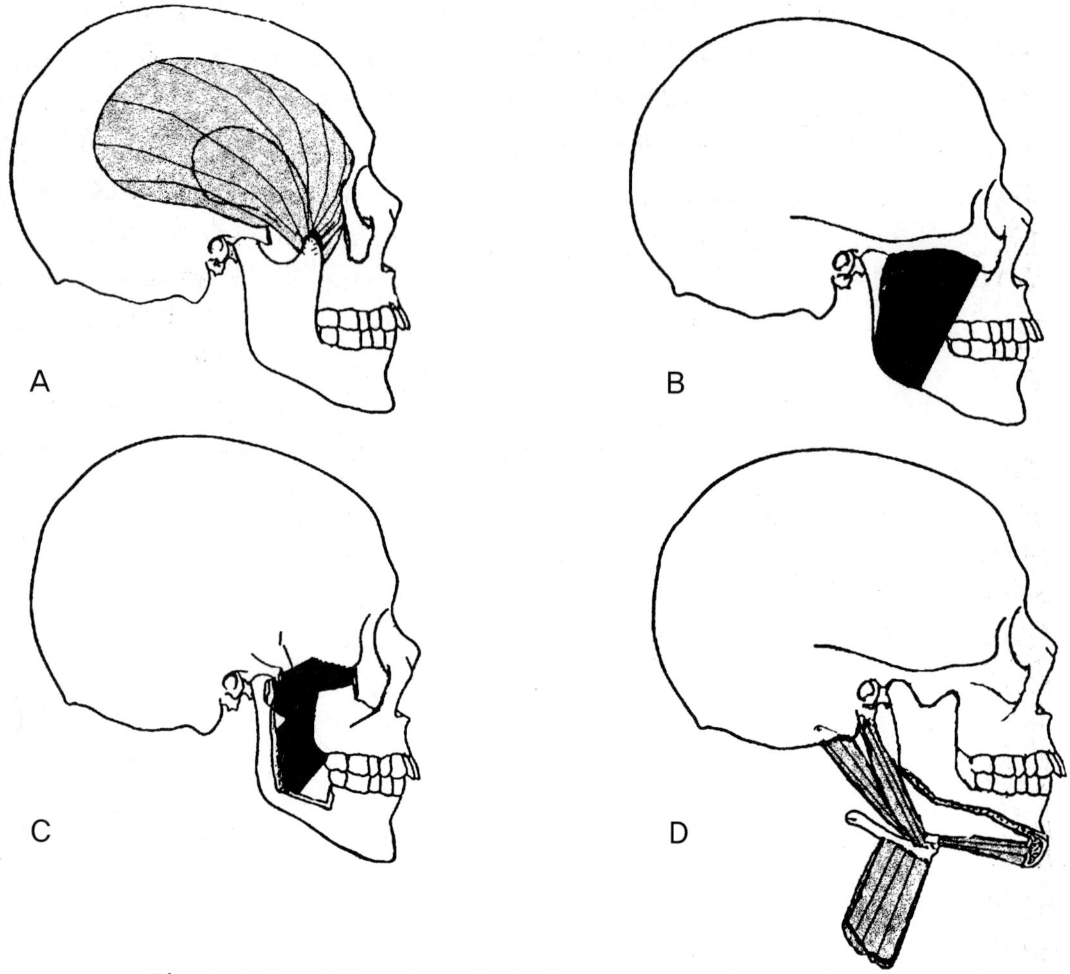

그림 4.5 턱을 움직이는 내부근육들. A. 측두근(Temporalis). B. 교근(Masseter). C. 익돌근(Pterygoids). D. 하악하(Submandibular)-(설골상근과 설골하근)

수용기 시스템(Receptor System)

머리 위치에 영향을 주는 근육과 관절의 운동양식에 주의를 기울이는 것은 타당한 일이지만 머리 위치와 움직임에 대해 정보를 제공하는 수 많은 수용기들이 이러한 조직 내에 위치해 있다는 것 또한 반드시 알고 있어야 한다. TMJ와 경추 면관절은 활액관절이다. 활액관절은 인간에게 있어 가장 흔한 종류의 관절이지만, TMJ와 경추의 활액관절에는 다른 관절에 비해 훨씬 많은 관절수용기가 있다는 점이 특이하다. 이러한 관절들은 최대 4가지 다른 신경 수용기를 받는데 이것들의 주 신경은 직경과 전도속도 등의 특징을 아주 다양하게 가지고 있다. 이는 가장 작고 무수신경섬유인 C fibers로부터 가장 크고 아주 많이 수초화된 Aσ fibers까지 연속체라는 것을 나타낸다. 이 섬유는 각각 척수분절의 후지(dorsal rami), 전지(ventral rami), 재회 뇌막신경(recurrent meningeal nerve)로부터 파생된다. 이 수용기로부터의 정보는 상행 그리고 하행 일차 구심성 신경 여러 레벨(최대 7 레벨) 분절 부위 사이에 펼쳐져 있다. 수용기의 4가지 종류에는 소체로 구성된 기계감각수용기(corpuscular mechanoreceptors) 3종류와 한 개의 통각수용기(nociceptor)가 있다(6, 7).

Type I receptor는 관절낭의 바깥 층에 위치하며 관절의 능동 및 수동성 움직임으로 인해 활성화 된다. 이것들의 신경흥분율은 관절 사이가 밀착될 때 억제되며 낮은 역치를 가지고 있어 움직임에 굉장히 민감하다. 이 중 몇몇은 정적 수용기로서 알려져 있으며 관절의 움직임이 없는 상황에서도 지속적으로 신경신호가 작용한다. 이들은 또한 천천히 적응해 움직임의 효과가 더 오래 지속된다.

Type I receptors가 활성화되면 다음과 같은 현상을 동반한다:

- 관절 외부압력에 대한 지속적인 관찰을 통해 자세의 조절반사(reflex modulation)과 움직임(운동감각)
- 자세와 움직임에 대한 지각
- 연접신경전달물질(enkephalin)을 통해 통증수용기로부터 구심성 흐름을 억제
- 목, 팔다리, 턱, 안구근육과 관련된 하운동신경원풀(lower motor neuron pools)에 대한 긴장효과.

Type II receptors는 관절낭의 심층에서 발견된다. 이들 또한 낮은 역치를 지니며 마찬가지로 관절내부의 아주 작은 압력 변화만으로도 활성화된다. 하지만 Type I receptor와는 다르게 Type II receptor는 매우 빨리 적응하고, 관절이 움직임을 멈추면 신경흥분은 빠르게 중단된다. Type II 수용기는 움직이지 않는 관절에서는 절대 활성화되지 않는다. Type II receptor의 기능은 대략 다음과 같다:

- 반사활동, 그리고 아마도 지각과 관련된 감각을 위한 움직임 관찰
- 연접신경간전달물질(enkephalin)을 통해 통증 수용기로부터 구심성 흐름을 억제
- 목, 팔다리, 턱, 안구근육과 관련된 하운동신경원풀에 대한 위상성 효과(phasic effect)

Type III receptors는 윤활척추관절에는 없고 TMJ의 측방인대에 위치해 있다. 이 수용기는 천천히 적응하지만 큰 유수섬유로부터 신경이 지배되기 때문에 높은 역치를 지닌다. 이들은 운동뉴런에 억제효과를 불러일으킨다는 점에서 마치 관절계의 골지건(Golgi tendon organ)인 것처럼 보인다.

Type IV receptors는 자유신경종말과 무수신경섬유 망으로 구성되어 있다. 이들은 통증 지각과 관련되어 있으며 가려움증과 간지러움을 포함하는 광범위한 감각을 포함한다. Type IV receptors는 이것들은 기계적자극수용기와 아주 긴밀한 관계를 지니고 있으며 관절낭과 인대의 섬유성부분 전반에 걸쳐 존재한다. 이들은 관절연골과 윤활내막에는 존재하지 않지만 윤활주름에서는 발견됐다(8, 9). 이들은 아주 높은 역치를 지닌 수용기이며 생리적인 관절에서는 완전히 비활성화된다. 관절낭의 압력, 추간판의 협소화, 추체의 골절, 면과절의 탈구, 화학적 자극, 급성 혹은 만성 염증과 관련된 간질부종(interstitial edema) 등 이 모든 것들은 유해수용계를 활성화시킬 수 있다. 유해(통각)수용기의 기본 기능은 다음과 같다:

- 통증 유발
- 목, 팔다리, 턱, 안구근육에 대한 긴장효과
- 통증 억제를 위한 중추반사연결
- 수많은 자율신경 효과를 위한 중추신경반사연결

기계자극수용체와 유해수용기 사이에는 다음과 같은 관계가 존재한다–기계자극수용체가 올바르게 작동할 수 있을 때에는 유해수용기 활동이 억제된다. 반대도 마찬가지이다: 기계자극수용체가 올바르게 작동하지 않게 된다면 유해수용기가 활성화될 것이고, 통증을 지각하게 될 것이다. 이러한 관계는 그림 4.6과 4.7에 나타나 있다.

관절의 기계수용체로부터 신경충동은 다연접이며 경추 및 하악의 근육계와 협응하고, 촉진 혹은 억제반사작용을 유발한다. 이는 이러한 근육의 반사 조절에 상당히 기여한다(2) 머리와 목의 근육이 제대로 기능을 수행하기 위해서는 고유감각, 운동감각, 그리고 반사조절의 통합이 반드시 필요하다. 저작, 발음, 연하, 턱의 움직임, 목의 움직임의 협응 활동을 위해서 앞서 말한 신경기전이 필요하다. 따라서 머리 및 목의 자세변화는 하악 및 하악하부근육계의 변화를 가져올 수 있다.

근육에도 역시 4 종류의 수용기가 있다. 이 4종류는 근방추, 골지건(Golgi tendon organ), 파시니 소체(paciniform corpuscles), 자유신경종말(free nerve endings)이다. 수의근에서 근방추는 다양하게 분포하지만 아주 섬세하고 정교한 움직임을 담당하는 근육은 큰 움직임을 담당하는 근육보다 훨씬 많은 수의 근방추를 보여준다. 예를 들어, 후두하근육은 대퇴직근보다 근육 1그램 당 근방추 수가 3배이다.

근방추의 기능은 신경계에 근육의 길이와 길이의 변화에 대한 정보를 제공하는 것이다. 방추에는 방추내근섬유라고 불리는 3~8개 가량의 좁은 근섬유가 들어있다(방)추내근섬유는 (방)추외근섬유라고 불리는 정상적인 골격근육과 평행하게 배치되어 있다. 근방추의 중앙 부분에는 핵이 들어있으며 이는 수축성이지 않다. 이차적 감각신경종말(secondary sensory ending)인 꽃술신경종말(flower spray ending)은 방추내근섬유와 혼합될 수 있다. 척수의 복측돌기(ventral horn) 내에 세포체를 둔 미세신경섬유에 의해 운동지배를 받는다. 추외근섬유가 수축하게 되면 근방추의 수축하지 않는 부분의 장력이 줄어든다. 근육을 이완하는 것은 추내근섬유 및 추외근섬유의 장력을 증가시킨다.

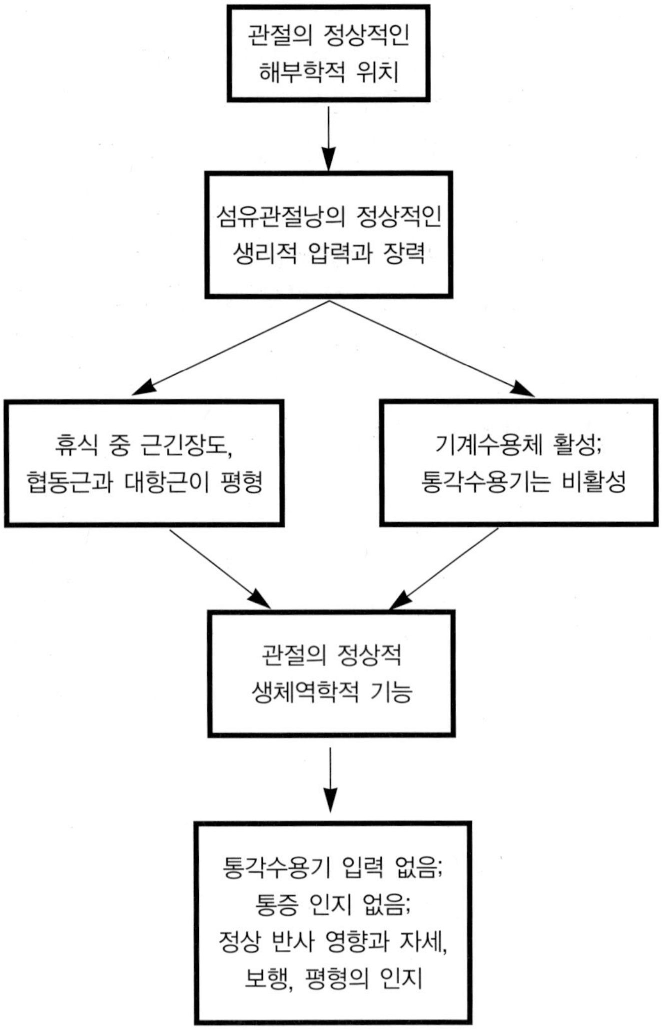

그림 4.6 정상적 관절 수용기 활동

골지건은 갈라져 있으며 유수화된 큰 직경을 가진 신경섬유이다. 이들은 흔히 근건결합부(musculotendinous junction) 근처에서 미세신경종말(fine endings)로 끝난다. 이들은 추외근섬유와 연속적으로 배치되어 있으며 근육이 수축하거나 이완할 때 활성화된다. 따라서 건방추는 일종의 장력기록장치의 역할을 한다. 목 근육에는 많은 양의 건방추가 있을 것으로 추정되지만 목 근육에서 이들의 분포에 대한 대부분의 설명은 미진하다(4).

파시니소체(paciniform corpuscles)는 근육 내에 있으며 감각신경섬유의 끝을 감싸는 원통형의 덮개이다. 이 수용기들은 심부의 근육과 경추관절과 가까운 결합조직 영역에서 발견 된다. 파시니소체의 특징은 잘 이해되지 않지만, 이것들은 재빠르게 적응하는 반응을 지닌 것처럼 보이며 관절운동의 시작과 아마도 속도 및 가속에 대한 정보를 제공할 수 있는 잠재력이 있다. 근육 안에서 이것들은 근육이 수축하기 시작할 때 또는 근력에 급작스런 변화가 일어날 때 작동하는 특별한 역할을 수행하지만, 이러한 활동이 어떻게 고유감각, 운동감각, 운동과정에 기여하는지는 아직 충분히 확인되지 않았다.

자유신경종말(free nerve endings)은 일차적인 유해수용기로서 역할을 수행한다고 알려져 있다. 하지만 어떤 증거를 보면 자유신경종말은 기계적 자극이나 근육 수축과도 같은 비유해자극에 대한 정보를 줄 수도 있을 것 같다(10). 자유신경종말은 근육과 결합조직 도처에 분포되어 있으며 이들이 전형적인 유해수용기이기 때문에 기계적 자극(외상 같은) 혹은 화학적 자극(bradykinin, potassium, serotonin) 뿐만 아니라, 허혈로 인한 영구적인 수축으로도 활성화될 수 있다.

마지막으로, 이 수용기 시스템을 독립되어 기능하는 하나의 수용기조직이라고 생각할 것이 아니라, 경추의 근육과 관절에 위치하면서 머리 움직임을 관찰하는 복잡하고 통합되고 상호관련된 기질이라고 생각하는 것이 맞다. 근육과 관절의 수용기는 머리 움직임의 배후에 있는 주위의 사건들에 대한 상세한 지형학적 및 기능적 지도를 제작하는데 사용될 수 있는 방대한 양의 감각정보를 함께 제공한다(4).

반사 기전(Reflex Mechanisms)

반사작용의 핵심적인 신경 부분에는 감각 및 운동뉴런이 포함된다(11). 피부의 종말기관이나 신경근방추 같은 수용기를 활성화시키는 것은 구심성뉴런이나 감각뉴런에 임펄스를 일으킨다. 이 임펄스는 말초신경을 통해 시냅스가 발생하는 중추신경계로 전송되며 결과적으로 원심성신경의 자극을 일으킨다. 임펄스는 원심성신경을 따라 흐르고 반응을 일으키는 근육이나 장기 같은 효과기를 활성화시킨다. 한 인간의 자세 행동양식은 원시적인 반사작용, 자세 반응, 신체의 정렬, 근원적인 근(육)긴장도의 상호작용의 결과이다(12)

초기 아동기에서 기립자세의 발달과 유지는 수직직립반사(labyrinthine head righting reflex, optical righting reflex, body on head righting reflex), 회전직립반사(neck righting reflex, body on body reflex), 지지반사(positive supporting or magnet reaction)와 보호반사의 영향을 받는다. 이러한 반사들은 근방추, 목의 고유수용

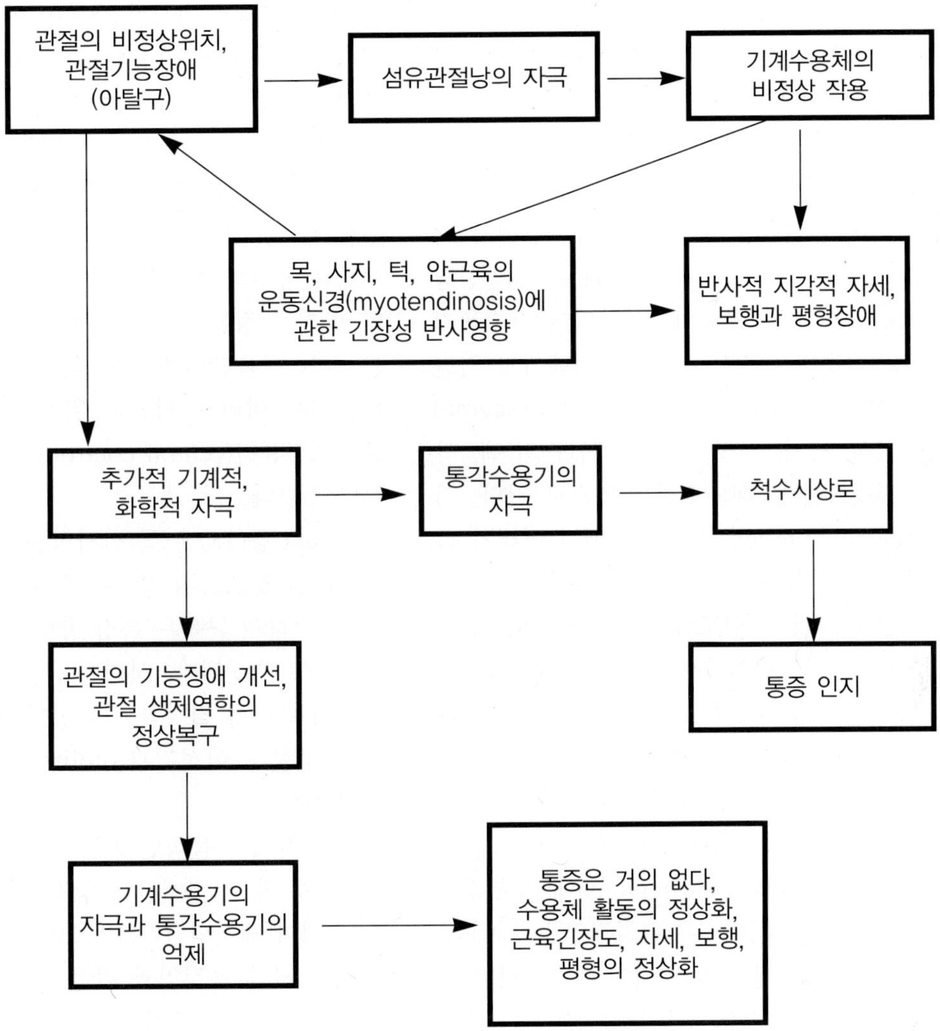

그림 4.7 관절장애의 개선이 긍정적 효과를 불러올 수 있다는 것을 제시하는 비정상적 관절수용기 활동의 가능한 영향들

기, 귀의 이석기관(otolithic organs)에 수용기를 두고 있으며 척수, 연수 그리고 중뇌에서 신경자극의 통합이 이루어진다.

긴장성 목반사(tonic neck reflex, TNR)는 상부경추관절 수용기에 달려 있으며 인간이 머리-목 자세를 형성하고 유지하는데 중요하다. 이 반사의 대표적인 반응으로는(동물에서) 머리를 돌릴 때, 머리를 돌린 방향 쪽의 앞다리에서 신전이 일어나고 반대편 앞다리에서는 굴곡이 일어난다. 하지만 Aiello 등(13)은 인간의 상지의 굴근긴장도(upper limb flexor tone)에 대한 긴장성 목반사(TNR)의 효과는 동물 실험에서 관찰된 것과는 반대의 결과를 보여준다는 것을 발견했다. 그들은 신체의 반대편 몸통회전(contralateral body rotation)(예로, 동측의 머리회전)을 할 때 요측수근굴근(flexor carpi radialis m.)의 H reflex 진폭이 늘어난다는 것을 발견했다. 그들은 이와 같이 상반된 결과가 인간의 상지굴근의 후천적인 반중력기능의 결과라고 생각한다(13).

똑바른 자세에서 목 근육 활동의 통제는 목 근육과 관절의 수입신경섬유(afferent fibers)로부터 감각압력을 제공받는 경추목반사(cervicocollic reflex)로부터 영향을 받는다. 경추목반사는 구심성 근방추(spindle afferents)와 같은 근육의 운동뉴런을 연결하는 단일시냅스경로이다. 하지만 중복시냅스경로 또한 척수, 뇌간, 또는 소뇌 회로를 통해 경추목반사를 중재할 수 있다(14).

목 수용기의 활동으로 인해 머리를 돌리는 방향과 반대로 눈을 돌리게끔 만드는 경추-안와반사(cervico-ocular reflexes) 또한 존재한다. 이러한 반사는 머리를 움직이는 동안 시선을 안정화시키는데 유용하다고 하며 천천히 머리를 움직일 때 더 중요하다고 한다. 전정기관이 손상을 입는다면, 목반사와 경추목반사는 더욱 중요해진다.

전정기관은 측두골의 골미로(bony labyrinth)내에 들어있는 감각수용기이며 머리의 위치는 물론 공간상에서 머리의 위치 변화를 감지한다. 이석 및 반고리관은 수입신경섬유(afferent fibers)가 상응하는 전정기관의 감각수용기 역할을 하며 제8뇌신경의 전정부로부터 전정핵까지 임펄스가 지나가도록 한다. 여기서부터 제 2 축삭(second order axons)은 척수, 소뇌, 여섯 개의 외래안근의 핵, 망상체, 반대편의 전정복합제, 대뇌피질 영역으로 간다. 전정목반사(vestibulocollic reflex)는 공간상에서 머리가 움직이도록 유발하는 혼란을 보상하기 위해 그리고 그렇게 함으로써 안정성을 유지할 수 있도록 목 근육의 활동을 발생시키는 이석기관 및 반고리뼈관(semicircular canals)의 신호이다. 전정안구반사(vesticular-ocular reflex)는 머리가 움직일 때 공간상에서 눈의 위치를 안정시킨다. 이러한 전정반사는 빠르게 머리를 움직일 때 중요하다.

Durovski와 Barbas(15)은 외안에 고도의 눈모음과 전두엽안구운동지역(frontal eye field regions)에 경부후근 구심성 신경을 발견하였으며, 이것은 순차적인 눈-머리 움직임의 협응과 관련된 기전에 피질 영역이 관련된다는 것을 제안하는 것이다. 또한 이 영역에 도달하는 시각계와 전정계의 자극입력과 함께 이러한 눈모음 신호는 눈-머리 움직임을 협응시키는데 중요하고, 바깥 세상을 향한 행동을 실행하는데 필수 전제조건인 중추신경계 내 공간표현을 형성하는데도 중요하다.

머리 움직임 모델
(Head Movement Models)

진화, 유전, 선천적 요인, 성장 및 발달, 병리학적 요인, 노화 과정, 건강 악화 등이 기능과 성능에 변화를 일으켜 머리와 목의 자세를 악화시킬 수도 있지만, 직접적인 머리와 목의 자세 유지 및 통제는 말초신경과 중추신경 기전에 달려있다. 말초기전은 전정계, 시각계, 그리고 목의 고유감각 시스템으로 구성되어 있다.

전정계는 귀의 감각 기관이며 균형을 잃었을 때 목 근육에 대한 운동뉴런을 활성화 시켜 머리의 수평적 위치를 회복한다(16). 시각계는 목 근육 활동에 영향을 미치기 때문에 머리 위치를 지각할 때뿐만 아니라, 눈, 머리, 목 움직임을 협응하는데 있어서도 중요하다.

관절수용기 시스템, 근육수용기 시스템, 긴장목반사(TNR)는 목의 고유감각 시스템의 주요 구성요소이다. 중추의 조절시스템은(higher brain center)은 머리 위치를 결정할 때 말초신경계와 상호작용한다. 말초신경계로부터의 인풋은 중추의 조절수용기의 인풋과 비교하면서 상응정보와 함께 특정한 머리의 자세를 결정한다. Tinbergen(17)은 단일 근육단위부터 복잡한 행동양식까지 다양한 통합 수준에서 여러 움직임과 위치를 올바르게 수행해내는지 중추조절센터(central control center)가 지속적으로 점검한다고 한다.

Suzuki 등(18)은 목 반사작용이 척추 주위 근육에 있는 근방추일 것으로 추정되는 수용기로부터 비롯된다고 주장한다. 각각의 근육은 특정 방향으로 당길 때 가장 많이 이완된다고 추정된다. 선택된 근육의 수용기의 융합이 척수뉴런의 벡터를 결정할 가능성이 높다. 전정반응은 아마도 주로 구심성 이석기관(otolith afferents)의 활동 때문일 것이다(18).

머리 자세와 움직임에 관련된 눈 움직임을 제어할 때에 시선이동 및 전정계간의 상호작용을 설명하기 위해 수학적 모델이 제시되었다(19, 20). 이러한 모델은 최고 속도와 최적시간 움직임과 같은 특성을 조사하는 것은 물론 비정상적인 머리 움직임의 원인을 조사하는데 사용된다.

Lafortune 등(21)은 인간의 「안진후 시선이동」(OKAN)에 대한 X, Y, Z 축에서의 머리움직임 효과를 분석하여 이석기관이 시선이동속도저장(optokinetic velocity storage)에 대하여 개입하는지를 조사하였다. 그 결과 X축에 대한 머리 움직임은 지속되거나 지속되지 않았거나 상관없이 모두 OKAN을 억제한다는 것을 발견했다. Z축에 대한 활동적인 머리 움직임은 기울어진 위치가 지속될 경우 OKAN을 억제했다. 하지만 Y축에 대한 머리 움직임은 OKAN에 대하여 어떠한 억제도 하지 않았다. 이러한 반응은 이석기관이 수평적 속도저장(horizontal velocity storage) 활동을 중재한다는 이론을 뒷받침해 준다(21).

Brink 등(22)은 목으로부터의 신경자극입력이 목에 작용하는 전정반사작용을 조절할 수 있다는 것을 발견했고 또한 전정목뉴론(vestibulocolic neurons)에 대한 구심성 경추신경(cervical afferents)의 영향력이 극상경로, supraspinal path(구심성 경추신경은 이 경로를 통해 목에 작용하고, 목의 전정반사작용을 조절할 수도 있다)를 입증한다는 것을 발견했다.

Fitz-Ritson(23)은 한 목표를 위해 눈-머리-목의 상호협응하는 움직임은 이러한 움직임을 개시하는 여러 평행하고 독립적으로 활성화된 신경중추(neurocenters)를 동반한다는 것으로 그의 문헌 고찰을 결론지었다. 시각적 전정안구반사작용 관련성을 통해 각 시스템을 지속적으로 관찰하는 것은 제대로 된 순서배열과 최종 위치를 잡기 위한 매끄러운 협응패턴을 보장하기 위해 필수적이다(24).

머리 움직임장애의 임상적 증상 (Clinical Manifestation of Disturbed Head Movement)

다양한 종류의 장애가 머리 움직임과 위치에 영향을 미칠 수 있다. 보통 특정한 이상 증세는 병소의 위치와 관련될 수 있다. 대뇌피질의 병소는 강직성 혹은 간헐성 머리회전을 유발할 것이고 반면에 대뇌기저핵의 병소는 떨림(tremors), 무도성 움직임(jerky choreiform movements), 또는 느린비틀림운동을 유발할 것이다. 현기증, 안진(nystagmus), 실조(ataxia)와 같은 전정계 문제는 목 근육과 같은 심부의 경부조직손상과 관련 있는 것으로 밝혀졌다. 이러한 기전은 목의 고유수용기가 방해 받은 것이 원인이라고 여겨진다(25, 26) 또한 경추는 머리, 얼굴, 턱, 목, 어깨, 상지 영역에서의 국소적 증상과 연관증상의 원인이기도 하다(2).

두 발로 선 직립자세에서 균형을 유지하기 위해서는 시각계, 전정계, 그리고 고유수용기로부터의 감각입력 등 복잡한 통합과정이 필요하다. 이러한 통합은 중추신경계에서 이뤄지는데, 중추신경계는 걷고 뛰고 운전하는 것과 같은 의식적인 활동수준뿐만 아니라 무의식적인 수준에서도 이러한 통합을 수행한다. 신체는 이러한 영역 중 하나에 관련된 문제에 대해서는 아주 잘 적응하지만, 두 가지 이상의 영역이 영향을 받는다면 그 사람은 자세와 걸음걸이에 대해 상당한 제약을 경험할 것이다(27).

전정핵을 통해 내이의 미로로부터 정보를 받고 공간적 패턴을 시변패턴(temporal pattern)으로 변화하는 것은 소뇌피질의 역할이다. 전정핵으로부터 동안핵(oculomotor nuclei)으로 정보가 넘쳐나게 흐를 수도 있으며 이는 전정장애의 중요한 신호로 여겨지는 안진(nystagmus)을 유발할 수 있다. 안진은 빠르고 느린 단계로 이루어진 무의식적이고 반복적인 눈 움직임이 특징이다. 느린 단계는 전정감각기관으로부터 생기며 반면에 빠른 단계는 눈을 제자리로 되돌리려는 중추의 통제 하에 일어난다. 안진은 시각계와 수의적 주시 시스템(voluntary gaze system)의 장애와 함께 발생하기도 한다.

현기증은 시각, 전정, 고유수용기 경로에 영향을 미치는 문제들의 증상이다. 특정한 전정장애, 과다호흡증후군, 정신질환, 일과성허혈발작(transient ischemia attack)은 현기증의 흔한 원인이다. 전정성현기증에 있어서 환자는 때때로 급작스런 머리움직임과 관련된 빙빙 도는 느낌을 호소할 것이다. 정신질환이 있어 불안해하거나 히스테리 상태의 환자는 신체 곳곳에 압정과 바늘로 찌르는 듯한 느낌이 들고, 목에 덩어리가 있는 듯하고, 울리는 소리가 들린다는 불평과 함께 현기증을 호소할 것이다. 많은 경우 이러한 추가적인 증상은 과다호흡과 관련 있으며 대뇌혈관의 수축과 신경과민증을 증가시킨다.

현기증은 또한 목에 영향을 미치는 병소로부터 유래할 수 있다. Cohen(28)은 원숭이의 C1~C3의 후근을 양방향으로 마취시키면 원숭이는 심각한 방향감각상실, 불균형 그리고 결과적으로 협동운동부전(motor incoordination)을 나타낸다는 것을 발견했고 이는 목 감각의 이상이 현기증과 방향감각상실을 유발할 수 있다고 주장하였다(28).

삼차신경의 세 분지와 제 7, 9, 10 뇌신경의 뉴런은 상부경추분절 C1~C3과 동일한 운동신경세포집단(neuron pool)을 공유하고, 이는 경추로부터 삼차신경의 분포영역으로 전달되는 통증(이소통)에 대한 해부학적 및 생리학적 근거를 제시한다.

고양이에서 삼차신경과 경추후근 구심성 신경(cervical dorsal root afferents) 사이에 유사한 융합을 찾을 수 있었으며 경추영역에서 삼차신경영역으로 번져나가는 편두통의 근거를 제시했다(29).

외상은 목의 고유수용기에 가장 부정적인 영향을 미치는 것이며 통증과 장애를 유발한다. 일상생활에서 작지만 반복성의 외상 또한 목의 고유수용기에 영향을 미쳐 비정상적인 기능을 유발할 수 있다.

Weeks와 Travell(30)은 현기증과 불균형을 유발하는 흉쇄유돌근의 발통기전에 관한 임상적 사례를 보고했다. 이들은, 근육의 고유감각수용기로부터 정상적 신경활동은 자세 변화 시 머리 위치에 대해 잘못된 정보를 뇌에 전달하며 따라서 균형을 유지하는 긴장목반사(tonic neck reflex)

의 역할을 결부시킨다고 설명한다. 두 번째 가설로는 발통 부위의 낮아진 역치 때문에 중추신경계에 도달하는 대량의 임펄스는 전정기관, 뇌간, 소뇌의 특정 영역에 혈관경련반사를 유발한다는 것이다(30).

목의 고유수용기와 중앙통제시스템이 똑바른 자세 위치를 잡고 유지하는데 실패했을 때 임상적으로 가장 흔하게 일어나는 머리-목 움직임의 변화는 전방두부자세(forward head posture; FHP)이다(31). 긴장목반사(TNR)은 경추 장애는 물론, 다양한 수준의 연조직 및 근육 활동에 영향을 미쳐 하악위치에 변화를 유발할 가능성이 높다.

인간의 머리와 목의 움직임과 위치는 여러 요인의 상호작용이며 이중 많은 부분을 우리는 완전히 이해하지 못하거나 아직 인식조차 하지 못하고 있다(31). 이 시스템의 어느 한 구성요소에 영향을 끼치는 문제가 발생했을 때 다른 구성요소에도 문제가 있을 수 있다는 것은 임상적으로 당연하다. 따라서 이와 같이 고도로 복잡하고 통합된 시스템의 모든 구성요소를 평가하는 것은 반드시 필요하며 적극 추천된다.

참고문헌(References)

1. Rocabado M. Biomechanical relationship of the cranial, cervical and hyoid regions. J Craniomandibular Prac 1983; 1:61–66.
2. Grieve GP. Common vertebral joint problems, 2nd ed. New York: Churchill-Livingstone, 1988.
3. Travell JG, Simons DG. Myofascial pain and dysfunction: the trigger point manual. Baltimore: Williams & Wilkins, 1983.
4. Richmond FJR, Vidal TP. The motor system: joints and muscles of the neck. In: Peterson BW, Richmond FJ, eds. Control of head movement. New York: Oxford University Press, 1988.
5. Rondot P. Clinical disorders of head movement. In: Peterson BW, Richmand FW, eds. Control of head movement. New York: Oxford University Press, 1988.
6. Wyke BD. Neurology of the cervical spinal joints. Physiotherapy 1979; 65:72–76.
7. Wyke BD. Articular neurology and manipulative therapy. In: Glasgow EF, Twomey LT, Scull ER, Kleynhans AM, Idczak RM, eds. Aspects of manipulative therapy. Edinburgh: Churchill-Livingstone, 1985.
8. Bogduk N, Engle R. The menisci of the lumbar zygapophyseal joints: a review of their anatomy and clinical significance. Spine 1984; 9:454–460.
9. Giles LGF, Taylor JR. Human zygapophyseal joint capsule and synovial fold innervation. Br J Rheumatol 1987; 26:93–98.
10. Mense S, Meyer H. Different types of slowly conducting afferent unit in cat skeletal muscle and tendon. J Physiol 1985; 365:403–417.
11. Chusid JG. Correlative neural anatomy and functional neurology, 17th ed. Los Altos CA: Lang Medical, 1979.
12. Connolly B. Postural applications in the child and adult, neurodevelopment aspects. In: Kraus SL, ed. TMJ disorders: management of the craniomandibular complex. New York: Churchill-Livingstone, 1988.
13. Aiello I, Rosati G, Sau GF, Petraskakis S, Bissakou M, Traccis S. Tonic neck reflexes on upper limb flexor tone in man. Exp Neurol 1988; 101:41–49.
14. Peterson BW. Cervicocolic and cervicoocular reflexes. In: Peterson BW, Richmond FJ, eds. Control of head movement. New York: Oxford University Press, 1988.
15. Dubrovski BO, Barbas H. Frontal projections of dorsal, neck and extra-ocular muscles. Exp Neurol 1977; 55:680–693.
16. Roberts TDM. Neurophysiology of postural mechanisms. London: Butterworth, 1967.
17. Tinbergen N. Functional ethology and the human sciences. Proc R Soc Lond [Biol] 1972; 182:385–410.
18. Suzuki I, Timerick SJB, Wilson VJ. Body position with respect to the head or body position in space is coded by lumbar interneurons. J Neurophysiol 1985; 54:123–133.
19. Stark L, Zangemeister WH, Hannaford B. Head movement models, optimal control theory and clinical application. In: Peterson BW, Richmond FJ, eds. Control of head movement. New York: Oxford University Press, 1988.
20. Henn V, Kohen B, Young LR. Visual vestibular interaction in motion perception and the generation of nystagmus. Neurosci Res Program Bull 1980; 18:459–651.
21. Lafortune SH, Ireland DJ, Jell RM. Effect of active head movements about the pitch, roll, and yaw axes on human optokinetic afternystagmus. Can J Physiol Pharmacol 1988; 66:689–696.
22. Brink EE, Jannai K, Hirai N, Wilson VJ. Cervical input to vestibulocolic neurons. Brain Res 1981; 217:13–21.
23. Fitz-Ritson D. Neural mechanisms involved in the control of the eye-head-neck coordinated movement: a review of literature with an emphasis on future directions for the chiropractic profession. J Manipulative Physiol Ther 1984;7:251–260.
24. Biguer B, Geannerod M, Prablanc C. The coordination of eye, head and arm movements during reaching at a single visual target. Exp Brain Res 1982;46:301–304.
25. Cope S, Ryan JMS. Cervical and otolith vertigo. J Laryngol Otol 1959;73–113.
26. De Jong PT, De Jong JM, Cohen B, Jongkees LB. Ataxia and nystagmus induced by injection of local anesthetics in the neck. Ann Neurol 1977;1:240–246.
27. Coman WB. Dizziness related to ENT conditions. In: Greive GP, ed. *Modern manual therapy of the vertebral column*. Edinburgh: Churchill-Livingstone, 1986.
28. Cohen LA. Roll of eye and neck proprioceptive mechanisms in body orientation and motor coordination. J Neurophysiol 1961;24:1–11.
29. Kerr FW, Olafson RA. Trigeminal and cervical volleys converge on single units in the spinal gray at C1 and C2. Arch Neurol 1961;5:69–76.
30. Weeks VD, Travell J. Postural vertigo due to trigger areas in the sternocleidomastoid muscle. J Pediatr 1955;47:315–327.
31. Kraus SL. Cervical spine influences on the craniomandibular region. In: Kraus SL, ed. TMJ disorders management of the craniomandibular complex. New York: Churchill-Livingstone, 1988.

5 / 두통환자에서의 '불길한' 징후들
(Ominous Findings in Head Pain Patients)

두통은 매년 수많은 환자들이 병원을 찾는 흔한 문제이다. 두통환자들 중 일부는 안면부 통증을 호소하고, 일부는 머리로부터 직접 오는 통증을 견디며, 또 다른 이들은 연관통 현상의 피해자들이다. 다행스럽게도 두통의 병인(etiology)은 환자를 사망에 이르게 하지는 않을 정도로 '온화한(benign)' 편이며 보존적인 접근으로 치료가 가능하다. 그러나 소수의 경우에서는 '불길한(ominous)' 양상의 두통을 겪는 환자들이 존재한다. 여기서 '불길한' 이라는 용어는 보존적인 방법으로 치료할 수 없고 심한 경우, 환자를 조기 사망에 이르게 할 수 있는 상태를 말한다. 이러한 환자들은 질병의 초기진행 단계에서는 진단을 내리기가 거의 불가능하기 때문에 매우 까다롭다. 이 장에서는 소수의 불길한 두통을 호소하는 환자에 대해 설명하고, 또한 이들을 다수의 온화한(benign) 두통 환자들 사이에서 식별하기 위한 합리적인 임상가이드라인에 대해 서술할 것이다.

'불길하다' 라는 임상적 의미는?
(What is Ominous in the Clinical Sense?)

용어에 대한 고찰은 필수적이다. 어떤 의사에게는 불길한 증상이 다른 의사에게는 '예상 가능한' 것일 수도 있고 또 다른 의사는 동일한 결과나 증상전부를 간과할 수도 있기 때문이다. 다음의 네 가지 예시는 '불길한(ominous)' 두통 환자를 식별하는데 도움을 줄 것이다.

정의 1 (Definition 1)

불길하다는 것에 대한 첫 번째 실무적인 정의로는 질병의 진행과 통증의 위치가 분명하지 않다는 것이다. 이것은 두경부 통증의 복잡한 특성때문에 가장 흔하게 접하는 상황이다.

질병의 초기단계에서 증상의 유사성은 흔한 현상이며 당연히 혼동하기도 쉽다. 증상의 유사성은 상해나 질병에 반응하는 해부학적 영역이 제한적이기 때문이다. 예를 들어, 요관의 폐쇄는 감염, 종양, 신장결석, 상해, 그리고 소변의 흐름을 방해하는 방광 내 질병 같은 수많은 원인에 의해 발생할 수 있다. 그러나 임상적으로 드러나는 것은 모호하며 옆구리와 상복부 통증으로 제한되어 위장관 질환과 혼동하기 쉽다. 앞서 언급한 서로 다른 원인에도 불구하고 전체적인 임상증상은 좌절감이 들 정도로 모호하다.

원인을 찾기 힘든 또 다른 예로는 후각의 상실이 있다. 증상이 하나의 뇌신경(후각신경)과 하나의 작은 기관(비강)에 국한되어 있음에도 불구하고 그 원인을 알아내는 것은 결코 쉽지가 않다. 무후각증(anosomia)의 원인은 비강내의 병소, 두개골 골절, 전두엽 종양, 뇌하수체 종양, 뇌수막염, 뇌혈관질환, 특정한 약물중독, 수두증, 정신병, 신경증, 심지어는 선천적 장애까지 매우 다양하다(1).

서로 다른 원인에도 불구하고 분명하지 않은 증상을 나타내는 해부학적 구조의 제한된 반응 때문에 의사는 쉽게 진단을 내릴 수 없게 된다. 앞서 말한 두 가지 예시의 병인은 특히, 초기단계에서는 분명하지 않다. 이런 경우의 진단과 치료는 주의깊은 검사와 충분한 병력청취가 필수적이다.

정의 2 (Definition 2)

'불길하다' 는 것의 두 번째 정의는 병소나 병원(pathology)을 확인했으나 의사가 현재증상의 임상적 중요성을 자각하지 못하거나, 임상적인 증거들을 잘못 해석하는 것을 지칭한다. 예를 들어, "메리"는 교통사고 다음

날 그녀의 주치의를 찾아갔다. 그녀의 자동차는 도로에서 배수로로 미끄러졌다. 갑작스러운 감속으로 안전벨트를 하지 않았던 그녀는 앞으로 튕겨져 가슴은 운전대에, 얼굴은 앞 유리에 부딪혀서 얼굴이 부어오르고 두 눈은 멍이 들었다. 의사는 그녀의 눈을 검사하고 목과 가슴 엑스레이 사진을 찍고는 경추보호대를 해주었다. 물리치료가 처방되었고 치료가 시작되었다.

다음날 그녀는 여전히 아픈 채 다시 나타났고 의사는 코를 훌쩍이는 것은 코에서 맑은 콧물이 생성되기 때문이라고 설명했다. 이 증상에 대해 의사와 환자는 둘 다 계절성 알러지가 재발된 것 때문이라 여겼고, 그녀는 항히스타민제를 처방받았다. 3일 후 그녀는 다시 찾아와 "독감" 판정을 받았다. '알러지성 콧물'은 더 심해지고 혼탁해졌다. 이때 그녀는 고열과 메스꺼움, 구토와 격심한 두통을 호소하였다. 항생제가 처방되었고 다음날 또 내원하도록 하였다. 그날 저녁 그녀는 발작과 척추강직을 동반한 혼수상태로 종합병원에 입원했다. 뇌척수액 검사결과 정상적인 맑은 색이 아닌 희뿌옇게 변해있었다. 뇌수막염이라는 새로운 진단과 함께 항생제 정맥주사가 시작되었다.

신경과의사와 협의 중에 신경과의사는 환자의 병력을 통해 환자의 안면 부종과 콧물은 뇌척수액 누출 때문이고 이는 교통사고 시 안면부 강타로 인한 사골판(cribriform plate) 골절로 인한 것으로 진단하였다. 그런 상황에서 환자가 코를 풀면 비강 안의 압력이 올라가 병원균이 지주막하공간으로 확산되는 것을 촉진시켰던 것이다.

이 사례는 현재의 증상을 알아채지 못하거나 잘못 해석한 경우의 문제점을 보여준다. 환자의 상태가 계속해서 악화되고 있었다는 점을 비추어 보면 불길한 양상임을 알 수 있으며 전문의에게 의뢰가 반드시 필요했다.

다른 경우로 "톰"은 덜 심각한 상황이지만 실제 상황을 적절하게 해석하고 인지하는데 실패한 경우를 보여준다. 그는 왼손의 "감각마비"를 호소하였고 지난 3개월간 점점 더 악화되었다고 했다. 이 증상에 대해서 카이로프랙터와 오스티오패스 의사에게 경추 교정치료를 받았지만 개선되지 않았다. 이들은 왼손의 감각마비가 경추의 눌린 신경 때문이라고 진단하고 도수치료 후에 감각마비가 개선될 것이라고 말했다. 핀휠을 이용한 감각검사에서는 정상이었다.

환자의 병력에서 여러 항목이 불길한 상황을 암시했다. 다른 의사에게서 진료받을 때 증상이 개선되지 않았고 상태가 점점 악화되었으며 감각검사는 정상이었다는 점이다. 감각검사 결과가 정상이었다는 것은 환자가 호소하는 '마비'가 실제로는 마비가 아니라는 점을 암시한다. 환자는 자기의 불편감을 표현할 적절한 단어를 알지 못하였기 때문에 이렇게 잘못된 용어를 사용한 것이다. 마침내 이 환자는 정밀검사를 통해 그의 왼팔과 왼손이 실제로는 "무겁고" 적절하게 기능하지 않는다는 것을 알게 되었다. 또한 심층적인 신경학적 검사에서 왼쪽에서 Romberg's sign에 양성반응, 상반운동반복장애(dysdiadochokinesia), 왼쪽에 대한 finger to finger test와 finger to nose test에 양성 반응이 있다는 것을 밝혀냈다. MRI 검사에서는 후두개와에 악성종양이 발견되었다. 그를 치료했던 의사들은 환자의 주관적인 평가에 기반을 두고 진단과 치료를 했지만 객관적인 징후를 보면 환자의 주관적인 불편감 호소가 사실이 아니었음을 알 수 있다.

정의 3 (Definition 3)

'불길하다'는 것의 세 번째 정의는 의사가 질병의 진단과 임상적 중요성을 인지하고는 있지만 질환을 치료할 수 없는 경우이다. 이러한 예로는 골육종과 같은 심각한 질환을 발견한다거나 치료에 반응하지 않고 지속적으로 진행되는 측만증 같은 질환 등이 있다. 치료가 잘 되지 않는다거나 혹은 의사의 실무와 기량을 벗어난 질병을 환자가 지녔다면 불길하다고 여겨야 한다. 불길하다고 여기지 않는 유일한 경우는 환자가 충분한 기량을 지닌 전문의에게 보내져 치료받을 때뿐이다. 그러나 의뢰만으로는 충분치 않을 수가 있는데 왜냐하면 환자가 의뢰한 의사를 찾아가지 않을 수가 있으며 따라서 적절한 치료가 실행되지 않을 수도 있기 때문이다. 임상적으로 복잡해질 수 있는 두 가지 시나리오를 제시하겠다.

첫 번째 시나리오는 앞서 언급한데로 환자가 전원조치를 따르지 않는 경우이다. 이는 환자가 의사의 임상적 조언을 따르고 싶어하지 않는다는 것을 암시하며 질병이 손쓰지 못한 채 진행될 수 있다. 다른 의사에게 의뢰할 때에는 서면으로 해야 하며 당신의 의견과 당신이 취한 행위를 기록해야 한다.

환자가 전원조치를 받아들이지 않고 권장되는 치료법을 받으러 가지 않는다면, 두 가지 선택이 있다. 첫 번째 선택은 서면으로 통지하고 환자가 새로운 의사를 찾을 수 있게끔 30~45일 동안 추가적인 치료를 허용한 이후에 환자를 내보내는 것이다. 이렇게 허용된 시간이 있으면 환자를 방치했다는 비난을 받을 가능성은 없어진다. 두 번째 선택은 환자의 치료를 지속하는 것이다. 이것은 의사와 환자의 관계를 유지하고 환자에게 적절한 치료가 제공할 수 있는 추가적인 기회를 얻을 수 있다. 이는 환자가 후속조치를 받지 않을 가능성이 있거나 제대로 된 치료를 해줄 능력이 없는 의사를 찾아갈 가능성이 있을 경우에 특히 바람직하다. 환자가 당신의 관리 하에 남아있게 된다면 차트에 다음과 같은 것을 기록하는 게 좋다. 의학적인 문제점, 전원에 대한 필요성, 환자에게 권장한 다른 의사의 이름, 환자가 당신의 권고를 따르지 않으려 했다는 사실, 그리고 환자가 치료를 계속 유지해야하는 이유 등. 이렇게 기록된 항목은 직원에게 증인으로서 서명을 받는 것이 좋으며 이러한 문제가 서로 상의됐고 환자가 당신의 권고에 대해 알고 있다는 것을 나타내기 위해 가능하다면 환자 또한 이 차트에 서명하도록 하는 것이 좋다. 이 기록에는 질병의 진행상황과 전원을 위한 지속적인 노력에 대하여 주기적으로 언급한 사실이 기재되어야 한다. 이러한 기록들이 직업상 반드시 필요한 것은 아니지만, 법적으로는 차후에 발생할 많은 문제점들을 경감시킬 수 있다.

두 번째 시나리오는 제공된 치료가 대안적인 치료법이지만 환자는 그것을 더욱 원할 경우이다. 예를 들어, 상악동의 상태를 다루는 전문적인 기술이 있고 일부 의사들은 이 기술을 이용해 문제점들을 성공적으로 치료해오고 있다. 그러나 일반적으로 상악동의 문제는 치료하기 어렵고 많은 환자들이 약물치료에 더 좋은 반응을 보인다. 환자가 더 보존적인 치료를 받기를 고집한다면 우리는 환자의 결정을 기록지에 기록하고 환자의 결정과는 다른 대안적인 요법을 우리가 제안했음을 설명해야한다. 다시 말하지만, 이것이 꼭 필요하지는 않다. 하지만 추후에 생길 수 있는 분쟁을 경감시킬 수 있다.

정의 4 (Definition 4)

'불길하다'는 것의 네 번째 실무적인 정의는 질병이 치료에 반응하지 않거나 환자에게서 계속해서 새로운 문제가 생길 때이다. 진단이 정확하고 치료가 적절하다면 환자의 상태는 보통 잘 반응한다. 따라서 환자의 상태가 개선되지 않거나 오히려 점점 더 악화되는 경우는 '불길하다'고 여겨야 한다.

앞서 예를 든 "메리"의 경우는 진행이 빨랐지만, 다른 경우에는 빨리 감지하기 힘들고 발병하기까지 수년이 걸리기도 한다. 이러한 상황은 임상적으로 중요하게 여겨지지 않은 "잘못된 취침자세"나 가벼운 낙상 같은 사건이 환자 컨디션의 미묘한 변화를 야기하기 때문에 감별하기가 훨씬 더 어렵다. 이러한 점진적인 발병의 한 예로, "사라"는 21살 때 오른쪽 다리의 감각마비를 주호소로 그녀의 가정의를 찾아왔다. 처음에 이 증상은 그녀가 그 즈음에 입은 부상 때문으로 여겨 물리치료를 통한 보존적 처치를 받았다. 환자는 주관적으로 약간의 증상이 개선되자 치료를 끝마쳤지만 몇 달 안에 똑같은 문제로 다시 내원하였다. 환자는 그녀의 증상이 최근에 있었던 경미한 사고로 인해 재발되었을 것이라고 추측했다. 수개월간의 치료 후에 환자는 주관적으로 "다 나았다"고 여겼다. 다음해 초 "사라"는 오른쪽 다리뿐만 아니라, 왼쪽다리까지 통증과 마비감이 있어 병원을 다시 찾았다. 의사와 환자 모두, 이러한 증상에 대해 최근에 있었던 낙상사고에 의해 야기된 것으로 여기고 보존적인 치료를 시작하였다. 다음해가 되자 그녀는 양쪽다리의 마비감과 통증뿐만 아니라, 하지의 무력감까지 호소했다. 그러나 그 때도 여전히 환자와 의사 모두, 증상의 원인으로 오로지 외상만을 관심을 두었다.

"사라"에게는 불행하게도 의사는 문제점을 기록하지 않았고 점진적으로 악화되고 있다는 것도 알아차리지 못했다. 의사는 표준적인 진단 테스트를 신뢰하지 않았기 때문에 문제를 점검하지 않은 채 방치하였다. 환자의 문제가 되풀이되고 있다는 점을 의사가 알아차렸다면 좀 더 빨리 제대로 진단할 수 있었을 것이다. 결국 이 환자는 양쪽하지가 완전히 마비되는 지경까지 상태가 악화되고 주치의도 바뀌고 나서야 '척수종양'으로 진단되었다.

위와 같은 네 가지 상황에서 의사는 환자를 돕기 위해서뿐만 아니라 의사 자신을 보호하기 위해서라도 문제의 올바른 원인을 찾으려는 노력을 해야 한다. 모든 환자는 그러한 보호와 배려를 받을 가치가 있다.

환자들은 두통이나 머리부위의 통증을 자주 호소하는데 우리 서양에서는 그 증상에 대해 무사 안일주위에 빠져 있다. 대부분의 경우, 두통은 긴장이나 눈의 피로, 스트레스, 또는 지극히 평범한 종류의 혈관성편두통장애(vascular migraine disorder)와 같이 양성적 원인으로 발생한다. 이러한 환자들이 호소하는 통증은 상당히 실제적이고 많은 경우에 완벽한 병력청취와 일반적인 신체검사에 의해 진단되어진다. 고가의 진단 검사나 전문의에게 의뢰하는 것이 필요한 경우는 흔하지 않다. 불행하게도 일부 의사들은 "첨단 기술적" 접근법을 선택하며 수많은 검사 장비에 의존한다. 그러나 두통환자는 대부분 검사에서 정상이거나 명확한 병인이 없고, 대부분의 병리초기에는 음성반응을 보이기 때문에 진단을 내리기가 힘들다. 1986년 미국의사협회의 보고서에 의하면, 의사가 수많은 검사장비에 의존할 경우 단지 두통을 진단하는데만 드는 비용이 평균 $12,000이었다(2). 물론 이러한 비용에 예외는 있으며 병력은 적절한 감별진단을 위한 핵심요소이다.

걱정스러운 병력 (Worrisome History)

대부분 두통의 병력은 의심이 들지 않는다. 그러나 어떤 병력은 불길하고 환자를 주의 깊게 관찰해야 한다는 점을 암시한다. 보통 이러한 징후는 전형적으로 "O, P, Q, R, S, T" 병력요소로 끌어낼 수 있다. 이러한 요소의 걱정스러운 사항은 다음과 같다.

증상발현시점 (Onset)

여러 형태의 두통 발현시점이 있고 각각의 양상은 적절한 진단에 중요한 역할을 한다. 여러 발현유형은 다음과 같다.

급성발현 (*rapid onset*)

가장 불길한 onset으로는 몇 분 만에 절정에 올라 계속 그 수준으로 유지되는 "돌연한" 또는 "갑작스러운" 발현을 들 수 있다. 이는 종종 환자들의 핵심 특징이기도 하며 무증상에서 경미한 또는 극심한 통증으로 급격하게 변하는 과정은 환자들이 재빨리 치료를 받도록 유도한다. 환자들은 이러한 양상의 발병을 심각한 상황의 잠재적인 가능성이 있다고 해석하는데 대부분 그것이 옳다. Rapid onset의 시간 범위는 몇 초에서 몇 분 사이이다. 많은 환자들이 이러한 발병양상을 "누군가 스위치를 켜면" 통증이 시작된다고 묘사한다.

급성발현은 진단과정을 유도하는데 도움을 주기 때문에 중요하다. 분명히 이러한 병력은 뇌종양이나 감염 같이 점차적으로 서서히 증가하는 양상과는 일치하지 않는다. 급성발현통증(rapid onset pain)은 보통 군집성 두통(cluster migration headache)에서 히스타민 반응과 같은 특별한 자극(3)이나 두개내출혈 같은 심각한 문제에 의해 야기된다. 어떤 환자들은 완전히 잠도 안 깬 상태로 일어나게 된다는 것처럼 이러한 유형의 두통은 갑작스럽게 환자를 깨운다는 특징이 있다. 군집성두통의 전체적인 양상은 표 5.1에 나타나 있다.

급성발현은 뇌색전같은 '색전성 사건'에 의한 산소 결핍에 의해 야기될 수 있다. 이러한 유형의 급성발현은 심장에서 나온 혈전, 장골(long bone)의 골절부위에서 흘러나온 지방 덩어리, 폐 손상 후 혈관내로 유입된 공기, 또는 큰 세균 덩어리 같은 폐쇄 물질로 인한 혈관 폐쇄의 결과이다. 이러한 상황에서 중요한 점은 색전은 다발적으로 나타나고 비장, 신장, 폐, 다른 말초혈관에 부가적인 경색을 야기할 수 있다는 것이다(1).

일반적으로 통증의 급작스런 발현은 만성적인 문제보다는 빠르게 진행되는 질병을 암시하며 (앞서 말한) 심각한 문제와 '양성 두통'을 감별하기 위해 자세히 조사되어져야 한다.

공격적인 발현 (*aggressive onset*)

두통의 공격적인 발현은 보통 급성발현과는 다르다. 발병을 분명히 알 수 있고 통증 정도가 초기에는 낮거나 짜증이 나는 정도이다. 공격적인 발현통증은 처음 한 시간이나 몇 시간 동안 최고조에 도달하지 않고 점차적으로 상승한다. 점차적으로 진행되는 양상은 통증이 심해질수록 상태가 안 좋아지는 것과 연관이 있고 관련된 증상도 분명하다. 예를 들어, 지주막하 공간에서의 갑작스러운 출혈은 환자가 빨리 알아차릴 수 있지만, 증상은 출혈량의 정도에 따라 수일에 걸쳐 점차적으로 나빠진다. 증상이 나빠질수록 점차적인 동공변화, 의식의 저하, 운동장애, 두통과 같은 다른 문제가 발생한다.

공격적인 발현두통의 다른 예는 해면정맥동혈전증(cavernous sinus thrombosis)가 될 것이다. 터키안장(Sella turcica)의 양옆에 위치한 해면정맥동(cavernous

표 5.1 군집성 두통(Cluster Headache)의 양상[a]

발작주기	4~8주
발작	
빈도	1~3일
지속시간	45~60분
위치	편측, 안구뒤(안와후방)
중증도	극심
특성	찌름통증(천자통),비박동성
유도	혈관확장제, 알코올, 렘수면

[a]REM, rapid eye movement. 3번 참고문헌에서 발췌

sinus)은 안면과 눈의 정맥혈배류(venous drainage)를 담당한다. 불행히도 이 혈관계는 화농성 감염으로 혈전에 걸리기 쉽게 되어 있다. 이것은 전형적으로 안면의 화농성 피부감염이나 안와봉와직염(orbital cellulitis) 양상이다. 이 경우 임상적인 양상은 후기에는 발작, 안구돌출, 시각신경유두부종(papilledema) 같은 악화되는 뇌 징후(cerebral sign)와 점차적으로 증가하는 두통이다. 경막하혈종같은 경우에는 공격적이고 신속하게 치료되지 않으면 사망할 가능성도 있다.

운동유발성 발현 *(exertional onset)*

'운동'은 머리 통증과 두통의 유발요소이자 진단의 안내자 역할을 한다. 두통의 원인으로서 '운동성'(exertion)에 대해 정확히 해둘 필요가 있다. 어떤 환자들은 질문을 잘못 이해해 앉아 있는 자세에서 갑자기 일어나는 것과 같은 신체 자세의 변화와 같은 비운동성 활동과 함께 일어나는 두통에 대해 설명할 지도 모른다. '운동성'은 도랑파기 같은 증가된 신체활동을 동반한다. 진성운동유발성두통(true exertional headache)은 반복적이고 통증의 강도는 주관적인 불편함의 범위를 넘어 다양하다. 통증은 물리적 노력의 반복으로 무제한적으로 재현가능하고 환자는 명확한 병력을 가지고 있다. 운동유발성두통의 증상은 보통 환자에게 공포를 유발할 만큼 심각하지 않기 때문에 단 한 차례의 운동유발성두통 경력만 가지고 검사를 받으러 오는 환자는 매우 드물다.

두통이 일어나기 위해 필요한 노력의 양은 한 번도 전체적으로 정립되지 않았지만 Dalessio(3)는 독단적으로 정하기를 최소 10초간, 장거리 달리기 선수의 경우에는 몇 분이나 심지어 몇 시간 동안 휴식기의 맥박수를 2배로 만드는데 드는 노력의 양이라고 하였다. 이러한 '운동성'의 잠재적 근원으로 성활동을 생각해볼 수도 있지만, 운동유발성 두통과 성교 후 두통은 구별해야만 한다.

양성운동유발성 두통(exertional benign headache)에 대해 문헌으로 남아 있는 최다 규모의 기록은 Rooke(4)가 진행한 103개 사례에 대한 연구이다. 그는 자신이 조사한 사례에서 고작 10%만이 뇌의 구조상의 변화 같은 기질적인 병변으로부터 유래했다는 것을 발견했다. 양성운동유발성두통의 임상적인 특징은 표 5.2 에 요약되어 있다.

운동유발성 두통의 다른 가능한 원인은 매우 공격적인 뇌종양이나 혈관성 장애와 같은 빠르게 성장하는 공간점유성 병소이다. 운동유발성 두통의 통증 정도는 초기에 언급된 정도일 것이다. 위에서 언급한 것처럼 양성운동유발성두통은 통증의 심각도도 매우 광범위하고 다양하다. 강렬한 운동유발성 두통이 발병되었다면, 두개내출혈 같은 더 심각한 형태의 운동유발성 발현으로 여겨야 한다.

표 5.2 운동유발성 두통의 양상

성별 차이	남성
연령 범위	10~70세
발작	
빈도	운동성 활동
지속기간	몇 시간
중증도	다양함, 보통 경도와 중등도 사이
특성	다양함, 가끔 박동성
신경계장애	가능함, 일과성 반신마비

뇌신경결함 발현 *(cranial nerve deficit onset)*

새로운 증상이 정말 중요하고 심각한 문제의 첫 징후일 수 있는 가능성이 충분하기 때문에 뇌신경의 병소와 이들의 이차적인 임상 증후에 대해서는 항상 특별한 주의를 기울여야 한다. 많은 뇌신경결함 발현은 종양이나 후두개와의 공간점유성 병소에 의한 것이다. 이러한 뇌종양과 이들의 흔한 발병 장소는 표 5.3에 나와 있다. 환자가 나이가 들어감에 따라 후두개와를 침범하는 종양의 종류에 주목하라. 전이암이 가장 흔한 종양 유형이고 뇌가 침범당하면, 그 결과로 초래된 병소는 동시에 많은 뇌신경핵들에 영향을 미친다. 뇌의 후두개와 부분은 단단하게 구성되어 있어 종양이 추가적인 공간을 차지하는 것을 잘 허용하지 않는다. 이는 뇌신경들이 각각의 핵을 벗어나면 다른 주행경로를 통한다는 것에도 불구하고, 단 한 개의 병소가 동시에 여러 다른 뇌신경에 영향을 미칠 수 있다는 해부학적 설명이 된다. 이러한 임상적 현실은 검사자가 한 개의 결함위치를 발견했을 때 모든 뇌신경을 세세하게 조사하도록 하는 자극제가 되기도 한다.

그러나 모든 뇌신경결함이 생명을 위협하는 것은 아니다. 예를 들어, Bell's palsy는 7번 뇌신경인 안면신경의 하나 이상의 병소에 의한 이차적인 안면마비의 형태이다. 상태는 상대적으로 양성이고 보통 젊은 환자는 2~8주 안에 해결되고, 나이든 환자에서는 1~2년까지 늘어날 수도 있지만 대부분 해결된다. 그러나 이 병의 불길한 측면은 Bell's palsy의 외형적인 양상이 반드시 안면부의 지속적인 압력이나 외부의 추위 때문에 야기되는 것은 아니라는

표 5.3 뇌종양 종류의 빈도와 호발 위치, 연령[a]

환자 연령	대뇌반구	터키안내, 안장 옆	뒤우묵(후두와)
아동기와 초기 청소년기	뇌실막세포종, 별아교세포종	뇌실막세포종, 혼합신경교종, 속질모세포종 (수모세포종), 별아교세포종, 뇌실막세포종	별아교세포종, 속질모세포종 (수모세포종), 뇌실막세포종
20~40	수막종, 별아교세포종 전이는 비교적 적다	뇌하수체 샘종(선종), 수막종은 흔치 않다	속귀신경집종 (청신경집종), 수막종, 혈관모세포종, 전이는 비교적 적다
40대 이상	다형성아교모 세포종, 수막종 전이	뇌하수체샘종, 수막종은 흔치 않다	전이종양, 속귀신경집종 (청신경집종), 수막종

[a]12번 참고문헌에서 발췌함

표 5.4 Bell's Palsy에 대한 개관

안면신경에서 유발병소의 위치, 주변에서 말단 부위로
- 신경이 뇌교를 통과하면서
- 외이도 안
- 슬신경절로부터의 압력
- 경유돌공 외부
- 고삭신경을 포함한 안면신경관 내부
- 등골근을 포함한 안면신경관 상부

안면신경병소의 잠재적 원인
- 후두와의 종양,
- 후두골이나 측두골 골절
- 수막염
- 중이염
- 안면신경의 바이러스 감염
- 기타 등등

것이다. 실제로 훨씬 더 심각한 것으로부터 발생할 수도 있어 잘 살펴보고 이에 따라 행동해야 한다. 표 5.4는 Bell's palsy의 전체적인 특징과 발생 가능한 원인들을 적어놓았다. 뇌신경결함의 모든 경우는 심각하고 '불길한' 가능성을 완전히 조사하고 고려해야 한다.

증상의 진행 (Progression of Symptoms)

변동이 심한 진행 (variable Progression)

일반적으로 양성적인 두통은 시간과 외부적 자극에 의해 심해졌다 약해졌다 하는 방식으로 나타난다. 본질적으로 스트레스가 제거되면 두통도 사라진다. 그러나 불길한 증례에서는 이처럼 심해졌다 약해졌다 하는 양성패턴은 잘 보이지 않고, 통증이 급작스럽고 극심하게 발현하거나 시간이 갈수록 점점 더 통증이 증가하는 양상을 보인다.

중단되지 않는 진행 (uninterrupted Progression)

증상은 대체로 양성두통보다 더 길게 지속되고 이 병의 지속 기간은 일정하지 않다. 대부분의 두통은 자기 제한적이고 시간이 지나거나 긴장이완, 또는 진통제 중 하나에 효과가 있다. 불길한 형태의 두통(악성 두통)은 비록 초기에는 해소될 가능성이 있지만, 전반적으로 중단되지 않고 더 심각하게 진행된다. 갈수록 통증의 횟수가 잦아지고 지속 시간도 늘어난다. 몇몇 느리게 성장하는 형태의 종양의 경우 수개월이나 심지어 몇 년 동안에 걸쳐 이러한 변화가 일어나기도 한다. 정말로 위험한 것은 환자와 의사 모두가 중간 중간에 통증이 없는 기간이 생긴 것이 그간 시행한 치료법 덕분이라고 오해하는 것이다. 이는 의사를 잘못 이끌게 되며 추가적인 치료나 검사를 지연시킨다.

시간이 지나감에 따라 두통이외의 추가적인 증상이 나타날 경향도 있다. 이러한 다른 증상들은 흔히 신경학적 상태가 악화되는 것과 관련이 있다. 이러한 새로운 신경학적 결함은 천천히 성장을 하는 공간점유형 병소에서 보는 것처럼 감지하기가 힘들고 시간이 지나면서 서서히 악화된다. 별아교세포종(astrocytoma)같은 느린 성장을 보이는 종양은 오랜 시간 동안 대수롭지 않은 증상들을 나타낼 것이다. 두통, 발작, 그리고 특이한 정신상태 같은 증상들이 10년 정도의 긴 시간 동안 서서히 발현되고 지속될 것이다(5). 대부분의 이러한 환자들에게 진행되는 양상을 알기 위해서는 상세한 병력청취와 높은 임상적인 관찰력이 요구된다. 느린 성장을 하는 동맥류 또한 점차적으로 진행되는 증상을 야기하는 다른 형태의 병인이고 신경학적 증상을 야기할 수 있다.

다른 불길한 두개 내 병인은 빠르게 진행된다. 예를 들어, 다형성아교모세포종(glioblastoma multiform)는 성인에게서 발견되는 악성도가 높은 종양이며, 매우 빠른 성장이 특징적이다. 몇 개월간에 걸쳐 빠르게 증상이 진행되며 그 기간은 영향을 받은 신경구조물에 따라 각기 다르다. 이러한 종류의 종양은 매일매일 조금씩 다르긴 하지만, 장기적으로는 종양의 크기가 커져감에 따라 점차적으로 심해지는 유형의 두통을 유발한다. 다른 원발성 종양은 언급되었기 때문에 표 5.5 에서는 다양한 유형의 원발성 뇌종양과 발현빈도를 나타내었다.

빠르게 발현되고 임상적으로 중요한 진행을 가진 예로는 급성두개내출혈을 포함할 수 있다. 이 극심한 출혈에 영향을 받은 환자들은 몇 분에서 몇 시간 사이에 급격한 편마비(hemiplegia)가 발생할 수 있고 의학적 평가를 받기도 전에 의식을 잃을 수도 있다. 뇌색전과 이차적인 뇌허혈이 빠르게 나타나고 초기의 강력한 통증 후에 빠르게 사라질 것이다.

빠르건 느리건 간에 이처럼 다양한 상태의 공통점은 심각한 임상적 증상이 일반적으로 더 심해진다는 것이고 결국엔 두통이외의 신경학적 증상을 동반한다는 점이다. 그러므로 특이성 두통을 평가할 때, 의사는 환자의 병력조사와 신체검사를 머리에만 국한시킬 것이 아니라, 그 너머까지 확장시켜야 한다.

관련 병력 (Related History)

두통은 몇몇 형태의 전신적인 병인으로부터 영향을 받는 여러 영역 중 가장 최근의 것일지도 모른다. 두개내출혈, 뇌색전, 지주막하출혈과 같은 질병은 종종 말기에 생기는 문제들이며 다른 문제들이 선행될 수 있다. 예를 들어, 두개내출혈(intracranial hemorrhage)은 백혈병, 재생불량성 빈혈, 간경화 같은 출혈성 소인을 지닌 환자에게 훨씬 더 흔하게 나타난다. 항응고제의 복용 또한 이러한 문제를 야기할 수 있다.

표 5.5 뇌종양의 주요 종류에 대한 빈도[a]

두개내 종양[b]	신경아교종의 빈도(%)	종양의 빈도(%)
신경아교종		50
다형성아교모세포종	50	
별아교세포종	20	
뇌실막종	10	
수모세포종	10	
핍지교종	5	
혼합	5	
수막종		20
신경다발막종양		10
전이종양		10
선천성 종양		5
기타		5

[a]12번 참고문헌에서 발췌함
[b]뇌하수체종양은 제외

뇌색전은 관상동맥질환 같은 동맥경화나 당뇨 같은 대사성질환 환자에서 흔하다.

원발성 종양이나 뇌로 전이된 종양 같은 공간점유형 병소는 나이가 많고 이전에 악성종양을 앓은 환자에게서 더 흔하다. 뇌로 전이가 가장 흔한 악성종양은 폐암(35~40%)과 유방암(~15%), 위장관암(~15%)이다(5). 이렇게 전이된 암의 신경학적인 영향은 병소가 다발성인지, 양쪽 대뇌와 소뇌를 침범하였는지에 따라 다양하다.

최근의 외상(Recent Trauma)

머리에 대한 외상은 잠재적으로 심각하며 당장 임상 증상이 나타나지 않은 경미한 외상의 병력도 무시하면 안 된다. 뇌는 두개골에 잘 싸여져 있더라도 구조상 외상에 취약하다. 경미한 수준의 외상환자라 하더라도 즉각적인 검사와 12~24시간 후의 추적 검사가 필요하다.

초기 검사는 피부, 두개골, 뇌에 대한 해부학적인 검사와 두개강의 내용물들에 대한 신경학적 기능검사에 초점을 맞춰야 한다. 이들은 차례로 논의될 것이다.

골 (Bone)

두개강은 골절과 같은 외상에 의해 상처받을 수 있다. 다행히도 대부분의 이런 환자들은 열상을 입거나 의식 소실이 있어서 적절한 검사와 치료를 위해 응급실로 보내게 된다. 그러나 두개골골절이 있음에도 불구하고 열상이나 의식소실이 없다면, 그 환자는 외래에서 일반환자로 마주치게 될 것이다. 그러므로 겉보기에는 정상 환자처럼 보이지만 사실은 심각한 문제를 지닌 환자들을 제대로 진단하기 위해서는 높은 임상적 주의력이 요구된다. 작은 골절은 통상의 방사선사진으로는 발견하기 어렵고 대형병원에서 사용되는 CT가 최선의 검사이다.

두개골 골절의 여부는 잠재적인 뇌 손상에 대해 대략적인 안내자 역할을 하긴 하지만, 환자를 평가하는데 있어 절대기준이라고 할 수는 없다. 놀랍게도 두개골 골절이 없는 경우에도 치명적인 두부손상이 20~30% 보고되었다(5). 또한 많은 환자들이 심각한 대뇌 기능이상이나 장기적인 장애가 없는 두개골 골절을 가지고 있다(6). 이러한 통계수치는 두개골에 대한 외부적이고 표면적인 검사만으로는 심각한 뇌 손상의 여부를 확인하기 어렵다는 것을 보여준다.

외래환자에게서 더욱 흔하게 마주하게 되는 문제는 폐

쇄성 두부손상(closed head injury)이다. 이러한 뇌손상은 피부열상이 없고, 종종 의식소실도 없다. 두개골의 함몰이나 변위가 없는 작은 골절은 폐쇄성 두부손상의 한 형태로 특징지어진다.

폐쇄성 두부손상에 대한 주제 전체는 복잡하고, 여러 정의와 부상의 임상적 중요성은 문헌마다 다르다. 예를 들어, 어떤 이들은 외상 이후 머리 통증이라는 현상을 단순히 외상후두부증후군(posttraumatic head syndrome)이라고 설명한다. 이것은 증상을 완전히 설명하지 않으며 표 5.6에 나와 있는 다른 유형의 두통도 포함한다.

다른 저자들은 이 주제를 뇌진탕후증후군(postconcussion syndrome)으로 세분하는데 이는 의식을 잃는 것을 확실히 암시하기는 하지만, 이것이 필수 조건은 아니다(7). 뇌진탕후증후군의 징후와 증상은 미묘하고 혼란스러운 신경학적 변화와 관계되어 있고 인격변화는 확산된 축삭손상(axonal injury)으로 인한 것으로 보인다. 이러한 다양한 증상은 표 5.7에 잘 설명되어 있다.

'불길한' 환자들에 대한 고찰을 위해 폐쇄성 두부손상을 경증(輕症), 중증(中症), 중증(重症) 3가지로 분류하겠다. 경증폐쇄성두부손상(mild closed head injury)는 몇 초에서 수분 정도의 짧은 의식상실을 포함하고 신경학적 이상은 관찰되지 않는다. 중증폐쇄성두부손상(moderate closed head injury)는 더 긴 시간의 의식상실과 비정상적인 신경학적 증상이 종종 나타나는 것이다. 중증(重症)폐쇄성두부손상(severe closed head injury)은 장기적인 의식상실 기간과 비정상적인 신경학적 기능을 야기한다. 열상의 가능성도 많이 있다.

두개골외상의 표면적인 징후로는 코에서 뇌척수액이 누출되는 비루(rhinorrhea)와 귀에서 뇌척수액이 누출되는 이루(otorrhea)가 있다. 이 두 가지 모두 분명히 심각한 증상이며, 환자는 더 완전한 평가와 치료를 위해 신경과전문의에게 보내져야 한다.

뇌척수액은 보통 맑고 무색이며 척수관을 빠져 나온 후에도 응집되지 않는다. 그러나 감염이나 혈액, 담즙, 피브리노겐 등과 접하면 외형변화가 일어나고, 피브리노겐과 접할 경우에는 뇌척수액의 응괴가 형성된다. 표 5.8은 병리검사에서 뇌척수액의 비정상수치를 보여주고 불길한 환자가 나타낼 수 있는 다양한 질환과 연관성을 보여준다.

표 5.6 세 가지 종류의 외상후두통의 특징[a]

두통의 종류	가능한 원인	증상
일반적인 두통	두경부 인대와 근육의 손상	간헐통~지속통 운동에 의해 통증이 증가함
국소두통	섬유염, 흉터 형성 골막염, 두개내손상	날카롭고 찌르는 통증
편두통(혈관성 두통과 유사)	교감신경의 국소적인 과다활동	박동성, 구역, 구토, 간헐적인 통증

[a]13번 참고문헌에서 발췌함

표 5.7 뇌진탕후증후군과 관련된 징후와 증상[a]

두통	과민
목통증	우울
어지럼	불안
집중 장애	알코올 과민증
기억상실	인격 변화
불면증	

[a]14번 참고문헌에서 발췌함

뇌 *(Brain)*

뇌 또한 두부외상 후에 손상 될 수 있다. 직접적인 뇌 손상을 설명하는데는 "진탕(concussion)"이라는 용어를 사용한다. 직접적인 뇌손상의 증상은 손상을 입은 영역, 뇌가 충격을 입은 곳의 반대편 극(pole)의 손상 여부(contracoup 효과), 2차적인 부종과 좌상(contusion)의 정도에 따라 매우 다양하다. 뇌의 타박상(Bruising of brain)은 겉질(피질, superficial cortex)에 국한된 현상이다. 진성 진탕과 진탕후증후군과의 차이는 표 5.9에 기술되어 있다. 많은 응급실에는 머리의 직접적인 외상 후에 발생 가능한 합병증을 감시하기 위한 정립된 검사법과 관찰요강이 있다. 초기 신경학적 검사 이후에 관심을 가져야 할 분야는 다음과 같다

의식상태의 변화. 두부외상 환자는 외상 후 24~48시간 동안 의식이 왔다갔다 할 수 있다. 이렇게 점차적으로 발생하는 문제는 두개내압의 상승으로 잘 설명된다. 대부분의 두부외상환자의 퇴원요강에는 환자가 집에서 보낸 첫 날밤에 책임 있는 사람이 환자를 깨워서 완전히 의식이 있는지 확인하는 과정이 포함된다.

뇌신경 이상(cranial nerve deficits). 대부분의 뇌신경핵의 기시부가 있는 뇌간에서의 점증적인 압력은 결국 뇌신경이상을 야기할 수 있다. 중증(中症)두부외상 후

표 5.8 다양한 상황에서 뇌척수액 이상수치[a]

	압력	세포수 /㎣	주요세포 종류	포도당
정상	100~200mm	0-3	백혈구	50~100mg /100mL
급성 세균성 수막염	증가	500~5000	다형핵	감소
뇌출혈	정상 혹은 증가	혈액	적혈구	증가
척수종양	정상	0~50	백혈구	정상 혹은 증가
뇌혈전증	정상 혹은 증가	0~100	백혈구	정상 혹은 증가

[a]압력과 세포 수는 근사치이며 예외도 종종 있다.
RBC(red blood cells)적혈구, PMN(polymorphonuclear)다형핵.
8번 참고문헌에서 발췌

표 5.9 진탕후증후군과 진성진탕의 비교

뇌진탕후 증후	진성진탕
경미하거나 간접적인 외상	중간이상~ 심각한 외상
전형적으로 골절이 없다	골절이 있을 수도 있다
대부분 의식소실은 없다	의식 상실
일반적으로 열상이 없다	열상(Lacerations)이 흔하다
활력징후 안정	활력징후 변화 가능
발작이나 경련 가능성이 낮다	경련 가능성이 높다
뚜렷한 신경학적 결손 가능성은 낮다	반신마비, 실어증, 뇌신경 결손 가능

24~48시간 내에 뇌신경검사 중 특히, 동안기능과 동공반사 검사가 세심하게 행해져야 한다.

활력징후 변화(change in vital signs). 심각한 두부외상 이후 12시간 동안은 활력징후에 대한 제대로 된 관찰이 필요하다.

외래환자로 심각한 외상을 입은 환자를 마주하는 것은 흔하지 않다 이러한 환자들은 보통 입원치료를 받기 때문이다. 외래환자를 보는 의사에게 적용되는 것은 두부외상의 병력을 정확하게 기록하는 것이다. 이를 통해 표 5.7에 나와 있는 미묘한 증상들이 나타났을 때 이들을 더 잘 이해하고 설명할 수 있을 것이다.

혈관계 (Vascular system)

뇌를 감싸고 있는 혈관들은 특히 외상에 취약하여 출혈이나 누출이 잘 발생한다. 이 현상은 항응고제를 복용하는 환자나 백혈병 같은 혈액질환을 앓는 환자, 동맥경화증이 있는 환자에게서 특히 더 그렇다. 이런 환자들에게서 이례적이거나 불길한 형태의 두통을 평가할 때는 진단에 주의를 기울여야 한다.

표 5.10 내림차순으로 본 뇌혈관사고(cerebrovascular accident)의 원인들

1. 죽상경화 혈전증
2. 뇌색전증
3. 뇌내출혈
4. 낭상동맥류의 파열

두개강 내의 출혈로 인해 출혈부위와 인접한 영역에 혈액이 축적되며 드물게는 짧은 거리를 이동하여 혈액이 축적되기도 한다. 불길한 환자에 대한 논의를 하는데 있어 이러한 출혈이 지니는 임상적 중요성은 출혈기간, 혈액의 축적된 정도, 혈종의 위치에 따라 다르다. 뇌졸중(stroke)의 가장 흔한 원인은 표 5.10에 정리되어 있다. 뇌혈관성사고 같은 출혈문제는 다음과 같이 크게 구분되어진다.

뇌내출혈(Intracerebral hemorrhage). 이는 실제 대뇌반구내에 혈액축적이 일어난 것으로 주로 고혈압으로 인해 발생한다. 이러한 병인론은 뇌내출혈이 왜 흑인에게서 더 자주 발생하는지 설명해준다. 흑인들은 백인에 비해 고혈압에 더 민감하기 때문이다. 전형적인 병리학적 양상은 혈관이 파열된 곳 근처에 작지만 여러 개의 혈액응집이 있는 것이다. 이러한 누출은 심한 두통과 신경학적 이상을 야기하고 출혈의 속도와 양에 따라 1~24시간 내에 급격하게 의식을 잃게 될 수도 있다. 출혈이 일단 멈추고 나면 주머니 모양의 동맥류(소낭성동맥류, sacccular aneurusms) 주위에서 보는 것과 같은 반복성출혈은 거의 없다.

두통은 빨리 해소될 수도 있지만, 신경학적 이상은 종종 몇 주 혹은 몇 달간 계속 남아있기도 한다. 혈종은 한번 형성되고 나면 천천히 해소되며 다음 검사까지 징후와 증상은 집요하게 남아있다. 이는 실제 출혈의 양상을 구별하는데 중요한 특징인데 왜냐하면 혈전이나 색전에 의한 신경학적 이상은 허혈부의 혈액순환이 회복되고 나면 빠르게 해소되기 때문이다.

출혈이 처음 장소에서 계속된다면, 혈액은 국소화된 혈종을 벗어나서 뇌실로 흘러가 뇌척수액과 섞이게 되어 뇌척수액 검사에서 적혈구가 발견될 것이다. 그러나 출혈이 국소화되어 있다면 반복적인 검사에도 뇌척수액에서 혈액이 검출되지 않을 것이다.

지주막하출혈(subarachnoid hemorrhage). 지주막하강에서의 원발성 출혈은 25~50세 사이에서 가장 흔하며 주로 선천적인 두개내 동맥류가 파열되므로 서 발생한다(8). 두개저에 위치한 윌리스환(Willis circle)이 호발 부위인데 왜냐하면 동맥류는 보통 동맥의 분지부근의 혈관이 약해진 부위에 전형적으로 발달하기 때문이다. 지주막하출혈은 두부외상, 두개내 종양, 혈액질환과 같은 요인에 의해 발생하기도 한다.

증상의 갑작스런 발현은 양측두부위장애, 복시, 동측반맹(homonymous hemianopsia), 극심한 두통과 안면통같은 뇌신경 이상을 포함한다. 뇌신경이상은 3, 4, 5, 6번 뇌신경의 핵에 가해지는 압력에 의해 발생한다.

혈관파열후의 임상양상은 빠르게 악화된다. 극심한 두통과 안면통을 나타내고 단시간 혹은 긴 시간의 실신이 발생한다. 혈관에서 빠져나온 혈액은 뇌척수액으로 넘쳐들어 척수의 수막을 자극하는 역할을 하며 두개내 압력을 높여 극심한 두통을 더욱 심화시킨다. 이 시기에 부가적인 심각한 증상은 오심, 구토, 발작, Kerning's and Brudzinski's sign에 양성반응 등이 있다. 이 시점에서 양측성 바빈스키 징후(Barbinski's sign)가 나타나는 것은 증가된 두개내압이 의해 대후두공을 통해 소뇌편도에 직접적으로 압력을 가하기 때문이다. 높은 두개 내 압력 상황에서 척추천자는 뇌척수액 속에서 혈액을 찾아 낼 수 있다. 요추천자를 통해 척수관의 압력을 낮추는 것은 낮아진 대뇌편도를 더욱 악화시킬 수 있기 때문에 위험한 진단적 검사법이다. 즉각적인 진단은 매우 중요한데 초기 사망률이 35%에 이르고, 이후 몇 주간 같은 영역에 추가적인출혈이 일어나면서 15%가 추가 사망하기 때문이다. 혈관조영술에서 뇌동정맥기형이 발견된다면 그리고 혈관병소가 없다면 예후는 더 좋을 것이다(8).

경막하출혈(subdural hemorrahge). 경막하출혈은 앞서 기술된 지주막하 출혈과 달리 상대적으로 경미한 머리외상에 의해 발생되므로 초기에 외래환자로 마주치게 될 확률이 높다. 출혈은 보통 외상 후 경막하 정맥에서 발생한다. 혈종의 크기가 커짐에 따라 관련된 두통은 점차적으로 증가하고 악화된다. 증상은 두통과 혼돈(混沌)정도의 가벼운 증상부터 반신마비같은 심한 증상까지 매우 다양하다. 요추천자로 진단하지만, 혈종의 여부뿐만 아니라 규모까지도 안전하고 비침습적인 방식으로 검사하는 CT로도 쉽게 문제를 발견할 수 있다. 경막하출혈이 의심된다면 의사는 주저하지 말고 이러한 검사를 실시해야 한다.

경막외출혈(extradural hemorrhage). 이 형태의 출혈은 전형적으로 외상 후 중경막동맥(중간뇌막동맥)이나 정맥의 파열 후에 발생한다. 초기에 임상적으로 감지하는 것이 힘들며 환자가 급작스럽게 의식을 잃고 또 갑자기 정상으로 되돌아오는 증상을 공통적으로 보여준다. 환자는 이후에 하루나 그 이상의 의식이 뚜렷한 중간 기간을 경험하며 이 기간 동안 두개내 압력 증가의 징후가 환자에게 천천히 나타나기 시작한다.

염증성 혈관변화(inflammatory vessel change). 혈관계는 육아종염증변화가 일어나 내막층이 두꺼워짐에 따라 혈관의 내경이 줄어든다. 그 결과, 혈관을 통과하는 혈류가 감소되어 특히, 저작과 같은 부분적인 활동 후에 국소적인 허혈이 발생한다. 이러한 현상의 좋은 예로 거대세포동맥염으로 알려진 측두동맥염이 있다. 손상 받은 혈관의 소결절 형성과 통증 같은 국소화된 증상이 진단에 유용하다. 일반적인 증상으로는 편측성 또는 양측성 두통이 있다.

대동맥의 작은 분지, 경동맥, 추골동맥, 안동맥(ophthalmic artery), 관상동맥 같은 중소 혈관들 또한 영향을 받을 것이다. 측두동맥염이 임상적으로 첫 번째 명시되는 증상이고 더 큰 임상적 문제점들이 내재되어있다. 측두동맥에서 동맥염의 초기 진단은 몇 가지 사실이 유용하다. 첫째, 측두동맥이 표면에 존재하기 때문에 촉진 시 결절과 압통을 쉽게 감지할 수 있다. 둘째, 과립성 염증반응은 혈관의 내강을 좁히는데 측두동맥은 작은 혈관이기 때문에 큰 동맥에서보다 염증반응의 국소화된 증상이 빨리 나타나게 된다. 마지막으로 측두동맥은 저작근에 혈액 공급을 하는 일부분이고, 저작근은 안면부에서 주요 운동근이다. 근육의 활동은 이 영역의 혈액요구량을 증가시키며 혈액공급의 부족은 허혈과 하악골운동의 파행(跛行)을 유발한다.

측두동맥염의 신호는 불길한 질환을 암시하는 것이며 진단의 중요성은 국소적 안면통증을 훨씬 넘어선다. 진단은 염증의 변화 여부와 다른 동맥의 협착을 알려준다. 안동맥(ophthalmic a.) 또한 영향을 받을 수 있으며 이 경우 실명은 흔한 문제이다. 초기 진단과 즉각적인 치료는 이러한 흔한 합병증을 피할 수 있게 해준다.

색전성 질환과 혈전성 질환(embolic and thrombotic disease). 마지막으로 논의되어야 하는 것은 두개내와 안면부에서 혈관 폐쇄를 일으킬 수 있는 혈전과 색전의 존재이다. 이것은 또한 만성심방세동, 손상받은 심내막의 심장

벽혈전 침전, 급성 혹은 아급성 심내막염과 같은 잠재되어 있는 문제의 불길한 신호일 수도 있다. 뇌색전의 가장 흔한 원인은 심장 내 혈전에서 떨어져 나온 색전성 물질이다(5). 색전의 다른 원인으로는 대동맥의 죽상판(atheromatous plaque), 폐암환자에서 폐정맥의 색전, 지방, 공기, 종양 세포 등이 있다.

외래환자 검진에서 초기에 주의를 기울여야 하는 것은 앞서 기술된 소낭성동맥류(saccular aneurysm)의 파열 같은 혈관성 파열과 말단동맥에서의 색전성 폐쇄를 감별하는 것이다. 각각 매우 심각하지만, 차후 치료와 진단학적 결정은 다르다. 증상의 지속기간과 발병유형은 아주 중요하며 종종 그 두 종류의 혈관성 문제를 구분 짓는다. 혈관성 누출은 점진적인 발병과 장기적인 신경학적 이상이 특징적이며, 신경학적 이상은 혈종이 없어지는 것에 따라 수주에서 수개월 동안에 걸쳐 서서히 해소된다. 색전성폐색(embolic occlusion)은 느닷없이 발병하며, 해결은 동맥열림(arterial patency)이 회복됨에 따라 상당히 빠르다. 임상적인 특징은 색전이 혈관을 따라 움직임에 따라 변화한다. 신경학적 이상은 색전이 뇌의 핵심부위에 혈액과 산소공급을 크게 감소시킬 때 발생하지만 색전이 핵심부위를 지나감에 따라 기능은 완전히 회복된다. 색전이 대뇌반구의 상대적으로 '조용한' 부위에서 끝이 난다면 그 임상적인 중요성은 알아차리지 못하고 지나칠 수도 있을 것이다. 하지만 임상에서 통상적인 진단과정은 CT 이미지를 통해 출혈문제를 해결하고, 초기 검사에서 급성출혈부위를 찾아내지 못했을 경우에는 이어서 색전의 원인을 조사한다.

우리가 마주치게 될 신경학적 양상은 아주 다양하며 전적으로 동맥의 위치와 폐쇄의 위치에 달려있다. 예를 들어, 큰 색전이 내경동맥 전체를 또는 중간대뇌동맥 전체를 막으면 갑작스럽고 대단히 파괴적인 편마비(hemiplegia)를 유발할 수도 있다. 그러나 일반적인 상황은 색전이 매우 작아서 미세혈관 가지에서 훨씬 더 원심부위까지 통과하여 운동언어상실증이나 제한된 단일마비(monoplegia) 같은 더 국소적인 병변을 유발한다.

우려해야 할 신체적 소견들 (Worrisome Physical finding)

관찰 임상소견 (Presenting Findings)

이 장에서는 보존적인 치료에 반응하지 않고 잠재적으로 심각한 상태를 대변하기 때문에 본질적으로 불길한 여러 문제들을 살펴보았다. 많은 주제가 제기되었고 이 시점에서 짧은 요약 참조가 필요하다. 다음 영역은 환자의 병력에서 핵심 항목으로 다뤄야 하며 의사로 하여금 평범한 병력을 확대하고 잠재적인 불길한 결과를 고려해야 한다고 환기시켜 준다. 이러한 요약부분의 더 상세한 설명은 이 장의 본문에 나와 있다.

두부 및 안면부의 외상

이 부위에 외상은 골절 혹은 두개내 손상의 가능성이 있다.

갑작스런 통증발현

갑작스럽고 극심한 통증은 특히 걱정할 만한 것이며 보통 혈관성 장애를 암시한다. 전구증상기간과 환자의 신경학적 상태의 상관관계를 보면 편두통과 같은 평범한 문제인지 두개내출혈 같은 불길한 문제인지 알 수 있다.

점진적이지만 계속 진행되는 통증

이러한 증상은 질환이 점점 더 악화되고 있으며 환자가 완화되는 것을 느끼지 못하는 상태를 나타낸다. 대부분 온화한 형태의 두통과 안면통은 통증의 강도와 지속기간이 시간이 지나감에 따라 늘어나지는 않는다. 정신기능의 감소가 공존하는 경우라면, 이는 굉장히 불길하다.

통증이 있거나 없는 신경학적 기능부전

안검하수증, 시야상실, 언어능력, 후각, 마비, 청력이나 뇌신경 손상 등은 반드시 통증과 함께 나타나는 것은 아니다. 많은 환자들은 통증이 없는 질환은 계속 방치하며 통증이 없다는 것으로 인해 상태가 그렇게 심각하지 않을 것이라는 확신을 갖는다. 걱정스러운 것은 이러한 환자들이 스스로가 중요하지 않다고 평가한 것은 의사에게도 중요하지 않을 거라고 잘못 가정해서 자신의 통증 병력에서 이러한 증상을 누락시키는 경우이다.

잠재적인 위험

몇몇 임상적 질병이 존재하는 경우 합병증을 유발할 수 있기 때문에 수기조작을 금하게 된다. 여기 걱정스럽게 여길 수 있는 일반적인 사항을 나열하겠다.

주의를 기울여야 하는 잠재적인 부위는 골의 이상이 있는데 이는 관절면의 정상적인 움직임, 신경학적 구조물의 잠재적 이상현상, 추골동맥의 잠재적 손상을 허용하지 않는다. 표 5.11은 척추동맥(추골동맥)기능부전과 관련된 방사선사진 상태를 보여준다. 표 5.12는 수기조작 후 뇌졸중의 위험성이 있는 환자들의 선택된 지표를 보여준다. 이러한 표에도 불구하고 도수치료에 의한 합병증은 매우 드물다는 것을 기억해야 한다. Jascoviak(9)은 National College of Chiropractic에서 5백만 번 이상의 경추 어저스트먼트를 실행하였지만 추골동맥손상은 한 건도 없었다고 말했다. Daneshmen 등(10)과 Robertson(11)은 비록 추골동맥손상의 위험성이 문헌에 표시된 것 보다 더 높다하더라도, 그것은 천만 명 중의 한 명 정도로 매우 드문 일이라고 결론내렸다. 수기조작에 의해 야기될 수 있는 합병증에 대한 심층적인 논의는 그 주제 전용의 교과서에서 잘 찾아볼 수 있다.

표 5.11 척추동맥기능부전과 관련될 수 있는 방사선 소견[a]

뼈돌기와 루시카관절의 과다한 비대
선천적 기형
- 치상돌기 골절
- 환추추융합
- 관절융기 과형성증
- 가로인대 결함
- 뒤고리 무형성증
- 클리펠-파일증후군
- 두개골기저부 인상 (basilar impression)

후천성 장애
- 후두경추 이형성증 (예, 파제트병)
- 후두경추 부위의 감염
- 환축추부위의 류마치스성 병변

외상
- 치상돌기 골절 (odontoid fracture)
- 환축추부위의 종양
- 가로인대의 파열

[a]15번 참고문헌에서 발췌함

표 5.12 선택된 뇌졸중 위험 지표[a]

평균 연령 37.9세, 여성 대 남성비율 2:1
일과성 허혈발작, 경구피임제 사용, 심한 흡연, 분만후출혈장애, 경부의 과운동성 증후군, 중증척추관절염, 압박골절, 동맥경화증, 뇌졸중 위험에 관련된 약물복용 등과 같은 과거병력.

신체 검사
- 경부 혹은 쇄골하 혈관 청진시의 잡음, 두 부위의 혈압차이가 10~20mmHg 이상일 때

[a]15번 참고문헌에서 발췌.

계속되는 소견들 (Ongoing Findings)

불행히도 환자에 대한 치료와 신체검사는 많은 저자들이 지적한 것처럼 명확하지 않으며 환자들은 종종 아무렇지도 않다가 시간이 지나감에 따라 실제 병이나 공존하던 문제가 천천히 나타날 수도 있다. 치료에서 가장 어려운 부분은 반응이 느린 환자와 마침내 발견되고 치료받아야 할 불길한 문제를 가진 환자를 구별하는 것이다. 이러한 문제는 환자가 자신의 상태를 주관적인 해석에만 근거하여 증상이 호전되었다고 생각하기 때문에 더 복잡해진다. 이렇게 주관적으로 호전됐다고 여기는 것은 의사로 하여금 보수적인 치료법이 효과적이라고 잘못 판단하게 하며 추가적인 검사를 지연시키고 최종 진단을 혼란스럽게 만든다. 의사가 치료를 멈추고 병을 원점에서부터 다시 조사하려면 어떤 기준에 근거해야 하는가? 어떤 이슈들이 잠재적인 문제가 있음을 의사에게 알려주는가? 다음 기준들은 의사가 그러한 환자를 만났을 때 부분적인 안내자 역할을 할 수 있다.

예상되는 치료에 개선이 되지 않는 경우

치료에 대한 반응이 부족한 것은 여러 가지 이유로 인해 일어날 수 있으며 그 중 적지 않은 부분이 잘못된 진단이나 치료법 때문이다. 당연히 각각의 질환은 다른 속도로 치료에 반응하며 즉각적인 호전을 기대하지 않아야 한다. 하지만 의사는 질환이 반응하는데 너무 많은 시간을 허용해서는 안 된다. 비록 적절한 대기 기간에 대해 딱히 정해진 기준은 없지만 의사 스스로 치료를 시작하기 전에 「초기관찰기간」을 정할 것을 권장한다. 그 기간은 환자의 질환에 따라 그리고 유사한 환자에 대한 의사의 치료 경험에 따라 다를 것이다.

치료시작 전 관찰대기 기간에 대한 언급은 의사와 환자 모두를 보호할 것이며 잠재적인 '불길한' 상태의 환자를 찾아낼 수 있도록 도움을 줄 것이다. 이러한 관찰기간은 치료 전에 정하는 것이 좋다. 왜냐하면 치료 중에는 주관적인 해석, 부가적인 상해, 다른 잠재적인 중요한 사건들로 초기의 객관적인 평가를 변화시킬 수 있기 때문이다. 상태가 호전되지 않는다면, 의사는 이러한 초기관찰 결과를 일종의 차선책으로 활용할 수 있고 상태가 호전되는 것

을 막는 근원적인 질환을 찾기 위한 자극제가 될 수 있다.

보존적인 치료법에 반응하지 않고 점진적으로 심해지는 통증

이는 환자의 질환이 단순히 개선되지 않는 것이 아니라 실제로 더 악화된 경우를 말한다. 이러한 상황은 보존적인 치료에 반응하지 않거나 시간을 더 들여도 반응하지 않을 가능성이 높은 근원적인 질환을 반영하는 것이다. 이는 종양, 출혈, 또는 감염과 같은 상태를 의미하며 보존적인 치료에 개선을 보이지 않고 약물이나 수술 같은 더욱 공격적인 치료가 필요하다. 보존적인 치료에도 악화되는 상태가 지속된다면 기존의 관찰기간을 짧게 하고 추가적인 검사나 전원을 고려해야 한다.

요약하면, 서서히 나타나든 갑자기 나타나든 비전형적인 통증은 일반적인 방법으로 증상의 개선이 없다면 의사는 의심을 해볼 필요가 있으며 장기간의 합병증을 피하고 싶다면 이러한 환자들에게는 추가적인 검사를 해야 한다.

참고문헌(References)

1. Chusid J. Correlative neuroanatomy and functional neurology, 19th ed. Los Altos: Lange, 1985:88, 308.
2. Larson EB, Omenn GS, Lewis H. Diagnostic evaluation of headache. Impact of computerized tomography and cost effectiveness. JAMA 1980;243:359–362.
3. Dalessio D. Headache. In: Wall P, Melzack R, eds. Textbook of pain. Edinburgh: Churchhill-Livingstone, 1984:396, 397.
4. Rooke ED. Benign exertional headaches, Med Clin North Am 1968;52:801–808.
5. Adams RW. In: Thorn GW, Adams RD, Braunwald E, Isselbacher KJ, Petersdorf RG, eds. Harrison's textbook of medicine, 8th ed. New York: McGraw-Hill, 1977:1852, 1880, 1881.
6. Astrom KE, Eecken HV. In: Harrison's textbook of medicine, 8th ed. New York: McGraw-Hill, 1868.
7. Foreman S, Croft A. Whiplash injuries: The cervical acceleration/deceleration syndrome. Baltimore: Williams & Wilkins, 1988:290.
8. Merck Manual, 14th ed. Rahway, NJ: Merck, Sharp & Dohme, 1982:1285, 1331.
9. Jascoviak PA. Complications arising from manipulation of the cervical spine. J Manipulative Physiol Ther 1980;3:213–219.
10. Daneshmend TK, Hewer RL, Bradshaw JR. Acute brainstem stroke during neck manipulation. Br Med J 1984;287:189.
11. Robertson JT: Neck manipulations as a cause of stroke. Stroke 1982;13:260–261.
12. Dunphy JE, Way LW, eds. Current surgical diagnosis and treatment, 3rd ed. Los Altos: Lange, 1977.
13. Ford JS. Posttraumatic headache. Med Recertification Associates 1985;4:3–11.
14. Foreman S, Croft A. Whiplash injuries: the cervical acceleration/deceleration syndrome. Baltimore: Williams & Wilkins, 1988:290.
15. Henderson DJ, Cassidy JD. Vertebral artery syndrome. In: Vernon H, ed. Upper cervical syndrome. Baltimore: Williams & Wilkins, 1988:199, 203.

6 / 경추의 기능해부학과 생체역학 (Functional Anatomy and Biomechanics of the Cervical Spine)

경추의 기능해부학과 생체역학에 대한 두통의 관계는 이 분야에 대한 문헌들이 빈약하기 때문에 문서화하기가 어렵다. 또한 예전의 두통 모델이 여전히 존재하기도 하기 때문이다. 1988년까지 지속되어 왔던 두통 모델이 새롭게 경신된 두통분류에서도 여전히 존재하면서 대부분의 경부통은 두통의 결과라고 생각한다(1).

왜, 일반적으로 경부통으로 두통이 발생한다는 것보다 두통으로 경부통이 발생한다고 생각할까? 1988년 전까지, 경추의 해부학, 신경학, 생체역학에 대해 잘 알고 있지 못했다. 이로 인해 목은 두통의 일차적 원인일 수 있다는 논리적 생각을 하지 못했다. 그러므로 주류 의학의 부분인 질병(예, 혈관장애, 심리학적 긴장, 감염, 혈종, 그리고 종양)들이 두통을 유발시키는 것이라고 생각했다.

두통의 역사를 보면 근골격적 요인의 가능성에 대한 논쟁으로 가득하다. 역사적 배경을 보면 이러한 개념들이 의학과 과학에 의해 차단된 것이 분명하다. 이유는 과학적 근거가 없다는 이유였다. 최근 과학은 두통은 목, 측두하악관절 그리고 다른 구조들의 신경근골격적 문제로 인해 유발된다는 주장을 지지한다.

이 장은 경추의 기능해부학 그리고 생체역학에 관한 과학적 증거에 대해 논의할 것이다. 두통환자의 임상소견과 경추 사이에 상관관계가 제공될 것이다.

경추의 기능 해부학 (Functional Anatomy of Cervical Spine)

해부학적 위치에서 인체의 축과 면 (Axes and Planes of Body in Anatomical position)

공간에서 인체의 위치를 결정하는데 3개의 축이 사용된다. 이러한 축(x, y 그리고 z)들은 서로 지각을 이루며 하나의 중심점에서 시작된다. 이러한 축으로부터 시작된 면은 인체의 위치를 설명하는데 사용된다. 시상면은 y와 z 축으로부터 그려진다. 이 면은 인체를 좌우로 나눈다. 횡면 또는 수평편은 x 그리고 z 축으로부터 그려진다. 그리고 인체를 상하로 나눈다. 관상면 또는 전두면은 y 그리고 x 축으로부터 그려지며 인체를 전후로 나눈다(그림 6.1).

이러한 축들은 운동성을 설명하는데도 사용된다. 2형태의 운동성은 각축을 중심으로 발생할 수 있다(오른손 cartesian coordinate system). 예를 들어, x, y, z 축을 따라 병진 또한 회전 운동성이 발생한다. 각 축을 중심으로 2 운동성이 발생할 수 있기 때문에 모두 6개의 운동성이

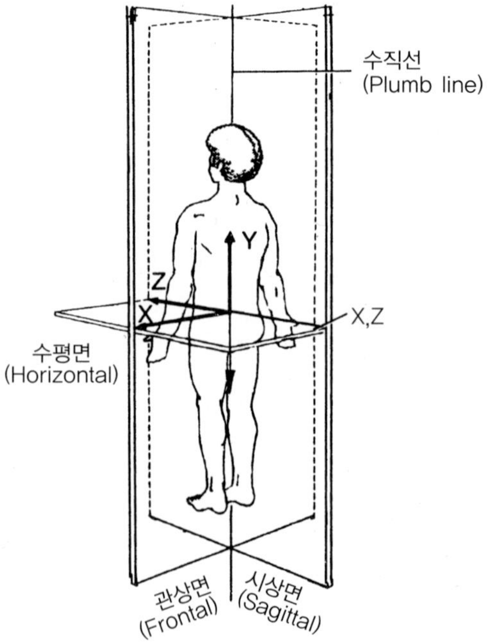

그림 6.1 수평면(횡단면), 시상면, 관상면

가능하다(6개의 자유 각). 이러한 6 운동성의 복합이 경추의 움직임을 설명하는데 사용된다.

경추의 골격 형태
(Bony Architecture of Cervical Spine)

***전형적 경추**(Typical cervical vertebrae)*

7개의 경추가 있다(4개의 전형적인 그리고 3개의 비전형적인 경추). 전형적인 척추(C3~C6)는 심장처럼 생긴 추체, 2개의 추궁근, 극돌기 끝 부위가 갈라져 보이는 1개의 극돌기, 그리고 2개의 추궁판을 가지고 있다(그림 6.2). 추궁근과 추궁판은 척수를 둘러싸고 있다. 다른 척추 부위와 비교해서 경추의 척추관은 매우 넓고 삼각형의 모습이다. 이것은 그 위치에 있는 척수의 크기를 위한 보상이다.

경추에서 특별한 부위는 갈고리돌기[(구상돌기, uncovertebral joint(C2~C3에서 C6~C7까지)]이다. 이 관절은 아래쪽에 있는 경추의 구상돌기와 위에 있는 경추의 하부 면으로 구성되어 추체의 전외측면을 둘러싸고 있다. 이 관절은 가쪽 굽힘(외측굴곡, lateral bending)과 굴곡을 제한하고 경추 추간판 디스크의 전외측면을 지지한다(5).

횡돌기(TP)은 경추에서 발견되는 특수한 형태를 가지고 있다. 각 횡돌기는 외측 그리고 앞쪽으로 돌출되어 있으며 홈이 패어져 있다. 이 홈은 늑골, 후결절 또는 경추의 진성 횡돌기의 잔여물인 전결절에 의해 형성된다(3). 횡돌기의 중앙 부위에 있는 구멍은 횡돌기공이다. 이 구멍을 통과하는 추골동맥은 쇄골하동맥으로 부터 상부방향으로 갈라진 추골동맥으로서 교에서 하나로 통합되어 기저동맥이 된다. 추골동맥이 횡돌기공을 통과하는 C6~C3까지 추골동맥은 수직으로 올라간다. C2에서 추골동맥은 외측으로 휘어진 후 수직으로 올라가 C1의 횡돌기공을 통과한 후 직각으로 뒤쪽방향으로 휘어지며 환추 외측덩이(2)의 상부면을 둘러싼다(그림 6.3). 횡돌기 홈을 통과하는 척추신경은 추골동맥 뒤쪽으로 통과하며 추간공을 빠져나온다(그림 6.4). 척수신경은 감각신경(구심성), 운동신경(원심성) 섬유로서 구성되어 있으며 추간공을 통과한 후 교감신경 섬유와 연결된다.

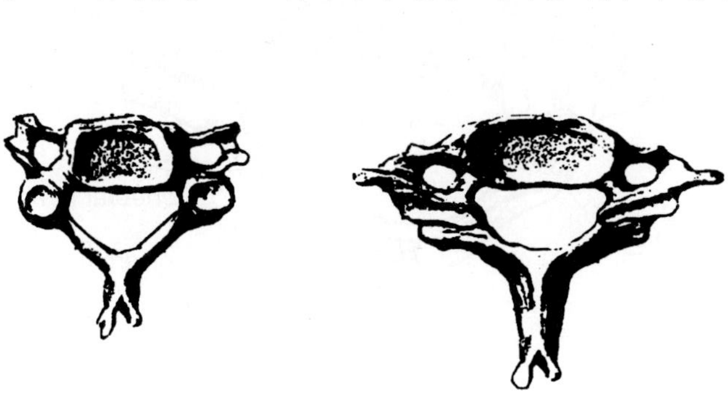

그림 6.2 전형적인 2 경추

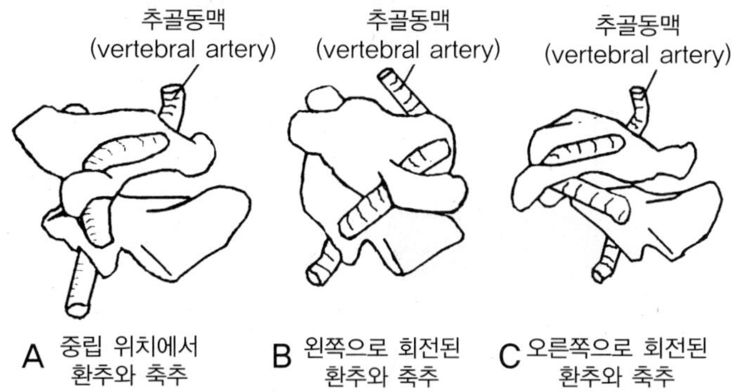

그림 6.3 C2에서 C1로 올라가면서 추골동맥에 가해지는 회전효과

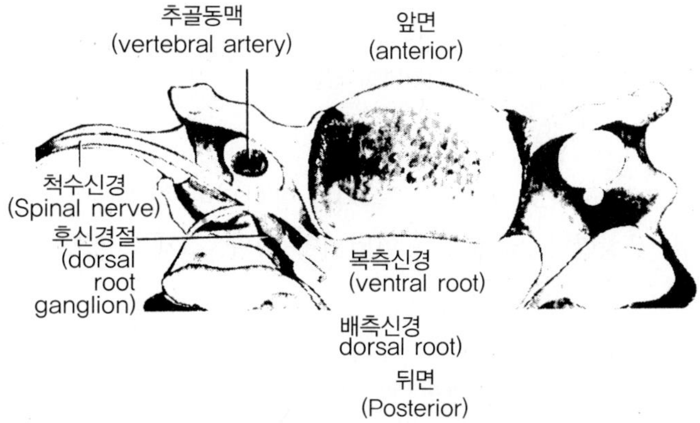

그림 6.4 추간공 내, 추골동맥에 상대적인 척수신경의 위치. 척수신경은 추간공 하부면으로 탈출하며 추골동맥은 척수신경의 앞쪽으로 통과한다.

추간공은 몇 개의 뼈로서 구성된다. 추간공의 상부면은 추궁근, 전방은 추간판 디스크와 추체의 상하부면으로 구성되어 있다. 하부 척추 추궁근의 상단면은 추간공 하부면의 경계가 된다. 추간공의 뒷면은 면관절의 상관절 돌기로 경계가 된다(그림 6.5). 추간공 내 포함되어 있는 구조는 운동신경근, 감각신경근, 감각신경 섬유의 후근신경절, 외신경막인 경막으로 구성되어 있다. 추간공을 통과하면서 신경다발막을 형성하는 지주막, 그리고 말초신경의 신경내막을 형성하는 연막으로 구성되어 있다(4).

추간공의 뒷면은 관절면이다. 추궁판은 면관절로부터

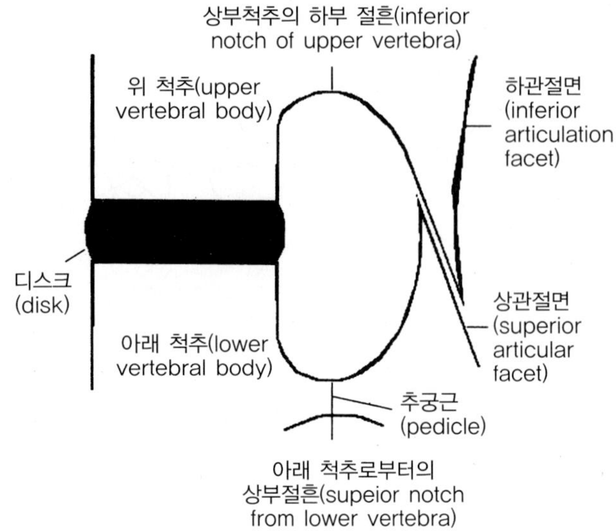

그림 6.5 흉추 추간공과 비교해 경추에서 추간공 경계는 다르다. 전면 경계 사이에 추체의 상부면이 없다.

뒤쪽으로 향하고 이열된 극돌기와 융합되며 척추관의 뒷면을 구성한다. 극돌기는 이열되어 있다. 그리고 항인대 부착 부위를 넓게 한다.

비전형적 경추 *(Atypical Cervical Vertebrae)*

C1, C2, C3는 비전형적 경추다. 환추는 추체가 없다. 그리고 전궁과 후궁으로 구성되어 있다(그림 6B). 전궁은 앞쪽으로 돌출된 뼈 구조다. 전결절은 전궁 앞쪽에 돌출된 부위를 말한다. 전결절의 뒷면은 fovea dentalisdlau C2의 치돌기 전면과 연결된다. Fovea dentalisdhk 치돌기의 전면 사이에 공간은 환추-치돌기간 공간(antlanto-dens interspace)이라고 한다. 이 공간은 정상적으로 성인에서 0.5~3 mm 이며 소아인 경우엔 3~5 mm 이다.

전궁은 외측으로 진행되어 C1의 외측덩이로 이어진다. 외측덩이는 상하부 관절돌기를 구성한다. 외측덩이의 후상부면을 싸고 있는 것은 상부 절흔이다. 이 절흔을 따라 하후두신경(C1)의 배측 가지와 추골동맥이 통과한다. 후두골과 환추 그리고 환추와 축추 사이에는 추간공과 디스크가 없다.

외측덩이의 뒷면은 후궁이다. 후궁은 뒤쪽으로 볼록하며 양쪽 후궁 중앙 부위에 후결절이 있다. 환추 크기에 비해 척추관의 크기는 가장 크다.

환추 아래에 축추가 있다. 축추의 치돌기는 fovea dentalis에서 환추와 관절을 이룬다. C2의 일차적 성장센터(출생 전 골격화가 시작되는 부위)는 추추에 하부면과 추궁판에 있다. 이차적 성장센터(출생 후 골격화가 시작되는 부위)는 치돌기와 C2 횡동기에 있다. 중배엽 세포는 C2 연골구조를 형성한다; 연골화는 연골모델로 시작되며 뼈의 골격화는 연골화 후에 나타난다. 어떤 경우에는 이차적 센터의 골격화는 완벽하지 못하다. 그리고 일차적 골격화 센터와 함께 이차적 골격화 센터의 융합은 발생하지 않는다. 이 융합 실패현상은 os odontoiduem을 유발시키는 것이다.

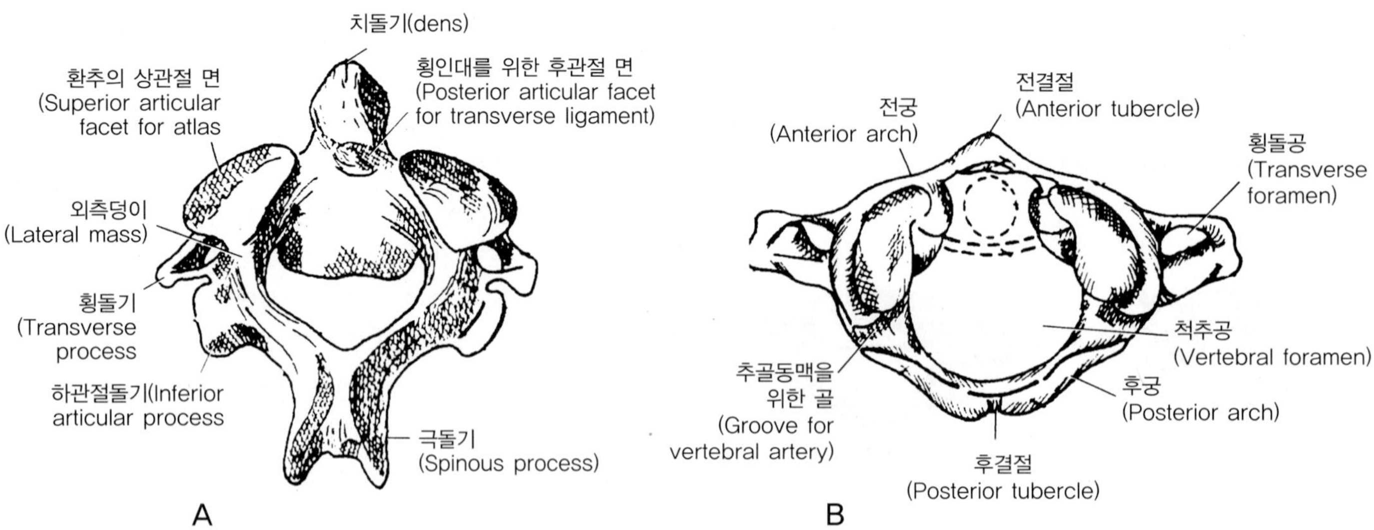

그림 6.6 A. C2 척추 B. C1 척추(비전형적 척추)

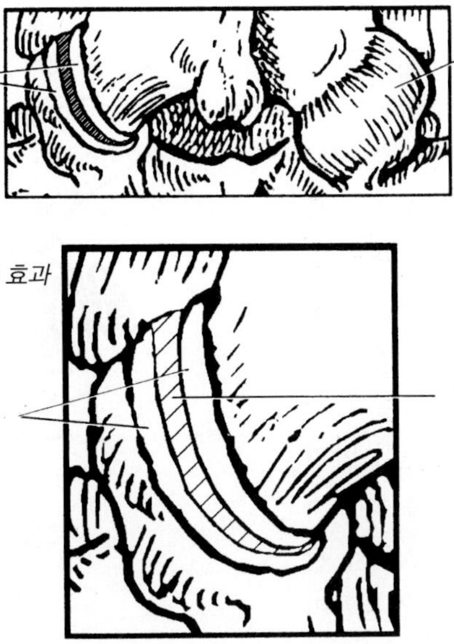

그림 6.7 경추의 면관절. 상관절면은 수평면에서 45° 그리고 표면은 납작하다. 하부 패널, 경추의 면관절을 자세하게 클로스업 한 모습.

C2의 추궁근은 매우 두껍다. 그리고 짧으며 직접적으로 관절돌기로 이어진다. 추궁판은 매우 두꺼우며 길고 넓은 이열 극돌기로 이어진다.

C7, 세 번째 비전형적 경추는 전체 인구 70%의 경우에 가장 돌출된 척추로서 알려져 있다. 첫째 흉추와는 달리 운동성에 차이가 있다(T1의 운동성은 회전이다). C7 의 주요 운동성들은 굴곡-신전이다. 쉽게 촉진될 수 있는 극돌기를 따라, C7 하부 관절면은 흉추의 관절면처럼 위치하고 있다. C7 역시 횡돌기에 횡돌기 공이 있다. 그러나 추골동맥은 통과하지 않는다. 추골동맥은 C6 에서부터 횡돌기 공을 통과한다. 이 해부학적 결과는 카이로프랙터에게 매우 중요하다. 회전력을 가하는 경추 어져스트먼트로 인해 발생할 수 있는 추골동맥 손상은 두 곳에서 발생할 수 있다. 첫째 위치는 C6과 C7 사이에 있다. C6와 C7 횡돌기 사이에서 발생하는 회전은 추골동맥에게 단두대 효과를 줄 수 있다. 이 현상은 C1과 C2 사이에서도 발생할 수 있다. 이 부위에서도 단두대 효과가 발생할 수 있기 때문이다. C1과 C2 그리고 C6와 C7 두 관절부위는 회전적인 힘을 가하는 어져스트먼트에서 추공동맥에 손상을 주어 대뇌혈과손상(예, 중풍)을 유발시킬 수 있는 곳이다(그림 6.3).

경추의 면관절[Zygopophyseal)facet joint) Joint of Cervical Spine]

경추의 면관절은 한 척추의 상관절 돌기와 하관절 돌기로 이루어진다. 그리고 이 관절구조를 감싸고 있는 낭으로 구성되어 있다. 관절 내 서로 상면하는 뼈는 유리연골로 덮여져 있다. 그리고 활액을 담고 있다. 활액을 분비하는 활막은 낭인대 내측 심층면에 연합되어 있다(그림 6.7). 면관절은 매우 운동성이 높은 가동관절로 분류된다.

관절의 위치, 통증 수용체(a와 c 섬유)들이 밀집된 고유수용체 신경들이 관절의 낭구조 내에 그리고 연골하 부위(통증수용체만)(3~5) 들에 위치해 있다. 감각신경 섬유는 유리연골, 활막 또는 활액에 위치하지 않는다(3~5). 이 사실은 면관절에서 발생하는 통증은 낭인대 손상과 관련된다는 사실을 증거한다.

면관절을 둘러싸고 있는 두 겹의 인대구조의 목적은, 첫째 관절 내 내용물을 유지하고; 둘째, 움직임을 제한한다(7). 각 방향에서 가동범위 경계에서 낭인대는 단단해 진다(8). 낭인대가 손상 후 회복된 인대에 의해 섬유화가 된다면, 모든 방향으로의 운동성은 변화될 수 있다(9, 10). 섬유성 조직의 비탄력성 본질은 인대 교원질과는 다르며 관절 운동력에 변화를 줄 수 있다(11, 12).

Bogduk 그리고 Engel(13)은 포착된 연골판은 하부경추와 요추 부위에서 발견될 수 있는 "locked Back" 현상을 유발시킬 수 있으며 면관절 장애 유발원인이 될 수 있다. 이 관절에 가해지는 어저스트먼트는 포착된 연골판을 움직이고 기능을 회복시키고 통증을 완화시킬 수 있다. 이러한 포착현상에 대한 실험들은 사체 요추를 대상으로 이루어졌다. 해부학적으로 연골판의 가장 일반적인 위치는 요추와 하부 경추에 있다. Bogduk과 Engel은 연골판은 경직된 구조가 아니라는 것이라 종결했다. 그리고 면관절 내에 포착될 수 없다고 한다. Yu와 그의 연구원은 경추 면관절에 MRI 영상과 미세 단층활영을 통한 연구를 통해(14), 경추 면관절 내, 4가지 형태의 연골판 모습이 발견되었다; (*a*) 치밀연결조직으로서 관절면의 50%를 차지하는 워셔형태의 구조, (*b*) 삼각형 형태의 연골판으로서 관절면의 50% 약간 안되는 부위를 덮고 있다, (*c*) 연골판이 없다, (*d*) 관절 내에 있는 불규칙적 형태를 가진 교원질 덩어리, 지방, 연골. 제 1 형태의 연골판이 어린아이들의 경추 관절에서 발견되며 제 2 형태는 성인의 C1~C2에서 발견되며 제 3 형태는 성인의 하부경추에서 발견되며, 제 4 형태는 퇴화된 관절에서 발견된다는 것을 발표하였다. 그들은 또한 연골판의 점도는 관절 움직임을 방해하지 않는다는 사실을 밝혔다.

전형적 경추의 상부 면관절은 수평면에서 45°로 형성되었으며 하부 관절면은 면관절의 상부면을 이룬다. 경추의 상하부 관절면은 납작하며 흉추나 요추에서 발견되는 것처럼, 오목과 볼록면이 없다. 관절면의 각도는 관절 움직임 움직임의 형태를 결정한다. 경추의 관절면은 굴곡과 신전, 회전 그리고 외측굴곡을 허락한다. 그러나 굴곡과 신전이 주요 운동성이다(7).

후두골과 환추의 관절면은(비전형적 척추)은 납작하지 않다. 후두과는 볼록하며(컵 같은 형태) 그리고 앞쪽으로 몰려있다(그림 6.8). 이 부위는 오목하고 앞쪽으로 몰려있는 환추의 관절면과 맞물린다. 환추의 상하부 관절면은 이 척추 중 가장 큰 구조이며 매우 큰 외측덩이의 부분이다. 이러한 구조의 내측면은 2개의 내결절이 있다. 이 사이에 C2 치돌기를 fovea dentalis로부터 안정시키기 위한 인대가 부착되어 있다(익상인대, 횡인대).

C1과 C2 사이에 발생하는 주요 운동성은 25°의 굴곡-신전이다(7). 이 운동성은 고개를 까닥거리는 nodding 이라고 하며 첫째 12.5°의 굴곡은 경추에서 발생한다. 회전과 외측굴곡은 이 부위에서 제한되어 있다. 이 관절에서 외측굴곡 또는 굴곡은 약 5°만 발생한다(15, 16).

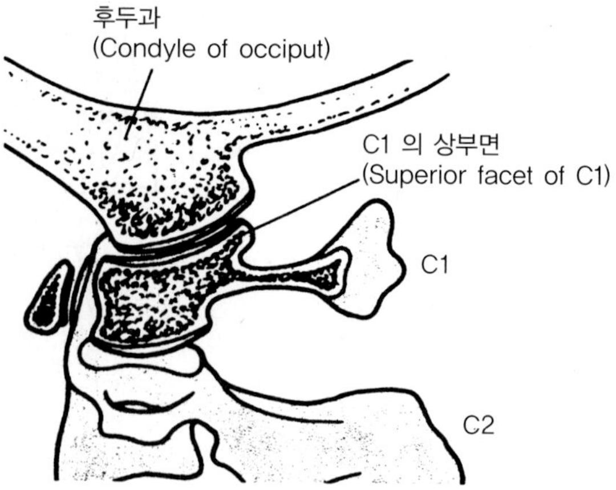

그림 6.8 후두골–C1 의 면관절

척추 사이에 발생하는 각 주요 운동성에서 함께 동반되는 이차적 움직임이 있다. 동반되는 움직임을 연결운동성(couple motion)이라 한다. 연결 운동성은 면관절의 해부학적 구조로 인해 발생한다. 예를 들어, 경추 굴곡은 일차적 운동성이지만, 이차적 또는 연결운동성은 병진현상이다(표 6.1).

경추에서 발생하는 병진-회전 형태에 대한 설명은 축 시스템(axial system)에 대한 개념 설명이 요구된다(그림 6.9). 일반적 축 시스템은 3개의 수직축으로 구성된다(x, y, z). 각 축마다 2 형태의 움직임이 발생할 수 있다(회전, 또는 병진). 이 시스템은 각 척추마디에서 척추의 움직임을 설명한다. 굴곡은 예를 들어, x 축을 중심으로 + 방향으로 회전운동 그리고 z 축에서 병진(+ 방향으로)이라고 정의한다(7, 17). 회전과 같은 다른 움직임들은 외측굴곡과 연결되며 그리고 외측굴곡은 회전운동과 연결된다. Lysell(17)은 회전 연결운동은 외측굴곡 회전운동보다 강하게 나타나는 것을 밝혔다.

표 6.1 전형적 경추의 일차성 그리고 이차성 (연결움직임) 운동성

일차성	이차성
굴곡	전방 병진
신전	후방병진
왼쪽 외측굴곡	왼쪽 회전
오른쪽 외측굴곡	오른쪽 회전
왼쪽 회전	왼쪽 외측굴곡
오른쪽 회전	오늘쪽 외측굴곡

외측굴곡 시 회전의 연결 운동성은 약하다. 그러나 경추의 회전 중 외측굴곡의 연결운동성은 강하다.

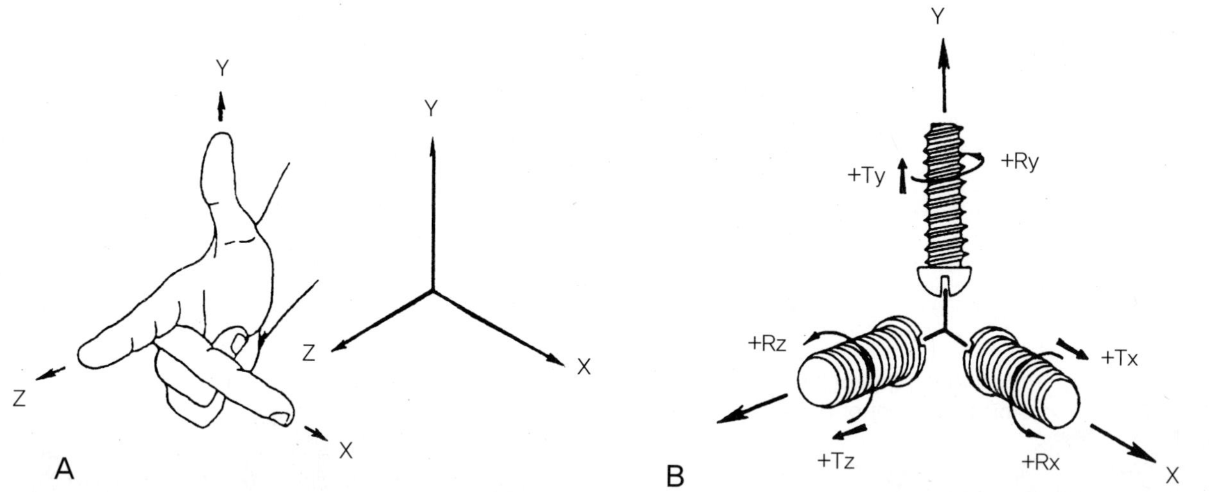

그림 6.9 오른쪽 왼쪽 칼테시안 좌표; x, y, 그리고 z 축은 오른쪽 각이다(직각). 각 축을 따라 2 움직임이 발생한다: 회전(*R*) 그리고 병진(*T*).(Greenstein GM). 생체역학. In: DJ , ed. 카이로프랙틱 진단과 관리의 원리. Baltimore: William & Wilkins, 1991: 10).

비전형적 척추에서는 다른 형태의 연결운동성이 발생한다. 일차적 굴곡 움직임 과정 중, 발생하는 연결운동성은 C1에 상대적인 후두골의 anterior translation이다. 후두골-환추에서 오른쪽 회전이 발생할 때, 왼쪽 외측굴곡이 이차적으로 발생한다. 왼쪽 회전 역시 동일한 모습으로 반대측 외측 굴곡이 발생한다. 회전에서 발생하는 동일한 연결운동성은 외측굴곡과 함께 일차적 움직임으로 나타난다.

C1~C2에서 회전이 발생할 때 연결운동성은 매우 다르다. 이차적 움직임은 y 축을 따라서 상부로 향하는 병진이다(수직병진)(7). 회전 과정 중 삼차적 움직임은 후두골-환추(15, 16)(그림 6.10)에서처럼 외측굴곡이 동일한 방향으로 나타난다.

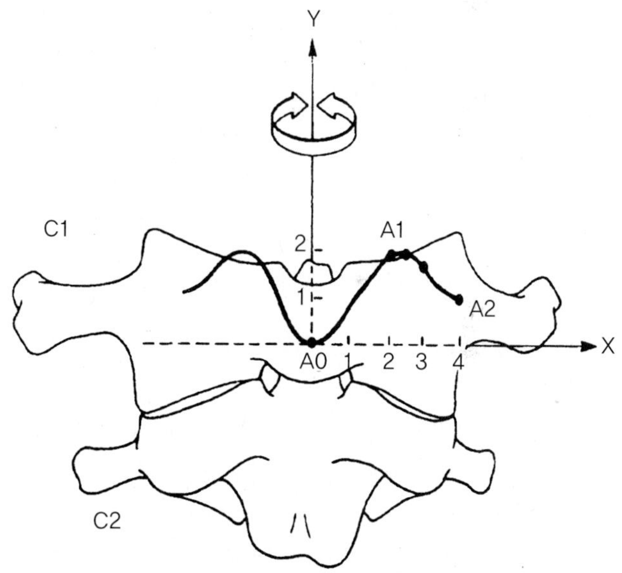

그림 6.10 C1~C2 회전의 일차 그리고 이차성 연결 운동성. 연결 움직임은 상부로 향하는 병진운동이다.

경추의 인대구조
(Ligamentous Structures of Cervical Spine)

경추에서 인대구조들은 특이하고 복잡하다. 경추 구조에서 발생하는 넓은 가동범위로 인해 여러 인대들이 존재한다. 인대는 뼈와 뼈 사이를 연결하는 연결조직의 섬유성 연골 밴드이다. 인대의 기능은 관절이 움직일 때 지지대 시스템으로서 작용한다.

경추의 상부면에서 시작하자면 후두골-환추 그리고 환추-축추를 지지하는 몇몇 인대가 있다. 경추의 전면에 있는 전정인대는 후두골 기저에서 시작하여 척추 전체부위까지 내려간다. 전동인대 바로 뒷면은 그리고 환추의 전궁과 후궁을 싸고 있는 것은 atlanto-occipital membrane이다. Atlanto-occipital membrane 후면 막을 통과하는 추골동맥은 척추관을 통과하여 대뇌구조 안으로 올라간다.

전종인대 안쪽, 그리고 후두골과 C2의 치돌기 사이는 익상인대라고 하는 얇은 인대 조직이 있다. 익상인대(apical 인대를 포함해서) 치돌기를 덮고 있다. 그리고 환추의 전궁(19)에 대항하기 위해 느슨하게 치돌기를 고정

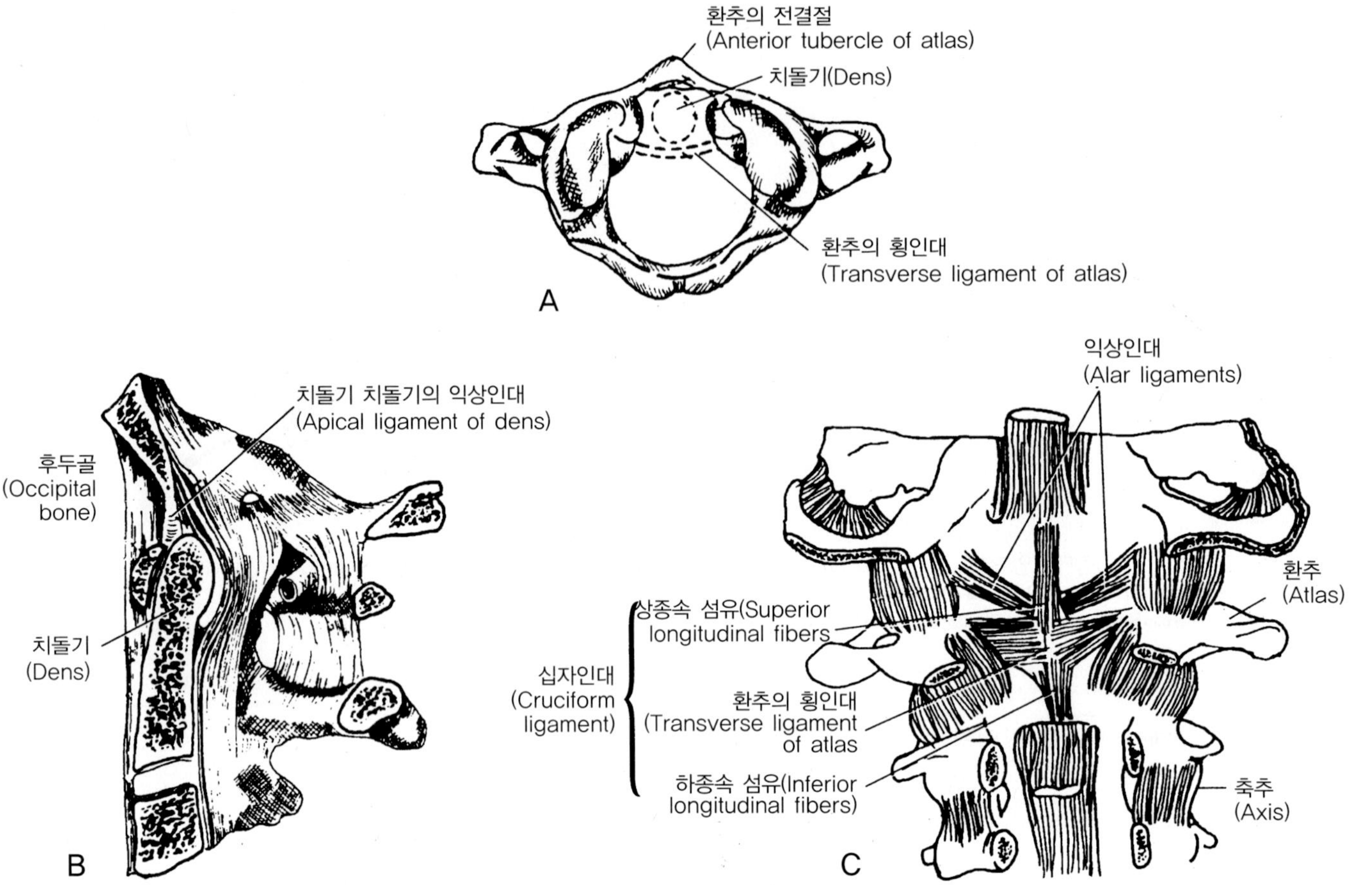

그림 6.11 후두골의 날개인대와 십자인대

시킨다. 익상인대는 축추의 치돌기에서 후두골의 대후두공으로 이어진다. 경추의 외측회전 과정 중, 오른쪽 익상인대는 팽팽해지며 후두골 변위에 대한 check mechanism을 유발시킨다(19). 익상인대를 덮고 있는 것은 십자인대다. 십자인대는 사다리꼴이며 축추 치돌기의 하부면에서부터 이어진다. C1의 외측덩이(횡인대)로부터 대후두공으로 이어진다. 십자인대의 횡적 부위는 이 인대의 다른 부위보다 강하다(5)(그림 6.11). 십자인대를 덮고 있는 것은 덮개막(tectorial membrane)이다. 후조인대는 익상인대, 십자인대 그리고 덮개막의 연결이다. 3인대의 목적은 치돌기를 환추의 전궁에 느슨하게 고정시키어 환추-치돌기 사이공간(atlas-dens interspace)을 유지시키는 것이다.

이러한 인대들은 척주 전체부위를 감싸고 천골까지 내려간다. 경추의 추체 앞쪽에 전종인대가 있다. 전종인대는 3개의 겹으로 이루어졌다. 가장 내측에 있는 섬유는 후두골과 환추 전궁의 상부면에 부착되어 있다. 이 섬유는 각 척추마디를 따라 내려간다. 중앙 층 섬유는 2척추까지 내려가며 가장 표층에 있는 섬유는 3 척추까지 내려간다(5).

후종인대는 두껍고 경추만큼 넓다. 후종인대의 후면에는 황색인대가 있다. 황색인대는 인체 내 가장 탄력성이 강한 인대다. 이 인대는 넓고 추궁판 전체 부위에 연결되며 극돌기 기저부위에 극하인대와 연결된다. 그리고 다음 척추의 추궁판과 연결된다. 이 인대의 목적은 척수를 보호하며 움직임 중 척수에 압박이 가하지 않도록 하는데 있다(4, 7). 전종인대, 후종인대 그리고 황색인대의 형태적 방향은 척주를 따라 수직으로 되어 있다.

황색인대 뒷면에는 극하인대와 극상인대가 있다. 극하인대의 형태적 방향은 설명하기가 어렵다. Grant's atlas에서는 극돌기의 후하부 면에서부터 밑에 있는 추체의 극돌기 전상부 면으로 연결된다 하였는데 Gray's anatomy에서는 반대 방향으로 설명한다. 이 인대에 대한(20) 형태적 연구는 이 논점을 분명히 했다. 이 인대는 두 방향으로 향하는 경향이 있다. 이 인대의 하부부위는 상부 부위의 인대와는 서로 다른 방향으로 향하고 있다. 또한 분명한 것은 이 인대의 중앙부위는 지방조직으로 채워져 있다는 사실이다(20, 21).

항인대는 두껍고 넓은 교원질 조직으로서 후두골에서 C7까지 연결된다. 그리고 극돌기에 부착된다. 항인대는 3개의 층으로 이루어졌다는 사실에 전종인대와 유사하다. 심부층은 극돌기에서 극돌기로 이어진다. 중간층은 극돌기를 건너뛴다. 그리고 상부층은 매 3번째 척추에 부착된다(5). 경추의 이열 극돌기는 항인대를 위한 부착점을 넓게 해주며 경추를 추가적으로 지지하는 역할을 한다.

경추인대의 생체역학
(Biomechanics of Cervical Spine Ligaments)

경추 인대구조의 생체역학적 중요성은 안정성이다. 인대구조는 뼈에서 뼈로 연결되어 있다. 그리고 주요 목적은 골격 구조의 안정성을 유지하고 지지하는데 있다. 인대가 손상되면 그 부위에 안정성에 문제가 발생한다.

과학적 문헌에서 "안정성" 이라는 용어는 매우 혼란스러운 용어다. White과 Panjabi(7) 그리고 Frymoyer와 그의 연구원(22)은 임상적 불안정성을 생리적 부하로 인한 척추 능력의 손실이라고 정의하였다. 생리적 부하는 정상적인 활동 과정 중 발생하는 부하를 말한다. 이 정의는 움직임의 패턴에 집중한다. 예전 문헌에서는 불안정성을 한 부위에 발생하는 과도한 움직임이란 말과 동일하게 사용하였다. 위에서 설명한 정의에서 중요한 것은 어떻게 관절이 그 가동범위가 발생했는가에 있다. 인대 파열 후(18, 19) 발생하는 척추 움직임의 증가는 관절 불안정성이라고 생각되어진다. 하지만 이 정의는 안정성이라고 분류되는 것에 대한 새로운 차원의 정의를 추가시킨 것이다. Kirkaldy-Willis(23)에 의해 설명된 새로운 정의는 첫째 단계의 척추 불안정성에서 나타나는 운동성 변화를 추가한다. 이것은 임상가가 척추문제를 다룰 때 임상적에서 나타나는 운동성 변화에 대한 포괄적 정의이다.

인대 내성에 관한 시험관 분석은 실행된 적이 없다. 요추인대에 실행된 연구에서 전종인대가 가장 내성이 강한 인대로 밝혀졌다(20). 유연성이 높은 인대는 가장 후면에 있는 인대, 황색인대, 극하인대 그리고 극상인대(그림 6.12)이다. 경추인대에 관한 유연성 연구는 실행된 적이 없다. 이 정보에 관한 생체역학적 관계는 전만 만곡은 인대 내성에 중요한 의미를 가지고 있다는 것을 지적한다. 다른 점성탄력성 조직처럼 인대는 가해지는 물리적 스트레스에 반응한다(SAID 원리). 전만 만곡은 다른 척추 인대 구조에 비교해 전종인대에 장력과 전단력을 증가시킨다. 인대 조직은 그 두께가 증가됨으로 힘을 얻는다. 경추의 전종인대는 가장 뚜껍고 넓다.

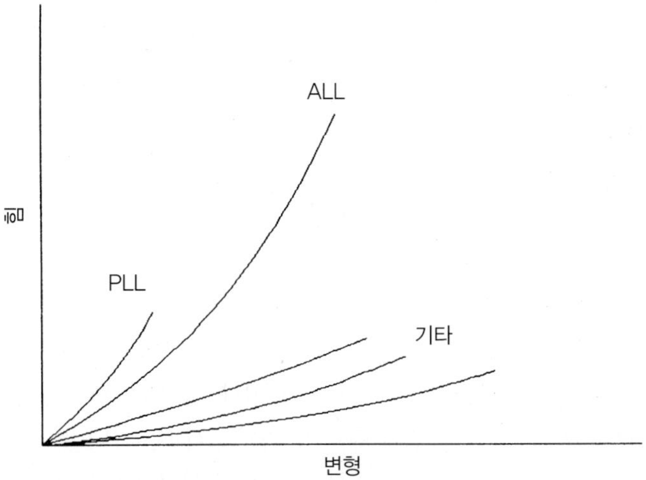

그림 6.12 가장 경직된 인대는 *후종인대*이며 가장 강력한 인대는 *전종인대*이다. 이 데이터는 요추에서 얻어진 것이다(Ref. 19에서 발췌)

경추 면관절의 낭은 느슨하게 구성되어 있다. 흉추와 요추 부위에 비교해 경추는 모든 방향에서 가동범위가 가장 넓다. 그러므로 낭은 모든 방향으로 느슨한 형태를 가지고 있는 것이다. 그러므로 "정상"이라고 하는 움직임은 제한되지 않는다. 움직이는 과정 중 낭인대의 부위는 팽팽해진다(8). 낭인대의 교원질 섬유는 탄력적이며 부하가 제거되면 최초의 모습으로 되돌아온다. 이 현상은 경추 굴곡 과정 중 낭인대는 가동범위 끝에서 팽팽해지고 경추가 중립위치로 돌아오면 낭인대는 원래의 모습으로 되돌아온다는 것을 지적한다. 면관절의 내부조직이 손상되면(예, 외상), 조직의 형태와 생체역학적 기능이 변화되어 스트레스에 다르게 반응하는 조직으로 변화하게 된다. 최초 교원질 조직은 늙은 섬유성 조직으로 대치된다(상처조직). 이 조직은 경직되고 내성이 약하다(10). 관절이 움직이려 할 때, 손상된 낭은 움직임을 제한하는 것이다.

인대조직의 또 다른 생체역학적 특징은 "crimp" 현상이다(10). 조직이 휴식을 취하고 있는 상태에 있을 때, crimp 현상(파동) 이 조직 내에 존재한다. 인대가 스트레칭 되면 이 현상은 사라지게 된다. Crimp 현상은 인대의 유연성 특징의 한 부분이다. Crimp현상은 인대로 하여금 관절위치 변화에 예민하게 반응하도록 한다. 점성탄력성 조직인 인대는 부하의 시간에 반응한다. 인대와 뼈 구조에 대한 시험관 연구에서 빠른 속도의 부하 장력이 가해질 때 인대가 먼저 손상된다는 것을 시연하였다(10). 이 구조에 서행적 부하를 가한다면 교원절 조직 내 crimping 특징이 반응할 수 있는 시간을 갖게 된다. 그리고 뼈가 손상(골절)된다(10). 이 소견은 임상적으로 중요하다. 인대 손상(염좌)과 견열골절(avulsion fracture)은 구조에 가해지는 부하의 속도에 의해 결정된다. 빠른 속도의 부하가 경추에 가해지면(예, 굴곡외상), X-ray를 통해 인대 파열을 보여줄 것이며 얼마나 많은 인대와 다른 구조(근육, 면관절, 척추 추체, 디스크)들의 손상에 따라 경추의 불안정성을 보여줄 것이다. 서행적 부하가 가해졌다면, 인대-뼈 관계에서 견열골절이 X-ray에서 나타날 것이다. 빠른 또는 서행적 속도의 부하 사이에 분명한 선은 수학적으로 결정되지는 않았다.

중요한 것은 경추 구조 내 통증 섬유의 위치다. 이러한 통증섬유들은 A 그리고 C 섬유다. 외상에 첫 번째 반응은 예리한 통증이며 지속적인 둔통이 따라온다. A 섬유는 C 섬유보다 역치가 낮다. 그러나 활동시간대가 짧다. 초기 예리한 통증은 A 신경섬유의 활동전위이며 C 섬유(무수신경종말)의 활동전위에 의해 둔통이 따라온다. 통증 신경섬유를 가지고 있는 경추의 해부학적 구조는 인대,(황색인대는 제외), 골막, 관절낭, 연골하골, 추간판 디스크의 외부 섬유륜(24), 근육 그리고 피부들이다.

경추의 추간판 디스크
(Intervertebral Disk of Cervical Spine)

Mixter 그리고 Barr(25) 이후부터 대부분의 요통의 원인으로 추간판은 많은 과학적 관심을 받았다. 추간판 디스크는 척주 전체 길이의 약 20~23%정도 차지한다. 이것은 척추에서 압력을 감당하는 주요 구조다. 그리고 척추에서 발생하는 움직임을 허락하고 제한한다. 추간판 디스크는 3주요 구성원으로 이루어졌다; 수핵, 섬유륜, 그리고 연골성 종판(7).

수핵은 중앙에 위치하고 있으며 주요 성분은 물이다(70~90%). 물분자는 proteoglycans와 glycosaminoglycans에 의해 결합되어 있는 교원질 섬유로서 연합되지 않은 기질이다. 디스크에 있는 물의 양은 출생 시에 가장 높고 연령과 함께 감소된다(7). 경추의 수핵은 디스크 내 중앙에 위치하며 물 유입으로 인해 부풀어지는 능력을 갖고 있다(7).

수핵의 주 기능은 부하가 가해질 때 디스크 내에 스트레스가 고르게 분배되게 하는 것이다. 수핵 내에 높은 물의 양으로 수력학적 압력이 발생하여 스트레스가 집중되는 것을 예방한다(그림 6.13). 건강한 디스크의 수핵은 압력의 부하가 가해질 때, 디스크의 섬유륜과 두 종판을 외부로 밀어낸다. 팽륜현상은 섬유륜 내에 압박을 주는 원주

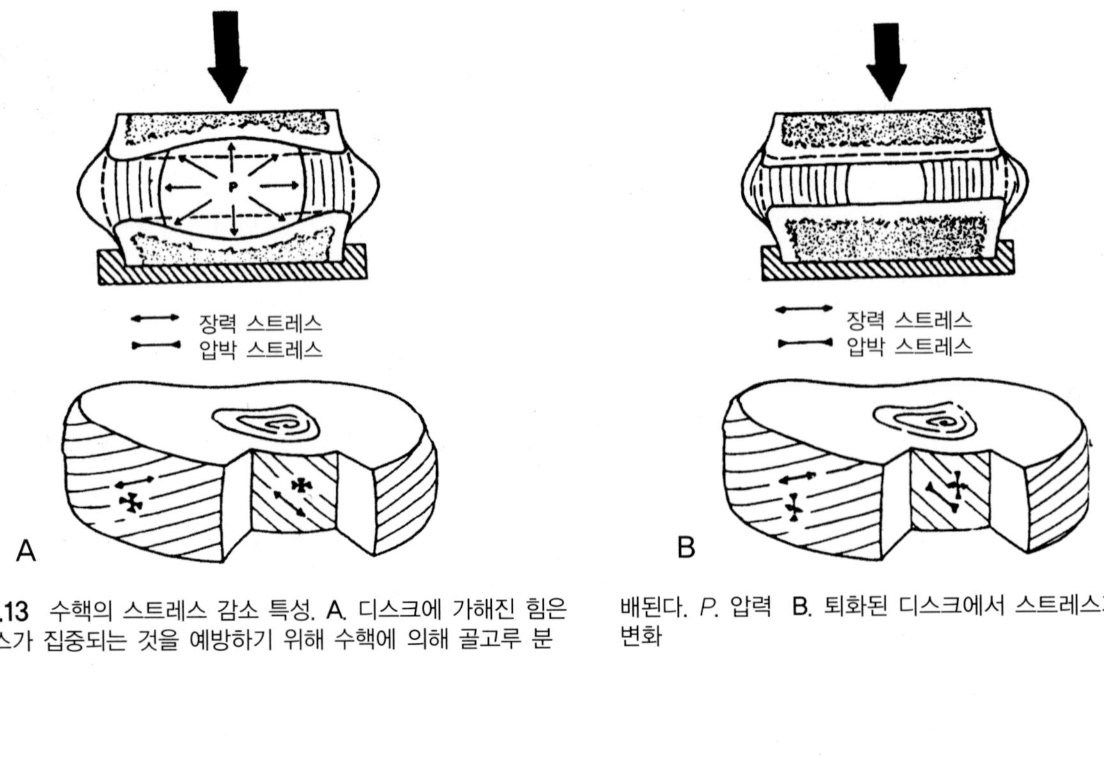

그림 6.13 수핵의 스트레스 감소 특성. A. 디스크에 가해진 힘은 스트레스가 집중되는 것을 예방하기 위해 수핵에 의해 골고루 분배된다. *P*. 압력 B. 퇴화된 디스크에서 스트레스가 주는 디스크 변화

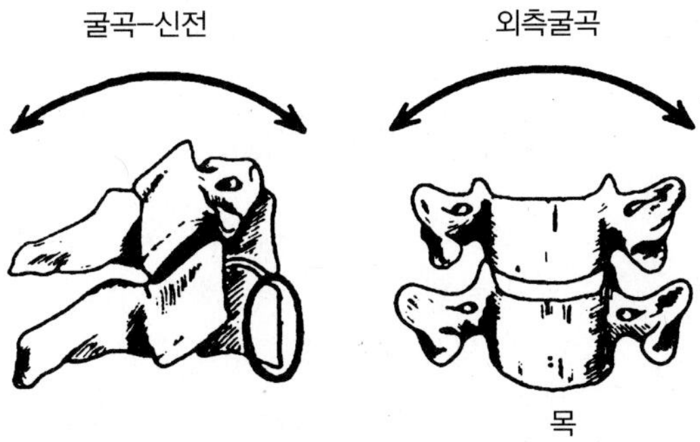

그림 6.14 굴곡-신전, 회전 그리고 외측굴곡 중 경추의 순간회전축 위치. 외측굴곡 순간회전축은 알려져 있지 않다(From White A, Panjabi M. Clinical biomechanis of the spine, 2nd ed. Philadelphia: Lippincott, 1990: 102).

적, 축성 그리고 방사형적 스트레스를 유발시키고 섬유륜에 장력 스트레스가 가해진다. 이러한 스트레스는 부하가 걸릴 때 디스크 중앙부위에서 가장 높고 디스크 주변 부위에서 가장 낮다(26).

섬유륜은 디스크로부터 외측 경계면들을 형성한다. 건강한 디스크는 섬유륜과 수핵은 쉽게 구별된다. 이 구조는 섬유성 조직으로서 양파껍질처럼 동심성 겹들로 이루어졌다. 10~20개의 섬유륜 겹으로 되어 있다. 각 섬유륜 겹은 원형으로 되어있는 섬유성 조직이며 수평면에서 30°로 형성되어 있다. 중앙 위치에 있는 섬유륜은 느슨하게 종판에 부착되어 있다. 그러나 외측 주변에 있는 섬유륜은 Sharpe's fiber를 통해 뼈에 직접 부착되어 있다.

연골성 종판은 유리질 연골이며 척추 종판의 표면을 덮고 있다. 노화현상과 함께 이 유리질 연골층은 얇아지며 결국 뼈로 대치된다.

디스크 특성에 대해 광범한 연구가 진행되었다. 압력 검사로부터 얻어진 전형적인 그래프는 부하변위곡선(load displacement curve)이라고 한다. 이 그래프는 압박적인 부하가 부하에서 디스크에 가해질 때, 낮은 부하에서는 매우 작은 저항을 제공한다는 것을 보여준다. 그러나 부하가 증가되면서 디스크는 더욱 강직된다(부하변형 또는 스트레스 좌상). 디스크는 낮은 부하에서는 유연성을 보여주고 높은 부하에서는 안정성을 제공한다(7). 압박 부하로 인한 디스크 기능상실 연구에서는 실험적 상황에서도 디스크가 파열되는 것을 보여주지 않았다(27, 29). 기능적 운동단위에 가해진 부하검사에서 척추의 종판이 먼저 손상되어 Schmorl's nodule(30, 31)을 형성한다. Farfan과 그의 연구원(32)은 퇴화된 디스크는 압력적인 부하가 걸릴 때 정상적인 디스크보다 더욱 강하는 것을 관찰하였다. 이 현상

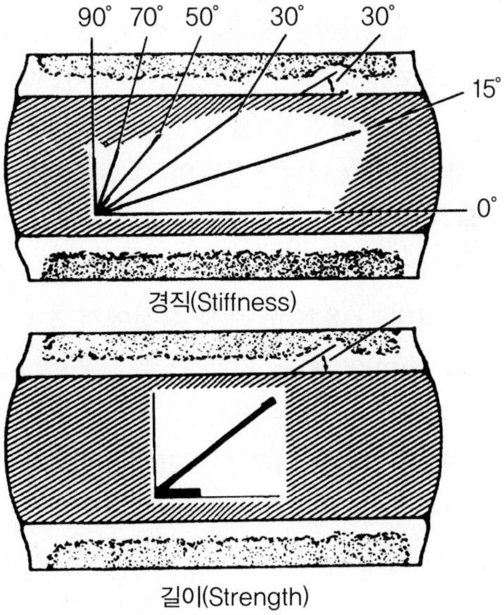

그림 6.15 추간판 디스크의 경직 그리고 내성 특징. 동일한 구조 내에 다른 특성으로 인해 디스크는 비등방성이다.

은 노인에게 디스크 탈출증 흔하게 발생하지 않는 이유 중 하나이다.

추간판 디스크는 정상적인 생리적 활동에서 순수한 장력 부하에 노출되지 않는다. 디스크의 특정한 생리적 움직임 중 디스크의 부위는 장력 부하를 경험한다. 순간회전축(instantaneous axis of rotation) 은 가해진 부하에 어떻게 섬유륜이 반응하는 가를 결정한다. 경추 굴곡 시, 후면 구조(순간회전축에 뒷면)은 장력 부하와 스트레스를 경험한다(그림 6.14). 축성 회전에서 장력 스트레스는 디스크 면에 약 45° 각도에서 발생한다(7). 장력에 대한 연구는 수평면에서 약 15° 각도에서 가장 경직된다. 그리고 축을 따라 가장 유연하다(33)(그림 6.15). 굴곡에서 섬유륜은 팽륜현상은 굴곡, 신전 그리고 외측굴곡 모두에서 오목쪽으

로 돌출된다(34).

척추의 굴곡과 신전 중, 수핵의 움직임은 논쟁적이다. 어떤 저자들은 신전 중 수핵은 앞쪽으로 움직이며 굴곡 중 뒤쪽으로 움직인다고 언급했다(31, 35, 36). 다른 저자들은 수핵이 앞쪽으로 움직인다고 언급했다(30). 그리고 또 다른 저자들은 척추의 굴곡 또는 신전 중 움직이지 않는다고 언급도 했다(33, 34). Krag와 그의 연구원(36A)은 실험관에서 유한성 모델을 사용하여 척추 굴곡 중 수핵은 약간 뒷면으로 움직인다는 것을 발견하였다. 그들은 또한 수핵물질은 쇠구슬처럼 움직이는 것이 아니고 수핵에 가해지는 부하에 조절하는 것을 발견했다. 임상연구는 생체 내(디스크 그래프) 검사를 통해 척추 굴곡 시, 별 움직임이 없으나 약간 앞쪽으로 움직이는 것을 발견하였다(30).

경직도 계수는 구조 변형의 저항을 측정할 수 있다. Moroney와 그의 연구원(37)은 경추의 척추간 디스크에 최대치 부하 74 N이 가해질 때, 경직도 계수는 500N/m이 된다는 것을 밝혔다. 20 N의 전단력이 가해질 때, 경직도 계수는 60.0 N/m이며, 1.8 N/m 축성 회전에서 경직도 계수는 각마다 0.42 N/m가 된다. 다른 척추 부위에 디스크에 비교해 경추 디스크는 낮은 경직도 계수를 보여준다. 경직도 계수의 임상적 의미는 경추 디스크에 발생하는 축성 회전과 압박보다는 전단력에 취약하다는 사실이다.

경추 디스크에 가해진 굴곡 부하는 2형태의 운동성이 있다: 굴곡-신전 그리고 외측굴곡. 섬유륜은 압박되고 오목 쪽으로 팽륜된다. 그리고 볼록 쪽에 장력 스트레스를 보여준다.

토크(염전) 과정 중 Shirazi-Adl과 그의 연구원(26)은 디스크의 앞면에 가장 높은 스트레스가 가해진다는 것을 밝혔다. 토크의 방향, 면관절 제거, 수핵의 감압은 스트레스의 양에 변화를 주나 위치는 변하지 않는다.

임상적 중요성은 경추와 두통에서 디스크와의 관계이다. Mixter와 Barr(25)는 척추간 디스크는 요통과 다리 통증의 주요인이 될 수 있다는 것을 보여주었다. 디스크 외상이 신경근에 영향을 준다면 신경통이 발생한다는 것을 밝혔다. 연구 문헌들은 경부통을 유발시키는 디스크 외상의 여러 형태를 감별했다. 디스크 팽륜은 주로 디스크의 후외측 부위의 섬유륜의 비정상적인 팽륜이라고 분류한다. 디스크 탈출(prolapse)은 섬유륜을 탈출한 수핵이 척추관으로 돌출되었으나 여전히 디스크에 부착되어 있는 것으로 분류한다. 디스크 분리증(sequestrated disk)는 수핵 조직이 척추관 내에 자유롭게 떠다니는 현상을 말한다.

근육 운동학(Muscle Kinetics)

생체역학에서 운동학은 움직임을 유발시키는 구조에 가해지는 힘을 연구하는 학문이다. 인체에서 뼈를 움직이는 힘을 생산하는 해부학적 구조는 근육이다. 카이로프랙터들은 근육치료에 많은 시간을 투자한다. 그러나 이러한 해부학 구조에 관한 연구는 제한되어 있다. 이 섹션은 근육 운동학에 관한 기본적 개념을 소개할 것이다. 그리고 두통의 임상적 소견에 대한 과학적 근거를 찾으려 노력할 것이다.

횡문근은 몇 개의 다른 해부학적 부분으로 구성된다. 세포학적으로 횡문근은 2 부분으로 구성된다; 수동적 그리고 능동적 요소다. 수동적 요소는 비수축성 조직이다. 이러한 구조요소들은 뼈를 둘러싸고 연결되는 조직이다: 근내막, 근주막, 근외막 그리고 건. 근육의 2 주요 능동적 요소는 (수축성이 있는) 액틴과 마이오신이다. 수동적 요소는 탄력적이며 근육이 스트레칭될 때(38) 전반적 근력에 기여한다. 액틴과 마이오신은 능동적으로 짧아지고 늘어난다. 이 2 요소는 함께 기능을 발휘할 때 이 큰 힘을 발휘한다. 근육이 힘을 발휘할 수 있는 능력은 Hill(39)에 의해 처음 개발된 길이-긴장도 곡선(그림 6.16)에서 가장 좋은 예를 보여준다. 그는 근육이 안정 시 길이보다 길어질 때 근육은 더 많은 힘을 생산한다는 사실을 밝혔다. Astrand와 Rodahl(38)은 근육이 최대의 힘을 발휘하기 위한 최대치

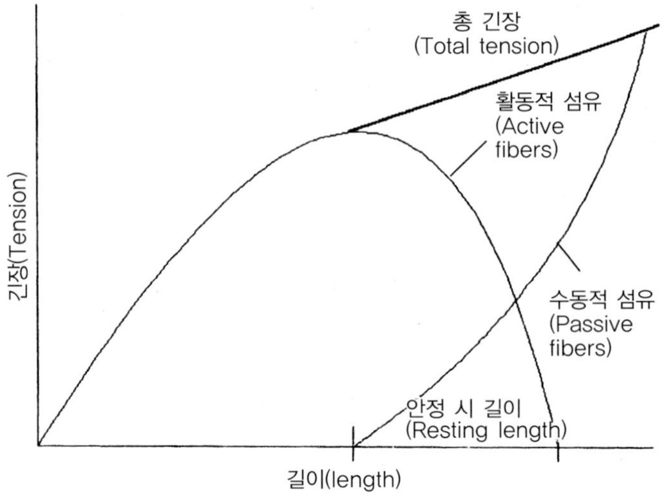

그림 6.16 횡문근의 길이-긴장 곡선

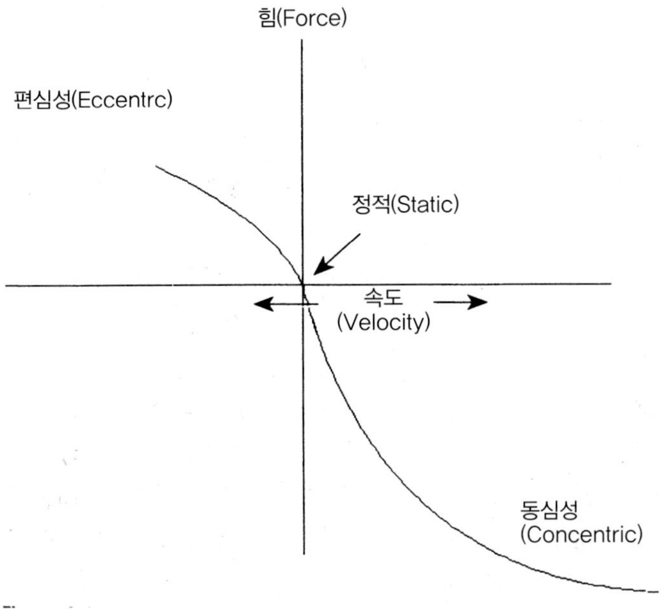

그림 6.17 동심성 정적 그리고 편심성 근육 활동 중 근육의 힘-속도 도표

근육 길이는 안정 시 길이에서 20% 증가되었을 때라는 함수관계를 계산하였다. 임상에서 길이-긴장도 곡선은 근육이 능동적 요소에 의해 힘이 발생하기 전에 스트레칭을 실행한다면 더 많은 힘을 생산한다는 사실을 보여준다. 예를 들어, 저작 운동 중 턱관절에서 교근은 안정 시 길이를 넘어 약간 스트레칭된다. 이 현상은 수동적 요소로 하여금 음식을 씹는 동심성(짧아진다) 활동에 참여하게 한다.

근육 내 힘의 관계를 결정하는데 또 다른 중요한 고려점은 힘-속도 곡선이다. 근육은 3개의 다른 근육 수축 과정 중 근전도에 나타난다. 편심성 활동에서 근육은 길어지는 편심성 수축을 유발한다; 동심성 활동 중 근육은 짧아지는 동심성 수축을 유발한다. 그리고 정적 활동 중 근육은 근육 길이의 변화없이 힘을 발생시킨다. 동심성 근활동 중 힘은 속도에 상호적으로 관련된다. 더 많은 부하가 근육에 가해지면 근육활동은 서행적이 된다. 더 적은 부하가 근육에 가해지게 되면 근육활동은 더욱 빠르게 된다. 편심성 활동에서 더 많이 부하가 가해지면 주어진 부하가 더 높은 속도가 발생한다(그림 6.17). 이 정보는 근육은 동심성 활동에서 보다 편심성 활동에서 더 많은 힘을 발생시킬 수 있다는 것을 지적한다. 정상적인 기능 과정 중 발생하는 대부분의 근육활동은 편심성 활동이다(38). 머리와 목 관계를 관찰하면 머리를 앞쪽으로 굴곡시킬 때 경추의 후방 근육은 아래쪽 머리에서 편심적으로 활동한다(39A)는 것을 보여준다. 이 현상은 경추에서 나타나는 가장 일반적인 운동성이다.

발생된 힘과 힘이 발생될 수 있는 속도 사이에 관계를 결정하는 다른 요인은 움직임을 일으키는 기시점과 정지점이다. 그리고 움직임이 발생하는 관절에 기시점과 정지점의 관계다. 관절 움직임이 고려될 때, 2개의 중요한 용어가 있다; 토크와 모멘텀이다. 토크는 물체의 장축 중심힘의 측정이다(예, 경추의 회전). 모멘텀은 물체의 장축 중심이 아닌 회전 측정이다(예, 경추의 굴곡과 외측굴곡). 두 용어를 위한 공식은 M(or T)=F × D. M은 모멘텀이고 T는 토크이며, F는 힘 그리고 D는 회전 중심에서의 수직적 거리를 말한다. 모멘텀과 토크는 회전운동 측정이다. 기시점과 정지점이 움직이는 관절에서 가깝다면 근육에 의해 발생하는 모멘텀은 최소적이다. 수직적 거리는 작다. 그러므로 관절을 움직이기 위해 필요한 힘은 증가된다. 작은 근육(예, 회선근, 횡돌기간근) 관절에 움직임을 발생시키기 위해 충분한 힘을 발생시킬 수 없다. 짧고 관절에 가까운 대부분의 근육들은 관절의 안정근으로서 사용된다. 그리고 주동근이 아니다. 이런 근육들은 척추의 표면 부위를 증가시키어 힘을 분산시킴으로써 척추를 안정시킨다. 긴 모멘텀 팔을 갖고 있는 큰 근육들은 관절 운동성을 유발시킨다(예, 흉쇄유돌근). 이러한 근육들은 큰 힘을 발휘한다. 그리고 회전 중심(레버 팔)으로부터 수직적 거리는 그 근육들이 움직이는 관절로부터 멀어진다. 그러므로 이 근육들은 더 큰 모멘텀 또는 토크를 발생시킨다.

힘의 속도 곡선 결정요인 중 다른 변수들은 다음과 같다: (*a*) 근육의 체온(82~104°F); (*b*) 기시점과 정지점(한 근육이 한 관절을 횡단하면 근력근이라고 생각하며, 한 근육이 둘 또는 이상의 관절을 횡단한다면 이 근육은 가동범위 근육이라고 한다) 사이에 근육이 횡단하는 관절의 수; (*c*) 근육 보충. 인간의 횡문근은 3개의 다른 형태의 근육섬유로 구성된다. 여기에 대한 논의는 수축 속도(마이오신 ATPase), 산소성 용량(serine aerobic dehydronase 또는 감소된 nocotinamide dinucleotide), 그리고 무산소성 용량(phosphorylase 그리고 σ-glucose 6-phosphate dehydrogenase): 빠른 해당섬유, fast glycolytic 섬유(2형 또는 백색섬유) 그리고 서행적 산화섬유, slow oxidative 섬유(1형 또는 적색섬유)(40)를 위해 사용한 효소에 근거한다. 빠른 해당섬유는 빠른연축 무산소성 대사 근섬유이다. 이 섬유는 강력한 최대수축력을 갖고 있으나 쉽게 피로해진다. 서행적 산화섬유는 서행적 연축 근육이며 중등급 수축현상을 유지하며 피로감에 내성이 강하다. 여기에서 근육 피로감은 1 Hz 속도로 2~3분 동안 유지된 강축 후 상태를 측정한다. 2분 동안의 강축 후 최대치 힘의 비율을 피로 지수라고 한다. 인체의 근육계에서 대부분의 근육 형태는 3 근육 형태로 나누어진다. 그러나 기립자세와 연관된 긴장성 근육(tonic musculature)은 사지를 움직일 때 사용하는 위상성 근육(phasic muscle)과 비교할 때, 제 1 형태의 근육 또는 서행적 산화섬유이 풍부하다. 위상성 근육은 좀 더 대등한 비율로 혼합된 근육 형태로 구성된다(40, 41). 경추에서 척추에 가까이 있는 작은 근육들은 긴장성 근육이며 근육이 길고 척추로부터 멀리 있는 근육들은 기능적으로 위상성 근육들이다(40, 41).

즉, 긴장성 근육은 척추의 안정성을 돕고 위상성 근육은 척추의 움직임에 기여한다. 긴장성 또는 위상성 근육 분류에 대한 더욱 자세하게 설명하자면 주어진 자세를 유지하기 위해 요구되는 지속적이며 낮은 레벨의 수축활동을 하는 긴장성 근육은 항중력-자세 근육(antigravity postural muscle)이라고 설명한다(41). 이러한 근육들은 일반적으로 대부분이 적색섬유를 가지고 있으며 서행적으로 수축하는 근육이다. 이 근육들은 대부분 날개처럼 생긴 우상(penniform) 형태이며 근섬유가 짧다. 이러한 근육들은 작용하는 관절에 가까이 있다; 일반적으로 한 관절로만 이어진다. 그리고 대부분이 신전근육 그룹에 속한다(41). 위상근육은 빠르게 수축하는 근육이다. 이 근육들은 더 많은 백색섬유를 가지고 있다. 이 근육들은 작용하는 관절에서 멀리 있으며 근섬유가 긴장성 근육보다 길고 한 관절 이상 연결한다. 그리고 일반적으로 굴곡근 그룹에 속한다(41).

경추 근육활동의 벡터가중(Vectorial Summation of Muscle Activity in Cervical Spine)

근육활동의 벡터가중은 근육 그룹이 활동할 때 발생하는 합동운동성(resultant motion)을 결정한다. 벡터는 부착점을 가지고 있는 주어진 힘(화살거리로 표시한다)과 방향의 수량이다. 근육 그룹의 벡터수량을 논의할 때 화살은 근육 그룹의 기시점에서부터 정지점으로 근육이 끌어당기는 방향으로 향한다. 벡터가중은 근육 그룹에서 모든 벡터의 합성힘이다. 합성 벡터힘은 근육에 의해 움직임은 물체, 이 경우에는 경추에 가해진 힘의 전반적 방향을 결정한다. 이 섹션은 근육 그룹과 그들의 합성 벡터를 소개할 것이다.

이 근육은 두 가지 특성을 갖고 있다:

(a) 경추부에 위치하고,
(b) 경추 상부에서 기원하는 척수신경에 의해 자극된다.

이러한 차이의 원인은 다음 장에서 명확하게 설명되었다.

경추 후방 근육(Posterior Cervical Musculature)

경추 근육은 5개의 층으로 나누어진다. 첫째 층과 둘째 층은 외측 등쪽 근육이다. 이 근육들은 상지의 움직임과 호흡에 관여한다. 3~5번째 근육층들은 내측 경추근육을 구성하며 자세와 척주 움직임에 관여한다. 모든 근육에 대해서 설명할 것이 아니라, 두통에 중요한 몇몇 근육과 신경에 대해 소개할 것이다(전반적인 경추 근육에 대한 설명을 위해선 Hollinshead, Gray's 해부학 또는 Gartner 그리고 Hiatt를 참조).

제 5층: 하후두근과 횡돌기극근
(Suboccipital and Transversospinalis Muscle Group)

하후두근은 환추와 축추에서 후두골로 이어지는 근육이다. 반극근에 가깝게 심층에 있는 4개의 근육이 있다. 하두사근과 하두상근 그리고 대후두직근과 소후두직근이다. 하두사각근, 상두사각근 그리고 대후두직근은 하후두삼각(suboccipital triangle)을 형성한다(그림 6.18). 제 1 경추신경(하후두신경)의 후지는 이 삼각지로 들어간다. 이 신경은 목 뒷면에 있는 하후두근 그리고 다른 주위 연조직 구조를 지배한다(5). C2 신경의 후지를 구성하는 대후두신경은 하두사근의 하부 경계면에 나타난다. 몇몇 근육 가

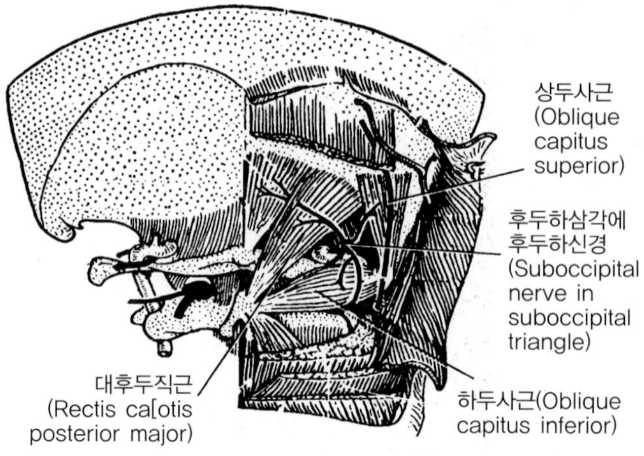

그림 6.18 후두하삼각 그리고 경추근육의 후면 내층에 구조들

지를 지나 이 신경은 두피에 도달하기 위해 삼각의 상부면을 통과한다. 하후두근삼각 모든 근육의 벡터 방향은 일측성 그리고 독립적으로 수축현상이 발생할 거라면, 동측에 두개골 외측굴곡과 회전을 상부경추에서 유발시킬 것이다(42).

횡돌기극근 (*Transversospinalis Muscle*)

반극근은 척주 절반 부위에서 기시하는 근육 그룹이다(17). 이 근육은 3개의 근복을 가지고 있다; 중요한 것은 두반극근과 경반극근이다. 이 근육들은 횡돌기에서 극돌기로 이어지며 경추의 등쪽 일차 가지신경에 의해 지배된다. 두반극근과 경반극근의 중요성은 그것들의 겹치는 기시점이다(C4~T6의 횡돌기) 그리고 두근의 정지점이 상항인대와 하항인대 사이에 후두골이라는데 있다. 이러한 근육들의 일측성 운동은 머리를 반대쪽으로 회전시킨다. 이 근육들의 양측성 운동은 경추를 동심성 수축을 통해 신전시키고 편심성 수축으로 굴곡시킨다.

극간근과 횡돌기간근은 짧은 근육으로서 각 척추 사이에 기시점과 정지점을 가지고 있다. 극간근은 한 척추의 극돌기에서 기시하여 다음 척추의 극돌기에 정지한다. 횡돌기간근은 이름이 말하는 것처럼 한 척추의 횡돌기에서 기시하여 위에 있는 척추의 횡돌기에 정지한다. 극간근의 일측성 활동은 경추 신전 과정 중 안정성을 위해 동심성으로 작용한다(42). 횡돌기간근은 경추 외측굴곡 시 동측쪽에 안정을 위해 활동한다(42). 이 근육 모두 경추의 후일차적 가지(dorsal primary rami) 신경에 의해 지배된다.

제 4층: 직립근 그룹
(Layer 4, Erector Spinae Muscle Group)

직립근 그룹은 3개의 주요 근육으로 구성되어 있다: 장늑근, 최장근 그리고 극근.

이 중 가장 중요한 근육은 경장늑근이다. 이 근육의 기시점은 늑각의 상부 경계면이며(T3~T6) C4~C6의 횡돌기에 정지된다. 이 근육은 경추 그리고 흉추의 배측 일차가지(dorsal primary rami) 신경에 의해 지배된다. 이 근육의 일측성 활동은 동측에 외측굴곡과 회전을 유발한다; 양측성 동심적 활동은 신전을 유발시킨다; 그리고 편심적 활동은 경추 굴곡을 유발시킨다.

최장근은 2개의 겹으로 이루어졌다; 경최장근과 두최장근. 경최장근은 T1~T5의 횡돌기에서 기시하여 C2~C6의 횡돌기에 정지한다. 두최장근은 C4~C7의 횡돌기에서 기시하여 두개골의 유양돌기에 정지한다. 경최장근의 정지점과 과 두최장근의 기시점 사이가 겹치게 된다. 이 근육들은 경추와 흉추 배측 일차 가지 신경에 의해 지배된다. 이 근육의 일측성 활동은 동측에 머리를 외측굴곡 그리고 회전시킨다(두최장근). 양측성 활동은 경추를 신전시키며 경추에서 머리를 끄덕거리는 작용을 한다.

극근은 이 근육 그룹 중에 가장 내측에 있다. 그리고 반극근과 분리하기가 어렵다. 경계표는 이 2그룹의 근육 사이를 통과하며 분리시키는 대후두신경(greater occipital nerve). 경극근 C7~T2의 극돌기에서 기시하며 C2~C4의 극돌기에 정지한다. 두극근은 C2~C6의 극돌기에서 기시하며 상 · 하항선 그리고 상항선 사이 후두골에 정지한다(두반극근과 동일한 부위). 이 근육들은 경추와 흉추의 등쪽 일차 가지신경에 의해 지배되고 있다. 이 근육들의 활동은 경추를 신전시키고(동심성 활동) 그리고 머리를 중력에 대항하는 머리를 굴곡시킨다(편심성 활동).

3번째 근육 층은 등 심부근육의 표층 근육이다. 판상근(반창고라는 의미) 그룹은 목의 중심선을 감싸고 두개골 기저 그리고 상부경추의 횡돌기로 이어지는 2개의 큰 근육으로 구성된다. 경판막근은 T3~T6의 극돌기에서 기시하여 C1-C4의 횡돌기 후결절에 정지한다. 하부 경추의 배측 일차가지 신경이 지배하고 있다. 그리고 일측성 활동은 경추의 외측굴곡 그리고 회전을 동측에서 유발시킨다. 이 근육의 양측성 활동은 경추가 중력에 대항하는 신전 그리고 굴곡을 유발시킨다. 두판막근은 항인대 하부에서 그리고 C7~T4 극돌기에서 기시한다. 그리고 유양돌기와 상항선의 외측 부위에 정지한다. 하부 경추신경의 배측 일차가지 신경이 지배한다. 그리고 이 근육의 일측성 활동은 동측에 외측굴곡과 회전을 발생시킨다. 양측성 활동은 목을 신전시키고 굴곡시킨다(42).

2층 근육들은 호흡에 협조하며 늑골 움직임을 조절하는 근육이다. 이 근육들은 ventral primary rami 에 의해 지배되고 있으며 이 장에서는 그리 중요하게 다루지는 않는다.

1층 근육은 경추의 표층에 있는 외적 근육이며 어깨 움직임과 관련되어 진다. 이 근육은 승모근이다. 승모근은 납작하고 삼각형으로서 매우 큰 근육으로서 3개로 나누어진다. 상부 승모근은 외후두융기(EOP), 상한선의 내측 1/3 부위 그리고 항인대에서 기시한다. 그리고 쇄골 외측 1/3 부위에 정지한다. 이 근육의 활동은 어깨를 들어올리고 경추를 외측굴곡 그리고 신전시킨다. 두개골 11번째 신경인 부수신경(spinal accessory nerve), C3 그리고 C4

신경에 의해 지배된다.

경추 전방 근육(Anterior Cervical Musculature)

이 섹션은 표층 근육에서 시작하여 심부 전방 경추근육으로 진행할 것이다. 목 전면에 위치하고 있는 근육은 부분적으로 설명된다; 더 자세한 내용은 Moore(3) 또는 Hollinshead 그리고 Ross(5)를 참조하라.

목 전면에 있는 가장 표층 근육은 활경근(platysma) 근육이다. 이 근육은 대흉근과 삼각근 위에 있는 근막과 피부에서 기시한다(3). 그리고 하악골의 하부 경계면 그리고 하부 안면의 피부에 정지된다. 안면신경(두개골 7번 신경)의 경추 가지 신경에 의해 지배된다. 그리고 이 근육의 활동은 입 양쪽 끝부위를 아래로 끌어당겨 목 피부를 긴장시키는 것이다. 그리고 하악골을 아래로 끌어당긴다(3).

흉쇄유돌근은 목의 주요 경계표적 근육이다(3); 이 근육은 목의 측면을 전과 후 삼각지로 나눈다. 이 근육은 흉골의 전면 그리고 쇄골의 내측 1/3 상부면에서 기시한다. 그리고 측두골의 유양돌기 외측면 그리고 후두골의 상항선 외측면에 기시한다(그림 6.19). 부수신경과 제 2 경추 그리고 때로는 제 3 경추신경의 복측 가지신경(ventral ramus)에 의해 지배되고 있다. 이 근육의 일측성 활동은 동측에 외측굴곡 그리고 머리는 반대측으로 회전시킨다. 양측성 활동은 머리를 굴곡시키고, 이 운동 중(3) 경장근을 협조하며 머리를 끄덕거리는 신전을 유발시킨다.

목 경추 전방 삼각(Anterior Cervical Triangle of Neck)

이 삼각의 경계는 목의 전 중심선이다, 하악의 하부면, 흉쇄유돌근의 전 경계면이다. 전 삼각는 4개의 삼각으로 나누어진다; 하악하 삼각, 이복근에 의한; 이하삼각; 갑상삼각; 그리고 근삼각(그림 6.20). 전삼각 전체 부위에 위치한 것은 대화 중 설골을 끌어올리고 내리며 삼킬 때 사용한다(3). 이 장에서 다루는 설골 근육은 경추 신경에 의해 지배된다. 일반적으로 설골근은 설골을 중심으로 어느 위치에 있는가에 따라 2 그룹으로 나누어진다: 상설골근 그리고 하설골근. 이설골근은 상설골근으로서 삼킬 때 설골을 전상부 방향으로 끌어당긴다. 이 신경은 설하신경(두개골 신경 12번)을 통해 C1의 복측 가지신경에 의해 지배된다. 흉설골근은 하설골근으로서 설골에 부착되어 손잡이 역할을 한다(3). 이 근육은 삼키고 성대 움직임 중 거상된 후, 설골과 후두를 끌어내린다. 이 근육은 갑상선 연골을 설골로부터 끌어당기며 후두공을 열어준다. 이 근육은 C1~C3의 경신경 고리에 의해 지배된다. 갑상설골근은

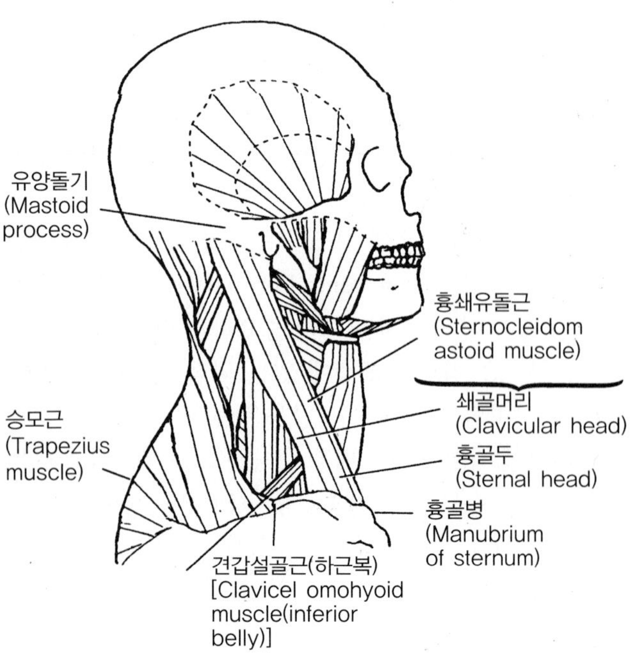

그림 6.19 경부에서 흉쇄유돌근과 구획들

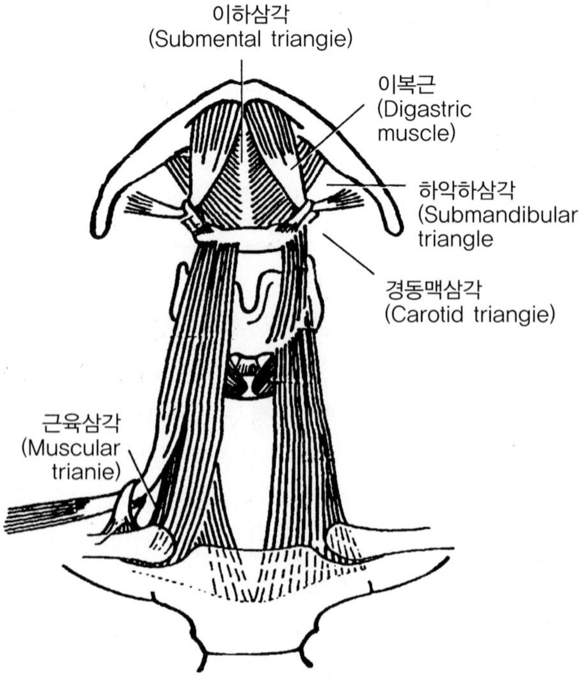

그림 6.20 목의 전방 삼각의 경계와 내부 구조

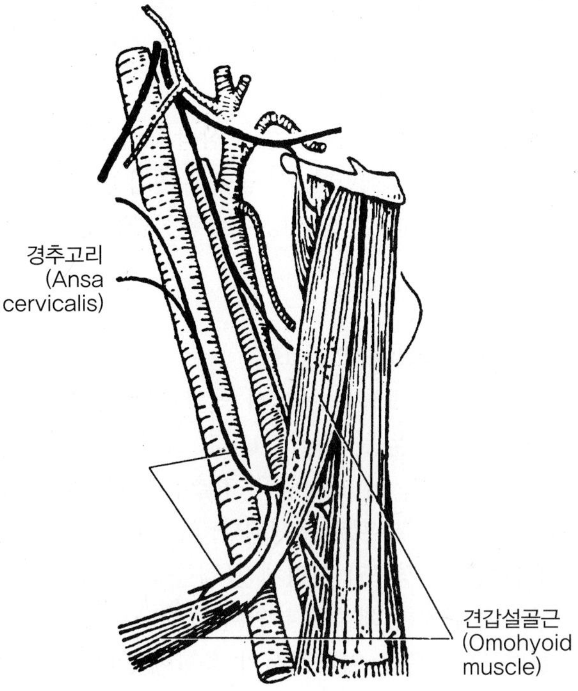

그림 6.21 설하근 그리고 설상근 그리고 이들의 활동

C1의 복측 일차가지 신경과 설하신경(두개골 12번) 에 의해 지배되고 있다. 이 근육은 설골을 하강시키며 갑상연골을 거상시킨다. 이것은 삼킬 때 음식물이 후두로 들어가는 것을 예방한다. 견갑설골근은 근막에 의해 쇄골에 연결되어 있는 중요한 근육이다. 이 근육은 2개의 근복을 가지고 있다; 하근복은 견갑상 절흔 가까운 견갑골의 상부 경계면에서 기시한다. 그리고 근막에 부착된 중간 건에 의해 융합된다. 이것은 후삼각지를 후두골과 상쇄골 삼각을 나누는 중요한 경계표이다. 이 근육의 활동은 삼킬 때 그리고 말할 때 설골을 하강시키고, 뒤로 당기고, 안정시키는 역할을 한다. 견갑설골근은 경신경 고리(ansa cervicalis)에 의해 지배되고 있다(C1~C3)(그림 6.21).

목의 전방 삼각구획
(Subdivision of Anterior Triangle of Neck)

전방 삼각은 3개의 작은 삼각으로 나누어진다: 하악하, 경동맥, 그리고 근육. 하악하 삼각은 하악의 하부 경계면 그리고 전 그리고 이복근의 후와 후 근복에 의해 경계를 이루고 있다. 경동맥 삼각은 견갑설골근의 상근복, 이복근의 후근복 그리고 흉쇄유돌근의 전방 경계면에 의해 경계를 이룬다. 하악하 그리고 경동맥 삼각은 선, 동맥 그리고 신경들을 위한 주요 부위이다(예, 하악하선, 경동맥 그리고 경신경 고리). 설하신경(두개골 제 12번 신경)은 혀의 내부 그리고 외부 근육의 운동신경이며 하악하 삼각으로 통과한다.

근육삼각의 경계는 견갑설골근의 상근복, 흉쇄유돌근의 전방 경계면 그리고 목의 중앙선으로 이루어진다. 이 삼각은 4개의 설하근을 담고 있다.

이하삼각(submental triagle)은 아래쪽에는 설골, 외측에서는 이복근의 좌, 우 전 복근(3)으로 경계를 이룬다. 이하임파절(submental lymph node)을 담고 있다.

목의 후방 삼각(Posterior Triangle of Neck)

후방 경추삼각은 흉쇄유돌근의 후방 경계면(앞쪽 경계면), 승모근의 전방 경계면(외측 경계면), 쇄골의 중앙 부위(하부경계면) 그리고 삼각의 후면인 심층 근막(근막 카펫)으로 경계면을 이룬다(그림 6.22). 쇄골은 후방 삼각의 기저 부위를 이룬다. 후방 경추 삼각의 근육층 바닥은 두판상근, 견갑거근, 중사각근, 후사각근으로 구성되어 있다. 중사각근은 모든 경추의 횡돌기 후결절에서 기시하여 첫 번째 늑골의 상후방면에 정지한다. 후사각근은 C4~C6의 횡돌기 후결절에서 기시하여 두 번째 늑골 경계면에 정지한다. 이 2사각근의 일측성 활동은 동측에서 경추의 외측굴곡을 발생시킨다. 전사각근은 이 움직임에 동참한다. 필요할 때엔 늑골을 거상시키면서 호흡을 협조한다. 많은 동맥, 정맥 그리고 신경들이 후방 경추 삼각 지역을 통과

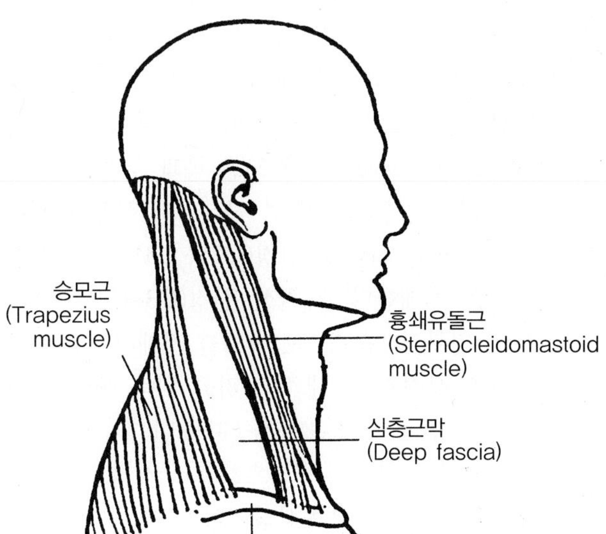

그림 6.22 목의 후방 삼각 경계와 내부 구조

한다. 두통에 관한 문제에서 후방 경추 삼각에 관련된 구조들은 경추 신경총이다. 신경총은 C1~C4의 복측 가지신경으로 구성된다. 이 신경은 내경정맥 그리고 흉쇄유돌근, 부수신경 주위에 있으며 사각근을 지배한다.

경추의 주요 신경
(Major Nerves of Cervical Spine)

경신경총(Cervical Plexus)

경신경총에서 가장 큰 신경은 피부신경 가지다. 흉쇄유돌근을 걷어낼 때 잘 관찰될 수 있다. 그리고 C2~C4의 복측 가지신경이 관찰된다. 경신경총에 의해 지배되는 구조들은 복잡하다. 경추고리(ansa cervicalis) 몇 개의 다른 신경근으로 나누어지며 모두 경신경총으로부터 시작된다. 상부근은 C1~C2에서부터 시작된다. 이 신경근은 설하신경, 갑상설골근, 이설골근으로 신경섬유를 낸다(2, 5). C2 신경은 또한 감각신경 가지를 흉쇄유돌근과 승모근을 지배하는 두개골 제 11번 신경의 부수부위로 보낸다. C2 신경은 또한 C3와 연결되는 신경가지를 보내며 경추고리의 하부근을 형성한다. 경추신경총의 작은 근가지들은 목의 주위 근육들, 장근, 중사각근 그리고 견갑거근을 지배한다. 경추신경총의 중요한 가지는 횡경신경이다. 이 신경은 C3~C5에서 시작된다. 경추신경총에서만 시작되는 것은 아니다(2, 5). 경추신경총의 신경들은 소후두신경, great auricula와 transversus colli로부터 교통가지(rami communicant)가 주어지며(C2), C4 신경과 함께 쇄골상 체간을 지배한다.

소후두신경은 목의 피부와 귓바퀴 뒤쪽 두피를 지배한다. 이 신경은 C2의 배측가지로부터 온다. 대이개신경(great auricular nerve, C2~C3)은 목과 귓바퀴 뒷면의 피부, 하락에서 유양돌기까지 귀 뒷부위에 신경가지를 공급한다. Transverse cervical 신경(C2와 C3)는 목 전방 삼각부위 피부를 지배한다. 쇄골상 신경(C3~C4)은 3가지가 있다: 목의 피부, 가슴 앞쪽, 어깨를 지배하는 내측, 중간 그리고 외측 신경가지. 내측 그리고 외측 쇄골상 신경은 흉쇄관절과 견봉쇄골관절을 지배한다. 횡격신경은 C3~C5의 복측 일차가지 신경으로부터 시작된다. 이 신경은 횡경막을 공급하는 운동신경이다.

부수신경(CN 11번 신경)은 운동신경이며 C1~C5 그리고 두개골 신경근으로 구성된다. 대후두공을 통해 올라가 부수신경(뇌줄기의 연수에서 시작한다)의 두개골 근과 합한다. 그리고 경정맥공을 따라 두개골을 통과한다. 이 신경은 흉쇄유돌근 그리고 승모근 모두에게 운동신경으로 작용한다.

견갑배신경(C3~C5)은 후방 경추 삼각의 심층 근막에 위치하며 견갑거근을 지배한다. 이 근육은 견갑골을 거상시키며 견갑골의 상부 내측면을 거상시켜 관절와강을 아래로 향하게 한다.

상완신경총(Brachial Plexus)

상완신경총(그림 6.23)은 목에서 액와부위로 이어지는 신경망이다. 그리고 운동, 감각 그리고 교감신경 섬유를 상완부위에 공급한다. 이 신경망은 경추신경 C5~T1에서 시작된다. 이것은 두 부위로 구성된다: (*a*) 후방삼각 바닥 깊은 곳에 위치한 신경근과 신경체간(쇄골상 부위) 그리고 (*b*) 액와부위에 위치한 쇄골하 부위(신경속). 이 신경총은 C5~T1(신경근)의 복측 일차가시의 융합에 의해 형성된다. 그리고 신경체간을 형성하기 위해 융합된다. 상부 신경체간은 C5~C6의 복측 일차가지가 합해져 이루어지며, 중간 신경체간은 C7의 복측가지로 합해져 구성된다. 그리고 하부 신경체간은 C8~T1의 복측가지가 합해져 이루어진다. 신경체간들은 전방 구역 그리고 후방 구역으로 나누어진다. 전방 구역은 상지(굴곡근)의 전면 부위를 공급하며 후방 구역은 상지(신전근)의 후면을 공급한다. 이 두

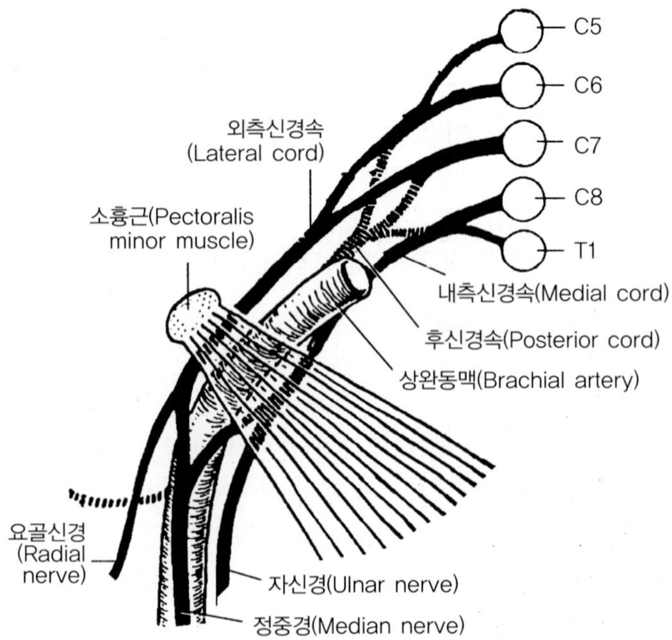

그림 6.23 상완신경총

구역은 다시 합해져 액와동맥의 두 번째 부위를 동반하는 코드를 형성한다. 외측 신경속(C5~C7)은 액와 동맥에서 외측에 있으며 상부와 중앙부 체간의 전방구역이 합해져 형성된다. 중앙 신경속(C8~T1)은 하부체간의 전방구역에 의해 형성되며 액와 동맥의 내측에 위치한다. 후신경속은 (C5~T1)은 모든 하방 구역이 합해져 형성되며 액와동맥 뒤쪽에 위치한다.

마지막 2개의 신경가지들은 소흉근의 하부외측 경계면에서 시작된다. 외측 신경속은 근피신경이 되고 정중신경의 외측근이 된다. 중간 신경속은 척골신경이 된다. 그리고 정중신경에 내측근이 된다. 후신경속은 액와 그리고 요골신경이 된다. 이러한 신경들은 상지 부위에 할당된 근육들을 지배한다.

척수 해부학(Anatomy of Spinal Cord)

경추 부위의 척수는 경추팽대로 구성된다. 이 팽대는 상완신경총을 통해 상지로 가는 신경섬유들로 구성된다. 팽대는 C3에서 시작되어 T2까지 연결된다. 팽대 원주가 가장 큰 부위는 C5~C6이다. 척수는 3개의 뇌막으로 싸여있다. 척수에 붙어있는 막은 연막이다. 연막은 투명하며 얇고 매우 섬세하다. 연막에서 돌출되는 구조에는 치상인대와 종사가 있다. 치상인대는 연막의 연장이며 경막으로 이어진다. 이 인대들은 지주막하강 내에서 척수를 매달아 놓는 역할을 한다. 종사는 연막의 내구성이 강한 질긴 꼬리이며 척수원추에서 시작된다(L2에서 척추의 끝 부위) 그리고 미골에 연결된다.

뇌막의 중간 구조는 지주막으로서 매우 섬세하고 무혈관성이다. 연막과 지주막 사이를 지주막 하강이라고 한다. 지주막 하강은 뇌척수액을 담고 있으며 척추를 위한 영양분을 운반한다. 지주막은 S2까지 연결되며 요추수조라고 하는 부위에서 끝난다. 경막은 뇌막의 가장 외측에 있는 3번째 막이다. 경막은 느슨한 밀집 연결조직으로서 미골에서 끝난다. 지주막과 경막 사이는 경막하 공간이라고 하며 장액을 담고 있다.

뇌막의 생체역학적 목적은 척수 보호다. 지주막은 매우 유연한 특성을 갖고 있으며 척수를 주위 조직으로부터 고립시키는 막으로서 역할을 한다.

신경섬유들이 척수를 떠나면서 복측 그리고 배측 신경근으로 이어진다. 배측 신경근은 배측말초신경의 신경체를 담고 있는 후근신경절이 위치한다. 신경근은 추간공을 탈출하면서 합해져 척추신경을 형성한다(그림 6.24). 척수신경은 복측 일차 가지는 일치하는 각 근육을 지배하기 위해 분리된다. 경추에서 척수시경은 추간공 내 하부 부위를 통해 탈출한다. 그리고 추골동맥의 후면에 있는 횡돌기를 따라 횡단한다.

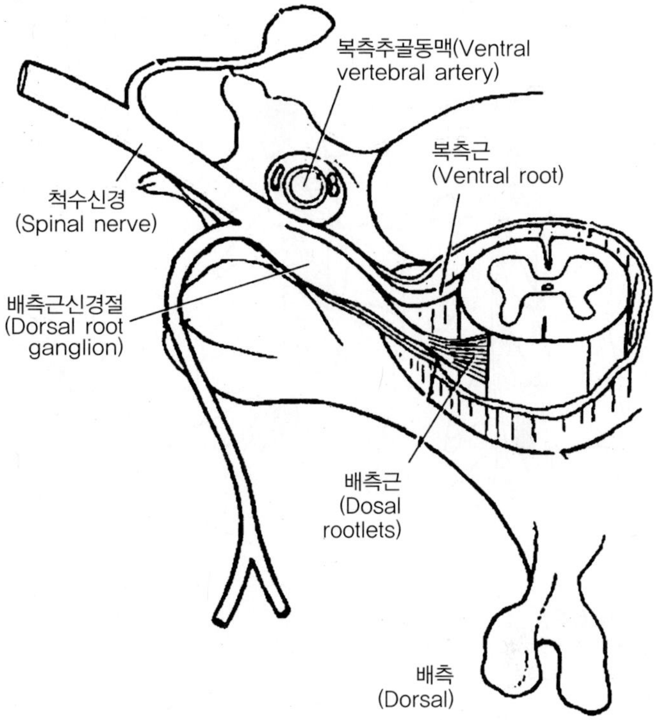

그림 6.24 척수 레벨을 떠나며 척수신경과 말초신경을 형성하기 위해 진행하는 신경근(복측과 배측). 배측근의 후근신경절은 세포체를 담고 있으며 추간공 내에 위치한다.

생체역학적으로 척수는 아코디온과 같은 구조이다(7). 경추 굴곡 시, 척수는 스트레칭된다. 그리고 척추관의 앞쪽 부위에 접촉될 것이다(후종인대). 경추 신전 시, 척수는 아코디온처럼 되어 관절 내에 더 많은 움직임이 가능해진다(7)(그림 6.25). 굴곡과 신전 중, 척수 움직임의 이러한 생체역학적 현상은 디스크 탈출증 환자는 신전 중, 통증이 완화되고 굴곡 중, 통증이 악화되는 이유를 부분적으로 설명할 수 있다. 신전 과정 중 척수의 움직임은 척수로 하여금 돌출되는 디스크에 적응할 수 있기 때문에 척수에 가해지는 압력의 양을 감소시킨다. 굴곡 과정 중 척수는 단단해져 적응력이 떨어져 돌출되는 디스크에 의해 압력이 증가된다.

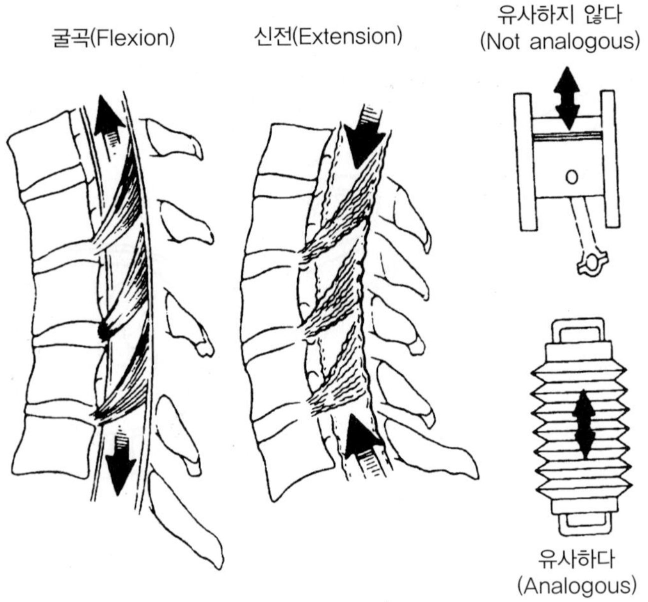

그림 6.25 척수의 생체역학. 척추 굴곡 시, 척수는 경직되고 길어진다(유연하다). 척추 신전 시, 척수는 아코디온처럼 되며 척추관 내에 자유롭게 움직인다.

고유감각(Proprioception)

최근에, 카이로프랙틱은 매니플레이션 치료효과의 가설로서 척추관절과 주위 근육들에 밀집되어 있는 고유수용성 기전에 집중한다. 이 현상의 해부학적 경로는 분명하게 설명되지 않고 있다. 근력 생산은 근육과 건에 위치하고 있는 2개의 고유수용성 감각기에 의해 조절된다. 감각 수용체의 목적은 한 형태에서 또 다른 형태로 에너지를 교환시키는데 있다(예, 신호전달)(40). 근육 고유감각과 관련된 2개의 구조는 근방추와 골지건 기관이다. 근방추는 근육 내에 산재하고 있다; 이것은 방추형이며 외근섬유와 평행으로 배열되어 있다. 근방추는 스트레칭 기전으로서 근력 생산에 매우 중요하다(40). 근육 안에는 다양한 숫자의 근방추가 있다. 작고 반복적인 움직임과 관계되는 근육은 (예, 눈꺼풀의 안륜근) 대퇴부의 대퇴사두근보다 더 많은 근방추를 가지고 있다(40). 작고 반복적인 움직임과 관련된 근육에 근방추의 존재에 관해 신경해부학적 논쟁이 있다. 이 주장에 반대하는 학자들은 근육 움직임 속도는 근방추 반응속도보다 훨씬 더 빠르고 이 근육에 근방추가 있는 것은 비정상적인 것이라고 주장한다.

근방추의 길이는 2~20 nm 이며 5~12개의 작은 특수화된 근섬유를 싸고 있다; 근방추 외부 섬유를 intrafusal 섬유라고 한다. 각 근방추는 직경이 12~26 m 정도 되는 1~3 개 정도의 큰 intrafusal 섬유를 담고 있다. 그리고 직경이 4~12 m되는 1~8개 정도의 작은 intrafusal 섬유를 가지고 있다(41). 짧은 섬유들은 근방추 내(낭내 섬유)에 담겨져 있으며 긴 섬유는 낭을 통과한다(낭주위 섬유). 긴 섬유의 핵은 섬유 중심 부위에 가방 같은 형태로 집중되어 있다. 그리고 가방섬유(bag fiber)라고 한다. 짧은 섬유는 한 개의 핵기둥을 담고 있으며 체인섬유라고 한다. 근방추와 관련된 신경학적 공급은 구심성(I, II) 그리고 원심성(σ와 γ-운동신경세포)이다. 일차적 구심성(Ia) 신경세포는 intrafusal 섬유 중심 부위를 둘러쌓고 있는 고리나선종말(윤나선종말, annulospiral end)에서 끝난다. 둘째 구섬성(II) 신경은 작은 코일 또는 플라워 스프레이 끝 부위에서 한쪽 끝에서 끝난다. 각 근방추는 하나의 일차적 구심성 신경과 1~5개의 이차적 구심성 신경을 갖고 있다. 이차적 구심성 신경은 일차적 구심성 신경이 가방과 체인섬유에 부착된 곳에 있는 체인 섬유에 부착된다(40, 41). 구심성 신경은 크기만 다를 뿐 아니라, 예민성도 다르다. 일차적 구심성 신경은 이차적 구심성 신경보다 스트레칭의 역치가 낮다. 1초 당 몇 mm 정도만 해도 스트레칭되어도 일차적 신경을 활성화하는데 충분하다. 그리고 위상성 그리고 긴장성 스트레칭 모두에게 신호를 보낸다(40, 41). 이차적 구심성 신경은 긴장성 길이에만 반응한다(40, 41). 스트레칭의 위상성 부분 과정 중 얻어진 최대치 주기와 안정주기(긴장성)가 이루어진 5초 후 레벨 사이에 차이를 역동적 지수라고 한다(41).

근방추에 원심성 신경은 γ-(방추형) 그리고 β-운동신경세포로 구성되어 있다. β-운동신경세포는 근방추 섬유의 수축성 끝 부위에 만 부착되어 있다. β-운동신경세포는 근방추 섬유의 수축성 끝 부위 그리고 근육의 외측 섬유에도 부착되어 있다(41). 어느 저자들은 γ-섬유는 β-섬유와는 다르다. 그리고 독단적인 것은 아니다(41)라고 주장했다. 각 근방추는 7~25개의 원심성 신경세포(41)를 수용한다. γ-섬유 자극은 가방섬유와 체인섬유의 끝 부위 스트레칭을 유도하는 intrafusal 섬유의 끝 부위를 수축시킨다. 중추부위에 부착된 구심성 신경은 활성화된다. 이것을 내적 스트레칭이라고 하며, 중력에 의해 가해진 스트레칭 또는 길항근의 단축은 외적 스트레칭이라고 한다.

근육에서 다른 수용체는 골지건 기관(golgi tendon organ)이다. 이러한 근육의 수용체는 한 개의 구심성(Ib 그룹)을 가지고 있다. 그러나 원심성 신경 지배는 없다. 그리고 근육의 근-건 연결부위에 위치한다(40). 골격운동섬유는 다른 신경세포에 의해 지배된다. 이 섬유들이 수축할 때 이것들은 Ib 섬유를 꼬집고 건 기관을 활성화한다. 골지건 장기는 근력의 모니터라고 설명한다. 골지건 기관은 근방추보다 역치가 높다. 그리고 근육이 수축할 때 가해진 스트레칭에 만 반응한다(41). 골지건의 방출은 근육에 수축성 긴장이 증가할 때 가속화된다. 이 현상은 근방추 활동과 반대다. 골지건 기관은 근육 조절에 필수적인 근육의 활동력의 정보를 척수에 지속적으로 공급한다. 골지건 기관은 또한 자신의 근육(작용근)을 억제시킨다. 그리고 길항근을 촉진시킨다. 골지건 기관은 근육 수축 양에 반응하는 억제기전이다. 그리고 근육을 외상으로부터 보호하기 위해 신경학적 공급을 차단한다. 이러한 차단 시스템은 근육에 손상을 유발시킬 수 있는 강력한 힘이 가해지는 근육을 억제한다(41). 그림 6.26은 근방추와 골지건의 신경학적 모습을 보여준다.

근방추 기능의 중요성은 근육 경련, 근육의 보호성 긴장(splinting), 또는 임상적으로 경직된 근육 환자들 치료에서 좋은 예가 된다. 각 사례에서, 근육 외상 또는 다른 부위를 보호하기 위한 근육 단축이든 근육의 유연성은 변화된다. 기계적으로, 액틴과 마이오신 관계는 변화되고 스트레칭에 저항한다. 몇몇 스트레칭 테크닉은 관련된 근육의 내근방추와 외근방추와 연관되도록 노력한다. 몇몇 테크닉은 외측 근육 수축으로 근방추 활동을 억제시킨다. 2개의 알려진 테크닉은 postcontraction relaxation(contract relax) 그리고 postisometric relaxation 이다. 각 테크닉은 관련된 근육 그룹을 수축하고 이완시킨 후 스트레칭시킨다. 외근 수축은 내근방추의 구심성 활동을 감소시키고 근방추로 하여금 스트레칭에 반응을 감소되게 한다.

면관절 고유감각 (Zygapophyseal Joint Proprioception)

관절 수용체는 관절을 싸고 있는 낭인대에 γ-원심성 신경세포에 의해 지배되고 있다. 수용체들은 Ruffini 스프레이 수용체 또는 작은 pacinian 소체와 유사하다(41). Pacinian

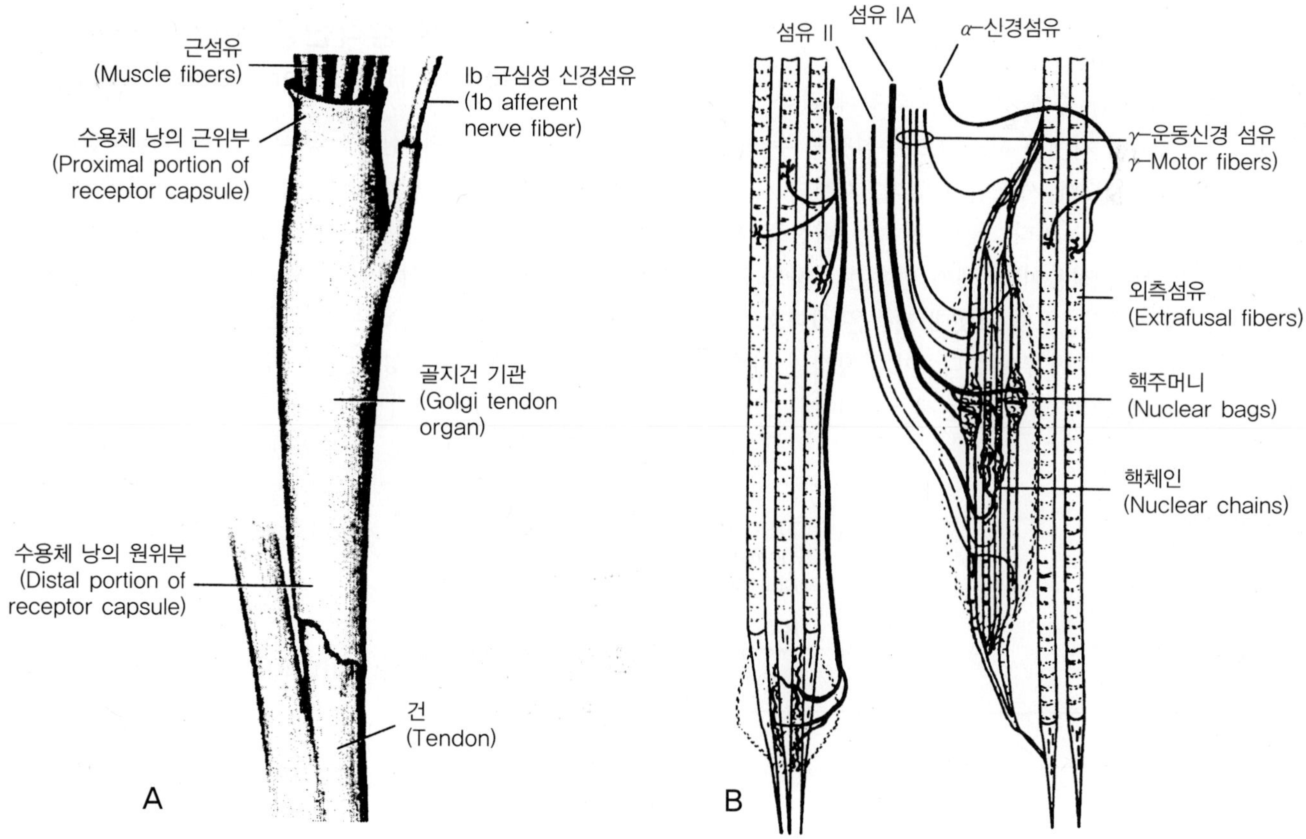

그림 6.26 골지건 기관의 신경학적 모습(A) 그리고 근방추(B).

소체는 움직임에 매우 예민하다. 그리고 움직임이 중단될 때 빠르게 적응한다. Ruffini 수용체는 정적 관절 위치에 반응한다. 그리고 움직임에는 예민하지 못하다. 그러나 관절 각에 비례하면서 신호를 방출한다(2° 정도의 변화에 반응한다). Ruffini 수용체는 감소 현상 없이 90분동안 신호 방출을 유지할 수 있다(41).

정적 그리고 동적 머리-목 안정(Static and Dynamic Head-Neck Stabilization)

측두하악관절 연구에서 음식물을 씹고 그리고 대화 과정 중 전 그리고 후 경추 근육들의 역할에 대해 집중했다. 최근에 몇몇 저자들은 설골의 역할과 주위 근육 그리고 측두하악관절 운동의 운동성에 관해 집중하였다(43). 이 저자들은 측두하악관절 움직임 중, 머리 움직임을 예방하는, 전 그리고 후 근육 그룹의 근방추에 의해 조절되는 매우 섬세한 균형기전이 있다고 주장한다. 한 문헌 검토는 이 가설을 지지하지 않는다. 설골근은 기본적으로 저작활동에 참여하며 후두개와 기관의 움직임을 조절하는데 참여한다고 한다(44). 이 근육들은 대화 중 활동한다는 것을 지적한다. 그러나 특정한 단어 또는 글이 읽혀질 때만 활동한다고 한다.

측두하악관절 움직임 중에 경추근육 기능에 관한 또 다른 가설은 생체역학적 지렛대 시스템으로 설명될 수 있다. 인체 내에 3종류의 지렛대 시스템이 있다. 지렛대 시스템은 3개의 알려진 변수가 있다. 첫째 변수는 회전축의 위치; 둘째 변수는 부하 적용이며; 셋째 변수는 부하를 조절하는 힘이다(그림 6.27). 첫째 지렛대 기능은 시이소와 같다. 축은 힘과 부하 중간에 위치한다. 이 전형적인 지렛대 시스템은 인체 내에 넓게 펴져 있는 것은 아니다. 그러나

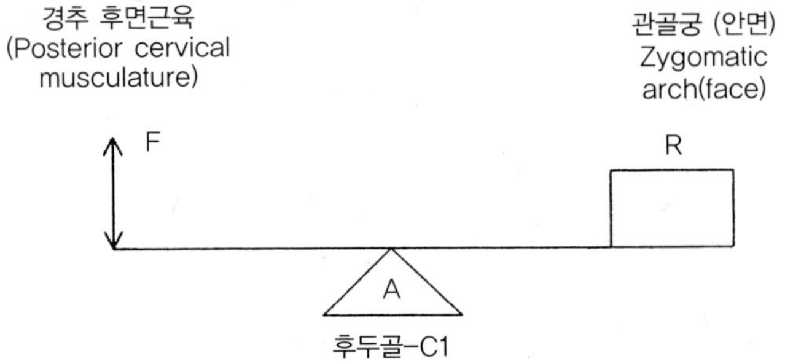

그림 6.27 경추의 지렛대 시스템. 제 1형 시스템은 시이소와 유사하다. *F*, 힘; *A*, 회전축; *R*, 저항

경추에서 발견된다. 척추 위에 있는 머리의 굴곡 중(머리를 끄덕거리는) 축은 후두골과 C1 에 위치한다. 작용되는 부하는 머리 질량의 중앙에 위치한다. 이 곳은 관궁(zygomatic arch)이다. 그리고 힘은 후방 경추 근육에 있다. 사람이 대화할 때 중력의 중심은 움직이면서 회전축(후두골-환추)에 중력 중심으로부터 모멘트 변화를 유발시킨다. 경추 뒷면 근육의 근방추는 근육 스트레칭 변화에 반응한다. 그리고 턱관절을 움직이는 과정 중 머리가 움직이는 것을 예방하기 위한 근육작용으로 발생된 힘을 증가 또는 감소시킨다(6.26).

다른 형태의 레버들은 축이 모멘트 팔의 끝에 위치한 곳, 힘이 반대쪽 끝 부위, 그리고 부하가 중앙에 위치한 곳에 있다. 이 형태의 레버 시스템(제 2 형태)은 골반, 발에 있다. 그리고 힘을 위해 사용된다. 제 3 형태의 지렛대 시스템은 움직임의 속도를 위해 사용된다. 그리고 회전축은 모멘트 팔 끝에 있으며 부하는 반대쪽 끝 부위에 있고 힘은 중앙에 있다. 이 지렛대는 작은 힘으로 부하의 위치를 크게 변화시킬 수 있기 때문에 우리 인체 내에 가장 흔하게 발견된다.

머리와 얼굴에 감각신경 지배(Sensory Innervation to Head and Face)

간단하게 설명하면, 삼차신경(두개골 제 5번 신경)은 안면에 일차적 구심성 신경이다. 이 신경은 3부분으로 나누어진다: V1, V2, V3. V1 구심성 신경은 머리의 전두부위와 측두 부위에 감각신경이다. V2 구심성 신경은 상부 입술, 코 아래 부위 그리고 두개골의 측두 부위에 감각신경이다. 그리고 V3 구심성 신경은 턱에서 하부 입술 그리고 귀 바로 위 부위에 감각신경이다. 두개골의 후두부위에서 두개골의 관상봉합 바로 뒤 부위까지는 C2의 구심성 신경에 의해 공급된다. C3 구심성 신경은 C2의 구심성 신경과 겹친다; 그러나 이들은 경추의 후면에서부터 하각부위에서 어깨까지 공급한다.

목의 자율신경계(Autonomic Nerve System of Neck)

자율신경계는 그룹의 신경과 신경절로서 심장, 내장근, 그리고 분비선들에게 충동신호를 보내는 역할을 한다. 자율 신경계는 2부분으로 나누어진다: 교감신경계, 그리고

부교감 신경계. 교감신경계는 T1~L2 사이에 위치하고 있다. 부교감신경계는 두개골 부위와 천골 부위에 위치하며 두개골 신경 제 3, 7, 9, 10을 통해 뇌와 연결되어 있다. 천골신경절은 척수신경, S2~S4를 통해 연결되어 있다. 교감신경절의 원심성 신경세포는 원심성 신경(운동신경)과 교신하며 척추 주위 신경절(교감신경 체간신경절), 척추전 신경절(내장신경절) 그리고 부신의 연수에 위치한다(부신신경절). 교감신경 세포는 복측 신경근과 백교통지(white ramus communicans)를 통해 신경절이전 섬유를 척추주위 신경절에게 보낸다. 이 시점에서 흥분신경과 연접할 수 있으며 또는 다른 부위에서 연접하기 위해 교감신경 체간에서 신호를 올리거나 또는 내려보낸다(3). 내장신경은 척추 주위 신경절을 통해 통과하는 다른 신경절이전에 의해 형성된다.

신경절이후 섬유는 회교통지(gray ramus communicans)을 통해 지나가며 교감신경절에서 척수신경으로 통과한다(3). 교감신경은 혈관, 땀샘, 머리카락의 기모근으로 들어간다. 어떤 신경절이후 섬유는 경추 교감신경절 위를 통과하며 머리에 있는 구조들을 공급한다.

교감신경 체간은 신경섬유의 종적 가닥 줄이며, 제 1번 경추에서부터 척주의 전외측으로 가는 교감 신경절이다(3). 이 체간은 백교통지를 받지 않는다. 그러나 3개의 경추 교감신경절을 담고 있다(상부, 중앙 그리고 하부). 이러한 신경절은 신경절이전 섬유를 복측 신경근에 백교통지를 통해 흉추로부터 받는다.

하부 경추신경절(성상신경절)은 C7의 횡돌기 앞쪽에 있다. 그리고 심장과 추골동맥 주위에 척추신경총에 교감신경세포를 공급한다. 중앙 경추신경절은 작고 C6에 하갑상동맥 전면에 있다. 신경절이후 섬유는 C5와 C6, 심장, 갑상선으로 간다. 상경추신경절은 크다; 그리고 신경절이후 섬유를 내경동맥, 외경동맥 그리고 C1~C4를 통해 두개강으로 보낸다.

경추로 인해 발생할 수 있는 두통의 통증 패턴(Pain Patterns Present in Headache That can be attributed to Cervical Spine)

다양한 다른 형태의 두통 패턴이 있다. 환자 병력에서 카이로프랙틱 임상가들은 어떤 해부학적 구조가 두통을 유발시키는가를 찾기 위해 노력한다. 두통은 특정한 통증(예리하고 욱신거리는) 또는 불확실한 통증(둔하고 확산되며 쑤시는) 패턴을 보여준다. 외상 또는 질병은 여러 모습으로 해부학적 구조에 영향을 줄 수 있다. 예를 들어, 내장성 통증은 스트레칭과 팽창현상(예, 내장)에 의한 통증섬유로부터의 자극을 요한다. 화학적 자극은 통증섬유를 자극한다. 그리고 유해자극(예, 염증)을 유발한다.

신경근골격계 조직 손상은 뚜렷한 통증 상황을 나타내며 어느 구조가 관련되었는가를 지적할 수 있다. 예를 들어, 피부분절에 따라 나타나는 예리하고 충격적인 쏘는 듯한 통증은 척수신경이나 신경근에 압박이나 외상에 의해 유발된다(표 6.2). 신경근육골격계 통증에 대한 다른 설명은 머리전체 부위에 나타나는 확산된 둔통 그리고 머리밴드로 꽉 조인 듯한 통증을 포함한다. 이러한 통증 현상은 일반적으로 근육과 연관된다. 일측성이며 박동적인 통증은 일반적으로 혈관성이다. 깊고 둔한 형태의 두통 그리고 그 위치를 촉진할 수 없는 경우엔 연부조직 구조와 또는 골격으로부터 시작되는 뼈분절 통증이라고 사려된다(45).

환경적 스트레스도 두통 발생의 요인이다. 스트레스성 또는 긴장성 두통은 근육성 두통처럼 나타난다(46). 목이 경직되는 현상은 이러한 두통과 주로 연관되어 있다. 그리고 스트레스가 많은 생활 과정 중에 나타난다. 편두통과 같은 두통은 스트레스적 환경이 해결된 후에 나타난다. 편두통은 박동적이며, 일측성(주로, 측두부, 전두부, 안와주위 부위)이며 어떤 형태의 전구증상, 소화장애를 갖고 있으며 시간과 휴식과 함께 사라진다(47).

최근에, 두통에 대한 새로운 분류법이 생겼다: 경추성 두통. 이 두통의 모습은 둔통에서부터 박동적인 두통에 이

표 6.2 해부구조와 통증유형

구조물	통증의 유형과 패턴
근육과 건	둔하며, 급성으로 확산
뼈와 인대	깊은 둔통, 급성으로 확산
신경근 또는 척수신경	한 개의 피부분절을 따라 발생하는 예리한 쇼크를 주는 통증
말초신경	한 개 이상의 피부분절을 따라 발생하는 예리한 쇼크를 주는 통증
내장 장기(폐, 심장, 횡경막, 횡행결장, 담낭, 간)	확산하며, 비특정적인, 그리고 촉진되지 않는 통증으로 경추부위와 연관된다

근육, 건, 뼈와 인대는 두 가지 유형의 통증을 일으킬 수 있다. 근육통의 경우, 처음에는 만성이었으나 급성 통증로 확산된다. 많은 환자들은 뼈속까지 통증이 영향을 끼친다고 호소한다. 이러한 통증은 촉진에 의해서 재발되지는 않는다(촉진에 의해서 통증의 정도 차이는 변경됨). 이것은 목의 편타손상 후 생긴 통증의 유형이다.

른다(48, 49). 경추성 두통은 주로 상부경추(C1~C3 신경)에서 시작되며 경추 움직임에 영향을 받는다(48, 50).

두통에서 경추와의 관련은 해부학적으로 가설화 되었으나 임상적으로 확인되었다. 연구에 의하면(49~54), 경추성 두통 현상의 신경학적 요인으로 삼차신경경부 신경핵을 지목하였다. 이 핵은 C2 그리고 가능하게 C4까지 내려가는 삼차신경으로 구성되었으며 C1~C3 신경(50, 51)(그림 6.28)을 포함한다. 삼차신경경추핵은 경계구역, 아교질 그리고 경추회색질의 nucleus proprius 그리고 삼차신경핵의 동종구역을 포함한다(50, 51). 이러한 부위들은 유해성 정보 전송에 관련된 원천적 센터이다(50, 51).

과학적 임상 관찰은 삼차신경 경추신경핵의 존재를 시연하였다. Cyriax(Ref. 48 발췌)은 4% 염수를 다양한 경추 근육에 주사하였다. 이 주사들은 국소적 통증과 함께 전두와 정수리 부위에 연관통을 유발시켰다. 흉쇄유돌근에 주사는 머리의 측두부에 연관통을 유발시켰다. Campbell과 Parsons(Ref. 48 발췌)는 6% 염수를 후두과 주위 골막, 그리고 4개의 극돌기 사이 공간 주위 조직에 주사하여 전두부위에 연관통을 유발시켰다. Dwyer와 그의 연구원(52)은 상부경추의 면관절에 정상 염수를 주사하여 후두 그리고 전두부위에 통증을 유발시켰다.

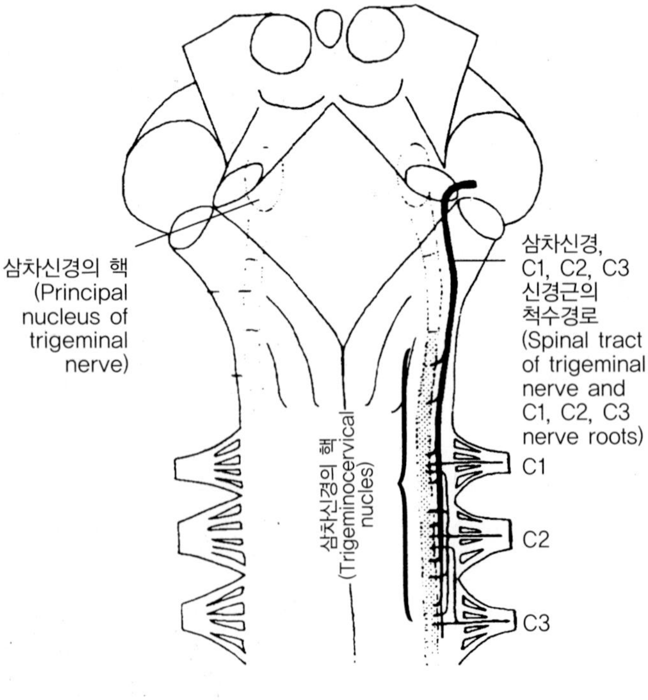

그림 6.28 Bogduk에 의해 설명된 삼차신경경추핵 도해

연관통에 대한 다른 연구들도 Travell 과 Simon에 의해 실행되었다(53). 그들은 두통을 유발시키는 경추 근육에 위치한 trigger point에 대해 설명하였다. Trigger point는 압력을 가할 때 조직에서 나타나는 과민성이 집중된 곳이다. 그리고 국소적으로 매우 예민하다. 과민하다면 trigger point는 연관통, 압통점을 유발시킨다. 그리고 때때로 연관된 자율신경 현상과 고유감각 이상현상을 유발시킨다(53). Trigger point의 원인에는 여러 요인들이 있다. 일반적인 원인은 근육에 급성 과부, 과로, 갑작스러운 근육 오한/외상(53)들이다. 한쪽 귀에 가까운 하두사근 또는 대후두직근에 위치한 trigger point는 두정골과 전두골 부위에 연관통을 유발한다(53). 두판상근에 위치한 trigger point는 두개골의 정수리 그리고 경판상근에 위치한 trigger point는 전두골 그리고 안와주위 부위에 연관통이 유발된다(53). 이복근의 후 그리고 전 근복은 유양돌기와 두정부위에 연관통을 유발시킨다(53). 그리고 흉쇄유돌근에 위치한 trigger point는 귀 뒷부위, 전두부위, 정수리 그리고 후두골 부위에 연관통을 유발시킨다(53).

두통 치료에서 카이로프랙틱 임상가의 역할(Chiropractor's Role in Managing Head Pain)

두통을 유발시키는 경추에 대한 현재 이론들은 카이로프랙틱 치료의 정당성을 과학적으로 말한다. 이 장에서 보여준 것처럼, 머리, 목 그리고 상지에 신경학적 기시는 경추에 위치한다. Bogduk 그리고 그의 연구원(51, 50~55)의 임상적 조사와 그리고 다른(52, 55) 과학적 증거는 경추에서 발생하는 질환들은 두통을 유발시킬 수 있다는 가설에 신뢰성을 준다. 즉, 경추와 머리에 감각 그리고 운동신경 지배는 일차적으로 C1~C4로부터다. 삼차신경경추핵의 임상적 존재는 편두통, 근육성 또는 긴장성 두통이 경추성 두통으로 인한 것이라는 인정하며 카이로프랙틱 치료와 관리는 필수적이다. Travell 과 Simon(53)의 연구는 trigger point 연관통증 패턴은 경추성, 근육성/긴장성 두통을 흉내낸다는 것을 지적하였다. Trigger point를 위한 최근 과학적 논리는 pain-gate 이론을 타당한 과학적 근거로 본다.

삼차신경경추 핵의 신경해부학적 경로 존재에 관한 강력한 임상적 증거는 경추문제가 두통을 유발시킨다는 가설을 지지한다. 다음과 같은 질문들이 반드시 질의되어야

한다: 어떤 해부학적, 생체역학적 또는 생화학적 증거가 두통치료와 관리에서 카이로프랙틱 어져스트먼트를 지지하는가?

카이로프랙틱 치료의 주요 초점은 어져스트먼트이다. 카이로프랙터의 주요 관점은 이 부위에 존재하는 운동성의 양이다. 그리고 환자 경추의 정적 소견이다. 카이로프랙틱 어져스트먼트의 해부학적 또는 생체역학적 중요성을 다룬 연구는 많지 않다. 그러나 카이로프랙터들은 이 부위에 운동성은 구조적 건강을 유지하기 위해 매우 중요한 것이라고 가정한다.

생체역학적 연구의 한 초점은 부동화 현상의 효과를 바라보았다. 그리고 점탄력성 조직에 발생하는 퇴행성 과정에 집중하였다. 이 연구는 근육(55, 56), 뼈(58~60), 인대(60~62), 건(60~62), 추간판 디스크(61, 63~65) 그리고 관절(66, 67)의 부동화 현상에 의해 발생하는 변화를 관찰하였다. 일반적으로 각 관련된 조직은 운동성이 결여되는 반응을 발견하였다. 그리고 연구(66)는 9주 동안 고정시킨 토끼의 무릎에서 퇴행성 변화를 관찰하였다. 유리연골, 낭구조, 활막 그리고 활액, 주위 조직, 그리고 모든 관련된 뼈에게 퇴행성 변화(예, 근위축, 관절경직, 골다공증, 유리연골 퇴화 그리고 활액의 점탄성 증가)들이 관찰되었다. 더욱 흥미로운 사실은 토끼를 풀어 놓고 자유롭게 관절을 움직일 수 있도록 하였다. 그리고 20주 그 관절은 정상기능의 80%가 회복되었다(56, 62)라는 사실이다. 모든 해부학적 구조는 가해진 요구에 반응하며 재생한다(SAID 원리).

관절 부동화에 관한 어져스트먼트 효과에 대한 카이로프랙틱 기본 연구는 아직 충분하지 않다. 부동화된 관절에 카이로프랙틱 어져스트먼트의 효과를 가늠하는 적절한 임상모델이 개발되지 않았다(운동성이 고착되었거나 제한된). 척추의 임상적 모델이 제시되었다. 그리고 Wetzel과 그의 연구원(12)에 의해 연구되었다. 그들은 토끼의 면관절에 여러 다른 외상을 가했다. 그리고 더욱 심도 있는 연구를 위한 적절한 모델이란 사실을 밝혔다. 카이프랙틱 대학들은 이 기본 과학적 질문에 답하기 위한 노력을 하지 않았다.

참고문헌(References)

1. Headache Classification Committee of the International Headache Society. Classification and diagnostic criteria for headache disorders, cranial neuralgias and facial pain. Cephalalgia 1988;8:15–23.
2. Basmajian J, Slonecker C. Grant's method of anatomy: a clinical problem-solving approach, 11th ed. Baltimore: Williams & Wilkins, 1989.
3. Moore K. Clinically oriented anatomy, 2nd ed. Baltimore: Williams & Wilkins, 1985.
4. Williams P, Warwick R, Dyson M, Bannister L. Gray's anatomy, 37th ed. New York: Churchill-Livingstone, 1989.
5. Hollinshead W, Rosse C. Textbook of anatomy, 4th ed. Philadelphia: Harper and Row, 1985.
6. Wyke B. The neurology of joints. Ann R Coll Surg Engl 1967;41:25–37.
7. White A, Panjabi M. Clinical biomechanics of the spine, 2nd ed. Philadelphia: Lippincott, 1990.
8. Hedtmann A, Steffen R, Methfessel J, Kolditz D, Kramer J, Thols M. Measurement of human lumbar spine ligaments during loaded and unloaded motion. Spine 1989;14:175–185.
9. Woo S, Buckwalter J. Injury and repair of the musculoskeletal soft tissues. J Orthop Res 1988;6:907–931.
10. Woo S, Buckwalter J. Injury and repair of the musculoskeletal soft tissues. Park Ridge IL: American Academy of Orthopaedic Surgeons, 1987.
11. Wetzel F, Panjabi M, Pelker R. Biomechanics of the rabbit cervical spine as a function of component transection. J Orthop Res 1989;7:723–727.
12. Wetzel F, Panjabi M, Pelker R. Temporal biomechanics of posterior cervical injuries in vivo in a rabbit model. J Orthop Res 1989;7:728–731.
13. Bogduk N, Engel R. The menisci of the lumbar zygapophyseal joints. A review of the their anatomy and clinical significance. Spine 1984;9:454–462.
14. Yu S, Sether L, Haughton V. Facet joint menisci of the cervical spine: correlative MR imaging and cryomicrotomy study. Radiology 1987;164:79–85.
15. Panjabi M, Dvorak J, Duranceau J, et al. Three dimensional movements of the upper cervical spine. Spine 1988;13:726–741.
16. Panjabi M, Dvorak J, Crisco J, Oda T, Wang P, Grob D. Effects of alar ligament transection on upper cervical spine rotation. J Orthop Res 1991;9:584–593.
17. Lysell E. Motion in the cervical spine. Acta Orthop Scand 1971(suppl 123).
18. Crisco J, Panjabi M. A model of the alar ligaments of the upper cervical spine in axial rotation. J Biomech 1991;24:607–614.
19. Dvorak J, Schneider E, Saldinger P, Rhans B. Biomechanics of the craniocervical region. The alar and transverse ligaments. J Orthop Res 1988;6:452–460.
20. Panjabi M, Jorneus L, Greenstein G. Lumbar spine ligaments: an in vitro biomechanical study. Tenth Meeting of the International Society for the Study of the Lumbar Spine, Montreal, 1984.
21. Panjabi M, Greenstein G, Duranceau J, Nolte L. Three-dimensional quantitative morphology of lumbar spinal ligaments. J Spinal Disorders 1991;4:54–61.
22. Frymoyer J, Krag M. Spinal stability and instability: definitions, classifications, and general principles of management. In: Dunsker S, et al. The unstable spine. New York: Grune & Stratton, 1986:1–15.
23. Kirkaldy-Willis W. The three phases of the spectrum of degenerative disease. In: Kirkaldy-Willis W, ed. Managing low back pain. New York: Churchill-Livingstone, 1988.
24. Bogduk N, Tynan W, Wilson A. The nerve supply to the human lumbar intervertebral discs. J Anat 1981;132:39–56.

25. Mixter W, Barr J. Rupture of the intervertebral disc with involvement of the spinal canal. N Engl J Med 1934;211:210–215.
26. Shirazi-Adl S, Shrivastava S, Ahmed A. Stress analysis of the lumbar disc-body unit in compression: a three-dimensional nonlinear finite element study. Spine 1984;9:120–127.
27. Markolf K, Morris J. The structural components of the intervertebral disc. J Bone Joint Surg 1974;56A:675–684.
28. Hirsch C. The reaction of intervertebral discs to compression forces. J Bone Joint Surg 1955;37A:1188–1192.
29. Virgin W. Experimental investigations into physical properties of intervertebral disc. J Bone Joint Surg 1951;33B:607–612.
30. Brown T, Hanson R, Yorra A. Some mechanical tests on the lumbo-sacral spine with particular reference to the intervertebral discs. J Bone Joint Surg 1957;39A:1135–1144.
31. Francis R. Lumbar disc herniation. West Indian Med J 1988;37:68–71.
32. Farfan H. Cossette J, Robertson G, Wells R, Kraus H. The effects of torsion on the lumbar intervertebral joints: the role of torsion in the production of disc degeneration. J Bone Joint Surg 1970;52A:468–476.
33. Galante J. Tensile properties of the human lumbar annulus fibrosus. Acta Orthop Scand 1967(suppl 100).
34. Roaf R. A study on the mechanics of spinal injuries. J Bone Joint Surg 1960;42B:810–823.
35. Shah J, Hampson W, Jayson M. The distribution of surface strain in the cadaveric lumbar spine. J Bone Joint Surg 1978;60B:246–257.
36. Kapandji I. The physiology of the joints. Part III. The trunk and the vertebral column. Edinburgh: Churchill-Livingstone, 1974:41.
36A. Krag M, Seroussi R, Wilder D, Pope M. Internal displacement distribution from in-vitro loading of human thoracic and lumbar spinal motion segments: experimental results and theoretical predictions. Spine 1987;12:1001–1007.
37. Moroney S, Schultz P, Miller J, Andersson G. Load-displacement properties of lower cervical spine motion segments. J Biomech 1988;21:767–771.
38. Astrand P, Rodahl K. Textbook of work physiology. New York: McGraw-Hill, 1981.
39. Hill AV. The priority of the heat production in a muscle twitch. Proc R Soc Lond [Biol] 1958;148:397–400.
39A. Lehmkuhl LD, Smith L. Brunnstrom's clinical kinesiology, 4th ed. Philadelphia: Davis, 1983:33.
40. Enoka R. Neuromechanical basis of kinesiology. Champaign IL: Human Kinetics Books, 1988.
41. Gowitzke B, Milner M. Scientific bases of human movement, 3rd ed. Baltimore: Williams & Wilkins, 1988.
42. Basmajian J, DeLuca C. Muscles alive: their functions revealed by electromyography, 5th ed. Baltimore: Williams & Wilkins, 1985.
43. Bourbon B. Anatomy and biomechanics of the temporomandibular joint. In: Krauss S, ed. TMJ disorders: management of the craniomandibular complex. New York: Churchill-Livingstone, 1988.
44. Clemente C. Gray's anatomy, 3rd ed. Philadelphia: Lea & Febiger, 1985:460–461.
45. Chusid J. Correlative neuroanatomy and functional neurology, 17th ed. Norwalk CT: Lange Medical, 1979:207.
46. Elkind A. Muscle contraction headache. Overview and update of a common affliction. Postgrad Med 1987;81:203–217.
47. Diamond S, Freitag F, Solomon G, Millstein E. Migraine headache. Working for the best outcome. Postgrad Med 1987 81:174–183.
48. Bogduk N. Headaches and the cervical spine. An editorial Cephalalgia 1984;4:7–8.
49. Bogduk N, Lambert G, Duckworth J. The anatomy and physiology of the vertebral nerve in relation to cervical migraine. Cephalalgia 1981;1:11–23.
50. Bogduk N, Marsland A. On the concept of third occipital headache. J Neurol Neurosurg Psychiatry 1986;49:775–780.
51. Bogduk N. Cervical causes of headache and dizziness. In: Grieve G, ed. Modern manual therapy of the vertebral column. New York: Churchill-Livingstone, 1986:289.
52. Dwyer A, Aprill C, Bogduk N. Cervical zygapophyseal joint pain patterns. I. A study in normal volunteers. Spine 1990;15:453–461.
53. Travell JG, Simons DG. Myofascial pain and dysfunction: the trigger point manual. Baltimore: Williams & Wilkins, 1983.
54. Bogduk N. Local anesthetic blocks of the second cervical ganglion: a technique with application in occipital headache. Cephalalgia 1981;1:41–50.
55. Sjaastad O, Fredriksen T, Stolt-Nielsen A. Cervicogenic headache C2 rhiopathy and occipital neuralgia: a connection? Cephalalgia 1986;6:189–195.
56. Woo SL, Buckwalter J, eds. Injury and repair of the musculoskeletal soft tissues. Park Ridge IL: American Academy of Orthopaedic Surgeons, 1988.
57. Cooper R. Alterations during immobilization and regeneration of skeletal muscle in cats. J Bone Joint Surg 1972;54-A:919–950.
58. Woo S, Matthews J, Akeson W, Amiel D, Convery R. Connective tissue response to immobility. Arthritis Rheum 1975;18:257–264.
59. Amiel D, Woo S, Harwood F, Akeson W. The effect of immobilization on collagen turnover in connective tissue: a biochemical-biomechanical correlation. Acta Orthop Scand 1982;53:325–332.
60. Hargens A, Akeson W. Stress effects on tissue nutrition and viability. In: Hargens A, ed. Tissue nutrition and viability. New York: Springer-Verlag, 1986:1–24.
61. Panagiotacopulos N, Pope M, Block R, Krag M. Water content in human intervertebral discs. Part II. Viscoelastic behavior. Spine 1987;12:918–930.
62. Noyes F. Functional properties of knee ligaments and alterations induced by immobilization: a correlative biomechanical and histological study in primates. Clin Orthop 1977;123:230–242.
63. McDevitt C. Proteoglycans of the intervertebral disc. In: Ghosh P, ed. The biology of the intervertebral disc. Boca Raton FL: CRC Press, 1988;I:155–170.
64. Maroudas A. Nutrition and metabolism of the intervertebral disc. In: Ghosh P, ed. The biology of the intervertebral disc. Boca Raton FL: CRC Press, 1988;II:1–38.
65. Eyre D. Biochemistry of the intervertebral disc. In: Hall D, Jackson D, eds. International review of connective tissue research. Orlando FL: Academic, 1980;8:227–291.
66. Videman T, Eronen I, Friman C. Glycosaminoglycan metabolism in experimental osteoarthritis caused by immobilization. Acta Orthop Scand 1981;52:11–21.
67. Salter R, Simmonds D, Malcolm B, Rumble E, MacMichael D, Clements N. The biological effect of continuous passive motion on the healing of full-thickness defects in articular cartilage. J Bone Joint Surg 1980;62A:1232–1251.

7 / 자세와 두개안면 통증
(Posture and Craniofacial Pain)

최근 100년간 의료분야는 매우 전문화되었다. 예로, 경추, 어깨, 요추, 골반, 무릎, 그리고 발목과 발 등의 세부(전문) 분야를 둔 정형외과학과, 미용, 교정, 진단, 그리고 TMD 등의 세부(전문)분야를 두고 있는 치의학을 들 수 있다.

세부 전문화는 환자에게 부정적인 영향을 줄 때 지나치게 극단적이란 폐단이 있다. 예로, 긴장성두통 증상을 치과의사, 두통전문 신경과의사, 어깨전문 정형외과의사, 카이로프랙터, 그리고 물리치료사에게 호소하는 환자를 들 수 있다.

치과의사는 먼저 치아교합을 볼 것이고 교합이 정상이면, 대부분의 경우 두통전문 신경과의사를 권할 것이다. 반면에 유착성 관절낭염 치료를 위해 정형외과 의사와 물리치료사의 치료를 받는 환자가 긴장성 두통을 계속해서 호소하면 정형외과의사는 두통이 자신의 전문분야가 아니기 때문에 신경과의사를 추천할 것이다. 이제 환자는 두통전문가로부터 통증완화 약물을 처방받는다. 그러나 단순히 통증완화를 위한 투약은 환자의 위장을 불편하게 하거나 원하지 않은 부작용을 낳거나 효과가 없어서 규칙적으로 복용하지 않게 된다. 마지막으로 환자는 카이로프랙터와 상의한다. 카이로프랙터는 경추조정을 해주지만, 단기적인 통증 완화만 시켜줄 뿐 문제를 고치지는 못한다.

대부분의 경우, 유착관절낭염이 있는 환자는 외전(abduction)기능을 가장 먼저 잃기 때문에 같은 쪽의 상부승모근을 동원해 이를 보상한다. 이는 승모근의 강직과 발통점 형성으로 이어지고 환측의 어깨가 확연하게 높아지는 것을 흔히 볼 수 있다. 긴장성두통도 흔하다.

교합문제를 처리하는 치과의사는 구강악계가 두개와 경추의 근육부착을 통해 견갑대에 밀접하게 연관되어 있다는 사실을 망각하는 경우가 많다. 이 연관성은 Rocobado(1)에 의해 제시되었는데, 그는 견갑대의 이상적인 자세는 머리-목-어깨복합체(head-neck-shoulder complex)의 안정성을 확보하기 위해 필수적이라 하였다.

정형외과 의사와 물리치료사는 유착성 관절낭염 또는 '동결견(frozen shoulder)' 과 같은 증상을 독립적인 질환으로 생각하는 경우가 많다. 또 두통 전문 신경과의사는 오로지 머리에만 생각을 집중한다. 또한 견관절(glenohumoral joint)에 대한 수기 치료의 제한성은 모든 문제를 척추와 중력과의 관계로 해석하는 카이로프랙터의 근본적 가설 때문에 동결견의 병인은 흔히 간과되어진다.

이는 과도한 의료 전문화가 질병을 만성화로 이끌 수 있는 많은 예시 중 하나이다(몇 가지의 동작 테스트, 기능해부에 대한 이해, 환자의 주관적인 증상호소와 병력만을 사용해서) 이러한 상황을 규명할 수 있도록 진단교육을 받은 모든 이들을 고려했을 때 이런 현상은 일어나서는 안된다.

환자의 자세는 환자의 상황(과거와 현재)을 나타내고 신경학적, 생의학적 그리고 정신의학적 관련성이 매우 크기 때문에 이번 장에서는 자세가 두개안면통증에 끼치는 원격효과들을 입증하려고 시도할 것이다. 주된 전제는 자세적 병인과 자세이상적 병인(etiology of aberrant posture)을 바로잡기 위해 여러 학문분야에 걸친 치료 접근방식의 필요성이다. 자세평가와 치료에 관심 있는 독자들은 적절한 자료가 있는 참고문헌을 이용하기 바란다.

눈과 자세와의 관계 (Relationship Between Eyes and Posture)

자세에 대한 이차적인 눈 정렬 장애 (Dysfunction of Ocular Alignment Secondary to Posture)

머리와 목의 자세는 눈에 직접적인 영향을 끼치는 것으로 알려져 있다(2~11). Kraus는 Reid가 일찍이 1785년부터 특정한 눈의 고유감각기들을 묘사했다고 했다(12). Wyke(13, 14)는 눈에 대한 경추의 type I, II, IV receptors의 긴장성 그리고 위상적 반사효과(tonic and phasic reflexogenic)를 명확히 보여준다. Wyke(14)는 경추보호대를 착용한 환자들은 조도가 낮은 환경에서 자세 불안정과 보행 불안정을 느낀다고 했다.

경추증후군에 눈과 관련된 징후와 증상들은 흔한 호소이다(8). 안과의사인 Lloyd Mills와 정형외과의사인 C.L. Lowman은 자세와 눈의 장애간의 연관성을 발견했고 1915년 8월에 자신들의 조사 결과를 추적하기 시작했다. 명확한 정형외과적 사례들(소아마비, 골반질환, 척추결핵 등등)의 경우에는 거의 예외 없이 골격계정렬로 인해 발생한 대조적인 사례들과 비교했을 때, 총 안구근육 결함과 상당한 정도의 불규칙적 난시가 3:2:1의 비율로 일어났다(3). 편평족이나 골반질환 등 원격병소를 앓았던 환자들은 정형외과치료를 받으며 눈의 증상들은 호전됐지만 경흉추 병소(cervicodorsal lesions)에 대한 불평은 늘었다. 이러한 병소는 머리의 균형을 유지하고 견갑대를 고정하는데 관련된 근육 및 인대성 부착부와 구조물에 긴장을 일으키는데, 그 이유는 어떤 정교한 작업을 할 때 손을 사용하기 위해 머리 혹은 견갑대의 고정, 혹은 양 쪽 모두는 강력한 시선고정에 필수적인 활동과 연관되어 있기 때문이다(3, 4).

그들의 연구결과에 의하면, 머리가 앞쪽으로 쏠려 있는 자세(forward head posture)가 나타나는 환자들은 증가된 안구통 빈도와 경흉추 병소의 장애(dysfunction with cervicodorsal lesions)는 하부경추와 상부흉추부위의 스트레스를 동반한다. 머리가 앞쪽으로 쏠려 있는 자세(FHP)는 경추 신전근의 부하를 매우 증가시켜 자세성 긴장을 통한 발통점 형성을 증가시킨다. 많은 경추 신전근은 해부학적으로 하부경추와 상부흉추부위(15)로 부터 기원한다. Travell과 Simons(16)가 입증하였듯이 견갑골 후인근육들(scapular retractors)과 견갑거근을 포함한 이러한 근육들은 많은 경우 경추 등쪽 부위에 연관통을 일으킨다. 놀랍지 않게도 Cailliet(17)에 의하면, 머리의 상대적인 무게는 전방이동 1인치당 10파운드씩 증가한다고 한다.

경추의 통증과 장애가 시각계를 악화시킬 수 있는 메카니즘은 몇 가지가 있다. Guyton(18)은 근육에 국소적 조직 조절기전(local tissue regulatory mechanism)과 더불어 교감신경의 혈관수축신경섬유의 존재를 확인하였다. 평균적인 골격근에 있는 신경섬유의 약 8%가 교감신경섬유이며 최고로 자극받았을 때 혈류를 75%까지 감소시킬 수 있다(18). 교감신경계에 영향을 줄 수 있는, T1~T2(머리와 눈으로의 순환에 영향을 주는)와 C1(상경신경절과 가까운) 사이의 전이지역을 유발시키는 근육조직의 발통점들은 경동맥신경총(2, 18, 20)의 내측분지를 통해 눈에 영향을 준다. Travell과 Simons(16, p.27)에 의하면 발통점에 침을 놓을 때, 고에너지 방전(high energy discharge)은 초당 10~90의 진동수, 1 mV보다 높은 진폭, 그리고 3~4 msec의 지속시간을 보여줬다. 이러한 신경자극은 전이지역의 조직뿐만 아니라 척수 자체에도 허혈을 일으키는 것으로 나타났다(21). 이는 혈관수축반응의 결과라고 제시되어왔다.

Arndt' s Law(약한 자극은 생리활성을 증가시키고 아주 강한 자극은 활동을 억제 혹은 중단시킨다)에 따르면 유해한 전이지역의 결과로 안와의 내외구조물에 '불~편함'이 야기될 수 있다! Mills(3)와 Lowman(2)는 경흉추 타박성으로 인해 급성녹내장과 같은 Frank ocular symptom이 발생한 몇몇 사례를 포함하는 자료를 참고하였다.

다리 길이의 차이, 골반비대칭, 척추측만증, 견갑대 불균형, 환추의 불완전탈구 등으로 인한 머리자세의 변화에는 여러 가지 경우의 수가 있다. 이상적인 머리위치는 눈이 수평에 맞춰져 있고(11, 22~24) 안와, 귀 그리고 교합면이 수평인 모습이다. 부적절한 자세성 보상으로 인해 이 자세가 나오지 못한다면 눈이 수평적 주시(horizontal gaze)와 함께 양안시(binocular vision)를 유지하기 위해 조정해야 한다. 안구 근육들은 골격근이라는 것을 기억해야하며 이러한 조정에 따른 스트레스에 반응한다. 머리 위치가 이렇게 변형된 상태로 유지된다면 안구 근육에 보상성 스트레스나 근육긴장(혹은 둘 다)이 있을 것이다.

머리와 견갑대의 비정상적인 자세는 흉쇄유돌근, 상부승모근, 그리고 전정계를 통해 안와보상을 가능하게 할 수 있다. 이러한 근육들에서 나오는 많은 량의 신경자극(고유감각/통각 수용기 기전 등을 통해) 지배를 받는 뇌신경 핵을 거쳐 나타날 수 있다(10). 이러한 근육들로부터의 신경자극은 흉쇄유돌근과 상부 승모근이 지배받는 내측종속(medial longitudinal fasciculus, 부신경의 핵으로부터 직접 입력을 받는 큰 섬유 묶음)에 운반된다(10, 16, p.205). Travell과 Simons가 보여주었듯이 이러한 근육에서 발통점의 활성은 흐릿한 시각이나 복시를 일으킬 수 있으며 반대측 눈에 통증을 전이시킬 수도 있다고 하였다(21). 이는 눈에서 발통점의 영향에 대한 궁금증을 유발한다. 발통점 형성에 이차적인, 안륜근의 변형된 근긴장도가 시각이나 시력을 변형시킬 수 있을까?

안과의사와 검안사로부터 도움을 구하는 환자들이 자세교정을 통해 많은 혜택을 누릴 수 있을 것이라는 결론에 다다를 수 있다.

안구정렬에 뒤따르는 이차적 자세장애
(Dysfunction of Posture Secondary to Ocular Alignment)

앞서 언급했듯이 자세의 정렬이상은 눈의 정렬을 방해할 수 있고 반대로 눈의 정렬이상이 자세이상을 일으키기도 한다. Mills(3)는 선천적 내지 직업적 결함으로 인한 외안근의 위치, 분포, 그리고 작용에 내재되어 있는 근육결함들을 확인하기 위해 내인사위(intrinsic heterophoria)라는 용어를 만들었다 그는 이러한 것들이 잘못된 머리자세의 원인이라고 확신했다. 일찍이 1916년부터(25) 머리를 한쪽으로 기울이는 습관은 흔한 것이며(눈의) 굴절에 문제가 있거나 혹은 외안근에 문제가 있는 환자들의 25%에서 나타났다.

폭주부족과 프리즘으로 인한 수직편위(prism-induced vertical deviations)가 있는 환자들은 견갑골과 경부근육에 증가된 전위를 보인다는 것이 최근의 근전도 연구에서 밝혀졌다(26). 이는 긴장성두통에 기여하거나 원인일 수 있다.

외안근은 vertebrate에서 지배신경이 가장 밀집되어 있는 근육이며 경부의 근육과 비교했을 때 proprioceptor population을 가지고 있다(11, pp. 101~103); 이런 밀도는 경추의 횡간근에서 근육조직 1그램당 200~500개의 근방추(28)에 다다를 수 있다/ 경추의 횡간근은 1그램당 200~500개의 근방추(28)를 가질 정도로 밀도가 높다 . 이런 강한 고유감각 효과로 인해 안구운동이 시각적 입력 없이도 자세에 영향을 줄 수 있는 것이 분명하다. Norr' e (27)는 각각 다른 직근(recti muscles)들의 진동이 특정 자세반응을 불러일으킨다는 Roll and Roll을 인용한다. 그들은 응시의 방향이 자세조절과 직접적인 관계가 있다고 주장한다.

Baron(cited in Ref.37)은 물고기로 얻은 실험데이터로 자세에 대한 안구운동간섭 효과에 주목했다. 그는 눈 근육의 건 절단술이(1~4° 의 적은 량도) 물고기를 계속 한쪽 방향으로 움직이게 한다는 것을 보여줬다. 물고기의 눈을 사용하지 못하게 해도 같은 결과가 나왔다. Baron(37)은 사람들을 두고 < 4° 의 안구편위는 특정한 자세행동을 끌어내며 동안신경 긴장으로 동반되는 변화는 미로자극과 같은 중력 중심 변위를 유도한다고 결정하였다. 척수로 향하는 제 3, 4, 6, 그리고 11번 뇌신경의 핵을 통한 경로가 묘사됐다(27).

이런 놀라운 사실들을 돌아봤을 때 정형외과의사로 부터 도움을 구하는 환자들은 철저한 눈 검사를 받으면 많은 이점이 있을 것이라고 결론지을 수 있다.

자세이상, 자세부정과 두통의 병인적요소
(Etiological Factors of Posture Malalignment and Head Pain)

FHP가 있는 환자는 여러 형태의 경추만곡을 나타낼 수 있다. 작업환경에서 FHP가 발달되는 환자들은(눈이 지속적으로 수평면에 유지하며 착석한 채로 있는) 경추전만이 증가할 것이다. 예로, 한자리에 오랫동안 앉아있고 얘기해야하는 전문 운전기사들이나 관리직들이 있을 것이다. 대부분의 의자는 등받이가 95~105° 의 경사를 갖도록 디자인되어있기 때문에 시야를 수평으로 유지하기 위해서 하부경추는 90° 에서 멀어진 만큼 비례적으로 굴곡해야 한다. 이로 인해 시계선이 향하는 곳에 맞게 상부경추는 신전되어야 할 것이다. 성인들과 아이들 모두 나태해 보이는 자세도 경추의 과전만증과 흉추의 과후만증을 증가시킨다.

FHP는 장시간 동안의 경추굴곡이 동반되면 직경추 혹은 경추후만으로 악화된다. 이 자세가 나오게 하는데는 몇가지가 있다: 조립부품공정 작업자, 데이터 입력 그리고 비서업무(그림 7.1~7.3). 위에서 설명한 자세들은 기능을 변화시키며 미세외상을 유발시킨다는 것을 의미한다. 앉아서 하는 일이 더욱 증가되면서 FHP와 관련된 장애로 치료를 받는 환자들도 증가할 것이다.

많은 FHP환자는 거대외상에서 그 원인을 찾을 수 있다. 경추에서 일어나는 거대외상의 흔한 원인은 편타손상, 가감속손상, 일과 관련된 사고, 그리고 운동으로 인한 상해

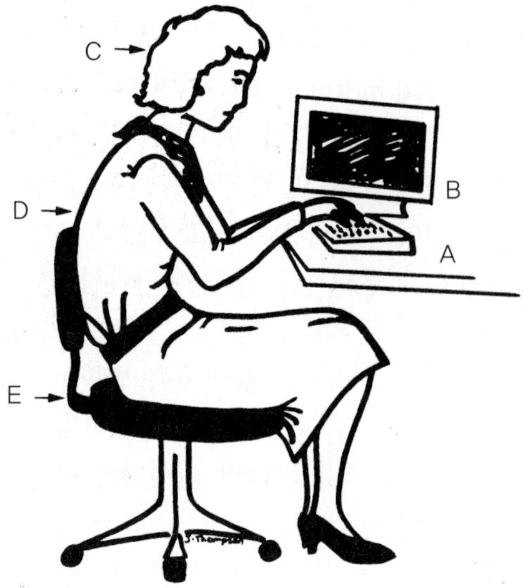

그림 7.1 인체공학적으로 좋지 않은 근무 환경에 순응하면서 나쁜 자세로 일하는 노동자. A. 키보드가 너무 높아서 자판을 치기 위해서는 팔을 위로 올려서 조작해야 하며 이에 따라 목과 견갑대에 무리가 간다. B. 비디오 화면은 중앙에서 벗어나있고 너무 낮다. 이로 인해 머리와 목을 지속적으로 구부리고 회전해야 한다. C. 경추신전근의 피로를 일으키는 FHP. D. 증가된 흉추와 요추의 후만. E. 의자 높이가 너무 낮아 골반의 굴곡과 요추후만을 증가시킨다.

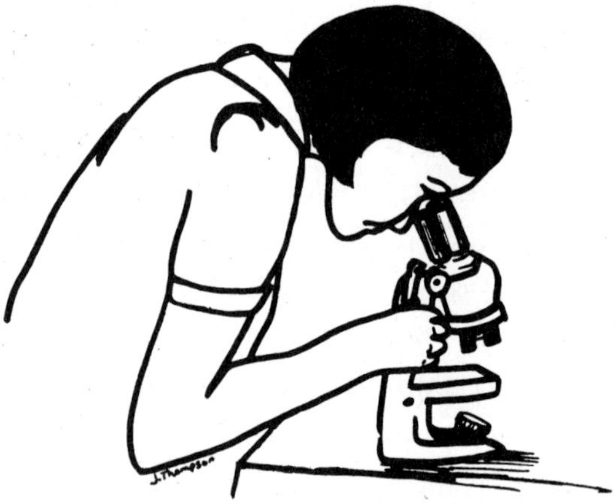

그림 7.2 FHP가 일어나기 쉬운 작업 자세

등이 있다. 한 가지 불행한 사실은 이러한 환자들이 거대 외상에 대한 치료는 받았어도 제대로 된 자세유지에 대해서는 안내받지 못했다는 것이다. 그래서 산재소송에서 합의를 이미 마친 환자들에게 몇 개월 후 혹은 몇 년 후에 증세가 악화될 수 있다는 것은 불편한 진실이다.

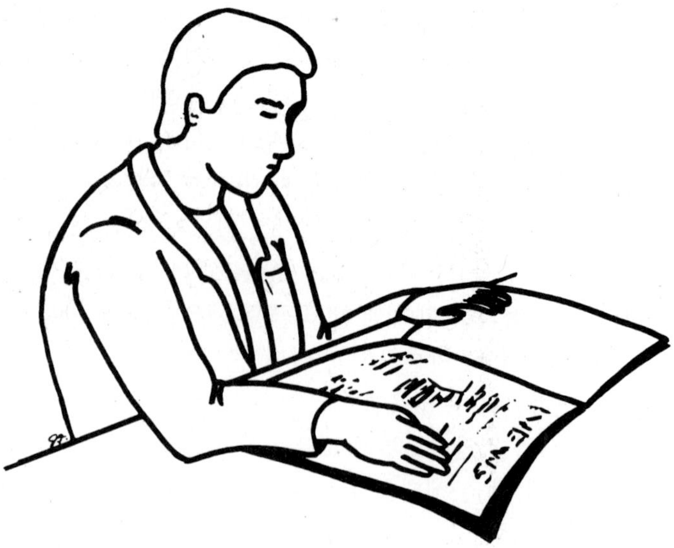

그림 7.3 흔하게 볼 수 있는 독서 자세. 평면에서 읽는 것은 시야를 머리에 맞추는 것이 아니라 머리를 시야에 맞추는 것이기 때문에 FHP를 일으키기 쉽다.

시각고정을 요구하는 물체들과 작업할 때의 시각거리 (Visual Distance When Working with Objects Requiring Visual Fixation)

FHP는 가장 흔하게 치료되는 자세장애이다. 이는 주로 전 세계적으로 볼 수 있는 문제의 한 부분이며 많은 증상들이 나타난다. 시야는 머리의 자세에 중요한 영향을 끼친다. 앉아서 일하는 자세(운전, 글쓰기, 읽기, 조립부품 작업, 비디오 화면 보는 것 등)는 FHP를 증진시킨다. 또 이는 인체공학적 효율과 자세인식이 결여된 상태이다.

산업현장에서는 앉아서 일하는 곳이 흔하기 때문에 작업자가 근골격계 문제를 피하기 위해서는 주의를 기울여야 한다(29, p.369). Donkin(30)이 비디오 단말기로부터 14~30인치(34~73 cm)의 초점거리를 권장함에도 불구하고, 20~40cm의 초점거리가 흔하다(29, p.368). 이 보다 더 짧은 사람들은 근시(방치되면 자세변형이 증가)를 의심해야한다. Bendix(29)는 자세와 요추부담에 대한 긍정적인 영향 때문에 가급적이면 경사진 책상을 사용하라고 권장했다. 또, 그는 사람들이 글을 쓸 때는 평면적인 책상을 선호했으며 읽을 때는 45° 경사진 작업대를 선호하는 것을 사실을 알았다(29)(그림 7.4).

의자 디자인, 테이블, 키보드, 작업 대 높이 등은 FHP의 원인을 제공할 수 있으며 고려되어져야 한다. 환자가 8시간씩 인체공학적으로 부적절한 자세로 일하고 집에서

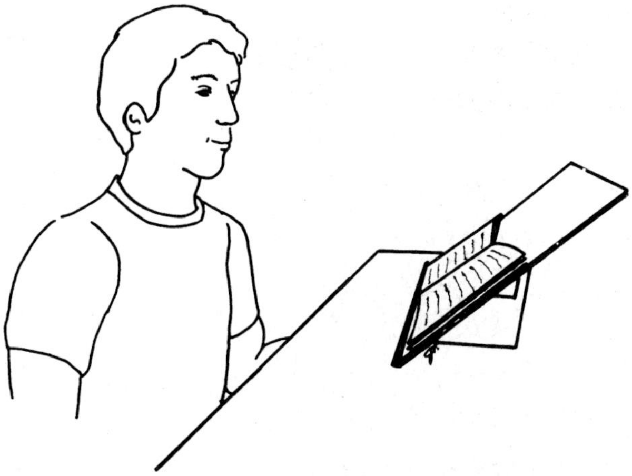

그림 7.4 독서대는 약 45°로 책을 고정함으로써 좋은 자세를 유도한다. 이를 평면적인 책상에서 사용하는 것이 이상적이며 경추성 두통을 예방하는데 좋다.

도 이에 적응된 자세를 취한다면 미세외상의 가능성이 있다. 의사 혹은 치료사는 최적의 치료가능성을 위해 인체공학에 관심을 가져야 한다. 더 자세한 것은 Chaffin과 Anderson (29) 그리고 Donkin(30) 참고하라.

견갑대와 FHP

(Shoulder Girdle and Forward Head Posture)

인체는 거꾸로 쌓아진 세 개의 추 혹은 뒤집어진 세 개의 피라미드에 비유된다(31, 32)(그림 7.5). 견갑대는 두 번째 혹은 중간 피라미드의 기반이다. 이 위치는 위와 아래 모두에서 영향을 받을 수 있게 되어있다. 아래로는 다리길이의 차이, 골반의 정렬이상 그리고 그에 동반되는 보상성 척추만곡으로부터 견갑대가 영향을 받는다. 위에서는 머리위치가 목과 어깨, 심지어는 치아교합까지 결정짓기 때문에(23, pp. 97~116) 견갑대도 영향을 받는다.

견갑대 자체적인 기능으로 인해 FHP를 일으킬 수 있다. 예로, 올바르지 않게 지도된 역기 들어올리기 운동이 있는데, 이로 인해 견갑대의 신근과 수축근 사이에 불균형이 일어날 수 있다. 다른 예로, 하루 종일 앞으로 뻗은 팔과 어깨를 안쪽으로 오므린 자세로 일하는 트럭, 택시, 그리고 버스 운전기사들에게서 볼 수 있다.

견갑골이 관상면에서 나오고 시상면(그림 7.6)으로 들어갈수록 그것들은 FHP와 자주 연관지어지는 견갑거근과 상부승모근의 과다활성으로 인해 머리 방향으로 당겨진다. 이러한 이동이 일어나면서 대·능형근, 중·하부 승모근의 점진적 약화가 일어난다. 후방수축-내측회전근(protractors-medial rotator)의 단축과 후방수축-외측 회전근(retractors-lateral rotators)의 늘어남으로 '굽은 어깨'(round shoulder)를 형성하게 된다. 이러한 변화들은 Davis의 법칙과 일맥상통하다: 근육말단들이 서로 더욱 가까워지게 되면 근긴장은 증가하고, 이로 인해 근육은 단축되며(비대를 일으킬 수 도 있다) 평균보다 더 많이 근육말단들이 분리된다면 긴장은 감소하거나 잃어버리게 된다(이로 인해 근육은 약하게 된다)(33). Davis의 법칙은 상호억제의 Sherrington의 법칙으로도 뒷받침되며 작용근-대항근 자세불균형에서 많이 볼 수 있다.

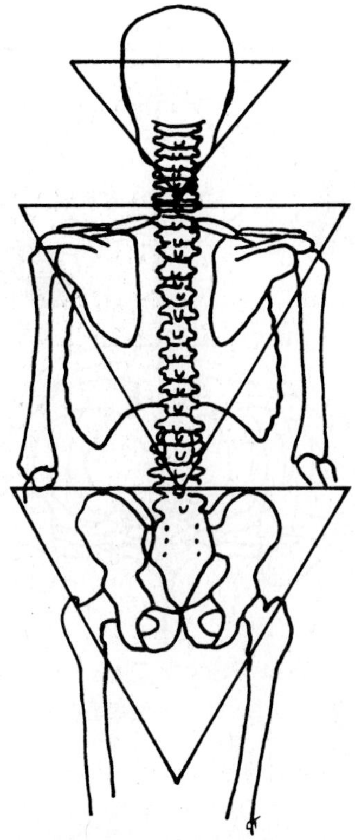

그림 7.5 인체는 뒤집어진 세 개의 피라미드의 모습과 유사하다(32). 불안정하지만 유동성을 고려했을 때는 이상적이다. 이 모습에서 정적상태에서의 안정은 피라미드들이 수직적으로 일직선일 때 가장 좋다.

견갑골의 잘못된 위치와 상완골의 내측회전의 복합적 현상은 흔히 생역학적 기능부전을 만들어낸다. 상안와의 변형된 각도 때문에 견관절(glenohumeral joint)의 안정성이 줄어든다(34).

쇄골각과 흉쇄관절과 견봉쇄골관절의 압박은 어깨의 거상을 동반하는 쇄골의 정상적인 후방회전을 방해한다(35, 36). 라운드 숄더 자세와 협동적 내측 상완골 회전은 극상

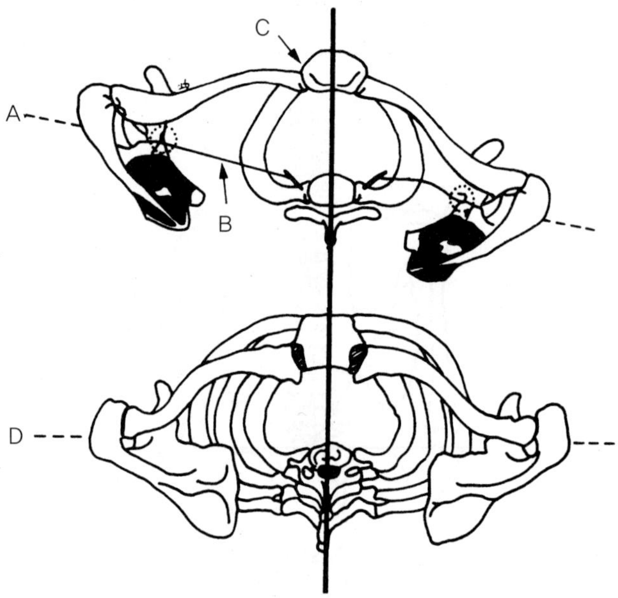

그림 7.6 A. 구조적 혹은 기능성 척추측만증에 동반되는 견갑대의 변형된 위치. B. 견갑대의 만성적 전방수축은 견갑상신경의 신장 손상을 일으킬 수 있으며 이는 회전근개인 극상근과 극하근을 약화시킬 수 있다. 이는 David의 법칙에 의한 복합적 변화다. C. 어깨의 후방수축은 흉쇄관절에 부하를 가해 제 1 늑골과 FHP를 하강시키면서 기계수용체와 통각수용기를 잠재적으로 악화시킨다. D. 견갑대의 해부학적 위치.

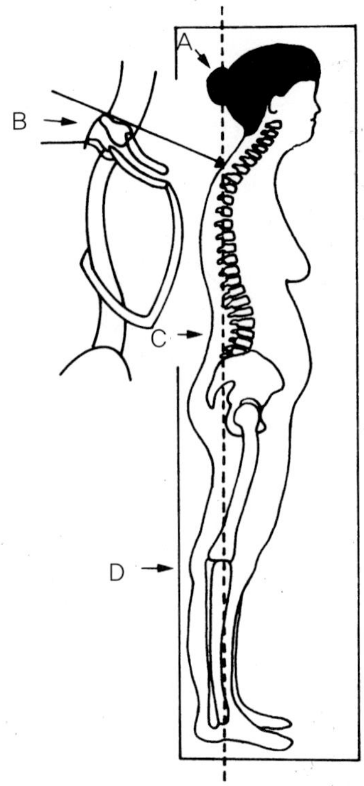

그림 7.7 Dowager's hump가 있는 환자의 흔한 자세. A. 5cm 이상의 머리 전방변위는 드물지 않다. B. 극상인대와 극간인대의 압박은 1번 늑골의 경사가 증가한 결과이자, 대부분은 FHP의 이차적인 현상이며 7.6C에서 보인 바와 같이 흉쇄관절의 부하증가로 인한 결과이다. C. 증가된 요추전만과 골반의 전방경사는 흔히 볼 수 있다. D. 무릎의 과신전은 골반의 전방경사의 보상작용이거나 Y 인대를 통해 골반의 전방경사를 기계적으로 초래할 수 있다.

근과 상완이두건을 동반한다. 쇄골의 운동범위 저하에 덧붙여진 이러한 새로운 위치는 견봉과 오훼견봉인대의 충돌을 증가시킨다(36). 이러한 충돌과 포착력은 건염, 윤활낭염으로 이어지며 활동적 측에서 회전근개파열도 일어난다(35, p. 66).

견갑대의 유일한 뼈 부착물이 흉골(흉쇄관절)에 있는 쇄골을 통하기 때문에 '라운드 숄더'와 FHP는 비정상적인 무게 분배를 흉골병에 있는 관절로 이동시킨다. 이러한 하향 압력은 첫 번째 늑골의 각도를 늘리는 경향이 있고, 이로 인해 흉곽출구를 좁히며 사각근에 견인을 발생시킨다. 이런 사각근을 통한 하향 당김은 호흡에 부담을 더하고 이러한 당김은 경추(cervical) 기시점들에 전송되어 FHP에 기여하게 된다. 이렇게 추가된 부하는 보상성 스트레스로 간주될 수 있다.

보상성 스트레스(Compensatory Stress)

대부분의 개인은 항상 어느 정도의 변수에 대한 보상의 상태에 있기 때문에 정신적이든 육체적이든 예측하지 못한 스트레스를 받으면 연축(spasm)을 포함한 근육의 탈진이 일어날 수 있다. 이 시점에서 많은 신호들과 증상들이 나타날 수 있다. 연축으로 인한 이러한 근육 단축은 1번 늑골을 위쪽으로 끌어올릴 수 있고, 이로 인해 완신경총을 압박할 수 있다. 이는 쇄골-늑골 증후군(claviculocostal syndrome)이라 불리며 Cailliet(36, p.183)에 의해 설명된 적이 있다.

견갑배신경과 견갑상신경이 중사각근에 갇히는 사각근 증후군(scalene syndrome)는 위의 상황에서 충분히 나올 수 있다. 이러한 조건에서는 능형근, 견갑거근(견갑배신경), 극하근, 그리고 극상근(견갑상신경)이 약해지기 때문에 확실히 FHP가 악화된다. 임상적으로 이는 FHP의 병인적 요소로 판단되며 보통 두개하악장애와 함께 관찰된다.

Dowager's hump(골다공증과 관련 있는 것과 유사)(그림 7.7)는 만성 FHP의 신호이다. 앞서 묘사한 것처럼 1번 늑골이 경사져있기 때문에 동향성의 전방회전도 뒤따른다. 이 전방회전은 T1의 추체를 굴곡시킨다. T1이 굴곡되면 C7은 T1에 대하여 상대적인 신전을 취하는 하나의 패러독스가 꾸준히 발생한다. Jackson(37)이 보여줬듯이 하부경추의 신전이 제한되면 수직정렬이 일어날 수 있게 상부의 분절에서 보상을 해줘야한다. 이 상황은 많은 경우 경추만곡 이상의 시발점이다.

이 늑골경사의 변화와 연관된 굴곡은 T1과 T2의(그림 7.7) 극돌기 사이의 거리를 늘린다. 이 늘어난 거리는 굴곡시의 지렛점 뒤에 있는 모든 인대들에 견인력을 유발한다. 극간인대와 극상인대는 지레 팔의 끝 쪽에 위치하여 가장 많은 늘어남과 압력을 받기 때문에 중립으로부터 가장 변형이 심하다. 관절낭인대, 황색인대 그리고 후종인대 순서대로 견인력을 받는다. 이 사실은 White와 Panjabi (38)가 명확히 보여주었다. 증가된 흉추후만과 만성적인 등굽은 자세를 보이는 환자의 경우 인대의 이완에 변화가 동반되는 경우도 드물지 않다.

증식요법(prolotherapy)의 선두주자인 Hakett(39)는 경추와 상부흉추의 극상, 극간인대의 이완에 대해 논한다. 그는 극돌기 사이 공간에 압력을 가하면 흔히 통증을 유발한다고 말한다. 더 나아가 많은 경우에 환자들이 머리, 어깨 부위, 팔, 팔뚝, 손가락, 가슴 근처, 그리고 흉골 혹은 복부까지 통증이 퍼진다고 호소한다고 한다. 인대좌상뿐만 아니라, 과근긴장 그리고 허혈현상은 관련된 신전근의 발통점에서 통각이 증가할 확률이 높아진다, 어느 불안전한 한 곳이 지속적으로 압박을 받으면 피부는 이를 감싸거나 보정(40)함으로써 안정을 추구한다. 이는 Dowager' s hump에서 명확히 드러난다.

이러한 생역학적 부담은 C7~T1보다 높거나 낮은 레벨에서 기능을 방해할 것이다. Rolf(40)는 요근의 기능장애와 요추만곡의 이상이 능형근의 기능에 직접적으로 영향을 주어 Round shoulder-FHP를 유지하는데 기여할 것이라 했다. Seemann(41)과 Cripe(42)는 상부경추의 불완전탈구(subluxation)가 머리의 중력을 대체하고 골반위치에서 보상적 변화가 일어나는 것을 보여준다. 이러한 변화들은 안정성을 강화하기 위해 중력을 재정비하는 것이다. 로벳 반응계(그림 7.8)는 경추와 요추간의 관계도 정의한다 (43, 44). 이는 "Compensatory Shifts of Center of Gravity of Head and Pelvis to Maintain Stability"에 더 자세히 설명될 것이다.

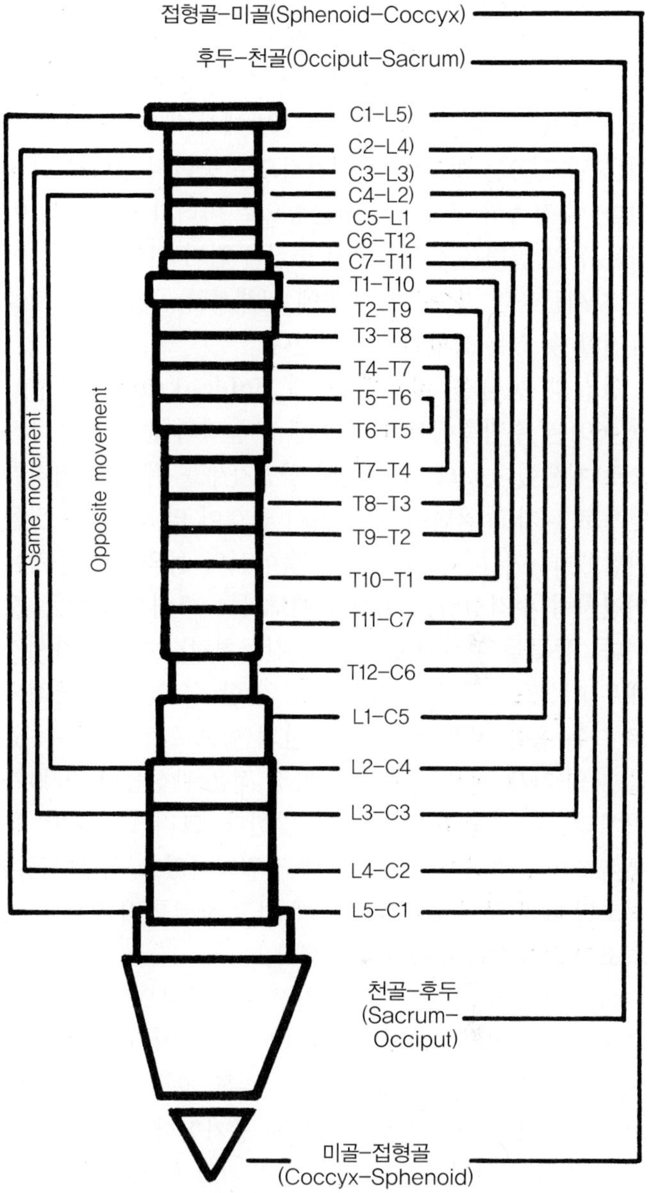

그림 7.8 로벳 반응계(Lovett reactor)는 보행과 불완전탈구 패턴, 모두에 척수분절 관계가 있다는 것을 제시한다. C1-L5, C2-L4, C4-L-2의 시너지와 나머지 부분들의 역회전(counter-rotational) 관계들은 흔하게 찾아볼 수 있다(43). Seemann(41, 86)과 Cripe(42)의 상부경추 서블럭세이션, upper cervical subluxation ("안정성 유지를 위한 머리와 골반 중력 중심의 보상적 이동, Compensatory Shifts of Center of Gravity of Head and Pelvis to Maintain Stability" 참고) 연구와 Munkfors 연구(120)("Pelvic Influence on Craniocervical Equilibrium" 참고)는 이 장과 맥락이 같은 로벳 반응계를 뒷받침한다.

머리의 전방변위에서 경추의 변형

(Alterations of Cervical Spine in Forward Head Posture)

견갑대가 머리, 골반, 혹은 다른 이유 등으로 앞으로 가면 목도 따라간다. 목과 머리는 전방에서 해부학적인 중립위(그림 7.9)를 벗어날 때 점차적으로 중력의 압박을 받게 된다. 수직축의 구조적인 불균형으로 이러한 이탈이 일어나는 동안 골격은 중력장에서 중심을 잡기 어려워진다. 이는 자세근육의 지속적인 활동에 의해서만 곧게 선 자세를 유지할 수 있는 상황이 만들어진다.

인간과 동물을 비교했을 때 Feldenkrais(32, pp. 66~69)는 수직축에서의 몸의 관성 능력의 순간을 수학적으로 계산했다. 그는 동물들이 직립자세를 취할 때 머리가 앞으로 나가고 골반이 뒤로 가서 균형이 맞춰진다는 것을 관찰했다. 이같은 결과는 수직축에서의 몸의 관성능력은 인간처럼 수직정렬을 취했을 때보다 4~5배가 된다는 것이다. 동물들은(자세가 나쁜 인간들처럼) 수직적 자세가 매우 어설프며 회전 움직임을 거의 할 수 없다. 결론적으로 그는 몸은 자체적으로 최소한의 힘으로 뒤로 돌 수 있을 때의 자세(예로, 수직축에 가장 적은 관성능력 자세)가 기계적으로 가장 효율적이라고 말한다. 그러므로 골반, 몸통, 그리고 머리가 수직적으로 정렬되어있고 척추만곡이 최소일 때가 몸이 넘어지지 않게 하고 자세를 유지하는 최소의 근육수축이 필요한 자세다.

이 자세에서 최소한의 근육긴장은 결과적으로 명확하다(32)(그림 7.5와 7.9A). 이에 따른 논리적인 결과는 이 이상적인 수직적 자세에서 벗어날수록 자세성 긴장은 증가하고 이에 따라 필요한 에너지도 증가한다는 것이다. 머리가 중립 위치에서 5cm 앞으로 변위될 때 안정 시 근전도 활동은 3배 증가한다는 것으로 이를 Rocobado(미출판 데이터)가 명확히 증명했다. 이 결과는 머리의 무게중심이 앞으로 갈 때마다 하부경추는 추가로 머리 무게와 같은 압축력의 부담을 받는다는 Cailliet(17)와 Zohn(45)의 결과와 일맥상통하다(그림 7.10).

전체 몸무게에서 머리의 비중이 7%이고 팔과 견갑대가 14%이라는 것을 감안했을 때 이들의 관상면으로의 이동이 신전근들을 피곤하게 할 것이라는 것을 알 수 있다. 머리가 앞쪽으로 30° 기울어진다면 근수축력은 90°일 때 보다 50%이고 이는 살짝 앞으로 기우는 자세도 상당한 근수축을 일으킬 수 있다는 것을 보여준다(29, p.400). 30°의 FHP는 드물지 않으며 실제로 Mohl(22)에 의해 먹는 동안 흔한 자세라는 것이 밝혀졌다. Junghanns(46)는 일반 학교 책상을 사용하는 아이들은 글쓰기 과제를 30° 이상 FHP 상태로 시작한다는 것을 보여주었다. 동일한 시리즈의 사진들에서 아이들은 불과 6분 안에 거의 코가 책상에 닿아있는 모습으로 글을 쓰고 있는 것처럼 보였다.

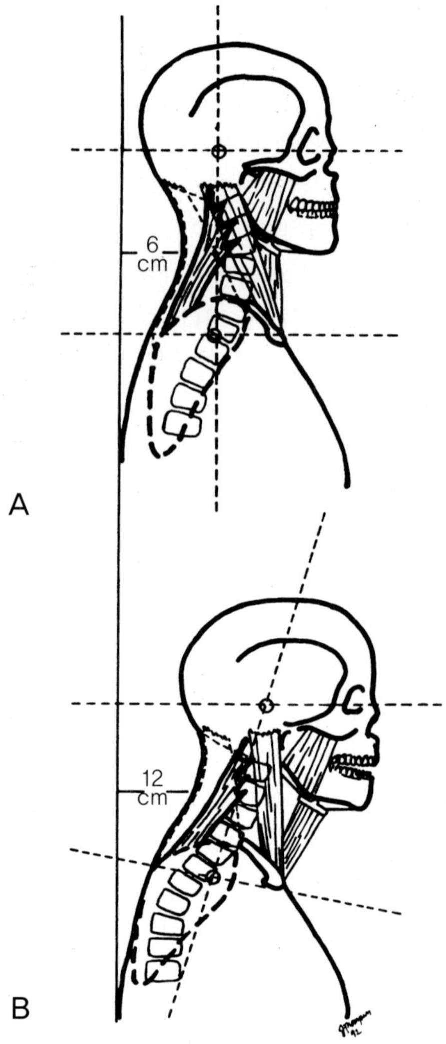

그림 7.9 A. 해부학적으로 중립적인 자세: 눈, 귀, 그리고 저작평면이 수직축에 수평적이거나 직각이다. 이상적으로 중간 경추와 흉추 후만의 첨단점을 통과하는 가상의 추선 사이에 최소한 6cm의 공간이 존재해야 한다. 이 자세에서 경추근육과 저작근 그리고 견갑대근육사이의 정상적인 길이와 긴장관계가 존재한다. B. 머리가 앞으로 올수록 눈, 귀, 그리고 저작평면의 수평적 관계를 유지하기 위해 상부경추의 신전이 필요하다. 이는 C0–C1과 C1–C2 부근에 있는 근신경계의 절충을 필요로 할 수 있다. 변형된 생역학적 그리고 근신경학적 관계들은 불가피하다. 이 자세는 피곤하고 근막통증과 장애의 요인이 될 수 있다.

5 패트 8 인치 가상의 인물에 30°의 FHP가 계산된다면 머리는 약 3인치 정도 앞쪽으로 밀려나올 것이다. Cailliet

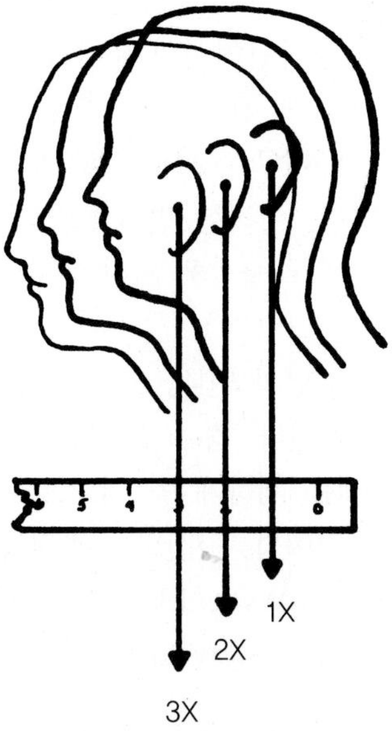

그림 7.10 머리의 중력의 중심은 매 인치 앞쪽으로 이동된다, 아래쪽 경추는 나중에 한번 추가한 머리의 무게에 대해 동등하게 압박을 받게된다. 경추신전근의 피로도는 자세의 퇴행각도에 비례한다.

(17)와 Zohn(45)의 모델들은 150 파운드의 무게를 가진 남자에게는 30 파운드 그리고 120 파운드의 여성인 경우에는 25 파운드의 무게가 가해지게 되는 것이다. 여성과 남성에 있어 5파운드의 차이 밖에 나지 않지만 여성은 남성에 비해 경추신전근의 강도가 60%밖에 되지 않는다(47). 경추신전근과 몸통의 신전근의 피로가 통증의 원인이라는 것은 명확해진다.

허혈은 그러한 이상 자세에서의 근육통증의 1차적 원인 제공을 한다. 근수축이 증가함에 따라 근육을 통한 혈류량은 비례적으로 줄어들어 50~60%에서 거의 0에 도달한다(48). Sjogaard(48) 등이 한 연구에 따르면, 수축 수준이 10% 미만일 때만 생리적 균형을 맞추기 위해 혈류량이 높다. Sjogaard(49) 등은 최대 자발적 수축의 5%에서 인식된 피로가 상당히 증가했다는 예전의 연구 결과를 발견했지만, Bjorksten과 Jonsson(50)은 지속되는 정적인 일을 위한 한계로서 5% 정도를 권했다. 가능성이 적지만 가상적인 남성은 100 파운드의, 그리고 여성은 84 파운드의 경추 신전근의 최대 자발적 근수축을 가한다면 그들은 1 인치 미만의 FHP에서도 허혈현상이 되기 시작할 것이다.

임상적으로 만성적 FHP의 증상 혹은 징후가 있는 환자들은 FHP가 3cm(1.5인치나 그 이상)일 것이다. 머리를 중력에 맞서 세우는 지속적인 근육의 피로는 과다한 근긴장을 일으킬 것이고 이로 인해 허혈현상이 일어날 것이다. 계속되는 FHP로 인한 연장된 허혈성 수축은 근육들을 무산소대사의 상태로 만든다. 이 지연성 근수축 기간에 substance P, 브래디키닌, 단백질분해효소, 세로토닌, 히스타민, 그리고 젖산과 같은 유해 대사산물이 생성된다(16, p.32; 17, p.44; p.594). 이러한 대사산물은 화학적으로 예민한 통증수용기(16, p.299)를 자극해 통증을 유발시킨다.

적당한 휴식 기간들이 주어지고 상태가 만성적으로 발달하지 않았다면, 정상적인 혈류가 돌아올 것이고 항상성이 이루어질 것이다. 그렇지 않다면 유해신경자극이 지속적으로 후신경근을 통해 돌아올 것이며 신경세포사이 세포집단(internuncial pool)에 들어갈 것이다. 이는 이미 허혈된 근육의 원심성 수축반사를 촉발시킬 것이다. 이는 흔히 통증경련 사이클(pain spasm cycle)로 알려져 있다. 이 통증경련 사이클이 방해받지 않는다면 관련된 근육의 기시부와 정지부에 견인성 골막염을 유발시킬 수 있다. 이는 승모근, 후두부에서 경근, 그리고 견갑거근의 기시부와 정지부에 자주 일어난다. 두판상근은 FHP에서 긴장과 발통점 발생에 특히 예민한 것으로 알려져 있다(16).

이러한 주기가 계속되고 FHP가 악화될수록 다른 근육들이 점차 관여하게 된다. 머리가 관상면으로 갈수록 SCM과 후두하근들은 수축된다. Davis의 법칙과 상호억제에 관한 Sherrington의 법칙에 의하면, 이런 근육들은 자신의 대항근들이 억제되고 약해질 때 과활성된다. 전형적인 근육불균형 패턴과 증후근에 관해 Janda(34)는 shoulder crossed syndrome에 관해 언급한다. 이 증후군은 SCM, 견갑거근, 상부승모근, 그리고 흉근의 근긴장과 견갑골 하부 안정근들과 심부 경추굴곡근 쇠약함이 특징적으로 나타난다. 이러한 패턴이 방치되면 생역학적 그리고 근신경학적 기능장애의 기원이 될 것이다(upper cross pattern은 그림 7.9B 참고).

경추 저전만(Cervical Hypolordosis)

앞쪽으로 전위된 머리는 경추에 의해 지탱될 수 있으며 다양한 형태로 나타날 수 있다. 경추 만곡은 과전만에서 후만적 현상으로까지 나타날 것이다. 외상 경험이 있는 FHP 환자는 일자목 혹은 경추 후만을 나타낼 가능성이 많다. 전만 소실은 전체 경추문제의 78%에서 일어난다. 주로 3개 혹은 4개의 부분으로 국소화되어 있는 경추 후만은 20% 경우에 발견된다(37, p.210). 과전만 경추를 가진 환자는 불량한 자세로 인한 중력 적응효과로 인해 고통받았을 확률이 많다.

어느 자세에서든 정상에서 벗어난 만곡상태는 비생리적 상태를 나타낸다. 휴식의 생리적 단계는 운동의 3 plane이 모두 정상적으로 움직이는 위치이다. 이것은 최소한의 연조직 긴장, 관절 내 압력, 그리고 관절낭 내 공간이 최대적인 상태이다. 이 상태일 때 경추전만은 35~40°(51)의 호를 이룰 것이고 요추전만은 평균 약 70°가 될 것이다(52).

이러한 상태에서 추간판의 무게담당 부분은 후방쪽 1/3 부위이고, 핵을 척수로부터 멀어지게 한다. 경추의 관절면들은 평행을 이룰 것이며 관절운동은 연합운동을 할 것이다. 척추만곡이 정상을 벗어날수록 기능 이상현상도 발생할 것이다.

경추 전만현상이 감소될수록 추간판의 무게담당 부분이 점차 중간을 향해 움직이며 경추후만인 경우는 중력선이 추간판의 전면을 통과한다. 이런 배열은 핵이 척수쪽으로 이동하는 것을 유도한다. 이는 기능적 척추단위(functional spine unit)의 삼점접촉을 방해하고 추간판의 불균형적인 부하를 유발한다. 척추의 정상적인 펌핑 동작(imbibition)은 방해받게 되고 추간판에서의 유체가 걸러지게 되고 추간판 변성을 초래하게 된다(53). 경추 전만감소가 있는 78% 중에 46%는 C4~C6에서 추간판 공간이 좁아지는 현상이 나타날 것이다. 이러한 변화들은 영향받은 척추 레벨의 추간판 주위에 골증식체 현상을 유발시키는 퇴행성 관절염 변화가 나타난다(51).

이러한 변화 외에 낭과 인대, 그리고 근육조직은 추가적인 스트레스를 받게 된다. 경추 전만각이 감소됨에 따라 관절면들은 굴곡자세를 취하게 될 것이고 후만이 발달하면 점점 더 직선화될 것이다. 직선화는 관절낭에 정적 부하를 증가시킬 것이고 이는 Wyke(13, 14, 54)가 설명했듯이 기계 수용체 type 1(tonic, slow adapting mechanoreceptors)를 발동시킬 것이다. 관절낭 긴장의 이러한 변화들로 인해 일어난 긴장성 반사자세 수축(tonic reflexogenic postural contraction)은 이미 스트레스 받은 경추 신전근들에 부담을 더 줄 것이다. 경추의 만곡이 소실되면, 신전근들은 두개에 비해 갖고 있던 기계적 이점을 잃게 된다. 이는 즉각적으로 후경근의 지지로 앞으로 떨어지는 경추전만에 작용하는 중력때문이다. 경추만곡이 감소되면 생역학적 통

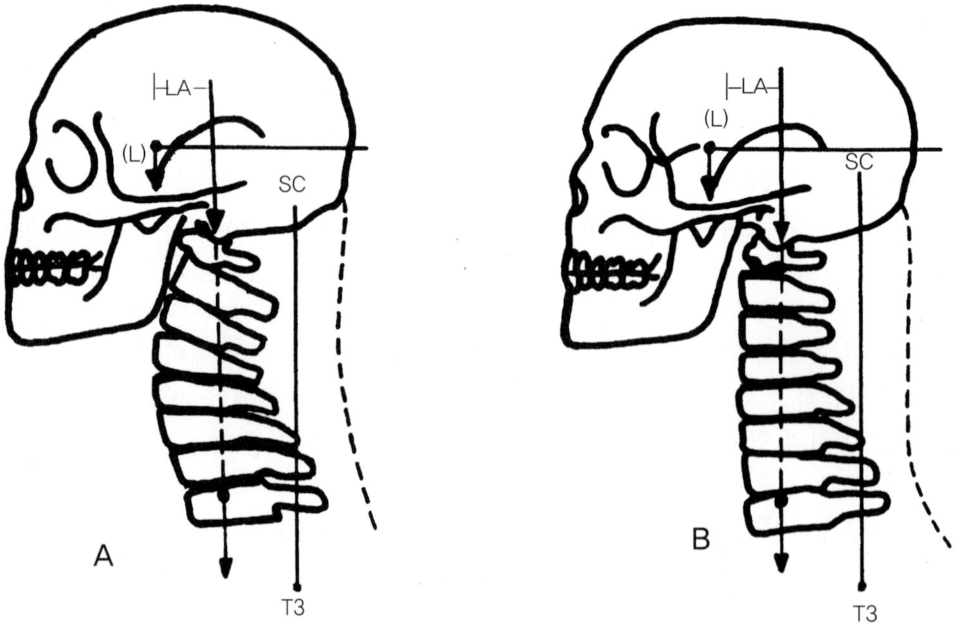

그림 7.11 A. 정상적인 경추전만에서는 무게중심이 두개경추 관절 약간 앞쪽으로 통과해 두판상근(SC)과 관련된 경추신전근들에게 최소한의 근육활동을 요구한다. B. 경추 전만이 감소될수록 경추 신전근(e.g. SC)들은 기계적인 이점을 잃어 피로와 발통점 형성을 유발한다. 지레 팔(LA)은 하중(L)에 맞춰 길이가 조정된다. 이는 두개안면통을 호소하는 편타손상 환자들에게서 흔하게 발견할 수 있다.

합성을 지키기 위해 목의 근육들에 더 많은 부담이 가게 된다(51)(그림 7.11). 인대 구조에 관해서는, 경추 전만 감소 현상으로 발생하는 굴곡 모멘트는 순간회전축(instantaneous axis of rotation) 뒤에 있는 모든 인대에 정적인 긴장을 증가시킬 것이다. 이는 전종인대를 제외한 모든 척추인대를 포함시킨다(38).

경추 과전만증(Cervical Hyperlordosis)

중, 하부 경추는 다른 곳보다 드물긴 하지만, FHP에 있어서 병리적 변화의 가능성이 매우 크다. 오랜 시간 동안 팔을 뻗은 채로 작업하는 사람들과 나태하거나 의기소침한 자세를 유지하는 사람들은 우울증을 보이는 사람들의 자세에서 발견할 수 있는 흉골이 함몰되는 현상이 자주 관찰된다(55). 이러한 자세는 흉추 후만을 증가시키는 결과가 되고 수평주시를 유지하기 위해 경추의 비례적인 전만 증가를 요구하게 된다. Cailliet(53, p.2)는 천골 기저부의 경사, 요추전만, 그리고 흉추후만의 증가는 이차적인 보상으로 경추전만을 증가시켜 경추 과전만증을 만든다고 하였다. 이 패턴은 그림 7.7에서 볼 수 있다.

경추가 활이라면 신전근은 줄로 생각할 수 있다. FHP가 진행됨에 따라 신전근은 중력의 스트레스로 팽팽해지고 활(경추)을 당겨서 과전만이 된다. 과긴장된 신전근의 상대는 억제된 굴곡근이다. 경추굴곡근이 계속해서 억제되면 그들은 신전축의 대항역할을 하지 못할 것이다. 이는 신전 모멘트가 유지되면서 턱이 앞으로 오는 것을 가능하게 한다.

불안상태 혹은 외상후의 상태일 때 승모근과 견갑거근 둘 다 과긴장되는 경향이 있다(56,57). 해부학적인 기시부와 정지부 때문에 이러한 과긴장은 라운드 숄더 자세와 비정상적인 전만을 유도한다.

이러한 자세가 계속되면 척추사이에 비생리적 관계가 형성되고 추간판 후방부위와 면관절에 비정상적인 스트레스를 주게 된다. 이는 경추회전의 상실로 느껴질 수 있고 FHP가 발달한 모든 이에게서 증명될 수 있다. 상실된 회전의 원인은 압축과 면관절 신전현상이다. 이러한 자세에서 활동하는 환자는 가속된 퇴행성변화를 겪게 될 수 있다.

이러한 변화들은 C4~C6가 최대 스트레스 지점인 곡선의 정점에서 먼저 나타난다(53, p.76). 퇴행성 추간판, 루시카관절(53, p. 31; 58)에서의 골증식체 형성, 관절낭의 비대, 그리고 수축된 인대는 척수신경근(17, p. 100)을 잠식한다. 추간공은 점차적으로 좁혀져 경막소매를 압박하며 경추 가동범위의 한계점에선 0.5인치(37, p.62)까지 변위시킬 수 있다. 통증에 예민한 경마소매 후면 부위에 가해지는 압박은 통각신경을 자극하여 통증을 악화시키게 된다는 것은 논리적이다.

추간공의 신경근, 인대, 추간판, 그리고 혈관성 구조물에 기계적인 자극이 가해질수록 염증 반응이 나올 가능성이 높다. 이는 통각신경에 기계적이고 화학적인 원인을 제공할 것이다. 척수 안에 있었던 이 관절은 통각신경을 자극시키며 신전근 허혈현상을 유발시키고, 통증-경련 사이클 더 악화시킬 것이다. 근건과 신경기전을 통해 두개안면 통증이 유발될 수 있으며, 많은 경우에 실제로 그러하다.

두개안면체의 생체기계적 변화와 근신경학적 변화들(Biomechanical and Neuromuscular Changes in Craniofacial Unit)

전만이거나 일자목 머리는 많은 경우에 두개척추관절에 신전을 유발시키며 머리가 앞으로 나가게 한다. 경추 후만이 있는 경우, 두개척추관절에 보상성 굴곡 혹은 신전이 있을 수 있다. 전문가는 치돌기와 McGregor's plane(비극과 후두의 기저부를 연결하는 선) 사이에 수직적인 관계를 판단할 수 있다. 이러한 보상들은 눈, 귀 그리고 저작면의 수평적인 관계를 유지하기 위해 일어날 것이다(22, 23, 35, 36, 45).

경추상에서 두개골의 위치, C0~C1과 C1~C2사이의 거리, 그리고 설골의 위치는 모두 두개골계측분석으로 알 수 있다. 이 분석의 결과로 신경혈관 압박, 관절위치, 그리고 근활성 가능성의 징후들을 얻을 수 있다. FHP환자는 줄어든 두개척추각(crainovertebral angle)이 있을 수 있고, 이는 경추에서 두개골(치상돌기에 상대적인)의 신전을 시사한다. 이는 후두, 환추의 후결절, 그리고 C2의 극돌기에 근사치를 예측할 수 있게 해준다. 반대의 경우도 알 수 있다. 이러한 때 많은 경우에 경추에서 두개골(치상돌기에 상대적인)의 굴곡을 나타내는 두개척추각의 증가를 볼 수 있다. 두개굴곡은 그 다음으로 후두, 환추의 후결절, 그리고 축추의 극돌기를 서로 떨어트릴 것이다.

후두, 환추의 후결절, 그리고 축추의 극돌기간의 정상적인 관계는 6.5±2.5mm(59)이다. 이 구조들의 근사치가 4mm 이하가 되면 신경혈관구조에 기계적인 압박이 일어날 수 있다(59). 대후두신경의 지름이 3mm인 것을 고려했을 때(60), 4mm의 C1~C2공간은 이 신경근들에게 악영향을 끼치지 않고는 생리적인 운동을 하기 힘들게 한다. 9mm 이상의 분리는 관련된 신경혈관구조의 말단포착을 일으킬 수 있다. 이는 후두부 두통(23, 59)의 원인으로 알려져 있다. 대후두신경은 두개의 관상봉합까지 감각을 지배하고 상안와신경과 교통지를 가지고 있다(45, pp. 186~187; 60). 이는 후두통과 자주 연결되는 전두통(frontal pain)과 안와주위의 통증을 설명한다.

추간공의 보호가 없기 때문에 C1과 C2의 신경근이 특히 취약하다. 특히 대후두신경이 되는 C2의 후근신경절은 회전과 신전(45, 61)의 조합으로 압축될 수 있다. C0과 C3사이의 활액관절, C1~C2의 과운동성, C2 후근신경절의 과신전-염전(hyperextension-torsional)의 복합적 충돌현상(impingement), 그리고 C1~C2와 C2~C3 관절의 후외측 부위에서 발생하는 골증식체의 잠식 모두가 신경근 자극의 잠재적인 원인이 될 수 있다(61).

"Alternations of Cervical Spine in Forward Head Posture"에서 언급됐듯이 허혈성 수축은 만성적인 경추신전근 과다긴장으로부터 발생될 것이다(그림 7.9~7.11). 이러한 조건들에서 조성된 통증-경련 사이클은 근육들이 과긴장 상태에서 신전기능을 하도록 한다. 이 과긴장은 이 근육들을 통과하는 신경섬유에 압박을 가할 수 있다. 대후두신경의 포착은 몇 cm 밑에 있는 두반극근의 발통점에 의해 흔하게 발생된다(16, p. 305).

C1의 배측지(dorsal ramus)는 소후두직근을 통해 대후두직근을 통과한다. 하두사근 안에서 C1과 C2의 배측 교통지로부터 분지한다(62). 세 번째 후두신경은 후방으로 통과하며 두반극근과 두판상근을 관통하며 짧은 거리를 주행하고 그 위에 가로놓인 승모근도 관통한다(62). C4~C8에 경추 배측지의 내측 분지들은 세 번째 후두신경 밑에서 시작해 잇따라 승모근을 관통한다(20). 승모근으로 가는 도중에 척수부신경은 SCM 때문에 갇히게 될 수 있다. 근육성 사경(myogenic torticollis)으로 인해 발생한 SCM의 구축은 같은 쪽 승모근의 불완전 마비를 일으킬 수 있다(16, p. 210).

대후두직근, 하두사근, 반극근, 두판상근, 그리고 승모근은 흔하게 발통점이 유발되는 근육들이며(16) FHP환자에서 과긴장 된다. 앞서 말한 잠재적인 포착들은 한번 활성화되면 통각을 일으키고 통증-경련회로를 합성시킨다.

추골동맥은 두통의 잠재적인 원인이며 무시해서는 안된다(63). 제 1 경추신경 배측지는 아래로는 환추의 후궁, 위로는 척추동맥의 세 번째 부위 사이에 위치하며(62), 척추동맥의 감각지배에 기여한다(63). C0~C1공간에 있는 위치와 감각지배에 따라 척추동맥에 어떠한 압박, 팽창, 혹은 염증이 가해지면 C1 배측지를 악화시킬 수 있다(그림 7.12). Kerr(64)는 후두개와 수술 과정 중에 C1의 감각 신경세근을 자극해 안구통, 전두통, 그리고 두정통을

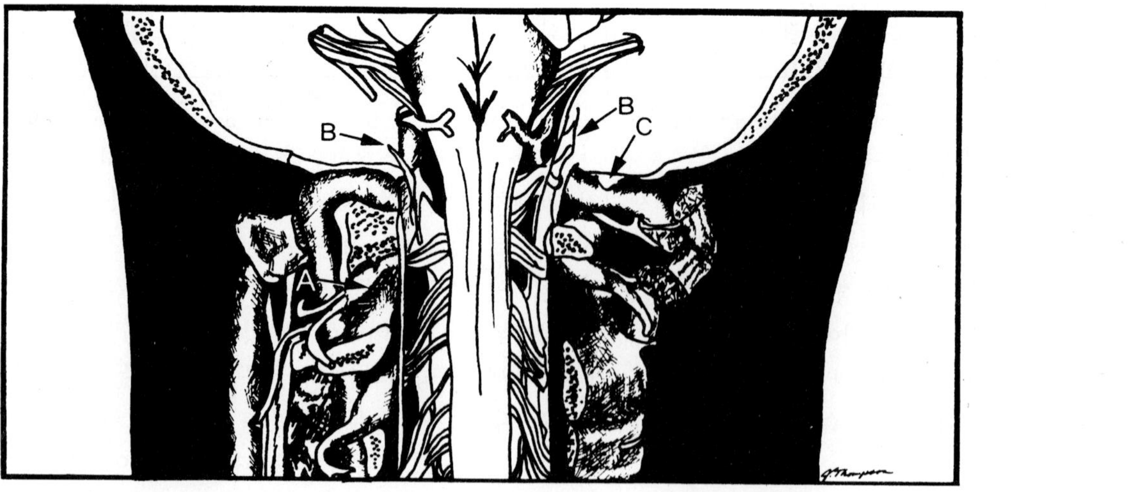

그림 7.12 A. 두 번째 경추신경근(greater occipital n.)의 직경은 3mm까지 될 수 있고(60), 이는 상부경추의 보상성 신전의 경우에 생리적 운동을 어렵게 한다. 만성적 FHP에 있어서 대후두신경의 악화는 흔한 현상이다. 더 두껍고 강한 상치상인대는 경막에 정지하고 대후두공을 향해 머리쪽으로 이어진다(B). C1의 배측지와 척추동맥(C)의 가까운 관계를 참고. C0–C1의 공간의 대한 수용성을 살필 때 추골정맥이 동맥과 C1의 배측지를 동반한다는 것을 기억해야 한다.

유발하였다.

FHP는 삼차경추신경 복합체(trigeminocervical complex)와 척추동맥에 압력을 증가시킨다. FHP 환자는 전형적으로 자동차 혹은 운동과 관련된 편타손상과 같은 외상병력을 가지고 있다. 이러한 경우들로부터 일어나는 염증성 변화와 관절염성 변화들은 공간을 차지할 수 있다. 즉, FHP와 C0~C1간의 줄어든 공간이 결합하면 척추동맥에 영구적인 악화가 있을 수 있다. 임상적으로 4mm 이하의 후두, 환추, 그리고 축추가 측정되는 환자들은 상부경추신전과 현기증을 동반하는 경우가 많다.

C2~C3 면관절은 두통의 원인으로 흔히 언급된다(63, 65~68). 상부경추의 이행부로서 이 관절은 상해에 특히 취약하다(63). C2~C3 level은 두통환자 중 높은 비율의 경직현상(67)과 단단한 골증식체를 보여주며 퇴행성 관절염 현상이 흔히 관찰된다(65). FHP를 동반하는 이러한 스트레스들은 이 위치에서 기능장애를 유발시키거나 영구화할 수 있어서 삼차경추신경 복합체에 유해입력의 원인을 제공한다.

위에서 언급되었듯이 FHP는 상부경추와 하부경추 레벨의 구심성 신경계에 통각의 근원을 다수 제공할 수 있다. 두개안면통의 중요성은 C1~C3혹은 C4의 신경근과 삼차신경핵과의 소통이다(12, 23, 35, 63, 69~72). 상부경추신경은 제 7, 9, 10, 11,그리고 12번 뇌신경(35)과, 그리고 상 · 교감신경절(2)을 통한 3, 4, 6번 뇌신경과도 관계있다. 긴장목반사(TNR)와 전정척동반사를 통한 7번 뇌신경사이에는 연관성이 있다(11).

FHP와 하악후퇴

(Forward Head Posture and Mandibular Retraction)

불량자세로 머리가 앞으로 이동할수록 상하 설골근들의 기시와 정지부 사이 거리가 늘어난다. 머리가 전방이동하면 눈, 귀 그리고 저작면을 보존하기 위해 즉각적으로 두개골의 후방회전을 일으키고 이 현상은 하악골 하부근육을 더 긴장하게 만든다. 이 긴장을 Rocobado(73)는 가벼운 수동적(light passive) 혹은 가벼운 탄력적 힘(light elastic force)이라 부르며, 이는 하악골의 하강과 후퇴를 일으킬 것이다(12, 22, 23, 69).

상부경추의 신전인 두개골의 후방회전은 측두근, 교근, 그리고 전이복근에 근육 활성도를 증가시키는 것으로 알려져 있다(12). 하악 거상근의 증가된 활성도는 하악골 하방조직과 하악골후퇴 시 협동작용하는 힘에 반대되는 힘을 생성한다. 이로 인하여 경추 굴곡근의 긴장이 증가하고 이는 경추의 만곡이 감소되는 현상을 유발할 것이다.

설골은 경추전만의 감소 혹은 FHP(69) 의 증가에 맞춰 비례적으로 위쪽으로 재배치된다. 높아진 설골과 후퇴된 하악골은 TMJ의 후방부 관절 내 압력(close packed position)을 증가시킨다. 이러한 하악후퇴는 원판 후조직을 자주 침해한다. 원판후 조직(retrodisc tissue)은 혈관과 신경지배가 풍부한 디스크 뒤쪽의 조직이다(74).

FHP 때문에 생긴 TMJ의 close packed position은 비생리적이며 원판후 조직에 미세외상을 유발할 수 있다. 이는 후방 인대조직을 손상시켜 원판이 전방으로 움직일 때 생리적인 견인효과를 늦춘다. 윤활조직은 염증을 일으킬 수 있으며 이는 관절의 윤활을 줄이고 미소혈관은 출혈과 유착이 발생할 위험성이 높아진다. 원판후 조직이 많이 자극받기 때문에 악관절통이 나타날 수 있다.

FHP에서 하악후퇴(mandibular retraction)가 되면 외측익돌근이 긴장성 스트레스를 받는다. 이로 인해 혈액이 외측익돌근의 하두를 지나 과두의 골수에 공급될 때 동맥혈액 공급 말단부위에 견인이나 비틀림을 일으킬 수 있다는 가설이 세워졌다. 이것이 무혈관 괴사를 유발시킬 수 있다.

최적의 교합은 몇 가지 조건을 전제로 한다(74). 이와 연관된 사항들은 아래와 같다:

1. 측방에서 편향되는 접촉이 있으면 안 된다. (예) 생리적인 중심위로부터 접촉 후 활주(hit and slide)는 하악을 외측방향으로 편향시킨다.
2. 치아의 장축으로 힘이 가해져야하고 이는 모든 힘이 치아의 장축과 일렬이 되어야 한다는 것을 의미한다.
3. 수직고경은 하악의 생리적 안정위와 균형을 맞추어 TMJ와 자유공극이 손상받지 않아야 한다.
4. 중심교합은 생리적 중심위와 일치해야 한다.

Mohl(22)는 머리위치가 변형되면 곧게 선 자세와 비교했을 때 치아접촉이 다르다는 것을 증명하여 Schwarz와 Posselt의 주장을 뒷받침하였다. 머리를 굴곡시켜서 치아를 가볍게 물면 최초의 접촉은 절치에서, 머리를 신전시켜서 치아를 물면 구치가 접촉한다. 이는 변형된 머리 자세가 폐구궤적(closing trajectory)을 바꾼다는 것을 의미하는 것이다.

이미 언급한 대로 FHP는 하악을 후방으로 위치시킨다. 이 위치에서 교합접촉 양상은 최후방 구치부에 더 강한 접촉으로 바뀔 것이다(23). (이러한) 교합간섭이 있으면 치주인대의 기계수용체가 작동하게 되고, 이는 삼차신경의 운동뉴런 활성을 증가시키고 이 악물기를 증진 시킨다(69).

보통 똑바로 선 자세에서 근육들이 이완되어 있을 때는(76) 상하 치아간에 교합접촉은 없고 2~3mm의 자유공극이 존재한다(12, 47). 안정 시, 수직고경이 줄어들고(FHP에서 임상적으로 관찰된 바처럼) 자유공극이 침해되면 치아는 접촉될 수 있으며 이는 안정위를 중단시키고 저작근들에게 긴장을 주고 치아와 지지구조물에 스트레스를 가한다(76).

하악후퇴, "중심위의 상실", 그리고 변화된 폐구로는 FHP와 연관이 있기 때문에 중심교합을 찾는데 hit-and-slide 메카니즘이 흔히 적용된다. 조기접촉 후 활주(hit-and-slide)는 부정교합으로 간주되는데 하악의 불량위치와 근육 불균형을 동반한다(44). 그러므로 FHP와 함께 일어나는 머리위치의 변화는 하악의 안정위에 영향 줄 뿐만 아니라, 교두감합할 때 폐구 습관 패턴을 바꿀 수도 있다.

중심교합에서의 조기접촉 후 활주는 치주인대와 TMJ의 고유감각기에 의해 감지된다. 인체는 자가 수정과, 자기 유지가 가능하고, 특정한 상황에 적응하기 때문에 치아의 조기접촉을 피하기 위해 신경근육학적 변형이 있을 것이다(44). 폐구회로에서 이러한 신경근 변형들은 "과다활동"이라는 부가적인 근육활동 비용을 지불한다.

씹고, 말하고, 사랑하고, 하품하고, 코 골기 등의 움직임이 있을 때 TMJ가 매일 1,500~2,000번 열리고 닫히고, 또 다시 연하로 1,500~2,000번 열리고 닫힌다는 사실을 인식하면 이 추가적인 근육활동의 중요성을 알 수 있다(44). 상승된 신경근 활성은 흔히 임상적으로 구강악계 근육의 촉진에 과민 반응을 보이고 발통점 발생에도 기여한다. 이는 삼차경추신경핵에 유해적 구심성 자극을 추가시키고 FHP syndrome으로 이미 제공된 통각과 상승작용을 한다.

교근은 교합부조화에 따른 발통점을 흔하게 발생시키는데 교근과 하악골 사이에 올라오는 상악정맥을 꽉 조일 수가 있다(16, pp. 219~235). 이는 안와하 피하조직의 정맥혈류를 제한해 동측의 눈 밑이 부어오르고 눈꺼풀틈새를 좁아지게 한다.

(자세성 스트레스를 통해) 교합 부조화가 있으면 중심교합을 이루기 위해 외측익돌근은 활동성 발통점을 만들 수 있다(16, pp. 260~272). 이 근육은 하악의 전방돌출에 중요한 역할을 한다. FHP 환자의 하악후퇴 위치에서 중심교합을 이루기 위해서는 외측익돌근이 지속적으로 하악을 전방으로 끌어내야 하는데 이러한 과활성 상태는 이 근육의 비대를 일으킬 수 있다. Magan (77)은 외측익돌근의 비대와 연관 지어 상두와 하두 사이를 지나는 장협신경(long buccal nerve)의 '갇힘'에 대해 언급하였다. 이러한 갇힘(포착)이 있을 때 협근의 앞부분과 그 내면의 점막이 무감각해진다.

구강하악계가 FHP 증후군의 보상작용을 하기 위한 부담으로 피로해지면 발통점의 활성화, 허혈, 그리고 섬유성 증식이 점차 현저한 통증의 근원이 된다. 교합의 잠재기억의 교정에 관여하는 근육들이 더 이상의 부담을 견뎌내지 못할 때 후두하근육들의 비기능적인 동원이 일어날 수 있다. 이는 연설이나 대화, 씹는 동작 중 머리를 흔드는 현상으로 확인될 수 있다. 이 기능장애를 가진 환자들은(악어처럼) 머리를 끄덕거리며 식사한다. 이 비기능적인 보상기전은 경추에 있는 머리의 굴곡 때문에 일어나는 것으로 보인다. 하악후퇴 위치에서 필요한 것처럼 이는 교합접촉을 근심으로 이동시킨다. 이 현상은 이미 수축되고 혹사당한 후두하근육들에 상당한 부담을 분명히 줄 것이다. Travell과 Simons(16)는 이러한 근육들을 "headache ghosts"라고 불렀는데, 이는 다음에 어떤 일이 일어날지 잘 묘사한다!

FHP와 혀의 위치(*Forward Head Posture and Tongue Position*)

두개골 후방회전과 동반되는 FHP는 경상돌기의 전방이동, 하악 후퇴, 그리고 설골의 거상을 유발시킨다. 설골하부근육의 약화와 혀의 새총같은 긴장성(sling-like tension)의 상대적 감소 현상이 있다(69). 혀의 안정 휴식 위치는 입안에서 정상위치에 비해 상대적으로 아래로 이동할 때 영향을 받는다(23~45). 이는 혀를 내밀면서 삼키는 습관을 만들 수 있다(45~69).

Bratzlausky와 Vander Eecken(78)은 머리의 수동적 그리고 능동적 굴곡 시, 이설근의 근전도 활동이 늘어난다는 것을 발견했다. 그들은 목과 미로수용기(labyrinthine receptors) 둘 다 폐에 자유로운 공기통로를 유지하기 위한 자세에 가담하고 있다고 결론 내렸다. 두개골 후방회전

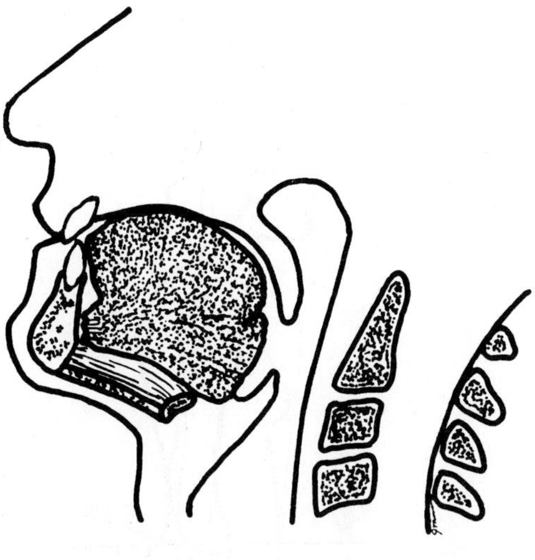

그림 7.13 정상 혀 위치에서는 치아에 힘의 균형이 맞춰진다. 구륜근, 협근, 그리고 상인두수축근(constrictor pharyngis superior)으로 구성된 근육관계는 치아의 협면에서 내측으로 압력을 가하는 반면에, 혀는 내측에서 외측으로 힘을 제공해 정상적인 치아 장축관계가 되도록 한다. 정상 혀 위치에서 기본적인 호흡은 코를 통해 이뤄진다.

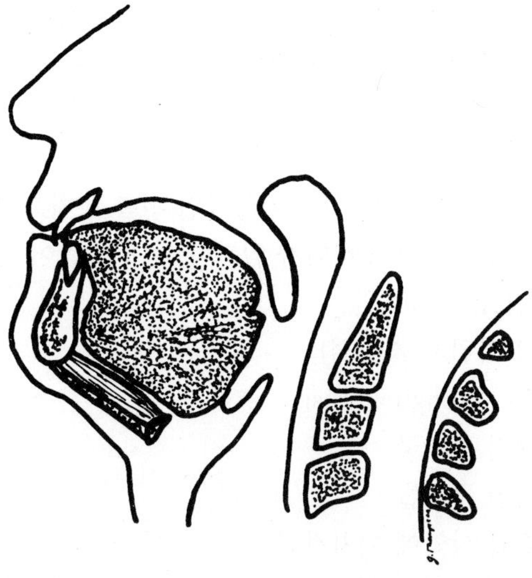

그림 7.14 변화된 혀의 위치는 입으로 호흡 하는 사람들과 FHP 환자들에게서 공통적으로 발견할 수 있다. 혀를 내밀며 삼키는 행위가 가해지면 혀를 밀 때의 가중된 압력이 절치를 입술 쪽으로 전위시킬 수 있다. 입으로 숨 쉬는 사람들에게 있어서 혀의 위치가 낮아지는 것(저위 설)은 구강으로 통과하는 공기량을 증가시키기 위한 보상기전이다. 어린이들 중 입으로 숨 쉬는 아이들은 FHP가 자주 발생 한다.

과 이설근의 활동이 증가되면 구치부의 교두감합의 증가(69)를 동반한 혀를 내밀면서 삼키는 습관을 일으킬 수 있다(그림 7.13~7.14).

몇몇 개인들에게는 작게는 0.5g 정도의 일과성 힘이 치아를 이동시킬 수 있다는 것을 고려할 때(44), 혀가 치아 교합을 변형시킬 수 있다는 것은 명확해진다. 삼키는 동작을 할 때마다 혀가 지속적으로 상악 중절치를 밀면 치조골의 리모델링이 일어나고 절치는 입술쪽으로 전위된다(44). 혀 내밀기에 관한 참고자료로 Walther(44, p.457)는 Angle class I, II, 혹은 III malocclusion이 일어날 수 있고, 혀 내밀기로 인해 교두감합이 부족할 것이며 치아 맹출을 실패하게 할 것이라고 말했다.

Zohn(45)에 의하면 횡경막 호흡과 같이 정상적 호흡 패턴이 상실되면서 많은 환자들이 입으로 호흡하는 습관을 갖게 된다. 이 현상은 사각근과 SCM이 호흡보조근육들이기 때문에 FHP를 악화시킨다. 구개에 밀착하는 혀는 횡경막 호흡을 가능하게 하고 이는 산소 흡입량, 정맥혈류증가, 그리고 림프액순환을 증가시킨다. 이는 혈액의 산도를 정상화한다. (혈액의 산도는 정상에서 벗어나는 경우 통증을 악화시킨다)(45).

구호흡과 FHP *(Mouth Breathing and Forward Head Posture)*

구호흡증후군(mouth breathing syndrome)이란 코가 아닌 입으로 습관적으로 호흡을 하는 패턴을 말한다(73, p. 66~67). 어떤 개인이 만성 구호흡 환자라면 전체 시스템에 영향을 끼칠 것이다. “Forward Head Posture and Tongue Position”에서 묘사되었듯이 구호흡은 FHP로 인해 발생할 수 있으며 비호흡 기능장애를 동반한다. 정상인은 입을 다문 채 아무런 긴장이 없이 비강으로 숨을 쉬며 이때 입은 이차적인 흡기기관의 역할만 한다.

코로 호흡하기 어려운 비호흡 폐쇄(nasorespiratory obstruction)는 여러 가지의 원인으로 발생할 수 있는데, 그 중에는 알러지 비염처럼 일과성이면서도 조종하기 힘든 것이 있다. 더 구조적인 형태의 폐쇄가 있을 수 있는데, 이는 아데노이드 조직, 편도, 그리고 하비갑개의 확대 등이 있다. 콧구멍이 좁아져 있거나 비중격의 편위는 적절한 비호흡을 제한할 수 있다(79). Walther(44, pp. 450~451)는 구호흡자의 85%는 어느 정도 코막힘(비폐색, nasal obstruction)으로 인해 고통받고 5살과 15살 사이의 아이들의 20%는 습관적 구호흡자라고 말한 Sood와 Verma를 인용한다.

비폐색증후군에 관해서 Lawrence와 Samson(79)는 치료받은 환자와 치료받지 않은 환자를 모두 관찰한 Rickett

의 연구 결과를 참고한다. 그는 이러한 환자들에게서 아래의 공통적인 특징들을 발견했다:

- 유치열의 일측 혹은 양측성 교차교합
- 하악골 변형이 함께 있는 기능적인 편측 교차교합
- 아데노이드나 편도 비대가 있거나 과거 병력이 있다
- 개교합(open bite)
- 낮아진 혀위치(저위설)
- 혀 내밀기(tongue thrust)
- 협소해진 상악궁
- 만성적인 구호흡
- 악관절과 상악에 이차적인 문제
- 전방 하악편향이 함께 나타나는 양측교차교합이 있는 pseudo class I 상태
- 경추가 뒤로 기울어진 머리
- 좁아진 비강
- 하악각의 열림

이 관찰들 중에 흥미로운 것은 FHP와 두개안면통에 직접 연관 있는 5, 6, 8~11번 사항들이다.

Rocobado와 Iglarsh(73)가 설명했듯이 구호흡증후는 척추만곡과 두개안면구조에 영향을 준다. 그는 이러한 경우에 호흡 보조근들이 과활성 되며 전형적으로 전방으로 나간 어깨, 함몰된 흉골, 그리고 가슴상부의 비정상적인 발달 등의 패턴을 만든다고 언급하였다. 이는 횡경막의 줄어든 활동(45~73)과 요추전만의 증가를 가져오는 복부근육들의 긴장저하(73, 80)로 인해 영구화된다. 이러한 기능장애양상과 Ricketts(81)의 여러 관찰결과는 비정상적인 호흡패턴에 대한 인체의 연쇄반응을 구성한다(그림 7.15).

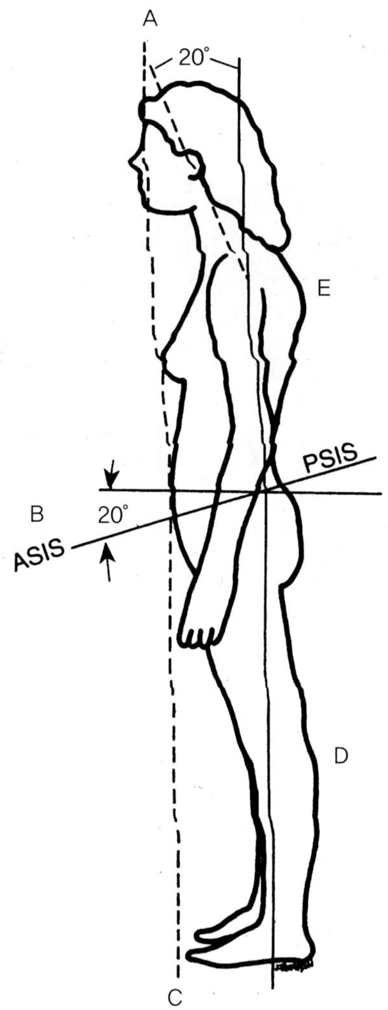

그림 7.15 입으로 호흡하는 사람의 흔한 자세. A, 환자마다 조금 다르지만 머리 전위 20°, B, 20° 골반 전방경사, 후상장골극(PSIS)에 대하여 계산된 전상장골극(ASIS). 환자마다 골반경사가 다르지만 머리전위 각은 주로 비례적이다. C, 해부학적 중립 자세에서의 신전된 관상면은 관골궁-흉골 부정배열의 수직배열로 나타낼 수 있다. D, 과신전된 무릎은 머리전위와 전방경사된 골반에서 흔히 관찰된다. E, 함몰된 흉골은 라운드숄더를 동반한다.

호흡에 있어서 가장 중요한 잘못은 정상적인 횡격막 기능을 할 수 있게 흉곽을 수평면에서 넓히지 않고, 경부의 호흡보조근들을 통해 흉곽을 들어올리는 것이다. Lewit(80)에 의하면, 이는 환기를 고려했을 때 비효율적일 뿐만 아니라 경부근육과 경추에 과도한 스트레스를 주어 재발성경추증후군(recurrent cervical syndromes)를 일으킨다. FHP로 인한 불균형으로 인해 호흡 보조근들에 있을 자세적인 스트레스를 고려했을 때, 두개안면통의 몇 가지 기전에 관해 추측할 수 있다.

경추 기원의 두통에 관해서 Lewit(82)는 근육불균형, 경련, 잘못된 호흡, 그리고 분절병소를 가장 중요한 것으로 꼽는다. Lewit은 대부분의 편두통 환자의 경우(아이들을 포함해서), 잘못된 호흡을 포함한 운동기능의 문제를 발견했다. 22 증례의 편두통에 관한 다른 연구에서도 Lewit은 3 증례를 제외한 나머지에서 경추운동제한과 비정상적인 호흡패턴을 발견했다(82).

FHP가 증후군인 것은 분명하다. 삼차 · 경추신경 복합체의 방대한 신경학적 네트워크는 관련없어 보이는 많은 증상들과 연관되어 있는 듯이 보인다. 직업적, 혹은 정서적인 스트레스, 부정교합, 호흡장애, 시각부전 등등 때문으로 시작되었는지는 모르지만, 이를 회복시키기 위해서

는 열린 마음과 여러 전문분야에 걸친 접근이 필요하다.

상부경추의 불완전탈구와 자세적 기능장애

(Upper Cervical Subluxation and Postural Dysfunction)

상부경추는 두개와 밀접한 관계를 유지할 뿐만 아니라 그 밑에 있는 구조물(전신)에도 막대한 영향력을 미친다. 앞서 말한 것처럼 눈, 귀 그리고 교합면이 서로 평행을 유지하는 것은 매우 중요한 일이다. 상부경추가 불완전탈구 되면 그 하부의 전신이 적응을 해야 할 것이다. 그리고 이 둘(상부경추를 기준으로 위의 머리와 하부의 전신) 사이에서는 "머리가 항상 이긴다."

그림 7.9A에서 묘사되었듯이 정상적인 자세에서 귀(반고리관)와 눈은 수평을 유지하고 안정 상태에서(83) 어깨와 평행을 이룬다. 바로 누운 자세일 때 척수의 중력하중은 약 30lb/inch²인 반면에, 서있는 기립상태에서는 190~300lb/inch²(84)이다. 수직축에 정렬된 척추는 정상적인 움직임을 보이는 반면에 수직축에서 운동중심이 이탈된 척추는 비정상적이거나 기이한 움직임을 보인다(85). 이를 염두에 두고 잘 알려진 물리법칙을 생각해보라: 물체에 힘이 가하면 병진운동뿐만 아니라 회전까지 가속이 전해진다. 물체는 자신의 중력중심을 축으로 자체적으로 회전한다(86). 이것은 영향받은 척추가 회전으로 인해 정상적인 자세에서 벗어나게 될 때 적용된다(86). 후자는 잘못 정렬된 혹은 불완전탈구된 척추이다(85)(그림 7.16, A~D).

중추신경계에 대한 이 효과를 통해 C1의 불완전탈구는 골반대(pelvic girdle)의 부정렬, 단족, 척추 불균형, 신체 무게중심의 변위 그리고 "자세장애"를 포함한 몸의 변형을 가져올 수 있다(86). 이 현상은 "atlas subluxation complex"(ASC)(86)로 명명되어졌다. 환추와 축추는 전체 척추에서 서로 맞물리는 골 관절면이 없고 근육과 인대의 부착이 적은(87) 유일한 두 척추이기 때문에 진성 서블럭세이션에 가장 취약하다. ASC는 그 어떤 곳의 불완전탈구보다 인체에 더 파급력 있는 효과를 일으킨다(87). 임상적으로 ASC는 두개안면통과 자세장애의 많은 부분과 연관이 있을 수 있다.

ASC의 영향력은 주로 아래의 현상으로부터 온다고 한다: a)기계수용체와 상부경추의 통각수용기의 영향 b) 치상인대로 인한 척수의 견인과 c) 안정을 유지하기 위한 머리와 골반의 무게중심의 보상성 이동. 이들은 간단하게, 그리고 개별적으로 다뤄질 것이다.

기계수용체와 통각수용기의 상부경추에 대한 영향

(Upper Cervical Influence of Mechanoreceptors and Nociceptors)

환추 어져스트먼트는 관절의 기계수용체를 통해 신경계 전체에 영향을 준다는 많은 사실적 증거가 있다(88); 불완전탈구는 이와 유사한 메카니즘을 통해 반대의 결과를 낼 수 있다. Type I, II, IV joint capsules는 그것들의 긴장성, 위상적 그리고 통각신경(순서대로 13, 14, 28, 54)으로 잘 알려져 있고, 특히 types I과 II는 자세감각에 중요하게 관여를 한다(54).

Type I 긴장성 기계수용체(tonic mechanoreceptors)는 관절낭에 부착된 근육의 긴장도 그리고 관절낭 내 압력의 결과로서 안정 시 초당 10~20 임펄스 방전 주파수를 유지한다(54). 그것들은 주로 섬유성 관절낭의 표층에 위치해 있고 관절운동 과정 중 스트레스의 변화를 겪는 관절낭의 부분들에 더 많다(54).

C0~C1과 C1~C2의 복잡한 메카니즘 때문에 환추나 축추의 불완전탈구는 연동운동성(28, 83, 90)(그림 7.16, A~D)를 통해 머리자세를 변화시킬 것이다. Grice(90)는 Dankemeyer와 Rothmeier를 언급하며 그들의 초기연구에서 환-축관절에서 치상돌기 공간의 비대칭(asymmetrical atlas-axix interodontoid space)은 머리의 비정상적인 외측변위와 연관이 있다고 했다. Dvorak과 Dvorak는 두개골의 편측굴곡은 동측 환추의 외측변위로 인해 축추의 회전이 동측에서 함께 연동된다는 것을 시연하였다(28).

National Upper Cervical Chiropractic Association 연구자문위원회의 D. Seemann은 후두의 관절융기에 있는 C1의 움직임이 중추신경계에 심각한 손상의 원인이라고 한다. 측방으로 변위된 C1은 신전근 꼬리쪽 말단 부위에 뇌줄기에 있는 망상체의 억제효과를 상실시키는 원인이 된다(86). 잠재적인 불완전탈구 패턴의 예가 하나밖에 없지만 위원회는 4가지의 기본 불완전탈구 종류(그림 7.16, A~D)와 약 10,000가지의 변종을 장기간의 x-ray연구를 통해 분류했다(K. Seemann, personal communication, 1991).

불완전탈구된 관절부위들은 해부학적인 중립위치에서 벗어난 것임으로 type I과 관절 수용체를 자극할 것이다. 고유감각 기관에 가해지는 모든 자극은 반사작용으로 신경흥분 발사비율과 알파 운동뉴런 동원작용을 변형시킬 것이고 새로운 근긴장 곡선(length tension curve)의 선택을 강요할 것이다(91). 근육긴장도의 변형은 생체역학의 이상 혹은 병적 생체역학을 유발시키는 초기 원인이다

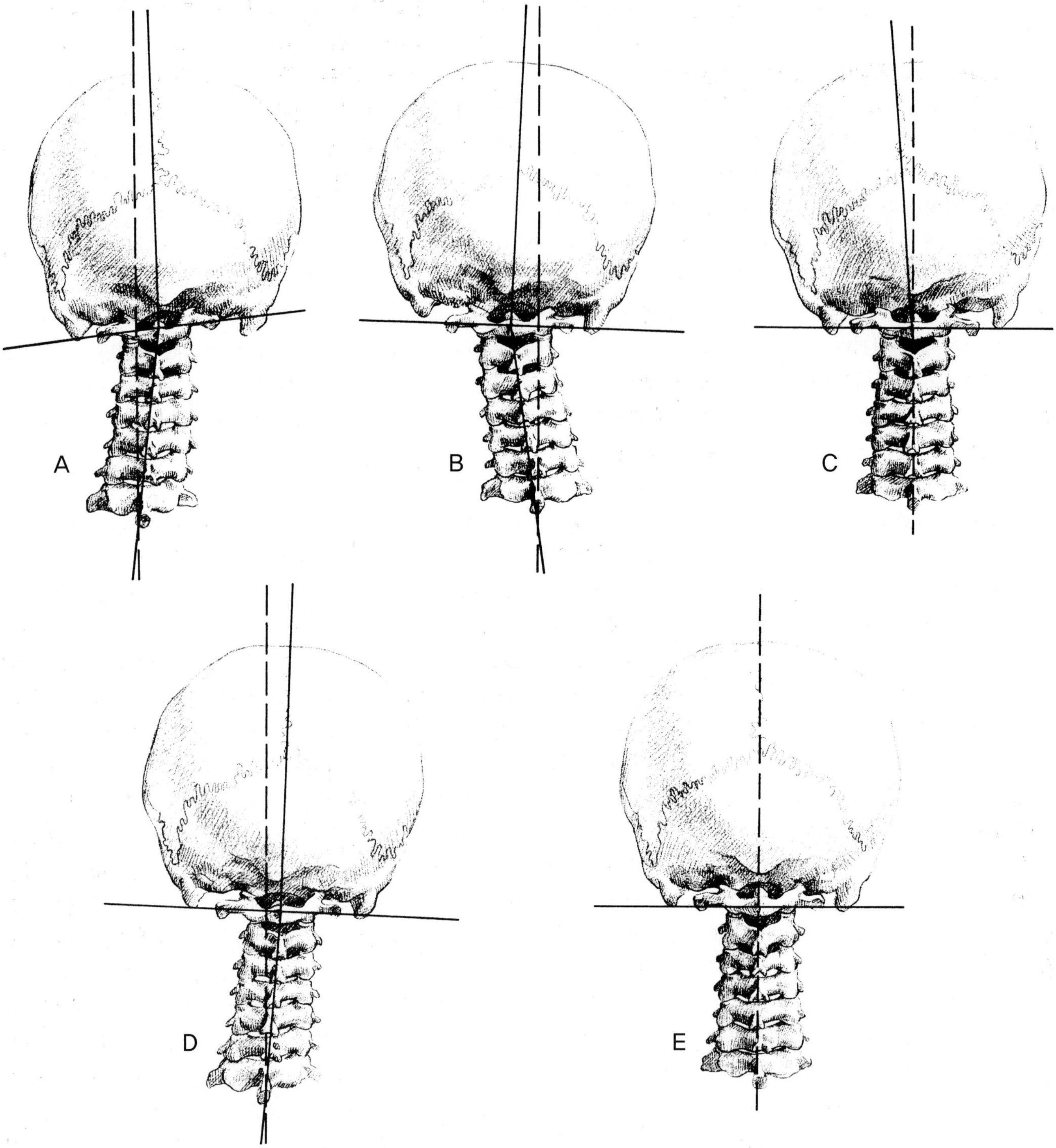

그림 7.16 National Upper Cervical Chiropractic Association에 의하면, 상부경추의 불완전탈구는 4가지의 기본 카테고리로 분류되고(**A–D**), 10,000가지 이상의 변형이 있다. **E**. 정상적인 배열. 이러한 불완전탈구 패턴들은 여러 가지 보상성 자세를 만들 수 있고, 많은 경우 척추전체에 영향을 준다 (K. Sheppard, DC.제공).

(90). 또한 근육긴장은 불완전탈구와 면관절 불완전탈구 정도에도 영향을 끼칠 것이다(92). 임상적으로 근긴장도의 변형은(주로 과긴장에서), ASC와 FHP와 명백하게 연관될 수 있고 활동적인 발통점도 예상할 수 있다. 이는 다시 상대적인 허혈과 함께 통증-경련회로를 생성하는 여러 개의 메카니즘으로 이어지고 두개안면부에 통증을 전이시킬 가능성이 있다.

Type IV 통각수용기 시스템은 비정상적인 목 자세(13)가 발생하면서 이를 구성하는 신경섬유들을 담고 있는 관절낭에 높은 기계적 스트레스 생성으로 인해 탈분극되면서 활성화된다. 경추관절의 Type IV 수용체 시스템의 구심성 섬유는 목과 팔다리 근육의 운동단위에 강력한 반사성 효과를 행사한다. 이는 임상적으로 흔히 볼 수 있는 머리와 목 자세의 변형을 유발시키며 경추관절로 인해 발생하는 통증과 관련 있는 보행을 초래한다(13). 이러한 발견들은 경추성 두통에 관한 최근 모델과도 일관성이 있다.

1940년에 Bertrand De Jarnette(93)는 후두 · 환추관절융기를 언급하며 척추근육을 자극하는 요소가 있으면, 척추 마지막 관절부분을 그 어떠한 부분보다 더 강력한 힘으로 공격한다고 하였다. 이러한 경우가 일어날 때 관절융기는 밀착되고 뇌의 윌리스 환(circle of Willis)을 구성하는 동맥을 압박한다고 이론화했다. 척수는 충혈 되고 척수의 막에도 부종현상이 발생하며 환추 주변에 척수압력이 증가된다. 이러한 현상이 일어나면 뇌척수액 순환은 지연되고, 정상적인 척수의 생리는 병리적 현상으로 변화되며 하부에 있는 모든 조직은(결국 전신이), 가장 약한 것부터 강한 정도까지, 고통받게 된다(93).

경부의 교감신경절들은 척추와 전경근에 근접해 있다. 상경신경절은 앞쪽으로는 내경동맥과 경동맥초, 그리고 뒤쪽으로는 두장근 사이에 끼어 있다. 상경신경절이 C1, C2, 그리고 C3 앞쪽에 위치해 있어서 고착 또는 기계적 변형(염전적 과운동성, torsional hypermobility)은 구축반응을 일으킬 수 있고 신경절에 압박을 줄 수 있다(87). 환추의 변위는 양측 혹은 편측에 부종과 근육의 비대를 초래해 일측 혹은 양측으로 상경신경절에 압력을 가할 수 있다(87).

상 · 경교감신경절은(Superior cervical sympathetic ganglion)은 T1~T4의 신경근의 교감신경줄기를 통해 신경절이전섬유(preganglion)를 공급받는다. 교감신경섬유는 신경절에서 나오며 C1-C4 신경근(47, p. 343) 에 공급되고, 이는 교통지, 내장지, 혈관지, 근육지, 골지와 관절지에 공급한다. 이것은(상 · 경교감신경절) 최소한 4가지의 뇌신경 혹은 그것들의 분지. 척추동맥총, 그리고 가끔은 횡격막신경과도 소통한다(94). 이 신경절은 경동맥총을 형성하고 이를 통해 눈에 도달하며 홍채, 모양체근, 그리고 몇몇의 안구외 구조물(2, 49, p. 732)의 방사섬유에 교감신경섬유를 제공한다. 이 신경이 도달하는 또 다른 구조물들로는 접형구개신경절과 코와 인두(2)의 점막이 있다. 더 나아가 미로동맥과 후이개동맥(47, p. 343)의 경유돌분지를 통해 귀의 전정과 와우부분에도 도달한다.

뇌 내부와 표면의 동맥들은 상 · 경신경절로부터 올라온 교감신경섬유가 지배한다는 것은 25년 전에도 알려진 사실이었다. Vernon(95)는 고양이의 경부의 교감신경줄기를 자극함으로써 연구한 Kobayashi 등을 언급해 50 ㎛ 지름의 혈관보다 작은 것들이 대뇌피질 혈액공급에 책임이 있다는 것을 말했다. 이 연구 결과와 더불어 Vernon(95)이 언급한 다른 연구들도 ASC를 통해 상교감신경절의 악화는 경추성 두통에 기여한다는 것을 뒷받침한다.

환축 · 후두관절과 망상체의 해부학 교과서적 묘사의 유사성으로 상부경추 전문 카이로프랙터들은 뇌간부근에 직접적인 불완전탈구로 인한 여러 가지의 기계적인 변형을 살폈다(87.88). 상부망상체의 정상적 흥분성은 항중력근의 근긴장도를 유지하기 위해 필요한 내제적 흥분근육의 대부분을 공급해, 우리 몸이 중력에 대항하는 힘의 기반이 된다(96).

사지동물의 자세에서 직립 보행자세로의 진화 과정에서 내이의 미로 속과 그리고 경추관절에 위치한 기계수용체의 상대적인 지각과 반사인성 중요성의 변화가 있었으며, 후자가 선호되었다(14). 기계수용체의 구심성 입력은 가장 빠른 속도로 신경섬유를 따라 전달되며 하락조절의 변조를 위해 망상체에 일차적인 감각경험을 줄 것이다(88). 하락조절은 동측 또는 반대측 협동근과 길항근들의 억제와 촉진을 통한 자세의 직접적인 규제를 포함한다(88).

이는 머리와 목의 이상 자세를 만드는 환-축-후두 복합체의 어느 불완전탈구라도 잘 살펴보아야 하는 이유가 되며, 망상활성계(reticular activating system)로부터 적절한 반응을 요할 것이다. Seemann(86)는 후두의 관절융기에 있는 C1이 외측 불완전탈구되면, 신전근의 꼬리쪽 말단 부위에 있는 뇌 망상체의 억제영향을 잃게 한다고 하였다. 이러한 불완전탈구는 경추와 후두에 정지하는 경장늑근과 최장근의 과긴장을 가속시킬 수 있다. 이는 경추의 생체역학을 방해할 수 있을 뿐만 아니라, 두최장근으로부터의 골막성 견인으로 인하여 긴장성 두통을 유발할 수 있다.

C2의 복측지를 압박하는 환-축관절의 외측 불완전탈구의 존재는 *cervicolingual syndrome*이나 *neck-tongue syndrome*(68, 97, 98)의 발생원으로 알려져 있다. 이 증후와 함께 나타나는 증상으로는 혀의 반부전마비(hemiparesis), 후두골 압박, 후두부의 작열감, 따끔따끔 쑤시는 통증과 함께 귀를 향해 방사하는 급성 단기 후두통, 후두-안와 주위 통증전도의 가능성, 타액과다증, 말더듬증, 그리고 팔과 손의 증상들을 포함한다. 경추의 자세감각 부족으로 인한 머리의 불안정성도 보고되었다(68, 97, 98). 상경교감신경절을 통한 상경신경과 미주신경, 부신경, 그리고 설하신경의 연결은 경추가 이러한 증상들을 유발할 수 있다는 것을 보여주었다(68).

ASC와 연관 있는 잘못된 관절관계, 생체역학, 순환, 반사, 보상성 변화들은 삼차경추 구심성 신경과 경교감신경계에 들어가는 유해입력에 기여한다. 이는 앞에서 설명된 FHP 환자와 관련된 같은 메카니즘들로 두개안면통을 일으키거나 악화시킬 수 있다. 대부분의 경우, 머리와 목의 자세변형이 임상가에게 주의신호를 보내 상부경추의 철저한 평가를 하도록 할 것이다.

치상인대를 통한 척수의 견인
(Traction of Cord by Dentate Ligaments)

Grostic(99)은 치상인대로 인해 ASC가 척수의 외측 그리고 복외측로의 기능장애를 유발시킬 수 있다는 가설을 제시하였다. 치상인대는 연막의 연장선이며 콜라겐과 탄력섬유(100)로 구성되어 있다. 약 21개의 이 삼각형의 인대가 첫 번째는 대후두공에, 마지막은 T12~L1에 부착되어 있다. 이 인대는 전근과 후근 사이에서 척수를 따라 발생하고 거미막을 통과하여 척수신경근 사이에 있는 경막에 정지한다(101).

치상인대는 척수를 위한 중요한 고정역할을 하고 뇌척수액의 도움을 받아 갑작스러운 충격이나 변위로부터 척수를 보호한다(101). 상부경추부위의 치상인대는 미측의 인대보다 짧고, 굵고, 강하며 경막에 거의 직각으로 부착되어 있다(99). 그들의 방향성은 척수의 수직 움직임을 확인하도록 되어 있다(99).

척수의 경막은 대후두공의 주변과, 제 2, 제3번 경추 추체의 후면, 섬유조직으로 후종인대 특히, 척추강의 미측 말단쪽으로 부착되어있다. Gray's Anatomy(102)와는 상반되게 Grostic(99)은 시체부검연구를 통해 외측괴(lateral masses)와 환추의 후궁, 두 곳 모두에 강한 부착을 여러 번 확인할 수 있었다. Grostic의 발견의 중대성은 환추의 불완전탈구는 왜곡된 움직임의 힘을 경추부위의 강력한 치상인대를 통해 척수로 전달할 수 있다는 사실에 있다.

Breig(103)가 보여주었듯이 치상인대는 척수를 뒤틀리게 하고, 극단적인 굴곡이나 신전자세로 부하를 받을 때 말초혈관을 접히게 할 만큼 강하다. Grostic(99)은 523명의 환자를 대상으로 한 후향연구(retrospective study)에서 환추의 평균 측방 불완전탈구는 3°라는 것을 알아냈다. 이어서 그는 이 각도가 축추에 대한 환추 관절융기의 3mm 변위와 동일하다는 것을 계산해 냈다. 가장 넓은 지점에서 계산할 때, 평균적인 성인의 경추 척수의 지름은 12.1mm이다(70, p.267). 이는 평균적인 환추 불완전탈구는 치상인대의 융기를 통해 척수를 본래의 지름에서 24.8%까지 뒤틀리게 할 수 있다는 것을 나타낸다.

Kahn(104)은 치상인대가 단단하지는 않지만 치상인대와 그것들의 부착들이 비정상적인 스트레스에 오랫동안 노출되었을 때 힘과 크기가 증가할 수 있다고 제시한 해부학 교수인 Rollo McCotter를 언급한다. 그는 이런 종류의 인대의 변화는 정형외과적 상황에서 흔하다고 하였다. 아울러 이러한 치상인대의 비생리적인 비대는 비정상적 생역학적 조건하에서는 틀림없이 척수를 왜곡할 수 있는 가능성을 증가시킨다고 역설하였다.

Steele's law of thirds(28)에 의하면 평균 3 mm의 환추 불완전탈구는 척수에 필요한 정적인 혹은 역동적인 생리적 공간이 42% 왜곡된다는 것이다. 경추의 편측굴곡 상황에서, 상부경추의 연결운동은 C1의 동측 병진변위에서 C0와 C2는 반대측으로 회전되도록 유도한다. 이것은 서블럭세이션의 연결 그리고 편심운동 과정 중 C0, C1 그리고 C2는 척수에 스트레스를 줄 수 있다는 것이 확실해진다. 이 스트레스는 앞에서 묘사하고 그림 7.17에서 보여주었듯이 척추-경막-치상인대의 기계적인 연결로 인해 일어날 것이다.

이러한 조건에서 자세의 중요성은 척수로가 치상인대의 위치 때문에 스트레스를 받는 것을 고려하면 명확해진다. 그들은 복측과 배측의 척수소뇌로, 피질척수로, 그리고 척수시상로이다(그림 7.18). Breig(103)은 뇌, 척수, 그리

관상면의 뒷면

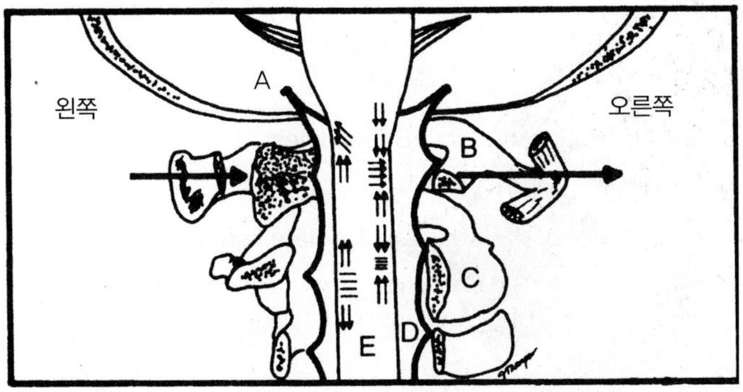

그림 7.17 환자가 두개경추를 우측으로 굴곡을 시도할 때 환추의 외측 불완전탈구에 의해 치상인대를 통해 척수(E)에 가해질 수 있는 스트레스에 대한 관찰. A, 오른쪽 측방굴곡이 일어날 때 척수에 견인력을 주는 상치상인대. B, 환추의 외측 불완전탈구로 인해 발생하는 두 번째 치상인대(우측)의 견인과 오른쪽 외측굴곡하는 동안 환추의 생리적인 운동. C, 축추의 오른쪽 회전 동반은 오른쪽 외측굴곡 운동과 동시에 일어나며 불완전탈구와 같이 편심운동을 통해 척수에 견인력을 가할 수 있다. D, C3 level의 치상인대. 서로의 반대방향을 가리키는 화살표들, 척수의 팽만, 서로를 향해 가리키는 화살표들, 척수의 압박.

고 신경근에 병적구조가 존재하거나 조직 안팎에 위치한 병소로 인한 긴장은 신경학적 징후와 증상들의 주요 원인이라고 기술하였다. 그는 또한 신경조직이 구부러지거나 늘려지거나 "앞서 설명된 바와 같이 traction-torsion 조건에 있을 때" 막의 분자들은 자신들의 오목한 부분보다 볼록한 부위에서 점점 더 멀어진다고 제시하였다. 이런 불균등한 분리는 삼투압투과의 차이를 낳고, 이는 이온의 이동에 대한 막의 저항을 유도하고, 그 결과로 축삭전위의 변형을 초래할 것이다.

척수소뇌로는 척수의 가장자리에 위치해 있고, 그 가까이에 외측 피질척수로와 외측 척수시상로(lateral corticopsinal and lateral spinothalamic tracts)가 있다. 치상인대 바로 가까이에 있는 이 tracts들이 견인된다면 가장 큰 유해자극이 될 가능성이 있다.

*복측과 배측의 척수소뇌로(ventral and dorsal spinocerebellar tracts)*는 다리와 몸통부위를 크게 보조하며 상지와 목을 위한 기능도 있다. 이 신경로는 근방추와 건방추로부터 관절위치, 촉각, 압력, 그리고 피부에서 온통증정보를 받아 전달한다(105).

*외측 피질척수로(lateral corticospinal tracts)*에는 주변에 흐르는 하지 섬유들과 더 깊이 있는 몸통과 팔에 있는 체성순서적 배열(somatotopic arrangement)이 있다. 대부분의 섬유질은 개재뉴런에 끝나는데 이는 전각세포(anterior horn cells)에 자발적인 움직임을 위한 임펄스를 보내고 개재뉴런을 통해 피질억제(cortical inhibition) 효과를 전송한다(102, 106).

*외측 척수시상로(lateral spinothalamic tract)*는 통증과 온도감각, 그리고 외수용 자극과 고유감각자극을 위한 통로이다. 이는 체성배열로 나눠진다; 즉, 천골과 요추섬유들은 후외측으로 놓이고, 흉추와 경추섬유들은 전내측으로 놓인다. 통증감각 섬유는 표층에 놓일 것이며 온도감각을 위한 것들은 더 깊이 놓일 것이다(102, 106).

Breig(103)가 설명했던 척수에 가해지는 일반적 스트레스 기전에 의하면 배측과 복측의 척수소뇌로에 구심성 자극의 이상이 소뇌의 비교측정 기능들을 왜곡할 수 있다는 것은 논리적으로 보인다. 이러한 기능들은 움직임을 조종하기 위해 중요하다. 피라미드로(추체로)에 가해진 실험적 병소에서 물체를 향해 뻗거나 잡는 기능에 정확성이 떨어지고 보행 과정 중 영향받은 사지는 조금 과도하게 내전되고 과도하게 굴곡 되는 현상이 있다(107). 이는 역동적인 자세성 손상으로 여겨질 수 있다.

피질척수로 운동계(corticospinal motor system, pyramidal)는 자세를 이루고 유지하는데 관련된 기본적인 운동조절활동을 하는 추체외로계(extrapyramidal system)와 가깝기 때문에 피질척수로의 원심성자극전도가 변하면 자세의 균형을 방해할 수 있다(96). 이 메카니즘 혹은 본장에서 언급된 다른 메카니즘들로 인한 것이든 자세의 불균형은 두개안면통의 일차적 혹은 이차적 원인이 될 수 있다.

외측 척수시상로(lateral spinothalamic tract)는 천골-요추-몸통-경추(106)처럼 외측에서 내측 형태로 체성배열적으로 구성되어 있다. 이 구성은 천골과 요추부근에 자극을 줄 확률이 많고, 특히 치상인대를 통한 팽창의 경우 그러할 것이다. 신경로의 이와 같은 악화는 Grostic(99)이 제시한 바와 같이 요통과 다리통증의 원인일 수 있다. 두개안면통과 요통, 다리 통증과의 연관성은 이차적으로 두개안면 증상이 발생하는 환자들을 통해 확인할 수 있다. 불현성 두개안면증상들을 보이는 그런 환자들은 요통 그리고 다리통증의 합산으로 임상적으로 드러났을 수 있다 (그림 7.18).

두통과 요통을 경험하는 환자들은 효과적으로 치료될 수 있다; 그들의 증상들은 많은 경우, 상부경추의 불완전탈구와 자세를 교정하면 줄어든다. 경험적 증거에 의하면,

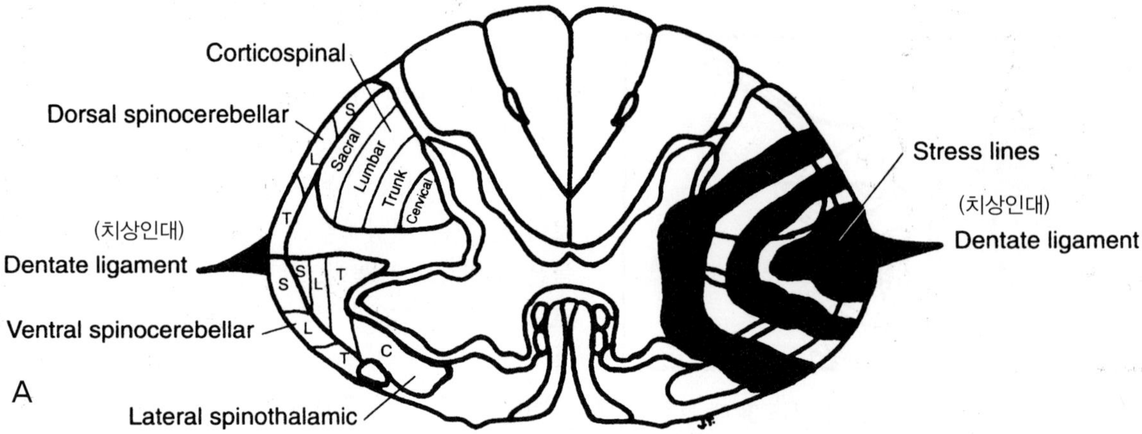

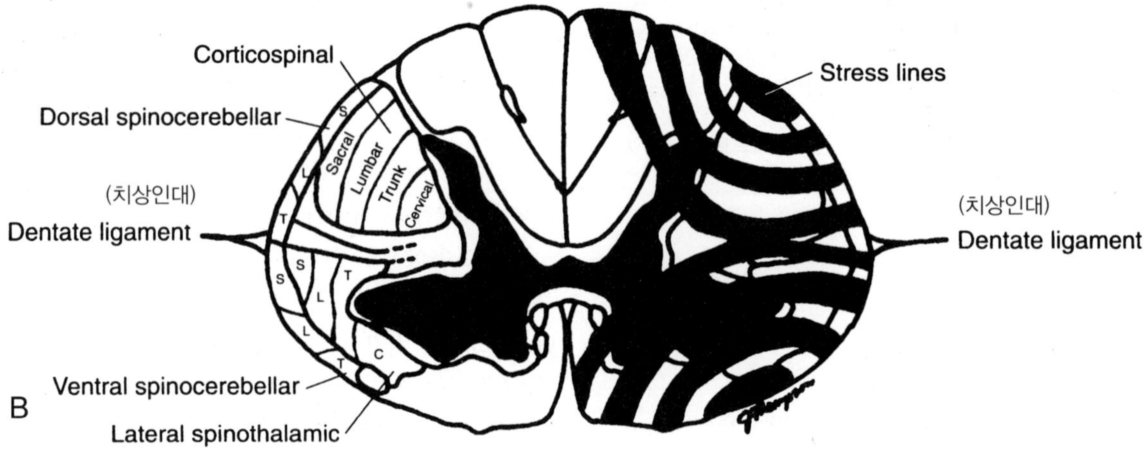

그림 7.18 A. 말단 척수로와 치상인대의 유사성으로 인하여 치상인대의 비정상적인 긴장은 척수로의 형태와 기능을 왜곡 시킬 수 있다. 환추의 외측 불완전탈구는 치상인대(그림 7.17)를 통해 척수에 종축으로 인장응력을 일으킬 수 있다. B. 척수의 후외측과 전외측 부근의 비틀림 스트레스. 이는 두 개의 외측굴곡 힘의 쌍을 이루는 연결운동이 있는 동안, 환추의 동측변위와 함께 C2의 회전이 있는 경우일 수 있다(Schneider R. 등의 The syndrome of acute central cervical spinal cord injury . J Neurosurg 1954;11:571에서 수정).

요통 혹은 다른 곳에서 기원한 통증은 두개안면통을 촉진시킬 수 있고, 반대의 경우는 관련이 없는 상황에서 통각 임펄스를 운반하는 신경근이나 신경절이 마취되면 일어난다. 진단 목적을 위해서 익돌구개(접형구개)신경절에 마취가 적용될 수 있다. 마취가 되면 환자의 요통, 발의 통증, 두통, 그리고 비교적 관련 없어 보이는 증상들도 많은 경우 완화되었다(J. Beck, 개별적 소통, 1991). 이 과정에서 통증해소는 마취제의 작용시간보다 많은 경우 훨씬 더 오래갔다. 수근관과 족근관, 요골신경 그리고 비교적 연관성이 적은 발통점에 진단적 국소마취주사로도 같은 현상을 볼 수 있다.

이에 대한 타당한 설명은 생리학의 법칙에서 찾을 수 있다. 편타손상, 구강악계의 부조화 등으로 인해 두개안면통을 겪은 환자라면 촉진된 신경경로를 발달시켰을 확률이 많다. 촉진의 법칙은 이렇다 : 임펄스가 특정한 신경그룹을 통과할 때, 앞으로도 같은 경로를 이용할 것이고, 매번 이 경로를 사용할 때마다 저항은 작아질 것이다(33, 108).

변형된 자세와 신경기능 두 가지 모두가 요통을 가져올 수 있는 ASC를 예로, 방사 법칙이 적용될 수 있다. 이 법칙은 생리학자 Pfluger에 의해 1800년대에 정립되었고 그 내용은 다음과 같다: *흥분은 계속적으로 증가하면 위로 전파되며 더 위에 있는 척수분절의 원심신경을 통해 반응이 이뤄진다*(109). 이러한 상행전파는 촉진경로를 찾을 것이다-마치 물이 항상 아래로 흐르는 가장 쉬운 길을 찾듯이.

이러한 법칙들은 발끝부터 두개안면 어느 부위에 통증

을 앓고 있는 환자들이, 오래되고 관련이 없어 보이는 두통의 악화를 호소하는지를 설명하는데 도움을 줄 수 있다. 또 그것이 알러지에 의한 것이든(익돌구개신경절) 정형외과적 손상에 의한 것이든(족근관) 신경절이나 유해자극을 전달하는 신경분지에 마취제 적용은 척수에 도달하는 유해자극의 대수학의 합을 감소시킬 것으로 추측할 수 있다. 이러한 과정을 통한 두통의 완화를 설명할 수 있을 것이다.

안정성을 유지하기 위한 머리 무게중심과 골반의 보상성 이동

모든 무게를 지탱하는 부분들의 무게중심이 지지의 기반에 중점을 둔 수직선에 맞춰질 때 인체는 최대 안정을 취할 수 있다. 어느 한 부분이 이 수직선을 벗어나게 되면 몸 전체의 균형을 이루기 위해 다른 부분에서의 보상성 부정렬이 잇따르게 된다(42).

Seemann(110)은 실험을 통해 머리의 무게중심은 머리의 중시상면의 수평선에서 외이도 약간 위에 있다는 것을 발견하였다. 몸통의 무게중심은 중시상면에 있고 상부 천골의 약간 전방, 해부학적 기립자세에서 제1 천골 4cm 앞에 있다고 알려져 있다(38, p. 642).

환추의 외측변위와 관상면에서 골반변위 간의 상관관계를 결정하기 위해 Cripe(42)와 Seemann(86)은 객관적인 측정을 활용해 연구했다. 또한 환추 회전과 골반변형(횡단면으로의)간의 상관관계는 Seemann에 의해 기록되었다. 이 두 연구에서 척추와 골반의 변형을 측정하기 위해 특별히 제작된 Anotometer라는 기구와 x-ray를 통해 객관적인 측정치를 얻을 수 있었다.

355명의 환자를 활용한 Seemann의 연구에 따르면 0을 향해 줄어든 C1의 외측변위와 관상면(a low ilium)에서 골반변형 사이에는 완벽한 상관관계가 있었다. 또 0을 향해 줄어든 C1 회전과 횡단면에의 골반변형사이에도 99%의 연관성이 있었다(86).

Cripe(42)는 두개골의 무게중심이 좌측 관상면으로 이동할수록 반대편 장골릉이 낮아질 것이라는(반대편 관상면으로 기울며) 가설을 세웠다. 그의 가설은 33 사례 중 27 사례에 일치하였다(81.8%). 일치하지 않은 여섯 증례 중 셋은 특이한 병력 때문이었고, 나머지 셋은 설명할 수 없었다.

이런 관찰들의 연관성은 안정적 기반을 유지하고 싶어하는 몸의 내재적 갈망에서 찾을 수 있다. 머리가 좌측 관상면으로 갈수록 몸은 같은 쪽의 다리에 더 많은 무게를 두게 될 것이다. 이렇게 함으로써 몸의 무게중심은 측방으로 기울어진 머리의 무게중심 밑으로 이동하게 된다(그림 7.19). 이는 한 다리로 서서 정적인 물건과 비교해 몸의 움직임을 인식함으로써 관찰할 수 있다.

여기에서 보인 자세의 변형은 ASC와 동시에 일어나며 기능성 측만증(functional scoliosis)과 비슷하고 모든 척추 레벨에서 보상을 요한다. 이런 척추의 보상은 청소년기에 방치되면 사춘기를 지나면서 구조적 측만증(structural scoliosis)으로 발달할 수 있다. 그림 7.19, B~E에서 볼 수 있듯이 두개안면통이 나타날 수 있는 여러 기전이 존재한다.

이런 연구들의 모든 지표들은 상부경추 혹은 골반부위에 있든 몸은 가장 안정적인 자세로 자연스럽게 맞춰진다는 것을 보여준다. 이 장에서 설명되었고 그림 7.5, 7.6D, 7.9A, 7.11A, 7.16E, 7.19A 그리고 7.23에서 보여주었듯이 이는 해부학적으로 중립의 모습이다.

두개안면 평형에 미치는 골반의 영향력
(Pelvic Influence on Craniocervical Equilibrium)

골반은 그 위와 아래에 있는 구조물들의 자세적 안정성을 위해 필수적이다. 두개경추구조에 미치는 골반변위의 효과를 제대로 알기 위해 우리의 몸을 골반이 기반인 하나의 마천루로 상상해보자. 정상에 지붕이 있고 여러 층으로 이뤄진 마천루와 같이 우리의 몸도 여러 층(분절)으로 되어있고 정상에는 두개골이 있다. 마천루 기반의 전방 부분 1/8 인치를 제거하면 1층에 있는 사람들에게는 24층의 창문 청소원만큼 큰 영향을 주지는 못할 것이다. 이 비유를 인체에 적용하면, 1/8inch의 골반의 전방경사(anterior pelvic tilt)는 24 분절 위에 있는 C0~C1에 막대한 자세성 반응을 불러일으킬 수 있다는 점에서 유사성을 발견할 수 있다.

골반의 생리학적 안정 위치, 혹은 중립적인 위치는 치골결합과 전상장골극(ASIS)이 같은 수직면에 놓일 때의 위치이다(102, p. 431; 111). 골반이 전방으로 경사지면 몸은 중력선의 앞으로 이동한다. 관절의 회전축이 중력선보다 전방에 있으면 상부분절은 보상적으로 후방 회전하는 경향이 있다(83). 천골은 인대를 통해 골반에 붙어있고 또한 천골은 요추의 기반이기 때문에 골반경사의 증가나 감소는 요추전만 정도에 비례적으로 영향을 줄 것이다. 많은 문헌들이 골반경사의 증가(관상축에)는 척추 만곡을 증가

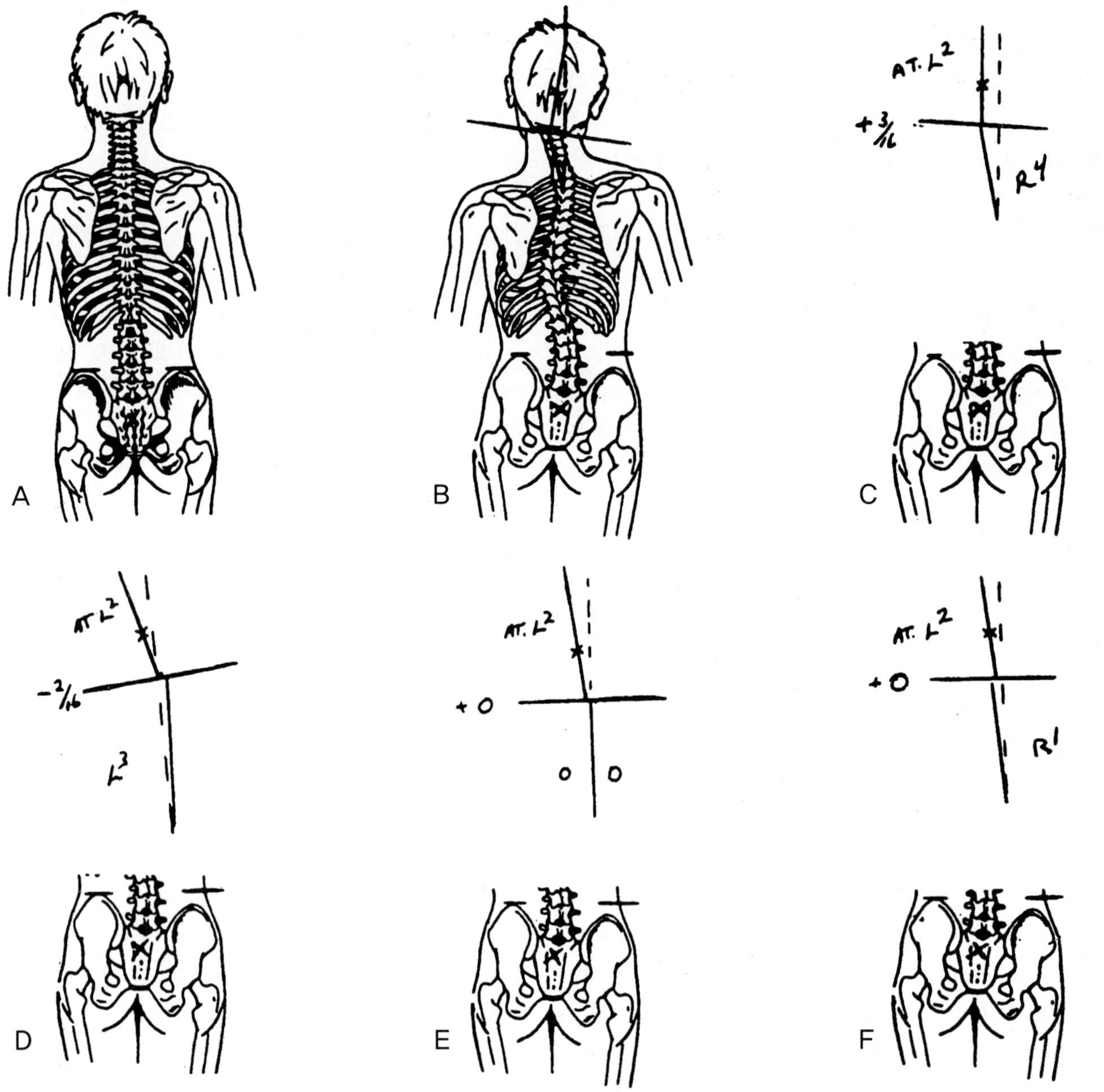

그림 7.19 Dr. Cripe의 연구결과는 환추 불완전탈구의 기본적인 종류와 관계없이 환추의 외측변위와 골반의 보상성 정렬 사이의 공통의 관계를 보여준다. A. 정상적인 척추. B. 환추 서브렉세이션이 전체 척추에 미치는 영향. C. 기본 type 1 skull, left(L) frontal plane에 있는 무게중심(x); low right(R) 장골릉. D. 기본 type 2 skull, left frontal place에 있는 무게중심(x); low right iliac crest. E. 기본type 3 skull, left frontal plane에 있는 무게중심(x); low right iliac crest. F. 기본 type 4 skull, left frontal plane에 있는 무게중심(x); low right iliac crest(Cripe G. The relationship of the pelvic distortion to the center of gravity of the skull. Upper Cervical Monogr 1990;4:13–16에서)

시키고 골반경사가 감소하거나 후방으로 경사되면 척추 만곡을 감소시킨다는 것을 보여준다(53, 112~115). 이는 그림 7.20에서 볼 수 있다.

골반의 전방경사와 동반하는 몸의 전방변위는 몸이 전방 또는 후방 변위가 되던 골반의 후방경사보다 훨씬 흔하다. 골반의 후방경사는 추간판 후방탈출이나 후외측 탈출이 있는 환자들의 보상성 자세이다(116). 앉아서 일하는 인구가 늘면서 골반의 후방경사는 흔해지고 있다.

공이와 절구관계에 있는 대퇴골과 골반의 위치는 위와 아래의 근육 조절에 달려있다. 골반의 전방경사를 만드는 기본적인 근육들은 요근, 대퇴직근, 대퇴근막장근, 봉공근, 그리고 아래의 내전근과 위의 척추기립근이다. 골반의 후방경사를 만드는 근육들은 슬와근, 대둔근, 외복사근의 전방섬유, 그리고 복직근이 있다.

골반의 정적인 위치는 이 근육군의 안정시 길이-긴장 관계들에도 영향을 받을 것이다. 근 골격계 전체의 상승작용 기능에 중요한 이 근육들의 균형이 방해받으면 이탈과정이 시작 될 수 있다. Davis의 법칙(Shoulder Girdle 와 Forward Head Posture 참고)은 이 과정에 적용된다.

골반의 전방경사는 이 동작을 담당하는 근육들을 수축시키고 비대하게 하고 길항근들을 영구적으로 약하게 한다. Janda(Ref. 117에서 인용)는 이를 'lower crossed syndrome'으로 이름지었는데, 이는 upper crossed syndrome("Alterations of Cervical Spine in Forward Head Postures" 참고)을 불러일으킬 수 있고, 반대의 경우도 성립된다. 기반이 망가지면 이내 무너지는 마천루와는 다르게 인체는 보상 메카니즘을 통해 균형을 찾는다. 전방으로 회전되고 전방으로 변위된 골반에 대한 보상반응은 중력선을 향한 몸통의 신전이다. 머리는 수평선에 눈을 맞추기 위해 목의 굴곡과 상부경추의 신전(그림 7.7, 7.9B, 그리고 7.15)의 합동작용을 통해 앞으로 나오게 된다. 위의 예를 든 FHP 환자를 자세히 분석하면, 많은 잠재적인 두개안면 증상들의 원인을 찾을 수 있을 것이다.

복직근은 검상돌기의 전면과 5, 6, 7번 늑골의 연골에 정지하는 반면, 외복사근은 8번 늑골에서 기원한다(118). 외복사근은 장골릉의 외측면 앞 반쪽과 치골결합에 있는 자신의 기시부로 가는 복직근의 연장선에 있는 전복벽의 건막에 정지한다(118). 이 근육들은 골반의 전방부(118)를 지지하고, 복부의 내장기관을 보호하고, 지탱한다. 그것들의 위치는 골반경사를 조종하기 위한 큰 기계적인 이

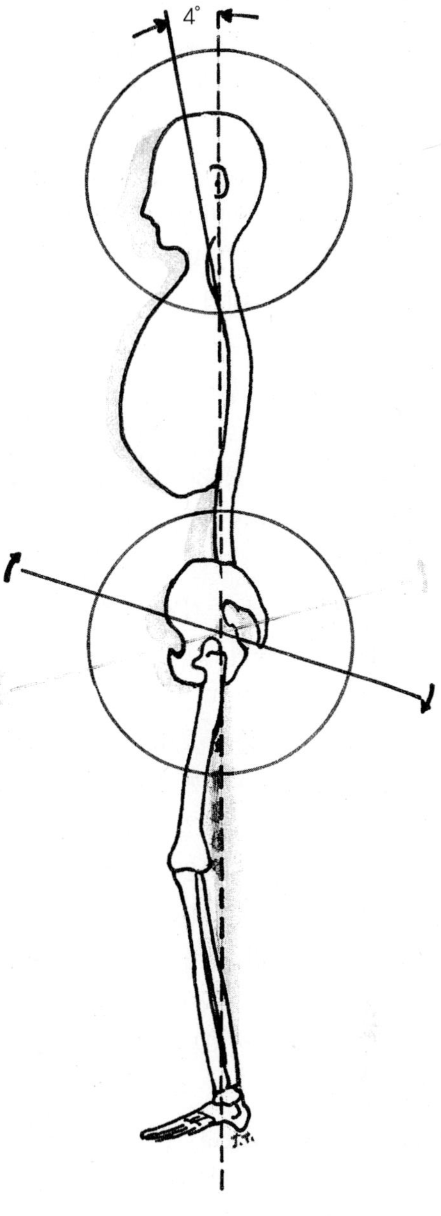

그림 7.20 골반의 전방경사는 증가된 요추전만과 동반하여 일어난다. 증가된 흉추후만, 무릎의 과신전, 그리고 FHP(회색 그림). 과전만의 경우, 축성신전 (약간 굽어진 무릎, 골반의 후방회전, 경추전만을 줄이기 위해 안으로 들어간 턱)은 해부학적 중립에 가깝게 골반을 가져오고, 평균 4°의 목과 머리의 신전을 하게 한다는 것을 Day와 그의 동료들(112)이 발견하였다. 이 현상은 경추 요추에 감압현상을 유도하며 경추성 혹은 자세에서 기인한 두통을 완화시킨다.

점이 있다.

위에서 유발됐든 아래서 유발됐든 복부의 근육들은 골반 전방변위의 부담을 늑골과 흉골에 전달할 것이다. 이는 호흡 보조근들에 부담을 주고 매 호흡마다 두개와 경추를 압박할 것이다. 보상 현상은 개인이 전문적인 도움을 요청

할 때까지 제한적인 기간에만 이루어진다.

골반의 전방경사가 증가된 많은 환자들은 올챙이배 모양을 보인다. 이는 앞으로 기운 골반이라는 그릇이 기울어져 담겨있는 내부장기들을 복벽에 쏟아내어 일어나는 현상이다. 이는 골반이 횡단면과 관상축에서 전방으로 변위되면서 늑골이 호기 위치인 미측으로 당겨지게 되어 더욱 심각해진다. 결과적으로 횡경막은 정상적인 위치에서 등쪽 8번과 9번 늑골사이로 내려오고 마지막 늑골의 위치까지 낮아진다(115).

비생리적인 복부의 근긴장도에 의해 비교적 지지가 약해진 복부내장은 횡경막에 의해 말단으로 눌리고, 이는 골반부 내장기관들과 합치도록 강요받는다. 내장하수, 변형된 위치, 그리고 동반되는 장애와 함께 순환장애의 증거가 존재한다(114, 115, 119). 특발성 두통은 많은 경우에 몸 전체의 진행성 자세장애와 중첩된 것을 볼 수 있으며 이는 통증, 기면, 내장의 울혈, 그리고 많은 경우 진통제의 잘못된 사용과 동시에 일어난다.

머리, 목, 그리고 턱 통증을 호소하는 많은 환자들은 요통의 병력이 있거나 요통을 함께 호소한다. 이는, 위의 전제에 기반을 두면 논리적이다. 철강업과 임업 노동자를 대상으로 한 Munkfors의 조사(120)는 이러한 연관성을 확인할 수 있는 객관적 자료를 제공했다. 목의 경직이나 상완통을 가진 221명의 환자 중에 85%는 전에 요추병력을 겪었던 적이 있었다. 목의 경직이나 상완통을 경험한 일이 전혀 없는 56명의 환자 중에서는 거의 40%가 요추문제의 병력이 없었다. 이 차이는 통계학적으로 중요하다(P>0.001). 노동자의 보상, 많은 의사들, 그리고 보험 업체들이 이러한 질환을 본질적으로 독립체로 다루는 것은 유감스러운 일이다.

진성 단족은 동측 장골의 일측성 전방회전과 흔히 연관지어지며 골반 뒤틀림과 동의어다. Walther(121)은 근전도를 사용해 서 있는 피검사자의 신발에서 3/8inch heel lift를 제거했을 때 저작근육들의 신경작용 순서에 변동을 일으킨다는 것을 발견한 Strachan과 Robinson을 언급했다. Heel Lift가 삽입되었을 때 정상 교합패턴이 회복되었으며 heel lift가 제거되었을 때는 심각한 부정교합 양상들이 확인되었다.

Fonder(122)는 부정교합은 구강악계뿐만 아니라, 골반회전을 포함한 전신의 자세를 왜곡시킬 수 있는 잠재성을 가지고 있다는 것을 보여줬다. Lewit(117)에 의하면, 골반변위에서 가장 자주 볼 수 있는 병소는 요근(psoas)의 경련과 연관 있는 두개-경추연결부에서의 장애이다. 이는 척추근육을 자극하는 모든 요소는 그 어느 것보다도 강력한 힘으로 후두-환추관절융기 부위를 공격한다고 주장한 De Jarnette(93)의 언급과 일맥상통하다. 생체역학으로만 보아도 3개(시상, 관상, 수평면)의 면 중 하나 혹은 그 이상의 면에서 골반경사가 일어나면 보행을 변형시키고, 이는 Walther(121)에 의하면, 재발성 두개골 기능이상을 영속시키는 원인이 될 수 있다.

Korr(123)은 Heel lifts의 삽입과 제거, 그리고 경사진 의자를 이용한 골반의 외측경사를 시도한 자세성 스트레스에 관한 연구로 적절한 결과들에 도달했다. 그는 이전에 촉진되었다고 확인되었던 분절들은 환경온도, 자세, 혹은 근육작용의 변화와 관련되어있는 운동 그리고 자율신경 활동들의 연합된 패턴에 부합하는 방식으로 잘 참여하지 못한다는 것을 증명하였다. 촉진된 분절들에 교감신경 관계에 있어서 그는 분비, 수축, 그리고 내장의 혈관운동 활동을 조절하는 고감신경뉴런이 포함된다고 강력히 주장하는 많은 임상 연구들을 제시했다. 또한 Korr는 인간 피시험자를 활용해 밝혀낸 Ralston와 Kerr의 연구를 언급했는데, 이는 인체 상부의 피부에 대한 열 자극에 반응하는 상기도 점막의 많은 혈관성 변화 반응을 밝힌 것이다.

체성 내장성 반사 회로에 대해서 Skillern(124)는 목덜미의 차가운 공기를 통과시켜 부비동의 환기를 차단하여 감염에 잘 걸리게 하는 비갑개 해면체발기조직의 울혈반응의 빈도수를 기록했다. 그는 Hair line에서 세 손가락 너비 정도 아래에 있는 승모근의 발통점에 프로카인을 투여함으로써 체성교감신경반사(somatosympathetic reflex)를 중단시켜 목 경직현상을 이완시키면서 누루(lacrimation) 현상 해결, 발기체(erectile body)의 종창감퇴(detumescence), 그리고 인후의 습윤 효과를 얻었다.

이상의 연구들은 자세이상은, 그것이 단족이나 골반 비틀림 혹은 다른 경우에 의한 것이든 촉진된 분절들로 인해 교감신경 과작용을 조장할 수 있다는 것을 의미한다. Facilitation 법칙에 의하면(위에서 제시했듯이) 두개안면통이나 관련된 내장기능장애(예로, 눈, 부비동, 귀, 등)이 있는 환자들은 자세성 스트레스에 비례하는 재발악화를 겪을 수 있다.

내장기능장애, 두개안면통, 그리고 관련된 골관절 제한(Visceral Dysfunction, Craniofacial Pain, And Related Osseous Restrictions)

내장기능장애를 두개안면 통증의 잠재적인 병인이나 기여 인자로 간주하지 않는 임상의들은 그들의 치료에서 혜택받을 수 있는 환자의 수를 비례적으로 감소시킬 것이다. 5,000년 전, 중국인들은 내부 장기와 관련 있는 경락에 근거를 둔 침술을 발달시키기 시작했다. 이는 신경계에 대한 정보가 있기 전에 발달된 것임에도 불구하고, 침술은 체성내장간 전달로(somatovisceral pathaways)를 쌍 방향의 길로 활용한다. 모든 일반의나 내과 의사들은 내부에서 기인한 기능장애와 두통의 빈도수가 중첩된다는 것을 보여줄 수 있을 것이다. 이는 근긴장성 두통도 포함한다.

Barral과 Mercier(125, 126)는 내장기능장애의 근골격적 효과에 대한 전체적인 연구를 제시한다. 그들은 골관절 제한을 동반하는 수많은 내장기능장애와 두개안면-구강악계 부위와 관련된 증상들을 내 놓았다.

불량자세가 횡경막의 위치와 활동을 변형시킬 수 있다는 전제는 문헌에서 잘 받아들여지고 있다(80, 114, 115, 119, 127). 간의 우측상부는 횡경막과 직접적인 접촉이 있다: 실제로 생리적인 운동 과정 중 횡경막은 간 위에서 미끄러지듯 움직인다(125). 간은 악화되면 많은 경우에 C4~C5 관절 제한현상과 흔히 관련이 있고, 오른쪽 눈과 이마(125)와도 관계가 있다. Barral과 Mercier(125)는 간 도수치료를 통해 어린이들의 만성부비동염의 단/장기적 해소를 달성했다고 주장한다. 이러한 결과는 도수치료는 면역 체계에 유익한 영향을 주었기 때문이라고 그들은 추측한다. 간 도수치료의 지표로 가능성 있는 것 중 하나는 흉곽입구-출구(thoracic inlet-outlet)(125)의 근골격성 기능장애인데, 이는 두통이 주요 증상으로 보고되어오고 있다(128).

담낭은 왼쪽 눈, 이마, 얼굴과 목 부분과 직접적인 관계가 있는데, 이는 위장과 전두통의 관계와 유사하다(125). 식사 끝 무렵에 일어나는 두통은 Barral(126)에 의하면, 위 탈출증 증상 중 하나이다. 위산과다성 소화불량은 이와 같이 두통을 특징적 증상 중 하나로 두고 있다(126). T6-T11 척추분절의 관절제한성은 보통 위장의 문제들(125, 126)과 관련 있다. 그러므로 이 부위의 제한성은 늑골의 운동 그리고 횡경막까지 영향을 줄 수 있고, 이는 관련된 내장기관의 운동성의 잠재적 방해로 이어질 것이다. Barral과 Mercier의 연구에 근거하면, 이 상태가 방치되면 자체 영구화될 수 있다.

우리들의 자동조절기능과 생체역학 시스템의 자세성 상호작용을 조사한 결과, 전신주의(holism)라는 개념은 뚜렷해진다. 여기서 언급된 것들은 두개안면통과 내장 체성 그리고 내장 내장성 상호작용들 중 몇 가지 밖에 되지 않는다. 이 주제에 대해 더 통합적인 검토를 하고 싶다면 참고문헌들을 참조하기 바란다.

척추측만증(Scoliosis)

측만증이 있는 환자는 두개안면통을 앓을 확률이 많다. 이는 많은 경우, 보상현상으로 인해 나타나는 긴장성두통으로 나타난다. 측만증(129)은 기능적 그리고 구조적 측만증으로 나누어지는 17 종류가 있다. 기능성 측만인 경우 외측굴곡을 통해 부분적으로 혹은 전체적으로 척추만곡이 회복되지만 구조성 측만은(129) 외측굴곡으로 척추만곡에 변화를 주지 못한다.

척추 측만증 조기진단은 성장발육기에 측만현상을 회복할 수 있는 기회를 제공하기 때문에 매우 중요하다. 기능성 척추측만증은 다리길이의 차이, 근력의 불균형, 선천적 기형, 환추의 불완전탈구 등으로 일어날 수 있다. 구조성 측만증의 기원을 설명하려는 이론은 많지만, Rocobado(미출판 자료)는 불량척추 즉, 척추기형에 그 원인을 둔다. 이러한 척추는 주로 흉추에서 관찰되는 이행성 척추이며 외측굴곡과 함께 동측으로 회전되어 있다. Rocobado는 이런 기형적 척추가 척추측만증에서 회전현상을 고정시키는 요인이라고 믿는다. 그는 구조성 척추측만증을 예방하기 위해서는 이러한 것들이 사춘기 이전에 발견되고 치료되어야 한다고 생각한다.

측만증에 관한 주제는 자세에 관한 모든 논의와 관련이 있지만, 두개안면통 환자와 관련해서는 연관성이 그리 크지 않다. 더 자세한 논의를 위해서 White와 Panjabi(39)의 *Clinical Biomechanics of the Spine*을 참고하라.

청소년과 성인의 자세 (Juvenile and Adolescent Posture)

성인으로까지 진행되는 청소년의 자세는 성인자세로서의 형태와 기능을 좌우할 것이다. 불행하게도, 1학년생의 약 25%가 학교생활을 시작하기도 전에(46) 자세부전 (postural insufficiency)을 보인다. Junghanns(46)가 언급했듯이, Schmorl(1927, 1930, 1932)의 역사적인 연구는 척추추체-추간판 이행부(vertebral body-intervertebral disk transition)에서 연골이 25살까지 자란다는 것을 보여준다. 그러므로 30살까지는 자세로 인해 발생할 수 있는 척주손상의 위험과 싸워야한다.

오늘날은 20년 전만 해도 잘 알려지지 않았던 불량자세의 영향이 많이 알려져 있다. 다음은 그 예시이다:(*a*) 어린이들의 TV 시청시간 증가, (*b*) 어린이들의 야외활동을 감소시키는 게임기들의 유입(닌텐도와 같은), (*c*) 공립학교의 예산 삭감으로 인하여 스포츠 프로그램과 이를 감독하는 교사들의 감소로 스포츠 활동의 양과 질이 감소, (d) 인구밀도의 증가로 인해 활동적이고 자율적으로 놀 수 있는 공간의 비례적 감소, 현실적으로 바꿔 말하자면, 이러한 것들은 신체건강의 감소와 자세불량을 유도하는 의자에서 앉아있는 시간의 증가를 의미한다.

많은 도시의 인구밀도와 규모의 증가는 많은 학교, 놀이터, 그리고 공원들을 공기오염에 그대로 노출시켰다. Junghanns(46)는 혈중 납 허용치인 최대 40 g/dl이 성인은 1~5%에서 발견되는 반면에 아동들은 25% 이상 발견되었다고 기술하였다. 이는 미국의 평균적인 도시의 아이 4명 중 1명은 어느 정도의 납 독성으로 고통받고 있다는 Ballentine(130)의 연구와도 비슷하다.

이는 영양상의 결과로 성장과 발달에 부정적인 영향을 미치며 자세에 영향을 줄 뿐만 아니라, 저수준의 납독성(130)의 가장 흔한 증상 중 하나가 두려움과 감정 장애이기 때문에 좋지 않다. 감정장애 아동들은 FHP와 쳐진 가슴을 흔히 동반한다. 납 독성의 증상으로 인한 두통은 (131) FHP와 자주 연관되어 있다.

과도한 납 흡수로 인한 단백질 합성장애는 많은 아동들에게서 관찰될 수 있다(46). 이는 신경전달물질 세로토닌의 선구물질인 필수 아미노산 수치를 감소시킬 수 있다 (131). 혈중 세로토닌의 감소는 편두통으로 곧바로 이어지거나 적어도 기여할 수 있다(133). 이러한 복합적 현상은 환경적 독성을 의미한다(감성장애로 유발된 자세장애-신경조절 장애 두통) 그리고 자체적으로 영속화 할 수 있다. 이는 복합적인 증상을 나타낼 것이 틀림없지만 이러한 사실이 전 세계의 많은 대도시에서 간과되고 있다.

심각한 문제를 나타내는 아동 환자들은 경추가 가장 흔한 원인부위인 두통을 호소하는 환자들이다(117). 이러한 문제들은 대부분의 경우 아주 어린 나이에 시작된다. Lewit (117)은 Seifert의 1975년 연구를 참조하면서 1,093명의 영아 중 298명에게서 비정상적인 목자세 반사를 발견하였다. 두개 경추 연결부가 정상적으로 작동한다면, 머리를 한쪽으로 돌렸을 때 골반은 반대쪽으로 회전된다.

전면굴곡두통 혹은 "학교두통"이 아동 중에서 가장 흔하다고 보고되었다(117, 143). 전면굴곡 두통은 FHP를 증진시키는 편평한 책상과 테이블 탑에서 오랜 시간동안 학업을 하는 것과 직접적인 관련이 있다. 이는 두개 경추 연결부의 운동제한과 근 기능장애를 유발한다(117, 134).

의료전문가, 부모, 교사, 그리고 아이들 자신들도 자세에 대하여 놀라울 정도로 인식이 부족하며 이는 근 골격성 기능장애가 뒤따르게 하는데 책임이 있다. 자세성 기능장애가 있는 아이들의 숫자는 상당하며 그들의 발달에 좋지 않은 미래를 보여준다.

Alderman을 언급한 Sahrmann(135)의 연구에서 83명의 고등학생 중 93%가 자세의 결함이 있는 것으로 나타났다. 가장 흔한 결함은 다음과 같다: 머리가 앞쪽으로 돌출된 forward head, 62%; 어깨가 앞쪽으로 굽어진 round shoulders, 36% ; 어깨의 외측 비대칭, 31%; 전만, 29%; 골반경사, 23%; 그리고 후만, 21%. 대상 학생의 62%에서 한 가지 이상의 변형이 발견됐다.

Maloney와 Hildebrandt(136)가 시행한 243명의 아동을 대상으로 한 연구에서 17.55%가 만성질환이나 근 골격성 문제의 병력을 갖고 있다. 그들은 자세의 어려움이 있는 아동그룹은 만성질환이나 근골격장애가 있었을 확률이 두 배일 것이라고 믿었다.

앞서 언급한 연구들에서 설명되었듯이 비정상적인 자세를 갖고 있는 아이들의 숫자는 놀랍도록 많다. 많은 아동들이 골반의 외측 및 전방경사 변위를 보인다. 상부경추와 골반은 서로에게 상호적 영향을 준다는 많은 증거가 있다 ("Upper Cervical Subluxation and Posture Dysfunction" 과 "Pelvic Influence on Craniocervical Equilibrium" 참고).

1982년에 Lewit(117)은 75명의 유치원생들(3~6세)을 관찰했다. 그는 24명에게서 골반변위를 발견했다. 또 그 중에서 23명은 환축관절에 운동제한성이 있었다! 12 명은 환축관절 교정 후 골반변위가 즉각적으로 회복되었다. 두통이나 두개안면통 환자의 자세평가에서 머리-목 관계나 골반의 자세가 변형되었다는 것이 밝혀지면 상부경추(환축관절)가 최적의 치료 시작점인 것은 논리적이다.

아동들의 자세는 스포츠 활동 참여, 감정상태의 증진, 환경 변화, 영양 개선 등으로 나이가 들면서 나아질 수도 있겠지만, 미래에 문제를 일으킬 확률이 더 크다. 위에서 언급했듯이 자세장애가 있는 아동들은 근골격장애나 만성병의 경험이 있을 확률이 두 배다(136). 필자의 임상적 경험에 비추어 봐도 매년 수백만의 성인들과 아동들이 두통으로 도움을 요청하는 유사한 경향을 확인할 수 있었다.

미국은 자세에 대한 인식 수준이 보다 높아져야 할 필요가 있다. Fahrni(137)는 미국보다 인도의 부족민들의 자세가 더 좋다는 것을 보여준다. 자세에 대한 인식은 아이들을 매일 볼 뿐만 아니라, 직간접적으로 아이들에게 많은 영향을 주는 부모로부터 시작되어야 한다(늘 자세가 좋지 않은 부모의 아이들은 부모와 똑같이 자세가 좋지 않을 것이다). 환자에 막대한 영향력을 끼치는 의사와 협업하는 치료사들도 책임져야 한다. 어린이들은 자세와 이에 따른 태도 등을 그들이 보는 대로 따라하는 경향이 있다.

추간판과 신경근 질환으로부터의 보호성 자세(Protective Postures from Disk and Nerve Root Pathology)

통증 회피자세(antalgic posture)는 경추와 요추의 디스크장애와 공존한다. 핵이나 섬유륜의 변위는 디스크 주위 두 척추뼈 사이에서의 정상 안정위를 방해하는 것으로 여겨지며 이로 인해 변형이 일어난다(138). 경추에서 가장 흔한 기형은 사경(torticollis)과 경추전만이나 후만(138)의 격심한 상실이다. 사경(그림 7.21 참고)은 뚜렷한 자세를 만든다. 사경은 수면 시 목에 찬바람을 쐬거나 저녁 운동 후에 오한으로 인해 발생될 수도 있다.

대부분의 환자는 목에 왜 이런 고통스러운 자세가 시작되었는지 기억이 없다. 주로 자고 일어나보니 그랬다고들 한다. 기울어진 목을 교정하려는 노력은 대체로 심한 통증이 따른다. 어린이들은 많은 경우, 사경현상이 며칠 후 저절로 없어진다. 불행하게도 성인의 경우에는 그렇지 않다. 자연발생적 사경(spontaneous torticollis)은 자동차 운전을 불가능하게 하며 며칠 또는 방치했을 경우 몇 년까지 지속된다.

필자는 2년 이상 지속된 성인의 사경 2 사례를 기억한다. 불행하게도 두 경우 모두, 첫 해에 도수치료를 받지 못

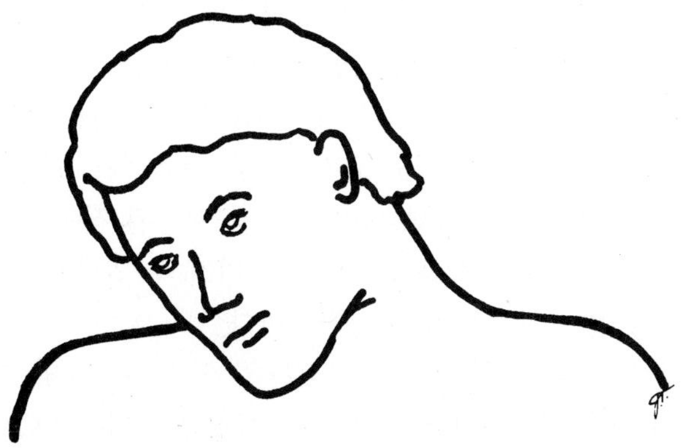

그림 7.21 사경은 목에 찬바람을 쐬어 일어날 수 있다. 이는 SCM의 발통점을 활성화시킨다. 이 그림은 우측 SCM의 발통점 활동을 보여주는 자세이다. 사경은 경추 디스크변위의 보상작용으로 일어날 수도 있다.

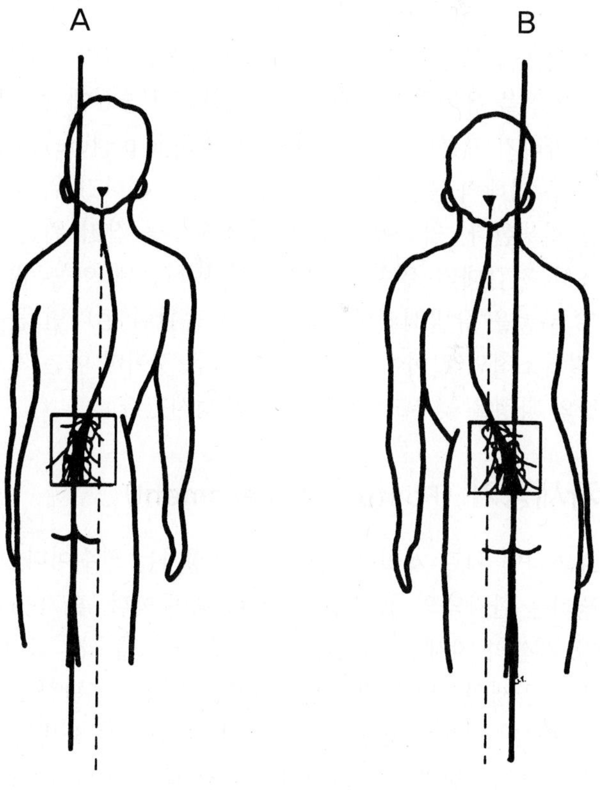

그림 7.22 L4–L5 좌측 후 외방탈출 시의 통증회피자세. A. 디스크탈출이 신경근의 외측에 있으면 환자는 통증을 피하기 위해 몸을 반대측으로 이동할 것이다. B. 디스크탈출이 신경근의 내측에 있으면 환자는 통증을 피하기 위해 통측으로 몸을 이동시킬 것이다. 이런 통증 회피자세 때문에 생긴 스트레스는 이미 존재하는 경부 혹은 두개안면통을 유발하고 있는 측두하악 관절 원인을 악화시킬 수 있다. 이는 생체역학적 스트레스 그리고/혹은 예전부터 촉진된 신경경로에 과도한 유해자극 가중을 통해 일어날 수 있다(그림 7.29).

했다. 두 환자 모두 진통제, 항소염제를 복용하였으며 목받침대(soft collars)를 착용하였다. Postisometric relaxation stretching, 직접 압박을 가하는 근육치료, 주사를 통한 발통점 치료, 습열, 그리고 교정운동은 즉각적인 효과를 보였다. 장기적 사경자세는 이 장에서 언급된 적응 변화를 통해 구강악계에 직접적인 효과를 미칠 수 있다. 이런 자세 부작용으로 두통이 자주 발생한다.

보호성 척추측만증(그림 7.22)은 요추 디스크의 후 외방 탈출에 이차적으로 발생한다. 신경근의 외측으로 디스크가 돌출되면 환자는 병소와 좌골신경통의 반대쪽 방향으로 몸을 기울 것이다. 신경근의 내측으로 디스크가 돌출되면 몸통은 좌골신경통이 있는 쪽으로 기울어진다(83, 139).

증상들이 해결이 된 몇 달 후에도 환자가 이런 바뀐 자세를 보이는 것은 흔한 일이다. 이렇게 변경된 자세는 척추복합체(spinal complex)에 추가되는 보상성 부하를 가하기 때문에 모든 두개안면통 환자에 상당한 의미가 있다. 몸은 안정을 유지하기 위해 머리는 골반 위 중심에 위치하기를 바라기 때문에 통증 회피자세(antalgic posture)는 많은 경우 이해의 충돌이 있다. 몸은 통증을 피하기 위해 안정을 희생한다. 필요에 의해서 이런 균형을 잡기 위한 노력에서 견갑대의 위치가 변경되어야 하는데 이는 많은 경우 두통을 유발시킨다. 이 자세가 습관이 된다면 근육과 결합조직의 길이에 적응변화가 있을 것이며 이는 자세교정의 과정을 늦추고 생체역학을 변형시킨다.

자세평가 (Posture Assessment)

효과적인 치료 계획을 위해서 자세평가는 필수이다. 자세평가는 환자와의 첫 대면에서 이뤄져야 한다. 환자는 의사가 자신의 자세를 평가한다는 사실을 모를 때, 교정을 하려는 잠재의식의 노력이 없다. 이상적으로 첫 관찰은 대기실에서의 앉은 자세에서 이뤄진다. 역동적인 자세(움직임의 특징)는 환자가 의자에서 일어날 때 관찰한다. 보행은 환자가 진료실로 다가올 때 분석한다.

정적 자세평가는 중력선과 비교하면서 평가하는 것이 가장 좋다. 환자의 앞, 뒤, 그리고 옆모습 모두 관찰해야 한다. 두개안면부의 불편과 상관없이 전체 몸의 관계들(머리, 척추, 골반, 사지 등)이 평가되어야 한다.

아래의 목록은 제시된 관찰면(plane)에서 몇몇 해부학적 표시점 그리고 비정상적인 관계들이 흔히 발견되는 곳들이 명시되어있다. 두개안면통과 직접적으로 관련 있는 부위들은 확대될 수 있다.

관상면–앞모습(Frontal Plane)

추선(plumb line)을 양발의 중앙에 떨어뜨리고 환자를 관찰하기 시작한다. 전족(forefoot)의 내전(adduction)이나 외전(abduction)에 비대칭이 있을 수 있기 때문에 내과(medial malleolus)나 발뒤꿈치는 고정점으로 이용될 수 있다. 발이 몸에서의 유일한 고정점이기 때문에 자세 평가는 거기서부터 시작할 것이다.

발(feet)

회내 혹은 편평족(평발)
회외 혹은 요족(high arched)
발의 자세: 발의 전-후 변위; 평행적 관계.
체중 분배: 전-후, 좌-우 편중; 정확한 체중의 편중현상은 2개의 화장실용 저울로 쉽게 평가할 수 있다.

무릎(knee)

내반-외반
슬개골 위치: 기울어졌거나 혹은 높이의 대칭성
경골의 비틀림

대퇴사두근(quadriceps)

둘레 치수: 요추의 신경근 병리와 관련 가능성이 있음
근긴장도 촉진: 신경기능과 체중부하를 보여준다; 슬개골 높이와 비교.

머리와 몸통에 대한 골반 관계

장골 높이.
복사근 주름: 깊이와 높이 비교, 몸통이동과 장골높이와 상관관계.
늑골융기: 회전성 측만증의 징조일 수 있다.
골반과 몸통, 머리와 발의 전체적인 정렬

내려진 팔(arm hang)

내전 혹은 외전
팔 회전: 양손은 시상면에 놓여야 한다(가장 흔한 변위는 round shoulder-FHP과 동반되는 내측회전이다.

쇄골의 각도(clavicular angulation)

이상적으로 쇄골은 수평으로 있어야 한다(많은 경우, 쇄골 높이의 변형은 척추의 측방만곡에 대한 견갑대의 보상을 나타낸다).

쇄골상와(supraclavicular fossa)

깊이의 대칭.

종창은 흉곽출구증후군을 나타내는 것일 수 있다; 쇄골의 높이와 연관.

상부승모근의 과긴장은 쇄골와 깊이 판단에 잘못된 인식을 줄 수 있다(책가방을 어깨에 메는 학생들에게서 자주 발견).

호흡 패턴(respiratory pattern)

가슴이나 입을 통한 호흡(흉식 호흡자는 많은 경우 구호흡자이다; 호흡보조근들의 과다활성을 찾기 위해 자세히 관찰한다. 예를 들어, 상부승모근, 사각근, 그리고 SCMs ; 호흡 시 쇄골와는 더 깊어지는가?)

어깨 높이

어깨는 수평적인 쇄골과 함께 양쪽 어깨의 높낮이가 동일해야 한다.

흉쇄유돌근의 대칭(sternocleidomastoid symmetry)

근육들은 둘레치수와 모양이 균등해야한다(돌출된 SCM은 둘레치수가 더 두꺼워 보이고, 흔히 머리는 반대측으로 회전되고 동측으로 기울어지는 모습을 보인다; SCM의 긴장항진상태는 흉쇄관절에서 거상된 쇄골과 동반하여 자주 발견된다).

머리기울임(head tilt)

척추측만증에 대한 보상적일 수 있음.

후두, 환추, 또는 축추의 미세한 불완전탈구를 자주 동반한다.

경추 디스크나 통증회피 자세와 관련 있을 수 있음; 흔히 사경으로 불림.

가끔은 부정교합 때문일 수도 있음.

상사위(hyperphoria)나 하사위(hypophoria)의 경우 머리기울임은 몸이 양안시를 유지하기 위한 노력일 수 있다.

내이(전정)기능장애는 머리가 기울어진 결과 때문일 수 있다.

머리 기울임. *사경은 정형외과와 신경외과적 검사가 동시에 그리고 완전하게 수행되어져야 한다!*

안면 대칭(facial symmetry)

(a) 머리카락 선에서 코등, (b) 코등에서 코 끝부위, (c) 코 끝부위에서 턱까지의 거리는 같아야한다-(안면)

삼분율이라 불린다. 안면 삼분율의 변형은 변형된 성장과 발달을 나타낼 수 있다.

구호흡 환자는 아래 1/3이 길다.

아래 1/3이 짧은 경우는 만성 이갈이 환자에게서 발견되며 수직고경의 상실을 시사한다.

하악골 정렬(mandibular alignment).

하악골의 측방변위는 교차교합과 같은 부정교합, 변형된 성장과 발달, TMJ의 내장증, 혹은 하악 과두의 퇴행성 변화의 결과로 발견될 수 있다.

많은 경우, 변위된 쪽의 교근이나 측두근이 비대해져서 소위 바나나 얼굴로 불리는 외형이 된다. 안와와 관골의 대칭.

어떤 환자들에게는 수평선상에서 안와의 크기가 서로 다르거나 위치가 변경되어 있다.

관골궁의 전후/상하 관계도 어떤 환자들에게서는 변경될 것이다.

관상면-뒷모습
(Frontal Plane-Posterior View)

발(feet)

종골과 아킬레스건의 각도를 주목하라(아킬레스건과 종골의 정렬 변경은 발뒤꿈치의 외반이나 내반을 가리킴).

슬와(popliteal fossa)

볼록한 슬와는 무릎의 과신전이나 부종을 의미한다. 깊은 와는 굴곡된 무릎을 지적하며 다리길이의 차이가 있는 환자가 골반을 맞추기 위해 장족쪽 다리를 구부릴 때 보인다.

둔부주름(gluteal folds)

둔부주름은 수직 관계를 위해 비교될 수 있다. 불균형이면 다리길이의 차이나 골반 비대칭을 의심해볼 수 있다.

복사근 주름(oblique folds)

비대칭일 때 몸통의 외측굴곡이나 외측이동을 가리킴. 다리길이의 차이와 골반 비대칭으로 영향받을 수도 있음.

내려진 팔(arm hang)

소지융기(hypothenar eminence)와 소지가 보여야 한다. 팔이 내측으로 회전할수록 손바닥이 더 많이 보인다. 외전과 내전은 뒷모습에서 잘 보인다.

견갑골 위치(scapula position)

견갑골의 정상 안정위치는 2번과 7번 늑골 사이에 있어야한다. 안쪽 경계선은 흉추의 극돌기에서 2~3인치 정도 외측에 있어야 한다(약 손가락 3개 너비)(140).

외전이나 내전은 근력약화를 시사하며 자세보상에서 쉽게 발견된다.

견갑골이 외전(전방견인)되면 관상면에서의 정상적 안정위치에서 벗어나고 FHP환자에게 가장 흔한 관찰되는 시상면으로 간다. 한쪽 견갑골이 전방견인(protraction) 되고, 다른 편이 후방견인(retraction)되면 견갑대나 몸통의 회전을 의심해볼 수 있다. 견갑골의 상승 혹은 하강은 척추의 외측 혹은 척추 측만성 만곡에 대한 보상으로 흔히 나타난다. 견갑골의 견갑골익상(winging)은 전거근의 약함을 시사하며 이는 운동신경기능장애의 결과일수 있다. 견갑골익상 현상이 발견되면 이 근육군은 테스트를 받아야한다.

어깨 높이(shoulder height)

앞모습에서와 마찬가지로 어깨는 평평해야 한다. 어깨위치는 견갑골의 위치와 직접적인 연관이 있을 것이다. 어깨위치의 이상은 자세와 두개안면통을 진단하고 치료하는데 많은 지표를 가지고 있다("Shoulder Girdle and Forward Head Posture" 참고)

머리위치(head position)

외측굴곡(side bending): 유양돌기, 그리고 대부분의 경우 귓볼은 같은 수평면에 있어야 한다(예를 들어, 보상성 왼쪽 외측굴곡(compensatory side bent left position)에서 왼쪽 귓볼과 유양돌기는 낮게 나타날 것이다).

회전: 회전은 귀가 보이는 정도에 따라 판단한다(예를 들어, 왼쪽으로 회전된 두개는 뒤에서 왼쪽 귀가 보일 것이고 오른쪽 귀가 보인다면 부분적으로 밖에 보이지 않을 것이다). 발과 골반과 관련된 자세는 항상 점검해야 한다.

시상면 (sagittal plane)

시상면의 자세평가지표는 각기 다르다. 여기에 제시된 것들은 Kendall 등(111)이 제시한 것이다.

발과 발목(feet and ankles)

직립 자세 평가에서 발이 유일한 고정점이기 때문에 중력선은 외과 앞쪽에 내려오고 종입방관절(calcaneocuboid joint)을 양분하여야 한다. 이 기준점에 변화가 있으면, 비례적으로 다른 모든 지점에서도 변화가 있을 것이다.

무릎(knees)

굴곡 또는 과신전인가? 추선(plumb line)은 슬관절 중심에 약간 앞쪽을 지나야 한다.

과신전된 무릎은 요추의 과다전만과 골반의 전방경사를 동반하는 경우가 많다. 굴곡된 무릎은 요추전만 감소와 함께 흔히 발견된다; 이는 통증회피 자세에서 요추의 추간공을 넓게 열기 위한 기전으로 볼 수 있다.

골반(pelvis)

이상적으로 중력선은 고관절의 약간 뒤쪽이나 대퇴골의 대전자 중앙을 통과해야 한다.

골반경사: 골반의 해부학적 중립은 전상장골극(ASIS)과 치골결합이 같은 수직선에 놓일 때의 상태이다. Cyriax(141)는 이는 남성에게는 맞지만 여성은 후상장골극에서 전상장골극 쪽으로 0.75 인치 정도 감소가 맞는다고 하였다. 즉, 여성은 팔을 내려뜨렸을 때 전상장골극과 후상장골극 사이에 놓이고, 약 7도의 각도가 있다.

대체적으로 전-후상장골극 사이에서 남성은 3~6°, 여성은 5~10°까지는 용인되며 이는 x-ray에서 정상 전만과 일치한다.

골반의 전방경사는 몸의 무게중심을 앞으로 가져와서 몸통의 보상적 신전을 요한다. 이는 많은 경우, 요추 과다전만의 근원이다(그림 7.7과 7.15).

골반의 후방경사는 굽은 몸통 자세와 굽은등 체형(sway back posture)과 연관지을 수 있다. 굽은등 체형(sway back posture)에서는 골반의 후방경사가 있어도 전방으로 경사가 있는 것처럼 보일 수 있다.

내려진 팔(arm hang)

서있는 자세에서 팔은 몸의 전후방을 나누었듯이 몸의

상하 3등분 중 중간에 매달려 있어야 한다.

어깨(shoulders)

내려진 팔이 정상일 때 중력선은 어깨관절을 양분해야 한다. 어깨가 중력선 뒤에 있으면 많은 경우에 흉추 후만의 감소가 나타난다. 어깨가 중력선 앞에 있으면 흔히 FHP가 발견된다.

흉쇄유돌각(sternocleidomastoid angulation)

기시부에서 정지부까지 이행하면서 만들어진 SCM의 각도는 forward head의 정도를 결정하는데 도움된다. 정상 각도는 45~60°(그림 7.23), FHP가 발달하면서 각도가 증가한다(35)(그림 7.9B).

머리위치(head position)

중력선은 이도와 귓볼을 양분해야 이상적이다.

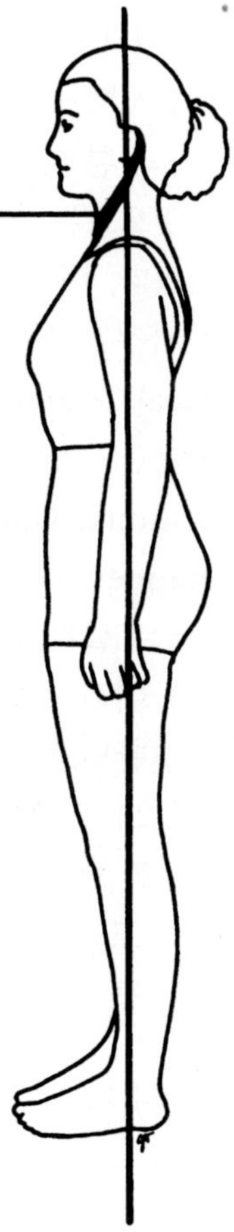

그림 7.23 시상면의 이상적 정렬. 환자들 중에서는 이런 자세를 보기 힘들지만 이 자세는 곧은 자세를 유지하기 위해 "최대의 골격사용"과 "최소의 근육사용" 효과를 나타낸다.

Forward head는 거의 보편적인 잘못된 자세이다. 그 정도는 신전된 관상면을 통해서 측정할 수 있다. 이상적인 자세에서 관골궁 끝, 흉골절흔, 그리고 치골결합은 동일한 선에 놓여있어야 한다. FHP는 흉골절흔 레벨에서 수평으로 자를 대고, 여기에 가상의 추선(plumb line)을 떨어트리면 측정할 수 있다. 머리위치가 후방으로 가면(어깨위치와 비슷하게), 흉추후만의 감소를 볼 수 있다; 이 상태는 드물다. 뒤로 물러서서 머리, 골반, 그리고 발의 부정렬을 시각화하라. 이는 치료접근에 있어서 통찰력을 키우는데, 도수로 자세조정을 하는데, 그리고 무엇이 일직선으로 개선하는지 파악하는데 도움이 된다.

치료 접근 (Approach to Treatement)

자세의 통합적 치료는 많은 경우 여러 전문 분야적 접근을 요한다. 자세이상이 있는 대부분의 환자는 카이로프랙터, 물리치료사, 혹은 정형외과의사를 찾기 때문에 비정형적 기원의 병인은 대부분 간과되기 쉽다. 마찬가지로 많은 환자들이 자세문제를 자주 간과하는 신경과 전문의, 류머티즘 전문의, 위장 전문의, 그리고 치과의 등의 전문가들에게 배부통, 근육염좌, 안구통, 현기증, 근막장애, 그리고 두통을 호소하며 도움을 요청한다.

'보이는 것을 치료하고 치료하는 것을 보게 된다' 라는 경구는 이런 상황에 잘 들어맞는다. 불행하게도 이로 인해 많은 환자들은 타과 전문의에게 의뢰되면서 오히려 희생자가 된다는 것이다. 첫 사례로서 주로 정신과의사들로부터 "당신이 받고 있는 그 고통은 그저 생각일 뿐이야" 라는 얘기이다.

자세 치료는 매우 복잡할 수 있다. 대부분 다수의 그리고 중첩된 병인 때문에 주관적이고 객관적인 평가가 필요하다. 신경학적 이상과 질환이 해결되면 정형외과적 평가에 초점이 맞춰질 수 있다. 자세 치료에서의 중점적으로 관심을 가져야 할 부분들은 다음과 같다.

가동범위(Range of Motion)

관절낭의 제한이 있는가? 예를 들어, 어깨에 유착성 관절낭염이 있는 환자들은 많은 경우 환측의 어깨가 올라가고, 머리는 환측으로 내려온다(기울어진다). 이런 경우에 두통이 흔하게 나타난다.

근막제한(fascia restriction)은 능동적 운동제한과 수동적 운동제한, 모두에 기여한다. 근막연속성의 적응변화는 많은 경우 고정자세 패턴을 만들고, 기능성자세(functional posture)로 돌아가는 것을 저항한다.

정상적인 가동범위를 확보하기 위해서는 불완전탈구 그리고 정상관절의 고착현상이 회복되어야 한다. 두개 안면통에 기여하는 자세문제를 해결하기 위해서는 상부경추의 기능을 간과해서는 안 된다.

신경근 통합(Neuromuscular Integrity)

근절검사(myotomal testing)가 완성되면서 정렬회복을 위해 근육이 강화되어야 하는지 판단하기 위한 기능성 근육 검사가 필요하다. 이런 결과들은 가동범위 조사 결과와 연관 지어지면 어떤 근육들을 스트레칭해야 하는지를 알 수 있다. 흔한 결과는 David의 법칙과 같이 '약한 근육들은 길고 짧은 근육은 강하다' 는 것이다.

골반의 경사는 반드시 측정되어야 한다. 척추의 기반인 골반은 척추만곡과 작용근-길항근 관계, 모두를 왜곡시킬 수 있다. 신경근통합(neuromuscular integrity) 상실의 흔한 원인은 복부근육의 오용과 요근의 과다사용이다. 이는 요근의 촉진과 골반의 전방경사 증가, 그리고 요추전만 증가 등으로 알 수 있다. 이는 자주 일어날 뿐만 아니라, 두개안면통을 일으키는 많은 자세성 증후군 중에서 흔히 볼 수 있다.

자세이상이 발견되는 경우 고관절, 허리, 그리고 견갑대 부위에서 조종능력이 결여되어 있다. 환자가 자세를 교정하기 위해 필요한 면(plane)으로 이동하게 하는 조종능력을 발휘하지 못한다면, 진전은 제한적이어서 좌절과 저항을 경험 할 것이다. 조절능력 부족은 최적의 진전을 위해 반드시 다뤄져야 한다.

자세 인식(Posture Consciousness)

최고의 의사나 치료사도 자세인식이 없는 환자를 완치할 수 없다. 자세인식 훈련은 운전, 일, 여가, 그리고 수면시까지 확대되어야 한다. 실제 치료받는 시간은 그렇지 않은 시간에 비해 미미하다. 자세교정 프로그램들은 자세인식의 발달 없이는 완성되지 않는다. 몇몇 유용한 힌트는 다음과 같다(*a*) 다른 사람의 잘못된 자세를 알아보게끔 가르쳐서 자신의 자세도 교정하도록 상기시키기, (*b*) 한 시간마다 자세를 검사하도록 상기시키기 위해 전자시계 사용(*c*) 신호나 알람을 사용해(경적 소리, 교회 종소리, 버저 등) 자세를 의식하는 방법 등이 있다. 자세 교정에 대한 주제는 이 장에서 다루기에는 너무 방대하다. 하지만 두개안면통과 관련된 많은 자세변형을 포함하는 증례 하나를 제시하겠다.

증례 (Case History)

Mr. B(30살)는 30년 동안 두통을 앓았다. 그의 증상들은 측두부, 후두하 부위, 눈 주위와 후안구통, 그리고 두정부에서 아리는 통증을 포함하였다. 두통은 매일 아침부터 시작하여 종일토록 그를 괴롭혔다. 아스피린 없이는 견디기 힘들었다.

그의 상황은 시속 35마일로 달리는 차와 교통사고를 당하여 편타손상을 입으면서 더 복잡해졌다. Mr. B는 좌측 경부근육, 좌측 외복사근, 요천골 부위 그리고 양측성의 좌골신경통증이 시작되었다. 그는 신경과의사와 물리치료사에게 도움을 청했다. 하지만 신경과의사는 완화 효과만 있는 여러 약품을 추천했고 물리치료사는 오히려 통증을 악화시켰다. Mr. B는 편타손상이 있고 난 후, 약 15개월 만에 필자에게 도움을 요청했다.

필자의 분석 결과, 자세이상 외에 이 장의 논의와 관련 있는 것으로는 좌측의 교차교합과 상부경추의 불완전탈구가 있었다. 이는 처음엔 동작촉진으로 그리고 나중에는 방사선 사진을 통해 확인했다. 동작촉진은 National Upper Cervical Chiropractic Association의 x-ray 분석 테크닉을 통해 확인되었다.

(National Upper Cervical Chiropractic Association techniques을 이용해) 환추 불완전탈구 치료와 동시에 Mr. B는 필자와 치료를 더 진행했다. 교차교합의 치료와 진단을 위해 치아 교정전문의도 추천받았다. 자세의 부조화는 진단되고 치료되었다. 그에 관한 자세평가의 결과는 그림 7.24~7.28에서 볼 것이다.

그림 7.24에서 볼 수 있듯이 하악 좌측견치는 상악견치와 교차교합을 보여준다. 좌측 하악골의 원심이동의 증거도 정중선의 변화와 견치의 상대적 위치를 통해 알 수 있다.

그림 7.25에 보이듯이 좌측 안와가 우측보다 확연히 더 작고, 좌측 귓볼이 우측 귓볼보다 더 낮다. 좌측 교근에 비대증이 있고, 이는 좌측 얼굴을 꽉 차보이게 하고 우측 얼굴은 길어진 듯 보인다. 교근에 나타난 변화는 David의 법칙에 부합한다. 입술은 확실한 비대칭을 보이고 하악골의

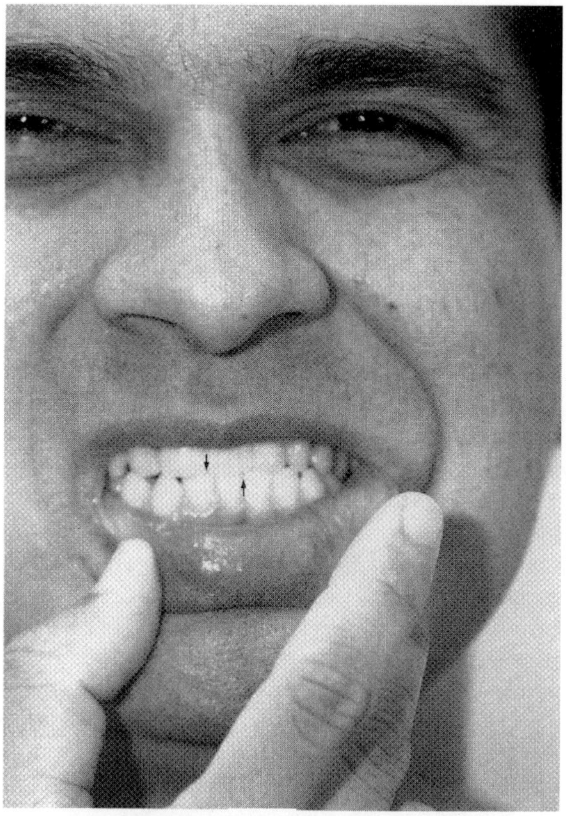

그림 7.24 Mr. B의 입

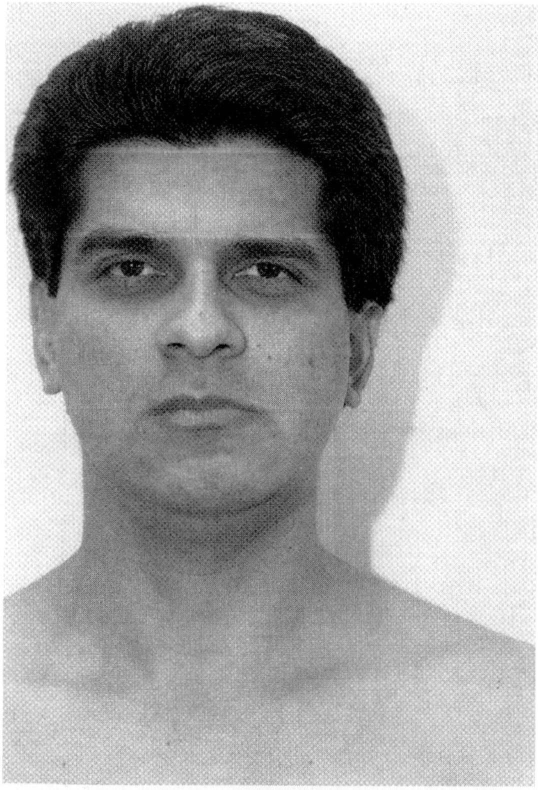

그림 7.25 Mr. B의 얼굴

좌측이동도 분명하다. SCM의 긴장항진상태가 보인다. 좌측 SCM도 좌측으로 기운 두개에 동반되는 근육단축 가능성 때문에 두꺼워 보인다.

그림 7.26에서 볼 수 있듯이 가장 눈에 띄는 특징은 좌측으로의 두개굴곡이다. 좌측 어깨에 약간의 거상이 있다. 이는 좌측쇄골의 증가된 각도로 확인 할 수 있다. 어깨의 전면에 있는 소흉근을 자세히 관찰하면 우측에서 주름이 증가된 것을 볼 수 있다. 이는 견갑대에서 약간의 회전보상이 있다는 것을 의미하며 뒷모습을 관찰하면 확인 할 수 있다. 무릎은 상당히 과신전되어 있다. 발은 양방향으로 과도하게 회내되어 있으며 왼발이 앞에, 오른발이 뒤에 있는 형태의 변화된 발 위치 현상을 동반한다.

그림 7.27에서 볼 수 있듯이 머리는 확연히 좌측으로 기울어져 있다. 우측 귀는 살짝 볼 수 있으며 이는 우측 회전의 정도를 나타낸다. 약간의 우측 회전을 동반한 두개의 좌측굴곡은 좌측 SCM 긴장항진상태에서 흔히 볼 수 있다. 좌측 견갑골에 약간의 후방견인-전과 우측 견갑골에 약간의 전방견인-외전은 견갑대의 좌측 염전(torsion)의 가능성을 의심케 한다. 좌측 어깨는 약간 거상되고 이는

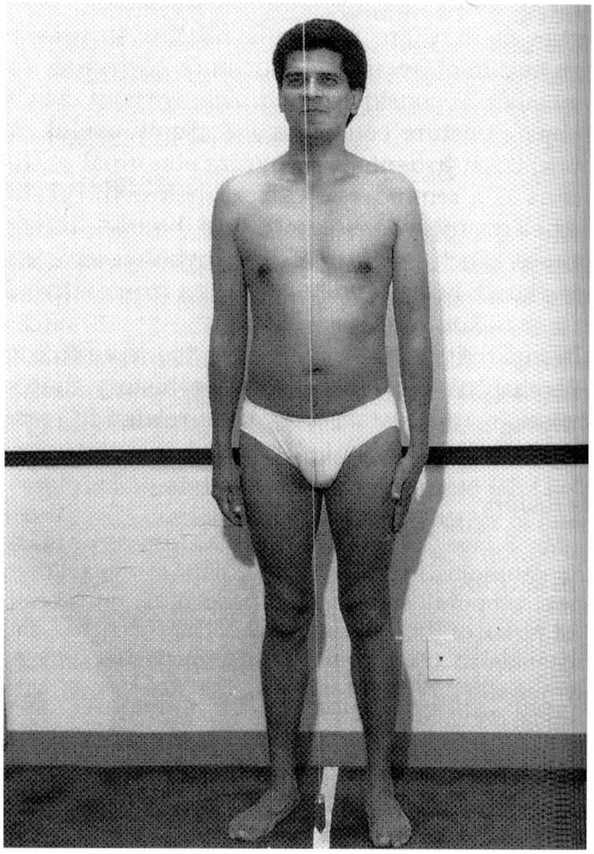

그림 7.26 Mr. B의 정면

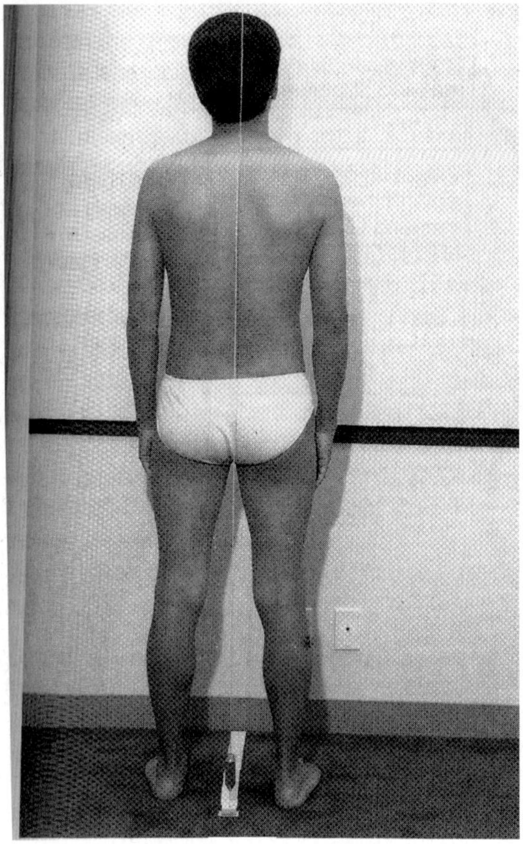

그림 7.27 Mr. B의 뒷모습

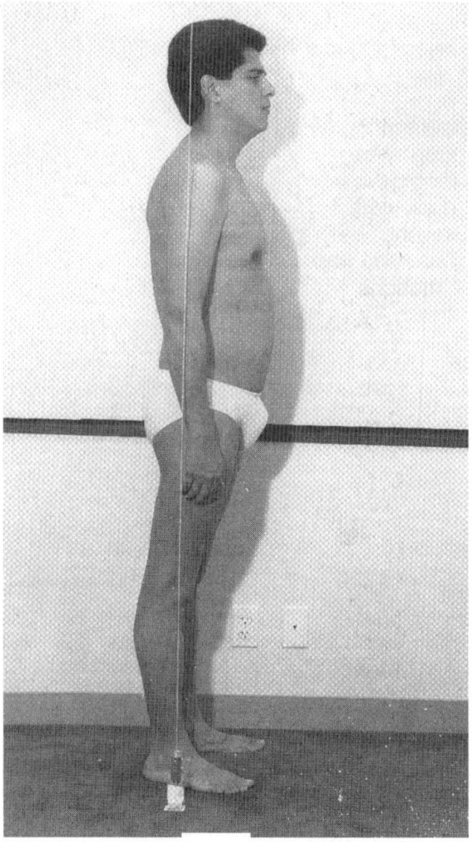

그림 7.28 Mr. B의 시상면 상

좌측 견갑골의 하각을 관찰함으로써 확인할 수 있다. 무릎 과신전이 슬와 부위에 꽉 차고 단단한 모습을 동반한 채 다시 나타날 수 있다. 과회내(overpronation)도 양발 뒤꿈치의 외반으로 다시 확인되며 좌측이 우측보다 심하다. 두발이 전 후로 놓여진 비대칭적 기립 자세가 보인다.

그림 7.28에서 볼 수 있듯이 5 cm 정도의 머리가 앞쪽으로 돌출되어 보인다. 관상면을 활용함으로써 관골궁의 끝에서 흉골절흔의 레벨까지 가상의 추선을 떨어뜨려 FHP를 객관적으로 측정할 수 있다. 어깨는 중력선에서 약간 전방에 있다. 내려진 팔은 측방에서 보이는 것처럼, 몸의 3등분 중 중간에서 약간 전방에 있다. 대전자는 중력선에 비해 몇 센티 앞에 있다. 이런 골반과 고관절의 위치는 과다전만증과 관련해 자주 볼 수 있다. Mr. B의 경우 반대의 경우가 성립했다. 그의 후상장골극에서 전상장골극까지 측정된 골반경사는 좌측은 0°이고, 우측은 2°이다. 무릎은 상당히 과신전 되어있다. 발이 유일한 고정점이며 "자세 평가"에서 제시된 바와 같이 위치해 있다.

***소견들에 대한 논의** (discussion of findings)*

Mr. B의 머리, 목, 등, 그리고 좌골신경통증에 대한 불편호소의 자세적 요인은 시상면 상에서 뚜렷해진다. 이 장에서 논의한 많은 자세이상을 여기서 볼 수 있다.

5 cm의 FHP는 상당하다. "Forward Head Posture에 있는 경추의 변형"에서 언급했듯이 5 cm의 두부전방자세는 안정시의 근긴장도를 이상적인 일직선일 때에 비해 3배로 늘린다. Mr. B가 앉은 자세로 하루에 몇 시간씩 일해야 하는 은행업에 종사하기 때문에 경추 신전근에 장기적인 과다긴장이 가해진다. 후두하부위에서의 긴장성 두통의 가능성과 안와주변과 후안와부위에 trigger point 연관통은 명확하다. "FHP와 하악후퇴"에서 FHP에서의 하악후퇴의 기전들이 논의되었다. Mr. B는 하악후퇴의 높은 가능성을 보여줄 뿐만 아니라, 좌측의 교차교합도 있었다. FHP로 인하여 원판후조직에 가해지는 압력은 좌측의 교차교합과 심각한 부정교합의 역동적 스트레스와 합쳐진다. 이런 교합이상에 의해 요구되는 측두근의 보상적 활동은 Mr. B의 측두통의 요인 중 하나임이 틀림없다.

그림 7.24~7.28에 나왔듯이 왼쪽 SCM의 긴장항진상태는 두개의 좌측방굴곡과 결부된다. 이 상황은 FHP와 함께 두정부에 연관통을 보내는 SCM과 두판상근의 발통점 발달에 확실한 기여를 할 것이다(16).

적지 않은 시간 동안 편타손상 후에 발생한 양측 좌골신경통은 Mr. B의 주호소증이 되었고 이는 간간이 그의 일을 방해했다. 초기에 그는 요추의 병변 진단을 위해 정형외과와 신경과적 검사, 그리고 MRI 검사를 받았지만, 모두 음성반응의 결과를 보여주었다.

측면상에서 무릎은 과신전되었으며 고관절은 중력선에 비해 상당히 앞으로 나간 상태며, 그리고 앞서 언급했듯이 약간의 전방골반경사가 존재한다. 일반적으로 등이 굽어진 “sway back”으로 분류되는 이 상태는 Mr. B의 자세를 정확히 묘사한다. 이러한 자세의 외형은 hamstrings의 ‘적응단축’을 초래한다. 이 사례에서는 45°의 straight leg raise(SLR)와 같은 슬와각(popliteal angle) 좌측 124°와 우측 126°로 나타난다.

Mr. B의 선 자세에서 천장관절 운동의 활동검사에서는 양측 다 과대운동성을 나타냈다. 관절부위의 촉진에서 예리한 예민통을 호소하는 부위에서 많은 활성화된 발통점들을 찾았다. 필자는 달리기 선수들에 대한 임상적 경험을 토대로, 극심한 뒤넙다리근(hamstring) 긴장은 앉았을 때 요추와 천장관절에 불필요한 압박을 주고, 보행의 마지막 유각기 단계에서는 천장관절에 과도한 비틀림을 준다고 생각한다.

“Traction of Cord by Dentate Ligaments”에 논의된 spillover effect 효과는 왜 편타손상이 양측의 좌골신경통을 촉발시켰는지를 설명한다. 가능성 있는 다른 메카니즘은 Arat(57)가 세운 neurological spillover의 three loop 이론이다(그림 7.29). 위기 상황에서는 많은 불현성 증상들이 자각증상으로 드러나게 되는 것은 흔한 일이다.

Mr. B의 자세교정에 대한 접근

(Approach to Mr. B's posture Correction)

Mr. B의 첫 평가에서 교차교합과 상부경추의 불완전탈구가 확인되었고 경제적인 부담으로 인해 필자의 프로그램을 시작하기 전에(우선) 환추의 불완전탈구 치료를 요청했다. 그는(필자의 프로그램)치료를 위해 약 8개월 후 다시 돌아왔다. 증상은 여전했지만 강도는 줄어들었고 머리 위치는 눈에 띌 정도로 개선이 있었다. 이 때 정형외과 전문의가 추천되었고 그의 자세교정 프로그램이 시작됐다.

Mr. B의 스트레칭 프로그램은 다음과 같다.

경부, 몸통 그리고 고관절의 신전근은 하루에 두 번 스트레칭 한다.
고관절의 외회전근들은 하루에 두 번 스트레칭 한다.
대흉근과 소흉근은 하루 세 번에서 여섯 번 스트레칭 한다.
견갑거근은 하루에 세 번에서 여섯 번 스트레칭 한다.
가자미근(soleus)은 하루에 세 번 스트레칭 한다.

Mr. B의 강화 프로그램은 다음과 같다.

1. 매일 집에서 할 수 있는 운동 포함
   바로 누운자세에서 바닥이나 침대에서 머리를 조금 뗀 상태로 턱 당기기(경부굴곡근을 강화하고 신전근을 억제하기 위해)
   앉은 자세에서 어깨 높이로 등척성 들어올리기 하기(요추의 다열근과 견갑골의 상회전근을 강화시키고, 이는 요추전만을 약간 증가시키고 어깨를 움츠리게 하고 위치를 재설정할 것이다).
   straight leg toes 올리기(비복근을 강화시키고 무릎의 과신전을 막기 위해서)
2. 주 3회의 운동:
   대퇴사두근 신전(quadriceps extensions).
   특정한 요근(psoas) 운동.
   요추신전근(lumbar extensor) 운동.
   능형근, 하부 승모근, 그리고 어깨를 위한 외회전근 운동들(어깨와 견갑대의 위치를 다시 잡기 위해)

매일 Mr. B의 조정 운동들은 다음을 포함한다.

Axial extension 운동(무릎을 풀고, 견갑대의 위치 재설정, 머리를 하부 구조물들과 일직선이 되도록 맞추는 것을 Mr. B에게 가르쳐주기 위해). Axial extension의 위치(그림 7.30).

발은 어깨 너비로 벌리고 평행을 이룬다.
무릎은 살짝 구부리고 약간 외측으로 회전; 무릎의 외측회전은 대퇴이두근을 활성화시키고 골반의 위치를 잡아주는데 도움을 준다.
Mr.B의 경우는 아니지만 대부분의 경우, 미골부위는 안으로 당겨져 있다.
어깨는 뒤로 약간 움츠려 있다.
수평에 평행하는 눈과 맞춰진 두개; 흉골절흔과 일직

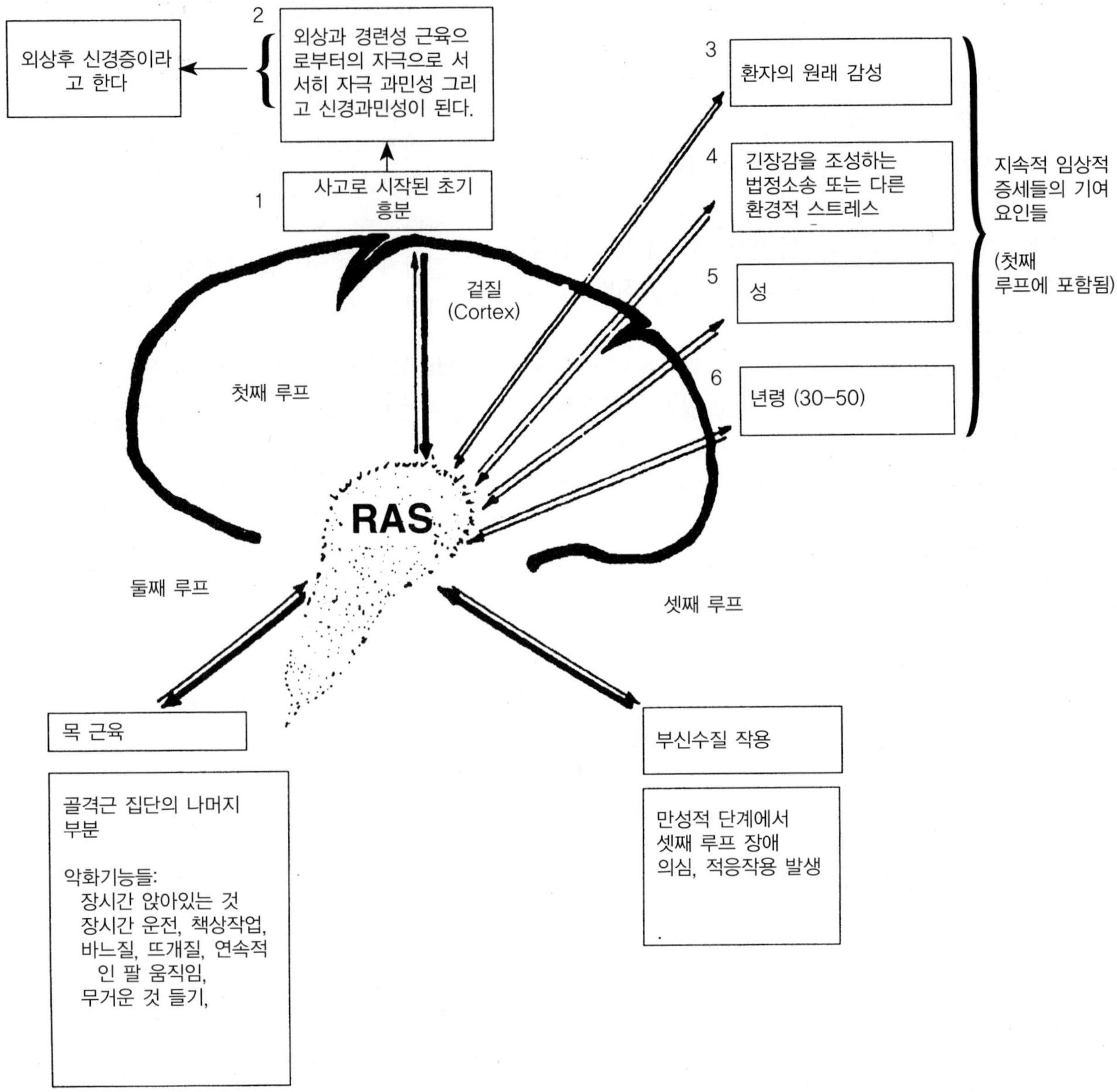

그림 7.29 Arat(57)가 제안한 three loop spillover 메카니즘은 처음에는 편타손상과 긴장성두통에 적용됐지만, 모든 근골격성손상에 적용가능하다. 경신경과 뇌신경사이의 방대한 신경학적 소통으로 인해 특히, 두개안면통의 경우에 더 잘 맞는다. RAS(reticular activating system). (Arat A. Neck sprains as muscles injury, tension headache and related conditions, 2nd ed. El Paso TX: GUYNES, 1973.에서)

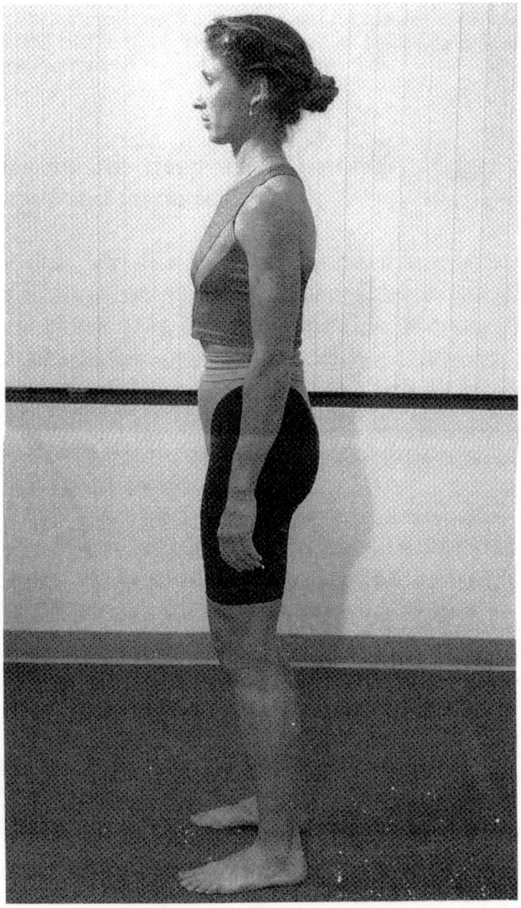

그림 7.30 Axial extension

선에 있는 관골궁 .
상악절치 뒤 구개의 rouge에 위치한 혀.
이완된 악골, 코를 통한 호흡

Mr. B와 같이 특히 책상에서 일하는 환자들에게 앉은 자세에서 axial extension은 교육되어져야 한다. 계속해서 같은 자세를 유지하기 어렵기 때문에 환자들은 '쉬운 앉은 자세'와 seated axial extension(그림 7.31, A와 B)를 교대하도록 한다. 앞으로 상체를 숙이는 Slump posture는(그림 7.31C)는 *항상* 피해야 한다.

Axial extension의 직립자세에 익숙해지면, 이는 이제 한쪽 다리를 들고 훈련해야 한다. *횡경막호흡(복식호흡)은 항상 추천한다.*

한쪽 다리를 들고 실행하는 Axial extension 자세를 익힌 다음에 wobble board에 균형을 잡는 노력을 행한다. Wobble board의 다음 단계는 6-inch Etha Foam roller(그림 7.32)이다. 정위반사(righting reflexes)의 발달을 장려하기 위해 이런 균형잡기 노력은 치료사가 직접 혼자에게 훈련시킨다.

필요에 따라 움직임 운동도 제한된 구역에서 협응과 이동성을 개선하기 위해 주어진다. Mr. B의 경우, 개선된 이동성의 기본적인 구역들은 요추, 견갑대 그리고 고관절이었다. 필요에 따라 치료사와 환자를 보조하기 위해 자가 가동기법(self-mobilization)들도 가르친다.

구호흡이 있을 경우는 원인이 제거되어야 한다. 이를 실패하면 자세교정 노력은 효과적이지 못할 것이다.

자세발달운동을 위한 유용한 도구들은 그림 7.33에서 볼 수 있다.

이제 Mr. B를 위한 도수치료는 다음사항을 포함한다.

척추 신전근의 근막이완, 심부 경부근막, 슬와근, 내전근, 그리고 흉근부위.
도수가동술은 경-흉추이행부, 상부 흉추, 그리고 요추에 중점이 맞춰져 있다.
연조직이완기법들은 측두하악근육계, 척추신전근들, 고관절 회전근들, 그리고 가자미근에 시행한다. 이런 기법들은 심부근육 마사지, 발통점 치료, 그리고 근막이완을 포함한다.

Mr. B의 프로그램은 융통성 있고 매번 치료할 때 수정이 있을 수 있다는 것을 주목하라. 4번째 치료 후에 그는 아스피린을 복용하지 않아도 두통 증상이 48시간 동안 일어나지 않는 것을 처음으로 경험한다. 이는 환추교정, 집에서 시행하는 프로그램의 일관성, 연조직 조작 등의 치료적 개입의 종합결과이다.

Mr. B는 아스피린 복용을 줄이고 장기적인 복용의 유해함을 줄이기 위해 내재 아편을 통한 통증조정을 하기 위해 침술사를 추천받았다.

교차교합의 올바른 치료가 Mr. B의 성공적인 사례에 시사하는 바는 크다. 이런 모습의 교차교합은 구조적이거나 기능적일 수 있고, 이는 치아교정전문의가 판단해야 한다. 이 사례의 성공은 위에서 언급된 모든 소견들 덕분일 수 있고 따라서(우리는 환자를) 반드시 전체론적 시각으로 보아야 한다. 이러한 이유로 여러 전문분야적 접근이 필요한 것이다. 프란시스 베이컨 경(Sir Francis Bacon)은 이렇게 말했다. "우리가 전에 얻지 못한 결과를 얻으려면 한 번도 시도하지 않았던 방법들을 사용해야 한다."

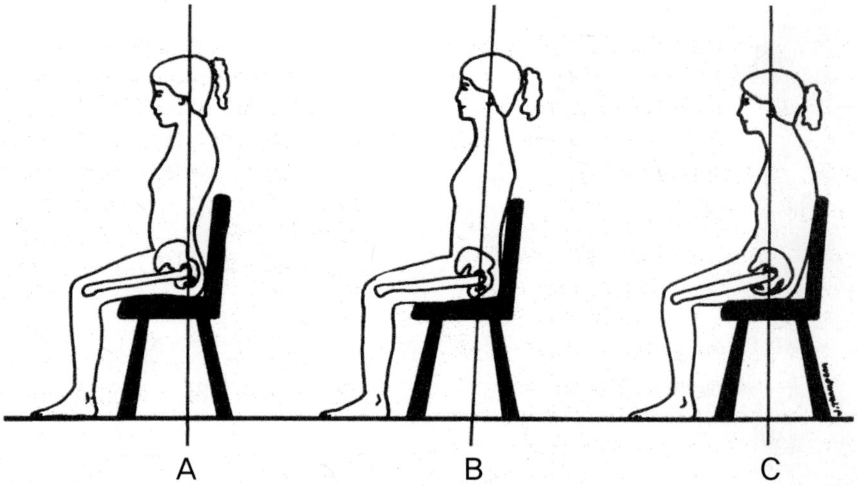

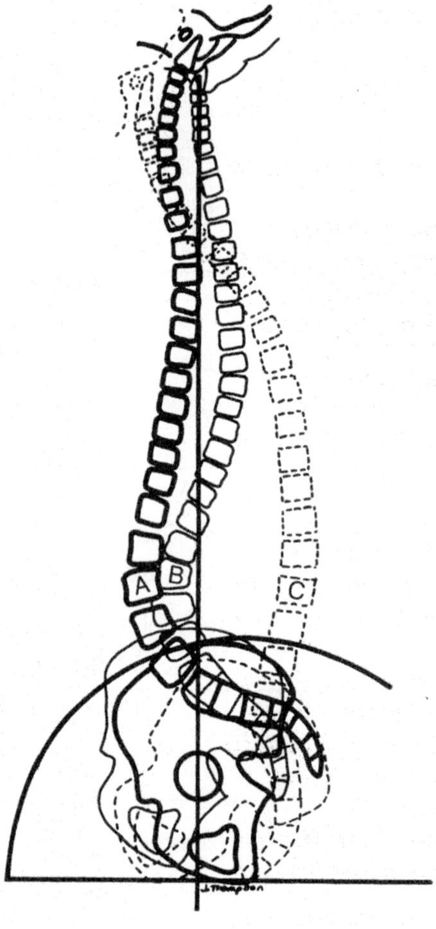

그림 7.31 Axial extension의 위치는 앉은 자세와 선 자세에 적응해야 한다. 자세성 피로를 피하기 위해 환자들은 A와 B자세를 번갈아 취하는 것이 좋다. 오랜 시간동안 앉은 자세를 유지해서 생긴 자세성긴장을 줄이기 위해 매 시간마다 몇 분 동안 일어서는 것이 중요하다. C. 흔하게 찾을 수 있는 상체를 앞으로 숙이는 slump posture. Position C는 FHP와 두개안면통 유발에 기여한다.

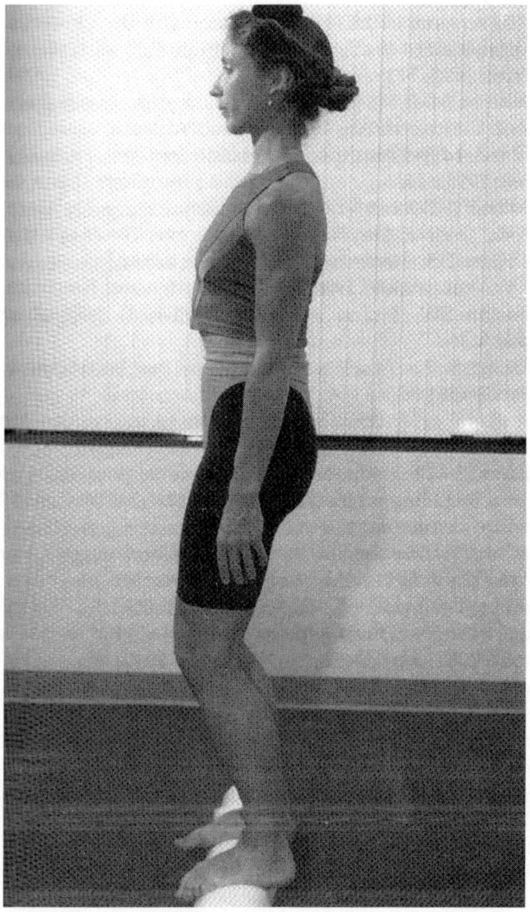

그림 7.32 균형훈련

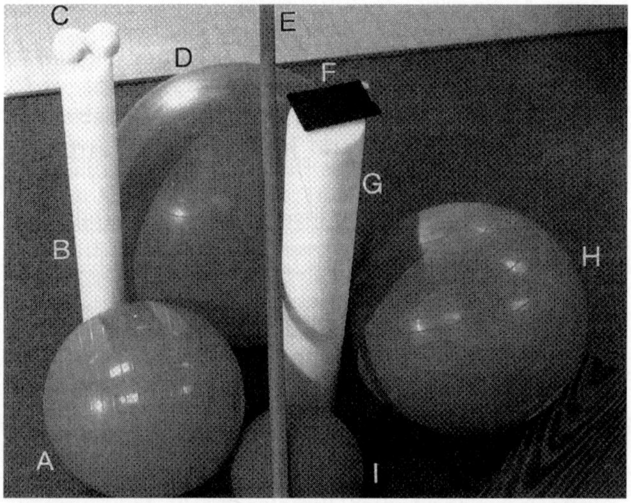

그림 7.33 자세 재교육의 힘과 협응을 증가시키기 위해 필요한 도구들. A. 경부 강화를 위해 사용되는 작은 체조 공. B. 협응훈련을 위한 4-inch foam roller, 이는 흉추 가동을 위해 spine roller 작용을 한다. C. 가정용 자가 흉추가동과 다양한 자체마사지 테크닉을 위해 사용하는 테이프로 묶은 테니스공들. D. 큰 체조공은 몸통의 강화와 협응운동을 위한 것. E. Dowel rod는 협응과 운동성 운동을 보조하기 위해 사용. F. 5-파운드 짜리 다이버용의 부드러운 무게추는 정렬운동 시, 두개-경추의 고유감각을 높이기 위해 사용된다. G. 6-인치 foam roller는 균형운동의 불안정한 균형빔으로 사용된다(그림 7.32). H. 중간 체조 공은 큰 공(D)과 바꿔서 사용해도 된다. I. 놀이터 공은 자가 경추운동을 위해 사용되고, 작은 체조 공(A)과 바꿔 사용해도 된다.

참고문헌(References)

1. Rocabado M. Arthrokinematics of the temporomandibular joint. In: Gelb H, ed. Clinical management of head, neck, and TMJ pain dysfunction. St. Louis: Ishiyaku EuroAmerica, 1991:525–546.
2. Lowman CL. The effect of faulty skeletal alignment upon the eyes. Am J Orthop Surg 1918;XVI:459–492.
3. Mills L. The effects of faulty cranio-spinal form and alignment upon the eyes. Am J Ophthalmol 1919;2:493–499.
4. Verwey. Society proceedings. Am J Ophthalmol 1918;1:677.
5. Anonymous. American Encyclopedia of Ophthalmology. 1920;16:12069–12076.
6. Cohen L. Role of eye and neck proprioceptive mechanisms in body orientation/motor coordination. J Neurophysiol 1961;24:1–11.
7. Biemond A, De Jong JM. On cervical nystagmus and related disorders. Brain 1969;92:437–458.
8. Bland JH. Cervical spine syndromes. J Musculoskeletal Med 1986;3:23–41.
9. Barlow D, Freedman W. Cervico-ocular reflex in the normal adult. Acta Otolaryngol 1980;89:487–496.
10. Ayres AJ. Sensory integration and learning disorders. West Psychol 1972:85–86.
11. Norr'e ME. Posture in otoneurology. Acta Otorhinolaryngol Belg 1990;II:44.
12. Kraus SL. Cervical spine influences of the cranio-mandibular region. In: Kraus SL, ed. TMJ disorders management of the cranio-mandibular complex. New York: Churchill-Livingstone, 1988:367–404.
13. Wyke B. Neurology of the cervical spinal joints. Physiotherapy 1979;65:72–76.
14. Wyke B. Conference on the aging brain. Age Ageing, 1979;8:251–258.
15. Warfel JH. The head, neck and trunk, 5th ed. Philadelphia: Lea & Febiger, 1985:51–52, 54–56.
16. Travell JG, Simons D. Myofascial pain and dysfunction: the trigger point manual. Baltimore: Williams & Wilkins, 1973.
17. Cailliet R. Neck and arm pain, 2nd ed. Philadelphia: FA Davis, 1981.
18. Guyton AC. Textbook of medical physiology, 7th ed. Philadelphia: Saunders, 1986:337.
19. Bourdillon JF. Spinal manipulation. London: William Heinemann Medical Books, 1987:31.
20. Netter FH. Atlas of human anatomy. Summit NJ: Ciba-Geigy, 1989.
21. Travell J, Bigelow NH. role of somatic trigger areas in the patterns of hysteria. Psychosom Med 1947;9:353–363.
22. Mohl N. Role of head posture in mandibular function. In: Solburg WK, Clark GT, eds. Abnormal jaw mechanics diagnosis and treatment. Carol Stream IL: Quintessence, 1981:97–116.
23. Rocobado M. Diagnosis and treatment of abnormal craniocervical and craniomandibular. In: Solburg WK, Clark GT, eds. Ab-

24. Ayres AJ. Sensory integration and motor learning. West Psychol Services 1972:110.
25. Anonymous. American Encyclopedia of Ophthalmology 1916;8:5718–5719.
26. Behrens MM. Headaches associated with disorders of the eye. Med Clin North Am 1978;62:507–521.
27. Norr'e ME. Posture in otoneurology. Acta Otorhinolaryngol Belg 1990;I:44.
28. Dvorak J, Dvorak V. Manual medicine diagnosis, 2nd ed. New York: Theime, 1991.
29. Chaffin DB, Anderson GBJ. Occupational biomechanics. New York: John Wiley, 1990:369.
30. Donkin SW. Sitting on the job. Boston: Houghton Mifflin, 1986:31.
31. Cailliet R. Low back pain syndrome, 3rd ed. Philadelphia: FA Davis, 1981:3:22.
32. Feldenkrais M. Body and mature behavior. Madison CT: International Universities Press, 1949.
33. Nimo RL. Technique for immediate relief of headache and neck pain, including whiplash. Receptor 1986;2:1–15.
34. Janda V. Muscles and cervicogenic pain syndromes. In: Grant R, ed. Physical therapy of the cervical and thoracic spine. New York: Churchill-Livingstone, 1988:159.
35. Kaplan AS, Assel LA. Temporomandibular disorders diagnosis and treatment. Philadelphia: Saunders, 1991:63–71.
36. Cailliet R. Shoulder pain, 3rd ed. Philadelphia: FA Davis, 1991:1, 2, 132, 183.
37. Jackson R. The cervical syndrome, 4th ed. Springfield IL: Charles C. Thomas, 1977:40–46.
38. Hackett G. Ligament and tendon relaxation, 3rd ed. Springfield IL: Charles C. Thomas, 1958:41.
39. White III AA, Panjabi MM. Clinical biomechanics of the spine, 2nd ed. Philadelphia: Lippincott, 1990:27.
40. Rolf I. Rolfing the integration of human structures. New York: Harper & Row, 1977:105.
41. Seemann DC. Biomechanics and neurological aspects of the atlas subluxation complex. Upper Cervical Monogr 1977;2:1–3.
42. Cripe GE. The relationship of the pelvic distortion to the center of gravity of the skull. Upper Cervical Monogr 1990;4: 13–16.
43. Walther DS. Applied kinesiology synopsis. Pueblo CO: Systems DC, 1988:70.
44. Walther DS. Applied kinesiology. Head, neck, and jaw pain and dysfunction—the stomatognathic system. Pueblo CO: Systems DC, 1983;2:203, 344–345, 401.
45. Zohn DA. Musculoskeletal pain diagnosis and treatment, 2nd ed. Boston: Little Brown, 1988:183–187.
46. Junghanns H. Clinical implications of normal biomechanical stresses on spinal function. Rockville MD: Aspen, 1990:195–197, 200–203.
47. Foreman S, Croft AC. Whiplash injuries: the cervical acceleration/deceleration syndrome. Baltimore: Williams & Wilkins, 1988.
48. Sjogaard G, Savard G, Juel C. Muscle blood flow during isometric activity and its relation to muscle fatigue. Eur J Physiol 1988;57:327–335.
49. Sjogaard F, Kiens B, Jorgensen K, Saltin B. Intramuscular pressure, EMG and blood flow during low-level static contraction in man. Acta Physiol Scand 1986;128:475–484.
50. Bjorksten M, Jonsson B. Endurance limit of force in long-term intermittent static contractions. Scand J Work Environ Health 1977;3:23–27.
51. Schafer RC. Clinical biomechanics: musculoskeletal actions and reactions, 2nd ed. Baltimore: Williams & Wilkins, 1987:334–335, 361.
52. Bogduk N, Twomey LT. Clinical anatomy of the lumbar spine. New York: Churchill-Livingstone, 1991:46.
53. Cailliet R. Neck and arm pain, 3rd ed. Philadelphia: FA Davis, 1991:69.
54. Wyke B. The neurology of the joints. Aris and Gale Lecture, Royal College of Surgeons of England, 1966.
55. Eggleston AA. Posture and perverted physiology. J Am Osteopath Assoc 1949;48:553–560.
56. Gunn CC. Treating myofascial pain. University of Washington Health Sciences Center for Education R, 1989:38.
57. Arat A. Neck sprains as muscle injury, tension headache and related conditions, 2nd ed. El Paso TX: Guynes Printing, 1973:86, 91–92.
58. Cailliet R. Soft tissue pain and disability. Philadelphia: FA Davis, 1988:154.
59. Rocobado M. biomechanical relationship of the cranial, cervical and hyoid regions. J Craniomandibular Pract 1983;1:38–43.
60. Bradley KC. The posterior primary rami of segmental nerves, aspects of manipulative therapy, Glascow, et al., eds. New York: Churchill-Livingstone, 1980:59–64.
61. Duckworth J. Anatomy of the suboccipital region. In: Vernon H, ed. Upper cervical syndrome: chiropractic diagnosis and treatment. Baltimore: Williams & Wilkins, 1988:17, 176–177.
62. Bogduk N. The clinical anatomy of the cervical dorsal rami. Spine 1982;7:319–330.
63. Bogduk N. Cervical causes of headache and dizziness. In: Grieve GP, ed. Modern manual therapy of the vertebral column. New York: Churchill-Livingstone, 1986:289–302.
64. Kerr FWL. a mechanism to account for frontal headache in cases of posterior fossa. J Neurosurg 1961;18:605–609.
65. Maitland GD. Vertebral manipulation, 5th ed. Stoneham MA: Butterworth, 1968.
66. Edeling J. Manual therapy for chronic headache. Stoneham MA: Butterworth, 1981.
67. Full GA. Clinical observations of upper cervical mobility. In: Grieve GP, ed. Modern manual therapy of the vertebral column. New York: Churchill-Livingstone, 1986.
68. Full GA. Headaches associated with the cervical spine. A clinical review. In: Grieve GP, ed. Modern manual therapy of the vertebral column. New York: Churchill-Livingstone, 1986.
69. Mannheimer JS, Rosenthal RM. Acute and chronic postural abnormalities as related to craniofacial pain and TMJ disorder. Dent Clin North Am 1991;35:185–208.
70. Kerr FL. Central relationships of trigeminal and cervical P. afferents in spinal cord and med. Brain Res 1972;43:561–572.
71. Elvidge AR, Li CL. Central protrusion of cervical intervertebral disk involving descending trigeminal trunk. Arch Neurol Psychiatry 1950;63:455–466.
72. Kerr FW, Olafson RA. Trigeminal and cervical volleys. Arch Neurol 1961;5:171–178.
73. Rocobado M, Iglarsh ZA. Musculoskeletal approach to maxillofacial pain. Philadelphia: Lippincott, 1991:70.
74. Curl DD. The chiropractic approach to temporomandibular disorders. Baltimore: Williams & Wilkins, 1990:69.
75. Deleted in proof.
76. Ayub E, Glasheen-Wray M, Draus S. Head posture: a case study effects on rest position of the mandible. J Orthop Sports Physical Med 1984;5:179–183.
77. Mahan PE. TMJ problems, diagnosis and treatment (audio series). East Hampstead NH: NE Dental Seminars, 1985.
78. Bratzlausky M, Vander Eecken H. Postural reflexes in cranial muscles in man. Acta Neurol Belg 1977; 77:5–11.
79. Lawrence ES, Samson GS. Growth and development influences on the craniomandibular region. In: Kraus SK, ed. TMJ disor

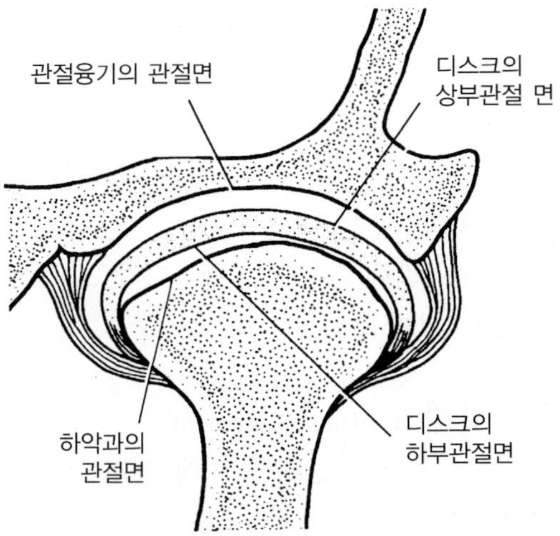

그림 8.2 측두하악관절의 4개 관절면

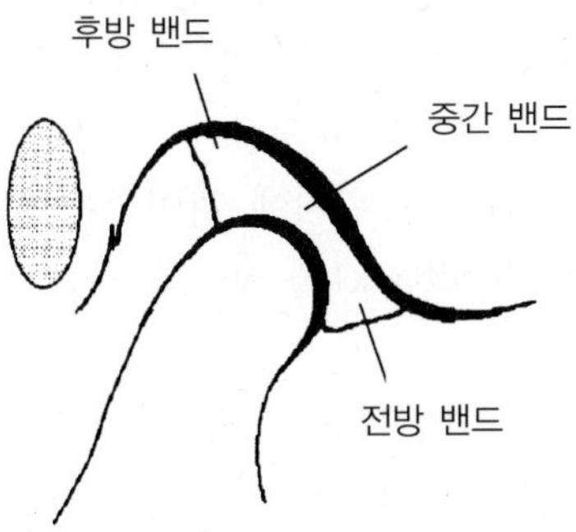

그림 8.3 관절 디스크

이 사실은 관절이 놀랄 만한 적응력을 갖는 시스템이며 관절면이 변화에 따라 재형성될 수 있는 특별한 능력을 주기 때문에 중요하다.

관절원판은 과두의 관절면과 융기의 관절면과 유사한 매우 치밀한 무혈관성 섬유성결합조직으로 구성되어있다(9~11). 그러므로 관절의 모든 관절면은 유사한 섬유성결합조직면으로 구성되어 있다. 섬유성결합조직면은 유리연골에 비해 손상에 더 강하다(9).

원판은 적혈구 모양처럼 두꺼운 가장자리와 얇은 중앙부를 갖는다. 관절원판을 측면에서 보았을 때 두꺼운 전방부, 얇은 중간부, 두꺼운 후방부로 나눌 수 있다. 일반적으로 후방부위가 전방부위보다 더 두껍다. 정상 관절모양에서 과두의 관절면은 관절원판의 얇은 중앙부위에 위치한다. 관절원판의 정확한 모양은 하악의 과두와 관절와의 형태에 따라 결정된다. 휴지기에 원판의 후방부위는 12시 방향으로 과두에 달려있다(그림 8.3).

관절원판의 인대들(Ligaments of Articular Disk)

관절원판은 내측과 외측의 원판인대에 의해 하악 과두에 부착되어 있다(그림 8.4). 인대는 원판에서 시작되어 과두의 목 부근과 내외측 극에 부착된다. 이 인대는 아교질의 결합조직으로 만들어졌고 늘어나지는 않는다.

인대는 관절이 경첩회전하는 동안에 관절원판이 내측이나 외측으로 이탈되지 않도록 하고, 전후방으로 미끄러지는 움직임만 허용한다. 회전은 과두의 외측 극을 지나는 축을 중심으로 일어난다.

관절원판 후방부위는 느슨한 결합조직으로 연결되어 있다. 이 부위에는 혈액 공급이 풍부하고 신경말단이 존재한다(13). 이러한 원판후조직(retrodisk tissue)의 상하 경계부위는 인대성 판을 갖는다. 이 부위에 두 개의 판이 형성되어 이층판 부위(bilaminal zone)이라는 용어를 사용한다. 상층 판은 원판의 후방경계에서부터 고실판(tympanic plate)까지 연장된다. 이 부위의 결합조직은 많은 탄력섬유를 함유하고 있어 측두하악관절의 인대 중에서 특이하다. 몇몇 학자는 이러한 탄력 성분이 악골의 폐구운동 시 원판을 후방으로 잡아당긴다고 주장하였다. 하지만 이 이론은 아직 증명되지 못했다. 최근에는 상층 판에서 탄력섬유의 기능은 관절강에서 정맥의 기계적인 펌핑을 돕는 것이라고 가정하였다(14).

하층판은 원판의 하후방경계에서 시작되어 하악과두의 후방경계까지 연장된다. 이 인대는 아교질의 결합조직으로 만들어졌고 탄성이 없다. 과두의 head 주위로 관절원판의 전방 미끄러짐을 제한하는 기능을 한다(15, 16).

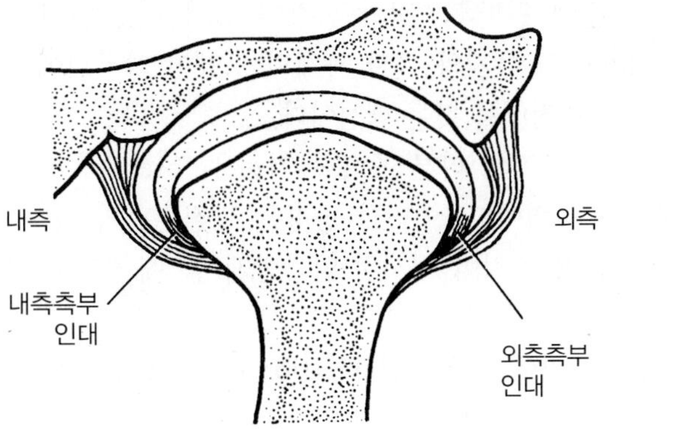

그림 8.4 왼쪽 하악과의 AP 모습

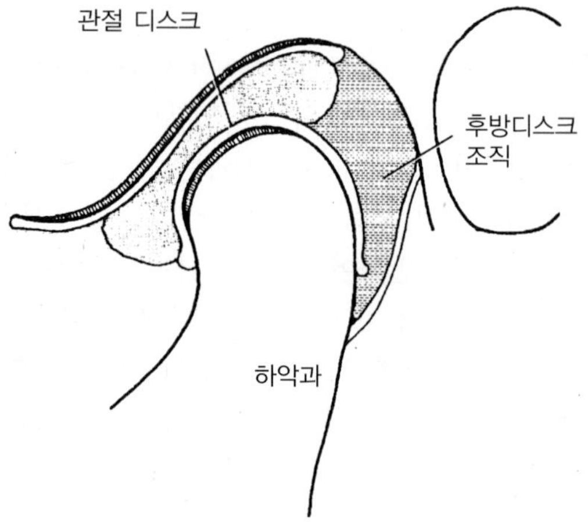

그림 8.5 후방디스크 조직

원판후조직은 느슨한 결합조직이며, 혈관과 림프관이 잘 공급되어 있으며, 감각신경종말이 매우 풍부하다. 후측두와(posterior temporal fossa)의 공간은 이 조직으로 채워지며, 과두가 전방으로 이동함에 따라 이 조직의 정맥계는 빈 공간을 채우기 위해 충혈을 일으키고 관절강을 통해 펌핑 하도록 한다(그림 8.5). 또한 이 조직은 상하 관절강 내의 영양과 윤활을 위해 윤활액의 90%를 생성한다. 부가적으로 관절의 움직임을 감시하기 위한 구심성 감각(말초에서 중추로 향하는)기관으로 기능하고, 관절의 자세와 기능에 대한 중요한 정보를 받아들이는 고유감각 신경수용체(proprioceptive neuroreceptors)를 제공한다(15).

원판후조직(retrodisk tissue)은 관절원판이 과두를 따라 전방으로 이동할 때 같이 신장된다. 과두 위에서 관절원판의 전방과 후방밴드의 흔들림(cradling)과 관절원판이 내·외측인대에 의해 내외측 극에 강하게 부착되어 있는 것 때문에 원판후조직의 신장이 일어난다. 인대에 의한 cradling 의 유지와 원판 자체의 모양이 과두위에서 관절원판이 안정성을 갖는 핵심이다.

원판후조직의 다른 중요한 기능은 "pseudo" disk를 형성하는 능력이다. 이러한 장점은 관절원판의 만성전방변위와 같이 조직이 서서히 압박받게 될 때 일어나게 된다(17).

관절원판이 섬유관절강직(fibrous ankylosis)되기도 한다. 혈관발달이 잘 되어진 원판후조직에 대한 손상으로 혈관절증(hemarthrosis)이 발생할 때 관절(joint)에 유착이 형성될 수 있다. 유착은 상부관절강에서 더 잘 발생하고 변위된 위치에 관절원판을 고정시키게 된다.

두 개의 전방원판인대가 있다. 상부인대는 전방밴드의 상부면에서 기시되어 측두골의 관절융기의 전연에 부착된다. 하부인대는 관절원판의 전방밴드하연에서 기시되어 하악과두의 관절면 최전방부위에 부착된다.

전방과 후방의 원판인대의 내측, 측부, 하부의 부착은 이어지고 관절원판을 따라서 주행하다가 두 개의 관절강 내로 분리된다(그림 8.6).

관절낭 인대 (Capsular Ligament)

TMJ전체는 관절낭 인대에 의해 둘러싸여 있다(그림 8.7). 아교질의 결합조직으로 구성되어 있고 상부는 턱관절오목(하악와, mandibular fossa)와 융기의 관절면 경계에서 관자뼈(측두골)에 부착된다. 하부는 과두의 목 부위에 부착된다. 관절낭은 비생리적인 힘으로부터 관절을 안정화시키는 작용을 한다. 관절을 둘러싸고 봉쇄하고 있어 상관절강 내에 윤활액을 유지한다. 관절낭 인대에는 관절에 가해지는 힘과 운동위치에 관여하는 고유감각되먹임(proprioceptive feedback)을 제공하는 신경말단들이 풍부하다(15).

관절낭 인대의 측방부위는 측두하악인대로 불리는 인대성 조직의 강화된 밴드이다. 이 인대성 띠는 외측의 경사진 띠와 내측의 수평 띠, 두 부분으로 구성된다. 이름이 함축하고 있는 것처럼 외측 부위는 관절융기의 전연에서 과두 경부의 측면으로 비스듬히 주행한다. 내측부위는 전방융기에서 과두의 외측 극과 관절 원판의 후방부위로 수평

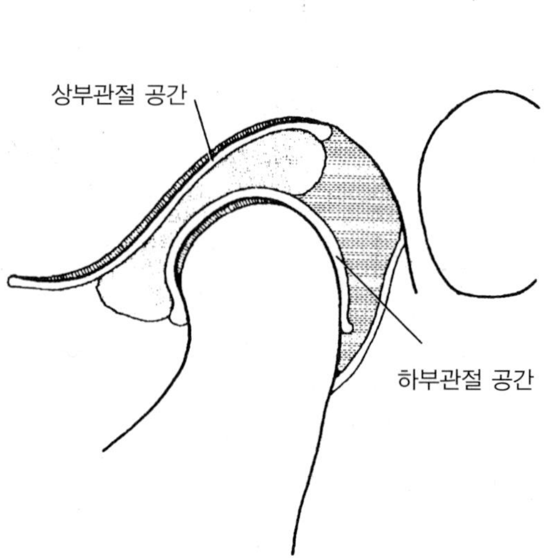

그림 8.6 상 그리고 하 활액관절 공간

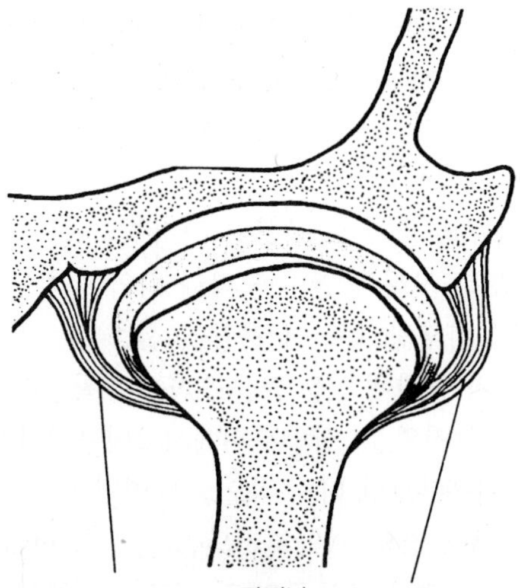

그림 8.7 측두하악관절을 둘러쌓고 있는 낭인대

으로 반듯하게 주행한다(그림 8.8)

내측 수평부위는 과두와 관절원판의 후방이동을 제한하여 이들이 원판후 조직(retrodisk tissue)에 부딪히는 것을 방지하는 기능을 한다(15, 16).

한편 외측의 경사진부위는 관절의 회전 양을 제한한다. 이는 섬유의 배열 방향의 효과와 기능에 대해 상대적인 부착 수준에 의해 수행된다. 과두가 고정된`축을 중심으로 회전할 때 과두의 경부에 부착된 인대부위는 한계에 다다를 때까지 후방으로 이동한다. 그래서 과두는 더 이상 회전하지 않고 이 지점에서 관절로(articular path)를 따라서 아래로 이동하기 시작한다.

측두하악인대의 기능은 목에 있는 주요 구조물에 충격을 주는 계속적인 회전운동을 제한하는 것이다. 제한된 회전운동은 직립자세 때문에 인간에게만 필요하다(악골이 완전히 열리면 기관(trachea)을 압박한다). 그러므로 측두하악인대의 는 직립자세의 적응에 중요하다. 또한 외측 경사부위의 과신장은 수면 무호흡증 같은 임상상황에서 중요하다. 왜냐하면 과두의 회전을 제한하는 능력이 감소하여 하악골이 목 구조물에 부딪칠 수 있기 때문이다(15).

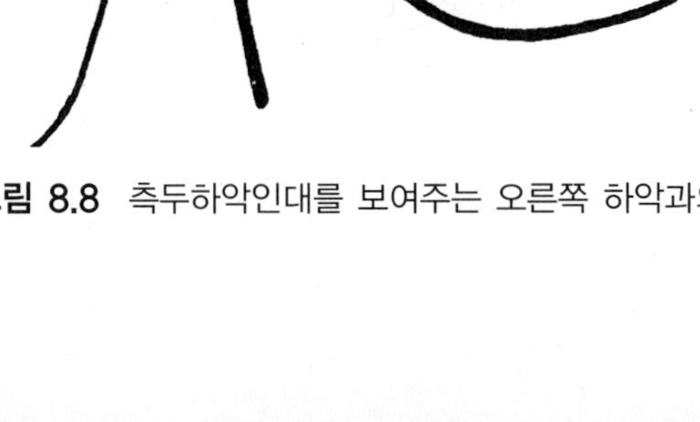

그림 8.8 측두하악인대를 보여주는 오른쪽 하악과의 외측면

경돌하악인대와 접형하악인대

(Stylomandibular and Sphenomandibular Ligament)

경돌하악인대는 측두골의 경상돌기에서 기시하여 하악지 후연에 부착되는 내외측 익돌근 심부에 부착한다. 이 인대는 하악을 전방운동시켰을 때 팽팽해지고, 개구할 때는 이완된다. 따라서 하악의 전방운동을 제한하는 기능이 있다(16).

접형하악 인대는 접형골 대익의 돌기에서 기시되어 턱뼈혀돌기(lingula of mandible)라고 불리는 하악지 내측의 돌출부에 부착한다. 제1아가미궁(first brachial arch)의 메켈연골(Meckel's cartilage)의 잔유물로 여겨진다. 이 인대의 기능은 완전히 밝혀지지 않았지만 과두의 활주운동 동안에 전방으로 움직이는 하악의 각도를 제한할 것이다(15,16).

두 인대모두 심층 경부근막에 집중되어있고, 이개측두신경(auriculotemporal nerve)의 감각섬유와 삼차신경의 하악신경에서 교근신경의 지배를 받는다.

핀토 인대(Pinto's "Ligament")

Pinto's ligament는 내이의 망치뼈(추골, malleus)에 부착되며 후방낭인대와 관절원판의 후방부에 삽입된다고 생각되어진다. 만약 이 인대가 존재한다면, 접형하악 인대가 연속되는 것이다. Pinto는 접형하악 인대가 망치뼈에서 턱뼈혀돌기(하악소설, mandibular lingula)까지 연장되었다고 생각하고 추골하악인대(malleomandibular ligament)라고 언급했다(18).

이 인대에 의한 귀와 측두하악관절사이의 연결은 TMD와 귀증후군(otic syndrome)이 함께 발생하는 이유로 주장되었다(15).

저작근(Muscle of Mastication)

신체 일부의 근육처럼 저작근은 요구되는 기능을 수행하기 위해서 강한 힘을 만들어내야 한다. 저작근은 매우 복잡한 시스템의 조화로운 기능을 위해 중추신경계의 섬세한 지시 하에 일한다. 측두하악관절계의 근육들은 250~350 psi 사이의 씹는 힘을 만들어내도록 작동된다. 이러한 힘은 양측성 관절에서 과두가 받침점이고 근육의 전방부에 작용점을 갖는 3종 지렛대에 의해 생성된다.

저작근에는 쌍을 이루는 측두근, 교근, 내측익돌근, 외측익돌근이 있다. 악이복근과 설근은 하악의 운동에 중요하기 때문에 이 그룹에 포함시킨다.

측두근*(Temporalis)*

측두근은 머리의 측면 대부분을 덮는 커다란 팬 모양의 근육이다(그림 8.9). 두개골 측면의 넓은 부위에 걸쳐 측두와에서 기시하며 근섬유들은 모아져서 관골궁(zygomatic arch)의 심부를 통과하고 하악의 근돌기(coronoid process)와 하악지(mandibular ramus)의 전연으로 삽입되는 건에서 끝난다.

측두근은 앞부위, 중간부위 및 뒤부위로 구분된다. 앞쪽 측두근 그룹은 수직으로, 중간 측두근은 비스듬히, 뒤쪽 측두근은 수평으로 배열된 섬유 덩어리를 만든다. 움직임의 방향은 각 그룹의 근섬유 배열방향에 따른다. 전방부는 하악을 들어올리고 중간부는 비스듬하게, 후방부로 잡아당기면서 들어올린다. 후방부의 작용은 상반되게 논의가 되고 있다. 일부 학자들은 섬유의 방향을 따라 후방으로 잡아당긴다고 주장하고 다른 학자들은 근섬유가 근돌기(coronoid process) 하방으로 주행하므로 후방부의 근섬유는 하악을 들어올리는 작용을 한다고 주장한다.

측두근의 신경지배는 삼차신경 하악신경분지의 anterior and posterior deep temporal nerve가 담당한다.

혈액공급은 천측두동맥의 중측두지(middle temporal branch)와 내상악동맥의 분지인 심측두동맥을 통한다.

교근*(Masseter)*

교근은 천층부와 심부로 구성된 사각형의 근육이다(그림 8.10) 두 부분 모두 관골궁을 따라 상악골의 광대돌기에서 시작하여 하후방으로 연장된다. 천층부는 하악각과 하악지의 외측면 아래에 있는 교근조면에 부착된다.

심부는 후 하악지의 더 상방부위에서 2대구치까지 부착된다. 심부는 천층부보다 더 수직으로 배열된다. 이 근육의 지배신경은 삼차신경의 하악분지의 교근신경(masseteric nerve)이다. 이 신경은 측두근의 건 뒤로 하악골의 반월절흔(semilunar notch)을 통과하여 근육에 도달한다. 심부의 신경공급은 교근신경이 천층부로 가는 동안 심부를 통과한다. 혈액공급은 상악동맥의 분지인 교근동맥이 담당한다.

내측익돌근*(Internal Pterygoid)*

내측익돌근은 접형골의 외익돌기판의 익돌와에서 기시하여(그림 8.11). 후외하방으로 비스듬히 내려가다 하악각(mandible angle)의 내측면에 정지한다. 교근과 함께 하악골을 요람처럼 매달고 있다. 이 두 근육은 하악에 대해 강한 폐구력을 발휘하며 측두근과 함께 주요 거상근이다. 내익돌근은 하악골을 반대편으로 변위시키기 위해 일측성으로 작용한다. 외측익돌근과 함께 하악의 전진운동을 돕는다.

이 근육은 삼차신경 하악분지의 내익돌신경(medial pterygoid nerve)의 지배를 받는다. 상악동맥의 익돌가지

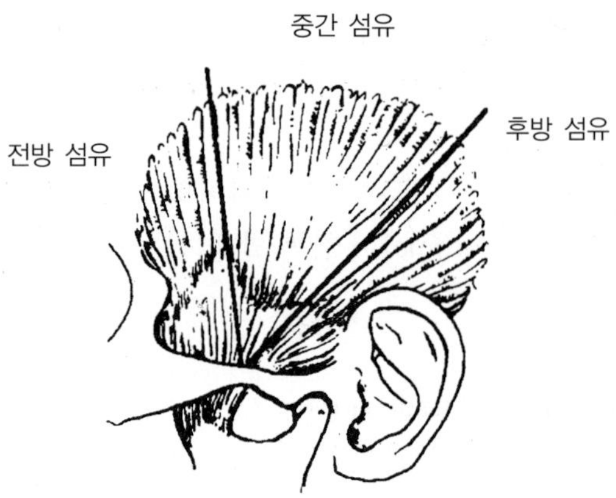

그림 8.9 왼쪽 측두근

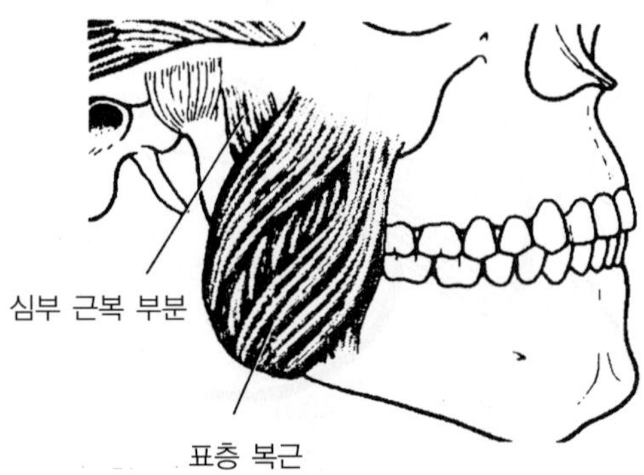

그림 8.10 오른쪽 교근

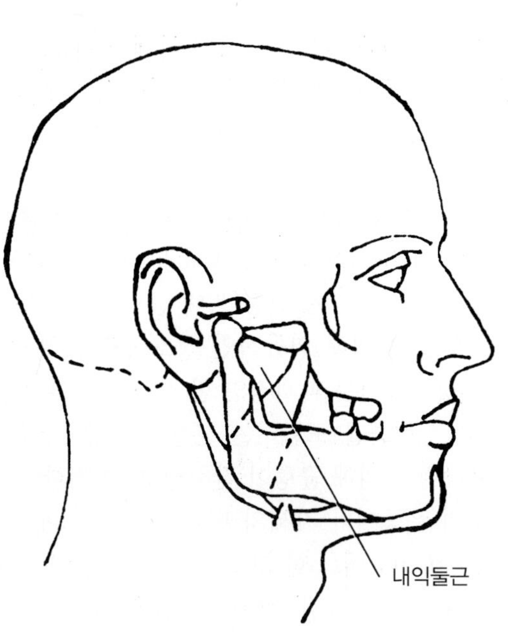

그림 8.11 내익돌근

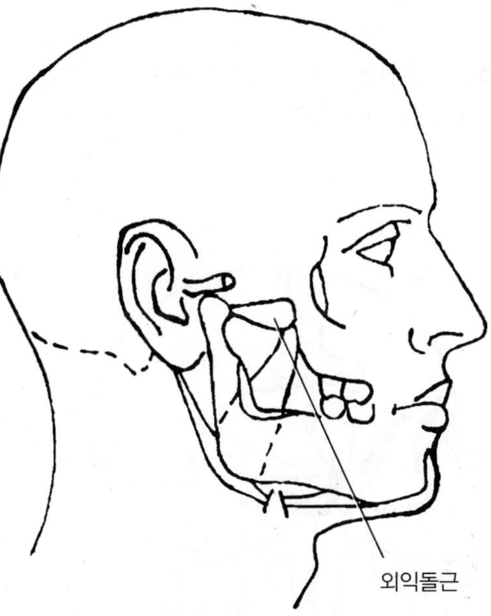

그림 8.12 외익돌근

(pterygoid branch)로 혈액공급을 받는다.

외측익돌근*(External Pterygoid)*

외익돌근은 짧고 굵은 근육이다. 관골궁의 심부에 위치하고 수평방향으로 주행한다. 이 근육은 상복과 하복이 있다(그림 8.12). 과거에는 해부학적 유사성때문에 이 두 개의 근복이 비슷한 방법으로 기능하다고 생각하고 하나의 단위로 생각했다.

그러나 근전도를 사용한 최근 연구에서 두 힘살의 기능은 완전히 독립적이라고 밝혀져서 현재는 하외익돌근과 상외익돌근, 두 개의 근육으로 취급한다(12).

외측익돌근 하복*(inferior belly of external pterygoid)*

외익돌근의 하복근(inferior external pterygoid)은 두 개의 근육 중에 더 크다. 접형골의 외익돌판의 외면에서 기시되어 후외상방으로 주행하여 과두의 경부에 정지한다. 기능은 양측이 동시에 수축할 때 하악의 개구와 전진운동을 일으키고, 한쪽만 수축할 때는 하악을 반대편으로 측방 운동시킨다. 상복근은 더 작은 근육이다. 접형골 대익의 하측두골면(infratemporal surface)에서 기시하여 후외방으로 수평하게 가서 일차적으로 하악과두에 정지하고 또한 관절원판과 낭에 정지한다(12). 기능에 대한 중요성때문에 이 관계는 자세히 논의할 만하다.

1980년대까지 외익돌근의 상두는 anteromedial capsule과 disk에 정지된다고 생각되었고 기능은 하악의 개구시 관절원판을 전방으로 잡아당긴다고 생각되었다(12).

최근 연구에서 해부학적이나 기능적으로 생각이 바뀌었다. 해부에서 superior head가 disk가 아닌 과두에 정지하는 것을 보여주었다. 현미경을 통해 12명의 사체를 해부하였을 때, 상두(superior head) 섬유의 약 85%가 과두에 정지한 반면 15%만이 관절원판과 낭에 정지하였다(19, 20). 동시에 연구자들은 바늘전극을 사용한 보다 정교한 근전도검사를 시행하여 이 근육이 개구할 때가 아니라, 폐구할 때 작용한다는 것을 발견하였다(21). 근육은 일차적으로 과두에 작용하여 폐구운동을 하는 동안 관절융기의 후방경사에 과두를 위치시키고, 지지해주었고, 개구운동 동안에는 실제로는 작동을 하지 않았다(12).

두 종류의 익돌근은 삼차신경 하악분지의 외익돌신경(lateral pterygoid nerve)의 지배를 받는다. 혈액공급은 상악동맥의 분지가 수행한다.

악이복근과 설골근 *(Digastric and Hyoid Muscles)*

악이복근(digastric muslce)은 하악 기능에 중요한 역할을 하기 때문에 저작근에 포함된다. 이 근육은 설골에 부착되는 중간건에 의해 악이복근 전복과 악이복근 후복으로 나뉜다.

측두골의 유양돌기에서 기시하여 전내하방으로 주행하

여 설골에 부착되어있는 중간건으로 들어간다. 전복은 하악의 중심부 근처에 있는 설측와(fossa)에서 시작하여 하후방으로 주행하여 중간건에 정지한다.

이 근육의 기능은 두경부의 다른 근육들과 상호작용에 달려있다. 악이복근(digastirc muscle)이 수축하고 설골은 상설상근(suprahyoid muscle)과 설골하근(infrahyoid muscle)에 의해 안정된다면, 설골은 상방으로 잡아당겨 들려지며, 연하를 돕는다. 설골근과 하설골근은 연하동작에서 악이복근과 함께 작용한다(그림 8.13).

경부의 근육(Cervical Musculature)

경부의 근육은 하악의 위치와 운동에 중요한 영향을 미친다. 설하근(infrahyoid muscles)은 개구 시에 설상근(suprahyoids)에 대한 버팀대 역할을 함으로써 설골을 안정시킨다. 전경부에 있는 나머지 다른 근육들은 머리의 위치에 영향을 미치며 이로 인해 결과적으로 하악의 위치에 영향을 준다.

경부에 굴곡이 발생하면, 머리가 전방으로 당겨지고 하악은 더욱 전방으로 돌출되는 형태가 되며, 치아는 더욱 앞쪽에서 접촉하게 된다. 경부가 신전될 때는 반대효과가 일어나 하악은 더욱 후방으로 위치하게 된다(22~29). 측방으로 굴곡 동작에서 하악은 머리가 기울어진 방향을 향해서 이동하고 치아는 그쪽에서 먼저 접촉된다.

두경부 근육과 하악관련 근육과의 균형
(Balance of Head, Neck, and Mandibular Muscles)

두경부 근육의 긴장은 건강할 때 균형잡히고 안정된 지지체계를 만들기 위해 역동적인 상호작용을 하고 비정상적인 기능 상태에서는 파괴적인 힘과 자극을 야기한다.

설상근과 설하근을 포함하는 전경근의 잡아당김은 후경근의 잡아당김에 의해 균형이 잡혀있다. 이러한 균형은 하악과 경부의 운동이나 자세의 변화가 있을 때에도 유지되어야 한다. 그러나 어느 한 그룹의 근육의 기능변화가 일어나면 이러한 안정은 깨질 것이다(그림 8.14).

측두하악관절운동의 생체역학 (Biomechanics of Functional Temporomandibular Joint Movement)

하악 운동의 호(arc)는 두 가지 영향에 의해 결정된다: (*a*) 치아의 최종감합위치(이러한 폐구위치를 종종 교두감합위, interocclusal position라고 불린다). (*b*) 측두와 융

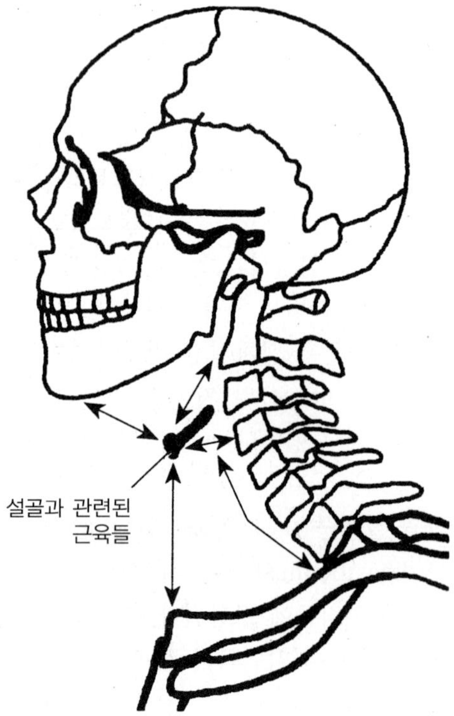

그림 8.13 삼키는 뼈

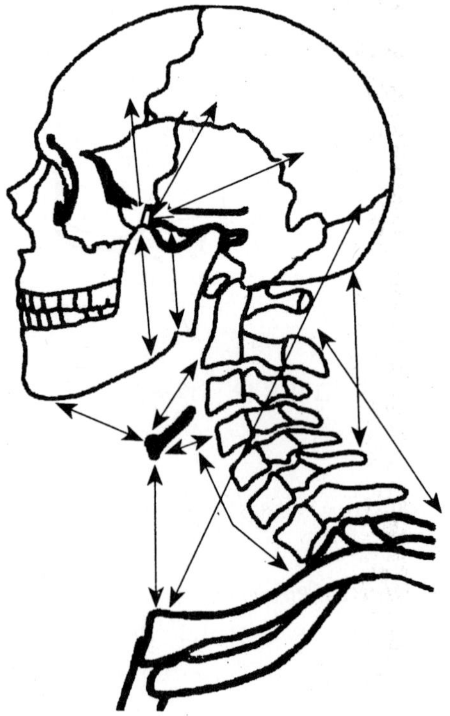

그림 8.14 턱과 목 근육의 상호작용

기의 경사도와 하악운동 근육들에 의해 결정되는 유도운동. 이 운동의 호(arc)는 근신경계의 상태와 척추에 대해 상대적인 머리의 자세관계에 영향을 받는 교합점까지 달한다.

폐구호를 따라가면 중력과 하악 거상근의 근육의 수축반사 사이에 평형점이 있다. 이 평형점이 하악자세 휴식위치(mandibular postural rest position, MPRP)이다. MPRP는 저작근과 경부근육과의 평형에 달려 있다. 따라서 머리위치의 변화가 MPRP를 변화시킬 것이라고 예측할 수 있다. 사실 이러한 결론은 1950년 Brodie에 의해 관찰되고 주장되었다(22). 머리의 신전은 전경근을 늘어나게 하고 결과적으로 저작근의 평형을 변화시켜 상악과 하악 사이의 자유 공극을 증가시킨다[(MPRP동안에 상악과 하악 치아 사이의 공간을 자유 공극(freeway space)이라고 부르며, 일반적으로 2~7 mm이다)] 반대로 머리가 굴곡될 때는 전경근의 길이는 짧아지고 그 근육들의 입을 벌리는 힘이 감소되어 MPRP와 자유 공극은 줄어든다(30~32).

정상상태에서 MPRP는 근육과 관절이 휴식을 취하고 회복하는 시간대이다. MPRP에 부정적인 변화는 정신적인 문제부터 손톱 깨물기, 이갈이 등의 악습관 같은 다양한 원인의 결과로 발생할 수 있다. 이들 상황은 TMD와 병인론적인 관련이 있는데 왜냐하면 그와 같은 문제들이 MPRP에 대하여 부정적인 영향을 줌으로써 근육과 관절의 휴식과 회복을 위해 정상적으로 필요한 시간의 양이 감소하게 되기 때문이다.

교두감합위(interocclusal position)는 치아의 해부학적 형태관계에 달려 있다. 폐구시 치아와 치아의 접촉은 치열이 어떻게 발생되거나 수정되었던 간에(교정 치료 등으로) 치아의 건강과 회복에 의존한다.

상하 치아간의 수직높이는 하악을 유지(지지)하며 이 거리를 수직고경(vertical dimension)이라고 부른다. 적당한 수직고경은 TMJ에 중요하다. 왜냐하면 관절내의 조직에 대해 과두가 가하는 힘을 감소시키기 때문이다. 수직고경은 관절와에서 과두의 위치를 결정하는 핵심이다(그림 8.15).

하악운동역학(Mandibular Dynamics)

과두의 운동에는 회전과 관절와에서 과두의 병진운동(translation) 두 가지 요소가 있다. 회전은 과두의 외측 극을 통과하는 상대적으로 고정된 축 주위에서 일어나는 과두의 운동이다. 과두의 회전운동은 개구 시 처음 1/3 동안에 일어난다(그림 8.16).

회전운동은 일차적으로 과두와 관절원판의 하면사이에서 일어난다. 그러므로 회전운동은 하관절강에서 주도적으로 일어난다.

두 번째 단계는 병진운동이다. 이것은(과두의 내측 외측극과 수직인) 수평축이 하악와의 경사로를 따라 아래로 통째로 이동하는 것이다. 활주는 과두가 관절융기의 사면 아래로 움직일 수 있게 하고, 관절융기 중심에서 약간 넘어서까지 연장되게 한다. 관절원판을 포함하는 관절부속물 전체가 과두와 함께 통째로 이동한다. 병진운동은 관절원

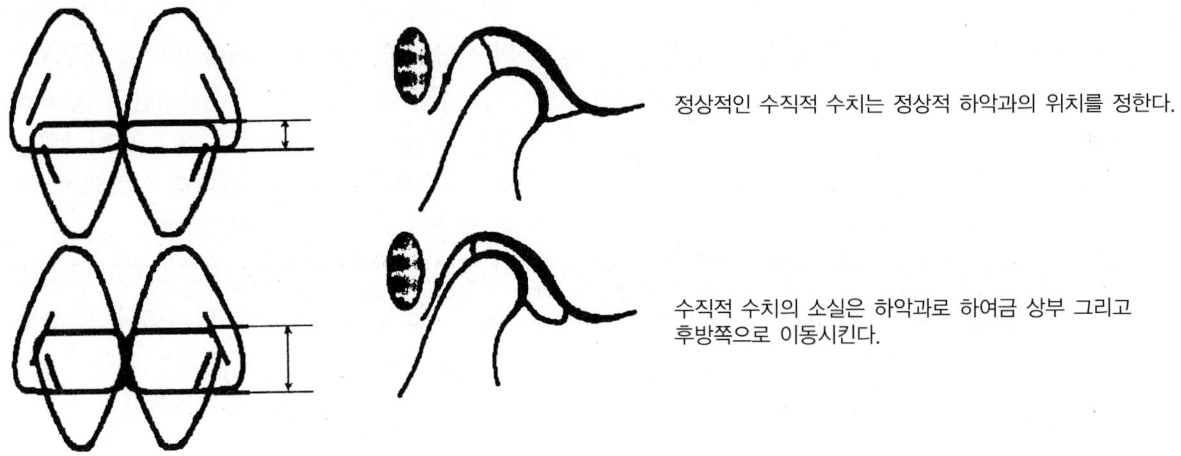

그림 8.15 수직적 수치. 후방 디스크 조직이 심하게 침범되어 있다.

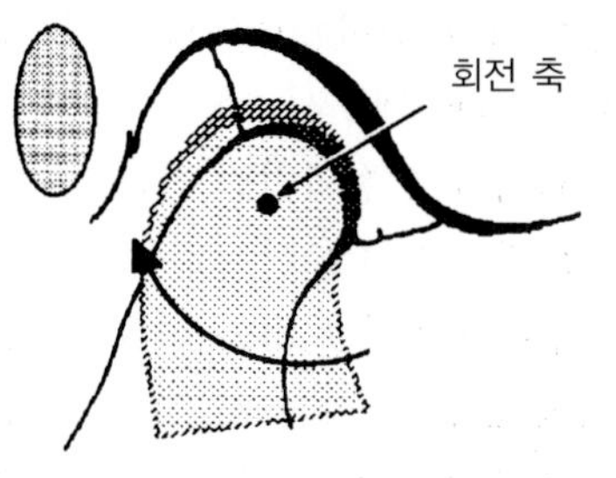

그림 8.16 축을 중심으로 하악과의 회전이 발생한다.

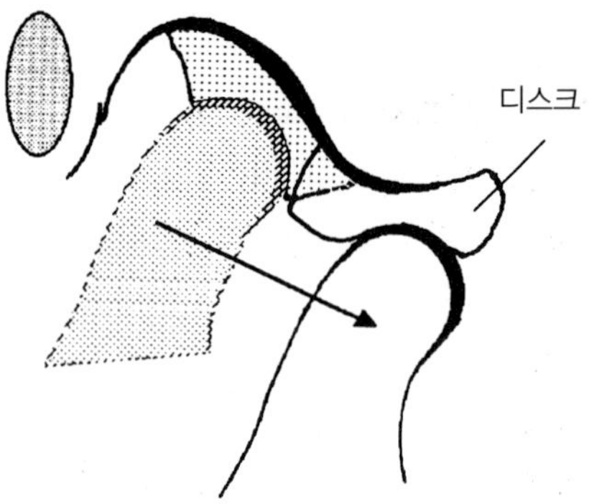

그림 8.17 하악과와 디스크의 병진

판의 상면과 측두골의 하악와관절면 사이에서 일어난다. 그러므로 병진운동은 상관절강의 주도적인 운동이다(그림 8.17).

병진운동과 회전운동이 완전히 분리된 운동이 아니지만, 관절부속물의 상하 부분은 두 개의 분리된 관절 시스템으로 작용한다고 생각할 수 있다. 또한 관절은 하악 몸체에 의해 하나로 연결되어있기 때문에 한쪽 과두의 운동이 반대쪽 과두와 분리될 수 없다.

측방운동은 비작업측 과두(non-working condyle)가 전방으로 활주할 때 작업과두(working condyle)가 관절와 내에서 상대적으로 고정되어있는 수직축 주위로 회전하면서 일어난다.

근육역학(Muscle Dynamics)

개구 운동은 외측익돌근의 하복(inferior belly), 악이복근(digastric muscle), 설상근(suprahyoid), 설하근(infrahyoid muscle)이 관여한다. 폐구운동은 교근(masseter), 측두근(temporalis), 내측익돌근(internal pterygoid muscle)이 관여하고 이들을 "으깨는" 근육이라 한다. 또한 측두근과 외측익돌근의 상복(uperior belly)은 관절원판과 관절와에 대한 과두의 위치를 정하는 기능을 한다.

하악의 전방운동은 내측익돌근의 도움과 함께 외측익돌근의 하두가 양측성으로 수축할 때 일어난다. 전방운동의 정상범위는 10~12 mm이다.

외측운동은 한쪽에서 외측익돌근의 하두와 과두를 전내방으로 활주시키는 내측 익돌근이 편측으로 수축할 때 발생한다. 반대편의 비작업측 과두는(nonworking condyle) 관절내 인대의 수평띠에 의해 제한될 때까지 후방으로 이동하며, 수직축 주위로 회전한다. 이 유형이 저작 시에 일어나는 전형적인 측방운동이다.

측두하악관절계의 외부장애-두개안면장애
(Exernal Derangements-Craniofacial Disorder)

측두하악관절계의 외부장애는 하악근육의 이상과 두경부의 적절한 자세관계를 유지하고 지지하는 근육들을 포함한다.

턱관절 내장증(Internal derangement)

턱관절내장증은 관절낭의 내부와 관절의 내용물을 포함한다. 대부분의 내측변위를 나타내는 관절원판변위는 관절원판의 병적인 변위이다.

관절원판은 폐구상태일 때 과두에 대해 전방으로 가장 흔하게 변위된다. 전방변위는 과두가 병진운동 하는 동안에 관절원판으로 "원위치"될 수 있는지에 따라 두 종류로 분류된다.

복위성 전방전위(anterior displacement with reduction)에서 관절원판은 하악이 가장 폐구된 상태에 있을 때 과두의 전방에 위치한다. 그러나 하악이 개구하고 과두가 전방으로 활주할 때, 과두는 관절원판의 posterior band를 지나갈 수 있어 관절원판은 측두골의 하악와(glenoid fossa)와 과두 사이에 적절한 관계로 위치되게 된다. 이 순간에서 발생하는 대부분의 병적인 딱! 하는 관절음은 관절원판이 원래 위치로의 회복된 것을 나타낸다(일부 나타나는 관절음은 정상적인 이행적 변이 때문에 들린다. 예; bifid condyle) 이러한 회복된 관계는 과두와 관절원판이 개구 사이클(opening cycle)을 완료할때까지 남아있을 것이다. 폐구 사이클에서는 이러한 유형이 반대로 될 것이다; 과두와 관절원판은 관절원판이 더 이상 후방으로 움직이지 못하도록 고정되는 지점에 도달할 때까지 회복위치로 후방으로 함께 활주한다.

과두는 posterior band 위로 미끄러지면서 폐구를 지속한다. 그래서 전방변위가 다시 생긴다. 이 부분에서도 딸깍! 하거나 딱! 하는 관절음이 발생하므로 reciprocal click이라고 한다. reciprocal clicking은 opening click보다 덜 발생한다. 비록 감지할만한 관절음이 아니라하더라도, 전방변위라면 다음 운동주기에서 개구 관절음이 있을 것이다(그림 8.18).

비복위성 전방전위(anterior displacement without reduction)에서 관절원판은 복위성 내장증(internal derangement with reduction)에서처럼 폐구된 상태에서 과두에 대해 전방에 위치한다. 그러나 과두가 병진운동을 시작할 때 과두가 관절원판 위로 미끄러질 수 없게 관절원판이 변위된다.

과두가 관절원판 위로 통과할 수 없기 때문에 병진운동이 제한된다. 그러므로 개구 또한 제한된다. 과두의 병진 없이 얻을 수 있는 상하절치간의 개구량(interincisal opening)은 15~20 mm이다(16). 이렇게 제한된 개구능력 때문에, 폐구성 과두 걸림(closed lock)이라고 불린다(그림 8.18).

분명히, 비복위성 내장증인 경우에는 관절음, popping 또는 clicking 이 없을 것이다. 과두가 posterior band를 넘어가는 관절음이 일어나지 않기 때문이다. 많은 경우 환자는 "턱에서 딸깍거리는 소리가 나는 것에 익숙해져 있다" 고 말한다. 하지만 관절음이 곧 개구제한을 표현한 것은 아니다. 이런 병력은 비복위성내장증(internal derangement without reduction)으로 진행될 복위성내장증(internal derangement with reduction)을 시사한다. 흥미롭게도 일부환자는 때때로 자신의 상태가 호전되었다고 믿는다. 왜냐하면 "더 이상 딸깍 소리가 나지 않기 때문"이다. 사실 소리가 나지 않는 상태가 더 퇴행된 상태로 여겨져야 한다.

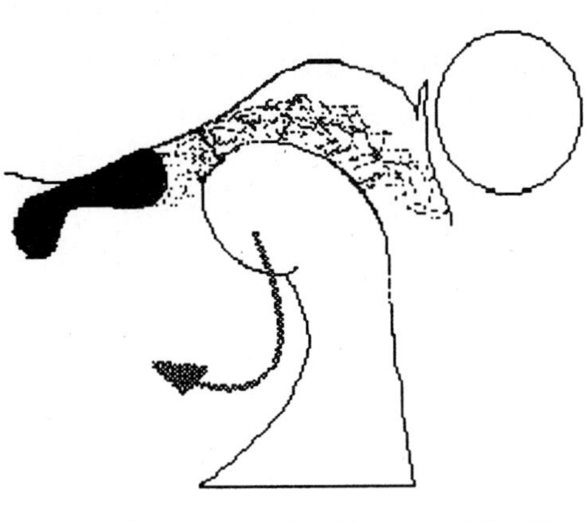

그림 8.18 하악과의 움직임. 변위된 디스크를 통과하기 위해 하악과는 먼저 두꺼운 후방밴드를 통과해야 한다. 하악과가 아래쪽으로 움직이며 두꺼운 후방밴드를 가로지르면서 관절음이 발생한다.

관절원판의 전방변위에 더해, 과두가 전방위치에 고정될 수도 있다. 이것은 과두가 관절융기 넘어 전방 경사부위에 낄 때 발생한다. 정상적인 폐구 사이클에서 일어나는 것처럼 관절융기를 지나 전방 경사 아래로 활주를 시작하기 위해 하방으로 빠져나올 수 없다. 이런 개구성 과두 걸림(open lock)은 드물게 일어나는 급성 현상이다. 이것은 통증과 더불어 환자 스스로는 아무것도 조절할 수 없는 상황이기 때문에 환자를 매우 두렵게 만든다. 불행히도, 일부사람들은 이러한 문제의 발생이 관절융기의 형태와 과두의 과도한 활주를 허용하는 느슨한 인대 때문이라는 선입관을 가지고 있다(예, 과도한 하악의 개구).

개구성 과두 걸림(open lock)을 정복시키기 위한 과정은 양쪽 엄지손가락에 보호를 위해 4×4 거즈를 감고 환자의 정면에 서서 엄지손가락을 입안에서 가장 최후방구치 위에 위치시킨다. 각 손의 나머지 손가락은 턱 아래에 편안히 놓는다. 하악이 빠져나오기 위해 하악 전체를 아래로 끌어당기는 동안 엄지손가락을 아래쪽으로 밀면서 다른 손가락은 반대방향으로 하악을 회전시킨다. 일단 정복되면 TMJ 부위에 냉찜질을 하고 입을 너무 크게 벌리지 않도록 지시해야한다.

생리적인 생역학 (Physiological Biomechanics)

측두하악장애가 두경부근육장애 통증증후군(head and neck muscle dysfunction pain syndrome)을 나타내는 결과에 대해 논의하기 전에 이 시스템의 기본구조로서 평가 기준체계를 결정하는 것이 유용하다.

"치아는 비 치과의사에게 가장 무시되는 구조물이다. 그리고 치과의사에게는 가장 근시안적으로 보는 구조물이다."

저작이나 심미적인 측면에서 치아의 기능은 명백하다. 그러나 드물게 논의되지만 결정적인 다른 기능도 있다.

첫 번째 고려할 것은 골정형유지체계(orthopedic support system)로서 치아의 기능이다. 치아는 하악의 폐구 정도를 제한하는 구조적인 기둥이다. 그러므로 기능 중에 하악와에서 과두의 골정형관계를 결정짓는다. 최대 폐구가 이루어지는 결정적인 시기에 치아는 TMJ에 대한 골지지 기능을 하는 구조물에 포함된다. 이 시기에 저작근이 가하는 강력한 하중은 3종 지레 시스템을 통해 전달되며 지레의 받침점이 과두에서 더 강하고 수용력 있는 구치로 이동한다.

건강한 골정형유지체계에서는 근육이 생성하는 거의 대부분의 힘을 치아가 흡수하고 과두는 생리적인 수용능력 내에서 작은 하중을 흡수한다. 치아교합의 지지 기능은 하악을 정확한 위치에 유지시키고 이 힘은 관절의 정확한 생리적 위치에서 흡수된다. 측두골의 하악와(glenoid fossa)에 대한 과두의 정확한 생리적 하중위치는 관절와의 약간 앞쪽이며 관절융기에 가해진다.

최대 폐구상태에서 치아지지 체계가 부적절하다면, 근수축의 힘은 과두를 통해서 직접적으로 관절에 과도한 힘을 가하게된다. 관절에 직접적으로 가해지는 힘이 증가 될 뿐만 아니라 관절의 최후상방에 직접적으로 가해진다. 최대하중이 후방으로 가해질 때 발생하는 힘은 측두하악관절와(fossa)의 일부분에 직접적으로 가해진다. 이 부위는 상대적으로 얇은 cortical plate로 구성되어 있어서 해부학적으로 이러한 압력을 견딜 수 있도록 되어 있지 않다. 부가적으로 과두의 후방변위는 혈관과 신경이 많이 분포된 원판후조직과 부딪힌다.

치열이 적절하게 정형적 지지를 해주지 못하면 '후방교합붕괴(posterior bite collapse)'라 불리는 상태가 된다. 후방교합붕괴는 다양한, 때때로 드라마틱한 신경근반응을 나타낸다(그림 8.19).

예를 들어, 후방교합붕괴는 과두가 원판후조직을 압박하여 혈액과 림프의 흐름을 제한하므로 서 관절의 급성염증을 야기한다. 부가적으로 이 조직에는 고유감각신경말단이 풍부하여 압박될 때, 중추신경계로 구심성 신경자극을 보낸다. 전체 반응은 이러한 압력을 낮추기 위한 반응으로 나타난다.

이러한 반응은 치아나 측두하악계의 유해자극처럼 즉각적이고 지지부위의 의식적인 활동을 무시하는 반사반응이다. 이 예에서 반응은 염증성 관절에 가해지는 압력을 경감시키기 위해 머리의 자세를 반사적으로 재위치하는 것이다. 이 반사는 머리의 위치가 굴곡되면서 변화될 때 하악을 전방으로 위치시키는 신체의 감각 자각을 포함한다. 그러므로 하악의 후방위치(posterioriaztion)에 대한 반응

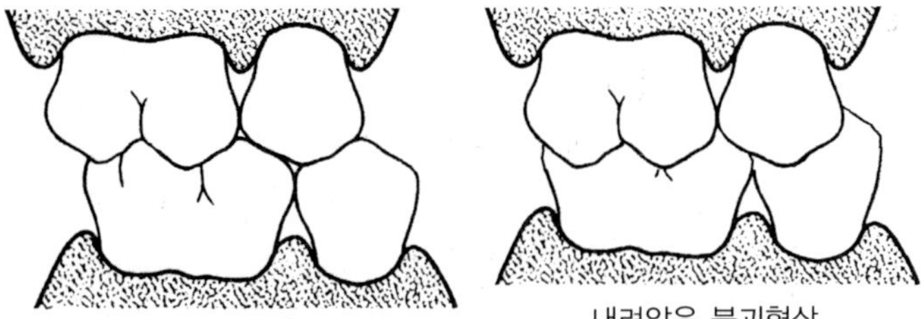

그림 8.19 후방교합: 왼쪽, 정상; 오른쪽, 내려앉은 붕괴현상 (이 사례는 과도하게 마모된 치아로 인해 발생되었다).

은 목을 굴곡시키고, 하악골이 민감한 원판후조직에 많은 압력을 가하지 못하도록 머리위치를 바꾸는 것이다.

그러나 이러한 굴곡자세는 전정계와 시각계의 정상 기능을 방해한다. 이러한 상태가 만성적으로 된다면 여기에 적응하기 위한 자세의 변화가 발생하게 된다(7장 참조).

이러한 고유감각신경반응의 임상적인 관찰은 척추반사와 관련해 흥미가 있다. 그림 8.20의 환자는 카이로프랙터에게서 의뢰받은 후 TMD평가를 하였다. 그녀는 머리와 목 부위의 통증을 호소하였고, 초기검진 시에 TMJ부위에 압통이 관찰되었고, 이것은 차후에 낭염(capsulitis)으로 진단되었다. 부가적으로 그녀의 직립자세는 약간 증가된 척추만곡을 갖는 두부전방자세를 보였다. 검사 시에 나무 설압자를 후방 구치부에 올려놓자, 짧은 시간 안에 척추의 배열이 반듯해지고(증가되었던 전만과 후만이 감소되고) 머리가 몸 중앙에 위치하는 등 그녀의 자세가 개선되었다.

두개하악계의 장애로 인한 귀의 증상 (Otomandibular Syndrome-Otic Symptoms Caused by Disturbances of Craniomandibular System)

급성 외상에 의해서든 관절의 후방부위 부하나 만성적인 근막긴장과 같은 만성적인 "미세외상"에 의해서든 TMJ에 염증이 발생하면 결과적으로 청각계의 긴장(strain)과 기능장애가 일어난다(33).

이러한 장애는 이명, 평형감각상실, 귀의 폐색감이나 가려움증, 청력감소, 연하 중의 소리 등을 포함하는 증상을 야기한다. 1934년 Costen이 최초로 귀의 증상과 TMJ와의 관련성을 발표한 이후로 많은 연구자들이 귀와 TMD와의 관계를 조사했다(2). 최근의 연구들은(TMD로 인한)

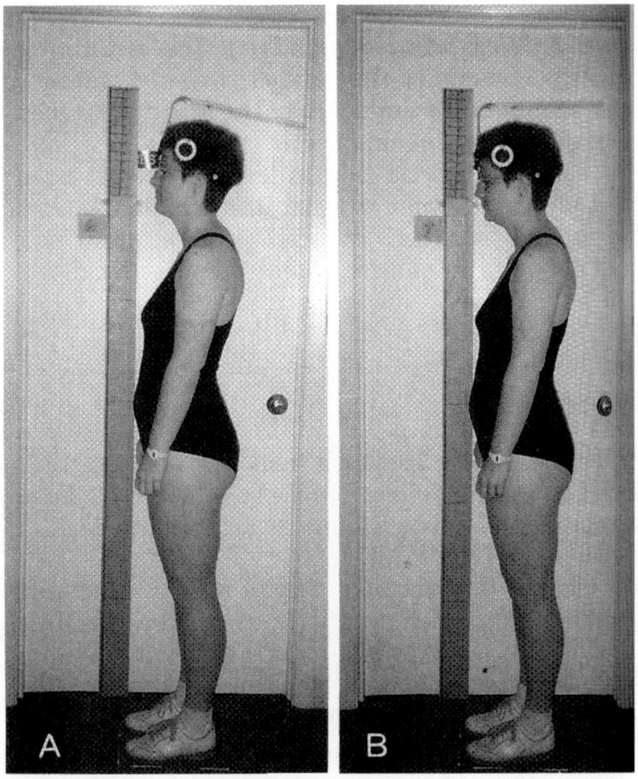

그림 8.20 턱관절 장애 환자의 자세변화. (A). 스플린트 장치 착용하지 않음. (B). 스플린트 장치 착용한 모습.

청각계의 기능장애에 대한 병리기전을 발견했다. 여러 가지 기전을 고찰하므로써 이 문제에 대한 이해가 크게 늘어날 것이다.

H. Arlen의 "otomandibular syndrome"(33)은 뛰어난 고찰이고 지금까지 계속 사용되어지는 개념이다.

Arlen(33)은 귀의 통증, 충만감, 청력소실, 이 · 인후검사에 어떤 특이소견 없이 평형감각의 소실을 호소하는 많은 환자들을 관찰했다. 그는 이러한 환자의 대부분이 저작근의 경련과 관련된 TMJ의 장애를 갖는다는 것을 발견했다. 그는 또 삼차신경이 저작근(temporalis, masseter, both pterygoids, anterior belly of digastric, myohyoid) 뿐만 아니라 귀의 기능과 관련된 고막긴장근(tensor tympani m)과 구개범장근(tensor veli palatini muscle) 두 근육의 신경을 지배한다는 것을 깨달았다.

고막긴장근과 내측익돌근은 같은 배아세포(bud cell)로부터 유래한다. 그러므로 삼차신경의 같은 분지에 의해 지배된다. 영향을 받은 두 번째 근육은 구개범장근이다. 이 근육은 연구개에 위치하고 주요기능은 유스타키오관을 여는 것이다. 따라서, 저작근의 만성기능장애와 삼차신경의 흥분은 유스타키오관의 기능장애를 야기할 것이다.

이 신경학적인 관계가 측두하악관절과 귀 사이의 관계에 핵심이며, 관절 부속물의 신경 · 근기능장애가 이러한 근육의 기능장애를 야기할 것이라는 사실을 입증한다.

턱과 청각계 사이의 또 다른 중요한 관계는 TMJ의 염증삼출물이 배출되는 주위구조에 있다. 예를 들어, 원판후조직의 염증은 전방으로 변위된 원판과 그 후방에 과두가 있는 조건에서 발생하는데 이는 곧 원판후조직을 앞으로 당겨 과두와 하악와의 벽 사이에 옭아매는 상황이 된다. 이렇게 되면 관절낭에 염증성산물이 축적되고 이는 다시 관절강내에서 저항이 가장 약한 부위로 배출되게 된다.

가장 약한 저항을 갖는 배출경로는 외측익돌근의 상두가 부착된 관절낭 내 전방부위이다. 이 경로는 흉쇄유돌근과 경상돌기를 감싸는 인대와 근육으로 경계 지어진 후방으로 흘러간 다음, 구개거근(levator palatini muscle)의 후연을 돌아 경동맥, 경정맥과 설하, 설인신경 구역으로 들어간다. 이 부위는 경동맥초가 있는 곳이다.

Myers(34)는 TMJ에 병변을 가진 표본에서는 섬유성유착이 있어서 동맥과 정맥, 신경을 박리한다는 것이 불가능하다는 것을 발견했다. 그래서 그는 목과 턱에서 발생하는 어떤 움직임도 총경동맥초에 장력이 존재할 것이라고 결론지었다. 이것은 정상표본에서는 동맥과 정맥, 신경의 박리가 쉽게 되고 조직에 어떤 유착도 없는 것과는 대조를 이룬다고 기술하였다.

유착이 일어나면 유착에 의한 장력은 경정맥공(jugular foramen)으로 전달되고 내림프관(ductus endolymphaticus) 또한 묶이게 될 것이라고 Myers는 결론지었다. 이런 상황에서는 내림프관은 팽창할 수 없고 와우의 코르티기관에 있는 털세포를 진동시키는 내림프액의 압력을 조절할 수 없게 된다. 그래서 이런 상황이 오면 이명, 평형장애 같은 다양한 증상을 야기하게 된다.

이러한 배출경로는 염증성 삼출물이 가장 손상받기 쉬운 이관(유스타키오관)으로 배출되게 한다-이관의 협부는 뼈에 묶여 있고 속공간(lumen)은 매우 좁다. 부종과 섬유화는 이관의 기능에 영향을 미치고 구개범장근의 기능장애와 같은 증상 즉, 이명, 청력 소실, 평형장애 등을 야기한다.

하악의 편타손상(Mandibular Whiplash)

신체는 급가속하거나 급감속되는 힘을 받게 될 때 상해

에 취약하다는 것을 보여준다. 이 상해는 특히 카이로프랙틱 분야에서 경추염좌에 주로 초점이 맞춰져왔다. 이러한 상해에 "whiplash" 대신에 사용되는 용어는 경추의 급가감속상해(cervical acceleration-deceleration injury, CAD)이다.

CAD 상해의 가장 흔한 원인은 자동차사고이다. 그러나 교통사고와 유사한 기전이 낙상에 의한 급 감속, 두부 구타 등에서도 발생한다.

CAD 상해의 다음 예는 시속 30마일로 달리는 자동차에 의해 뒤에서 부딪히는 후미 추돌 상해이다. 추돌 당한 차는 전방으로 튕겨나가고 그 안에 있던 승객은 몸이 앞으로 밀리는 것에 대해 머리는 상대적으로 뒤로 간다. 머리는 목 부위에서 신전되고, 그 영향으로 하악은 늘어나고, 입이 열리고, 전경근이 늘어나서 근육긴장반사를 자극한다. 머리의 무게는 대략 10파운드이기 때문에 머리를 가로질러 발휘되는 견인력(traction force)은 약 350~450파운드이다. 이렇게 증폭된 힘은 TMJ로 퍼져나가 원판이나 과두 또는 낭인대의 염좌나 파열을 일으킨다.

자동차가 감속될 때는, 경부에서 머리의 굴곡이 발생한다. 이러한 운동과 함께 하악은 순간적으로 "탕! 하고 닫히게" 될 것이다. 이 힘은 과두가 원판후조직을 후상방으로 압박하게하고 다시 원판-인대복합체를 늘리거나 찢어지게 한다.

턱이 갑자기 닫힐 때 관절을 보호하는 교합유지체계의 기능을 중요하게 고려해야 한다. 아직 알려지지 않은 구치의 기능이 측두와(temporal fossa) 내에 과두를 옳은 위치로 유지한다("Physiological Biomechanics"를 보라) 하악이 갑자기 닫힐 때 치아는 턱의 닫힘을 제한한다.

그러므로 과두의 압축력은 상방으로 향한다. 하악이 후방으로 움직임에 따라 후방에서 압박외상의 가능성은 여전히 있다. 그러나 좋은 교합지지체계는 상방으로의 압축력을 제한함으로써 결과적인 손상을 제한하는데 도움을 줄 것이다. 역으로 나쁜 교합지지체계는 압력을 증가시키고 CAD외상에서 TMJ외상을 야기하는 요소로 고려될 수 있다. 교합지지의 부족은 매우 큰 압축력을 야기하고 외상 후 관절원판의 전방변위를 유지한다. 그러므로 이것은 상해를 지속시키는 요소가 될 것이다.

불행히도, TMJ에 대한 외상은 종종 환자와 의사 모두에게 간과된다. 기억할 것은 안면과 턱부상은 직접적으로 얻어맞는 부상으로 인한 것만은 아니라는 사실이다. 많은 경우에 환자의 관심은 심각한 머리와 목 부위의 통증에만 집중되어 그들의 턱관절에 기능적 변화가 있다는 사실을 인지하지 못한다. 결과적으로, 의사와 환자 모두 관절에 부가적인 외상이 있다는 것을 깨닫지 못하고 다른 부위 상해에 대한 치료로 증상이 호전될 것이라고 또는 증상의 발현이 지연될 것이라고 느낀다(36)

몇몇 경우에 TMD의 증상이 즉시 명백하게 나타나지 않는다. 저작근의 기능변화를 야기하는 관절의 경미한 염좌나 과도한 긴장이 있을 수 있을 것이다. 이러한 상황은 관절의 운동성을 변화시키고 시간이 지남에 따라 내장증 또는 만성 염증상태가 된다. 이러한 증상은 보통 1~3개월 내에 나타나지만, 6개월에서 1년 전에 발생했던 CAD 상해를 제외하고는 다른 원인이 없이 TMD가 온 증례도 있다. 최근 연구에서 비환자군과 비교했을 때, TMD 증상을 갖는 환자군에서 과거 외상의 유병율이 더 높게 나타난다. 대부분의 진행된 복위성원판장애 환자에서 높은 빈도의 자동차 사고 병력을 나타냈다(71%)(35).

그러므로, 하악 운동양상의 변화나, 딱딱한 음식을 씹는데 어려움, 관절음, 귀 증상 등, TMJ의 총체적인 증상에는 특히 직접적인 의문을 가져야한다. 관절과 관절주위 근육의 촉진을 통한 충분한 검진이 요구된다. 환자에게는 앞으로 나타날 증상들에 대해 교육시키고 이러한 증상이 나타나면 바로 알리도록 지시한다. 검사결과는 환자의 차트에 기록한다. 많은 보험회사의 자문의사들은 환자 기록지에 TMD 증세에 대한 기록이 없으면 환자가 처음부터 TMJ에 대한 불편이 없었다고 주장한다.

측두하악관절의 염증성 장애 (Inflammatory Disorder in Temporomandibular Joint)

TMJ에 영향을 주는 염증상태는 급성염좌(acute strain)로 인한 관절의 급성염증부터 관절의 골구조 파괴를 동반하는 만성 염증상태까지 다양하다. 염증상태의 영향은 관절의 촉진시에만 인식되는 통증부터 신체 다른 부위에서 자세나 기능에 영향을 미치는 신경근 반응과 근경련, 다른 부위의 연관통이 동반되는 심한 통증까지 다양하다.

염증성 질환은 구조물이 영향을 받았는지에 따라 나뉜다. 그러므로 활액염, 낭염, 원판후조직염은 염증이 있는 부위를 따른 것이다. 이러한 구조의 염증은 전형적으로 일반적인 원인 요소－전신적인 염증상태와는 반대로 국소적인 기계자극(local mechanical irritation)-를 공유한다. 그러므로 임상적으로 영향받은 부위보다는 원인요소에 따라 분류하는 것이 적합하다.

기계적 자극에 반응하는 염증 현상

(Inflammation in Response to mechanical Irritation)

활액염, 낭염, 원판후조직염은 관절낭과 윤활조직의 염증을 포함한다. 턱을 가격당하는 것 같은 큰 외상이나 최대 폐구 상태에서 후방으로 과두가 압박되는 관절 과부하에 의한 지속적인 미세외상에 의해 야기될 수 있다. 관절낭과 윤활조직의 염증 효과는 임상적으로 구별하기 어렵다. 그러므로 이와 관련된 조직을 정확하게 분류하고 기록하는 것은 매우 어렵다.

임상소견(Clinical Finding)

증상의 지속기간과 외상에 대한 병력은 보통 급성상태와 만성상태로 구별한다. 만성상태는 관절내에 심한 염증반응을 야기하는 외상성 사건 이후에 TMJ에서 발생한다. 통증은 단지 만성 상태가 악화되었을 때, 중등도의 염증이 온 관절을 움직일 때, 만성적인 염증이 있는 관절을 촉진할 때에 관찰될 것이다.

관절낭의 염증은 측방낭인대 위의 관절부위에 손가락으로 압력을 가해서 감지할 수 있다. 정상 관절은 압력에 민감하지 않다. 촉진 시 통증반응은 관절에 염증이 있음을 시사하고 대개는 반응에 비례한다.

다른 방법은 관절에 약 5파운드의 압력을 적용하고 촉진 압력을 유지하면서 환자에게 개구하도록 지시한다. 염증이 있는 환자는 병진운동이 시작되는 점까지만 개구할 것이다. 그 지점에서 통증이 일어나 조직이 더 이상의 신장과 병진운동을 할 수 없을 것이다.

원판후조직은 통증을 호소하는 쪽의 반대편 치아사이에 면봉을 올려놓고 환자에게 단단히 물게 함으로써 평가할 수 있다. 면봉을 문 반대편에 통증이 있다면 원판후조직염을 나타낸다. 원판후조직염을 평가하기 위한 두 번째 방법은 환자가 폐구 상태를 유지하고 있을 때 외이도를 통해 과두를 촉진하는 것이다.

TMJ의 염증은 부종을 보일 것이고 이는 과두를 과두 융기 아래로 그리고 전방으로 밀어서 치아의 교합관계에 영향을 줄 수 있다. 임상적으로 동측의 구치부의 교합 부족과 반대측 전치부의 증가된 교합으로 이를 알 수 있다. 양측성 염증은 양쪽 과두를 전방으로 이동시키고 구치부의 교합부족과 심한 전치교합이 된다. 이런 현상은 보통 급성 외상이나 만성상태의 급격한 악화와 관련되어 있다.

퇴행성 관절질환

(Degenerative Joint Disease)

퇴행성 관절질환은 관절면과 하부의 골구조에 파괴가 있는 비염증성 상태이다. 이런 유형의 골면의 퇴행변성에는 "골관절증(osteoarthrosis)"이라는 용어가 사용되어 오고 있다. 비록 정확한 원인에 대해서는 논란이 있지만, 일반적으로 퇴행변성은 기계적 압력에 대한 관절의 과부하, 턱관절 내장증 상황에서 발생하는 하악과와 디스크 사이의 기능적 부조화, 이갈이나 이 악물기 같은 이상기능을 포함하는 기계적인 자극에 대한 반응이라고 여겨진다.

일반적인 내재 요인들은 골면에 적용된 기계적인 힘이 골면이 적응변화할 능력을 초과하면 나타난다.

진행된 퇴행성 관절질환의 신호와 증상은 관절마찰음(crepitis) 혹은 삐걱거리는 소리의 관절음을 포함한다. 환자는 임상적으로 심각하게 후방으로 위치한 과두와 수직고경의 감소를 보인다. 방사선 사진에서 과두의 상부는 편평해지고 과두의 전상방에서 골증식체 형성을 보일 것이다.

관절장애(Arthritic Disorder)

외상관절염(Traumatic Arthritis)

거대외상은(macrotrauma) TMJ에 염증성 반응을 야기한다. 이러한 외상에 대한 급성 반응은 관절을 움직일 때 통증을 야기하는 관절내의 부종을 야기할 뿐만 아니라,교합상태에 변화를 줄 수 있다.-과두주위에 발생한 부종에 대한 2차적 현상으로.

대부분의 경우 이러한 상태는 몇 주내에 치유된다. 회복기에는 부드러운 음식의 섭취와 함께 약물복용과 냉찜질이 도움을 준다. 외상이 관절면이나 지지인대에 손상을 주었다면, 상해에 대한 급성반응 후에 훨씬 더 퇴행성변화가 있을 것이다.

류마티스관절염(Rheumatoid Arthritis)

류마티스관절염은 원인이 알려지지 않은 전신질환이다. 가능한 연관관계는 유전적 요인과 Epstein-Barr 바이러스가 있다. 이 관절염을 앓는 환자의 50~60% 에서 TMJ의 이환이 발견된다.

류마티스관절염은 관련된 관절에서 파괴적인 퇴행적 관절변화를 일으킨다. TMJ 관절의 파괴적 퇴행현상은 하악과두의 길이의 소실로 이어지고 가장 후방부위의 구치 중심으로 회전이 발생한다. 이 현상은 open bite를 일으키고 전치를 분리시키는 현상으로 이어진다.

류마티스관절염 병력을 가진 환자가 귀 부위의 통증이나 하악운동의 제한 혹은 통증, 교합관계의 변화가 있다면 TMJ가 이환되었는지 의심해봐야 한다. 의사의 치료를 받지 않는 환자는 평가를 위해 의뢰되어야 한다. TMJ에 대한 부분적인 치료는 운동, 스플린트 치료, 근육의 물리치료 등을 포함한다.

건선성 관절염(Psoriatic Arthritis)

건선(psoriasis)의 원인은 알려지지 않고 있다. 성별이나 나이에 관계없이 발생한다. 이 질병의 심각성은 환자에 따라 매우 다양하며 일부는 증상이 사라지거나 악화되는 시기를 경험한다.

피부 병소는 팔꿈치, 무릎, 두피, 손톱 등을 침범한다. 병소는 벗겨지기 쉬운 비늘로 덮인 홍반성 반점(erythematous plaque)이다.

건선환자의 TMJ는 하악과두의 관절면이 빠르고 광범위하게 파괴되어 영향을 받는다.

건선성 관절염이 의심된다면, 의사에게 의뢰하고 전신적인 치료가 필요하다.

측두하악장애와 근막통증장애 (TMD and Myofacial Pain Disorders)

두개하악계와 근육성통증사이의 관계는 밀접하다. 경계는 단지 논의의 편의성 때문이다. TMJ, 골성 교합유지체계, 구심성 고유감각과 원심성 운동신경반사, 두경부의 근육은 상호연관되어 있다.

미국에서 만성 통증으로 소비한 800억 달러의 40%를 TMD와 두개안면통증에 대해 사용했다(36,37). 가장 흔한 비치성 안면통의 원인은 근육유발성통증이다(9).

연관통 혹은 이소통(heterotropic pain)은 통증 부위가 아닌 다른 부위에서 생성된 통증으로 정의된다(38). 동소통(homotropic pain)은 원인부위에 통증이 있다. 두개안면부위의 통증은 국소통(동소통)과 연관통이 혼재되어 있다.

근육 기원의 통증은 다음과 같이 세 그룹으로 나눠진다.

1. 국소적 근육통증 또는 원발성 통각과민. 이 통증은 과다한 긴장이나 상해, 감염, 염증 등과 같은 국소요인에 의해 야기된다.
2. 보호성 근긴장(muscle splinting). 보호성 근긴장은 운동에 의해 야기되는 통증을 피하기 위한 근육의 보호수축이다. 이는 반사적이고 무의식적인 반응이며 구심성의 해로운 자극이나, 상위 중추를 통해 위협적인 자극에 대한 반응으로 발생한다. 보호성 근긴장은 휴지기에 근육 수축을 이완할 수 있는 근경련과는 구분되어야 한다(39).
3. 근막통증장애증후군. 근막통증장애에서 통증은 근육, 건, 초 같은 부위의 발통점에 의해 야기된다. 발통점은 통증을 경험한 부위와 떨어져서 위치하지만 이것들의 분포 양상을 예측할 수는 있다(38, 40, 43). 이러한 유형의 증후는 비정상적인 고유감각신경 입력에 대한 반응으로 발생한다(8). TMJ의 압박으로 인한 고유감각자극의 관계를 기억하는 것이 중요하다(“Physiological Biomechanics”를 보라).

통증 전달에서 중요한 생리적 원칙은 중추신경 흥분이론(central excitation theory)를 사용해 설명되었다(44, 45) 이 모델은 중추신경계에서 휴지하고 있는 간신경세포(internuncial neurons)의 자극을 통해서 통증의 전달과 확산을 설명하였다. 이러한 신경세포들은 자신의 구심성 뉴런으로부터 자극을 받고 반응을 한다. 이러한 반응은 혈관수축이나 이완, 동공변화, 침샘변화 등과 같은 자율 반사뿐만 아니라 통증 같은 감각반응이거나 근육의 수축 같은 운동반응이 될 수 있다(8).

말초로의 전달양상은 같은 신경줄기의 신경가지를 통해서(예; 상악 신경은 한 치아에서 다른 치아까지 퍼져 있다) 동일신경절(neural segment)의 다른 분지(division)를 통해서(치아에서 눈까지), 인접한 신경절(같은 척수로에서 연접된 다른 신경) 등을 따라서 확산된다(8).

통증의 주기(Cycle of pain)

근막통증장애는 종종 긴 시간동안 나타나는 것으로 특징지어진다. 이 주기의 역학은 심도있게 조사되어야 한다. 발통점이 외상이나 고유신경체로 인해 발생하였을 때, 간신경섬유의 자극은 감각신경과 운동신경 자율신경반응을 모두 자극한다. 통증의 감각반응은 반사적인 보호 기전으로 더 높은 수준의 근육반응을 이끌 것이다. 이것은 운동신경이 자극됨에 따라 다른 부위의 발통점을 야기하게 된다. 영향을 받은 근육은 경련을 일으키고 허혈을 야기한다(41). 그러므로 독립적인 연관통과 운동자극을 유발시키는 새로운 통증 유발원이 될 수 있다. 이 현상은 초기에 발생한 외상에 의해 시작된 부위보다 다양한 부위로 통증이 연관되는 영구적 악순환을 일으키게 된다(8).

삼차신경의 분절(Segmentation of Trigeminal nerve)

삼차신경의 통증섬유는 미측신경핵(nucleus caudalis) 내, 신경핵 안에서 제일 높은 곳에 끝나는 안면 시상 중심선 그리고 하부에서 끝나는 외측 신경섬유에 있다(46, 47). 구강부위로부터의 통증을 평가하기 위해서는 이러한 유형의 다양성을 기억해야 한다.

측두하악장애와 경추
(TMD and Cervical Spine)

두경부자세의 유지는 다양한 요소의 상호관계에 있다. 동적인 변화에 순응하는 말초와 중추의 기전이 있다.

말초 고유감각신경의 구심성 정보는 전정계, 시각계, 경부의 고유감각계로부터 받는다. 귀의 전정기관은 어떤 방향에서든 머리 위치의 변화에 반응한다(48). 척수전정로(vestibular spinal tract)는 신체의 동측에서 운동신경을 흥분시킨다. 이 tract의 일부 섬유는 상부척수 내에서 끝나는 내측세로다발(medial loingitudinal fasciculus)을 통해 척수에 도달한다. 내측세로다발은 목의 운동신경을 활성화시킨다(49). 균형이 깨졌을 때 머리자세는 목 근육에 대한 전정계의 작용에 의해 먼저 회복된다(14, 50).

시각계의 고유수용성감각기전과 역할은 적어도 200년 동안 균형을 유지하는 것이라고 인식되어왔다(51). 균형과 머리자세를 유지하기 위해 시각계는 전정계와 함께 사용되었다. 전정계에 장해가 있을 때 시각계가 보상하기 위해 사용되었다. 이러한 현상은 Romberg test에서 유용하다.

시각계는 빠른 머리운동 중이나 공간상에서 몸을 조절하기 위한 시도 중에 균형과 자세를 잡기 위해 유용하다(53~54). 눈과 경부의 원심성 신경(cervical efferents) 사이에는 많은 신경학적 접촉이 있다(55~58).

경부의 고유감각계는 근방추와 긴장목반사(tonic neck reflex, TNR)로 구성된다(15). TNR은 Kraus(14)에 의해 최종 두경부자세를 이루기 위한 일차적인 목의 고유감각 수용체로 인식되었다. TNR은 단지 머리와 몸의 관계에 대한 신경계 정보를 줄 수 있는 시스템이다(60). TNR은 외상이나 목의 잘못된 사용으로 인해 방해를 받는다. 목에서 장애는 조화운동실조(ataxia), 눈떨림(안진, nystagmus), TNR system을 통한 현기증 등을 야기한다고 알려졌다(60, 61).

공간상에서 하악골의 위치와 두경부의 자세 사이에는 동적인 관계가 있다. 머리가 구부려졌을 때, 하악은 전하방으로 이동하고 치아는 더욱 앞쪽에서 접촉하게 된다. 역으로, 머리를 젖혔을 때는 하악이 후방으로 이동한다. 머리의 측면 구부림은 머리가 구부러진 쪽을 향한 면이 더욱 강한 접촉을 일으킨다. 그러므로 목에 대한 어떠한 상해도 머리위치에 영향을 주고 동시에 치아의 교합관계에 변화를 일으킬 것이다. 이것은 많은 조사자들에 의해 연구되었다(31, 32, 62~65).

목에서의 변화가 하악에 영향을 주는 것은 철저히 연구되었지만 하악 위치의 변화에 대해서는 철저히 연구되지 않았다.

특히 하악에 대한 이론적인 기초는 만성적인 두경부 통증을 앓고 있는 환자를 치료하는 의사에게는 매우 중요한 것 같다. 치아의 교합은 정형적유지체계(orthopedic support system)이다. 치아교합은 과두의 정확한 위치를 유지하고 원판후조직의 압박을 방지하고 과두에 의한 관절의 과부하를 방지하는 역할을 한다(Physiologic Biomechanics참조) 수직지지의 부족과 조직의 압박에 대해서 TMJ의 인대와 원판후조직에 있는 수용체는 삼차신경으로 구심성 신호를 보낸다. 신경계는 이러한 관절의 압력을 경감시키려고 할 것이다.

예를 들어, 연하작용 중에 하악은 매 연하 시마다 폐구되어야 하며 이 활동은 매일 2,000번 정도 발생한다. 이 시기에 하악의 폐구를 막는다는 것은 거의 불가능하다.

(그런데)상해를 입은 관절입장에서 보면 완전히 폐구하는 것은 좋은 상황이 아니기 때문에 관절에 가해지는 후방힘을 최소화하기 위해 유용한 기전은 머리를 앞으로 구부리는 것이다. 이는 하악을 전방으로 데려가고 관절을 감압시킨다. 그러면 치아는 더욱 전방에서 접촉되고 전치에서 더 접촉할 것이다.

만성적인 상태에서 관절의 후방구조를 보호하기 위한

이런 성향은 머리가 지면을 향하게 만들고 전정계와 시각계를 모두 불편하게 한다. 이러한 불편함을 수정하기 위해 삼차신경계, 긴장목반사(tonic neck reflex, TNR), 전정중추와 시각중추가 머리를 전방으로 끌어오기 위해 협력 작용한다. 목의 기저부에서 목이 구부러지는 것을 유지하면서, 머리자세의 수정은 후두환추관절(occipitoatlantal articulartion)의 신장으로 이루어진다. 불행히도 머리와 목 관계에서 이런 변화는 TMJ에 대해 직접적으로 후방으로 가해지는 힘은 증가된다. 그래서 순환현상이 형성된다.

전방의 머리 위치와 후퇴된 하악의 관계는 오랜 시간동안 인식되어왔다. 대부분의 논의에서 경추가 하악을 잡아당기는 것이 무턱(retrognathism)에 대한 반응이라고 전제하였다.

관습적으로 전방 위치된 머리자세를 갖는 환자의 치료는 머리의 재배열을 얻기 위해 경추부위에 집중되었다. 그러나 TMJ의 후방 압력은 많은 경우에 일차적이거나 잠재되어 있는 원인에 의해 발생한다. 많은 경우, 자세변화는 단지 하악의 정형적 유지가 이루어지는 것만으로도 일어나고 관절 수용체의 유해수용 자극으로 인한 압박력은 해결된다.

치료(Treatment)

TMD 상태의 치료는 정확한 진단 후에 수행되어야 한다. 일단 진단이 확립되면, 나타나는 상태를 야기하는 내재된 문제점을 언급하고 치료는 순조롭게 진행된다. 치료는 과학적이고 예술적이다: 통증과 파괴의 주기를 끊기 위한 다양한 방법과 접근이 있다. 일반적으로 받아들여지는 접근법은 보존적이고 가역적인 방법으로 시작한다. 이러한 계획에 맞는 접근은 척추의 도수조작(manipulation), 근육치료, 두개천골조정, 스프레이와 신장, TENS, 전기자극, 스트레스 관리, 생체되먹임, 상담, 침술과 지압술 등이 포함된다. 상악이나 하악 치열에 맞춰 고안된 정형장치(orthotic)의 사용은 근육의 중립 위치로 교합의 균형을 맞출 수 있다. 또는 필요에 따라 하악을 전방으로 위치시키도록 사용할 수 있다.

이러한 치료방법은 근육과 관절의 긴장을 이완시키고 경감시키기 위해 고안되었고, 통증 사이클을 깨뜨릴 수 있는 구조적 안정성을 부여한다. 치료의 초기 가역적 단계는 치료목적과 진단목적 두 가지를 갖는다. 때때로 치료는 근육의 긴장과 근본적인 유발 인자로부터 발생한 염증을 경감시킬 수 있다; 이제는 이러한 원인들은 더 쉽게 구별하게 될 것이다.

참고문헌(References)

1. Weinberger BW. Introduction to the history of dentistry. St. Louis: Mosby, 1948;1:390.
2. Costen JB. Syndrome of ear and sinus symptoms dependent on disturbed function of TMJ. Ann Otol Rhinol Laryngol 1934;43:1–15.
3. Kirk EC. Malocclusion as a problem in pathology. Pacific Dent Gazette 1917;25:654.
4. Wright WH. Deafness influenced by malposition of jaw. J Natl Dent Assoc 1920;7:979.
5. Monson GS. Impaired function as well as a result of closed bite J Natl Dent Assoc 1921;8:833.
6. Goodfriend DJ. Dyarthrosis and subarthrosis of mandibular articulation. Dent Cosmos 1932;74:523.
7. Goodfriend DJ. Symptomatology and treatment of abnormalities of mandibular articulations. Dent Cosmos 1933;75:844.
8. Bell WE. Orofacial pains: classification, diagnosis and management, 2nd ed. Oxford: Year Book, 1985.
9. Bell WE. Temporomandibular disorders: classification, diagnosis and management, 3rd ed. Oxford: Year Book, 1990.
10. deBont LGM. Temporomandibular joint: articular cartilage structure and function [Thesis]. Druk, Van Denderen, 1985.
11. deBell LGM, Boering G, Havinga P. Spatial arrangement of collagen fibrils in the articular cartilage of the mandibular condyle: a light microscopic and scanning electron microscopic study. J Oral Maxillofac Surg 1984;42:306.
12. Williams EH. Advances in facial orthopedics and TMJ. Foundation for Advanced Research and Training, 1986:11.
13. Morani V., Previgliano V, Schierano GM, Ramieri G. Innervation of the human TMJ capsule and disc as revealed by immuno-histochemistry for neurospecific markers. J Orofacial Pain 1994;8:36–41.
14. Scapino RP. The posterior attachment: its structure, function, and appearance in TMJ imaging studies. Part 2. J Craniomandibular Disorders Facial Oral Pain 1991;5:162–163.
15. Kraus SL. TMJ disorders: management of the craniomandibular complex. New York: Churchill-Livingstone, 1988:20.
16. Okeson JP. Management of temporomandibular disorders and occlusion, 2nd ed. New York: Mosby, 1989:15.
17. Moffit B. Histologic aspects of temporomandibular joint: diagnosis of internal derangements of the temporomandibular joint. Seattle: University of Washington, 1984;1.
18. Pinto O. A new structure related to the TMJ and middle ear. J Prosthet Dent 1962:95–97.
19. Williams EH. Laminagraphic study of mandibular condyle position when recording centric relation. J Prosthet Dent 1978;39:561–564.
20. Williams EH. Occlusion and TMJ dysfunction. Part 1. J Clin Orthod 1981;15:333–350.
21. McNamara JA Jr. Neuromuscular and skeletal adaptations to altered orofacial function. Monograph 1. Craniofacial growth series. Ann Arbor: Center for Human Growth and Development, University of Michigan, 1972.
22. Brodie AG. Anatomy and physiology of head and neck muscles. Am J Orthod 1950;36:831–840.
23. Thompson JR, Brodie AC. Factors in the position of the mandible. J Am Dent Assoc 1942;29:925.

24. Atwood DA. A review of the fundamentals of rest position and vertical dimension. Int Dent J 1959;9:6.
25. Wyde B. Neurology of the cervical spinal joints. Physiotherapy 1979;65:72.
26. Murphy WM. Rest position of the mandible. J Prosthet Dent 1967;17:329.
27. Cohne S. A cephalometric study of rest position in edentulous persons: Influence of variations in head position. J Prosthet Dent 1957;7:467.
28. Funakoshi M. Effects of the tonic neck reflex on the jaw muscles of the rat. J Dent Res 1973;52:668.
29. McLean LF, Brenman JH, Friedman MG. Effects of changing body position on dental occlusion. J Dent Res 1973;52:1014.
30. Brill N, Lannie GA. Mandibular positions and mandibular movement. Br Dent J 1959;106:391.
31. Yemm R. The mandibular rest position: the roles of tissue elasticity and muscle activity. J Dent Assoc South Afr 1975; 30:203.
32. Dombrady L. Investigation into the transient instability of the rest position. J Prosthet Dent 1966;16:479.
33. Arlen H. The otomandibular syndrome: a new concept. Ear Nose Throat J 1977.
34. Myers LJ. Possible pathways relating to temporomandibular joint dysfunction to otic symtoms. J Craniomandibular Pract 1988;6:64–70.
35. Pullinger AG, Seligman DA. Trauma history in diagnostic groups of temporomandibular disorders. Oral Surg Oral Med Oral Pathol 1991;71:529–534.
36. Bonica JJ, Liebekrin JC, Albe-Fessard, eds. Advances in pain research and therapy. New York: Raven, 1973;3:V–VIII.
37. Donaldson D, Korening R. Recognition and treatment of chronic pain patients in dentistry. J Am Dent Assoc 1990:961–966.
38. Bell WE. Clinical diagnosis of the pain-dysfunction syndrome. J Am Dent Assoc 1969;79:154.
39. Finneson BE. Diagnosis and management of pain syndromes 2nd ed. Philadelphia: Saunders, 1969:9–11.
40. Bell WE. Nonsurgical management of the pain-dysfunction syndrome. J Am Dent Assoc 1969;79:161.
41. Dalessio DJ. Wolff's headache and other head pains, 3rd ed. New York: Oxford Univ Press, 1972.
42. Travell J, Rinzler SH. Scientific exibit; The myofascial genesis of pain. Postgrad Med J 1952;11:425.
43. Travell J. Temporomandibular joint pain referred from muscles of the head and neck. J Prosthet Dent 1960;10:7745.
44. Wolff HG, Hardy JD. On nature of pain. Physiol Rev 1947;27:167.
45. Wolff HG, Wolf S. Pain 2nd ed. Springfield IL: Charles C. Thomas, 1958.
46. Kunc Z. Significant factors pertaining to the results of trigeminal tractotomy. In Hassler rand walker: trigeminal neuraligia Stuttgart, Germany: Georg Thieme Verlag, 1970:90–100.
49. Kunc RB. Significance of fresh anatomic data on spinal trigeminal tract for possibility of selective tractotomies. Boston: Little, Brown, 1966.
48. Peterson B. Distribution of neural responses to tilting within vestibular nuclei of the cat. J Neurophysiol 1970;33:750.
49. Suzuki J, Cohen B. Head, eye, body and limb movements from semicircular canal nerves. J Otolaryngol 1964;10:393.
50. Roberts TDM. Neurophysiology of postural. London: Butterworth, 1967.
51. Reid T. An inquiry into the human mind on the principles of common sense. The works of Thomas Reid. London: Maclachlan, 1946.
52. Travis R. An experimental analysis of dynamic and state equilibrium. J Exp Psychol 1945;35–216.
53. Edwards A. Body sway and vision. J Exp Psychol 1946;36:536.
54. Airapetyants E, Kislyalov V, Labanav L, et al. The role of the motor analysor in the compensatory function of the cerebral cortex. Physiol Bohemoslov 1957;6:297.
55. Outerbridge JS, Melvill E: Reflex vestibular control of head movements in man. Aerosp Med 1971;42:935.
56. Guitton D, Crommelinck M, Roucoux A. Stimulation of the superior colliculus in the alert cat. Exp Brain Res 1980;39:63.
57. Everett NB. Functional neuroanatomy, 6th ed. Philadelphia: Lea & Febiger, 1971.
58. Voda P, Roucoux A, Berthoz A. Horizontal eye position-related activity in neck muscles of the alert cat. Exp Brain Res 1982;46:448.
59. Cohen L. Role of eye and neck proprioceptive mechanisms in body orientation and motor coordination. J Neuophysiol 1961;24:1.
60. Manzone D, Pompeiano D, Stampacchia G. Tonic cervical influences on posture and reflex movements. Arch Ital Biol 1979;117:81.
61. Igarashe M, Watanabe T, Maxian P. Role of eye and neck proprioceptors for the maintenance of dynamic bodily equilibrium in the squirrel monkey. Laryngoscope 1969;79:1713.
62. Mohamed E, Christensen LV. Mandibular reference positions. J Oral Rehabil 1985;12:355.
63. Milidonis MK, Kraus SL, Segal RL, et al. Suprahyoid muscle activity in response to changes in anterior/posterior head posture. Am J Orthod 1976;72:736–742.
64. Root GR, Kraus SL, Razook SL, et al. Effect of an interoral appliance on head and neck posture. J Prosthet Dent 1987;58:90.
65. Ayub E, Glasheen-Wray MB, Kraus SL. Head posture: a case study on the effects on the rest of the mandible. J Orthop Sports Phys Ther 1984;5:179.

9 / 두통의 분류: 새로운 견해
(Classification of Headaches: A New Look)

예전 두통 분류는 두개골 내적 요인을 강조하였다. 그리고 경부로 인해 발생할 수 있는 가능성을 거의 제외하였다. 그러나 최근에는 두통 연구 학자들은 경추성 두통(cervicogenic headache)의 임상적 사실을 인정하고 있다. 경추유발 두통은 가장 일반적인 두통이라고 믿어진다. 아마도 편두통(migraine) 보다 더 흔한 요인일 것이다. 편두통(migraine) 그리고 긴장성 두통(tension tyupe headache)이라고 진단되는 많은 환자들 아마도 경추로 인한 두통일 것이다. 이유는 편두통이나 긴장성 두통의 진단 기준이 정확하지 않기 때문이며, 이러한 두통의 증세가 서로 유사하며 경추로 인한 두통이라는 것을 많은 임상가들이 인정하지 않았기 때문이다. 이러한 문제를 확실하게 설명하기 위해 먼저 용어, 병리생리학, 임상적 실체 그리고 경추성 두통의 유병율을 검토한다. 두통의 새로운 분류법은 두통의 유병율에 근거하여 발표되었다. 그리고 경추 어져스트먼트를 통해 치료될 수 있는 경추성 두통과 이 두통의 아류형을 포함하였다.

경추성 두통의 역사적 견해(Historical Perspective of Cervicogenic Headache)

21세기로 들어서면서, 섬유조직염(fibrositis)은 두통의 일반적 원인이라고 생각되었으며 유행어가 되었다. Luff(1)는 승모근과 두개골근들의 섬유조직염은 일반적으로 두통을 유발시킨다고 생각했다. Osler(2)는 경화성 두통(indurative headache)이라는 용어를 사용하여 유사한 근육상태를 설명하였다. 그 후, 경추신경 자극 또는 압박으로 인한 두통에 관한 보고서들이 일반화되었다. 예로서, Hadden(3)은 후두골 신경통을 설명하였다 그리고 이 두통의 가장 객관적 징후는 대후두신경(greater occipital nerve) 위에 압통이라고 보고하였다. 경추증(cervical spondylosis)이 노년층에 발생하는 두통의 원인이라고 주장한 Brain(4)의 매우 영향력 있는 보고서가 출판된 후, 두통의 원인으로서 경추증 주장은 임상가들의 집중을 받았다. 여전히, 경추를 통과하는 혈관의 수축현상이 두통의 원인이라는 것을 믿는다(5). Vernon(6)은 경추성 두통에 관한 문헌을 검토하였다 그리고 1925~1987년 사이에 출판된 51개의 보고서를 발견하였다. 우리는 Vernon의 검토 후에 출판된 현 시대의 경추성 두통에 관한 문헌을 검토할 것이다.

정의와 용어(Definition and Terminology)

Sjaastad와 그의 연구원(7)은 1983년 경추성 두통이라는 용어를 소개하였다. 그 후, 경추성 두통에 관해 870명의 환자에 대해 보고하는 40여 개의 연구논문이 이었다. 경추성 두통이란 통증이 머리 부위에서 발생하지만 실제로 통증을 유발시키는 곳은 경추라고 정의한다(8).

Cervical headache, vertebrogenic headache, cervical migraine, vertebrogenic migraine라는 용어들은 경추성 두통을 설명하기 위해 사용된 용어이다. 그러나 이 용어들은 부정확하며 오해의 소지가 있다. 경추성 두통은 경부 부위에 국소화된 또는 느껴지는 통증을 의미한다. 반면에 척추성 두통은 척추의 병변으로 인해 발생하는 두통이라는 잘못된 의미로 전해질 수 있다. Cervical migraine과 vertebrogenic migraine은 질병의 원인과 발병기전이 다른 진성 편두통과 혼동될 수 있다(편두통 설명하는 장 참조). 경추에서 발생하는 두통을 경추성 두통이라고 사용하는 용어는 언어적으로 정확한 설명이다. 특정한 조직 또는 질병에 대한 설명 없이 두통 발생 근원의 부위를 확인하는 의미에서 중립적 용어가 선호된 것이다. 기계적 통증 그리고 관절과 연부조직 질환을 포함하는 경추의 수많은 병변들은 경추성 두통을 유발시킨다는 것으로 보고되었다(9).

경추성 두통의 병리생리학적 근거 (Pathophysiological Basis of Cervicogenic Headache)

지적하였듯이, 경추성 두통은 추골동맥의 혈관수축 작용과 관련된 혈관성 두통 그리고 교감신경계와 관련된 것이라 생각되었다(5). 그러나 Bogduk(10), Bovim과 Sjaastad(11) 그리고 Fredriksen 들에 의한 해부학적, 생리학적 그리고 임상적 조사의 결과는 이에 대한 의구심을 갖게되었다. Bogduk과 그의 동료들은(10) 척추신경과 교감신경계 자극은 추골동맥과 뇌 혈액순환에 최소한의 영향만을 준다는 것을 밝혔다. Sjaastad 와 그의 동료들에 의해 발표된 임상적 그리고 약학적 증거는(11~13) 경추성두통의 원인은 교감신경계와 관련된 군발성 두통(cluster headache)과는 다르다는 사실을 밝혔다. 경추성 두통 발생은 교감신경계가 아닌 다른 기전이 관련되었다고 결론지었다.

몇몇 연구(14~17)는 상부경추 조직에 자극물질을 주사하여 전두부위와 안와부위에 통증을 유발시켰다. 그러나 Kerr는 이 현상에 대한 해부학적 근거를 발견하였다. 동물실험에서 그는 뇌줄기와 trigeminocervical nucleus 라고 알려진 척수부위에 C1~C3 상부경추 신경과 제 5번 두개골 신경의 안와분지에 통각수용기 세포가 겹쳐 있다는 사실을 밝혔다(17). 경추와 삼차신경계로부터 통증섬유의 근접한 해부학적 관계로 인해 목으로부터 통증신호는 삼차신경계로 전해질 수 있으며 두통으로 인지될 수 있다. 목으로부터의 연관두통의 기전은 Kerr Principle이라고 알려져 있다(18). 대부분의 두통 전문가들은 경추성 두통의 병리해부학적 근거에 동의한다.

경추성 두통은 경추의 한 질환 또는 조직을 말하는 것이 아니라, 두통을 유발시키는 어떤 경추의 병변도 포함한다는 것을 기억하라. Kerr Principle에 의하면, 경추성두통의 모든 아형들은 동일한 통증경로와 패턴을 가지고 있다. 경추성 두통의 잠재적 근원은 3개의 삼차신경계와 겹쳐있는 상부경추 신경이 지배하는 통증에 예민한 조직을 포함한다. 이러한 조직들은 3개의 상부경추 관절과 인대, 그리고 관련된 전후 근육들, 흉쇄유돌근, 승모근, 추골동맥과 후두개와의 경막들을 포함한다(표 9.1)(8). 이러한 조직들에 영향을 미치는 선천적 기형, 외상, 기계적 퇴행성, 염증성 그리고 종양들은 경추성 두통을 유발시킬 수 있는 잠재성을 가지고 있다(9).

Edmeads(19)는 두개척추관절의 골격 그리고 연조직 기형, 상부경추의 후천성 두개척추 병변, 그리고 관절질환을 포함하는 경추성두통의 병리적 아형을 검토하였다(표 9.2). 그러나 이러한 현상들은 경추성 두통의 희귀한 요인들이다. 더 일반적인 경추성 두통의 원인은 머리와 목 외상 또는 편타외상(whiplash injury)들이다. 122개의 급성 편타외상의 역학조사에서 Balla 와 Iansek은(20)은 75.5%가 사고 후 두통이 발생했고, 그들 중 86%는 사고 후 일주내에 두통이 발생했다는 것을 밝혔다. 두통은 46%의 경우 후두부에서 발생했으며 34%는 머리 전체 부위에서 그리고 나머지 20%는 후두부위가 아닌 다른 부위에서 두통이 발생했다(20).

만성 경추성 두통의 가장 일반적 요인은 근육, 인대, 상부경추의 관절(표 9.3)에서 발생하는 기계적 통증이라고 믿어진다. 기계적 통증이란 움직임으로 증상이 악화되며 휴식을 취함으로써 통증이 완화되며 심각한 내재적 질환과 관련 없는 통증이라고 정의한다. 몇몇 저자들은 기계적 경추성 두통은 척추간 면관절로부터 시작된다고 주장한다(21~24). Edeling(21)은 12년간 1,500명의 경추성 두통 환자로부터 105명 환자의 임상소견을 설명했다. 성공적인 상부경추 모빌리제이션을 통해 Edeling은 척추간 면관절이 통증의 요인이라고 믿었다. Jull(24)은 96명의 경추성 두통환자의 임상소견과 모빌리제이션 치료에 관해 설명하였으며 이 이론을 지지했다. C2~C3 면관절에 진통주사를 맞은 10명 중 7명의 환자는 두통이 완화되었다. 다른 학자들은 경추 근육의 trigger point가 경추성 두통을 유발시킬 수 있다고 믿는다(26, 27). 예를 들어, Boquet과 그의 연구동료들은(26)은 24명의 경추성 두통환자가 두통이 발생하는 동측에 trigger point를 발견하였다. 그들은 trigger point, 등측 승모근 과긴장성, C2 회전변위들의 복합현상이 일측성 경추성 두통과 연관된다고 주장했다. Jaeger(27)는 11명의 경추성 두통환자들로부터 trigger point, 압통, 그리고 상부경추에 제한된 가동범위 현상들이 두통이 발생하는 동측에서 발견된다고 보고하였다. Jaeger는 경추성 두통은 경추관절 장애와 근막통이 복합되어 발생한다고 주장했다.

편두통(Headache)

경추성 두통은 상부경추로 인해 발생한 뇌외 부위의 연관두통이다. 편두통은 뇌내 부위의 신경혈관 질환이다(28~31). 편두통은 삼차신경목핵(trigeminocervical nucleus)의 신경전달물질 세라토닌의 조절장애로 인해 발생한다고 Bogduk(29)은 주장한다. Kerr principle에서 신경 겹침현상 이외에 삼차신경목핵은 모든 두통과 안면통의 일차적 중계센터이다. 편두통 발생 중, 핵으로 입력되는 모든 감각계 자극은 통증으로 해석되며 편두통과 경추성 두통이 서로 유사한 이유를 설명한다(29). 편두통은 몇몇 다른 신경전달물질과 관련되며 대뇌피질의 여러 부위와 관련된다고 다른 학자들은 주장한다.

경추성 두통과 편두통 구별 (Distinguishing Cervicogenic Headache and Migraine)

경추성 두통과 편두통의 원인은 서로 다르지만 증세는 유사하다. 경추성 두통의 정도는 심하고 박동성 통증이다 그리고 구토, 소리공포증 그리고 광선공포증이 나타날 수 있으며 편두통의 특징적 현상이다(18, 32~34). 만성적이며 심한 두통은 흔히 편두통이라고 불린다. 하지만 편두통도 만성적이며 심하다. 그러나 모든 만성적이며 증세가 심한 두통이 편두통은 아니다. 이 두 형태의 두통들 사이에 유사한 면이 있어도 그것들 사이에는 몇몇 주요 차이점이 있다(34~36).

표 9.1 두통을 유발시킬 수 있는 경추 조직들(8)

관절
후두-환추
C1-C2
C2-C3
C3-C4
근육
상부경추 척추주위 근육과 척추 후방 근육들
상부경추 다열근
두반극근, 두최장근, 두판상근
흉쇄유돌근, 승모근
추골동맥
후두개와 경막

표 9.2 경추성 두통의 병리학적 아급형(19)

두개척추관절의 기형
기저함입(basilar invagination)
선천적 환추-축추 탈골
환추의 후두골화
Arnold-Chiari 그리고 Dandy-Walker 기형
수두증과 척수공동증
두개척수 관절의 후천적 병변
대후두공의 수막종
신경섬유종, ependymomas,
다발골수종 그리고 전이성 악성종양
골수염, Pott's disease 그리고 paget's disease
두개척추 관절염
루마토이드성 관절염
강직성척추염
퇴행성 관절 질환

표 9.3 경추성 두통의 기계적 아급형

기계적 관절 통증
근막통증증후군
상부 경추의 염좌/근육강직(채찍질 손상)

두통 빈도수, 강도의 차이 그리고 약물의 효과 (Headache Frequency, Variation of Intensity, and Effects of Medication)

Edeling은 두통의 빈도수, 두통강도의 변화 그리고 진통제에 대한 반응을 확인할 것을 권한다. 편두통은 주로 한 달에 한번이 안될 정도로 발생 빈도수가 낮다. 최근에 조사된 인구의 단면연구는 대부분의 편두통 환자는 일 년에 평균 7일 정도 경험한다고 보고한다(37). 이 정도 발생 빈도수는 거의 매일 발생하는 경추성 두통과 비교된다(21~24).

이 두 형태의 두통을 감별하는데 또 하나의 차이점은 두통의 강도 변화에 있다. 편두통은 흔히 통증 정도에 변화가 없다. 그리고 통증 정도가 심하고, 격심하고 또한 환자를 쇠약하게 한다. 그러나 경추성 두통의 정도는 일반적으로 변화가 심하고 가볍거나, 중등급 또는 심할 수도 있다(18, 22).

진통제에 대한 약물 효과는 2형태의 두통을 감별하는데 도움이 된다. 일반 진통제로서는 편두통을 완화시킬 수 없다. 그러나 초기 단계에 있는 경추성 두통에는 도움이 된다(22). 그러나 경추성 두통이 진행되면서 그리고 환자는 계속적으로 진통제를 복용하게 될 때, 약물내성이 발생할 수 있다. 시간이 가면서 더욱 강한 진통제를 사용하게 될 때, 경추성 두통환자는 더 이상 약물효과를 볼 수 없으며 결국 마약성 진통제 또한 도움이 되지 못한다.

시각적 그리고 청각적 증세들과 연관되는 만성 경추성 두통환자가 편두통 환자처럼 보여지는 것이 이해가 갈 것이다. 그러나 강도에 변화가 있고 일반 진통제로 증세가 완화되는 병력을 통해 만성 경추성 두통 진단의 지침이 된다(22). Edeling(22, 38) 전통적 편두통(오로라가 나타나는 편두통)과 일반 두통(오로라가 없는 편두통)을 구별하지 않는다. 이 2 형태의 편두통은 매니플레이션에 반응하지 않기 때문이다.

매니플레이션은 경추성 두통을 완화시킨다. 그러나 편두통은 반응하지 않는다

매니플레이션에 대한 환자의 반응은 편두통과 경추성 두통을 감별하는데 도움이 될 수 있다. 매니플레이션이 경추성 두통을 완화시킨다는 것이 초기 증거다(21, 22, 38-43). 그러나 편두통에는 최소한의 효과만이 있을 뿐이다(22, 38). 전구증이 발생하는 초기 단계에서 적용될 때, 매니플레이션은 편두통 발생을 중지시킬 수 있다. 그러나 이러한 효과는 일정하지 않다(44).

40%의 두통환자는 2 또는 그 이상의 두통 형태를 갖고 있다(45). 경추성 두통이라면 두통은 완화될 수 있다. 그러나 환자가 갖고 있는 또 다른 편두통 형태라면 일반적인 모습대로 재발될 것이다(21).

Sjaastad의 경추성 두통 기준(Sjaastad's Criteria for Cervicogenic Headache)

1983년 그들의 최초 논문에서 Sjaastad과 그의 연구원들은 경추성 두통에 관한 18개의 논문을 발표하였다(7,11~13, 18, 32~26, 46~53). 그들은 많은 환자들이 경추성 두통환자들을 편두통이나 또는 기장성 두통환자라고 진단하였다고 믿는다(18, 17). 이러한 오진은 경추성 두통은 잘 알려져 있지 않았기 때문이다. 그리고 편두통과 긴장성 두통의 진단 기준이 명확하지 않기 때문이다(7, 18, 52, 53).

경추성 두통은 일측성이다 그리고 변화되지 않는다. 그러나 오로라가 있거나 없거나 편두통은 발병측 부위가 변화된다(34~36). 경추성 두통은 주로 목과 후두부에서 시작되고 안와와 전두부위로 퍼져가며 심한 정도의 통증을 느끼게 된다. 편두통은 주로 전두부위에서 시작되고 후두쪽으로 퍼져간다(34, 35, 53). 경추성 두통과 광선공포증은 주로 중등급 정도이며 편두통에서는 매우 심각하여 환자는 빛을 피하려 노력한다(커튼을 치거나, 눈을 감거나, 선글래스를 착용한다).(18,34, 53). 경추성 두통에서 시각적 장애는 주로 한쪽 안와에서 그리고 동측에서 나타난다. 그리고 시각이 흐려지고 눈이 침침해진다. 그러나 오로라가 발생하는 편두통과는 달리 섬광안점(scintilation scotoma)은 나타나지 않는다(7, 18). 편두통에서 시각적 장애는 일반적으로 양측성이다(7). 경추성 두통환자에게 나타날 수 있는 구토현상은 중등급 정도의 심각도이지만 일반적 편두통에서는 더욱 심하게 나타난다(34, 53). 경추성 두통환자는 에고타민(ergotamine) 그리고 베타블럭커(beta blocker)와 같은 편두통 치료 약물을 복용해도 도움이 되지 않는다(18, 47). 경추성 두통의 발생 시간대는 일반적으로 편두통보다 길다. 그리고 평균 1~3 일(3시간에서 3주까지)이다. 편두통 발생 시간대는 짧고 평균 4시간에서 하루 정도이다(2시간에서 2일)(7, 32).

경추성 두통에서 통증의 기계적 근거가 있다: 목의 운동성이 감소되고 동측 어깨와 팔 통증 그리고 움직임, 자세 그리고 상부경추 촉진은 두통을 유발시킨다(32~36). 머리와 목에 외상 병력이 있을 수 있다(32, 33). 이러한 통증의 기계적 근거는 편두통에서는 찾아볼 수 없다(32, 33). 대후두신경 또는 C2 신경에 대한 진단적 신경차단술은 경추성 두통을 완화시킨다 그러나 편두통 또는 긴장성 두통에는 효과가 없다(50). 경추성 두통에서 경추 일반 방사선 검사에는 정상소견을 보인다. 그러나 스트레스 방사선 검사에서는 상부경추 부위, 후두골과 환추 사이에 움직임이 소실된 것을 볼 수 있다(33. 48).

Sjaastad은 일측성이라고 분류하지만, 양측성 사례도 발생할 수 있으며 머리 반대측으로 나타나는 연관통 또는 상부경추의 양측성 병변으로 인한 문제로 발생할 수 있다(7, 34, 47, 52). 통증이 다른 곳으로 확산되는 사례에서 두통 정도는 항상 원초부위에서 더욱 심하다(32). Watson, Trott(54) 그리고 Jull(24)은 경추성 두통의 일측성과 양측성 동일한 숫자의 사례에 관해 보고했다. 양측성 두통에서 목 양쪽 상부경추 관절에서 압통점과 경직현상이 있었다. 현재, Sjaastad는 경추성 두통을 연구목적과 다른 양측성 두통과의 혼란을 예방하기 위해 일측성이라고 분류하는

표 9.4 편두통과 경추성 두통 감별진단

	편두통	경추성 두통
통증 위치	일측성 두통이며 발생 부위 변화; 전두부 위에서 시작하며 뒤쪽으로 퍼진다	일측성 또는 양측성; 발생부위 변하지 않는다; 후두부위에서 시작하여 앞쪽으로 퍼진다
광선공포증	심하며 양측성; 오로라가 발생할 수 있다	없거나 가볍게 발생; 일측성으로 눈이 침침해지거나, 초점이 흐려진다
구토	전반적으로 발생	없거나 가볍게 발생
약물 반응	일반진통제에는 무반응; 에로고타민, 베타블럭커에는 반응	초기에는 통증완화; 에로고타민과 베타블럭서에 무반응
두통발생 빈도와 기간	드물게 발생, 일년에 7일 정도(4시간~하루)	흔히 발생, 때로는 매일발생(1–3일)
기계적 상태악화	없다	목 운동성 감소; 움직임, 위치 그리고 목 촉진은 두통을 유발시킴; 동측 어깨와 팔 통증
진단대후골 또는 C2 신경차단	음성	두통완화
경추 방사선 검사	정상	가동범위 감소 C0–C1
경추 매니플레이션	제한된 반응 그러나 전조증 과정 중 발생을 중시시킬 수 있다	몇몇 아급형은 근원적 두통 치료효과를 줄 수 있다

것을 선호한다. 경추성 두통과 편두통의 감별진단은 표 9.4에서 요약되었다.

경추성 두통 유병율 (Prevalence of Cervicogenic Headache)

대부분의 두통전문가들은 경주가 두통을 유발시킨다는 사실에 대해 동감한다. 그러나 그 두통의 발생율에 대해서는 논쟁적이다. 어떤 전문가들은 경추성 두통은 가장 일반적으로 일반 임상생활에서 관찰되는 형태의 두통이라고 믿는다(42, 43, 55~58). 그러나 다른 전문가들은 이에 대해 회의적이며 그리 흔한 형태의 두통이 아니라고 주장한다(59, 60). Edmead(19)는 상부경추에 루마토이드성 관절염, 선천적 기형 그리고 후천성 기형들이 관련될 때 경추성 두통은 발생한다고 주장한다. 그는 경추의 기계적 통증 또는 장애가 두통을 유발한다는 주장은 더 많은 연구문헌이 필요하다 그리고 경추성 두통은 인간의 3~16%에서 관찰되는 편두통보다 발병율이 낮다(61~64). Sjaastad 와 Bovim은(18, 34) 경추성 두통을 쉽게 포함시키는 편두통 진단 기준의 비특이성을 지적하면서 Edmead의 주장에 반대했다(52, 53). Sjaastad은 편두통과 경추성 두통 진단기준을 좀 더 정확하게 함으로써 두 다른 형태의 두통을 감별진단을 하는데 도움이 될 것이라 믿는다, 그리고 경추성 두통이 더 일반적이라는 것을 보여주었다(18, 34, 47).

Braaf와 Rosner(55)는 6,000여명의 환자를 대상으로 조사하였으며, 가장 일반적인 만성 두통 유발원인은 경추외상이라는 사실을 보고하였다. 그들은 경추성 두통은 경추의 기계적 장애로 인해 발생된 연관통이며 경추견인은 효과적인 치료라고 밝혔다. Watson과 Trott(54)은 물리치료 클리닉에서 60여 명의 여성 환자를 검사하였다. 그들 중 30명(50%)은 두통을 가지고 있었고, 그들 중 반은 경추성 두통이라는 것을 밝혔다. 경추성 두통 환자는 비두통 환자에 비해 상부경추 부위에 압통점과 수동적 운동성에 뚜렷한 제한성이 있다는 것을 밝혔다(54). 경추성 두통 환자의 80%는 상부경추 촉진으로 그들의 두통을 재발시켰다(54). 무작위적인 샘플을 통해, Grimmer(65)는 427명의 환자를 연구하였으며 경추성 둥통환자는 남자로부터 23% 그리고 여성에서는 32%라는 사실을 밝혔다. 관리직이나 전문직에 있는 여성들이 경추성 두통 발생율이 일반직이나 노동직인들과 비교해 높았다. 남성에게서는 이러한 관계가 관찰되지 않았다(65).

두통전문가들의 의견 그리고 소수의 단면 연구들은 경추성 두통은 편두통 보다 더욱 일반적이라고 주장했다. 그러나 이 견해를 확인하기 위해서는 이러한 두통의 현대적 진단기준을 사용하는 더욱 큰 규모의 단면조사가 필요하다.

두통분류 (Headache Classifications)

두통분류는 카이로프랙터와 연구가들을 위해 절대적으로 필요하다. 분류는 임상적 상태, 분명한 진단, 대화를 연합하여 연구를 위한 방향을 제시한다. 카이로프랙터를 위해서 두통 분류는 두통의 감별진단을 위해 가장 유용할 것이다. 정확한 진단은 가장 적절한 치료를 결정하기 때문에 분류는 정확해야 하며 모든 두통 요인의 가능성을 포함해야 한다. 그러나 분류는 실용적이어야 하며 임상에서 관

표 9.5 Diamond 와 Delessio(28) 두통 분류

혈관두통
편두통
군발두통
독성 혈관
고혈압
근수축 두통
우울증과 전환반응
경추 퇴행성관절염
만성근염
견인과 염증성 두통
질량병변(종양, 부종, 혈종, 뇌출혈)
눈, 귀, 코, 목구멍, 치아 질환
동맥염, 정맥염, 두 개신경통
폐쇄성 혈관 질환
비전형적 안면통
측두하악관절 질환

찰되는 두통을 강조해야 한다. 불행하게도, 임상가들이 접근할 수 있는 많은 분류들은 이러한 기준에 맞지 않는다(22, 66). 경추성 두통과 같은 두통의 일반적 요인은 포함되지 않거나, 심인성이라고 알려진 긴장성 두통이라고 부적절하게 분류되었다. 결과적으로 두통 치료는 간과될 수 있다.

예전엔 근수축 두통이라고 알려진 긴장성 두통은 대부분의 두통 분류에 포함되어 있다, 그러나 심인성이라고 분류되지 근골격계 장애라고 분류하지 않는다. 예를 들어, Diamond와 Dalessio(28)의 두통분류에서 근수축 두통은 우울증과 동일한, 전환반응, 경추 퇴생성 관절염 그리고 만성근염(표 9.5)로 세분화된다. 이러한 질환들의 다양성을 고려할 때 이러한 세분화는 적절하지 못하다 그리고 경추 퇴행성 관절염과 근염은 심인성 증후군의 부분이라는 의미를 준다. 유사하게도 Merck Manual(67)의 두통분류는 심인성 두통을 변환적 히스테리, 불안장애 그리고 근긴장으로 세분화한다(표 9.6). 근수축 두통을 심인성 두통안으로 포함시킴으로서 이 분류는 근긴장은 절대적으로 심인성이라는 잘못된 문제를 유발시킨다. 예전에 심리적 장애는 근육을 수축시키는 것으로 믿었다. 그러나 이러한 원인과 효과 관계는 근긴장과 두통 사이에 관계는 크지 않다고 주장하는 여러 논문들에 의해 도전되었다(68-70). 이러한 이유로 인해 근수축 두통이라는 용어는 최근에는 두통 분류에 포함되지 않았다(71).

표 9.6 Merck Manual 두통분류(67)

기질적 질병
두개골내 압력
두개골
두피의 감각신경 관련
혈관장애
두개골외
외상후
심인성
변환성 히스테리아, 불안상태
근긴장

불안장애와 만성 우울증은 두통을 유발하지만, 그 반대적 현상도 발생한다. Edeling(21, 22)은 만성 경추성 두통은 불안장애를 유발시키거나 불안장애와 만성 우울증을 악화시킨다고 보고했다. 그러므로 심인성 두통으로 의심되는 환자는 신경증이라고 진단하기 전에 경추검사를 해야 한다(22, 54). 불행하게도, 부적절하게 치료되는 두통은 너무도 흔히 심리적으로 처리된다 그리고 경추의 문제는 인정되지 못하고 치료도 받지 못하는 경우가 되는 것이다. 불안장애, 건강염려망상, 그리고 만성적 우울증으로 인한 두통환자들은 오진의 희생자가 되며 적절한 치료를 받지 못하게 되는 것이다(22).

예전 분류법들은 이에 대한 정보가 부족했기 때문에 경추성 두통을 간과하였다. 또 다른 이유는 약물치료를 사용하지 않는 치료법에 대한 편견 때문일 수도 있다. 일반적 의학 치료가 아닌 카이로프랙틱 치료는 이러한 부류에 속한다(72). 다행스럽게도, 경추성 두통에 관한 근래 연구는 이러한 경향을 변화시키는데 도움이 된다. 또한 두통에 관한 카이로프랙틱 매니플레이션의 효과에 대한 연구조사들이 진행되고 있다(39).

요약하면, 어떤 두통분류들은 실용적 사용에서 제한적이다. 이러한 분류로 환자들은 기질적 질환을 찾는데 고가이며 불필요한 진단 검사의 대상이 된다(73, 74). 기질적 질환이 발견되지 않을 때, 편두통 또는 심인성(기장, 근수축, 스트레스, 신경성) 두통으로 진단된다. 또한 의학적 치료 따르는 두통은 강조되고 매니플레이션에 반응할 수 있는 두통 치료법은 간과된다. 결과적으로 오진, 부적절한 치료 그리고 약물 의존증들이 양성두통 환자들에게 발생할 수 있다(21, 22).

두통에 대한 카이로프랙틱적 접근
(Chiropractic Approach to Headache)

많은 두통환자들이 두통 완화를 위해 카이로프랙틱 치료를 찾는다(75). Haymo W. Thiel과 J. David Cassidy (15장)는 두통치료에서 카이로프랙틱 치료의 과학적 근거를 설명한다. 그러나 임상에서 매니플레이션 치료에 대한 많은 이론적 근거는 분석되지 않은 경험주의적이다. 이러한 접근은 두통 진단에 관한 혼동과 오해 때문에 사용될 수 있다. 결과적으로 많은 카이로프랙터와 다른 임상가들은 정확한 진단없이 두통환자를 치료하면서 결과를 모니터링한다. 편의한 방법은 가능하게 성공적이지만 예측할 수 없다 그리고 카이로프랙틱 매니플레이션을 통해 어떤 환자가 치료효과를 보게될 것인지 확인할 수 없다.

제안된 두통 분류
(Proposed Classification of Headache)

유용한 두통 분류 부재는 진단과 치료 문제점에 있다. 경추성 두통을 인지하는 새로운 분류는 두통의 감별진단에 도움이 된다 그리고 두통치료에서 카이로프랙틱의 역할을 분명히 한다.

표 9.7에서 보여주는 분류는 다른 두통 분류에 실용적인 대체적 방법으로서 작성되었다. 경추성 두통은 두통 목록에서 첫 번째 분류에 속한다. 그리고 기계적 관절 통증, 근막통증 그리고 관절질환으로 세분화된다. 흔히 발생하지 않고 희귀한 두통 요인은 견인 그리고 염증성 두통 분류에 포함된다. 유사하게 통증의 심인성 요인은 마지막 분류에 포함된다.

이 분류는 더욱 일반적 두통을 먼저 기록한다. 그리고 발생율이 감소되는 순서로 기록된다. 그러나 첫째 분류에서 두통의 모든 아급형들이 아래 분류의 두통보다 더 일반적인 것만은 아니다. 두통환자의 40%는 한 개의 진단 이상의 두통을 가지고 있다는 것을 기억하라.

경추성 두통의 정확한 발생율은 알지 못하지만, 아마도 가장 일반적인 두통의 요인일 것이다. 소수의 단면연구에서 두통 전문가들의 의견 그리고 경추성 두통에 관한 증가된 출판물들은 부분적으로 이 가설을 지지한다. 그러나 현대적 진단 기준을 사용하는 대규모 단면연구는 경추성 두통의 실제적 발생율을 확인하기 위해 요구된다.

이 분류는 두통의 근골격계 요인을 강조한다. 특히 매니플레이션에 반응하는 두통들을 강조한다. 두통관리에서 카이로프랙틱의 역할은 분명하게 확인되었다. 그러나 경추성 두통의 다양한 아급형들을 위해 매니플레이션의 치료효과를 확인하기 위한 더 많은 연구가 필요하다. 경추성 두통에 관해 익숙하지 않은 카이로프랙터들은 이에 대한 임상적 소견을 숙지해야 하며 증가되는 문헌에 공헌해야 할 것이다.

표 9.7 제안된 두통 분류

경추성 두통
기계적 관절 통증, 경추
근막통증 증후군, 경추
관절질환, 경추
척추증과 퇴행성 관절염
염증성 관절염
불안정성
안면통과 두통
측두하악관절통
기계적 관절통
관절질환(외상, 퇴생성, 염증성, 감염성)
근막통증증후군, 안면
두 개신경통 그리고 신경염
동맥염, 정맥염
눈, 귀, 코, 목구멍 또는 치아 질환
신경혈관 두통
편두통
군발두통
독성혈관
고혈압
견인과 염증성 두통
질량 두개골내 병변(종양, 부종, 혈종, 출혈, 농양)
폐쇄성 혈관 질환
두개골내 감염(경막염)
심인성 두통
우울증, 변환성 장애
건강염려증 또는 불안장애
망상장애

참고문헌(References)

1. Luff AP. The various forms of fibrositis and their treatment. Br Med J 1913;1:756–761.
2. Osler W. In: McCrae T, ed. The principles and practice of medicine. New York: Appleton and Company, 1926.
3. Hadden SB. Neuralgic headache and facial pain. Arch Neurol Psychiatry 1940;43:405–412.
4. Brain RW. Some unresolved problems of cervical spondylosis. Br Med J 1963;1:771–777.
5. Barre N. Sur un syndrome sympathique cervical posterieur et sa cause frequente: l'artrite cervicale. Rev Neurol (Paris) 1926;33:1246–1248.
6. Vernon H, ed. Vertebrogenic headache. In: Upper cervical syndrome. Chiropractic diagnosis and treatment. Baltimore: Williams & Wilkins, 1988:152–188.
7. Sjaastad O, Saunte C, Hovdahl H, Breivik H, Gronbaek E. "Cervicogenic" headache. An hypothesis. Cephalalgia 1983;3:249–256.
8. Bogduk N. The anatomical basis of cervicogenic headache. J Manipulative Physiol Ther 1992;15:67–70.
9. Bogduk N. Cervical causes of headache and dizziness. In: Grieve GP, ed. Modern manual therapy of the vertebral column. Edinburgh: Churchill-Livingstone, 1986:289–302.
10. Bogduk N, Lambert GA, Duckworth JW. The anatomy and physiology of the vertebral nerve in relation to cervical migraine. Cephalalgia 1981;1:11–24.
11. Bovim G, Sjaastad O. Cervicogenic headache: responses to nitroglycerin, oxygen, ergotamine and morphine. Headache 1993;33:249–252.
12. Fredriksen TA. Cervicogenic headache: the forehead sweating pattern. Cephalalgia 1988;8:203–209.
13. Fredriksen TA, Wysocka-Bakowska MM, Bogucki A, Antonaci F. Cervicogenic headache: pupillometric findings. Cephalalgia 1988;8:93–103.
14. Cyriax J. Rheumatic headache. Br Med J 1938;2:1367–1368.
15. Campbell DG, Parsons CM. Referred head pain and its concomitants. J Nerv Mental Dis 1944;99:544–551.
16. Feinstein B, Langton JBK, Jameson RM, Schiller F. Experiments on referred pain from deep somatic tissues. J Bone Joint Surg 1954;36A:981–997.
17. Kerr FWL. A mechanism to account for frontal headache in cases of posterior fossa tumors. J Neurosurg 1961;18:605–609.
18. Sjaastad O. The headache of challenge in our time: cervicogenic headache. Funct Neurol 1990;5:155–158.
19. Edmeads J. The cervical spine and headache. Neurology 1988;38:1874–1878.
20. Balla J, Iansek R. Headaches arising from the cervical spine. In: Hopkins A, ed. Headache—problems in diagnosis and management. London: Saunders, 1988:243–267.
21. Edeling J. The abandoned headache syndrome. In: Grieve GP, ed. Modern manual therapy of the vertebral column. Edinburgh: Churchill-Livingstone, 1986:331.
22. Edeling J. Manual therapy for chronic headache. London: Butterworth, 1988:16–43.
23. Jull GA. Headaches of cervical origin. In: Grant R, ed. Physical therapy of the cervical and thoracic spine. New York: Churchill-Livingstone, 1988:195–217.
24. Jull GA. Headaches associated with the cervical spine—a clinical review. In: Grieve GP, ed. Modern manual therapy of the vertebral column. Edinburgh: Churchill-Livingstone, 1986:322–329.
25. Bogduk N, Marsland A. On the concept of third occipital headache. J Neurol Neurosurg Psychiatry 1986;49:775–780.
26. Boquet J, Boismare F, Payenneville G, et al. Lateralization of headache: possible role of an upper cervical trigger point. Cephalalgia 1989;9:15–24.
27. Jaeger B. Are "cervicogenic" headaches due to myofascial pain and cervical spine dysfunction? Cephalalgia 1989;9:157–164.
28. Diamond S, Dalessio DJ, eds. Classification and mechanisms of headache. In: The practicing physician's approach to headache, 4th ed. Baltimore: Williams & Wilkins, 1986:1–10.
29. Bogduk N. Headache. Fourth Annual Interdisciplinary Symposium on Headache, Los Angeles College of Chiropractic, Whittier CA, Nov 1990.
30. Spierings ELH. Recent advances in the understanding of migraine. Headache 1988;28:655–658.
31. Blau JN. Migraine theory and therapy: their relationship. Headache Q Curr Treatment Res 1990;1:15–22.
32. Fredriksen TA, Hovdal H, Sjaastad O. "Cervicogenic headache": clinical manifestation. Cephalalgia 1987;7:147–160.
33. Pfaffenrath V, Dandekar R, Pollmann W. Cervicogenic headache—the clinical picture, radiological findings and hypothesis on its pathophysiology. Headache 1987;27:495–499.
34. Sjaastad O, Bovim G. Cervicogenic headache—the differentiation from common migraine. An overview. Funct Neurol 1991;6:93–100.
35. Sjaastad O, Fredriksen TA, Sand T. The localization of the initial pain of attack—a comparison between classic migraine and cervicogenic headache. Funct Neurol 1989;4:73–78.
36. Sjaastad O, Bovim G, Stovner LJ. Laterality of pain and other migraine criteria in common migraine. A comparison with cervicogenic headache. Funct Neurol 1992;7:289–294.
37. Rasmussen BK, Jensen R, Schroll M, Olesen J. Epidemiology of headache in a general population—a prevalence study. J Clin Epidemiol 1991;44:1147–1157.
38. Edeling J. The true cervical headache. S Afr Med J 1982;62:531–534.
39. Vernon H. Spinal manipulation and headaches of cervical origin. J Manipulative Physiol Ther 1989;12:455–468.
40. Meloche JP, Bergeron Y, Bellavance A, et al. Painful intervertebral dysfunction: Robert Maigne's original contribution to headache of cervical origin. Headache 1993;33:328–334.
41. Lewit K. Ligament pain and anteflexion headache. Eur Neurol 1971;5:365–378.
42. Turk Z, Ratkolb O. Mobilization of the cervical spine in chronic headaches. Man Med 1987;3:15–17.
43. FitzGerald RTD. Observations on trigger points, fibromyalgia, recurrent headache and the cervical syndrome. J Man Med 1991;6:124–129.
44. Lewit K. Headache. Fourth Annual Interdisciplinary Symposium on Headache, Los Angeles College of Chiropractic, Whittier CA, Nov 1990.
45. Blau JN. Headache history: its importance and idiosyncrasies. Headache Q Curr Treatment Res 1990;1:129–135.
46. Sjaastad O, Fredricksen TA, Pfaffenrath V. Cervicogenic headache: diagnostic criteria. Headache 1990;30:725–726.
47. Sjaastad O, Fredriksen TA, Stolt-Nielsen A. Cervicogenic headache, C2 rhizopathy, and occipital neuralgia: a connection? Cephalalgia 1986;6:189–195.
48. Fredriksen TA, Fougner R, Tangerud A, Sjaastad O. Cervicogenic headache. Radiological investigations concerning head/neck. Cephalalgia 1989;9:139–146.
49. Bovim G. Cervicogenic headache, migraine, and tension-type headache. Pressure pain threshold measurements. Pain 1992;51:169–173.
50. Bovim G, Sand T. Cervicogenic headache, migraine without aura and tension-type headache. Diagnostic blockade of greater occipital and supra-orbital nerves. Pain 1992;51:43–48.

51. Sjaastad O, Saunte C, Graham JR. Chronic paroxysmal hemicrania. VII. Mechanical precipitation of attacks: new cases and localization of trigger points. Cephalalgia 1984;4:113–118.
52. Sjaastad O, Fredriksen TA, Sand T, Antonaci F. Unilaterality of headache in classic migraine. Cephalalgia 1989;9:71–77.
53. Sjaastad O, Stovner LJ. The IHS classification for common migraine. Is it ideal? Headache 1993;33:372–375.
54. Watson DH, Trott PH. Cervical headache: an investigation of natural head posture and upper cervical flexor muscle performance. Cephalalgia 1993;13:272–284.
55. Braaf MM, Rosner S. Trauma of cervical spine as cause of chronic headache. J Trauma 1975;15:441–446.
56. Newill RGD. Headache and giddiness of cervical origin. J R Coll Gen Pract 1972;22:51–53.
57. Schlesinger EB. Treatment of head and neck pain associated with disorders of the neck and cervical spine. Mod Treat 1964;1:1404–1411.
58. Sheldon KW. Headache patterns and cervical nerve root compression—a 15 year study of hospitalization for headache. Headache 1967;6:180–188.
59. Dalessio DJ. Wolff's headache and other head pain, 3rd ed. New York: Oxford University Press, 1972:552–555.
60. Friedman AP. Treatment of headache. Mod Treat 1964;1:1361–1362.
61. Henry P, Michel P, Brochet B, et al. A nationwide survey of migraine in France: prevalence and clinical features in adults. Cephalalgia 1992;12:229–237.
62. Rasmussen BK, Olesen J. Migraine with aura and migraine without aura: an epidemiological study. Cephalalgia 1992;12:221–228.
63. Linet MS, Stewart WF, Celentano DD, et al. An epidemiologic study of headache among adolescents and young adults. JAMA 1989;261:2211–2216.
64. Stewart WF, Lipton RB, Celentano DD, et al. Prevalence of migraine headache in the United States. JAMA 1992;267:64–69.
65. Grimmer K. Relationship between occupation and episodes of headache that match cervical origin pain patterns. J Occup Med 1993;35:929–935.
66. Martin PR. Classification of headache: the need for a radical revision. Cephalalgia 1985;5:1–4.
67. Merck manual, 14th ed. Rahway NJ: Merck Sharp & Dohme Research Laboratories, 1982;296–1298.
68. Pikoff H. Is the muscular models of headache still viable? A review of conflicting data. Headache 1984;24:186–198.
69. Haber JD, Kuczmierczyk AR, Adams HE. Tension headaches: muscle overactivity or psychogenic pain. Headache 1985;25: 23–29.
70. Borgeat F, Hade B, Elie R, Larouche LM. *Effects of voluntary muscle tension increases in tension headache. Headache 1984;24:199–202.*
71. International Headache Society classification and diagnostic criteria for headache disorders, cranial neuralgias and facial pain. Cephalalgia 1988;8(suppl 7):1–96.
72. Eisenberg DM, Kessler RC, Foster C, Norlock FE, Calkins DR, Delbanco TL. Unconventional medicine in the United States: prevalence, costs, and patterns of use. N Engl J Med 1993;328:246–252.
73. Larson EB, Omenn GS, Lewis H. Diagnostic evaluation of headache. Impact of computerized tomography and cost-effectiveness. JAMA 1980;243:359–362.
74. Curl DD. The chiropractic approach to temporomandibular disorders. Baltimore: Williams & Wilkins, 1991:35–47.
75. Kelner M, Hall O, Coulter I. Chiropractors: do they help? Markham, Ontario: Fitzhenry and Whiteside, 1986:101.

10 / 두부와 경부 영상: 검사 테크닉 (Head and Neck Imaging: Examination Techniques)

두통, 두부통, 안면통의 감별 진단은 매우 복잡하다(1). 특수 진단법 선택은 병력검사, 이학검사, 신경학 검사를 통해 관찰된 정보에 근거한다. 정확한 진단을 위해 노력하다 보면 적절한 조사 선택으로 이어진다. 방사선 검사와 특수 영상 검사를 선택하는데는 조심스러운 선택이 중요하다. 두통을 호소하는 환자를 평가하기 위해 몇몇 다른 영상 테크닉과 과정이 있다.

이 장은 두통환자, 두부통 그리고 안면통증 환자를 평가하기 카이로프랙터가 필요로 하는 방사선 전문의의 역할과 다양한 테크닉에 대해 논의한다. 일반 필름 영상 테크닉이 주로 논의되는 이유는 카이로프랙틱 병원에서 주로 사용하는 영상진단이기 때문이다.

카이로프랙터와 방사선 전문의 (Chiropractor and Radiologist)

진단 영상학이 발전되면서 영상을 선택하고 해석은 매우 복잡하게 발전되었다. 일반 카이로프랙터, 그리고 정형학과와 신경학과를 전공한 전문 카이로프랙터는 날로 발전하는 진단영상학에 관한 지식에 대해 연구하지 않을 수 없었다. 특히 신경방사선학 분야에선. 이러한 이유로 인해 카이로프랙터들은 영상 자문자인 카이로프랙틱 방사선 전문의에 의존도가 갈수록 높아졌다. 카이로프랙틱 방사선 전문의가 주위에 없는 도시에선 일반 방사선 전문의들이 카이로프랙터들을 위해 협진한다.

방사선 전문의들은 영상 자문가로서 몇몇 특수한 역할이 있다. 먼저, 방사선 전문가들은 가장 적절한 검사법을 선택하고 명확한 영상을 얻기 위한 특수 장비들을 갖추고 있다. 영상이 얻어진 후, 방사선 전문의는 영상을 해석하고 방사선학적 견해를 임상가들에게 제공한다. 다음, 그들은 환자 기록을 위한 방사선 검사 리포트를 작성하며 필요한 임상 또는 영상검사를 제의한다(2). 마지막으로 방사선 전문의들은 논쟁적인 사례나 또는 법정에서 전문가로서의 견해를 발표할 수 있다. 대부분의 임상가들은 임상적 정확성과 전문가로서의 신뢰성을 위해 방사선 영상 자문을 고려한다(표 10.1).

두개골 해부학과 영상지표 (Cranial Anatomy and Imaging Landmarks)

두개골 해부학과 해부학적 지표부위를 이해한다는 것은 머리와 안면 영상의 방사선 해석에 있어서 가장 중요한 부분이다. 그림 10.1은 중요한 해부학적 구조와 지표들을 보여준다.

일반 방사선 필름(Plain Film Radiography)

CT(3)와 MRI(4) 기술이 개발되면서 신경방사선학에서

표 10.1 방사선 전문의의 역할

임상가로서 근본적 서비스를 실행하기 위해 방사선 전문의들에게 의존한다.
적절한 영상을 선택한다.
적절한 영상센터를 선택한다
영상을 분석해석한다.
영구적 기록을 남기기 위해 방사선 보고서를 제공한다
추가적인 검사 또는 영상절차를 권한다
방사선 분석결과에 대한 임상적 의미를 설명한다
임상가들을 위해 방사선적 어려운 용어를 설명한다
임상적 정확성을 향상시킨다
법정 전문 증인으로서 활동한다

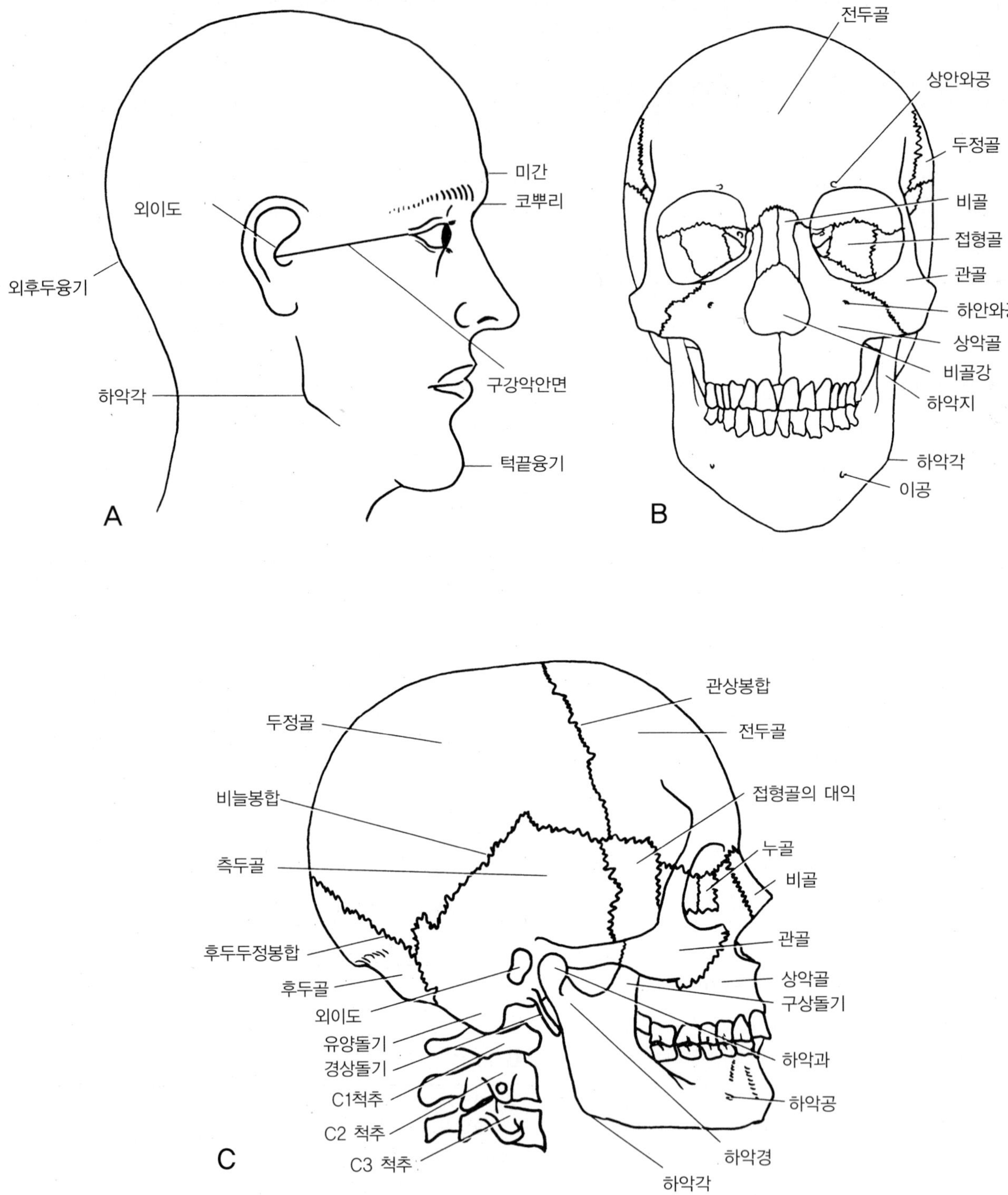

그림 10.1 두개골 해부학과 지표. A. 표면 해부학과 지표 B. 두개골과 안면의 전면 골격 해부학 C. 두개골과 안면의 측면 골격 해부학

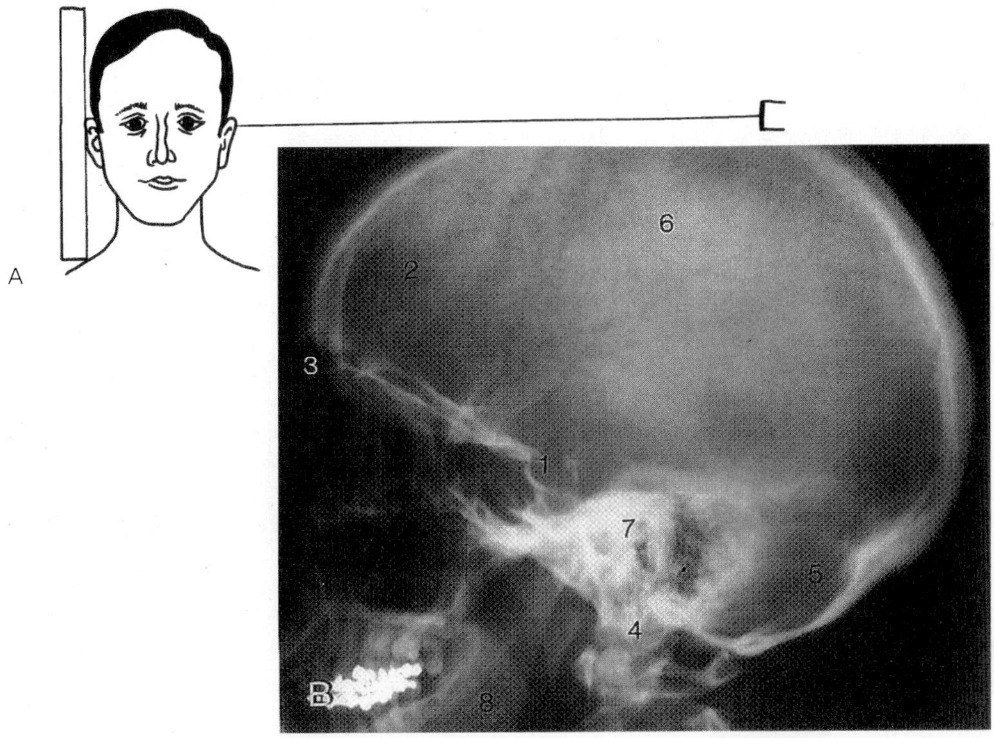

그림 10.2 Lateral skull projection. A. 촬영 자세 B. X-ray 영상. 외측 두개골 영상은 양쪽에서 촬영된다. *1.* 터키안장; *2.* 전두골 *3.* 전두동; *4.* 환추-후두 관절; *5.* 후두골; *6.* 두정골; *7.* 측두골; *8.* 하악골

일반 x-ray 영상의 역할은 뚜렷하게 감소되었다. 두개골 안면, 부비동 그리고 측두하악 관절의 x-ray 검사는 병력 검사 중 합당한 소견이 있을 때 기본 진단절차로서 사용되어야한다(1). 경추의 일반 x-ray 역할은 경추로 인해 발생하는 두통을 의심될 때 임상평가를 위해 매우 중요하게 사용된다(5). Taveras(6)는 초기 진단 과정에서 가장 비침투적인 일반 x-ray 검사를 권한다. 그러나 두통환자에게 신경학적 징후가 있을 때엔 일반 x-ray 보다는 CT 검사를 권한다.

두개골의 일반 x-ray 검사는 골절(7), 두개골 내 칼슘화 현상, 골유착현상(synostosis), 골암 그리고 골감염, 그리고 일차적 골질환들을 진단할 때 사용된다(8). 일반 x-ray는 뇌 또는 뇌막(6, 8)의 질환들을 진단할 때에는 사용되지 않는다.

두개골과 안면골 해부학의 복잡한 구조들의 겹침 현상들 때문에 일반 x-ray에서는 주요 구조들의 영상이 분명하게 나타나지 않는다. 일반 x-ray에서는 얻어내기 어려운 더욱 정확한 해부학 부분들의 영상이 요구될 때 CT와 같은 추가적인 영상들이 필요하다.

두개골과 두개기저 (Skull and Base)

두개골의 표준적 방사선 검사는 좌우 측면 영상, P-A, P-A(caldwell, A-P, Towne 그리고 Axial 영상들을 포함한다. 이러한 영상들 그리고 특수 영상들에 대한 변형된 영상들에 대해서는 이 책에서 논의되지 않지만, 몇몇 훌륭한 다른 교재에서 설명된다(9~12).

두개골 영상은 다음과 같은 촬영 기술로서 얻어 진다: 80~90 kvp, 10×12 카세트, 12;1 그리드, 40인치 영상거리(SID), 400 스피드, 그리고 중단된 흡기 과정에서 촬영. 때로는 72~84인치 SID에서 촬영하여 영상이 확대되거나, 왜곡되거나, 피부와 렌즈 노출을 피한다(13).

측면 두개골 촬영(Lateral Skull Projection)

좌우 측면 두개골 영상은 직립 또는 semiprone 자세에서 촬영될 수 있다. 환자의 자세는 완벽한 측면자세를 취하게 하고 카세트 면과 수평이 되게 한다. Canthomeatal 선은 수평적이며 카세트 하부 면과 평행이 되게 한다. 방사선 중심선은 외이도에서 superior inferior 0.75인치되는 부위에 둔다(그림 10.2A). 정확하게 촬영된 영상에서는 양쪽의 하악지와 안와 상부 부위 그리고 접형골의 침대돌기 clinoid process)들이 서로 겹치게 나온다(9~12).

이 영상에 포함되는 구조들은 두개골, 접형골의 안장 부위, 두개골과 척추 사이의 관절을 포함한다(그림 10.2B).

Straight P-A 영상

Straight P-A 방사선 영상 촬영을 위해서 환자는 직립 자세 또는 prone 자세에서 환자의 전두부위를 그리드 또는 테이블 형식 그리드에 접촉하게 한다. 방사선 중심선은 canthomeatal 선을 따르며 카세트에 수직이 되도록 한다(그림 10.3A). 이 중립 P-A 영상은 측두골의 추체가 안와 안쪽에 나타나 안와 내부의 구조물들을 가리게 된다(12).

전두골, 전두동, 사골동들은 이 영상에서 잘 나타난다(그림 10.3B).

P-A Caldwell 영상

이 영상을 촬영하기 위해 환자는 직립 자세 또는 prone 자세에서 전두골이 그리드 카비넷 또는 테이블 위에 접촉되게 한다. 그리고 canthomeatal 선이 카세트에 수직이 되게 한다. X-ray 튜브는 꼬리쪽으로 15° 정도 되게 하며 방사선 중심선은 비근점, 콧등을 통과하게 한다(10.4A). 이 테크닉은 머리를 약간 굴곡시킨 자세에서 촬영하는 영상으로서 방사선이 측두골의 추체를 약간 아래(inferior)방향으로 통과하여 안와부위가 잘 보일 수 있게 한다(9~12).

P-A Caldwell 영상은 전두골, 접형골의 날개부위, 측두골의 추체능, 내이도, 전두동, 전사골동(그림 10.4B)을

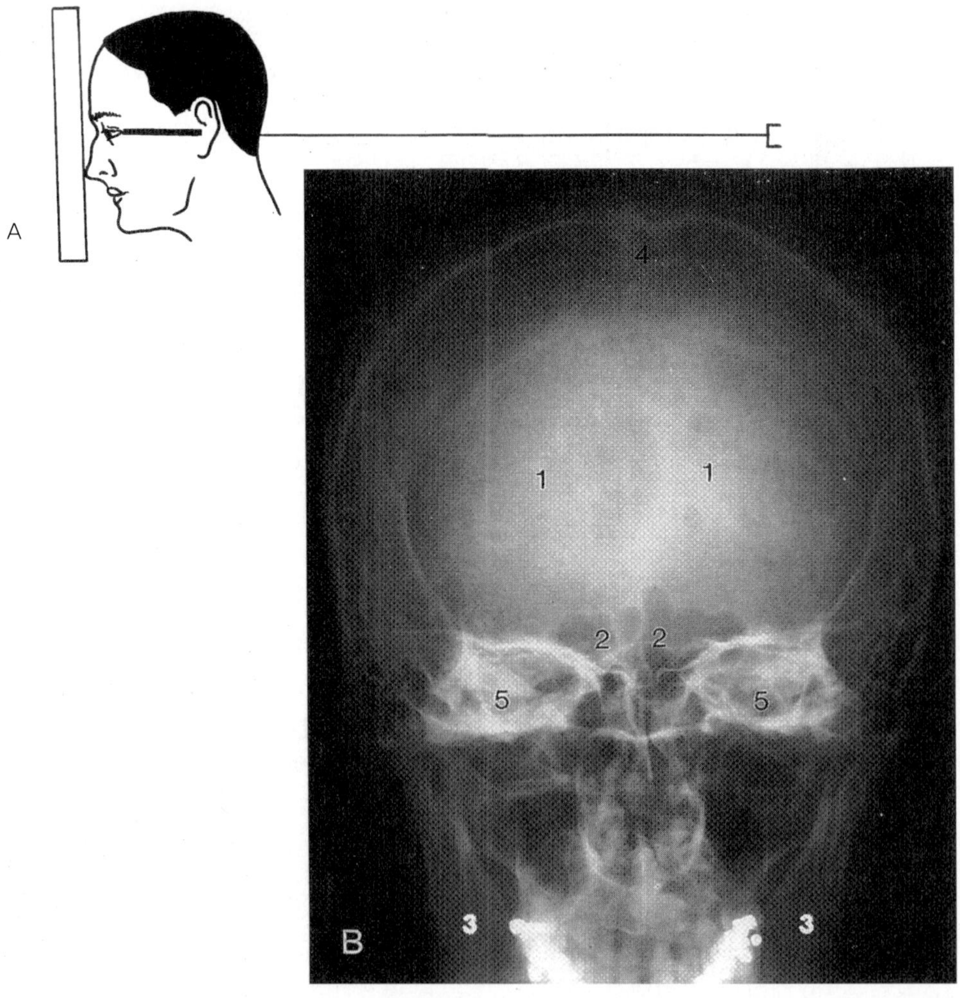

그림 10.3 P–A skull projection, P–A 두개골 영상. **A.** 촬영 자세 **B.** X–ray 영상 *1.* 전두골; *2.* 전두동; *3.* 하악골; *4.* 시상봉합; 5. 안와와 겹치는 측두추체

잘 보여준다. 바로 앉은 자세에서 이 영상을 촬영하면 동염과 같은 질환에서 체액의 수평선을 평가하는데 사용된다.

A-P Towne 영상

환자를 엎드린 자세(prone) 또는 방사선 기계를 바라보는 A~P 방향으로 직립 자세를 취하게 한다. 턱을 가볍게 안으로 당기게 하며 canthomeatal 선이 카세트와 수직이 되게 한다. 방사선 튜브는 약 30° 정도 꼬리쪽(caudal) 방향으로 숙이게 하여 방사선의 중심선이 hairline을 통과하여 외이도 위치로 통과하여 외후두융기(external occipital tuberance) 부위를 통과하게 한다(9~12)(그림 10.5A).

이 영상을 통해 나타나는 구조물들은 후두골, 측두골의 추체첨, 대후두공 후면, 접형골의 안장등과 후침대돌기, 관골궁, 하악과들이 포함된다(그림 10.5B).

Axial 영상

Axial 또는 submentovertex 영상은 환자를 머리를 최대한으로 신전시킨 상태에서 바로 누운 자세(supine) 또는 직립자세에서 촬영된다. 환자의 얼굴은 카세트 면과 수직이 되고 중심선은 아래턱밑(submandibular) 부위에서 약간 아래 부위에 집중되게 하며 중심점에서 canthomeatal 선과 수직이 되게 한다. 그리고 두개골 정수리 부위를 통과하게 한다(9~12)(그림 10.6A).

이 영상을 통해서 보이는 구조들은 두개골 기저, 접형동, 그리고 사골동 후면을 포함한다. 안면골들은 비스듬하게 보인다(그림 10.6B). 특수 관골궁 영상은 방사선 노출

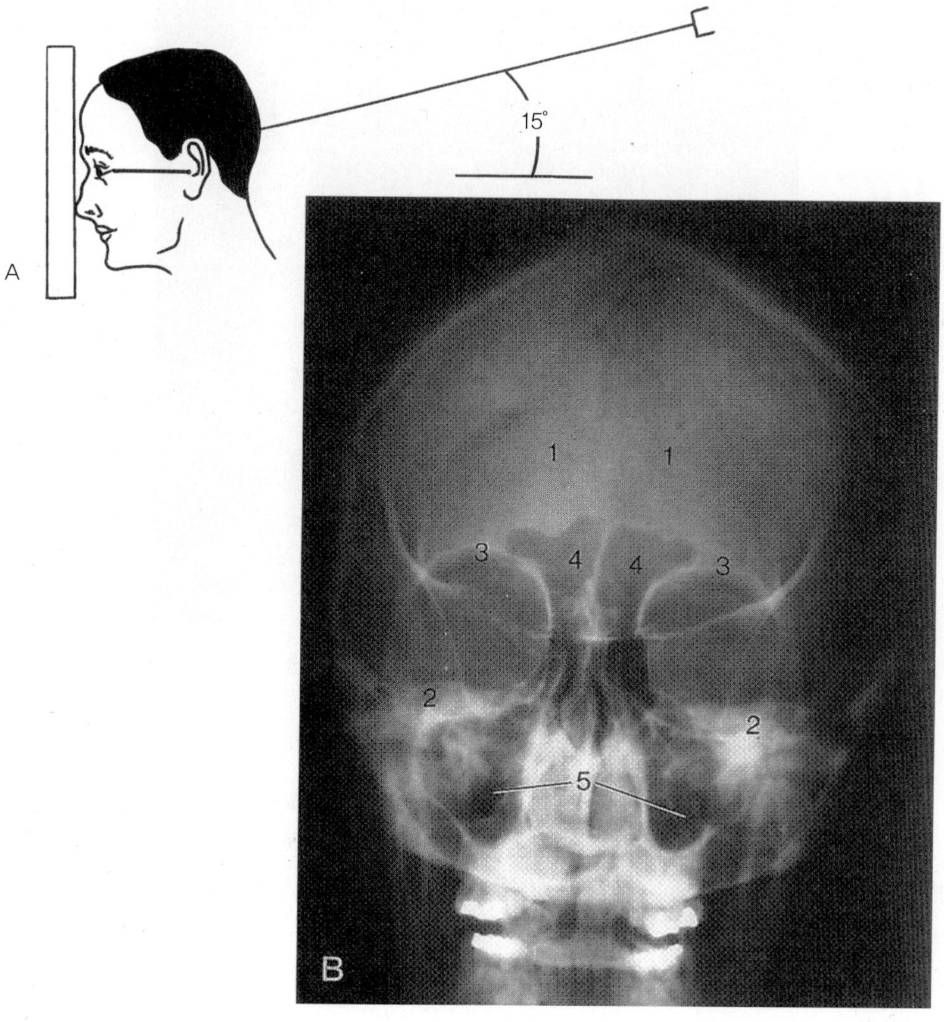

그림 10.4 P-A Caldwell skull 영상. A. 방사선 중심선을 canthomeatal 선에 15° caudal 방향으로 촬영 자세. B. X-ray 영상
1. 전두골; *2.* 안와 밑으로 보이는 측두골 추체; *3.* 완와 천장부위; *4.* 전두동; *5.* 상악동

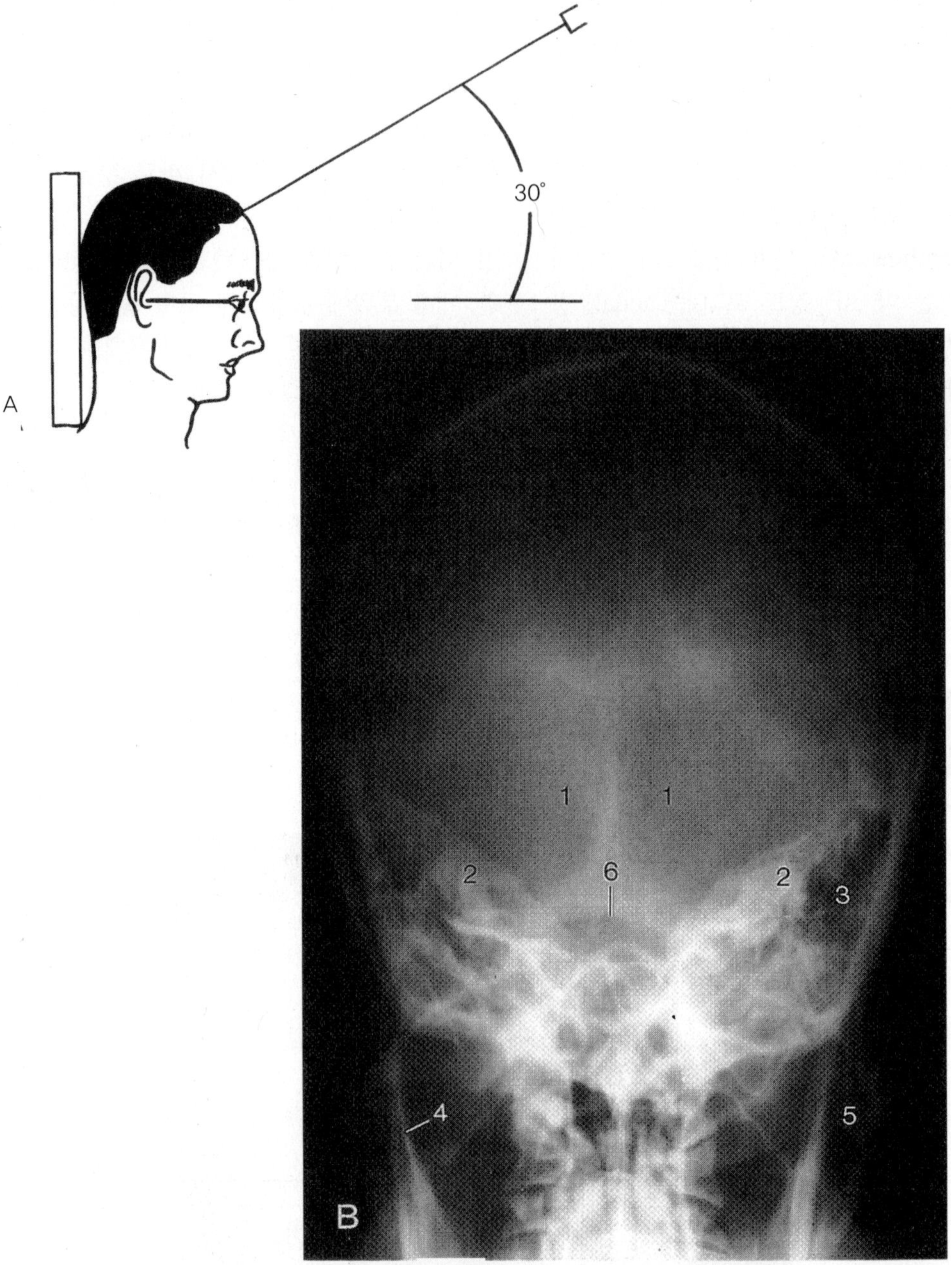

그림 10.5 A-P Towne 두개골 영상. A. 방사선의 중심선을 30도 caudal 방향에서 촬영 모습 B. X-ray 영상 1. 후두골; *2.* 측두골 추체; *3.* 유양돌기의 공기세포; *4.* 하악골; *5.* 관골궁; *6.* 대후두공의 뒤 부위.

을 약 50%정도 감소시켜 영상을 명암을 약화시킴으로써 가능하다(그림 10.6C).

두개골과 경추 외상인 경우, 관골궁 영상을 얻기 위해서는 경추를 과신전시켜야 하기 때문에, 두개골과 경추 외상인 경우, 척추외상 또는 불안정성을 배제하기 위해 반드시 모든 경추 영상(complete cervical series)을 촬영해야 한다(7, 14, 15).

두부 측정(Cephalometry)

두개골과 안면의 특수 가쪽(lateral) 그리고 이마쪽(frontal) 영상은 두개안면 형태학, 성장 그리고 치료결과를 평가하기 위해 치열교정 전문의들이 사용한다. 두개안면 표시점과 측정을 위한 정확한 분석을 위한 표준화된 재촬영은 필수적이다. Cephalostat은 머리를 카세트에서 정확하게 배열시키며 고정시키기 위해 고안된 기구이다. 60인치짜리 SID 사용된다(16, 17).

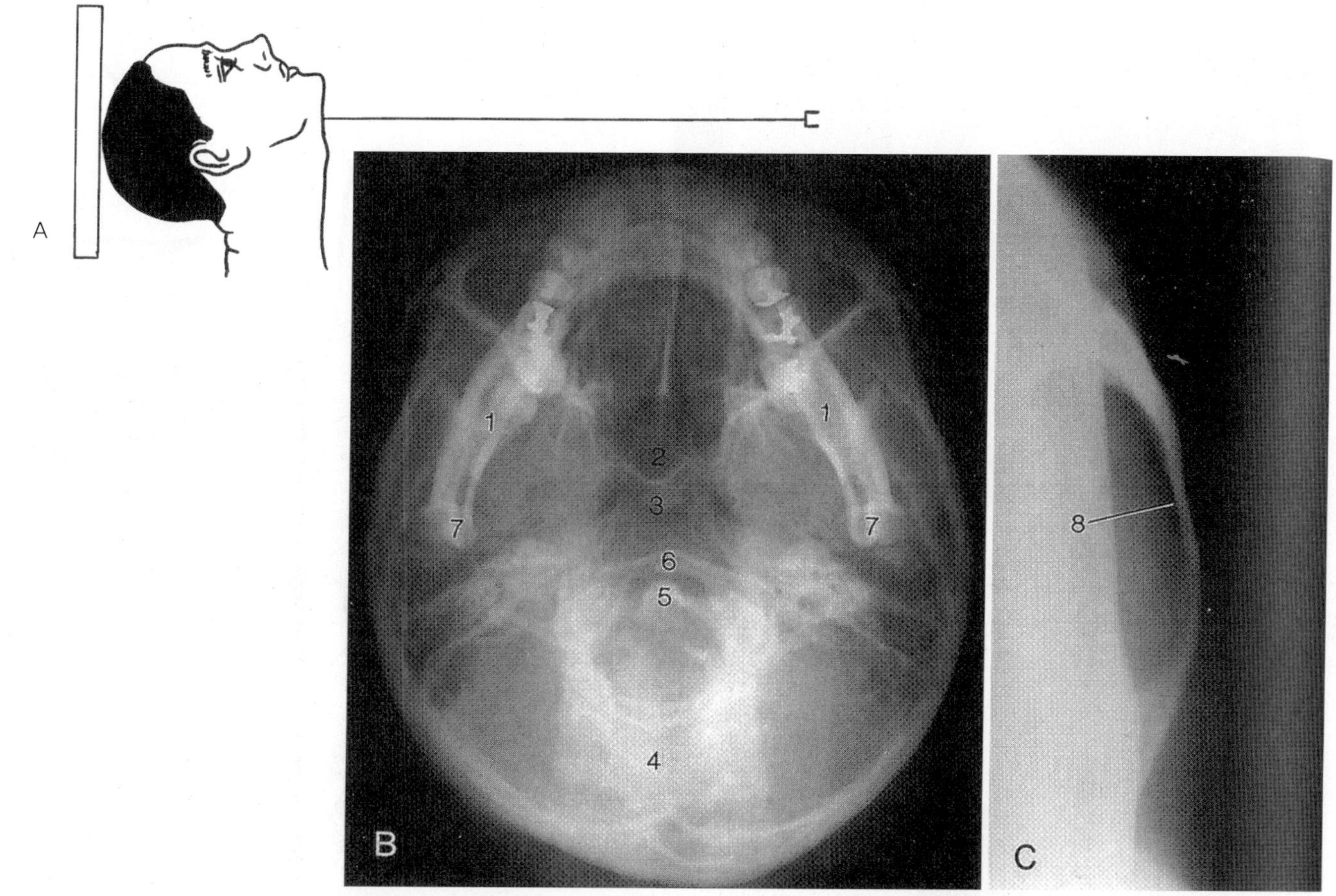

그림 10.6 Axial skull 영상. **A.** 촬영 자세. 가동범위가 감소된 환자에게 때로는 경추 과신전이 불가능하다. 이 촬영 자세를 취하기 전에 경추 불안정 상태는 받듯이 배재되어야 한다. **B.** 일상적인 영상 **C.** 일측성 특수 관골궁 영상 *1.* 하악지; *2.* 터키안장; *3.* 경사대; *4.* 하부경추; *5.* 치돌기; *6.* 환추의 전궁; *7.* 하악과; *8.* 관골궁

몇몇 표시점들이 확인되며 치아교정 전문의와 상악안면외과들에게 중요하게 사용되는 선과 각의 관계를 확인하기 위해 방사선 필름 위에 선을 긋는 것이다. 이러한 분석은 "정상"이라고 하는 훌륭하게 정립된 표준 범위와 비교할 수 있다(16, 17)(그림 10.7).

부비동과 안면골격

(Paranasal Sinuses and Facial Bones)

Water's 영상

Water' s 영상은 방사선의 중앙선과 canthomeatal 선의 각이 37°가 되도록 환자 머리를 신전시킨 후 엎드린 자세 또는 직립 자세에서 촬영된다. 방사선의 중심선은 콧구멍 바로 아래 부위를 통과하게 한다(그림 10.8A). 입을 벌린 상태에서 촬영된 Wather's 영상은 접형동을 보여준다. 앉은 자세에서 촬영된 이 영상은 상악동에 있는 분비물의 수평선을 확인하기 위해 사용된다(9~12, 15).

Water' s 영상은 안와, 안와 테두리, 관골궁, 상악골, 사골, 전두동을 위한 최상의 관상면의 영상이다(그림 10.8B).

외측동과 안면골 영상(Lateral sinus and Facial Bone Projection)

이 영상을 위해 환자는 semiprone 자세 또는 직립 자세에서 카세트에 완벽한 외측자세를 취한다. 방사선의 중심선은 눈의 외안각에 위치하게 한다. 이 영상은 두개골의 후두부위를 제외하고 안면골의 전면 구조들을 포함시키기 위해 조절된다(9, 10, 11, 12)(그림 10.9A).

상악골, 구개골, 안와 그리고 상악동, 사골동, 접형동 그리고 전두동들이 시상면에서 잘 보이게 된다(그림 10.9B). 체액의 수평을 확인하기 위해 사용된다.

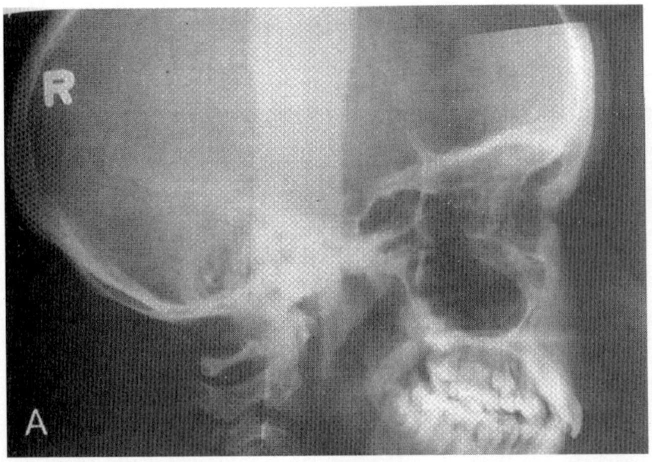

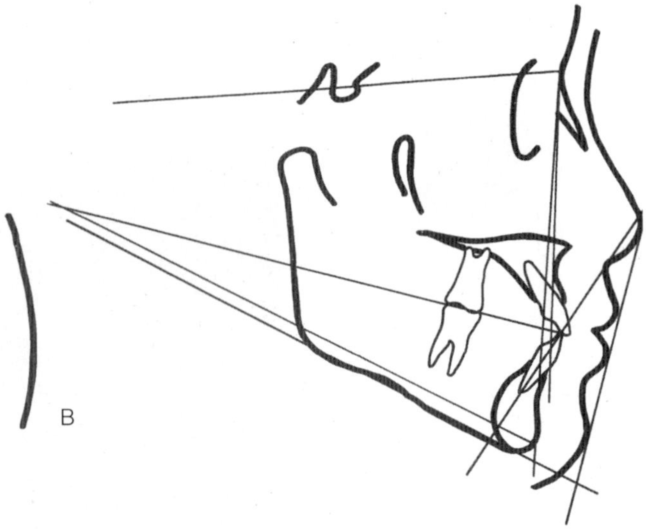

그림 10.7 Cephalometry A. 외측 cephalometry 영상 B. Cephalometric 선, 각도 그리고 그와 관계. 안면골과 두개골 관계를 평가하기 위해 치아교정 전문의에 사용되는 Cephalometry 영상이 사용된다.

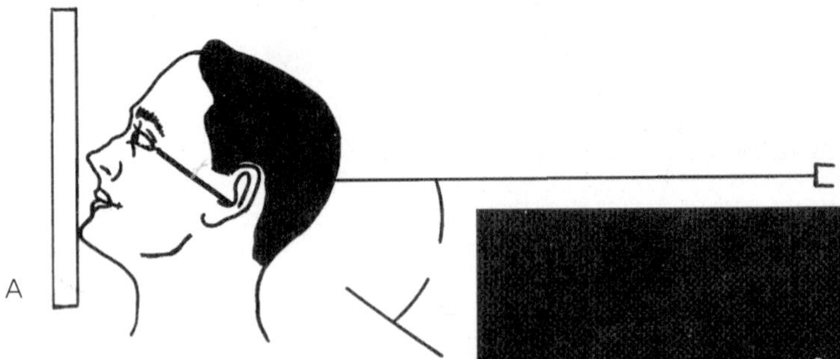

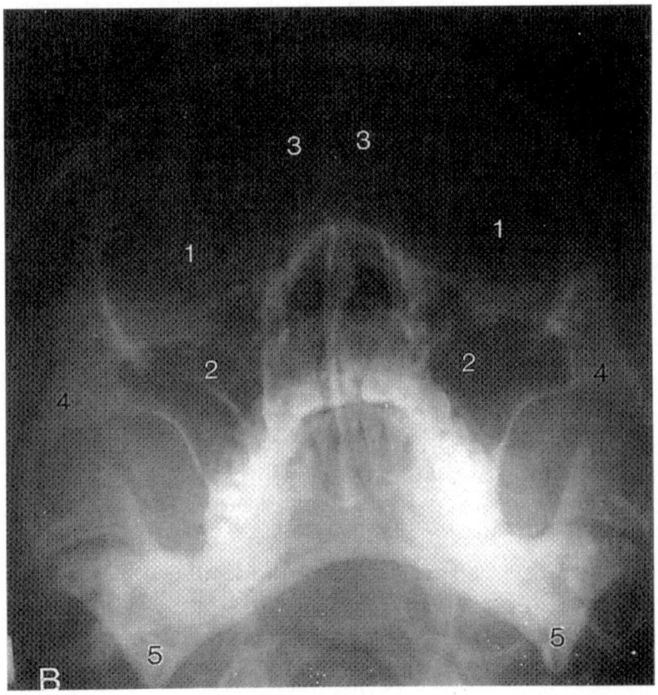

그림 10.8 부비동과 안면골격을 위한 Water's 영상 A. Canthomeatal 선과 수평 중심선 사이에 관계 37°를 보여주는 촬영 자세. B. X-ray 영상. *1.* 안와; *2.* 상악동; *3.* 전두동; *4.* 관골궁; *5.* 하악각

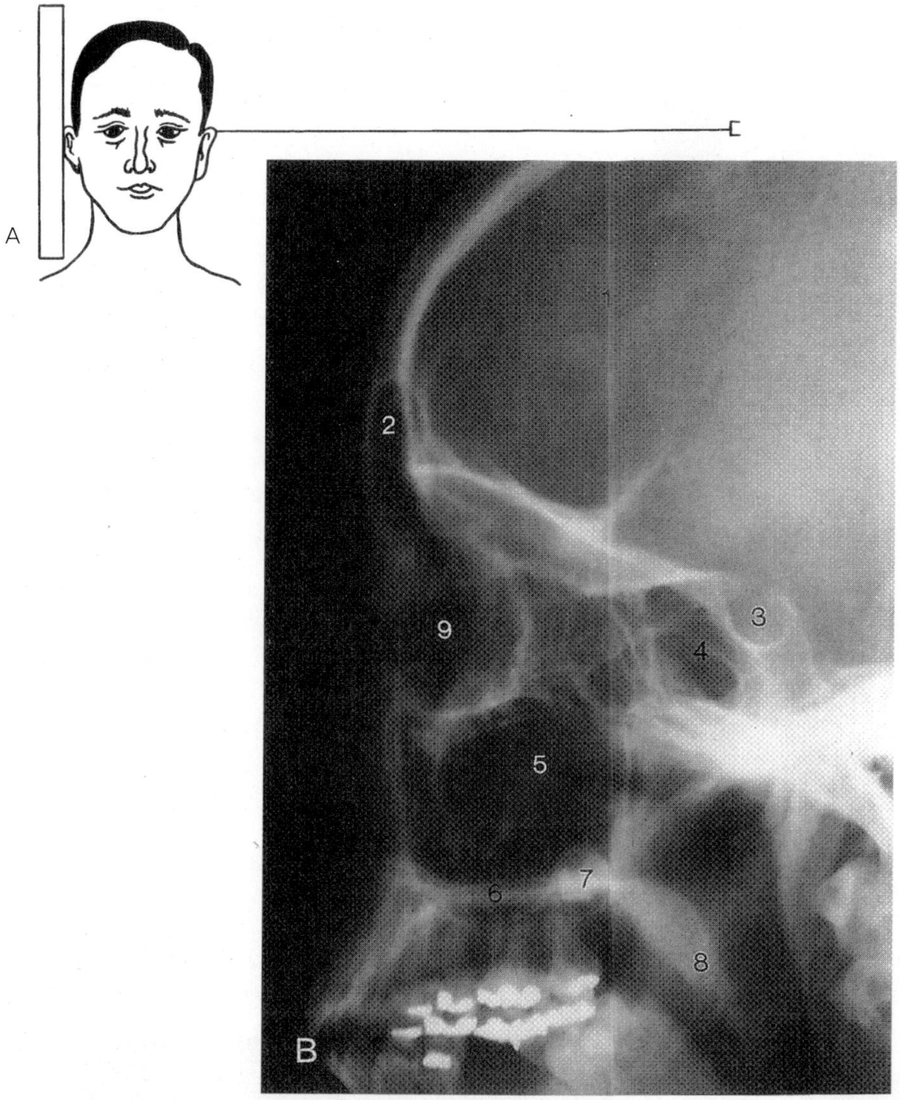

그림 10.9 부비동과 안면골의 외측 영상. A. 촬영 자세. 방사선 중심선은 눈의 외측각에 집중됨. 그리고 안면골 전면에 집중된다. B. X-영상. *1.* 전두골; *2.* 전두동; *3.* 터키안장; *4.* 접형동; *5.* 상악동; *6.* 구개골; *7.* 아직 돌출되지 않은 어금니; *8.* 하악골; *9.* 안와

외측비골 영상(Lateral Nasal projection)

비골 방사선은 특수 영상으로서 일반적으로 비골 외상에서 사용된다. 외측영상에서 환자는 앉은 자세를 취하고 치과교합용 필름(non screen 종류)을 코 옆에다 댄다. 그리고 방사선 중심선은 코의 중앙 부위를 통과하게 한다. 그리고 필름에 수직이 되게 한다(10, 15)(그림 10.10A).

이 영상에서 잘 보이는 구조들은 비골, 상악골, 비전두골, 비상악골 구조, 비익, 전정 그리고 어떤 경우엔 비중격 연골이다(그림 10.10B).

접선 상하 비골 영상

(Tangential Superoinferior Nasal Projection)

환자는 치과교합용 필름(non screen 종류)을 치아 사이에 끼어놓고 앉은 자세를 취하게 한다. 방사선의 중심선은 상하 방향으로 코 등을 통과하게 한다(10.15)(그림 10.11A).

접선 비골영상(tangential nasal projection)은 미골과 비골격막의 axial 영상을 보여준다. 그리고 비익, 콧구멍, 전상악극 그리고 비격막 연골을 보여 준다(그림 10.11B).

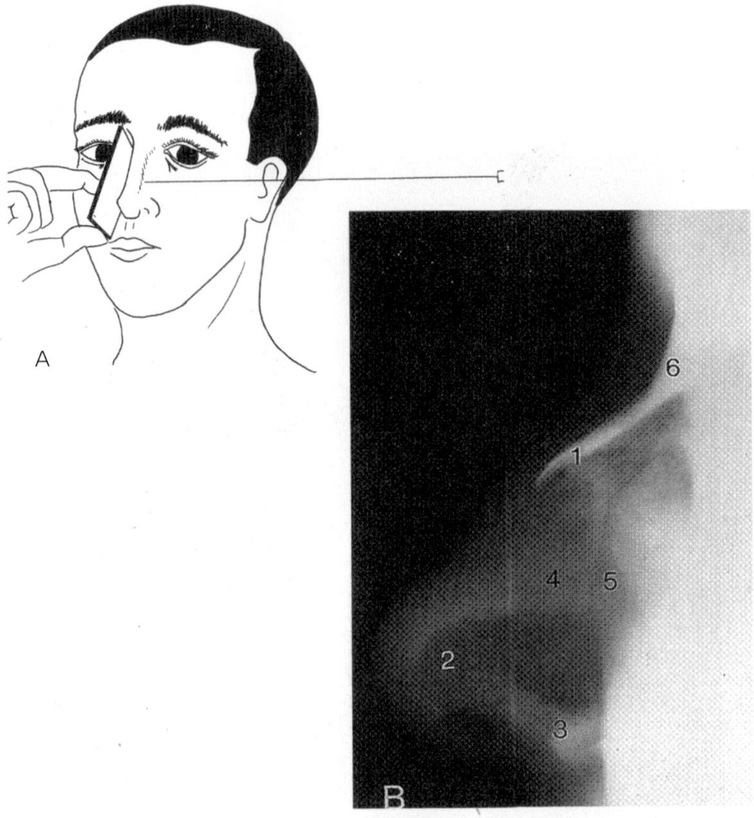

그림 10.10 외측 비골 영상. A. 촬영 자세. 환자는 치과용 X-ray 필름을 코 옆에 댄다. 그리고 X-ray 중심선은 코의 중심부위에 둔다. B. X-ray 영상 *1.* 비골; *2.* 전정; *3.* 비익; *4.* 비중격 연골; *5.* 상악골; 6. 전두골

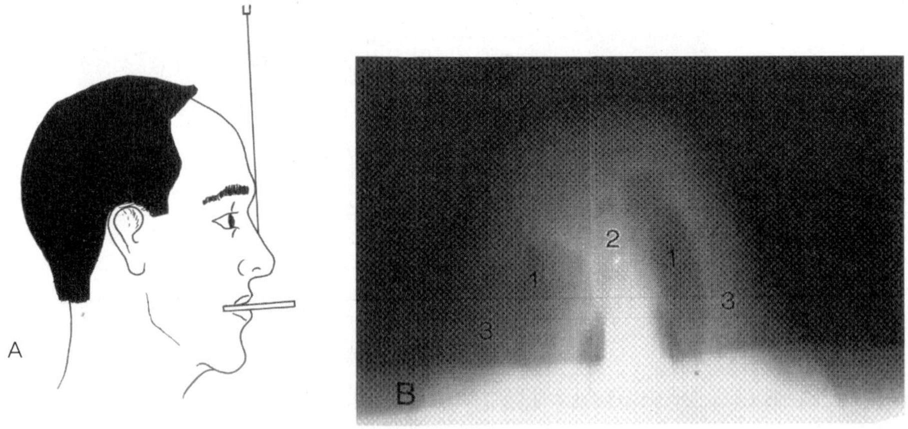

그림 10.11 Tangential nasal projection. A. 촬영 자세. 치과용 x-ray 필름을 치아 사이에 물게 한다. 그리고 코밑 앞쪽으로 돌출되게 한다. 방사선 중심선은 코의 중심부로 아래쪽으로 향하게 한다. B. X-ray 영상 *1.* 코구멍; *2.* 비중격 연골; *3.* 비익

하악(Mandible)

빗각 하악 영상(Oblique mandible Projection)

하악골의 복잡한 구조로 인해 그리고 쌍으로 이루어진 구조들이 겹치는 현상으로 완벽한 외측영상은 매우 어렵다. 이런 이유로 인해 빗각하악영상이 사용된다. 환자는 카세트를 수직에서 15° 기울인 상태에서 뺨에 접촉시킨 후 바로 서있거나 semiprone 자세를 취하게 한다. 이 위치에서, 하악의 전체 면은 필름과 평행이 된다. 방사선의 중

심선은 5° cephalad 방향을 취하게 하고, 방사선의 중심점은 하악 전체 면 중 임상적으로 흥미로운 부위에 가까운 하악 중심 부위에 놓게 한다(9~12)(그림 10.12A).

이 영상은 하악을 lateral oblique 영상으로 보여준다. 그리고 하악지, 목, 하악과, 구상돌기, 그리고 하악의 몸체를 보여준다(그림 10.12B).

P-A 하악 영상(P-A Mandible Projection)

P-A 하악영상은 직립자세 또는 엎드린 자세에서 카세트를 바라보면서 코와 턱의 돌출된 부위가 닿게 한다. 방사선의 중심선은 후두골의 기저부위를 향하게 한다(9~12)(그림 10.13A).

P-A 하악 영상은 하악의 관상면 영상과 상악부위를 보여준다(그림 10.13B).

측두하악 관절(Temporo-Mandibular Joint)

측두하악 관절의 일반 방사선 영상은 tomography(18, 19), CT(19, 20), MRI(19, 21, 22) 그리고 arthrotomography (23, 24)으로 대체되었다. 그러나 이러한 특수 영상들이 준비되지 못한 상황에선 일반 방사선 영상은 초기 영상진단을 위해 흔히 사용된다. 측두하악 관절 영상을 촬영하는 여러 방법이 있지만, 가장 유용한 영상은 Transcranial 영상이다.

Transcranial 영상은 측두하악관절의 외측 영상이다. 반대쪽 측두하악관절이 서로 겹치는 피하기 위해 머리의 위치를 사선(oblique)방향으로 약간 돌리고 X-ray tube를 약 20~25° 정도 꼬리(caudal) 방향을 취하게 한다. 머리의 사선(oblique) 영상은 머리를 약간 13~15° 회전시킨 상태에서 하악 축이 카세트에 평행되게 함으로서 얻어낼 수 있다(그림 10. 14). 이 영상은 입을 벌리고 또한 닫은 상태에

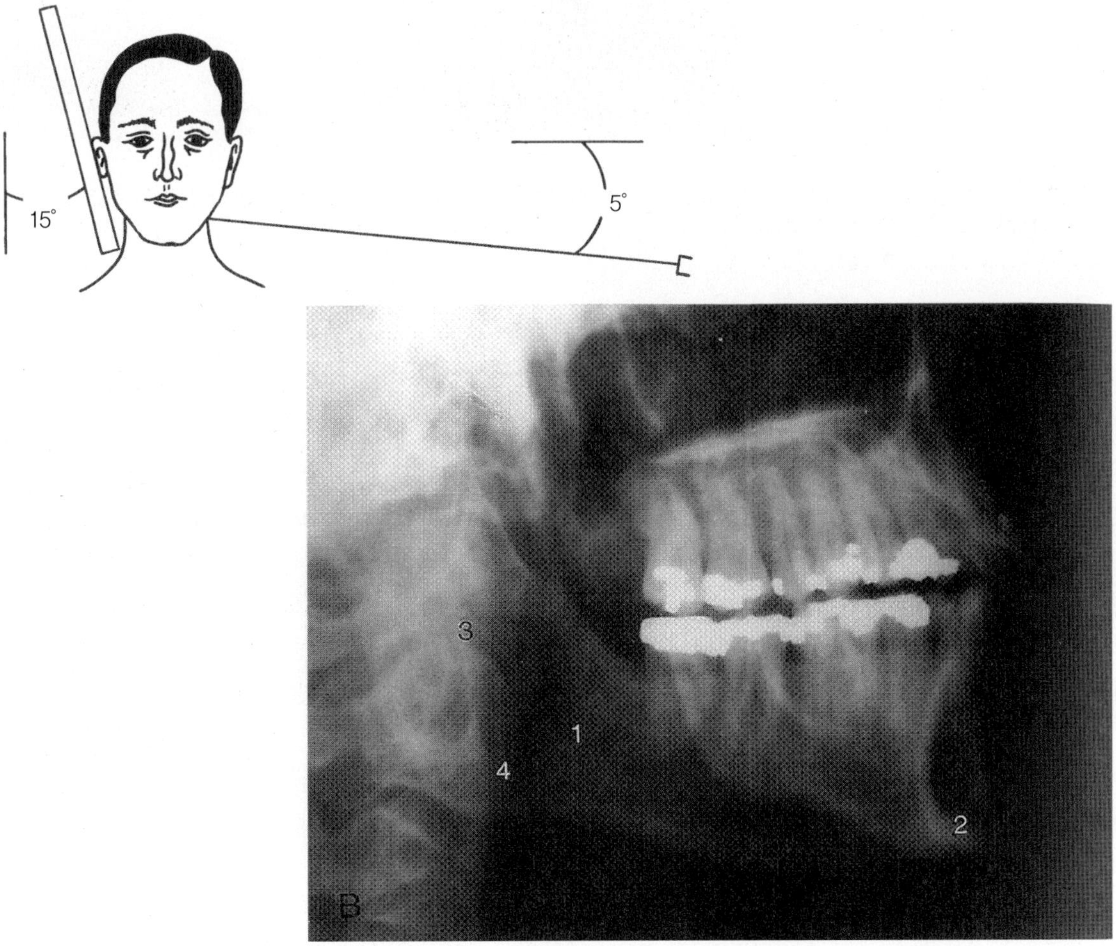

그림 10.12 빗각하악 영상 A. 촬영 자세. 카세트의 15° 각 그리고 방사선 중심선의 5° cephalad 각에 주시하시오. B. 영상 *1.* 하악추체; *2.* 턱의 돌출부위; *3.* 하악지; *4.* 하악각

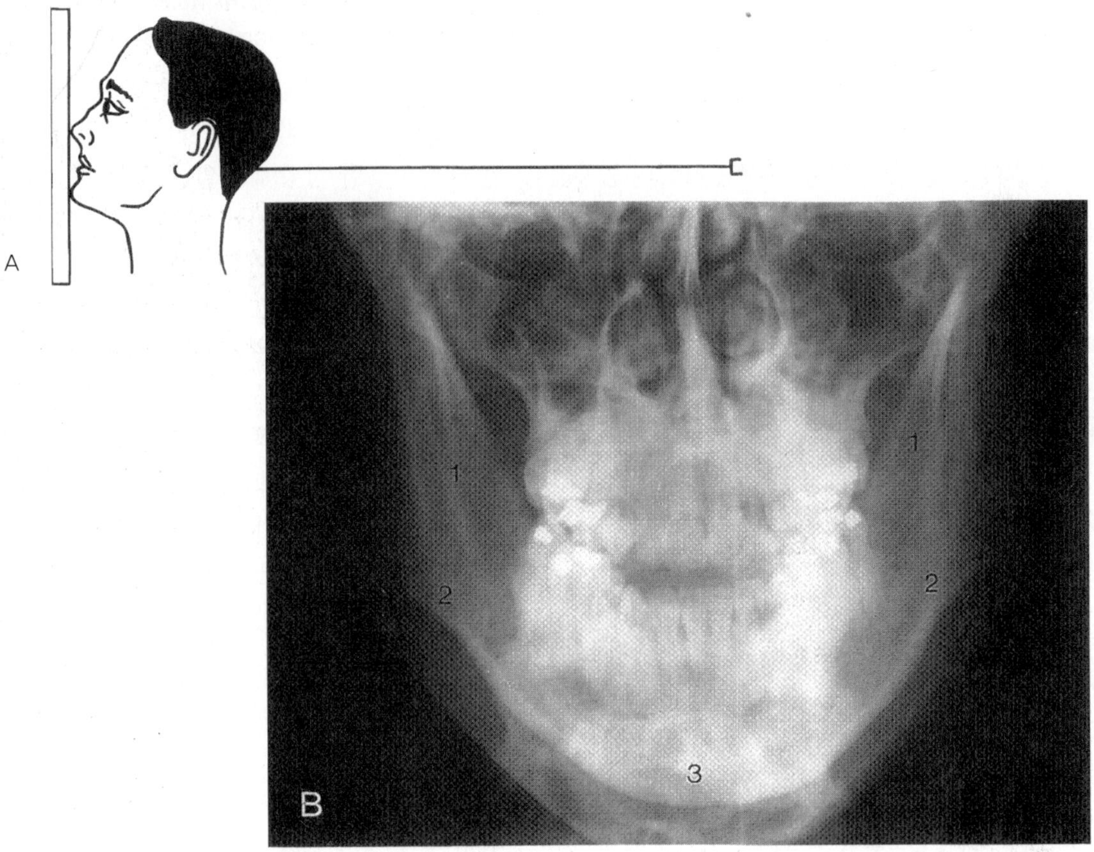

그림 10.13 P-A 하악 영상 A. 촬영 자세. 코와 턱 돌출 부위는 반드시 카세트와 접촉되어 목의 신전이 최소화되어야 한다. B. 영상 *1.* 하악지; *2.* 하악각; *3.* 턱 돌출 부위

서 양쪽에서 촬영한다(18, 25).

Transcranial 영상은 측두하악 관절 주위의 골격과 관절의 변화를 보여준다. Tomography와 MRI 사용이 일반화되면서 이 측두하악 관절 영상 사용은 점차적으로 감소되고 있다.

경추(Cervical Spine)

경추문제로 발생하는 두통(cervicogenic headache) 평가에서 경추 방사선 검사는 매우 유용한 검사다. 경추 방사선 검사는 기형, 퇴행성 현상, 병리적 상황을 평가하는 매우 중요한 영상이다.

경추의 전체 영상은 5개의 영상을 포함한다: A-P open mouth, A-P lower cervical, lateral cervical, 그리고 bilateral oblique projection(right 또는 left anterior oblique 또는 right, left posterior oblique). 경추 영상의 Davis series는 위에 있는 영상들과 경추 외측 영상에서 굴곡(flexion)과 신전(extension) 영상을 포함한 모두 7개의 영상을 말한다(11, 12). 앞쪽에서 촬영되는 영상들은 40인치 SID에서 촬영되며 lateral 영상과 oblique 영상은 72인치에서 촬영된다.

A-P open mouth 영상

환자는 직립자세 또는 바로누운 자세를 취한다. 그리고 입을 최대한으로 벌린다. 방사선 중심선은 카세트와 수직이 되게 하며 중심선은 상부치아와 하부치아 사이 목젖을 향하게 한다. 방사선 노출을 조정하여 눈의 수정체와 갑상선이 노출되지 않도록 한다. 상부경추가 후두골이나 치아와 겹치는 것을 피하기 위해 상부 절치와 후두골의 기저부위가 수평면에서 평행이 되도록 배열되어야 한다(11, 12)(그림 10.15A).

이 영상은 관상면에서 환추와 축추를 잘 보여준다. 이 영상을 통해 보여지는 특별한 구조들은 환추와 축추관절, 환추의 외측괴와 횡돌기, 치돌기, 축추의 추체와 극돌기, 그리고 부분적으로 하악골을 포함한다(그림 10. 15B).

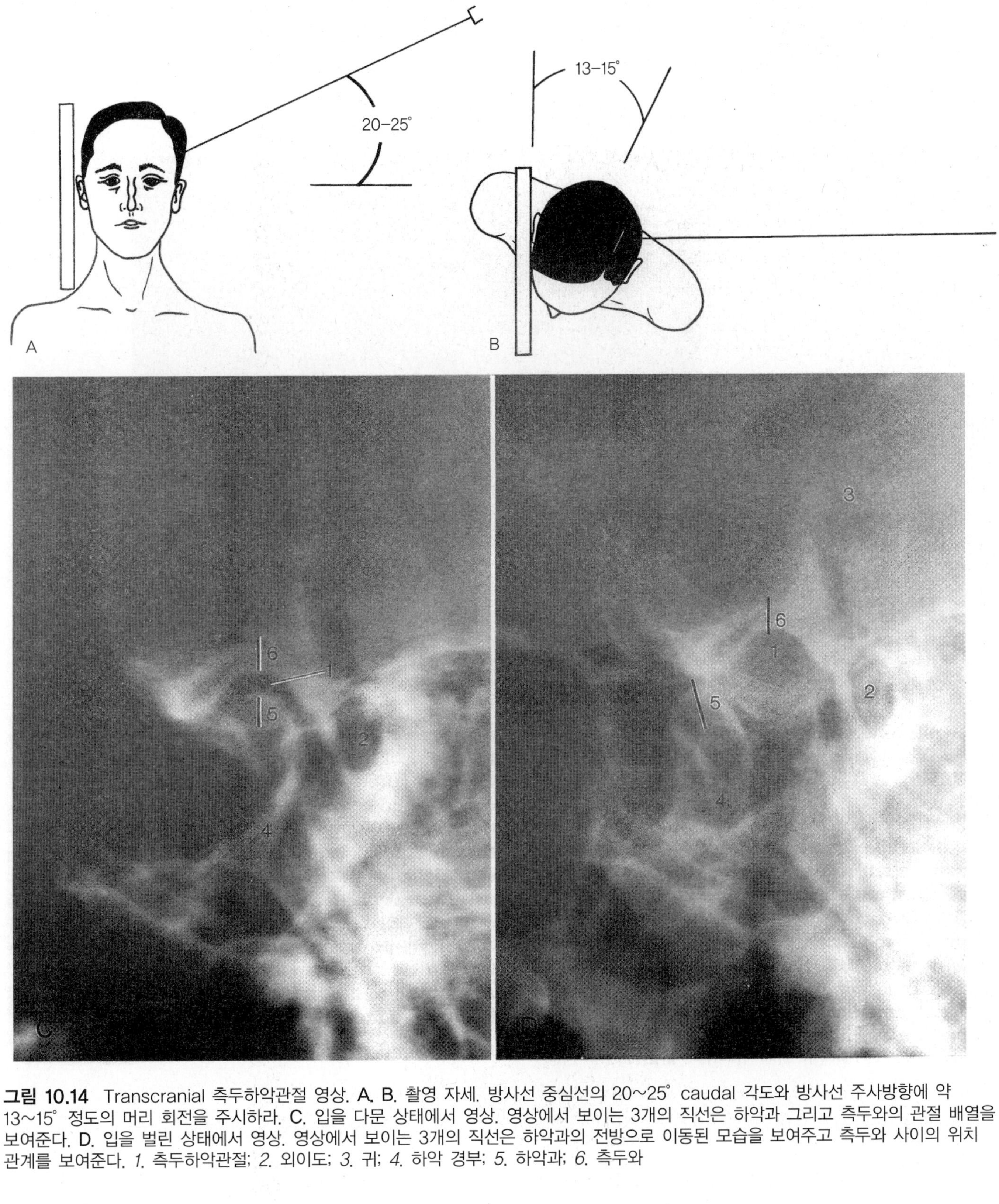

그림 10.14 Transcranial 측두하악관절 영상. A. B. 촬영 자세. 방사선 중심선의 20~25° caudal 각도와 방사선 주사방향에 약 13~15° 정도의 머리 회전을 주시하라. C. 입을 다문 상태에서 영상. 영상에서 보이는 3개의 직선은 하악과 그리고 측두와의 관절 배열을 보여준다. D. 입을 벌린 상태에서 영상. 영상에서 보이는 3개의 직선은 하악과의 전방으로 이동된 모습을 보여주고 측두와 사이의 위치 관계를 보여준다. *1.* 측두하악관절; *2.* 외이도; *3.* 귀; *4.* 하악 경부; *5.* 하악과; *6.* 측두와

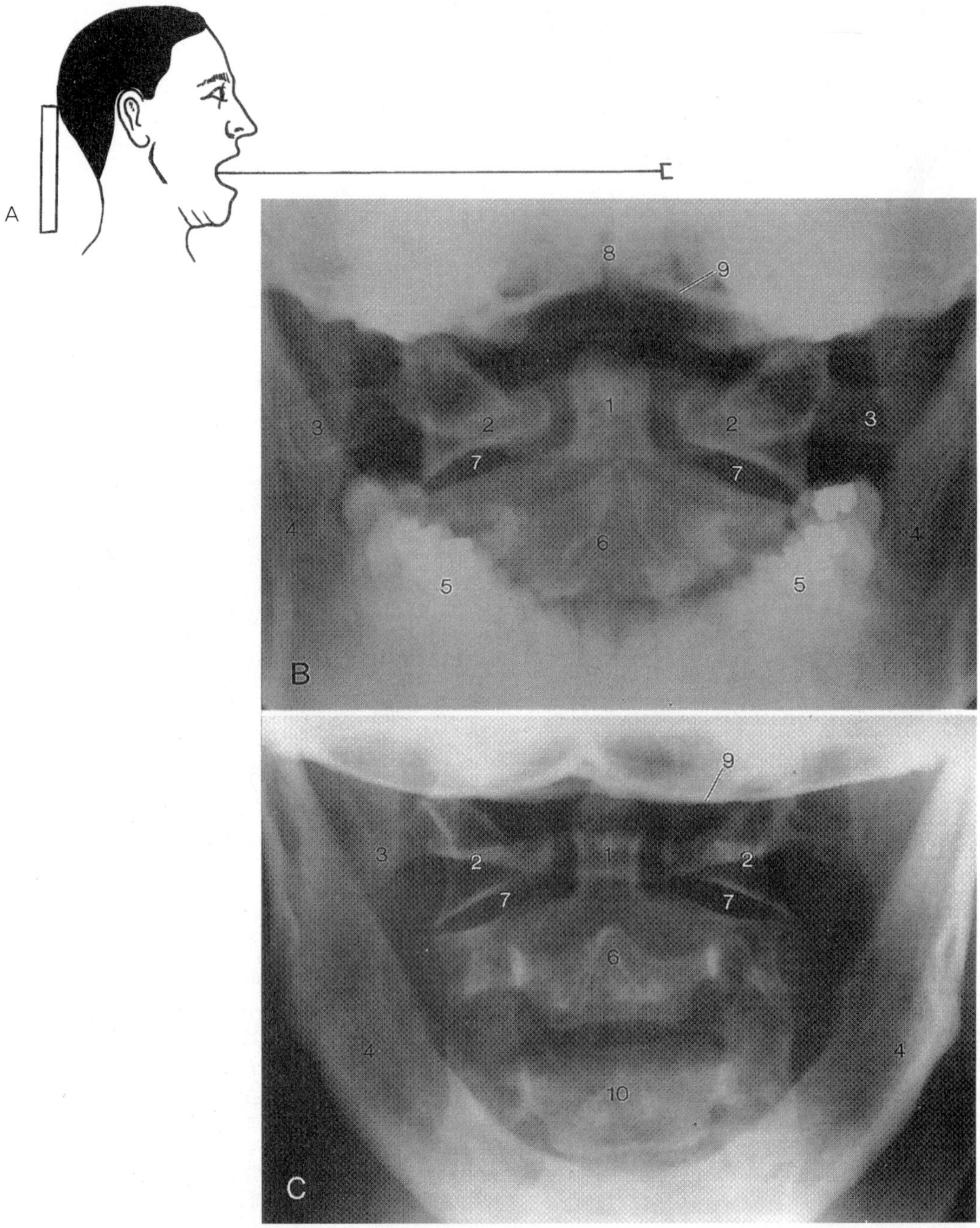

그림 10.15 A-P open mouth 상부경추 영상. A. 촬영 자세. B. 완벽한 치열을 가진 환자의 영상. 축추와 하부 치아가 약간 겹쳐진 모습. C. C1-C3를 완벽하게 보여주는 무치아 환자의 영상. *1.* 치돌기; *2.* 환추의 외측괴; *3.* 환추의 횡돌기; *4.* 하악골; *5.* 하부치아; *6.* 축추의 극돌기; *7.* 환추와 축추 관절; *8.* 상부 치아; *9.* 후두골; *10.* C3의 추체.

A-P 하부 경추 영상

환자는 앉은 자세에서 또는 직립자세를 취한다. 그리고 머리는 약간 신전시킨다. 방사선의 중심선은 A-P 방향이며 15° 머리쪽(cephalad) 방향으로 향하게 하며 갑상선 연골부위에 집중하게 한다(11, 12)(그림 10.16A).

이 영상은 C3~C7 척추, 상부흉추, 쇄골 내측부분, 폐의 상단부위들을 관상면에서 보여준다. 15° 머리쪽(cephalad) 방향으로 주사하는 것은 경추의 구상돌기를 볼 수 있게 한다(11, 12)(그림 10.16B).

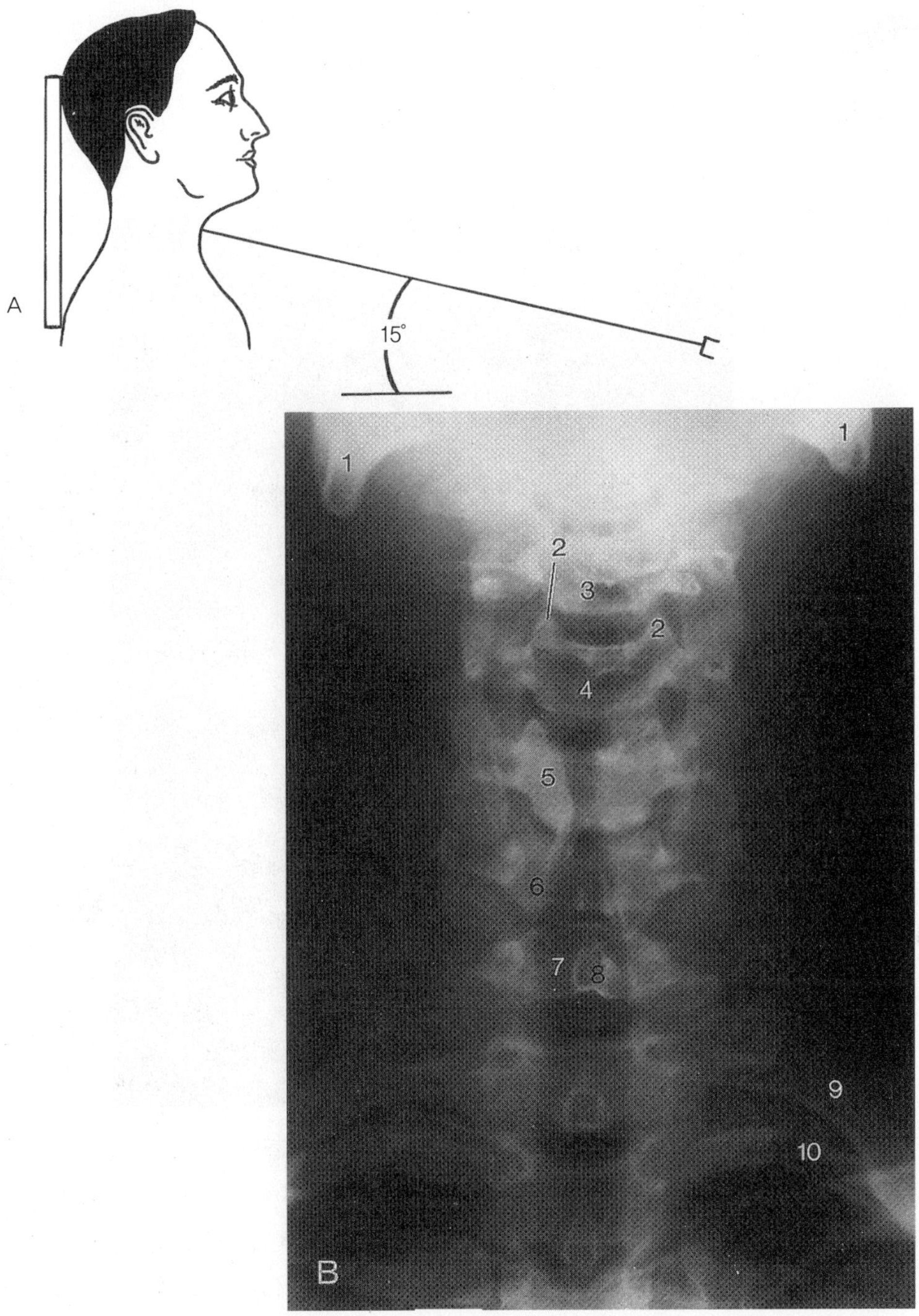

그림 10.16 A–P 하부 경추 영상. A. 촬영 자세. X–ray 빔의 15°를 보라. B. 방사선 영상. *1.* 하악각; *2.* C4 구상돌기; *3.* C3 추체; *4.* C4 추체; *5.* C5 추체; *6.* C6 추체; *7.* C7 추체; *8.* C7 극돌기; *9.* 첫째 늑골; *10.* 폐 꼭지.

***외측 경추 영상*(Lateral cervical projection)**

환자는 앉은 자세 또는 서있는 자세에서 편안한 모습으로 직립 자세를 취한다. 방사선은 C4에 주사되게 한다. 이 영상은 72인치에서 촬영되며 x-ray 튜브에 각 조절은 없다. 방사선 조사는 C7 추체와 터키안장이 포함되도록 조절한다(11, 12)(그림 10.17A).

이 영상은 경추의 추체, 추간판 공간, 극돌기, 척추 주위의 연부조직 그리고 두개골의 기저부위를 보여준다. 경추의 전만, 환추의 전결절과 치돌기 사이의 공간(atlantodental space)이 이 영상을 통해 평가된다(그림 10.17B).

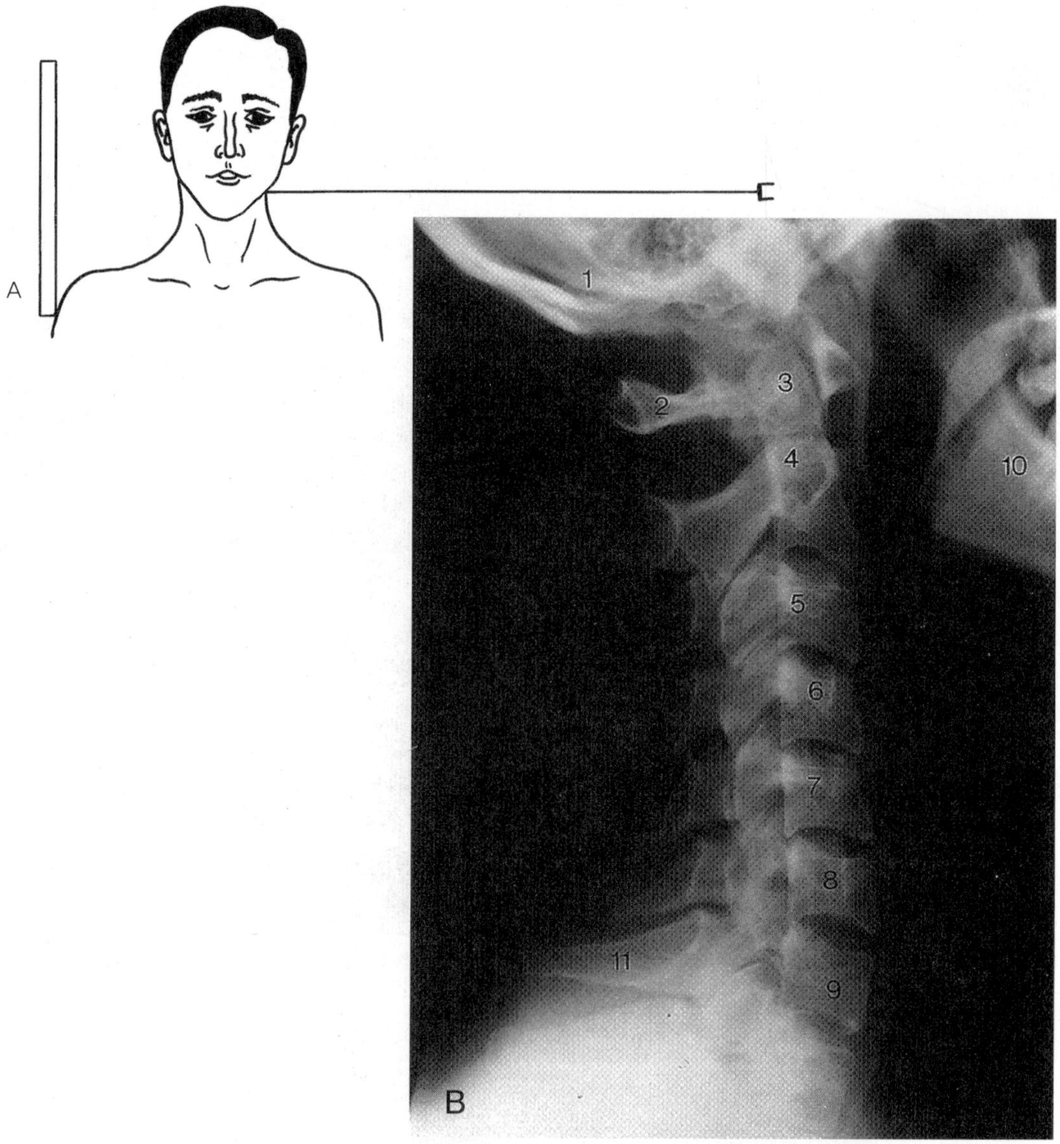

그림 10.17 외측 경추영상. A. 방사선 촬영 자세. B. 방사선 필름 *1.* 후두골; *2.* C1의 후궁; *3.* 치돌기; *4–9* 척추 추체 C2–C7; *10.* 하악골; *11.* C7의 극돌기

사위 경추 영상(Oblique Cervical projection)

양측 사위 경추영상은 앉거나 또는 직립자세에서 카세트에 약 45° 사위방향에서 촬영된다. 사위 경추영상은 앞사위(anterior oblique) 그리고 뒤사위(posterior oblique)를 오늘쪽 그리고 왼쪽에서 촬영한다. 앞사위 영상 촬영에서는 환자는 카세트를 바라보는 자세를 취하고, 어깨의 전면을 카세트에 닿게 하며 머리는 필름의 면과 평행이 되게 한다. X-ray의 중심선은 C4에 놓고 앞사위 영상을 위해서는 튜브를 15° 꼬리쪽 방향 그리고 뒤사위 영상을 위해서는 튜브를 15° 머리쪽 방향으로 향하게 한다(그림 10.18). 오른쪽과 왼쪽 뒤사위(right & left posterior oblique) 영상은 어깨의 후변이 카세트에 닿게 한다. 사위 영상은 주로 그리드를 사용하지 않고 촬영거리는 SID는 72인치이다(11, 12).

사위(oblique) 영상은 추간공을 관찰하기 위함이다. uncovertebral 관절, 면관절 그리고 추궁근은 사위 영상에서 잘 관찰될 수 있다(11, 12)(그림 10.18C).

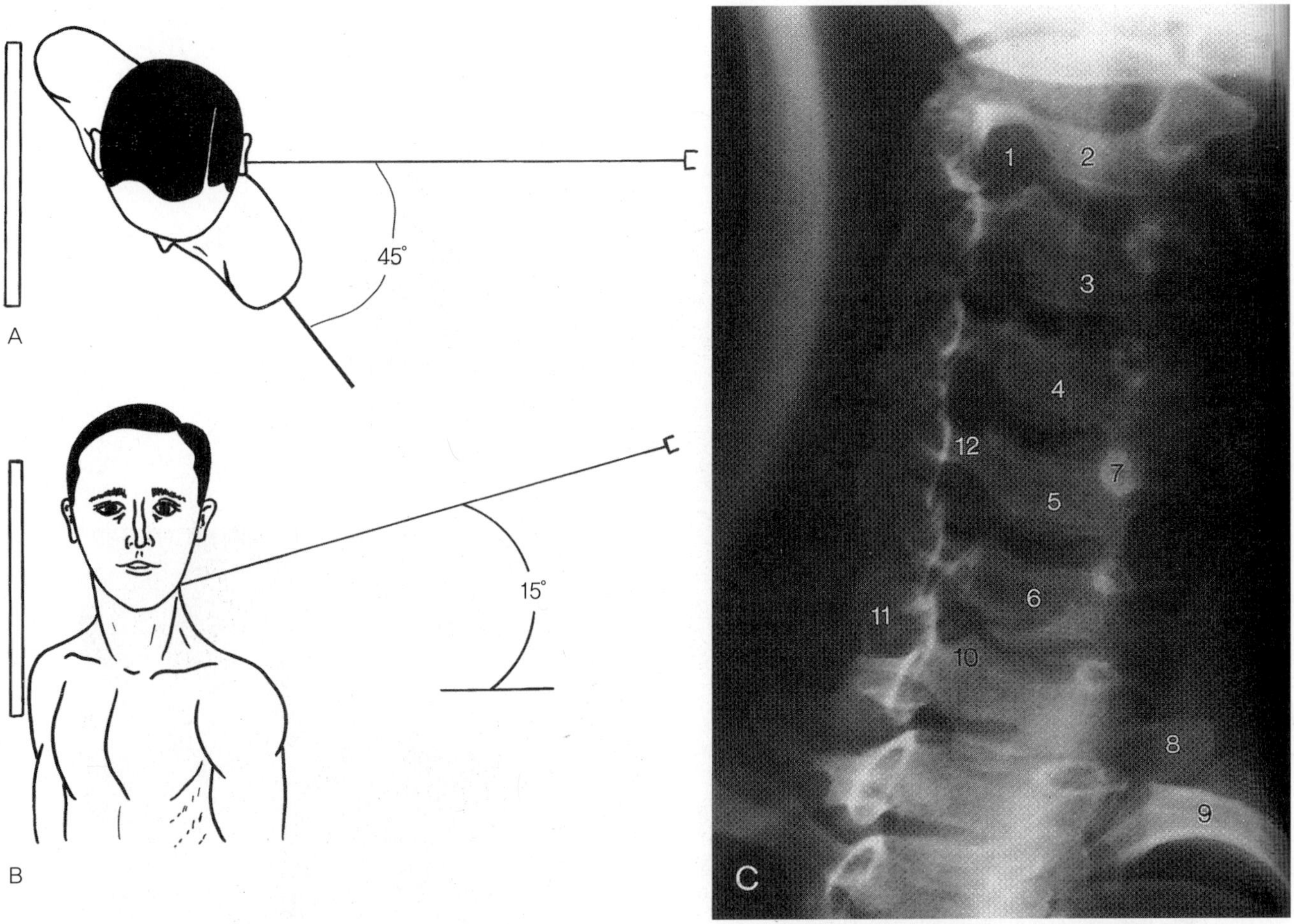

그림 10.18 빗각 경추영상. A.와 B. Right anterior oblique 방사선 촬영 자세. 환자의 몸은 필름에서 45° 자세를 취하고 방사선 촬영은 15° 꼬리방향으로 이루어진다. 머리는 필름과 평행으로 자세를 취하게 한다. C. Right Anterior oblique 방사선. *1.* 오른쪽 C2–C3 추간공; *2.* C2의 추체; *3.* C3 의 추체; *4.* C4 의 추체; *5.* C5 의 추체; *6.* C6의 추체; *7.* 왼쪽 C5 추궁근; *8.* 왼쪽 T1의 횡돌기; *9.* 왼쪽 둘째 늑골; *10.* 오른쪽 C7 구상돌기; *11.* 오른쪽 C6–C7의 관절돌기; . 오른쪽 추궁근.

외측 경추 영상에서 굴곡과 신전 영상
(Flexion and Extension Lateral Cervical Projections)

외측 영상에서 굴곡과 신전 영상은 신중한 자세가 요구된다. 굴곡영상은 턱을 앞쪽으로 충분히 숙이게 한 자세에서 촬영한다(상부경추를 굴곡시키기 위해). 그리고 능동적 경추굴곡을 최대치로 한 상태에서 촬영한다(하부 경추 마디를 굴곡 시키기 위해). 신전영상은 완벽한 능동적 경추신전을 통해 얻어진다. 환자는 모든 과정 중 회전 또는 외측굴곡을 확실하게 금해야 한다(11, 12)(그림 10.19). 이러한 영상들은 일상적인 영상을 통해 골절이나 또는 척추 불안정성의 가능성을 배제한 후에 촬영되어야 한다.

굴곡과 신전 영상은 관절간 그리고 경추 전체 가동범위를 평가하는데 사용한다. 저운동성, 과운동성, 비정상적인 움직임 그리고 불안정성들은 이렇게 스트레스를 가한 상황에서 촬영된 영상들을 통해 얻어질 수 있는 것이다. 근경직, 해부학적 이상현상 그리고 부적절한 환자의 자세들은 이러한 특수 영상에서 비정상적인 모습으로 나타날 수 있다(11, 12)(그림 10.19).

일반적 단층촬영
(Conventional Tomography)

두개골과 안면골격 구조들의 복잡성때문에 자세한 해부학적 부분들이 가려지거나 잘 보이지 않게 되는 경우가 일반 방사선 영상에는 흔히 나타난다. 단층촬영 영상은 흥미없는 부위의 구조들을 흐릿하게 하여 영상들을 잘라낸다(18, 19). 일반 단층촬영은 쉽게 접할 수 있으며 상대적으

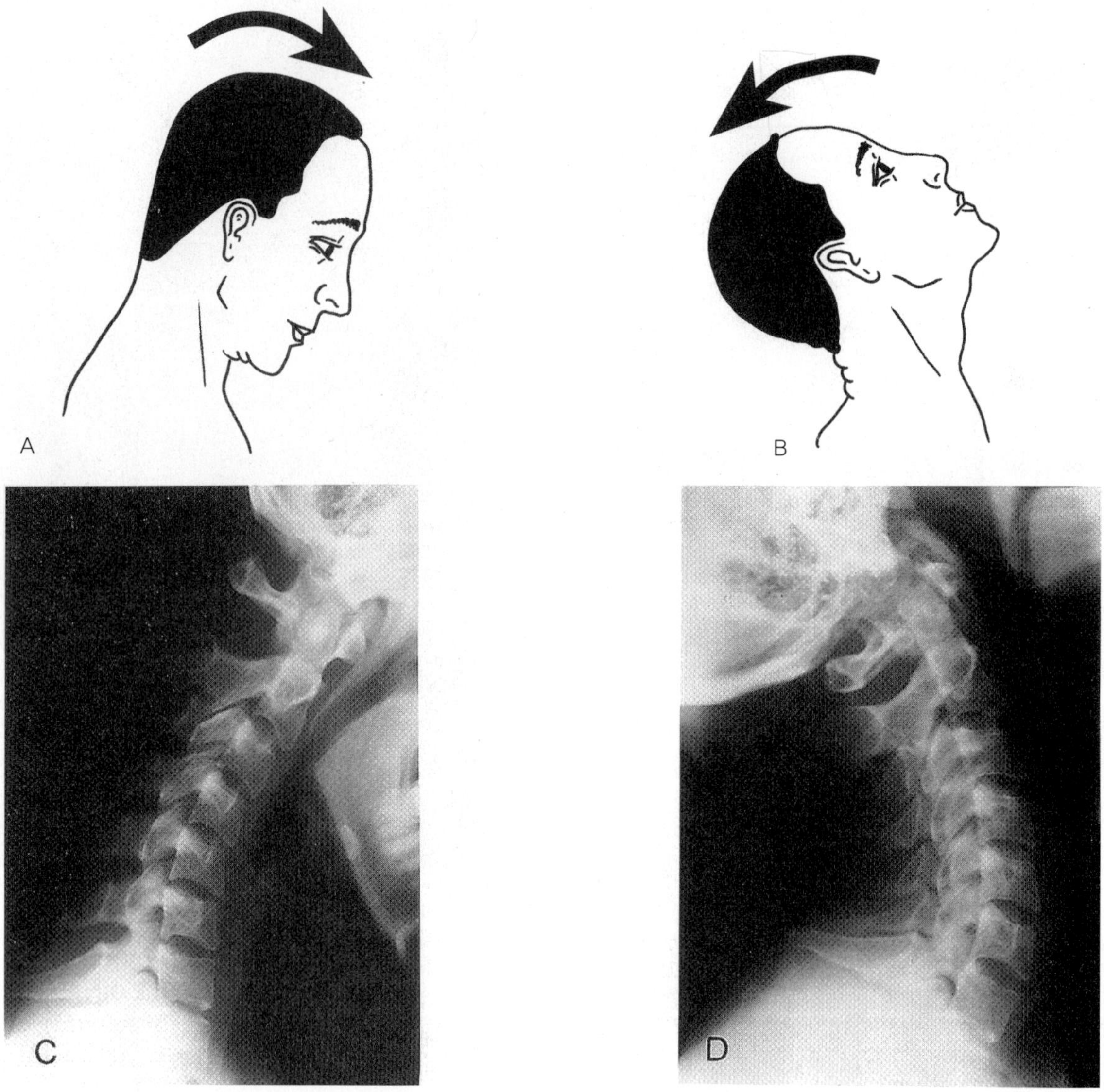

그림 10.19 외측 경추영상의 굴곡과 신전. 굴곡영상을 위한 방사선 촬영 자세 A. 그리고 신전 B. 방사선 필름. C. 굴곡영상. D. 신전영상

로 경제적이다. 그러나 CT(14)가 개발되면서 일반적 단층촬영은 점차적으로 감소되고 있다.

일반적 단층촬영에서 엑스레인 튜브와 필름 카세트는 서로 반대방향으로 동시에 움직여 초점이 유지되는 구조들을 통해 초점면을 만들어낸다. 초점면을 벗어나는 구조들은 x-ray 튜브와 카세트의 움직임에 의해 흐려진다. *Linear* tomography는 매우 간단하며 경제적이다. 그리고 5~10 mm 정도의 두께로 단층 영상을 만들어낸다. *Pleuridirectional* tomography는 쉽게 접할 수 없으며 경제적으로 비싸기도 하지만 0.5 mm 정도의 두께로 잘라내어 고화질 영상을 얻을 수 있다(18, 25). 일반적인 tomography는 CT나 다른 특수 촬영법 사용이 어려울 때 사이너스, 안면구조, 측두하악관절, 그리고 두개골 기저들을 평가할 때 사용된다(그림 10. 20).

파노그래픽 방사선 검사 (Panographic Radiography)

Panography 또는 panoramic zonography는 흔히 치과

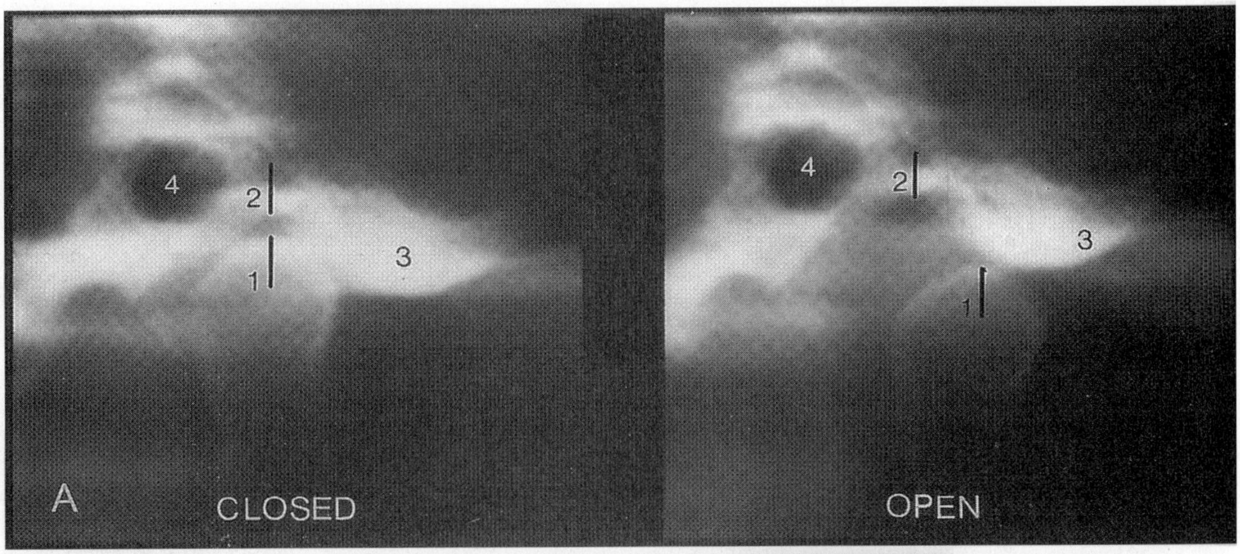

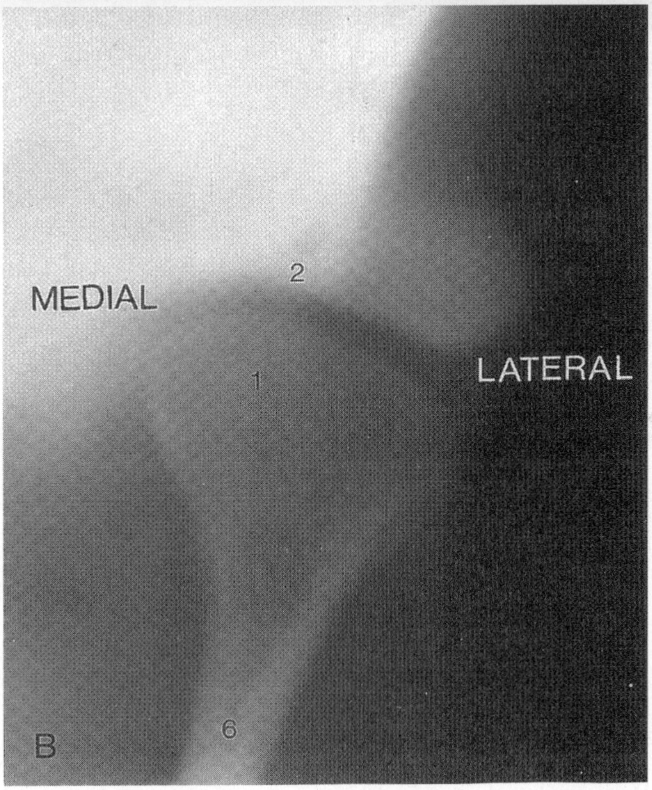

그림 10.20 전통적 단층촬영. A. 입을 다물었을 때(*왼쪽*)와 열었을 때(*오른쪽*) 측두하악관절의 시상면 단층촬영상. 직선, 하악과의 배열 (1) 그리고 측두와 (2). 입을 열었을 때 하악과의 병진현상을 인지하라. B. 측두하악관절을 통과하는 관상면 단층촬영상.

1. 하악와; *2.* 측두골; *3.* 관절융기; *4.* 외이도; *5.* 측두하악관절 공간; *6.* 하악지

의들을 위해 개발된 특수 영상검사법이다. Panographic Radiography는 하악골과 상악안면 부위 전체를 볼 수 있는 영상이다. 이 영상에서 초점면은 하악골과 상악골의 표면의 만곡을 따라간다(14, 18, 25, 26)(그림 10.21).

Panographic radiography는 하악골, 상악골, 치아, 그리고 치주질환 그리고 외상들을 평가할 때 사용된다(14). 또한 전반적인 위치와 교합과의 관계를 평가할 때 사용된다(26). 다른 목적으로서 상악안면 골격, 상부경추, 측두하악관절, 시신경공, 터키안장 그리고 내이도 외이도를 평가하는데 사용되기도 한다(26).

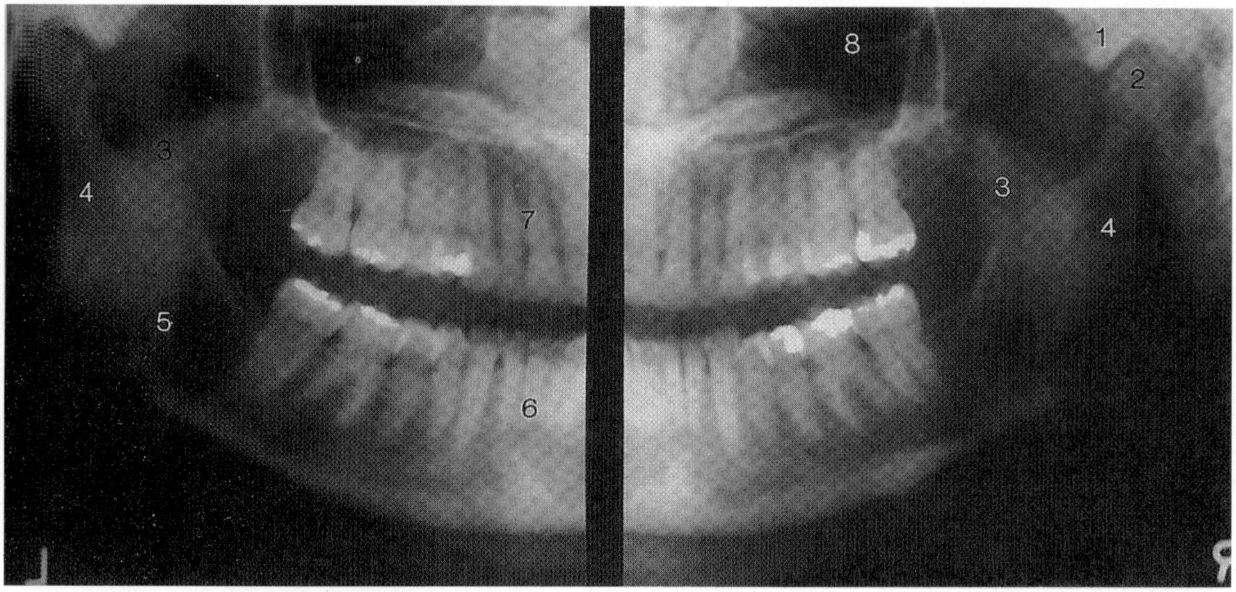

그림 10.21 파노라마 방사선 영상. A. 한 파노라마 영상을 통해 하악과 상악골의 부분을 본다. *1.* 측두하악관절의 측두면; *2.* 하악과; *3.* 하악의 구상돌기; *4.* 하악의 경부; 5. 하악골; *6.* 하부 치아; *7.* 상부 치아; *8.* 상악동

컴퓨터 단층촬영 (Computed Tomography)

1973 컴퓨터 단층촬영술, CT가 소개된 후(3), 이 혁신적 영상 진단기술은 신경학적 진단과 머리와 목 영상 진단에서 가장 유용한 진단기술이 되었다. CT 사용은 대부분의 단층촬영술과 그리고 혈관조영술 그리고 일반적인 X-ray 필름 사용을 배제하였다.

CT 촬영기는 스캐닝 검사대(X-ray 튜브, 예민한 x-ray 탐지기, 조준기), 이동성 환자 받침대, 컴퓨터 프로세서, X-ray 발전기 그리고 표시 콘설(27)(그림 10.22, A와 B)로 구성되었다. CT 영상은 축면에서의 환자를 통해 x-ray 방사선으로 만들어진다. 환자의 몸을 통과한 x-ray는 탐지기에 의해 흡수된다. X-ray 선 조절 각도에 관한 데이터는 컴퓨터 프로세서로 전송되어 비디오 모니터에 시각적 영상으로 나타난다. 기본적 영상은 축면으로 구성된다. 하지만 발전된 컴퓨터 소프트웨어는 축면 영상을 시상면과 관상면 영상으로 재형성이 가능하다(28). 특정한 상황에서 두개골과 안면골 구조에서 고질의 관상면 영상이 가능하다. 마지막으로 영상들은 x-ray 필름으로 인화되고 "파드카피"로 만들기 위해 처리된다(그림 10.22 B와 C).

CT에서 조직 감별은 다른 조직마다 x-ray 조사량을 조절하여 이루어진다. 조사량은 CT 수치와 Hounsfield unit(HU)으로 측정된다. 예를 들어, 골격은 고도의 x-ray 조절 (+1000 HU)를 나타낸다. 그리고 CT 영상에서 하얗게 나타난다. 지방조직은 낮은 x-ray 조절(-50~-100 HU)량을 나타내며 CT 영상에서 어둡게 나타난다. 영상들은 주로 골격(bone window), 뇌(brain window), 그리고 연부조직(soft tissue window)과 같이 특정한 조직에서 연산방식으로 만들어진다(27).

CT는 쉽게 사용될 수 있으며 신경방사선학에서는 일차 영상검진으로 사용된다. 이 진단기는 머리와 목 골격구조를 평가하는데 매우 훌륭하다. 그리고 뇌와 머리 그리고 목의 종양, 감염, 외상 그리고 다른 병리적 현상을 진단하는데 매우 유용하다. 특수 프로시저로서 두개골 내 구조 평가를 위한 혈관조영을 포함하는 CT 스캔이 있다. 그리고 척추 내 구조 평가를 위한 CT 척수조영술을 포함한다.

자기공명영상 (Magnetic Resonance Imaging)

MRI 영상은 이 세기에서 개발된 가장 발전된 영상기술이다(4, 27). MRI는 인체 내 영상을 합성하기 위해 외부 자기장과 인체 내 각 다른 수소 원자를 탐지하기 위한 마이크로파 코일을 사용한다. 이온화 방사선은 MRI에서 사용되지 않는다. 추가적으로 MRI는 다른 영상진단 기법에

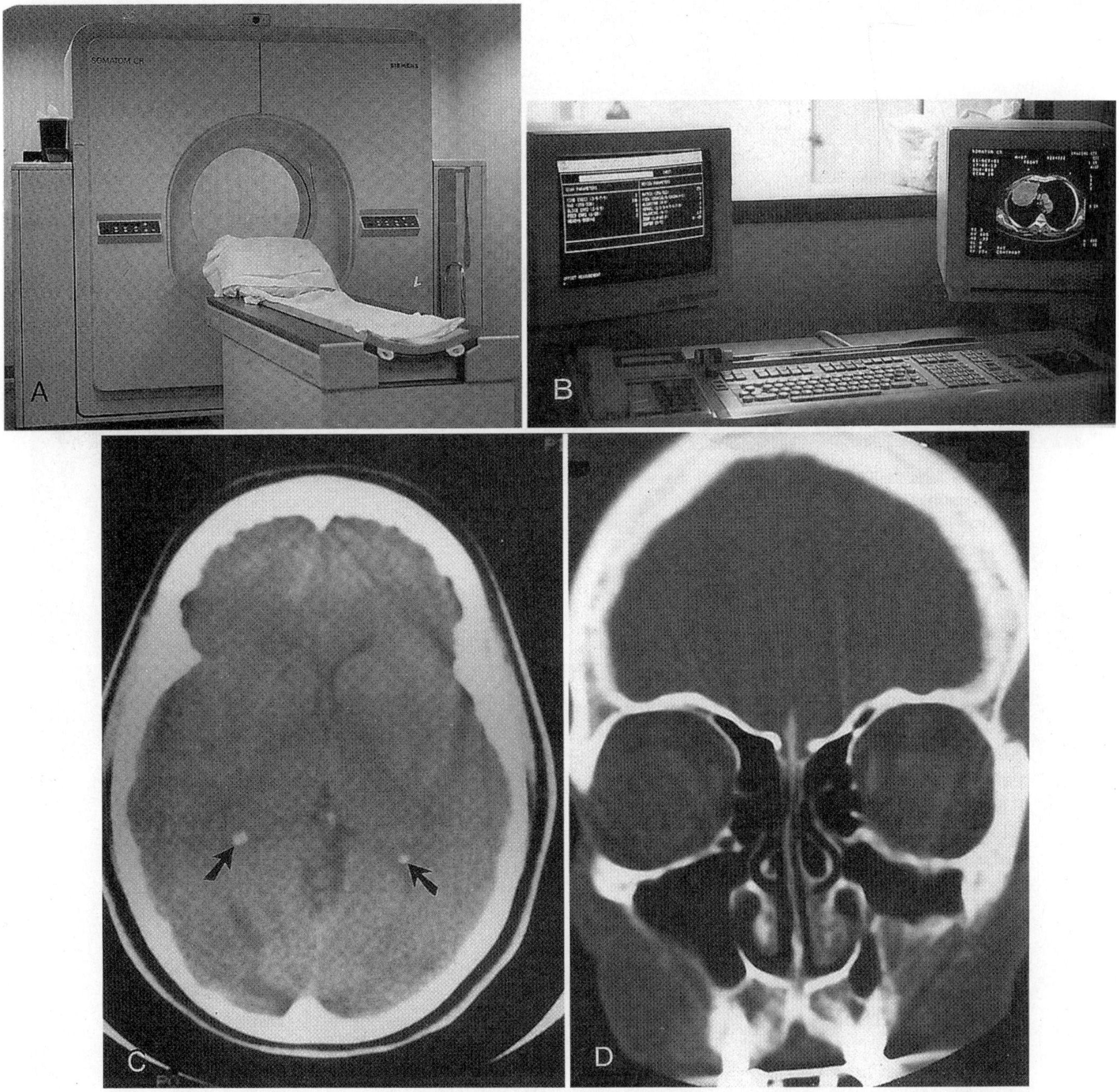

그림 10.22 컴퓨터 단층촬영술. A. 환자 그리고 스캐닝 받침대를 갖춘 CT 촬영기. B. CT 영상을 보여주는 모니터. C. 조영제를 사용한 축면 CT 영상. 혈관들의 방사선불투과성 현상을 인지하라(화살표) D. 안면, 안와 그리고 부비동을 통과하는 관상면 단층촬영상.

서는 제공될 수 없는 매우 섬세한 연부조직의 모습과 생리적 데이터를 여러 면에서 제공할 수 있다. 특히 머리와 목 영상에서는 매우 중요하다.

MRI에 관한 물리학적 면에 관한 자세한 설명은 이 장에서 포함되지 않는다. 그러나 이에 관한 논의는 매우 훌륭한 교재에서 설명될 것이다(29~32). 다음은 매우 복잡한 논제에 관한 단순한 설명이다.

MRI는 인체의 프로톤은 작은 자석처럼 행동하고 자기 운동성을 보여준다는 원리에 근거하였다. 정상적인 환경에서 프로톤은 무질서적으로 분배되어 있으며 자성을 보

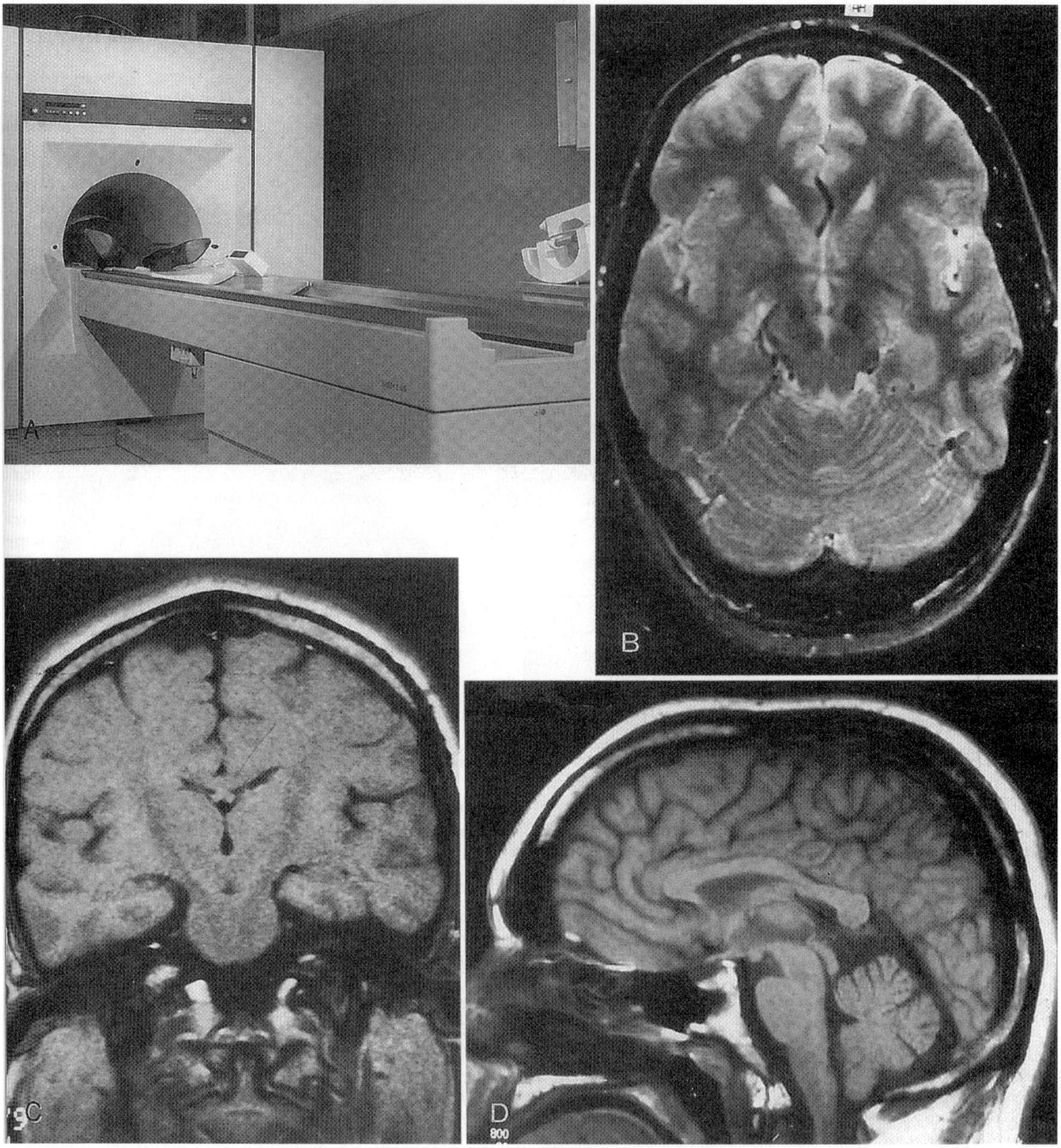

그림 10.23 자기공명영상. A. MRI 촬영기. 강력한 자계가 작동하는 MRI 터널 속으로 환자의 받침대가 들어간다. B. 뇌기저 부위를 통과하는 축면 MRI 영상. C. 대뇌반구, 중뇌 그리고 상부 경추를 보여주는 축면 MRI 영상. D. 뇌의 중앙 시상단면. MRI 영상에서 보여주는 섬세한 두개골내 구조를 보라.

여주지 않는다. 그러나 인체가 강력한 자장 내에 놓여질 때, 소량의 프로톤은 자계 방향에 따라 배열된다. 이러한 프로톤은 수소원자이며 자기공명 영상을 만들어낸다.

MRI 촬영 시, 환자는 자기공명 진단기 내 위치한다(그림 10.23A). 그리고 라디오 주파 펄스 형태의 에너지를 조사한다. 프로톤의 결과적 행동과 무작위적인 배치로의 복귀는 기록되어지고, 이 정보는 컴퓨터로 전송되어 처리되며 특정한 각 조직의 신호특성에 근거한 유용한 영상으로 변화되는 것이다. 영상들은 컴퓨터 재형성(29~32) 없이 축면, 관상면, 시상면으로 얻어진다(그림 10.23 B~D).

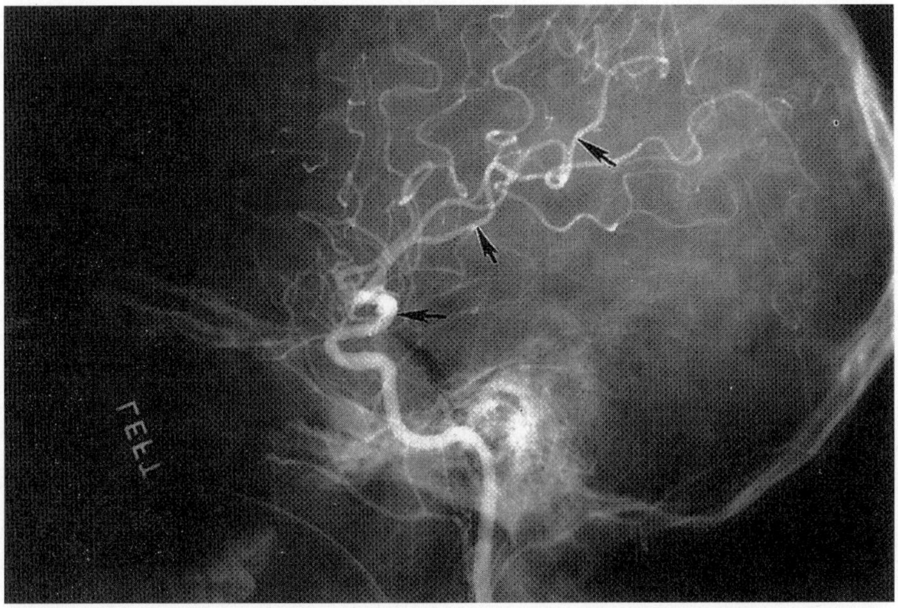

그림 10.24 경동맥 혈관조영술. 경동맥에 아이오다인 조영제를 주입한 후 촬영된 두개골 외측 영상

표 10.2 각 진단술에 대한 적응증, 제한성, 그리고 금기증

영상기법	적응증	제한성과 금기증
일반 필름 영상	두개골 내 석회화 골유화증 그리고 골격장애 골절, 암, 감염 부비동 질환 두개골계측 측두하악 골격 질환 경추퇴행성 변화	두개골 내 연조직을 시각화할 수 없다. 가시화될 필요가 있는 광범위한 골격파괴. 겹쳐지는 구조에 가려지는 해부학. 방사선 노출– 1 rad
전통 단층촬영술	복잡한 골격구조와 부비동을 잘 볼 수 있다	CT 만큼 예민하지 못하다. 방사선 노출 1–2 rad
파노라마 방사선촬영술	하악과 상악의 전체 단층촬영상 하악과 상악의 외상질환 치아와 치주 질환 전반적인 교합관계	치아방사선 만큼 예민하지 못하다 측두하악관절 구조의 중급왜곡 방사선 노출 –0.5 rad
컴퓨터단층촬영술	종양; 천막위 그리고 천막하 석회화 또는 골파괴 현상. 외상; 천막위–천막하. 혈관촬영술을 통한 동맥류 그리고 동정맥 기형. 천막위수두증–위축. 천막위 중풍. 두개골기저, 측두골의 추체부. 안와 그리고 송과체 부위 염증과 감염	연부조직 감별은 MRI 만큼 예민하지 못하다. 혈관을 가시화할 수 없다. 방사선 노출 5 rad 또는 이상이다. 비용: $700~1000
MRI	두개경추관절 그리고 측두하악관절 천막하: 종양, 중풍, 수두증–위축, 외상 망막, 맥락막, 시신경 그리고 경로 터키안장, 안장주위, 안장상부 부위, 내이도 그리고 경막 정맥동 탈수초–퇴행성 신경질환 경부의 연조직	긴 시간대 요구 (1 시간) 쉽게 검사받을 수 없다 비용: $1000–1400 밀폐공포증 금기증: 심장박동기, 임신부, 자성체 금속임플랜트
혈관촬영술	폐쇄성 혈관질환 그리고 동맥류 동정맥 기형 그리고 종양 혈관	합병증 위험과 침투적 고비용의 입원환자 절차

MRI는 뇌, 뇌줄기, 척수, 부비동, 두개골 신경, 측두하악관절, 그리고 다른 연부조직을 영상화하는데 적합하다. Intravenous gadolinium injection는 다양한 조직들의 조영을 호전시키기 위해 사용된다. 특수 라디오파 헤드 코일은 영상의 섬세함과 해상도를 높이기 위해 사용된다 (30).

MRI 사용과 관련된 부작용은 없지만, 심장 박동기 환자에게는 절대적으로 금기된다. 그리고 강자성 금속 임플란트, 강력한 자계로 인해 움직이거나 빠질 수 있는 의학적 기구를 체내에 가지고 있는 환자에게는 금기되어 있다(33). 대부분의 검사센터는 임신부에게는 사용하지 않는다. 이유는 MRI 진단대가 매우 좁고 제한적이기 때문이다. 폐쇄공포증 환자에게는 흔히 진정제를 사용한다. 너무 크거나 과도 비만환자에게는 MRI 진단대가 맞지 않는 경우가 있다. MRI는 CT 처럼 쉽게 접할 수 없으며 비용 또한 매우 높다.

혈관조영술(Angiography)

CT와 MRI가 개발되기 전에는 대뇌혈관조영술은 두개골내 질환 진단을 위한 일차적 진단기술이었다. CT와 MRI 역할이 넓어지면서 조영술 사용은 감소되었다. 혈관조영술은 비용이 적게들고 신경학적 진단에서(33) 그 역할이 확실하게 조정되어 있다.

혈관조영술은 두개골 내 혈관 평가의 직접적인 평가 방법이며 비혈관성 두개골 내 구조 평가의 간접적 방법이다. 혈관조영술 기술은 방사선 비투과성 물질인 아이오다인을 경동맥(35) 또는 추골동맥(36)에게 주사한 후(34) 방사선 영상 또는 디지털 영상을 촬영한다. 경동맥 혈관조영술은 주로 천막위 구조를 영상화 하기 위해 사용되며 추골동맥 혈관조영술은 posterior fossa 구조를 주로 영상화하는데 사용된다(36)(그림 10.24).

혈관조영술은 폐쇄성 혈관 질환, 동맥류, 동정맥 기형, 종양 혈관과 위치 그리고 수술 후 평가를 평가하기 위해 주로 사용된다(35, 36). 혈관조영술은 흔히 두개골 내 질환을 철저하게 평가하기 위해 CT 그리고 MRI 와 함께 사용되어진다.

혈관조영술의 합병증은 조영제 부작용, 과민반응 그리고 발작, 일시적 시각장애 그리고 기억상실과 같은 신경학적 합병증 그리고 카테테르 검사로 인한 혈관손상과 같은 합병증을 포함한다. 영구적 합병증 발생은 1퍼센트도 되지 않는다. 그리고 일시적 합병증 발생은 4퍼센트 미만이다(35). 비아이온적 조영제 개발과 기술적 발전으로 합병증 발생율은 최소적이며 매우 안전한 진단법으로 고려된다(34).

적절한 영상검진 선택(Selecting Appropriate Imaging Examination)

가장 적절한 검진법 선택을 위한 확고한 규칙이 있는 것은 아니지만 병력과 검사에 근거한 임상결정은 방사선 전문의 임상의의 결정을 따른다(37). 표 10.2는 각 진단술에 대한 적응증, 제한성, 그리고 금기증에 대해 간략하게 제공한다. 많은 질환들은 한 개의 영상진단 보다 더 많은 평가를 요구한다. 각 영상진단 프로시저와 방사선학적 소견에 대한 특정한 적응증과 임상적 적용에 대한 정보는 11장에서 논의된다.

참고문헌(References)

1. Diamond S, Dalessio DJ. Additional studies are sometimes necessary in investigating headache. In: Diamond S, Dalessio DJ, eds. The practicing physician's approach to headache, 4th ed. Baltimore: Williams & Wilkins, 1986:33–43.
2. Taylor JAM. Writing radiology reports in chiropractic. J Can Chirop Assoc 1990;34:30–34.
3. Hounsfield GN. Computerized transverse axial scanning (tomography). I. Description of a system. Br J Radiol 1973;46:1016–1024.
4. Hinshaw WS, Andrew ER, Bottomley PA, Holland GN, Moore WS, Worthington BS. An in vivo study of the forearm and hand by thin section NMR imaging. Br J Radiol 1979;52:36–42.
5. Henderson DJ. Radiographic evaluation of the upper cervical spine. In: Vernon H, ed. Upper cervical syndrome: chiropractic diagnosis and treatment. Baltimore: Williams & Wilkins, 1988:18–47.
6. Taveras JM. Neuroradiology, head and neck. In: Taveras JM, Ferrucci JT. Radiology: diagnosis, imaging, intervention. Philadelphia: Lippincott, 1988;3:1–21.
7. Rogers, L. Radiology of skeletal trauma. New York: Churchill-Livingstone, 1982:187–271.
8. Strother CM. Intracranial diseases. In: Juhl JH, Crummy AB, eds: Paul and Juhl's essentials of radiologic imaging, 5th ed. Philadelphia: Lippincott, 1987:387–437.
9. Merrill V. Atlas of roentgenographic positions and standard radiologic procedures, 4th ed. St. Louis: Mosby, 1975:375–594.
10. Meschan I. Radiographic positioning and related anatomy. Philadelphia: Saunders, 1968:93–195.
11. Jaeger S. Atlas of radiographic positioning: normal anatomy and developmental variants. Norwalk: Appleton & Lange, 1988:1–216.
12. Yochum TR, Rowe LJ. Essentials of skeletal radiology. Baltimore: Williams & Wilkins, 1987:1–23.
13. Sherman R, Bauer F. X-Ray x-pertise—from a–x. Fort Worth: Parker Chiropractic Research Foundation, 1982:7–9.
14. Pathria MN, Blaser SI. Diagnostic imaging of craniofacial fractures. Radiol Clin North Am 1989;27:839–853.

15. Hall RE, Delbalso AM, Carter LC. Radiography of the sinonasal tract. In: Delbalso AM, ed. Maxillofacial imaging. Philadelphia: Saunders, 1990:139–208.
16. Merow WW. Cephalometrics. In: Enlow DH, ed. Handbook of facial growth, 2nd ed. Philadelphia: Saunders, 1982:294–333.
17. Cunat JJ. Cephalometric radiography. In: Delbalso AM, ed. Maxillofacial imaging. Philadelphia: Saunders, 1990:711–720.
18. Curl DD. The chiropractic approach to temporomandibular disorders. In: Lawrence DJ, Foreman SM, eds. Seminars in chiropractic series. Baltimore: Williams & Wilkins, 1991;1:103–114.
19. Katzberg RW. Temporomandibular joint imaging. Radiology 1989;170:297–304.
20. Raustia AM, Pyntinen J. Computed tomography of the temporomandibular joint. In: Delbalso AM, ed. Maxillofacial imaging. Philadelphia: Saunders, 1990:653–674.
21. Kircos LT, Ortendahl DA. Magnetic resonance imaging of the temporomandibular joint. In: Delbalso AM, ed. Maxillofacial imaging. Philadelphia: Saunders, 1990;675–696.
22. Quinn SF. MRI of temporomandibular joint. In: Pomeranz SJ. Craniospinal magnetic resonance imaging. Philadelphia: Saunders, 1989:647–656.
23. Westesson P-L. Arthrography of the temporomandibular joint. J Prosthet Dent 1984;51:235–241.
24. Brand JW. Temporomandibular joint arthrography. In: Delbalso AM, ed. Maxillofacial imaging. Philadelphia: Saunders, 1990: 635–652.
25. Taylor JAM. Temporomandibular joint imaging. In: Curl DD, Bergmann TF, Taylor JAM, eds. Head and neck pain from the TMJ and its interaction with the cervical spine. Los Angeles College of Chiropractic Seminar, 1990:40–52.
26. Hallikainen D, Paukku P. Panoramic zonography. In: Delbalso AM, ed. Maxillofacial imaging. Philadelphia: Saunders, 1990:1–34.
27. Andre M, Resnick D. Computed tomography. In: Diagnosis of bone and joint disorders, 2nd ed. Philadelphia: Saunders, 1988:143–202.
28. Rothman SLG, Glenn WV. Multiplanar CT of the spine. Baltimore: University Park Press, 1985:394–468.
29. Curry TS, Dowdey JE, Murry RC. Christensen's physics of diagnostic radiology, 4th ed. Philadelphia: Lea & Febiger, 1990:432–504.
30. Kereiakes JG. Magnetic resonance imaging physics. In: Pomeranz SJ. Craniospinal magnetic resonance imaging. Philadelphia: Saunders, 1989:1–14.
31. Grossman CB. Magnetic resonance imaging and computed tomography of the head and spine. Baltimore: Williams & Wilkins, 1990.
32. Murphy WA. Magnetic resonance imaging. In: Resnick D, Niwayama G, eds. Diagnosis of bone and joint disorders, 2nd ed. Philadelphia: Saunders, 1988:203–244.
33. Shellock FG, Curtis JS. MR imaging and biomedical implants, materials, and devices: an updated review. Radiology 1991; 180:541–550.
34. Hayman LA, Hinck VC. Central nervous system angiography: contrast media. In: Taveras JM, Ferrucci JT, eds. Radiology: diagnosis, imaging, intervention. Philadelphia: Lippincott, 1988:1–7.
35. Pelz DM, Fox AJ, Vineula F. Techniques and risks of cerebral angiography. In: Taveras JM, Ferrucci JT. Radiology: diagnosis, imaging, intervention. Philadelphia: Lippincott, 1988:1–14.
36. Elias DA, Weinberg PE. Angiography of the posterior fossa. In: Taveras JM, Ferrucci JT. Radiology: Diagnosis, imaging, intervention. Philadelphia: Lippincott, 1988;65:1–17.
37. Pomeranz SJ. Craniospinal magnetic resonance imaging. Philadelphia: Saunders, 1989:657–658.

11 / 진단 영상: 두통을 위한 임상 적용
(Diagnostic Imaging: Clinical Application for Head Pain)

대부분의 근골격계 질환에서 일반 방사선 필름 영상은 치료를 위해 필요한 진단정보를 얻기에 충분한 적절한 진단기였다. 그러나 많은 두개골 질환들은 일반적인 방사선 영상으로는 충분하지 못했다. 최근에 두통 진단에서 일반 방사선 영상의 역할은 실제로 감소되었다(1). 이러한 이유는 CT와 MRI(제 10장 참조)와 같은 발전된 영상기술 때문이다. CT는 두통 진단에서 매우 훌륭한 진단기라는 것이 증명되었다. 그리고 MRI는 더욱 빠르게 CT보다 앞서 나가고 있다(1, 2).

최근에는, 폭발적인 신기술 발전의 결과로, 임상가들은 그들의 환자를 위해 다양한 영상진단의 선택이 주어졌다. 불행하게도 어떤 영상 진단기를 선택하는가에 대해서는 의구심이 있다. 추가적으로, 방사선 전문의 사이에 자리싸움이 계속되면서 자신들의 개인적 위치에 따라 어떤 영상 진단기를 사용해야 하는가에 대한 의견충돌이 있다(3). 때때로, 객관적 사실에 따라 결정하는 것보다 방사선 전문의의 개인적 취향 그리고 그 병원이 소유하고 있는 영상진단기가 무엇인가에 따라 결정되기도 한다.

"영상진단기의 기능보다는 개인의 취향"에 따라가는 태도에도 불구하고, 적절한 진단 기능은 이차적인 진단기를 통해 가능할 수 있어 이중적 진단의 불필요함이 진행될 수 있다. 최고의 진단기를 사용하지 않아도 질병에 대한 유용한 진단적 정보를 얻을 수 있다. 이러한 사실은 도전적인 임상가들에게 어느 정도의 안락함을 제공한다. 그러나 이러한 상황은 의료경비의 경제적 문제와 건강보험회사에게 문제점들이 제기된다. 그리고 이와 연관된 기관들은 "과연 치료를 위한 정보를 얻기 위해 최고 고가의 진단영상기만을 사용해야 하는 필요성이 있는가"라는 질문을 하게 된다. 즉, 저가의 진단 영상기 사용을 통해서도 동일한 정보를 얻어낼 수 있지 않는가?라는 것이다. 진료비 경제성에 대한 논쟁은 이미 의사들의 진료활동에 대한 변화를 예측하고 있지만, 현재 국가적 차원에서 의료개혁에 불씨를 심고 있는 것이다. 결과적으로 진단의 중요성과 치료의 중요성에 대한 논쟁이 집중되는 것이다.

진단이 가능하다면, 검사는 진단의 중요한 의미를 갖는 것이다. 검사결과에 따라 치료가 달라진다면, 검사는 치료적인 면에서도 매우 중요하다(4). 진단이 달라졌다 해도 치료가 달라지지 않는다면, 검사가 필요한 것인가? 이러한 개념 도입이 과도한 검사 비용을 감소시킬 수 있다면, 진단 결정이 확실하지 않거나 또는 임상적 의미가 확실하지 않다면, 고가의 검사에 대한 논의는 고려되어야 할 것이다. 다행스럽게도, 치료적으로 중요한 대부분의 질환들은 그 질환을 암시하는 임상적 증세들을 보여준다. 이것은 병력, 임상적 검사들은 발전된 고가의 영상검사들의 필요성을 결정하는데 매우 중요하다는 것을 말한다. 추가적으로, 발달된 영상진단은 일차적으로 임상적 평가에 의해 결정되는 것이 적절하다는 것이다. 판단에서 심각한 오류는 불량한 임상평가로 인해 발생한다. 그리고 무능력한 임상가들이 자신들의 임상적 책을 방사선 전문의들이 보충해 줄 것을 기대한다면 합리적이지 못한 것이다. 모든 진단분야에서 그런 것처럼 자세하고 실수 없는 병력검사와 임상검사는 방사선 전문의들과 이와 관련된 다른 전문의들의 책임을 가볍게 할 수 있으며 더욱 정확한 검사결과를 위해 필요한 것이다.

DeLaPaz와 Millikan(5)은 임상가들이 답해야 하는 6개의 질문을 개발하였다. 그리고 이 결과는 두통환자를 위한 영상진단의 적절성과 필요성을 결정하는데 도움이 된다. 특수 영상진단이 두통 진단에 대한 중요한 정보를 준다하여도, 모든 형태의 두통환자들이 특수 영상진단을 요구하는 것이 아니라는 생각 때문이다. 그 정보가 치료를 위해서는 중요하지 않을 수 있기 때문이다.

1. *환자의 연령은?* 일반적으로 50세 이상 되는 환자들에게 내경막혈종, 종양, 그리고 동맥류와 같은 질환들의 가능성이 많다. 젊은 사람들에게는 크게 걱정이 되지 않는 증세들이라도 연로한 환자들에게 이러한 증세들은 매우 중요한 임상적 현상이다.
2. *두통으로 고생한 지가 얼마나 오래되었는가?* 예전에 없었던 증세가 갑자기 극심한 두통이 발생한다면, 지난 몇 년 동안 낮은 정도의 간헐적 두통환자들 보다는 특수 영상진단의 필요성이 요구될 것이다.
3. *국소적인 신경학적 비정상적인 현상이 있는가?* 두통과 함께 정신활동, 언어, 시각, 운동 또는 감각작용에 이상 증세들이 나타난다면 특수 영상진단은 초기 검사로서 활용되어야 할 것이다.
4. *전신성 질환이 있는가?* 두통, 질환의 전신적 증세 그리고 비정상적인 신경학적 검사결과를 보여주는 환자들에게 초기 진단적 평가에서 특수 영상진단은 필수적인 부분이다. 신경학적 상태가 정상인 환자들에게 특수 영상진단은 다른 질문에 대한 답에 따라 결정한다.
5. *통증이 어떤가?* 비박동성 두통으로서 낮 시간대에 발생하여 시간이 지나면서 악화되는 두통이라면 특수 영상진단은 요구되지 않을 것이다. 그러나 두통이 심부적이며, 박동성이며, 아침 이른 시간에 갑자기 발생하여 하루 생활활동을 할 수 없는 경우라면, 뇌에서 발생하는 매우 위험한 질환의 결과일 수 있기 때문에 특수 영상진단을 통해 재빨리 진단을 요구한다.
6. *두통이 지속적인가 간헐적인가?* 지속적 두통이 오랫동안 나타날수록 특수 영상진단의 더욱 중요해진다. 여기에 예외적인 경우로서 지속적이나 항선부위에 경직현상이 있거나 또는 비정상적인 신경학적 평가결과가 있는 경우이다. 급성이며 지속적 두통으로서 비정상적인 신경학적 평가가 없다면 초기 진단에 특수 영상진단은 요구할 필요는 없다. 그러나 동일한 환자로서 만성적 두통과 함께 비정상적인 신경학적 평가결과가 있다면 특수 영상진단은 필요할 것이다.

간헐적 두통은 두통이 발생하는 때 또는 전에 신경학적 증세가 있다면, 환자가 두통으로 고통받는 시간대와 관계없이 특수 영상진단은 필요하다. 위에 목록된 정보와 함께 적절한 임상적 판단을 통한다면 임상가들은 고가의 특수 영상진단을 불필요하게 사용하지 않고 적절하게 활용하게 될 것이다.

이 장의 목적은 두통을 유발시킬 수 있는 다양한 질환에 대한 평가 전략에 대해 발표하는 것이다. 영상진단, 간단한 병리학적 관찰에서 나타나는 몇몇 기본적인 비정상적 현상 그리고 임상적 논의들을 합리적 이해를 돕기 위해 말하려 한다. 의심되는 비정상적 현상에 대한 영상진단은 임상적 증세와 임상가의 자신감에 달렸다.

두개골 내 질환(Intracranial Lesions)

출혈*(Hemorrhage)

이 장의 주요 내용은 영상 프로토콜 그리고 일반적인 질

* 이 책에서는 출혈에 관한 자기공명영상(MRI)는 0.5T 또는 좀 더 큰 자기강도에 의해 기초하였다.

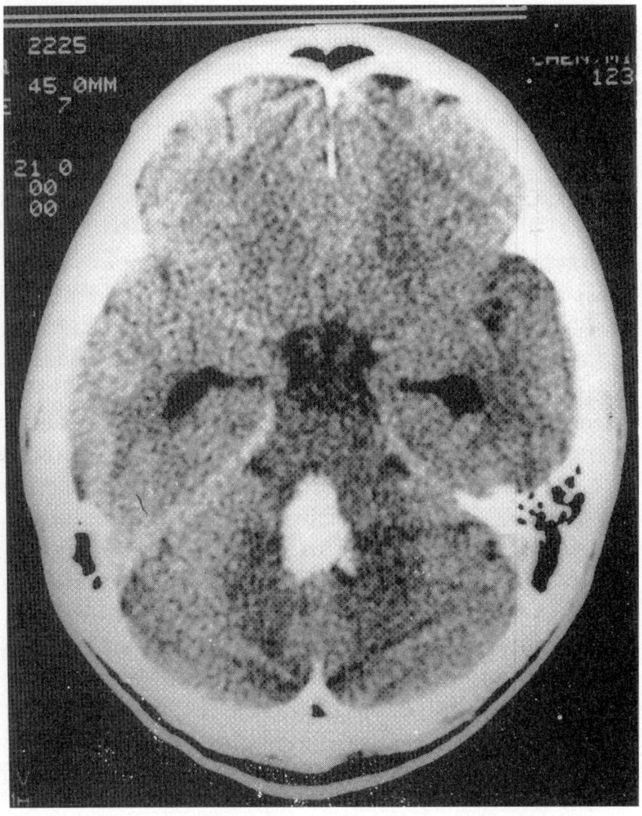

그림 11.1 CT 상에서 급성 지주막하강 출혈. 고밀도 형태는 어느 위치에든지 급성출혈의 전형적인 모습이다. 그러나 혈액이 수조공간에 있기 때문에 밀도가 동일하고 1 주일 내에 위치를 찾기가 어려운 경향이 있다.

환들에 대한 기본적 영상에 대한 것이지만, 두개골 내 출혈에 관한 깊이 있는 논의는 CT 와 MRI 에서 나타나는 영상에 대해 독자의 이해 높이는데 도움이 될 것이다. 대부분의 두개골 내 질환은 출혈과 관련되기 때문에 이 부분은 매우 중요하다. 그리고 신선한 혈액은 연령에 따라 다른 비정상적인 조직들과 유사한 모습으로 나타날 수 있다.

외상이 발생한 즉시 산소헤모글로빈(신선한 혈액)이 나타난다. 이 현상은 CT에서 가벼운 고강도 현상으로 나타난다. MRI에서는 T1 weighted 영상(T1W1) 에서는 동일한 강도로 나타난다. 그리고 T2 weighted 영상(T2W1) 에서는 고강도로 나타난다(6).

이 혈액은 즉각적으로 탈산소화 현상을 통해 탈산소헤모글로빈을 형성한다. 혈액의 응괴현상(clot formation)과 응혈퇴축 현상(clot retraction)이 동시에 발생하기 시작한다. 응혈퇴축 현상의 기전은 CT 영상에서 출혈의 강도를 증가시키는 요인이 된다. 일반적으로 3시간 내에 발생한다(7). 극소수의 환자만이 3시간 내에 CT 촬영을 하게 되므로, CT 영상에서 전형적인 신선한 혈액의 특징은 당연히 고밀도의 모습으로 보이는 것이다(그림 11.1).

충분한 산소헤모글로빈이 탈산소화 되면(일반적으로 24시간 후), 탈산소헤모글로빈은 T1W1 영상에서 가벼운 저밀도(hypo-to isointense) 모습으로 나타난다. 그리고 T2W1(8) 영상에서 강한 신호 부종으로 둘러싸여진 저강도로 표시된다.

3~5일 후, 메트헤모글로빈(methemohemoglobin)은 탈산소헤모글로빈을 대치하기 시작한다(9, 10). 이 시기에 MRI는 출혈을 평가하는데 있어서 CT를 능가한다. 5~30일 사이에 CT 상에서 출혈은, 일반적으로 약 5일 동안 주위 뇌조직과 동일한 강도로 된다(7). 이로 인해 중요한 사실을 쉽게 잊게 되는 것이다. 반대로 메트헤모글로빈은 T1W1 영상에서 고강도로 나타난다. 그리고 출혈 지역의 주변은 고감도 신호를 보이며 서서히 응고되기 시작한다

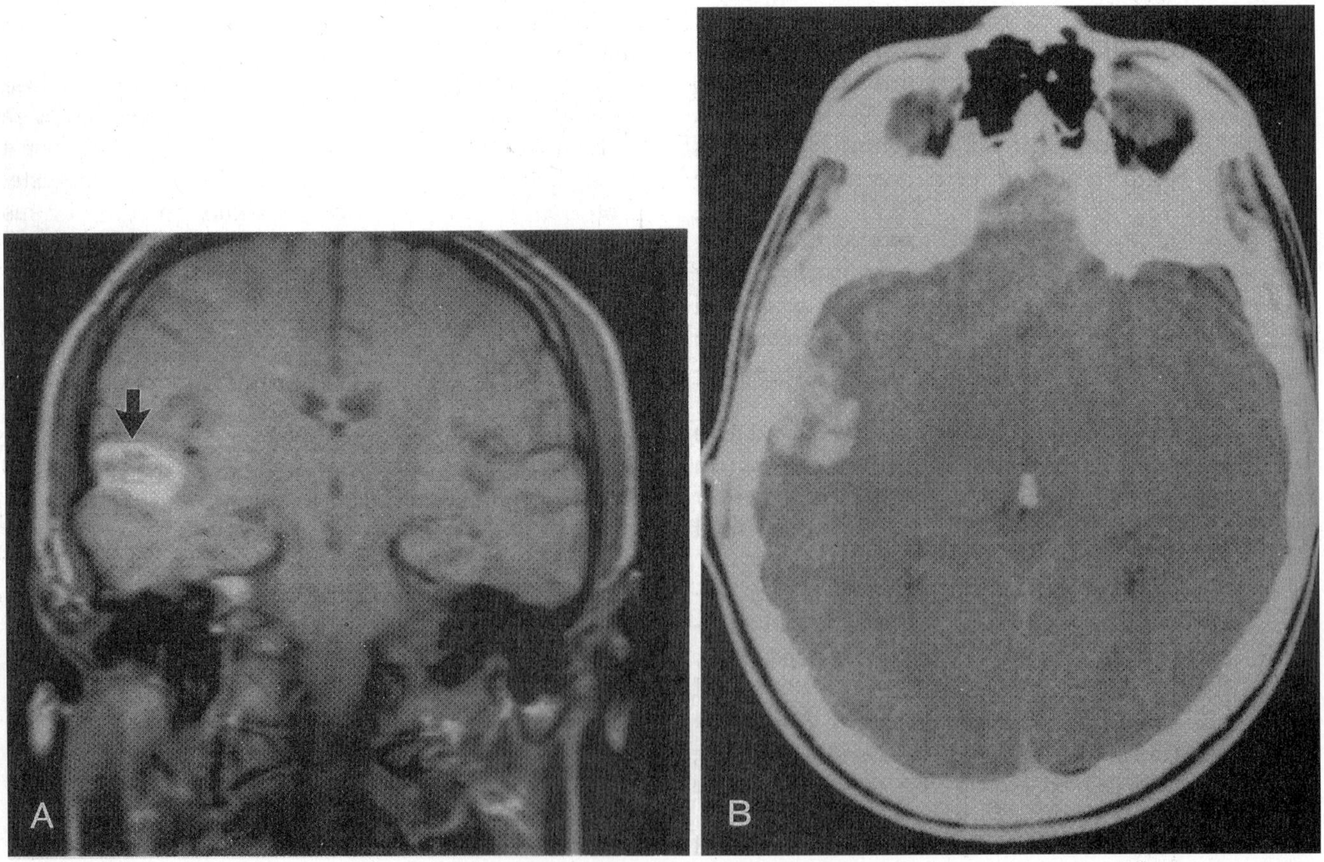

그림 11.2 아급성 출혈: MRI vs. CT. A. T1 weighted 관상면 MRI. 초기에 methemoglobin에 의한 산소혈색소의 주변변위가 중심에는 중신호 그리고 주위를 둘러싸는 고신호로서 보인다. B. 축면 CT. 융해되기 시작하면서 보이는 출혈부위의 비동질성 밀도. 증가된 밀도는 곧 완벽하게 사라질 것이며 조직 내에 낭종처럼 보이는 저밀도 영상을 남긴다.

(그림 11.2). 며칠 후, 세포막이 파괴되면서 T2W1 영상에서 고강도 신호를 유발시킨다(11). 이 시기에 CT 영상은 흐려지지만 MRI 영상에서는 뚜렷하게 나타난다.

출혈이 만성 단계로 들어서면서 혈액성분은 지속적으로 파괴되고 헤모시더린(hemociderin) 침전과 함께 주변에 낭이 형성된다. CT는 뇌척수액 정도로 접근하는 지속된 강도손실 현상을 보여준다. 이 시점에서 강도 대조 검사는 별 차이점이 없으며 혈관낭과 일치하는 모습을 보여줄 것이다. T1 weighted 영상은 혈액응고는 서서히, 저강도 또는 동일한 강도로 나타날 것이다. 그러나 T2W1 영상에서는 혈액응고는 몇 개월 또는 몇 년 동안 고강도 현상이 유지된다. 그러나 주변에 나타나는 헤모시더린 침전은 고강도로 나타나며(12), 외상은 만성적이라는 것을 지적한다.

외상(Trauma)

머리외상에서 두개골 손상과 상관없이, 잠재적 두개골 내 변화는 중요한 임상적 의미가 있다. 뇌손상 자체도 중요하지만, 더욱 중요한 것은 외상으로 인해 발생한 두개골 내 압력에 있다. 두개골 내 외상은 일차적으로 뇌 실질조직(뇌조직), 경막 그리고 뇌척수액 공간(뇌조직 외부)으로 구별된다. 이것들은 다른 것과 결합된 채로 종종 발견된다.

뇌조직 내부 외상(Intracerebral Injuries)

타박상은 가장 가벼운 정도의 뇌손상으로서 작은 점출혈 그리고 부종 주위에서 보이는 괴사를 유발시킨다. 이러한 변화는 뇌이랑 부위에 영향을 준다. 그러나 뇌 심부층에 진행적 변화를 주지 않는다(그림 11.3). 부종 증가 현상이 진행된다면 이 또한 중요한 영향을 줄 수 있다. 뇌혈종(cerebral hematoma)은 타박상과 유사하다. 그러나 일반적으로 사이즈가 크고 혈관과 관련된 부위가 넓으며 뇌조직의 주변 부위보다 더욱 심층인 백질 부위에 영향을 준다. 뇌혈종은 주로 경막하 그리고 외경막 혈종(14)이 있으며 뇌출혈(15) 보다 더욱 중요한 임상적 의미가 있다. 뇌 실질 외상은 중풍 또는 뇌 타박상일 수 있다.

CT는 급성 외상환자에게(8, 13, 15) 영상진단은 중요하게 고려된다. MRI은 아급성 또는 만성(초기 출혈이 발생한 5일 후) 사례들에 또는 작은 출혈들이 비대한 환자 또는 CT 에서 나타날 수 있는 빔의 허상으로 인해 방해받을 수 있는 추체골 옆 후두와 부위에 예상될 때 고려된다(그림 11.4).

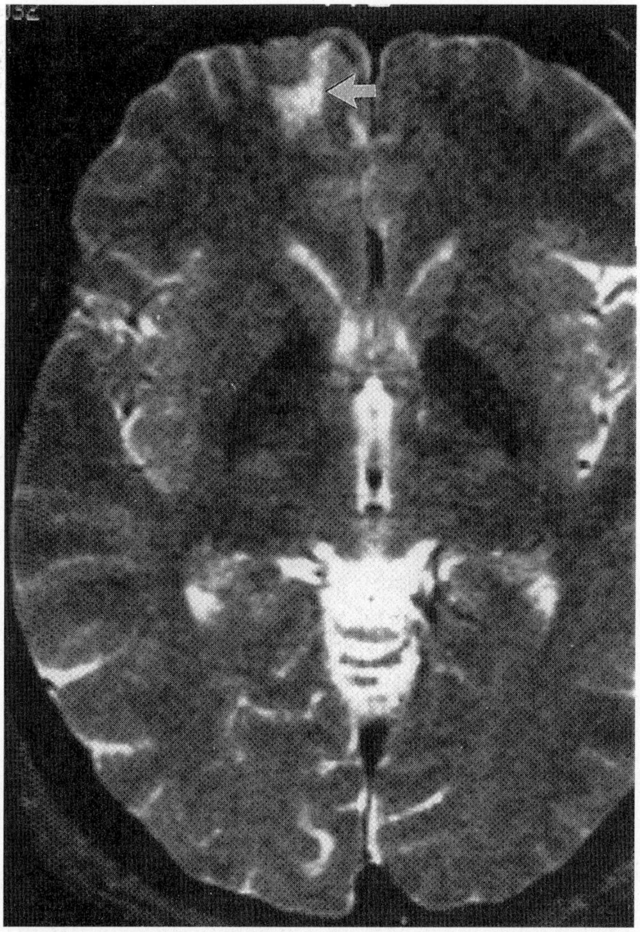

그림 11.3 뇌 타박상. 오른쪽 전두엽 (활살)의 아급성에서 만성 출혈을 보여주는 T2 weighted 축면 MRI. 부종과 종괴효과는 보이지 않는다. 혈종보다는 타박상을 지적하는 주변 위치와 작은 크기의 질환을 인지하라.

출혈과 저밀도 부종 확인은 진단적으로 중요하지만, 치료의 중요성은 이러한 현상들의 질량효과(15)에 달려 있다. 이것은 뇌실계가 반대측으로 눌리거나 또는 뇌실/기저수저 부분에 압력으로 증명된다. 질량효과가 작다면 외상의 의미는 감소된다. 그리고 뇌 실질 손상은 크게 해소되며 뇌척수액 밀도에 양성낭 그리고 뇌 실질의 위축(비대칭적 뇌실 비대 또는 넓어진 뇌고랑)으로 남아있게 된다(13). 이 시점에서 대조검사는 낭이 커진 모습을 보여주며 이러한 검사는 진단적 의미만 존재한다.

대뇌외 외상(Extracerebral Injuries)

대뇌외 외상은 경막하 그리고 외경막 혈종을 포함하며 지주막하 출혈도 포함한다. 일반적으로 대뇌외 출혈은 이환율과 사망률에 크게 작용한다. 그러므로 초기에 확인하

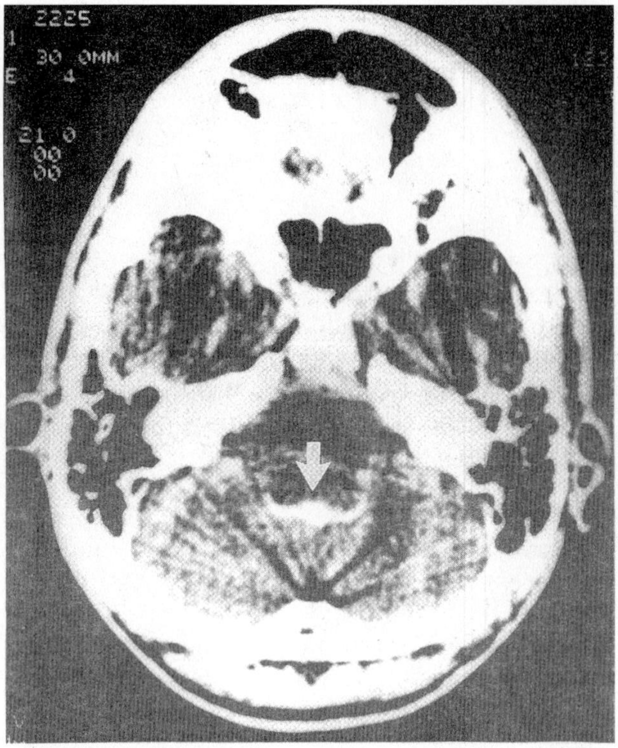

그림 11.4 CT 인공물 빔경화효과. 후두와를 통과하는 축면 CT 스캔. 측두엽 부위와 후두와의 인공물 빔경화효과는 연부조직의 해부학을 왜곡시키는 검은 또는 하얀 선으로 나타난다. 이 인공물은 부위에 조밀한 골격구조의 결과이다. 미세한 연부조직 변화는 이 부위에 쉽게 가려진다 그리고 CT 보다는 MRI를 선호하는 이유이다 (두개골기저 평가를 위해서는 CT bone window 스캔은 여전히 선호된다). 이 스캔은 수조혈액(*화살*)을 보여주며 인공물에 의해 왜곡되지 않은 부위에 있다.

고 진단하는 것이 대뇌내 출혈보다 더 중요하다. 이러한 외상이 임상적으로 의심되면, 최고의 영상진단은 검사비에 대한 경제적 문제보다 우선되어야 한다.

*수조 지주막하 출혈(cisternal subarachnoid hemorrhage)*은 외상과 함께 흔히 발생한다. 일반적으로 두개골 내 동맥류로 인해 흔히 발생한다. 외상후 지주막하 출혈은 뇌표면과 뇌열에서 흔히 나타나며 일반적으로 타박상 주위 부위에서 관찰된다(16). 이 현상이 나타나면, 특정한 치료적 의미가 주어진다. 심각한 머리 외상 후 이 현상이 있다면 사망률이 2배나 높다라는 연구결과가 있다(15). 이것은 주로 표면혈관 외상 또는 연수막에 이차적인 현상이다.

이러한 급성적 현상에서 CT는 또 다시 선호되는 영상진단이다. 그러나 출혈이 매우 작은 경우라면, CT 또는 MRI 모두 신뢰할 수 없는 진단이다. 실제로 심각한 머리 외상에서도 44%의 경우, CT 영상에서 정상적인 모습으로 나타난다(15).

출혈이 멈추면서(수조 지주막 출혈은 일반적으로 5일 내에(7) 다른 형태의 출혈보다 빠르게 밀도가 동일하게 된다) CT 영상은 먼저 영향을 준 공간에 나타나는 차단 현상으로 인해 매우 제한된다. 위치와 섬유증 유발 경향으로 수조 지주막하 출혈의 잠재적 합병증은 수두증이다(13).

*경막하혈종(subdural hematoma)*은 급성 또는 만성일 수 있으며 급성외상인 경우 높은 사망률을 보인다. 경막하혈종은 주로 심한 머리외상으로 발생하며 항상 뇌외상을 유발시키게 된다(13, 14). 이 현상은 대뇌반구 또는 소뇌반구를 둘러쌓을 수 있으며 양측성으로도 나타날 수 있어 뇌와 두개골 내에 심각한 압력을 증가시킨다(그림 11.5).

전형적인 CT 영상은 두개골 내측 부위와 뇌조직 사이에 밀도가 반달 모양으로 주변 부위에 증가된 모습으로 나타난다. 주위 부종현상은 있을 수도 그리고 없을 수도 있다. 그러나 뇌척수액과의 혼합물은 이러한 현상을 며칠 동안 연기시킬 수 있다. 혈종이 일측성이라면, 분명히 종괴효과가 나타난다. 그러나 양측성이라면 그리고 주변 종괴의 고강도 현상이 연기된다면, 유일한 외상의 방사선적 사인은 작은 외실과 수조의 차단현상일 것이다. 이런 사례에서 심각한 외상 후 두개골 내 압력 증가의 임상적 징후는 혈종을 강력하게 암시하는 것이다. 때때로 환자는 호전 징후를 보이기 시작할 것이지만, 갑작스럽게 악화되거나 징후들과 증세들이 재발생하게 된다. 이 현상은 이차적인 출혈로 인한 것이며 혈전이 녹거나 또는 제거되면서 발생한다. CT 추적검사에서 출혈이 발생하는 새로운 부위가 나타날 것이다.

급성 경막하 혈종 환자가 카이로프랙틱 병원을 방문하지 않겠지만, 만성 경막하 혈종환자는 올 수 있다. 이것은 증세가 가볍고 대부분의 환자들은 외상이 심각할 수 있다는 사실을 부인하기 때문이다. 추가적 사실로서, 뇌손상이 없거나 영상에서 종괴효과가 뚜렷하게 나타나지 않을 수 있다. 이러한 경우에 혈종은 일반적으로 정맥 혈액이 경막하 공간으로 서서히 스며드는 재발생하는 이차적인 현상이다(13). 이런 현상은 임상적으로 매우 혼란스러울 수 있다. 임상가로 하여금 정확하게 생각할 수 있는 분명한 외상이 없기 때문이다. 최근에 두통이 발생한 환자들에게 CT 스캔과 환자의 병력 그리고 임상적 증세 관찰은 환자의 주호소증 원인을 결정하는데 충분할 것이다. 환자의 가장 근래 증세가 오랫동안 지속된다면 MRI 스캔은 출혈의

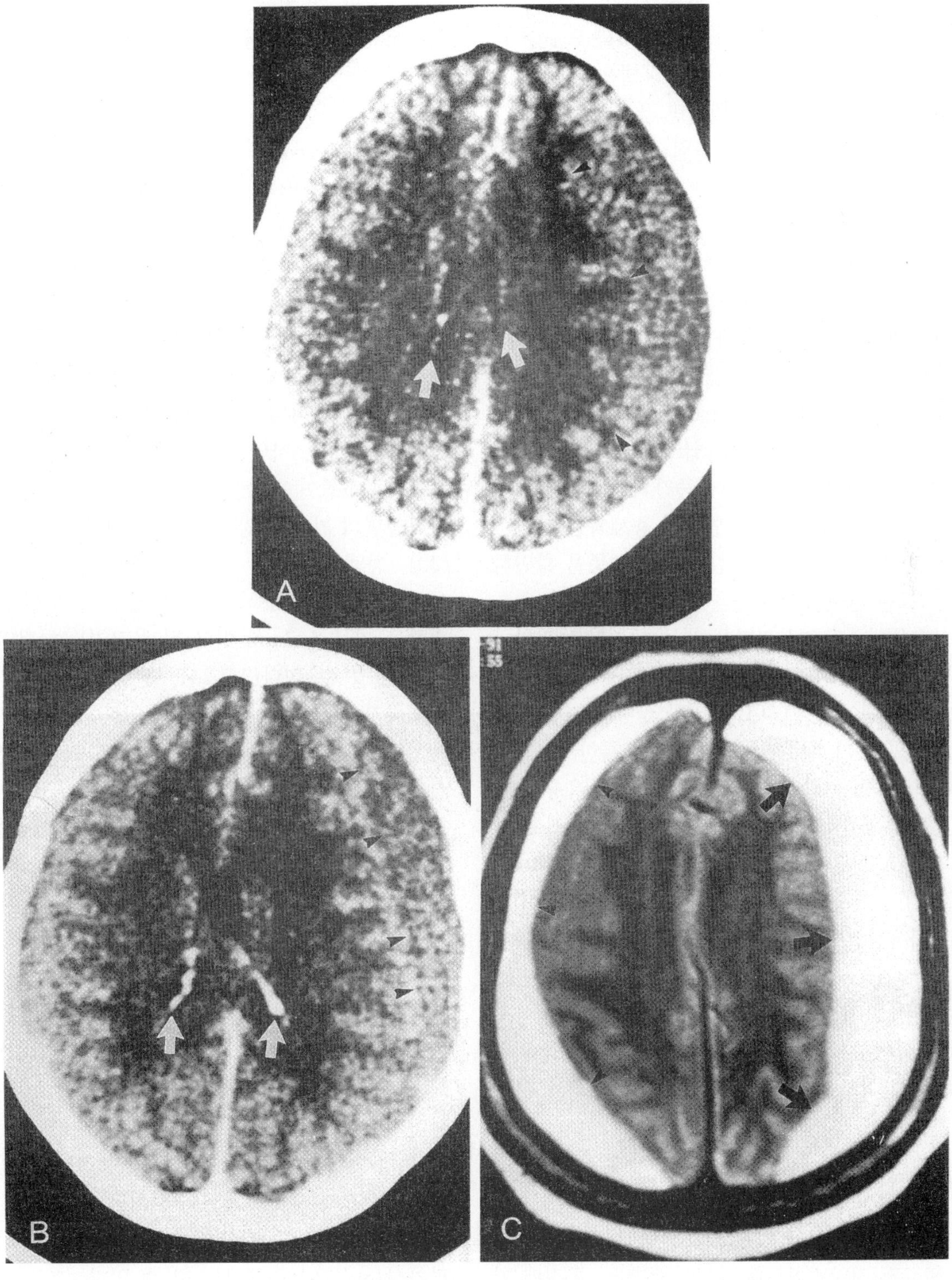

그림 11.5 양측성 급성 경막하 혈종: CT vs. MRI. Noncontrast CT. 출혈 징후가 분면하게 보이지 않는다. 그러나 뇌실은 좁아진 듯 보이며 오른쪽(화살)으로 변위되어있다. 회색질으로 뻗어가는 손가락같은 백질은 주변쪽에서 짧아진 듯 보인다. 특히 왼쪽에서 (화살머리) B. Contrast CT. 미세한 호조변화가 압박된 주위 뇌조직에서 왼쪽 혈종의 내측 경계면을 따라 나타났다. (화살머리). 맥락총에 주입된 조영제는 뇌실변위 (화살) 더 뚜렷하게 보여준다. C. T2 weighted(SE 2700/22). 왼쪽 혈종이 뚜렷할 뿐 아니라 오른쪽 혈종 역시 나타난다(화살머리). 양측성 관련을 제시하는 유일한 CT 소견은 좁아진 뇌실이다. 혈종의 초생달 형태는 경막하 위치에서 전통적인 모습이라는 것을 인지하라. 노트: 질환의 동질성이며 비조영증강영상의 본질은 급성이며 단일 출혈이라는 것을 제시한다. 동밀도 CT 소견들과 고강도 MRI 영상은 아급성 그리고 초기 만성 출혈을 제시한다.

만성적 상태를 잘 보여줄 것이다. 작은 만성적 경막하 혈종은 CT 검사에서 보이지 않는다면 MRI 검사를 요구한다.

CT와 MRI 영상 결과는 마지막 출혈이 발생한 후 시간대에 따라 다르다. 최근에 발생하였다면 급성 출혈의 사인이 뚜렷할 것이다. 그리고 만성적 출혈 부위와 혼합될 수 있다. 마지막 출혈이 한동안 되었다면 종괴는 예전 혈액의 모습과 함께 만성적 출혈의 모습을 보여줄 것이다(13). 위치와 형태는 급성 혈종과 유사하다.

*외경막 혈종(epidural hematoma)*은 골막과 두개골 내 조직 사이에 잠재적 공간에서 발생한다. 이것은 혈종의 구역화 현상으로 이어져 전형적인 양쪽이 볼록한 모습으로 나타난다. 이러한 혈종들은 두개골 골절로 인해 흔히 나타나며 경막혈관 손상 때문이다(18). 급성 머리외상 환자에게서 일반 방사선 검사에서 골절이 중간뇌막동맥 부위에서 나타난다면, 특수 영상진단은 환자의 증세와는 상관없이 반드시 실행되어야 한다. 이러한 형태의 혈종을 확인하고, 외과적 치료는 환자의 생존율을 높여준다.

이러한 상황에서 CT 영상진단은 새로운 출혈을 관찰하는데 좋을 뿐 아니라, MRI 보다는 빠르게 사용할 수 있기 때문에 최상의 선택이다. 그리고 이러한 상황은 시간 다툼이 무엇보다 중요하기 때문이다. MRI는 볼록한 부위 또는 후두와에 작은 혈종 관찰을 위해서는 여전히 유용하다. 전형적인 CT 영상은 고강도, 양면이 볼록한 종괴주변, 그리고 종괴로 부터 밀린 다양한 뇌실의 각도들이다.

즉, CT는 임상적 증세가 있는 급성 머리외상 환자에게 일차적으로 사용하는 영상진단이다. 새로운 출혈을 영상화시킬 수 있는 기능과 진단과정이 빠르기 때문이다. MRI는 아급성, 또는 만성 출혈 또는 설명할 수 없는 신경학적 증세들이 CT 상에서는 나타나게 되고 작은 출혈들의 위치가 영상화하는데 어려운 곳에 있을 때 가장 중요하게 사용된다.

혈관질환(Vascular Lesion)

혈관 기현상을 평가할 때 일반 방사선의 혈관영상은 가장 훌륭한 표준적 진단법이었다. 특히, 동맥류, 동정맥 기형, 그리고 동맥경화 질환을 위해선 더욱 그랬다. CT 검사는 경색, 동맥류, 그리고 혈관약화로 인한 이차적 출혈들을 평가하는데 가치를 인정받았다. 최근에, MRI는 먼저 언급한 두 영상 진단기를 대체하지는 못하지만, 비침투적 스크리닝 그리고 평가절차로서 혈관평가 진단기로서 발전되었다. 이번 논의는 적절할 때 MRI를 언급하면서 일차적으로 CT 와 혈관질환의 혈관조영술에 관해 집중할 것이다.

동맥류(Aneurysm)

두개골 내 동맥류는 3개의 주요 형태로 발생한다: 소낭성 동맥류, 방추형 동맥류, 박리동맥류. 박리 동맥류는 이 부위에서 잘 나타나지 않는다. 그러므로 여기에서 논의되지 않는다. 가장 일반적인 형태, 소낭성 동맥류는 특히 전대뇌동맥계의 sellar 부위에서 발견된다(20). 방추형 동맥류는 동맥경화로 인해 이차적으로 발생한다. 그리고 뇌기저동맥계에서 나타난다. 증세들은 파열, 또는 종괴효과로 인해 발생한다. 파열현상이 나타날 때, 80~100%의 경우 지주막하출혈이 나타난다(21, 22). 실제로 동맥류는 지주막하출혈의 가장 원인이다, 특히 환자가 50세 이상이라면(20). 동맥류로 인한 출혈 후 혈관수축 또는 혈전현상에 이차적으로 수질의 허혈현상이 있을 수 있다. 파열에서 위험한 크기는 4~7mm 이다(실제 크기). 하지만 작은 질환도 파열될 수 있다(22~24). 반대로, 파열되지 않으면서 동맥류가 매우 크게 확장될 수 있다. 25 mm 이상되는 모든 동맥류는 거인 동맥류라고 한다. 그리고 오로지 종괴질환(22) 만으로 나타날 수 있다(그림 11.6).

환자가 동맥류와 일치하는 징후나 증세들을 보여주면 영상진단은 절대적으로 요구된다. 급성 상황에서 일반적 프로토콜은 조영제와 비조영제 CT를 요구한다. 그리고 필요할 때, 위치를 확인하기 위한 추가검사로서 혈관조영술을 한다. 비조영제 CT는 지주막하출혈 그리고 대뇌혈종을 보여줄 수 있기 때문에 매우 유용하다. 실제 동맥류가 보이지 않는다 하여도 이 두 개의 임상 진단과 함께 동맥류의 위치 파악이 가능하다. 경색의 부위와 수두증은 파열과 관련되며 보여질 수 있다(21). 조영제 CT는 충분히 크기만 하다면 좀더 심각한 질환들을 발견할 수 있다. 혈관조영술은 CT 상에서 동맥류의 위치를 확인하기 위해 필요할 수 있다. CT를 통해 암시만 할 수 있었던 작은 동맥류를 평가하는데 유용하게 사용할 수 있다. 그리고 CT에서 때때로 나타나지 않는(22) 후두와에서 의심되는 파열을 평가하는데 유용하게 사용될 수 있다. 근래에, 자기공명 혈관조영술(magnetic resonance angiography, 그림 11.7)은 동맥류를 조기에 진단할 수 있는 진단기로서 떠오르고 있다. 이 진단술은 3~4mm 정도의 동맥류를 찾는데 circle

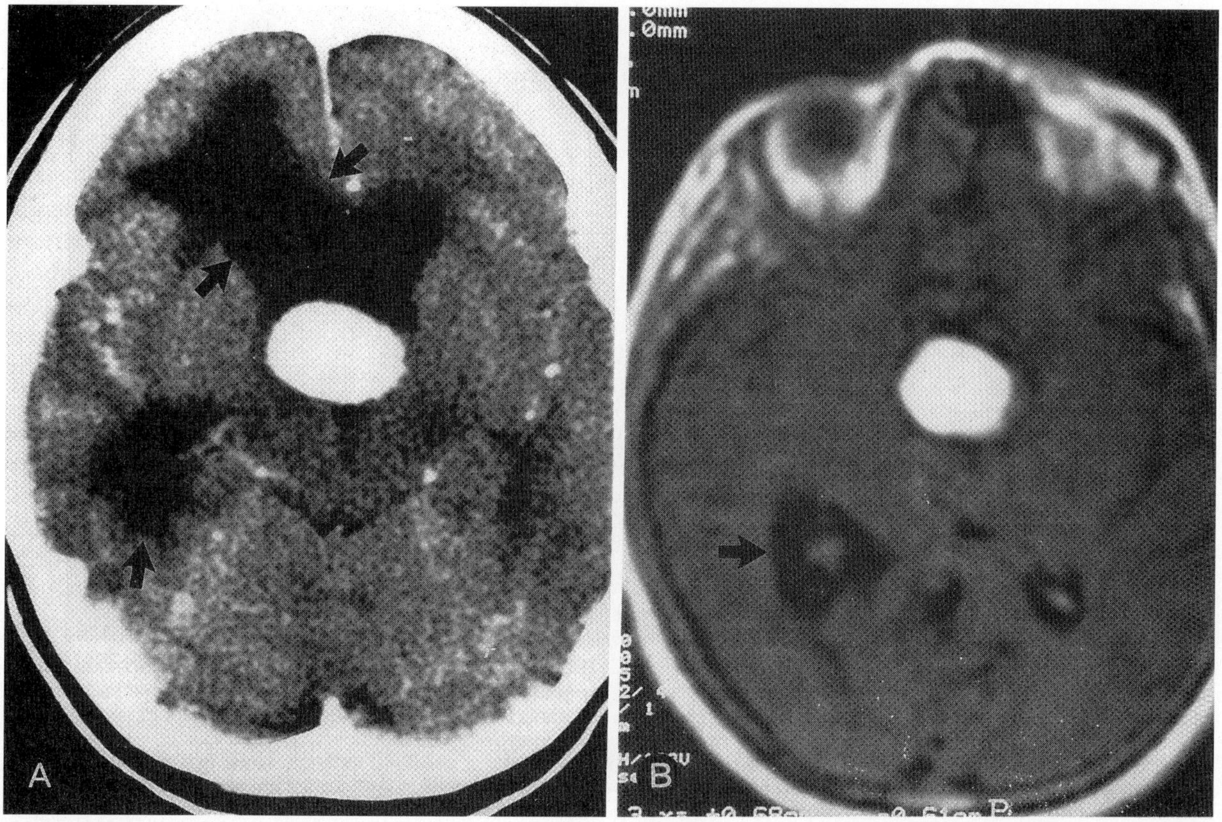

그림 11.6 큰 동맥류. A. contrast CT. B. Contrast T1-weighted MRI. 모두 조영후 스캔에서 직경이 25 mm 보다 크게 측정된 크고 효과적으로 보여주는 중심선 종괴를 보여준다. 종괴는 오른쪽 뇌실 유출에 압박을 주고 있으며 일측성 수두증(*화살*)을 유발시킨다. SH 증거가 없다. 오른쪽 뇌실 전각 앞 부위에 저밀도 부위는 부종을 의미한다. 혈관촬영술은 오른쪽 전대뇌동맥과 관련된 것을 보여준다.

of willis를 확실하게 볼 수 있다는 것이 발견되었다. 그리고 위험도가 있는 환자를 비침투적인 방법으로 스크리닝 검진할 수 있다는 것이 알려졌다(19). 그러나 MRI는 여전히 급성 지주막하 출혈을 확인하는 진단으로서는 약하다. 그리고 급성 환자를 평가하는데 제한적이다. 일반적인 비조영제 CT의 영상에서 급성 파열은 상대적으로 넓게 확산된 특히, 수조 지주막하출혈이다. 특히 지주막하조와 관련되었을 때는, 하지만 후두와 동맥류는 이러한 현상들을 보이지 않는다(17). 혈액은 실질, 뇌실, 그리고 경막하강에서 보여진다. 동맥류가 매우 크다면 국소적이며 가볍게 증가된 밀도로 인해 원형의 모습으로 주로 안장부위에서 나타난다. 칼슘화 현상은 큰 동맥류의 벽에서 보일 수 있다. 그러나 출혈과 칼슘화 현상 사이에 감별은 어렵다. 밀도가 낮은 부위가 나타날 수 있으며 부종이나 경색을 지적한다. 수조 지주막하 출혈은 5일 후부터, 뇌조직과 밀도가 유사하기 때문에 초기 평가는 이로 인한 혼란을 막을 수 있다. 조영제 CT는 동맥류 혈관을 잘 보여준다. 그리고 혈전이 있다면 혈관 내에서 잘 나타나지만 그러나 항상 그런 것은 아니다(25). 수조 지주막하 출혈 역시 잘 나타날 수 있다.

일반 혈관조영술 필름은 확장된 혈관들을 보여준다. 파열 후 혈관 연축은 동맥류 경부 부위에 혈관 폐색처럼 나타난다. 경우에 따라 MRI는 동맥류와 관련된 동맥들을 직접적으로 보여줄 수 있다(그림 11.8). 또는 혼란스러운 관찰내용들을 확인해 주기도 한다. 특히 칼슘화 현상과 급성 출혈 또는 혈전과 혈관 개방(25) 사이에 차이점을 감별할 때 도움이 된다. 일반 필름 영상으로 할 수 있는 평가는 제한되어 있다. 그러나 50세 이상되는 환자에서 안장 확대와 함께 안장 상부 부위에 곡선적 칼슘화 현상은 윌리스 환 가까운 곳에 동맥류를 강력하게 의심한다.

폐쇄성 혈관질환(Occlusive Vascular Disease)

이 과정은 혈관의 부분적 또는 완전 폐쇄로 인해 발생하는 뇌질의 국소빈혈을 유발시키는 다양한 질환을 포함한

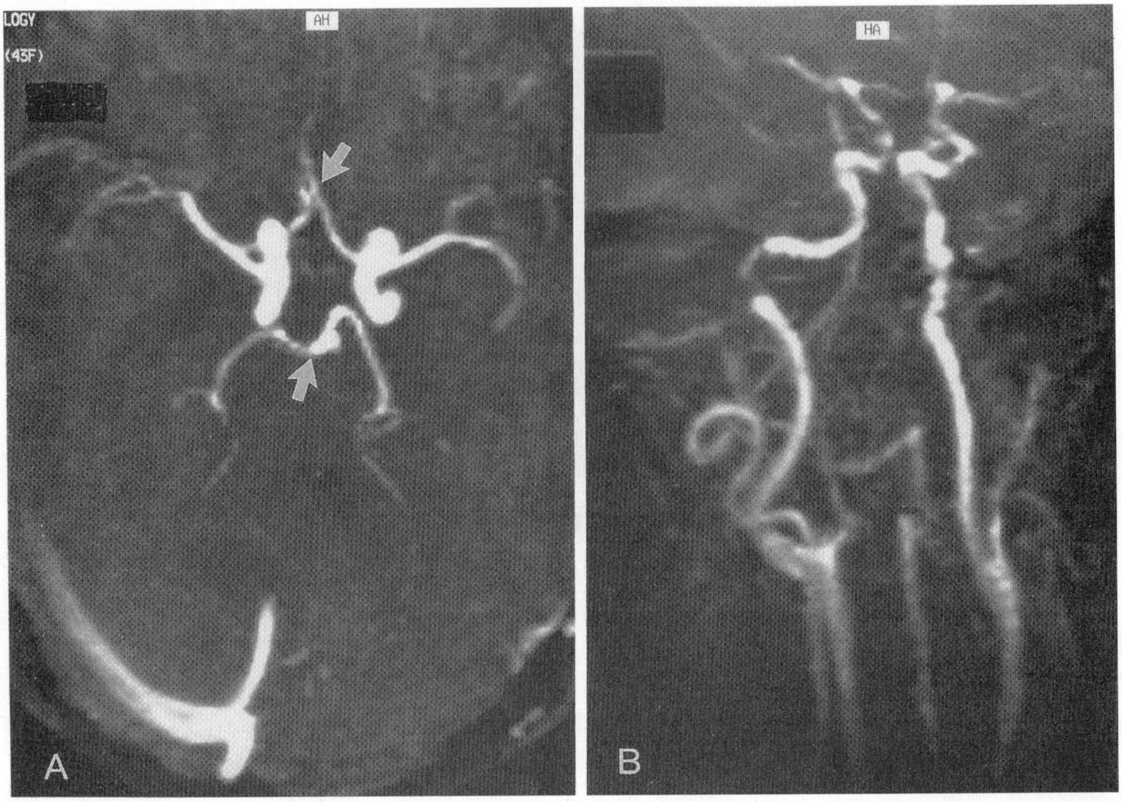

그림 11.7 정상적인 MRI 혈관촬영술. A. 축면 B. 관상면. 이 유형의 스캔에서는 조영제 주입이 없다. 신호특징은 특수 컴퓨터 소프트웨어와 스캔닝 테크닉으로 조정된다. Circle of Willis의(*화살*) 섬세한 혈관 해부학을 보다. 이 테크닉은 여전히 개발의 조기단계에 있으며 프로그램이 발전되면서 더욱 섬세한 영상들을 제공할 것이다.

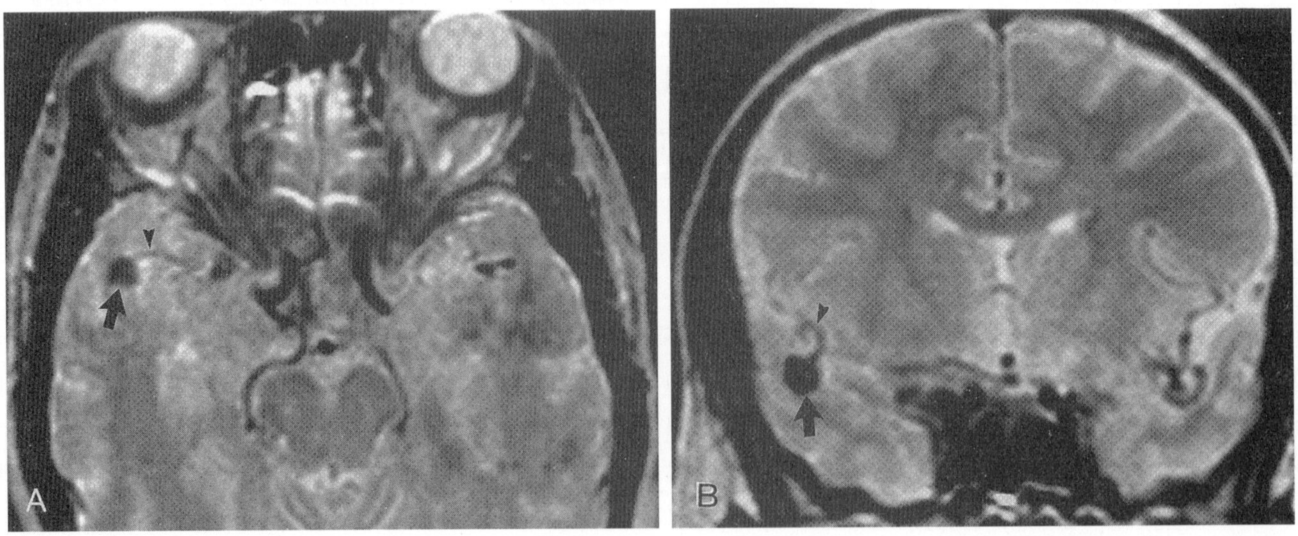

그림 11.8 중대뇌동맥 동맥류. T2 weighted 축면 (A) 그리고 관상면(B) MRI 영상. 동맥 (화살머리)가 동맥류와 연결된 듯이 보인다(*화살*)혈류는 T1 그리고 T2 WI 모두에서 무신호(*검은색*)로 나타나기 때문이다. 동맥류 안에 무신호는 혈전이 없다는 것을 제시한다. 주머니 모양의 동맥류는 이 부위에서 전형적인 모습이라는 것을 인지하라.

다. 폐쇄성 혈관질환의 방사선적 소견은 매우 다양하다. 그러므로 방사선적 검사소견은 임상적 모습과 꼭 일치하는 것은 아니다. 실제로 관련된 징후나 증세가 없는 연로한 환자들의 MRI 검사에서 발견되는 여러 개의 작은 경색 부위는 흔히 관찰된다(그림 11.9). 따라서 상반되는 소견 사례에서는 임상적 현상이 우선되어야 한다.

일시적 허혈발작 현상은 별 문제를 보이지 않는다. 그러므로 재발생되는 현상이 나타나기 전에는 꼭 필요한 것이 아니다. 중풍의 증거가 있거나, 또는 없거나 뇌경색을 유발시키는 혈관 폐쇄현상은 영상진단을 통해 쉽게 평가될 수 있으며 24시간 내에는 종괴 효과가 있거나, 또는 없거나 조직과 부종현상이 가시화된다. 출혈은 그 후에 발생할 수 있다. 후에 부종은 감소될 것이며 모든 과정은 몇 주가 걸릴 수 있다(26).

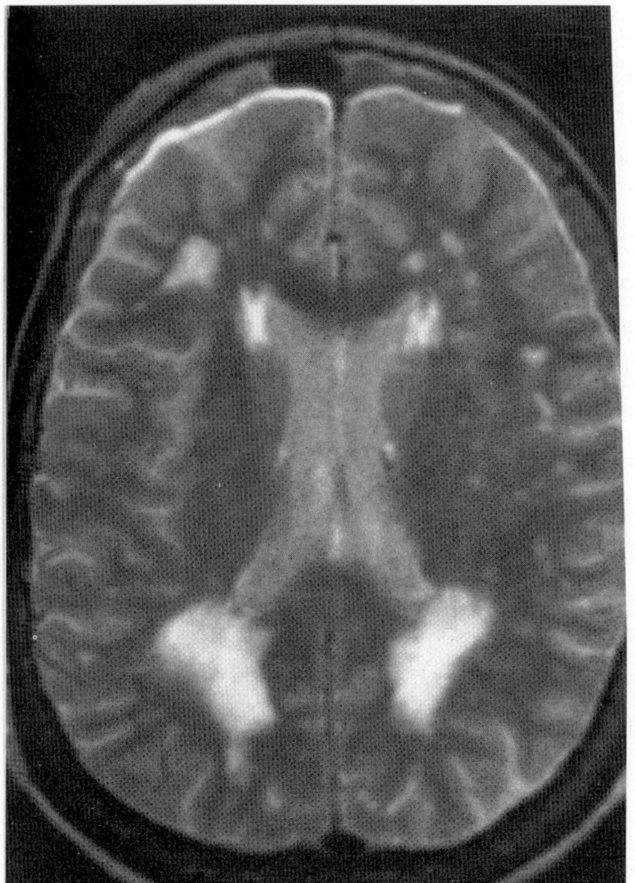

그림 11.9 확인되지 않은 밝은 물체. A T2 weighted 축면 MRI (SE 2500/80)은 뇌실 주변에 몇 개의 고신호 점들을 보여준다. 이들은 탈수초 현상 또는 치매 진행과정과 전반적으로 일치한다. 그러나 환자는 관련된 징후나 증세를 보이지 않고 있다. 그리고 실제로 동염을 평가하기 위해 영상촬영이 이루어졌다. 확인되지 않은 밝은 물체는 50세 이상되는 사람들에게 흔히 나타나며 동맥경화로 인한 작은 경색을 의미한다.

경색된 조직은 CT 보다 MRI를 통해 더 빨리 영상화될 수 있지만(4시간 대 12~24 시간). CT가 여전히 급성 뇌경색 진단을 위해 선호된다(6, 27). CT를 통해 급성 출혈은 경색보다 더욱 쉽게 구별될 수 있기 때문이다. 그리고 더욱 경제적이며 빠르게 결과를 얻어낼 수 있다. 그러나 MRI 스캔은 측두엽과 후두과 평가에 더욱 유용하다. 그리고 작은 경색을 잘 보여준다(26, 27). 따라서 영상진단을 결정하기 전에 임상적으로 관련 위치를(가능하다면) 파악해야 하는 것이다.

CT 영상은 경색 발생 시기에 따라 다르다. 24시간 내에선 전형적인 비열공경색증(nonlacunar infarct)(충분히 크다면)은 골질 조직으로 뻗어 가는 쐐기 형태 그리고 저밀도 지역으로 나타난다. 대뇌고랑 소실과 가벼운 종괴 효과(열공 또는 심부경색은 둥글거나 계란 모습의 저밀도 지역으로 나타날 수 있다. 하지만 CT 상에서 가시화되기에는 너무 작다)가 있을 수 있다(28). 일주일이 지나면서 그 주위는 더욱 저밀도로 변화된다. 하지만 그 영향을 받고 있는 부위에 출혈은 이러한 임상소견을 감출 수 있다. 3주 후쯤, 종괴효과는 감소되기 시작한다. 저밀도 부위는 마치 회복된 것처럼 보여지는 동등한 밀도로 변한다. 이 현상은 "안개효과(fogging effect)" 때문이며 그 원인은 여전히 논쟁적이다(27. 29. 30). 이 과정의 지속된 영상은 저밀도로 돌아오면서 그리고 국소적 위축의 이차적 징후로서 나타난다. 2~3주째 가장 유용한 검사인 조영검사를 생각한다면 이 시기에 최고효과가 있기 때문이며 잠재적 "안개효과" 때문이다(27).

T1 weighted MRI에서 경색의 진행적 영상은 CT와 유사하다(그림 11.10). 하지만 CT 상에서 보여주는 동일한 밀도 대신에 안개효과는 T1 MRI에서 고밀도 부위로 나타날 수 있다. T2W1 영상은 먼저 두 영상하고는 정 반대의 모습을 보여준다. 고신호의 부위로서 시작하며 때로는 저강도가 된다. 그러나 일반적으로는 3주 후부터 고강도로 변화된다(27. 29).

혈관기형(Vascular Malformation)

혈관기형의 몇몇 형태가 있다. 그리고 이들은 두통을 유발한다. Galen 혈관의 동맥류 그리고 전형적 AVM들은 가장 드라마틱한 형태의 기형이다. 다른 형태들은 혈관영상에서 잘 안보이기 때문에 잠재적인 것들이라 사려된다 (31). 어떤 형태든, 급성 두통은 흔히 기혈혈관의 출혈 또는 큰 질환의 종괴 효과들과 관련된다. 출혈된 AVM은 예후가 좋지 않다. 그리고 환자 관리는 다르게 접근한다(32).

혈관조영술과 CT는 증세가 보이는 급성환자들에게 선택되는 검사법이다(33). 초기 CT 검사는 질환의 위치를 찾는데 유용하다. 그리고 출혈을 평가하는데 유용하다. 뿐만 아니라 AVM이 혈전되었는지 평가하는데도 유용하다. 조영술 CT는 일반적으로 해부학적 기형을 더 자세한 영상을 보여준다. 혈관조영술은 확인절차로서 사용된다. 그리고 기형조직 내에 혈류의 흐름을 결정하는데 사용된다. MRI 스캔은 질환의 위치를 찾는데 사용될 수 있다. 특히 잠재적 질환과 CT에서는 너무 작아 볼 수 없는 것들을 위해 사용될 수 있으며 흐름의 속도에 대한 전반적 평가 그리고 아급성과 만성 출혈을 평가하는데 도움이 된다. CT에서는 예전 출혈을 찾을 수 없기 때문에 후자는 더욱 중요한 부분이다. 그리고 환자관리와 예후를 결정하는데 중요한 역할을 한다.

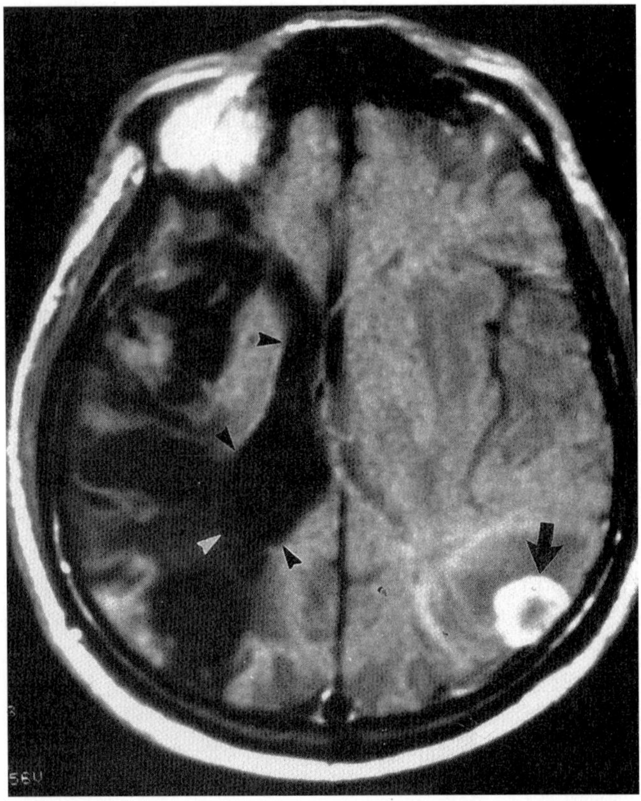

그림 11.10 대량 뇌졸중-회복된 모습. 조영 후 T1-weighted MRI는 오른쪽 대뇌반구의 특정한 부위와 관련된 몇몇 부위의 저신호를 보여주고 있다. 저강도 부위는 백질로부터 대뇌 피질면으로 진행된다. 뇌실이 가볍게 오른쪽으로 이동되었으며 오른쪽 뇌실(화살머리)의 일측성 팽창현상을 보여준다. 이러한 신호들은 회복된 경색현상 그리고 오른쪽 대뇌위축 현상들과 일치한다. 이 환자에게 가장 큰 걱정은 왼쪽 후두부위(화살)의 고신호이다. 이 현상은 전이성 질환으로 보여진다.

AVM이 매우 크다면, 비조영술 CT 스캔에서도 고밀도와 저밀도가 혼합된 모습으로 나타난다. 아마도 주위 저밀도 부종으로 인한 것이다(그림 11.11A). 칼슘화 현상도 있을 것이다. 그러나 급성 출혈과 혼동될 수 있다. 때로는 유일한 소견은 종괴효과일 것이다. 작은 AVM은 보이지 않을 수 있다. 조영술 스캔은 팽창되었고 핵(nidus)로 향하는 그리고 조영증가의 원형부위를 보여준다(그림 11.11B). 그러나 AVM이 혈전현상이 발생한다면, 조영증가는 없을 것이다. Galen 정맥 기형은 매우 크고, 원형이며 후방 중심선에 위치한 경계가 뚜렷한 고밀도 메스처럼 나타난다. 이런 것들은 조영술로서 놀랍게도 조영증가 현상을 보여준다. 그리고 팽창된 직 정맥동을 보여준다(33). 잠재적 질환들은 종괴 효과가 없이도 급성출혈 부위처럼 나타날 수 있다(그림 11.12, A 그리고 B).

종영혈관술적으로 전형적인 AVM은 몇 개의 크고 핵으로 들어가는 혈관, 밀도가 높고 불규칙적 혈관성 홍조현상으로 나타난다(그림 11.11C). 그러나 기형혈관 전체가 혈전이 발생했다면 혈관조영상의 결과는 음성일 것이다 (33). Galen의 혈관질환은 매우 크게 팽창된 Galen의 혈관으로 직접 향하는 큰 동맥으로 나타날 수 있다.

MRI 스캔에서는 혈전과 출혈이 발생한 시기에 따라 다양한 모습으로 나타날 수 있다. 혈관이 독특하다면 T1W1 그리고 T1W2 두 영상 모두에서 사행성 형태(serpiginous patterns)의 신호로서(검은색) 나타난다. 혈전은 T2W1 영상에서 혈전에 남아있는 메스모글로빈의 양에 따라 다양한 정도의 고강도로 나타난다. 그리고 주위 부종현상은 T2W1 영상에서 고강도 신호로서 뚜렷하게 나타난다. 이 현상은 좀더 작은 질환들을 찾는데 도움이 된다. 아급성 그리고 만성 출혈은 쉽게 보여진다. 잠재적 질환들은 저강도 신호 헤모시더린의 주변면을 보여준다(그림 11.12C) (31).

일반 필름 평가는 도움이 되지 않는다. 하지만 두개골내 칼슘화 현상 그리고 골격 리모델링 부위에 팽창된 혈관구는 문제점을 제시하지만, 혈관 기형 진단에서는 정확하지 못하다.

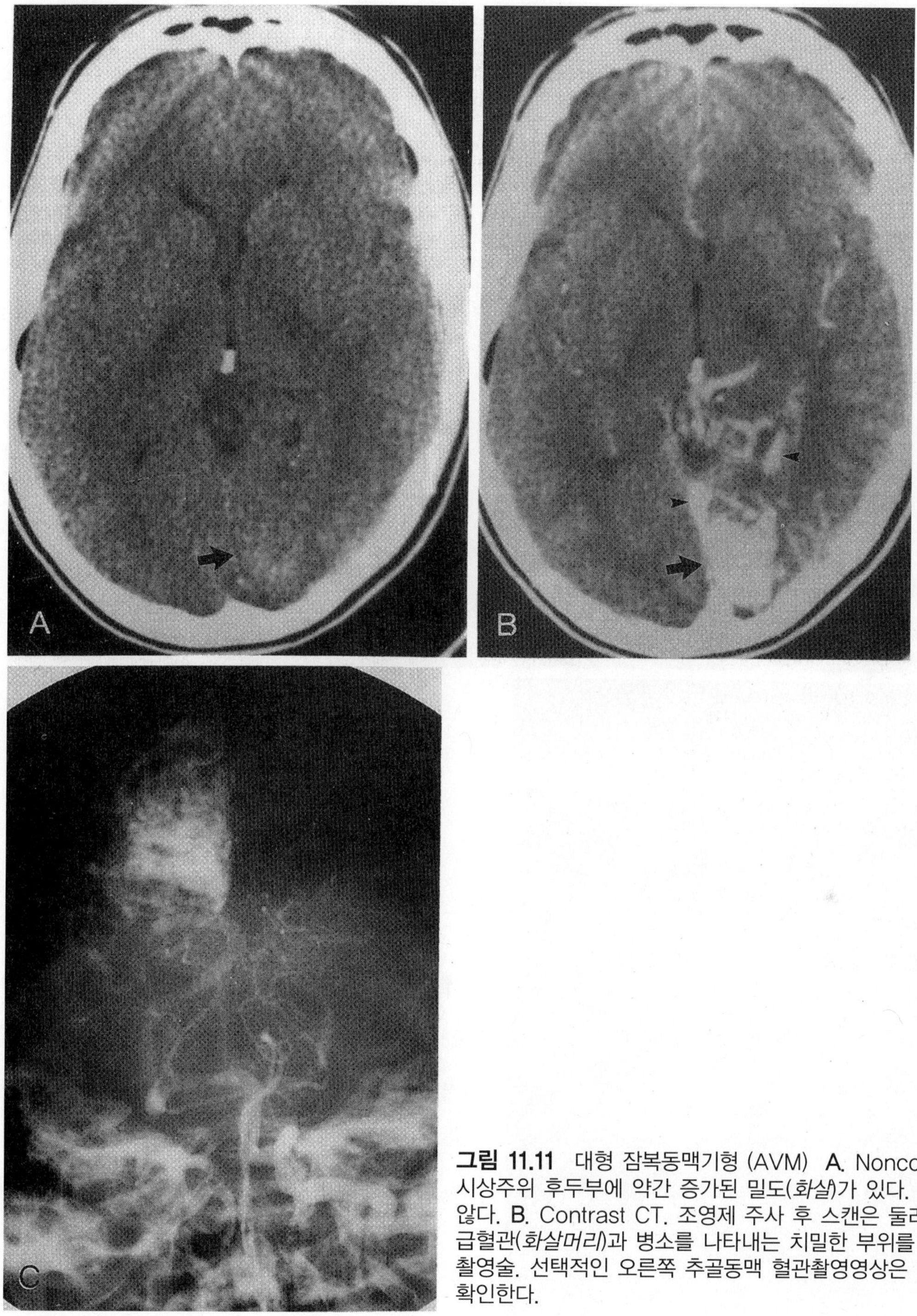

그림 11.11 대형 잠복동맥기형 (AVM) A. Noncontrast CT. 왼쪽 시상주위 후두부에 약간 증가된 밀도(*화살*)가 있다. 출혈은 분명하지 않다. B. Contrast CT. 조영제 주사 후 스캔은 둘러싸고 있는 큰 공급혈관(*화살머리*)과 병소를 나타내는 치밀한 부위를 보여준다. C. 혈관촬영술. 선택적인 오른쪽 추골동맥 혈관촬영영상은 질환의 혈관원인을 확인한다.

혈관염(Vasculitis)

혈관염은 감염, 자기면역 질환(류마티즘 그리고 피부경화증), 과민성 질환 그리고 약물반응을 포함하는 다양한 원인 때문이다(34). 혈관의 염증성 기형의 결과는 혈관염과 마찬가지로 임상적으로 중요하다. 혈관벽의 염증으로 인한 혈관강의 부분적 또는 전체 혈관폐색은 실질세포 허혈 그리고 경색으로 진행될 수 있으며 혈관벽 손상은 출혈 그리고 혈종 형성을 유발시킬 수 있다. 염증의 정도가 무시할 수 있을 정도라면 시각적 영상 소견은 없을 것이다.

혈관의 직접 평가를 위해 일반 필름 조영술은 여전히 선택할 수 있는 진단 검사 중 하나이다. 그러나 질환의 원을 분석하는데 있어서 상대적으로 비확실하다. 추가적으로,

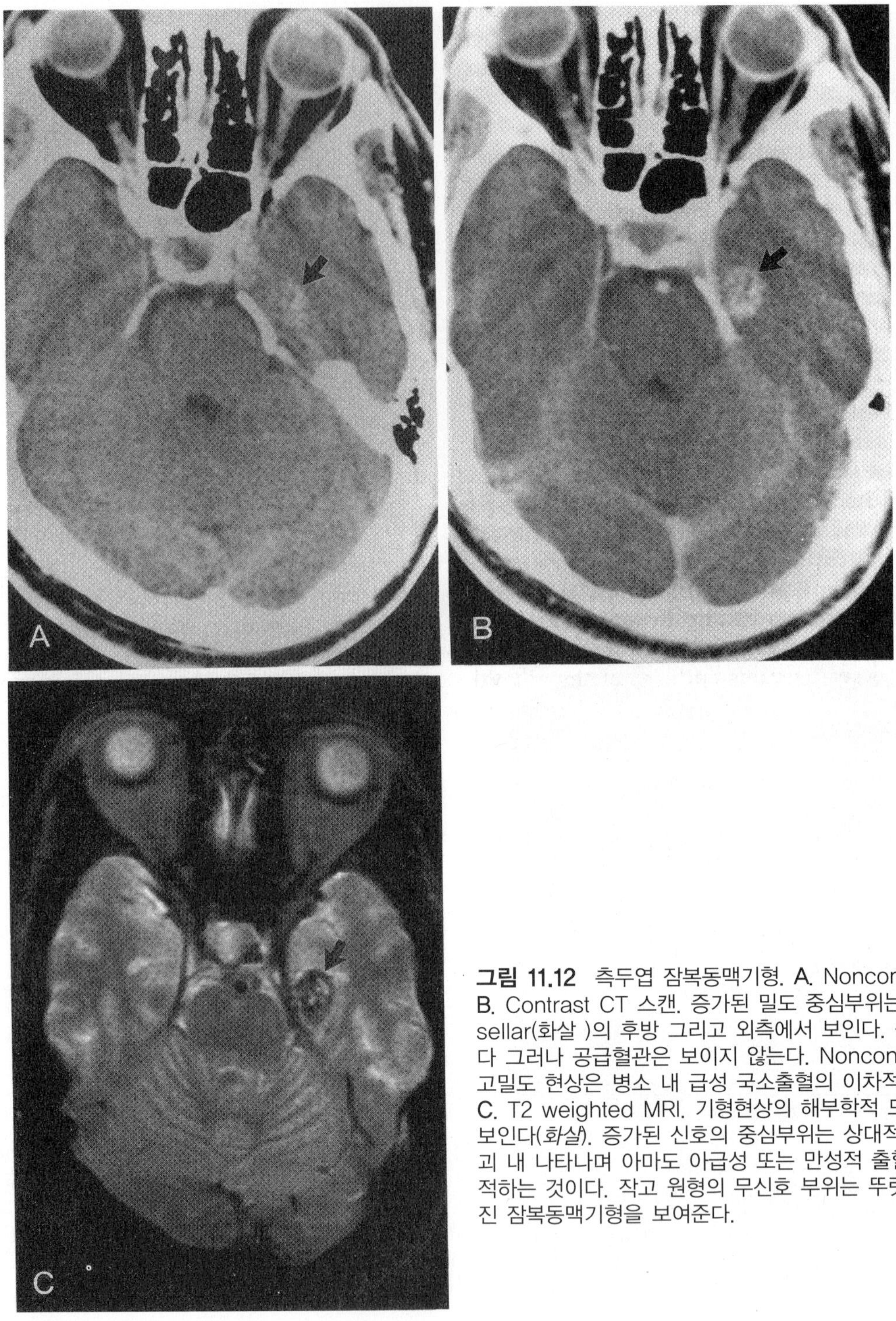

그림 11.12 측두엽 잠복동맥기형. A. Noncontrast CT 스캔. B. Contrast CT 스캔. 증가된 밀도 중심부위는 터키안장, sellar(화살)의 후방 그리고 외측에서 보인다. 증강효과는 뚜렷하다 그러나 공급혈관은 보이지 않는다. Noncontrast 스캔에서 고밀도 현상은 병소 내 급성 국소출혈의 이차적인 현상이다. C. T2 weighted MRI. 기형현상의 해부학적 모습은 훨씬 더 잘 보인다(*화살*). 증가된 신호의 중심부위는 상대적으로 낮은 신호 종괴 내 나타나며 아마도 아급성 또는 만성적 출혈 또는 혈전을 지적하는 것이다. 작고 원형의 무신호 부위는 뚜렷하게 보이며 숨겨진 잠복동맥기형을 보여준다.

미세한 혈관이 관련되었다면, 이 방법은 혈관의 비정상적인 현상을 시각화하지 못할 것이다. 이 사실과 함께, 그리고 혈관염의 이차적 효과(경색 그리고 혈종)는 CT 또는 MRI를 통해 더 효과적으로 평가되기 때문에 혈관조영술은 CT 또는 MRI에 보조적으로 사용되어야 한다.

혈관조영술에서 혈관염은 상대적으로 비규칙적으로 좁아지는 혈관강의 긴 부위 또는 전체 폐색처럼 나타난다. 한 부위 보다 많은 부위들이 관련된다. CT와 MRI 소견들은 경색 또는 출혈로서 "출혈" 그리고 "혈관폐색 질환"에서 논의되었다. 혈관염이 감염성이라면 이것은 일반적으로 주위 뇌조직 감염과 관련된다. 감염에서 CT와 MRI 영상은 "염증성 질환"에서 논의될 것이다.

종양성 질환(Neoplastic Lesion)

두개골 내 종양은 양성이든 악성이든 몇 개의 증세들을 나타낼 수 있다. 종양의 위치는 세포학적 사실(예, 뇌척수액 순환을 방해하는 양성 종양은 임상적으로 무증세적인 서행적 악성 종양보다 임상적으로 더욱 중요하다, 하지만 어떤 종류의 종양이라도 이환률은 높다) 보다 임상적 상황을 이해하는데 그리고 치료관리에서 있어서 더욱 중요하다. 두개골 내 종양은 intra-axial, 또는 extra-axial로서 구별된다. Intra-axial 종양은 일차적으로 뇌조직에 관련된 모든 종양을 말하며, extra-axial 종양은 연막 외부에서 발생하는 모든 종양을 말한다. 뇌실 내 종양은 이차적인 카테고리에 속할 수 있지만 이에 대해서는 "뇌실 내 질환과 뇌척수액 공간질환" 장에서 논의될 것이다.

Intra-Axial 질환

뇌조직에서 발생하는 종양은 양성 또는 악성일 수 있다; 그러나 약성 종양이 더 빈번하다. 특히 전이성 종양이 포함되었다면. 이러한 종양들은 큰 덩어리로 성장하여 심각한 종괴 효과를 유발시킬 수 있다. 침윤성인 경우, 작은 덩어리로 직접적인 영향을 줄 수 있다(종양 주변 부종은 종괴효과를 유발시킬 수 있다). 또한 주위 조직의 궤사, 출혈, 경색 칼슘화 그리고 뇌실계 주위에 압박 또는 침윤으로 인한 수두증에 이차적인 낭성 부위를 보여준다(그림 11.13). 불행하게도 양성이나 악성 모두 위에 서술된 특징 모두를 보여줄 수 있다. 추가적으로 새로운 영상처럼 예민한 진단기들은 그것들은 여전히 상대적으로 비특정적이다(35~37). 이러한 2요인들은 방사선으로부터 "조직"진단을 내리기 어렵다. 질환이 확인되면 신경외과 또는 종양전문의들의 상담을 위해 의뢰하는 것이 최상이다.

일반적으로 종양, 부종, 부종과 종양 감별(이 문제에서는 두 진단기 모두 신뢰할 수 있지만)을 찾고 위치를 가늠하며 출혈의 아급성과 만성을 구별하는데 MRI 는 CT 보다 우월하다(35, 38, 39). CT와 비교할 때, 선을 강화시키는 인공물을 감소시킨다. 후두와 평가, 뇌의 볼록함 그리고 재발성 종양(외과적 인공물을 배제시킴으로써)을 평가하는데 있어서 유용함을 증가시킨다(38~41). CT는 여전히 칼슘화를 확인하고 급성출혈을 확인하는데 MRI 보다 유리하다. 조영술 영상은 종양을 찾는데 비조영술보다 더 유용하다고 생각된다. 특히, 전이성 질환에서는 더욱 그렇다(38). 고립 대 다수 전이성 질환 감별에서 CT 보다

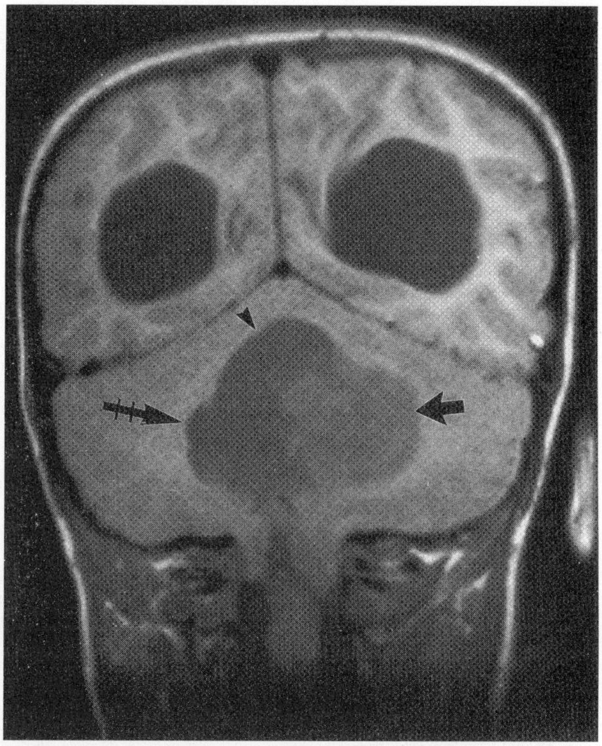

그림 11.13 후두와 종양: 특징과 합병증. A. 관상면 T1 W1은 뇌 4실 인접 부위에 큰 종괴를 보여준다. 딱딱한(*화살*) 그리고 낭종(화살머리) 구성성분 모두 잘 가시화되었다 그러나 양성인지 악성 질환 인지 감별은 어렵다. 제 4 뇌실은 환자의 오른쪽에서 경우 보인다(*십자가 화살*). 뇌척수액 배출 폐쇄로 인해 유발된 큰 측뇌실을 인지하라. 때때로 이것은 수두증에 이차적인 두개골내 압력 증가로서 종양보다는 환자의 초기증세를 유발시킨다.

MRI의 우월성이 증가된다. 그러나 경제적 이유로, MRI 조영술 진단기의 유용성 제한으로 인해 전이성 질환 평가를 위해서는 초기 진단에서 이중 용량 조영술 CT가 우선되어야 한다. MRI 조영술은 모호한 소견 또는 고립 질환(38)을 보여주는 사례에서 사용된다. 이 두 개의 진단기의 발전으로, 한 때는 종양진단에서 최고라는 생각되었던 혈관조영술은 종양 메스와 뇌실계 메스를 감별하는데 유용한 보조적인 진단기로서 퇴보되었다(42).

일반 CT에서 종양의 모습은 저등급에서 동급 정도의 밀도 비균질 부위로 나타난다. 흔히 저밀도 부종으로 싸여진 모습이다(그림 11.14A). 부종은 흔히 종양과 감별될 수 없으며 실제보다 더욱 큰 모습으로 나타난다. 종괴효과는 흔히 어느 정도 나타난다. 종양이 낭으로 형성되었다면 일반 종양과 비교해 약간 더 저밀도 부위로 나타날 수 있다. 출혈과 경색의 영상은 "출혈 그리고 폐색혈관"에서 논의된다. 고밀도 칼슘화는 경우에 따라 확인된다. 그러나 양성과 악성을 구별하는데 도움이 되지 않는다. 혈액-뇌 장

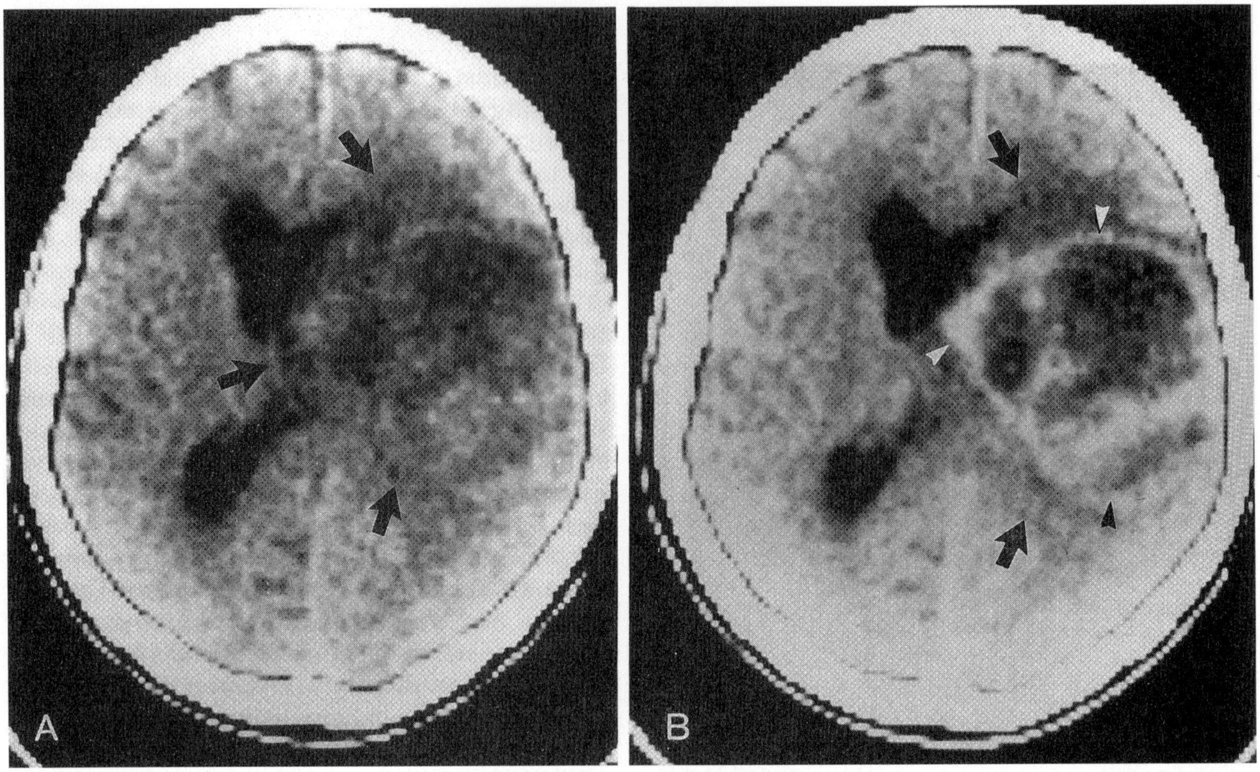

그림 11.14 축면간 종양의 CT 영상. A. Noncontrast. 축면 CT 스캔은 왼쪽에 크고, 혼합된 밀도의 경계가 뚜렷하지 않은 종괴를 보여준다(*화살*). 이 종괴는 뚜렷하게 측뇌실에 압박을 주고 변위시키고 있다. B. Contrast. 조영제 주사 후 영상은 부종(*화살*) 과 실제 종양(*화살머리*) 사이를 감별하며 실제적 크기를 지적한다. 종양 내 저밀도 부위는 괴사후 낭종을 의미하며 증강된 후방 부위는 여전히 남아있는 딱딱한 구성요소를 의미한다. 이 모습은 제시적이기는 하나, 악성질환을 지적하는 특성은 아니다.

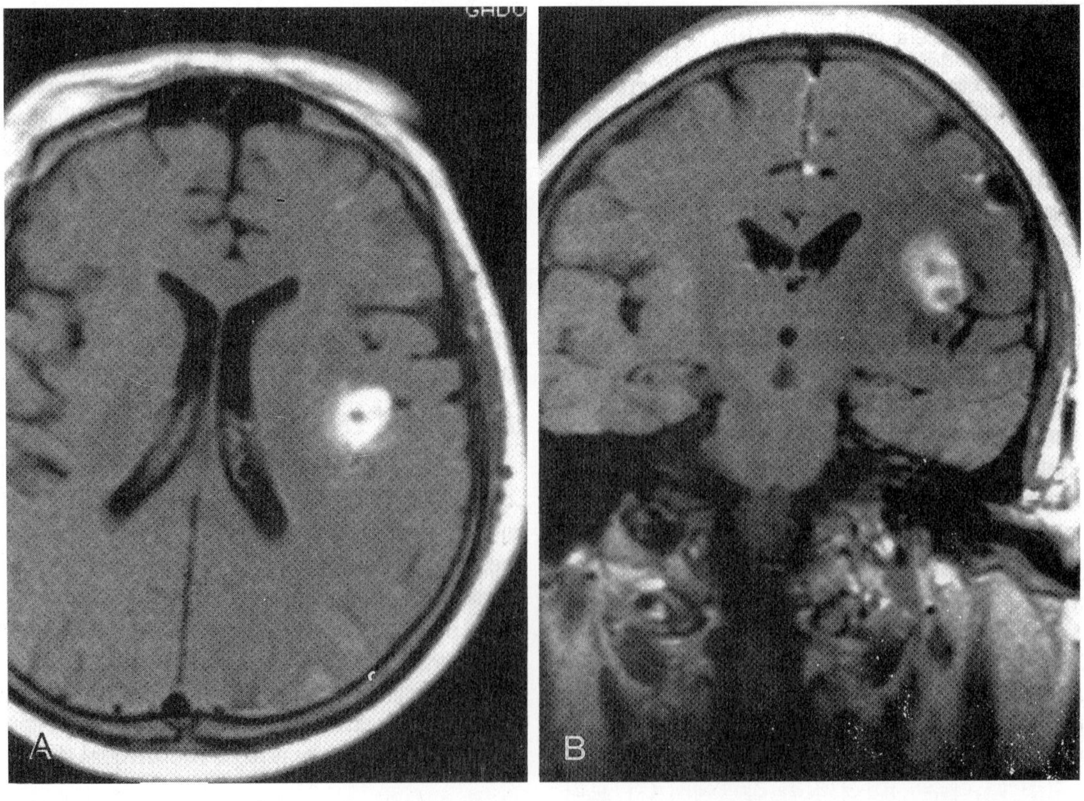

그림 11.15 축면간(intra-axial) 종양 MRI. T1 weighted 축면 (A) 그리고 관상면 (B) 조영 후 영상(그림 11.10과 비교하라). 이러한 영상들은 질환의 조영증가를 보여주며 혈액-뇌 장벽 파괴를 지적한다. CT에서처럼 질환의 괴사 부분은 증강되지 않는다. 이것은 전이성 악성종양을 뜻하는 것으로 느껴진다. 하지만 종양의 유형이나 또는 종양 vs. 농양 차이점에 대한 특정적인 것은 아니다.

벽이 손상되었다면 조영증강 현상이 나타날 수 있으며 종양의 위치를 찾는데 도움이 되지만, 종양의 실체를 결정하는데 있어서 도움이 되지 않는다(그림 11.14B).

MRI 영상은 영상의 강조에 따라 다르다. 전형적으로 T1W1에서 종양 조직은 주위 뇌조직(지방종양은 고강도로 나타나기는 하지만)에서 비균질 동급밀도로 나타나 저신호 낭 또는 출혈의 고신호 부위가 있기 전에는 질환의 위치를 어렵게 한다. T2-weight 영상은 전형적으로 어느 정도 고강도로 보여준다. 그러나 등급에서 저강도로서도 나타난다. 주변의 고신호 부종은 흔히 종양의 실제 경계면을 흐리게 한다. 그리고 낭과 출혈은 안으로 굴곡될 수 있다. 조영술 T1W1은 혈관-뇌 장막에 손상이 있다면 부종과 낭 부위의 조영증강없이 종양의 조영증강 효과를 보여준다(그림 11.15).

Extra-Axial 질환

이 부위에서 가장 흔히 발생하는 일반적 종양은 수막종(meningioma)이다. 이 양성 종양이 intra-axial 또는 extra axial 인지를 방사선 검사로 감별하는 것은 어렵다. 그리고 위치를 판단하기 위해 사용하는 일반적 규칙은 매우 혼란스럽다. 전형적으로 경막 표면 경계면에서 수막종을 찾아본다. 수막종은 혈관이 풍부하다. 그리고 매우 크게 성장할 수 있다. 그러나 전형적으로 주위 뇌 부위로 침윤하는 것 보단 압력을 가한다(43). 수막종은 뇌수막 조직이 존재하는 어느 부위에서도 발생할 수 있다(뇌의 볼록 부위, 겸, 안장결절, 접형골 대익 부위들은 두개골 내에서 발생할 수 있는 가장 일반적인 부위들이다). 그것들은 칼슘화될 수 있다.

Intra-axial 종양에 반해 수종막은 일반적으로 CT를 통해 훌륭하게 평가할 수 있다. CT는 질환의 위치를 찾는데도 매우 유용하다. 어떤 칼슘화도 확인하는데 유용하다, 그리고 MRI(흔히 조영제 주입을 요구한다) 보다 매우 경제적이다. MRI의 가치는 종양-뇌 경계면을 평가하고 종양 절제술이 가능한가를 가름하기 위한 평가하는데 있다(43).

CT 영상에서 나타나는 것은 경막 표면을 이루는 고밀도

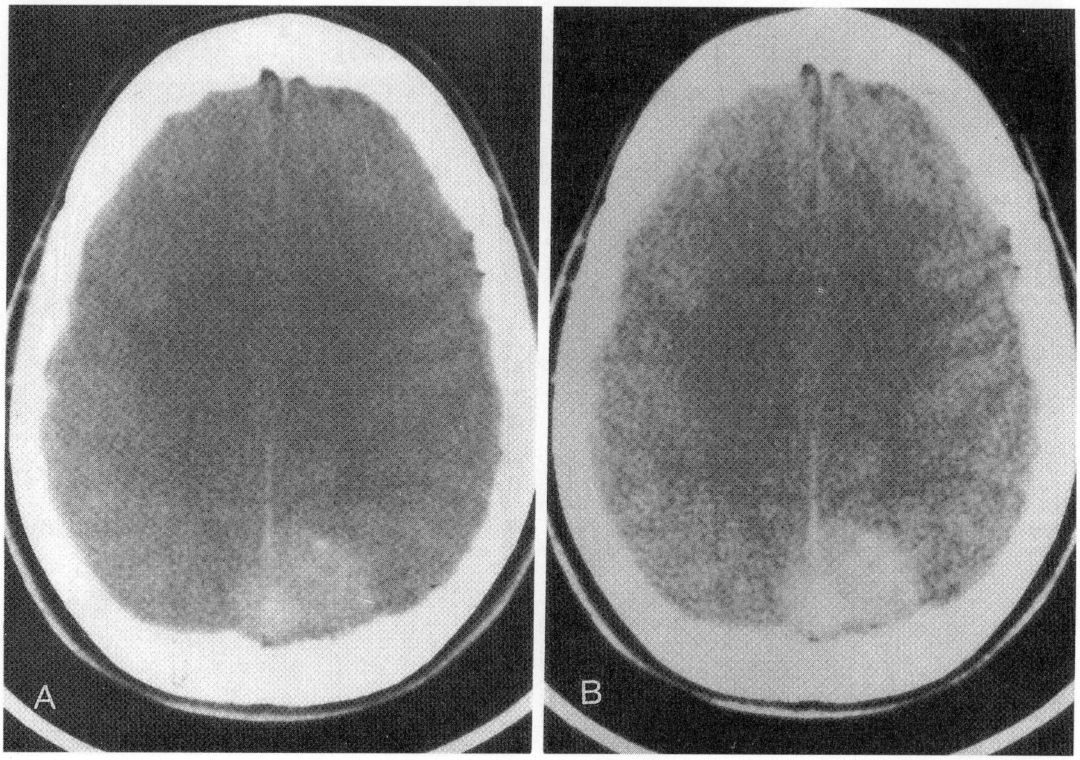

그림 11.16 뇌수막종. Noncontrast (A) 그리고 contrast (B) 축면 CT 스캔. 왼쪽 후두부에서 중간급 고밀도 종괴가 보인다. 종괴는 조영 후 뚜렷한 증강효과를 보인다. 대뇌겸과 경계를 이루고 있는 것을 인지하라. 부종 또는 인접한 골증식체는 보이지 않는다.

메스이다(그림 11.16A). 뇌부종 주위에 있을 수 있다. 그러나 이것은 일관적인 소견은 아니다. 종양이 골격 근처에 있다면 뼈의 비대증 그리고 경화현상이 시각화될 수 있다. 조영증강 효과는 강렬하다(그림 11.16B). MRI 스캔에서 종양은 T1과 T2W1 모두에서 뇌와 등급밀도와 유사하다. 그러나 T2W1에서(그림 11.17, A와 B) 약간 더 고밀도로 나타날 수 있다. 뚜렷한 영상증강은 조영제가 주입되면서 나타난다(그림 11.17 C). 경계가 뚜렷한 저강도 경계는 종양과 뼈사이가 분리된 것을 보여줄 수 있다(43)(그림 11.18).

일반 방사선 필름 검사의 가치는 제한적이다. 밀도가 높은 부위로 향하는 큰 혈관구 또는 두개골 볼록 부위를 따

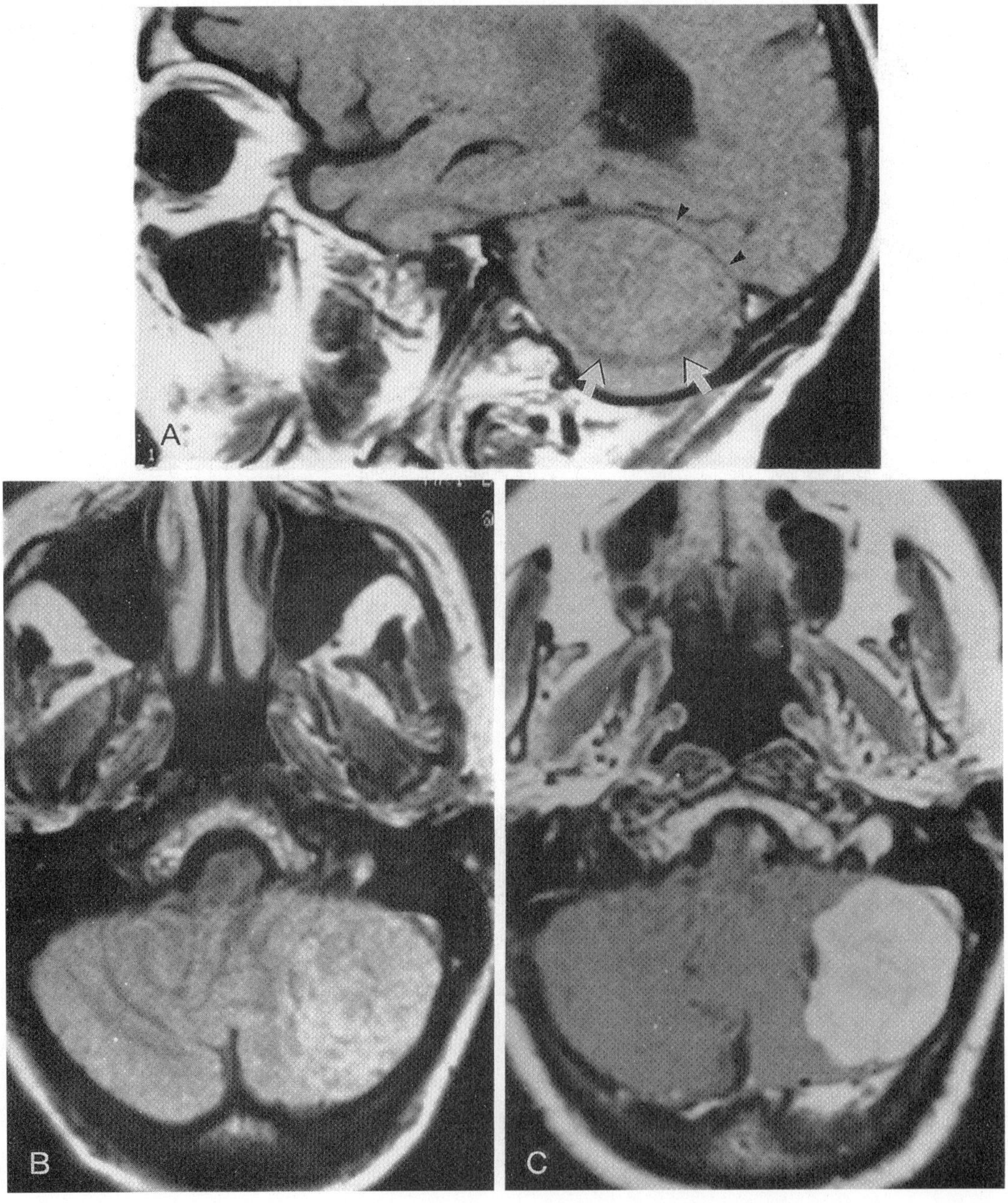

그림 11.17 뇌수막종. A. T1 weighted 시상면 MRI. 종괴가 소뇌를 압박하고 있다(*화살*). 종괴는 주위 조직과 동등한 강도를 보이고 있으며 소뇌천막과 접촉되어 있다(화살머리). B. T2 weighted 축면 MRI. 종양은 뇌고랑을 가리는 신호가 증가된 세밀한 부위처럼 보이는 소뇌반구에 있다. C. T1 weighted 조영 후 축면 영상. 강렬한 조영효과는 종양의 실제 크기를 정확하게 보여준다. 조영은 CT와는 반대로 MRI에서는 질환을 더 정확하게 가시화하는데 필요하다(그림 11.16A). CT 영상은 MRI 보다 훨씬 더 정확하다.

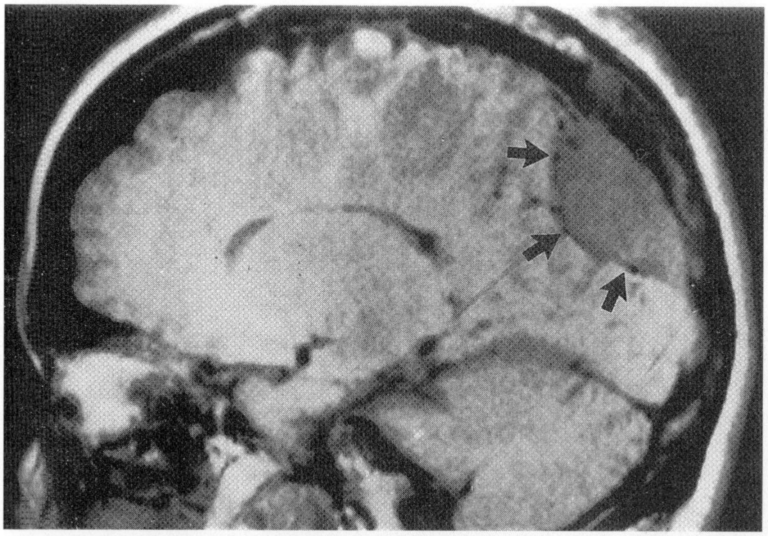

그림 11.18 뇌수막종: MRI에서 종양-뇌 상관면. T1 weighted 시상 영상은 종양과 뇌를 분리하는 경계를 보여준다(*화살*). 여러 혈관들(*무신호 부위*)는 이 경계선에 따라 있다. 이런 정보는 종양을 진단하는데 중요하다.

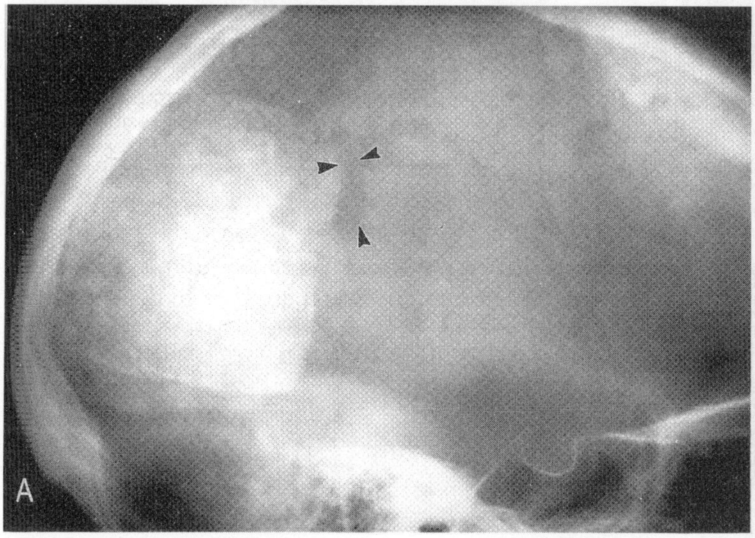

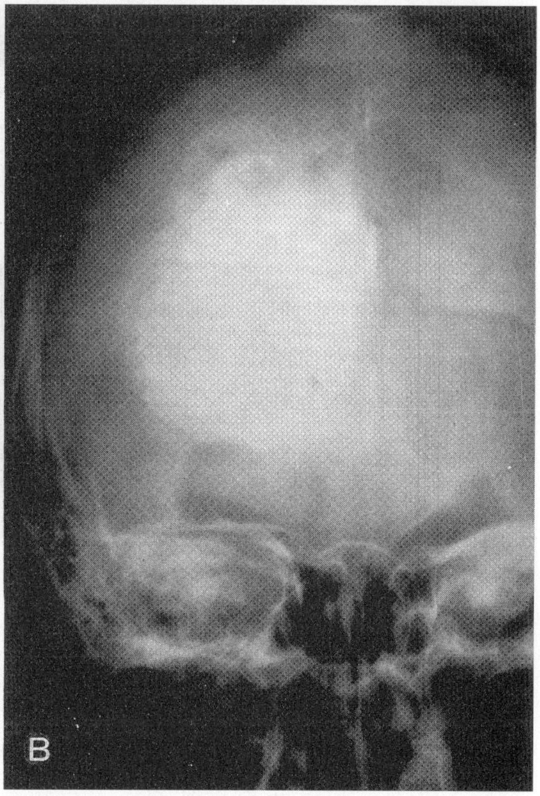

그림 11.19 뇌수막종: 일반 필름에서 예. 외측 (A) 그리고 관상면 (B) 영상. 큰 석회화 부위는 두개골 후면 쪽에서 뚜렷하게 보이며 겸과 인접해 있다. 질환(*화살머리*)으로 이어지는 확장된 혈관 홈을 인지하라. 이 종양은 두개골에 골증식체를 유발시킬 만큼 가까이 있지 않다. 주의점: 일반 필름에서 이렇게 뚜렷한 뇌수막종을 보는 것은 흔한 일이 아니다. 일반 필름 영상에서는 대부분의 경우 뇌수막종을 보지 못한다.

라 팽창된 뼈 그리고 점이나 또는 플라크와 같은 칼슘화 현상은 종양의 가능성을 강하게 제시한다(그림 11.19). 안장결절의 "Blistering(골경화 팽창)"은 또 다른 임상소견을 제시한다. 일반 방사선 필름은 일차적 평가 진단기가 되어서는 안 된다. 대부분의 수막종은 이 검사에서 나타나지 않기 때문이다.

염증성 질환(Inflammatory Lesions)

뇌의 실질과 수막에 영향을 주는 대부분의 염증성 질환들은 감염성이다. 박테리아, 바이러스, 곰팡이 그리고 기생충 질환들을 포함한다. 사르코드병, 비감염성, 육아종 질환들은 여기에 포함된다. 이것은 많은 감염성 질환 과정에 매우 유사하게 나타나기 때문이다. 혈관과 관련되는 일

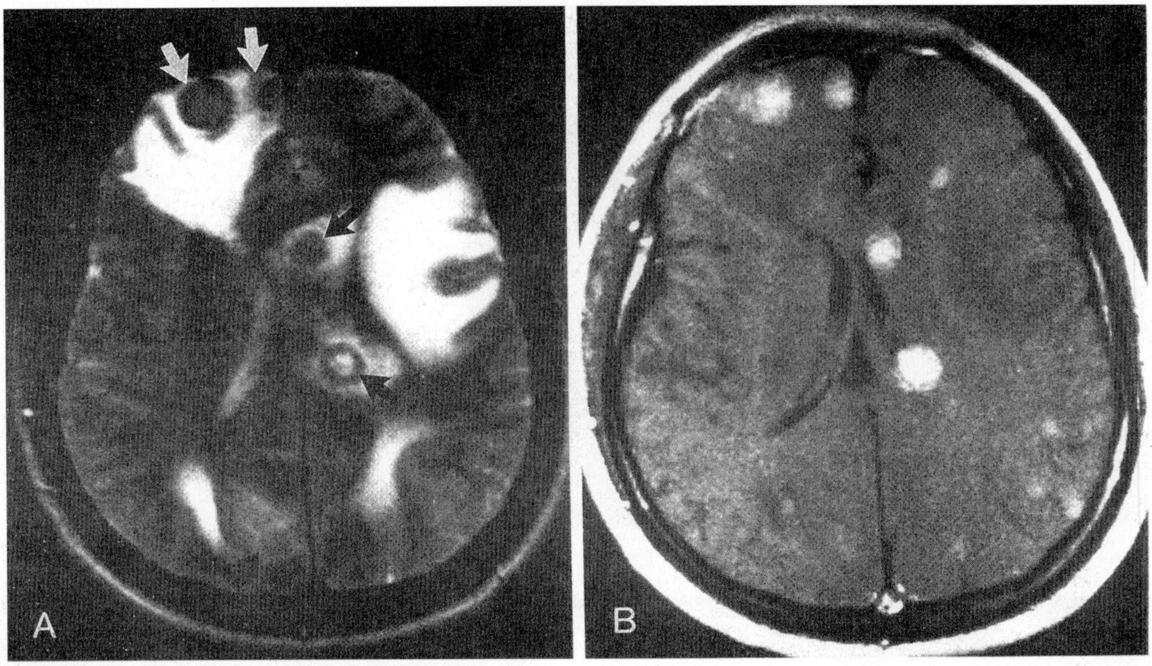

그림 11.20 톡소포자충증. A. T2 weighted 영상. 주위에 고강도 신호를 가진 부종과 함께 동급-고강도의 여러 병소들이 보인다(*화살*). B. T1 weighted 조영 후 영상. 고강도 신호(*조영 후*)를 보여주며 T2 weighted 영상에서 질환과 일치하는 것을 인지하라. 고강도 신호의 몇몇 추가적인 병소들이 왼쪽 후두부위에서 보인다. 아마도 추가적인 감염 부위를 뜻하는 것이다. 부종은 더 이상 분명하지 않으며 이의 정상적인 동등급-저등급 강도 모습으로 추정된다.

차적 염증성 질환들은 "혈관염"에서 논의된다.

감염은 뇌 실질 또는 수막에서 일차적으로 발생할 수 있다. 주위 안면 구조로부터 퍼질 수 있다. 또는 다른 인체부위에서 혈류를 통해 전이될 수 있다(44). 수막과 관련은 뇌바닥수조 소실과 경막이 두꺼워지게 할 수 있다. 뿐만 아니라, 뇌척수액 순환 장애로 인해 수두증을 유발시킬 수 있다. 뇌 실질 감염은 흔히 부종과 함께 나타난다. 하지만 이 현상은 항상 보여지는 것은 아니다. 치료하지 않으면 감염 주위에 농양 형성은 흔히 2주 후에 나타난다(44, 45). 전략적 부위와의 관련은 수두증 현상을 유발시킬 수 있으며 뇌실벽과 뇌실막으로 퍼져 매우 위험한 합병증을 유발시킬 수 있다. 수막염 또는 실질 감염 그리고 육아종; 수막, 실질 그리고 뇌실주위에 칼슘화; 혈관염, 허혈증, 그리고 경색; 출혈; 뇌위축, 탈수초; 그리고 공뇌증과 같은 후유증이 발생할 수 있다(44~48).

최근까지 조영제 그리고 비조영제 CT 그리고 혈관조영술은 수막염과 대뇌염 평가를 위해서 사용할 수 있는 최선의 검사법이었다. 그러나 지금은 MRI, T2W1 그리고 전후 조영제 T1W1 들이 가장 적절한 영상진단법이다. 특히 초기 단계에서 더욱 그렇다(37, 44, 47). 초기 진단을 가능하게 하고 호전된 환자 관리에서 최고의 예민성이 있기 때문이다. 그러나 CT는 칼슘화와 급성 출혈질환을 진단하는데 여전히 가치가 있는 진단기이다. 그러므로 가능하다면 MRI 는 일차적 영상 진단기로서 사용되어야 한다. 그리고 CT는 MRI 검사에서 발생하는 의문을 답하기 위해 사용된다.

어느 영상 진단에서도 감염의 영상은 비특정적이다. MRI를 통해 뇌수막적 문제는 T1 weighted 조영술로서 가장 훌륭하게 평가할 수 있다. 뇌 형태에 따라 주변의 영상증강 효과가 나타나며, 연수막낭까지 퍼졌다면 피질고랑으로 이어진다. 이 현상은 기저수조(47)의 영상증강과 소실현상과 함께 나타난다. T2W1 영상에서 실질감염은 단일 또는 다수로 혼합된 또는 고신호 부종으로 둘러 싼 고신호 부위로 나타난다(그림 11.20A). 농양 형성이 발생했다면, 고강도 중심 그리고 둘러싸여진 부종은 동등급 강도 주변(낭)에 의해 분리된다. 수두증과 경색과 같은 이차적 소견들이 보일 수 있다. 그러나 조영제 주입 후 실질 질환 또는 농양낭의 영상은 증강될 것이다(그림 11.20B 그리고 11.21).

비조영제 CT는 초기 뇌수막 관계를 잘 보여주지 못한

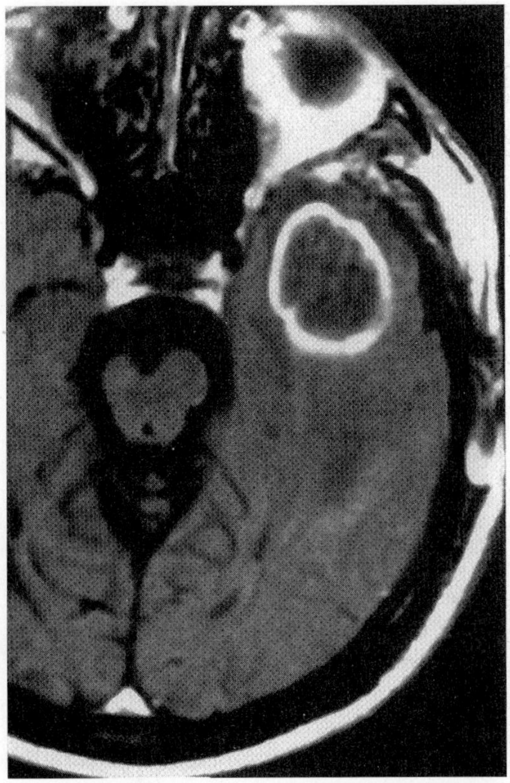

그림 11.21 대뇌농양. A T1 weighted 조영 후 MRI 영상은 전형적인 낭을 보여준다. 그러나 이러한 대부분의 질환들처럼 이 모습은 비특정적이다.

다. 조영제를 사용할 때, 임상소견들은 MRI와 유사하다. 때로는 유일한 임상소견은 수두증과 같이 이차적일 수 있다. 초기 단계에서 실질질환 전형적으로 부종과 유사한 저밀도 지역으로 나타난다. 농양이 형성되었다면 주위 부종과 관련될 수 있는 저밀도 메스를 둘러싸는 얇거나 두꺼운 경계면이 보일 수 있다(45). 이차적 칼슘화 현상은 몇몇 저자들이 제시하듯이 칼슘화 현상의 형태는 감염의 형태를 감별할 수 있으며 매우 뚜렷하게 나타난다(49). 그러나 염증질환의 모습은 전형적으로 비특정적이며 감염 진단은 여전히 임상과 실험실 검사 소견(45)에 크게 의존한다.

뇌실과 뇌척수액 공간 질환들
(Lesions of Ventricles and Cerebrospinal Fluid Spaces)

뇌에 영향을 주는 많은 과정들은 이차적으로 뇌실에 영향을 줄 것이다. 그러나 이 체계에 일차적 질환 또한 존재한다.

수두증(Hydrocephalus)

즉, 수두증이란 뇌척수액의 과부하로 인해 발생한 뇌실 팽창이란 의미다. 이 현상은 폐쇄성과 비폐쇄성으로 나누어진다. 폐쇄성 수두증은 압박, 뇌실벽의 침윤, 또는 배출구의 내적 폐쇄 또한 경막동으로 흘러가는 뇌척수액 흡수를 방해하는 뇌막낭 유착으로 나타나는 이차적인 문제다. 폐쇄성 수두증의 원인 종양, 뇌의 감염, 뇌실종양, 뇌실의 선천성 기형, SH 그리고 뇌막염 등을 포함한다. 비폐쇄성 수두증은 전형적으로 맥락총 종양(50)으로 인해 척수액의 과생산 때문이다. 어느 쪽 뇌실이 관련되어 있는지 감별하는 것은 그 원인을 찾는데 도움이 된다. 외측 뇌실계가 팽창되었다면, 그러나 제 3실과 4실은 작고 정상이라면, Monroe 공에 폐쇄현상이 발생하는 것이다. 만약 모든 뇌실계가 팽창되었다면 제 4실 말단 부위에 폐쇄현상이나 또는 뇌척수액 과생산에 문제가 있을 것이다.

CT 그리고 MRI는 확연한 뇌실 팽창을 보여주지만 MRI는 그 원인을 확인할 수 있기 때문에 가치가 크다(51). 신생아에서 초음파 진단은 아마도 최선의 진단기일 것이다. 이유는 위험성이 없으며 정확하고 빠르며 상대적으로 경제적이기 때문이다.

CT와 MRI의 영상은 비교적 정확하다. 그림 11.22에서 보면 다음과 같은 징후들을 보면 한 개 또는 여러 뇌실에서 팽창된 모습이 있다: 뇌량 거상, 시상하부의 하방변위, 제 3실의 전면 부위 팽창, 머리 크기의 증가(소아환자), 지주막하강과 기저수조의 팽창, 그리고 수두증 원인의 시각화(51, 52). 때때로 뇌실 팽창은 매우 미세하며 정확한 진단이 어렵다. 정상 뇌실 크기와 비정상적 팽창 크기 비교가 어렵기 때문이다(50). 대뇌위축 확산은 뇌실과 뇌척수액 공간 팽창을 유발할 수 있기 때문에 감별진단이 매우 어렵다(그림 11.23). 그러나 뇌실 팽창은 비대칭적일 수 있고 수두증(51, 52)와 관련된 뇌실 팽창을 위해 언급된 첫 4개의 징후 중 어느 것도 나타나지 않는다.

낭(Cysts)

지주막(지주막하), 실질, 공뇌낭, Dandy-Walker 기형들을 포함하는 다양한 두개골 내 낭들이 있다. 낭은 감염과정 또는 종양괴사의 한 부분으로서 시각화될 수 있다. 그러나 "고립" 낭질환은 다음과 같은 특징이 있다: 뇌척수액과 유사한 또는 동일한 신호강도 또는 밀도, 균일한 농도, 연조직과 관련이 없음, 조영제 영상증강 없음, 주위

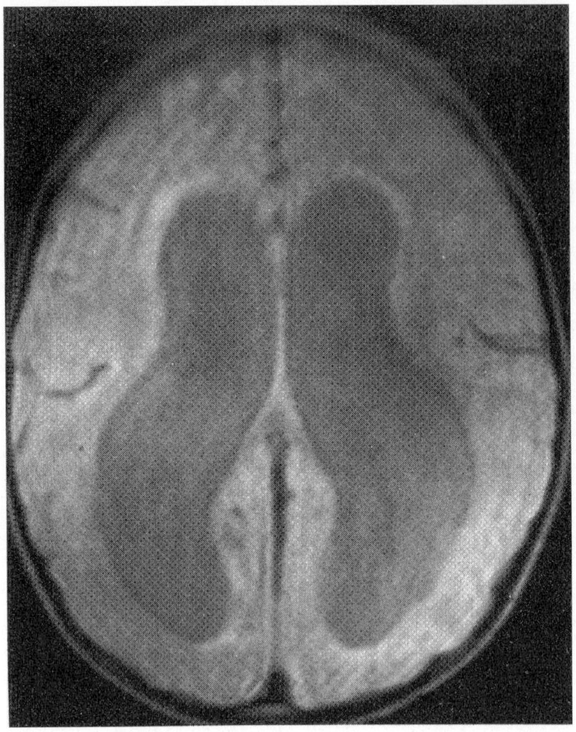

그림 11.22 수두증. 측뇌실이 전체적으로 팽창되어 있다. 이 한 MRI 영상으로 원인을 규명할 수 없다. 그러나 전체 영상에서는 흔히 가능하다.

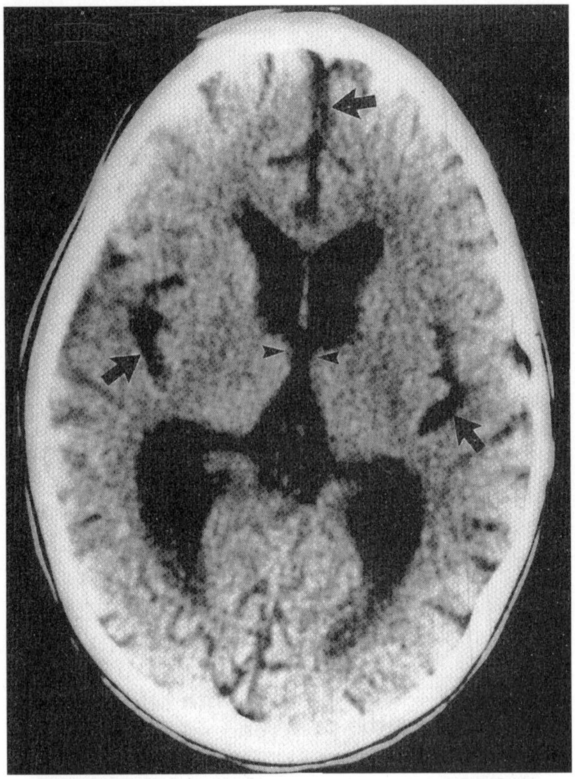

그림 11.23 대뇌위축. 이 CT 스캔은 측뇌실과 제 3실이 중등급 정도의 팽창현상을 보여준다. Sylvian 열 그리고 중심 고랑들이 넓다(*화살*). 이러한 소견들은 연수막 레벨에서 뇌척수액 순환 폐쇄와 일치한다. 그러나 제 3실(*화살머리*)의 좁은 전면 부위, 위축현상과 일치하는 소견을 인지하라. 이 환자는 3개월 전, 익사 사건과 함께 심장마비를 경험했다.

부종 또는 신경아교증(gliosis) 결핍(50, 53, 54). 낭을 형성하는데 3개의 일차적 병인이 있다: 선천적, 괴사후, 수술후(50, 52). 이러한 질환들이 공통적으로 가지고 있는 임상 모습은 주로 수두증과 관련될 수 있다.

CT와 MRI 모두 비정상적 부위에 뇌척수액 밀도 또는 신호를 정확하게 보여준다. 그러므로 어느 진단기를 사용해도 된다. CT는 경제적이고 쉽게 사용될 수 있다. 그러나 환자에게 방사선을 노출시킨다. 그리고 낭을 관상면 또는 시상면으로 시각화하기 위해 영상 재형성을 요구한다. 그러나 MRI 처럼 영상이 섬세하지 못하다. 결국, 진단기 선택은 임상가의 취향에 달렸다.

다양한 형태의 낭 사이에 특징적 차이점은 낭의 정확한 위치가 파악될 수 있는 가다. 지주막낭은 주로 주지막하안에(기저수조를 포함해서) 또는 경막하강에 위치하며 일측성의 경향이 있다(50, 54)(그림 11.24). 실질낭은 뇌조직으로 둘러싸여 있으며 공뇌낭은 뇌조직 내에 위치한다. 그러나 뇌실 또는 지주막하강과 교감한다(52, 54). Dandy-Walker 기형은 제 4실과의 교감을 보여주는 중심선 후두와 질환이다. 그리고 소뇌충부가 없다(50)(그림 11.25). 그것들은 흔히 다른 신경적 기형들과 관련된다. 이러한 질환들의 정확한 위치를 파악하기 위해서는 다수면 영상이 필요할 수 있다.

뇌실계 종양(Ventricular Neoplasm)

뇌실 종양은 흔하지 않다. 더욱 일반적 조직 형태는 맥락총 유두종(choroid plexus papilloma), 수막종, 뇌실막하세포종(subependymoma) 그리고 콜로이드낭(colloid cyst)들을 포함한다. 대부분의 종양은 양성이지만, 임상적으로 중요한 것은 수두증을 유발시킬 수 있기 때문이다. 종양의 위치는 이러한 합병증의 가능성을 파악하는데 가장 중요한 요인이지만, 뇌척수액의 과생산(비폐쇄성 수두증)은 맥락총 유두종으로 인해 발생할 수 있다. 폐쇄현상으로 인한 두통을 유발시키는 전형적 종양은 콜로이드낭이다. Monroe 공 옆에 있는 제 3 뇌실에 주로 발생하기 때문이다(그림 11.26). 나무줄기같이 부착되었기 때문에

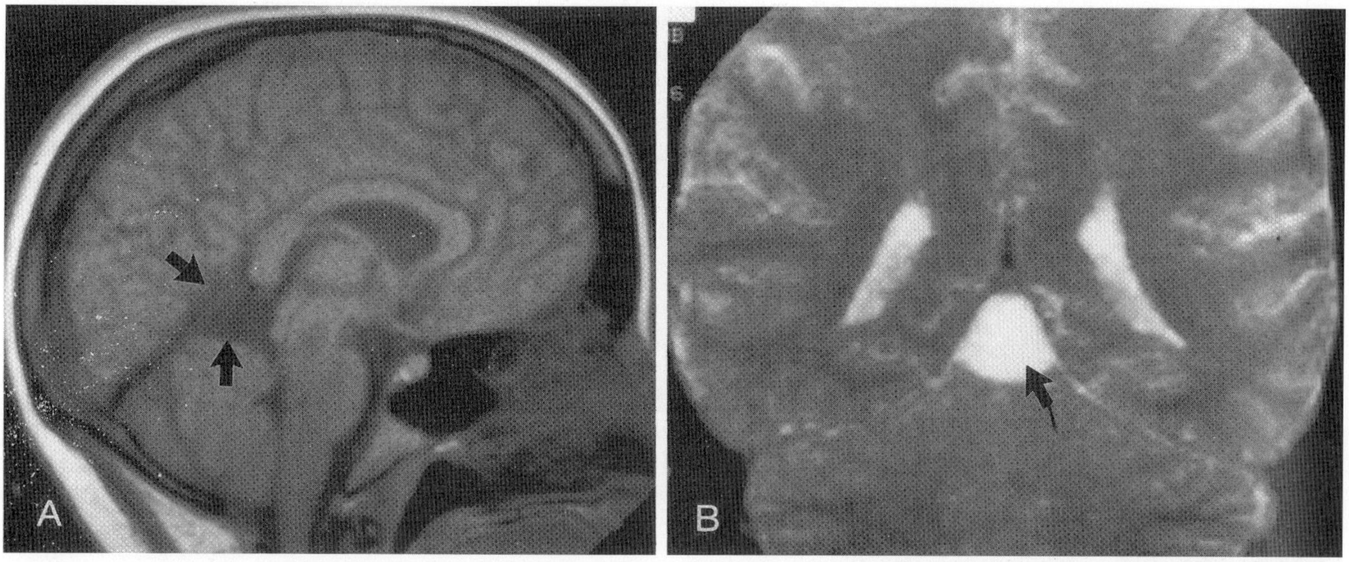

그림 11.24 지주막낭. A. 시상면 T1W1. 뇌척수액 신호의 부위는 상부 소뇌수조에서 뚜렷하다(*화살*). B. 관상면 T2W1. 종괴는 여전히 뇌척수액 강도를 유지하고 있다(*화살*). 두 MRI 모두 동질성 신호를 보여주고 있다 그리고 뚜렷한 연부조직 부종은 없다.

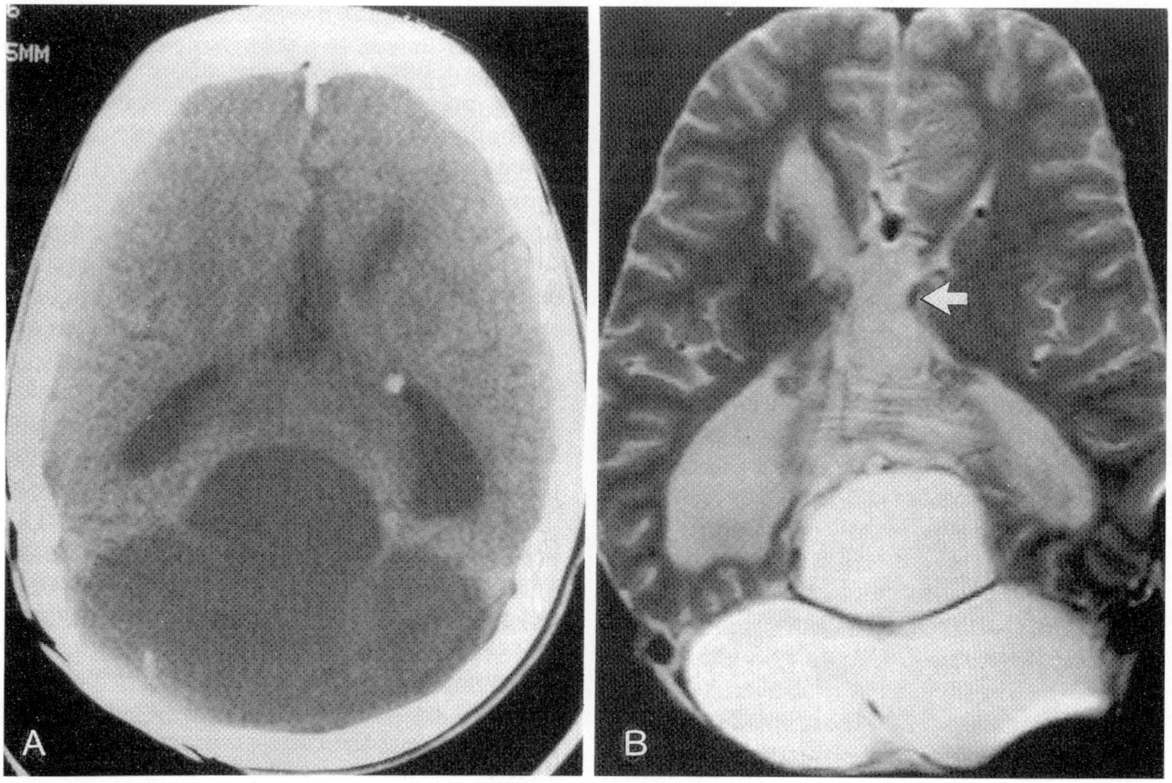

그림 11.25 Dandy-Walker 낭. A. 축면 CT 스캔. 크고 동질성인 삼엽종괴는 후두와에서 보인다. 밀도는 뇌척수액과 유사하다. 종괴는 중심에 위치하고 있다. B. 축면 T2 weighted 영상. 비정상에 관한 더 세부적 정보는 이 영상과 함께 얻어진다. 예전 특징에 추가적으로 측뇌실 분리와 함께 제 3실이 거상되며 뇌량이 사라진 것을 발견한다. 수두증 또한 지적된다. 환자는 뇌실지름술을 가지고 있다.

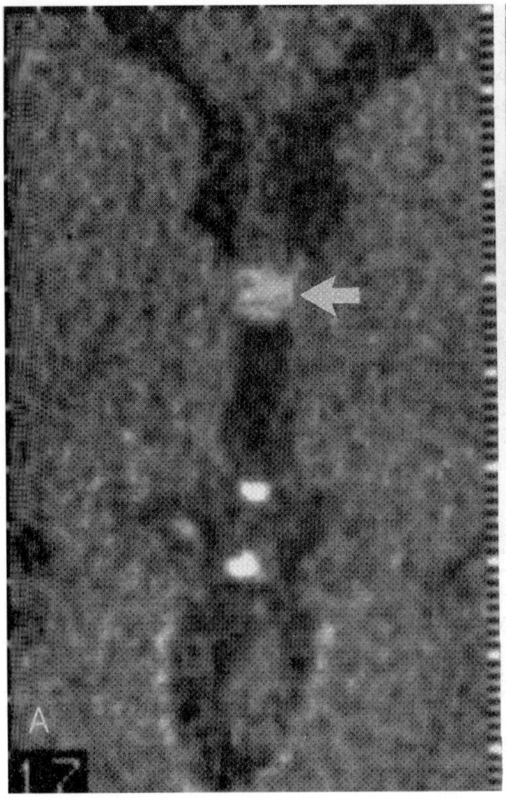

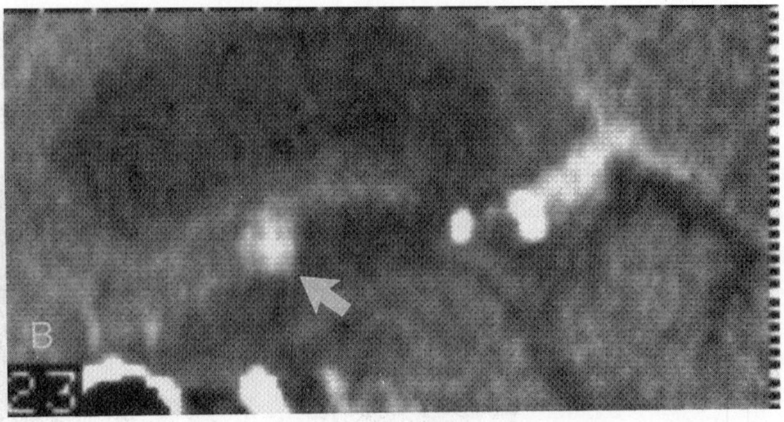

그림 11.26 제 3실의 콜로이드낭. A. 관상 CT 스캔. B. 시상 CT 스캔. Monroe 공에 있는 종양의 위험한 위치를 인지하라. CT에서 고밀도 영상은 이러한 양성질환에서는 전형적인 현상이다.

ball-valve 처럼 폐쇄현상을 유발시키기 때문이다. 이 종양은 비특성적이며 경계가 불분명한, 간헐적 두통과 구토 그리고 갑작스러운 재생 불가능한 뇌손상 또는 죽음을 초래한다(55, 56).

급성적이며 두개골 내 압력이 증가하면서 발생하는 심각한 징후와 증세를 유발시키는 그런 질환들은 발달된 영상진단이 중요하다. 폐쇄현상의 정도 그리고 정확한 위치를 파악하는데 있어서 MRI는 CT보다 효율적이지만, 그 진단장비가 준비될 수 있는가에 따른다. MRI 보다 CT가 쉽게 준비될 수 있다면 CT를 사용해야 할 것이며, 그렇지 않다면 MRI가 좋은 선택이다.

CT, MRI 모두 개별적 종양을 위한 특이한 것은 없다. 일반적으로 CT의 영상은 주로 뇌실 내에 위치한 저밀도에서 고밀도 메스를 보여준다. 메스가 시각화될 수 없다면(동급밀도), 뇌실 팽창의 형태는 질환의 위치를 파악하는데 도움이 될 수 있다. MRI에서 T1W1 신호는 일반적으로 저강도에서 동급강도이며 T2W1에서는 고강도이다(57). 여기에 제외적인 경우는 T1W1에서 고강도일 수 있으며 T2W1에서는 저강도가 될 수 있는 클리노이드낭이다(56, 58). 환자의 연령 그리고 종양의 위치처럼 종양의 종류를 결정하는데 도움이 될 수 있는 기준은 있지만, 결국 모든 질환은 조직검사를 통해 확인되어야 한다.

두개골 기형(Cranial Abnormality)

대부분의 두통은 뇌와 수막 외부에서 기인된다. 아주 소수의 기형현상들이 두개골관 내에서 발견된다(5). 이러한 두통들은 부비동, 두개골, 두개골외부 혈관, 척추관절과 관련된 근인대 조직 그리고 표층 연조직들에 의해 기인된다.

안면골과 두개관 (Facial Bones and Calvarium)

뇌와 수막을 둘러싸고 있는 두개골의 치료학적 의미가 있는 기형현상은 희귀한 것은 아니다. 대부분의 경우, 이러한 기형들은 병력에서 또는 임상검사에서 나타난다.

종양(Neoplasm)

두개골과 안면골에 양성 종양은 미용적 기형현상이나 교감하는 구조물 사이에 경로 폐쇄(예, 부비동), 또는 주

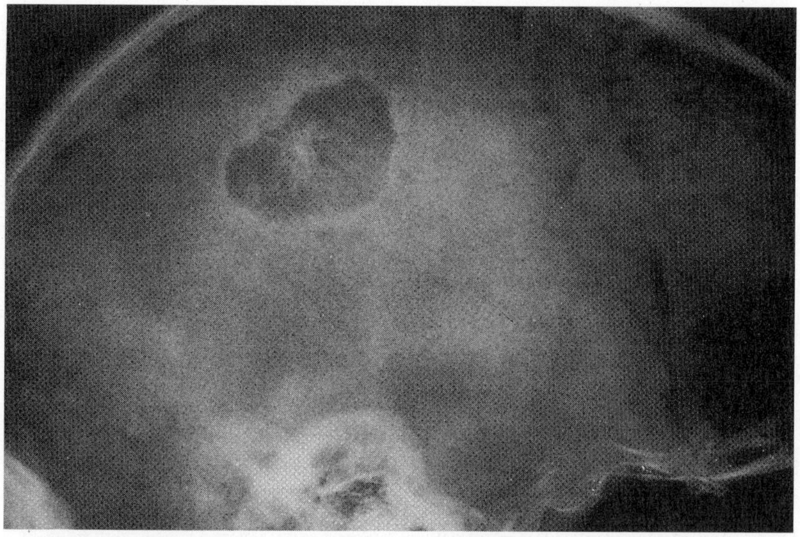

그림 11.27 혈관종. 외측 두개골 필름은 전통적인 이 양성 종양을 보여준다. 항상 우연히 발견되며 더 이상 검사는 필요 없다.

위에 중요한 조직에 압박에 의한 증세들이 없고서는 특별한 증세들을 나타내지 않는다. 위에 서술된 상황과 관련된 증세로 환자가 불평하기 전에는 양성종양은 단순히 주의만 요구한다. 그리고 두통 원인을 파악하는 노력을 중단하지 말아야 한다. 전형적으로 임상적 문제를 유발시키지 않는 양성종양의 주 예로서 골종(osteoma)과 혈관종(hemangiomas)이다(그림 11.27). 이 두 질환은 전형적으로 두개관 외부에 영향을 주며 내부조직에는 영향을 주지 않는다(59).

영상진단은 일반 필름 진단으로 제한되어야 한다. 때로는 이 질환들이 우연히 방사선핵골스캔에서 온점으로 발견될 수 있으며 공격적인 질환이라는 것을 배제하기 위해 일반 방사선 검사를 다른 영상진단과 비교분석할 필요가 있다. 진단을 확인하고 공격적인 질병이라는 가능성을 배제하기 위해 심도있는 영상진단이 요구된다면, CT는 선택할 수 있는 경제적 검진이다. 그러나 MRI 검사는 가장 섬세한 영상을 제공할 수 있다.

심각할 수 있는 양성종양이 확인되면[예, 섬유형성이상(fibrous dysplasia)], 좀 더 심도 있는 검사가 필요하다. 두개골에서 섬유형성이상 질환은 흔히 일반 필름영상에서 구름같은 칼슘화 현상을 보여주는 많은 양의 골격변화를 나타낸다. 일반 필름에서 나타나는 이 질환의 영상의 어려움은 예민한 신경조직이나 혈관조직으로 성장 진행하는 것이다. 신경혈관 조직들과의 관계를 정확하게 파악하기 위해 심도 있는 영상진단이 요구된다. 섬유형성 이상 질환의 골격질환을 파악하기 위해 CT는 매우 훌륭하다. 그리고 변화된 신경혈관 해부학을 평가하는데 매우 효율적이다. MRI의 단점은 질환이 포함하고 있는 밀도 높은 뼈는 MRI 영상에서 더욱 검게 나타난다. 이 검은 영상은 T1, T2 weight 에서 변화가 없다. 그리고 종양과 주위 조직의 영상 차이점을 방해한다.

두개골에서 공격적인 종양은 흔치 않다. 대부분의 이러한 종양들은 전이성이다; 그러나 다발골수종(multiple myeloma), 척삭종(chordoma), 연골육종(chondrosarcoma), 림프종(lymphoma) 그리고 Paget 병에서 전의된 골육종(osteosarcoma)들이 반드시 고려되어야 한다.

전이는 중요한 종양적 상태다. 그러나 많은 골전이 사례에서 두개골에서의 발생은 흔하지 않다. 두개골이 일차적 악성종양(폐, 유방, 위창자, 신장, 갑상선, 그리고 전립선)에서 골전이의 초기 위치가 된다는 것은 매우 희귀한 경우이다. 악성종양 병력과 함께 국소적이며 지속적인 두통은 체중감소, 발열, 식욕부진, 피로증과 같은 총체적인 징후가 없어도 임상적으로 이 진단을 내리는데 충분한 이유가 된다.

일반 필름 영상에서도 국소적 골파괴 부위가 뚜렷하게 나타난다. 대부분의 경우 파괴적인 형태로 나타난다(예외적인 경우; 전립선암 전이, 수모세포종 전이(medulloblastoma metastasis) 그리고 모든 전형적인 현상이 발생한다(거친

경계면, 긴 이행구역, 피질파괴, 연부조직 메스. 등등). 두개골 전이가 발견된 후, 다른 부위에서의 발생도 확인하기 위해 골스캔은 다음에 진행되어야 할 영상진단이다. 뇌 또는 뇌수막에서 발생할 수 있는 전이현상을 평가하기 위해 MRI 그리고 조영효과증강 CT를 사용할 수 있다. CT와 MRI는 치료코스와 치료반응을 결정하는데 있어서 매우 유용하게 사용된다.

다발골수종은 가장 일반적인 일차성 골 악성종양이다. 두개골은 다발골수종이 흔히 발생하는 부위이다. 임상적으로 환자는 악성종양의 전신적 징후를 보여준다. 양성종양과는 일치하지 않는 두통형태가 나타난다. 골수증식 악성종양이기 때문이다. 그리고 흔히 관련된 악성종양의 방사선적 징후가 나타나지 않기 때문이다. 가장 일반적인 방사선적 패턴은 광범위적인 골질감소 현상이다. 이산적인 여러 원형적인 질환형태의 경계면이 뚜렷한 것이 전형적인 방사선 영상의 패턴이다. 병변 수가 증가되면서 전이와 림프종과는 달리 병변들이 융합되지 않는 경향이 있다.

다발골수종의 영상진단은 어렵지 않게 실행된다. 방사선핵종 섬광조영술(radionuclide scintigraphy)은 상대적으로 다발골수종 병변에 무감각하다. 이러한 병변들은 골스캔에서 40% 경우에 병변 변화를 감지하지 못한다. 이것은 골반응 없는 골수증식 대치 때문이다. 그러나 MRI는 골수내 변화에 매우 민감하다. 1% 정도의 골수 변화에도 MRI 스캔은 병변을 발견할 수 있다. MRI는 이 질환을 확인하는 초기에 특정한 징후를 보여주지만, 최상의 그리고 가장 경제적인 검사는 혈액검사다. 혈청단백과 요단백 전기이동은 어느 영상진단 검사보다도 정확하게 이 질병을 확인한다. 영상진단의 가치는 조직검사 부위를 찾는데 도움이 될 뿐이다.

두개골과 안면골에 나타날 수 있는 다른 일차성 악성종양은 상대적으로 특정한 임상적 징후를 보여준다. 이러한 국소적 비정상적인 현상들을 위한 영상진단은 병변의 위치 결정, 골관계의 정도, 연부조직 침투 그리고 종양주위 조직의 비정상적 현상에 집중되어야 한다. 이러한 정보는 치료 방향을 결정하는데 도움이 될 뿐 아니라, 치료 반응을 평가하는데도 도움이 된다. 먼저 언급된 변이종(60) 평가에서 MRI의 효율성에 대해서는 별 논쟁이 없다. 보조적 검사는 필요한 대로 요구될 수 있다. 그러나 MRI는 일차성 악성골종양을 진단할 때 제외될 수 없는 중요한 검사이다.

두개안면 외상*(Craniofacial Trauma)*

중추신경 징후와 증세가 보이는 외상 병력은 CT 또는 MRI의 영상진단을 요구한다. 두부에 발생한 골격 외상은 두개골 내 조직에 외상을 유발시킨다. 일반 필름영상은 연부조직 비정상적 현상을 예상하는데 있어서 큰 도움이 될 수 있다. 이것에 대한 주 예로서 측두골 비늘 부위를 가로지르는 수평선 골절선이다. 이 현상은 중경막동맥 손상이 있다는 것으로 생각되어야 한다. 그리고 외경막 출혈이 진행되고 있다는 것을 예상할 수 있다. 골절 형태 때문에 CT는 두개골의 선골절을 놓칠 수 있다. 이 현상은 골절선과 평행으로 투사되는 CT 빔때문이다. 그러므로 비정상적 상태를 영상화 할 수 없다.

또 다른 예로서, 함몰골절을 들 수 있다. 5 mm 이상 함몰 골절이 발생했다면, 경막손상이 있다는 것을 예상할 수 있다. 이 현상은 증세가 없거나 가볍다 하여도 직접적으로 출혈을 의미하며 뇌외상을 지적하는 것이다. CT는 함몰 정도의 윤곽을 관찰하는데 그리고 주위 해부학과의 관련 상태(61)를 확인하는데 있어서 매우 훌륭하다. 많은 사례에 있어서, 실제적인 뇌외상은 가벼울 수 있다(외상 후 즉각적으로 중추신경 징후나 증세가 가볍거나 없어도) 그러나 부종은 두려운 결과를 줄 수 있다. 이러한 이유로 인해 두려운 결과를 예방하기 위해 모든 합리적인 주의를 기울이는 것은 매우 중요하다. 뇌에 의심되는 외상과 경막을 위한 모든 절차는 이미 언급되었다.

안면골격 골절은 흔히 발생한다. 주먹싸움(안면에 가해진 타격), 스포츠, 그리고 교통사고 외상들에 의해 발생한다. 이러한 골절을 위한 영상진단은 일상적인 방사선 검사 또는 특수 방사선 검사를 통해 골절을 확인한다. 여전히 사용되고 있는 일반 필름 영상 중에 일반 단층촬영술이 있다(제 10장 참조). 복합운동단층촬영술(complex motion conventional tomography)은 안면골절에 관한 매우 중요한 정보를 매우 경제적으로 제공할 수 있다. 안면외상 후 발생하는 두통은 두개 외부 연부조직 또는 뇌진탕과 관련될 수 있다. 임상적 상황을 감별하기 위한 자세한 검사는 필수적이다. 안면구조의 민감성 그리고 심한 출혈과 부종으로 인해 부분적 평가는 매우 어렵다. 이러한 이유로 인해 영상진단을 실행하기 전, 자세한 병력과 관련된 부위에 단계적 평가를 필요로 한다.

비골골절은 흔하게 발생한다. 그리고 적절한 평가를 위한 skull series와 lateral nasal view이면 적절하다(그림

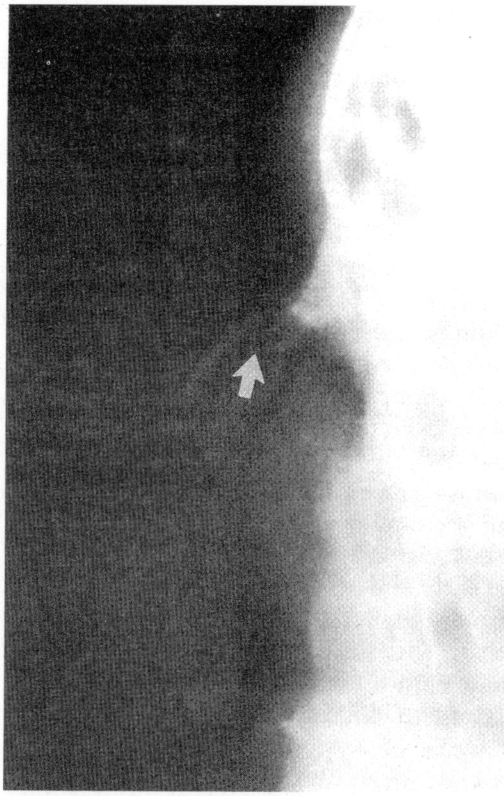

그림 11.28 비골골절. 외측 비골 영상은 비골 끝 부위가 상부쪽으로 변위된 모습을 분명하게 보여준다(*화살*). 이런 유형의 골절 평가를 위해 특수한 영상 검사가 요구되지 않는다.

11.28). X-ray 영상은 치료적으로 의미 있는 정보를 시연하지 않기 때문에 속발성 평가는 임상상황에 따라 결정한다. 관골궁 골절도 동일하다. 제 10장에서 언급된 안면의 특수 superior to inferior 일반 필름 영상은 관골궁이 겹치지 않은 영상을 보여준다. 그리고 골절 영상을 허락한다(그림 11.29).

안와 주위의 골절은 특수한 문제를 제기한다. 충분한 충격이 안와 부위에 골절을 유발시킬 수 있다면 안구 손상의 가능성을 생각하게 된다. 특히 안와 부위에 "blow out"형태의 골절은 매우 중요한 치료적 의미가 있다. 안와의 "blow out"골절은 눈에 anterior to posterior 방향으로 가해진 타격의 결과이다. 이 충격적 힘은 눈을 안와 뒤쪽으로 밀어낸다. 안와는 뼈로 쌓여졌기 때문에 안구내 압력은 갑작스럽게 증가된다. 그리고 매우 얇고 약하게 구성된 상악 하부와 사골 내면에 충격이 전해진다. "Blow out"현상은 안와 구조의 골절이 하부와 내측면에서 안와 벽으로 이어질 때 발생하며 주위 부비동으로 탈출된다. 대부분의 경우, 안와 지방만이 부비동으로 탈출된다. 그러나 어떤 경우에는 안구 외근들이 안와로부터 밀려나와 비정상적인 부분에서 포착되어진다. 안와 "blow out"골절에서 2개의 즉각적인 임상적 상황이 발생한다: (*a*) 부비동으로 부터 박테리아나 다른 물질로부터 오염된다. 그리고 (*b*) 안구 외근들이 이동되어 정상적인 기능이 소실된다(63). 이러한 이유로 때문에, 이러한 형태의 외상을 인지하기 위해선 안면 외상에서 정확한 병력과 임상적 소견을 관찰하는 것은 매우 중요하다. 눈이 돌출된 현상과 함께 나타나는 두통은 그리고 코를 풀 때 안구통이 발생하는 것은 "blow out" 골절을 의심하는 징후이다. 이 현상이 의심되면 외상 부위에 대한 빠르고 정확한 정보가 매우 중요하다. 일반

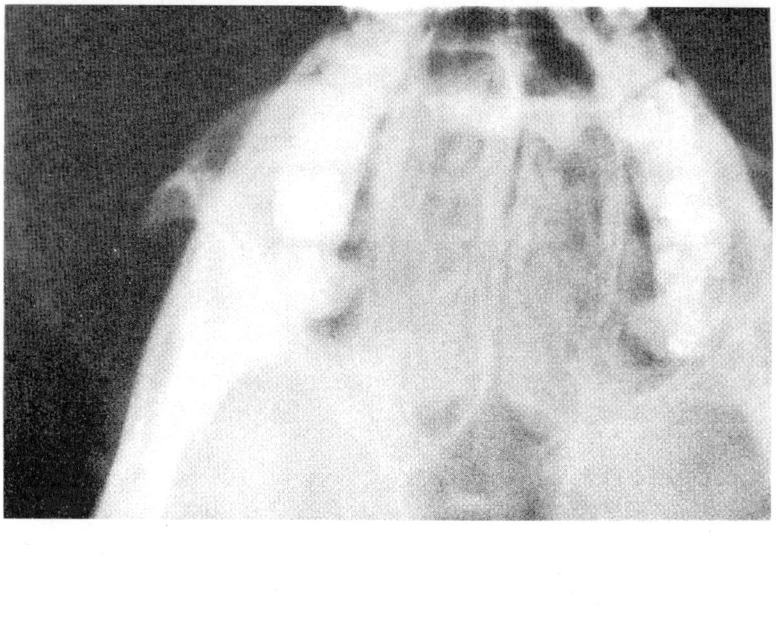

그림 11.29 관골궁 골절. 축면 영상은 관골궁이 내측으로 변위된 모습을 보여준다. 골절은 중심부위에서 발생했다. 이런 외상은 환자의 관골이 다른 사람의 머리에 부딪치면서 발생한다.

필름 영상은 안와벽 부분이 소실된 현상을 보여준다. 그리고 주위 부비동의 혼탁화 현상이 보여진다. CT는 다음 단계에서 할 수 있는 영상진단이다. 직접적인 관상면 영상은 안와벽의 얇은 뼈를 보여준다. 그리고 안와 내용물의 탈출을 보여주며 안구 외근의 상태에 관한 중요한 정보를 준다.

하악골 골절은 두통을 유발시킬 수 있다. 임상적으로 이러한 외상들은 입을 열 수 없는 상황을 나타내고, 비관절 부위에 소리가 나며 또는 급성적인 부정교합 현상이 발생한다. 하악골 골절이 발생할 때 가장 흔히 발생하는 위치는 하악과의 경부이다. 반대측 하악각 또는 하악체에 반충관절(contrecoup fracture)이 발생할 수도 있고, 또는 없이 나타난다(62). 일반 필름 영상 테크닉은 하악과의 경부 골절을 진단하는데 충분하다. 어려운 문제점들이 발생할 때에는 복합운동단층촬영은 이 문제를 평가하는데 충분하다. 저작기관의 생체역학은 매우 민감하기 때문에 이 부위 골절은 치교정학적 평가가 필요할 것이다.

치아 또는 치조골 부위의 골절이 발생했을 때 또는 의심이 될 때, 구강 내 즉각적으로 골절부위에서 치주질환까지 접근해야 하는 개방외상으로 사려되어야 한다(62). 일반 필름 영상은 이러한 외상을 진단하는데 충분하다.

염증성 질환(Inflammatory Lesions)

두개골 감염으로 인한 두통은 임상적 진단 딜레마가 되어서는 안 된다. 두개관의 골수염은 다른 골격 부위에 골수염과 동일한 방사선적 징후를 보여준다(64). 연부조직 부종과 함께 경계면이 명확하지 않은 반점형 경화증에 의해 둘러싸여진 불규칙적인 골파괴 현상은 두개골 골수염의 특징이다. 경우에 따라 감염된 뼈의 괴사의 분리조직들은 일반 필름에서도 시각화된다. 이 병변은 방사선 투과성 파괴현상에 의해 둘러싸이고 골경화증 모습으로 나타난다. 분리조직들은 감염이 진행되면서 혈액공급이 차단된 뼈의 조각들이다. 이 현상에 대한 많은 기전들이 제안되었다. 그러나 염증반응과 결과적으로 나타나는 부종은 특정한 부위에 공급하는 혈관에 압력을 가하게 되고 차단하는 것으로 보인다. 허혈과 함께 괴사가 나타난다. 혈액 공급이 차단되면 감염 진행에 저항이 없어진다. 그리고 뼈는 죽게 되는 것이다. 추가적으로 혈관이 없어지면 혈액을 통해 주입되는 항생제(정맥주사나 또는 구강복용)의 효과는 크게 감소한다. 항생제는 혈액공급 없이는 감염부위에 약물이 도달할 수 없기 때문이다. 이 현상은 감염균이 약물로부터 자신을 보호하는 막을 싸게 되며 피난처가 되는 것이다. 다행스럽게도 현대 진단 테크닉과 훌륭한 치료법은 분리조직 형성을 통제할 수 있다.

감염 진단 영상은 간단하다. 그리고 유용한 많은 진단기들이 많다. 방사선핵 신티그래프는 감염의 중심부위를 찾는데 매우 효과적이다. 그리고 일반 필름영상으로 임상소견을 말할 수 없는 연조직 세포염으로부터 골수염을 감별하는데 유용하다. CT 또한 골수염의 골변화에 매우 예민하다. 그리고 해부학적 섬세함을 보여주는데 매우 훌륭한 점이 있다. MRI 는 골수염 변화에 대한 평가에서 예민함, 특수성, 그리고 정확성을 보여준다.

어느 영상 진단기가 필요한가? MRI가 가장 예민하고, 정확한 정보를 줄 것이다. 그러나 이 진단기는 매우 고가이다. CT를 선택하는 것은 가장 합리적일 것이다. 조영제 증강이 요구될 때 CT는 감염, 부종 그리고 뇌 주위 또는 경막관련의 윤곽을 경제적 비용으로 보여줄 수 있다. 뼈 스캔은 골수염의 임상적 증거가 강하게 있을 때, 초기 진단으로 유용하게 사용될 수 있다. 그러나 일반 필름 영상은 음성이다. 뼈와 관련에서 일반 필름영상에서 양성이라면 또는 뼈 스캔이 양성이라면, 조영제 CT 최선의 다음 단계이다. 두개골 골수염이라면 감염의 병력적 기전이 있다는 것을 인지하라. 국소적 열상 또는 다른 부위에 감염이 없다면, 환자는 면역계 이상 현상이 있을 수 있으며 자세한 평가가 요구된다.

부비동(paranasal sinus)

부비동의 비정상은 흔히 두통의 원인이 된다. 동염 또는 부비동의 염증성 질환 환자들은 병원을 방문하는 많은 환자 중 한 그룹이다. 부비동에서 발생하는 다른 질환들은 종양 그리고 외상을 포함한다(그림 11.30).

부비동의 염증성 질환은 흔히 발생한다. 급성 동염의 전형적 통증 패턴은 가장 흔하게 바이러스성 인후염 또는 비염으로 발생한다. 급성동염은 박테리아나 감염 또는 알레르기성이다. 바이러스성 동염은 다수 부비동에서 발생하며 흔히 양측성이다. 그리고 상악동에서 가장 흔하게 발생한다. 하지만 어느 부위에서도 발생할 수 있다(그림 11.31). 일반적 규칙으로 동염은 박테리아성 동염은 바이러스성 질환에 중복감염으로 발생한다. 헤모필러스 그리고 스트렙토코코스들은 박테리아성 미생물들이 가장 흔히 발견된다(64). 부비동에서 곰팡이 감염은 흔하지 않다. 건

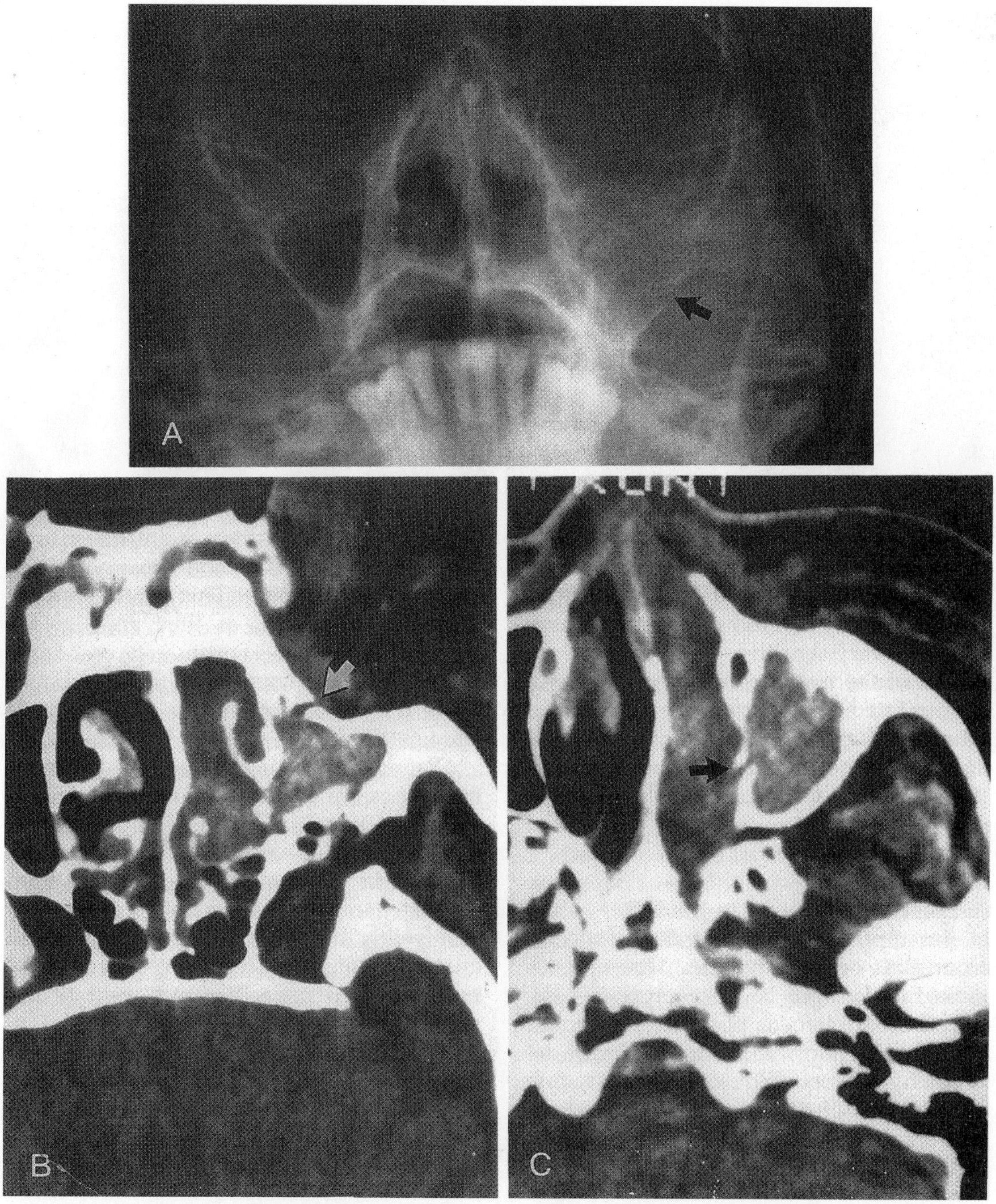

그림 11.30 상악동 골절. A. Water 영상. 상악동의(*화살*)외측벽을 통과하는 골절이다. 부비동과 비골 통로는 외상 후 염증으로 방사선 불투과성이 되었다. 분명하게 나타나는 변화는 보이지 않는다. B 와 C는 부비동을 통과하는 축면 CT 스캔이다. B. 외측벽 골절(*화살*) 그리고 염증변화. 그러나 내측 벽을 관통하는 추가적인 골절은 분명해 보인다(*화살*) (C)). 이것은 부비동 외상에서 발전된 영상기술이 필요하다는 것을 설명한다. 후방벽에 골절이 있다면 수막과 소뇌와 관련되는 염증변화의 가능성은 추가적인 임상적 의미가 있게 된다.

강한 사람에서는 흔히 아스페르길러스(aspergillus) 감염이며 캔디다(candidad)는 만성적 질환을 가지고 있는 사람이나 면역력이 약해진 환자들에게 원인이 된다. 부비동을 유발시킬 수 있으며 흔히 간과되는 질환은 치주질환이다. 충치나 치아감염은 동염과 유사한 두통을 유발시킬 수 있으며 때로는 부비동에 문제를 유발시킨다. 치근은 부비동으로 연결되어 염증반응을 유발시킬 수 있다(그림 11.32).

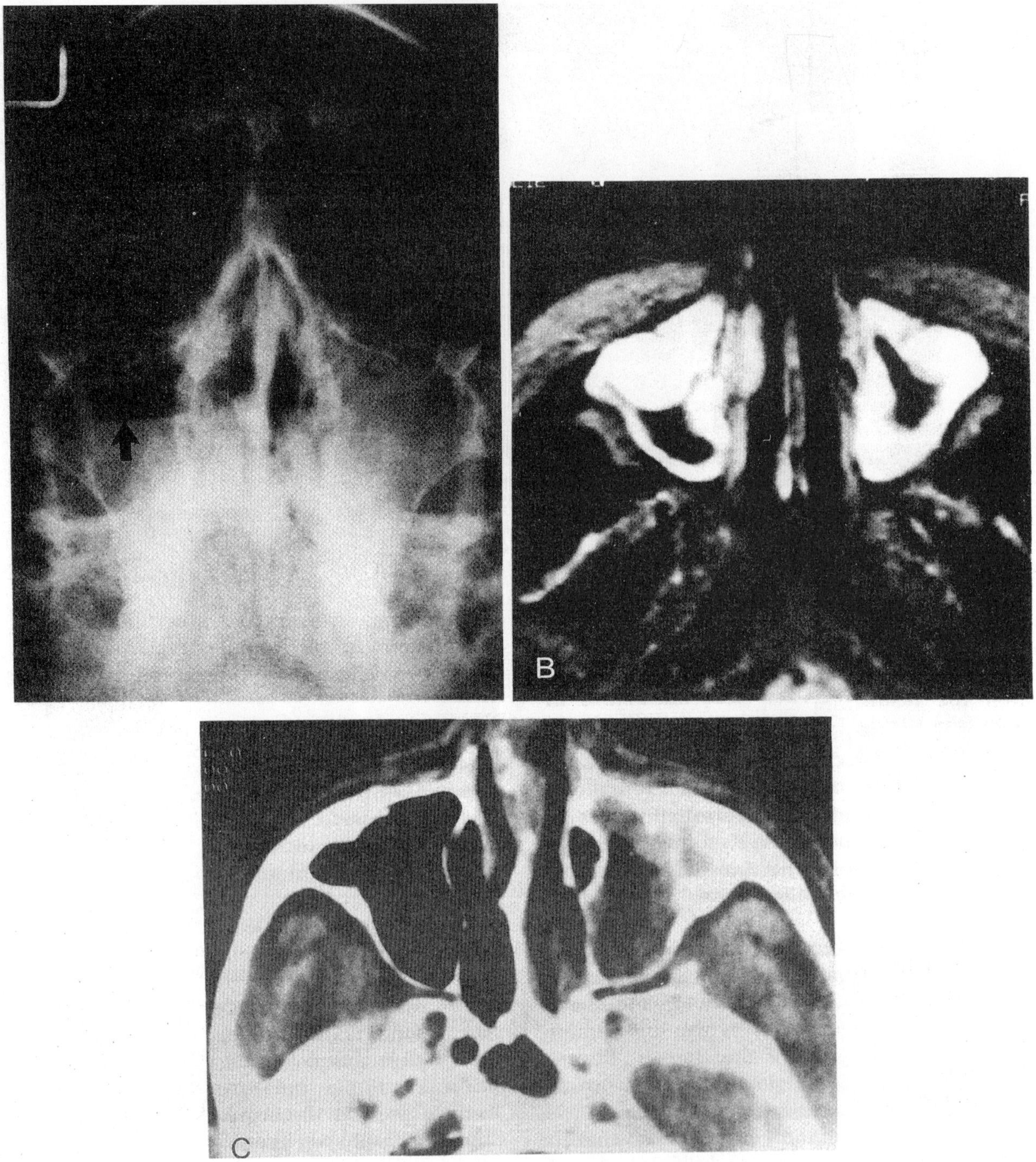

그림 11.31 급성동염. A. Water 영상. 왼쪽 상악동에 완벽한 방사선 불투과성이 있으며 오른쪽엔 공기-체액 레벨이 보인다. B. T2 weighted 축면 MRI. 양쪽 상악동에 점막 염증이 원주형태의 고강도 신호처럼 보인다. 공기-체액 레벨은 보이지 않는다. C. 축면 CT 스캔. 환자는 왼쪽 상악동에 일측성 점막증식을 보여준다. CT는 일반적으로 만성 동염을 평가하는데 훌륭하며 골격 해부학을 섬세하게 보여준다. 급성동염을 평가하는데는 불필요하다(MRI 처럼).

병변의 원인이 예측될 수 있다면, 급성동염을 위한 영상진단은 치료적 가치는 없다. 일반 필름영상 진단도, 부비동 점막비대 현상만 발생한 것이라면, 치료적 가치는 없다. 급성적 상황에서 적절한 배양과 추가검사는 방사선적 진단의 필요성을 배제할 수 있다.

만성 동염은 내성이 강한 감염이나 부비동의 구멍이 좁

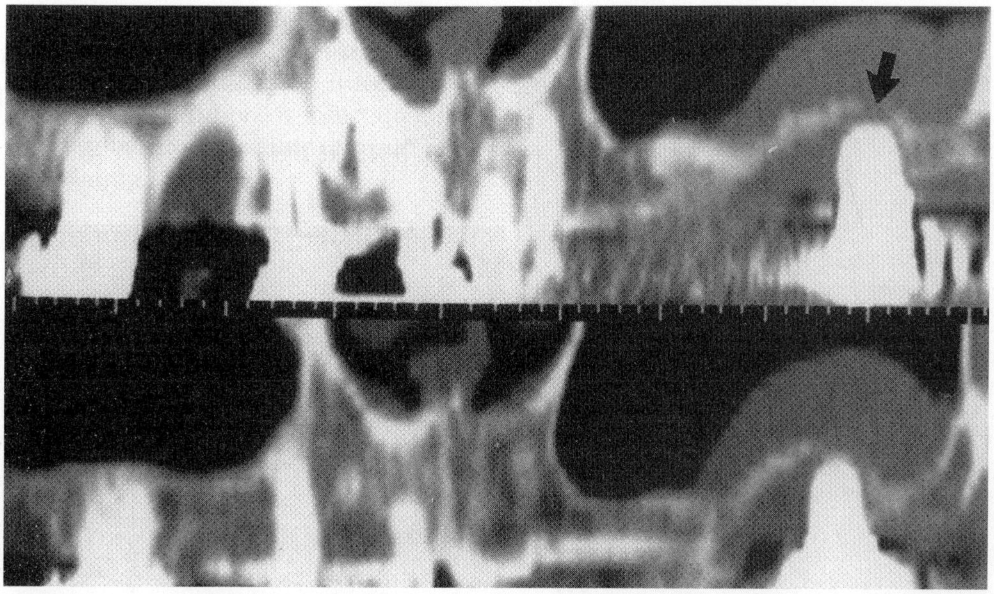

그림 11.32 치의학적 비정상 현상으로 인한 염증성 코폴립. 2개의 CT 덴탈스캔은 치근이 상악동의(*화살*) 바닥을 통과하여 상악동 내에 염증성 종괴를 보여준다.

아져 점액의 정체 현상으로 인해 반복되는 감염때문이다. 만성적인 동염 치료를 위해서는 정확한 진단이 세워져야 된다. 특히 동염이 일측성으로 나타난다면. 정확한 실험결과 그리고 약물치료 후에도 만성적이며 재발성 동염은 만성적 염증질환이나 또는 종양의 가능성을 생각해 보아야 한다.

CT는 만성 동염 진단에서 표준적 영상진단이다(63). 복잡한 부위에서 놀라운 정도로 자세한 해부학은 부비동의 관상면 스캔을 통해 가능하다. 추가적으로, 훌륭한 연조직 조영촬영술도 가능하다. 정맥주사를 통해 조영제가 사용될 때, 혈관(염증화된 점막) 대. 분비물 사이의 자세한 윤곽이 가능해진다. MRI는 물론 부비동 질환 평가에 훌륭한 진단검사다. 그러나 골해부학 복잡성의 윤곽이 뚜렷하지 못하고, 비경제적이며 진단적 소견의 특수성이 없어 진단가치에서 CT에 뒤진다. 일반 필름 영상은 첫째 단계로서 진행되며 점막 비대증, 공기-체액 수평선, 그리고 부비동 방사선불투과성을 보여준다. 부비동의 점막골막선(mucoperiosteal line)의 경화증이 희귀하게 보이기도 한다. 그러나 일반 필름영상은 정확한 진단을 위해 필요한 섬세한 양상이 결여된다. 또는 중요한 감별진단을 배재한다. 임상평가가 완벽하다면, 그리고 만성 부비동 질환의 임상적 의심이 높다면 일반 필름 영상은 CT 검사는 필요치 않으며 또한 배제되어야 한다.

부비동 CT가 요구될 때에는 임상가들은 점액낭종, 골수염, 그리고 악성종양과 같은 파괴적인 현상을 감별해야 한다. 추가적으로, 종양과 염증후 점막용종(postinflammatory mucosal polyps) 들은 흔히 발견되고 만성 동염의 모습을 어렵게 한다.

점액낭종은 종양과 유사하게 보이는 낭이며 점액선이 막히면서 형성된다(그림 11.33). 이 병변은 가장 흔히 전두동에서 발생한다. 그리고 다른 부비동에서는 흔하지 않다. 점액선 이 막히고 팽창되면 점액 탈출 구멍은 막히게 된다. 낭은 더욱 커지게 되며 국소적 팽창현상과 함께 압력으로 인해 부비동 벽 파괴로 이어질 수 있다. 악성종양을 감별하는 것은 매우 중요하며 CT 또는 MRI 검사를 통해 효과적으로 검진된다.

골수염은 흔하지 않은 만성동염의 합병증이다. 그러나 항생제 내성 감염에서 발생할 수 있다. 골질환의 위치와 악성종양 감별 진단하는데 조영제 CT 영상은 매우 유용하다. 골수염은 주로 전두동에서 발생한다. 그리고 어린 환자인 경우 때때로 상악동에서 나타난다(64). 다른 부위에 전형적인 골수염 방사선 징후가 나타난다. 부비동 골수염의 심각한 합병증은 두 개관 또는 안와부위로 감염이 진행되는 것이다. 감염은 전형적으로 신경주변과 정맥을 따라 직접적으로 진행된다. 또는 골파괴로 인해 발생한 작은 구멍을 통해 진행된다. CT는 비정상적인 골격과 연부조직

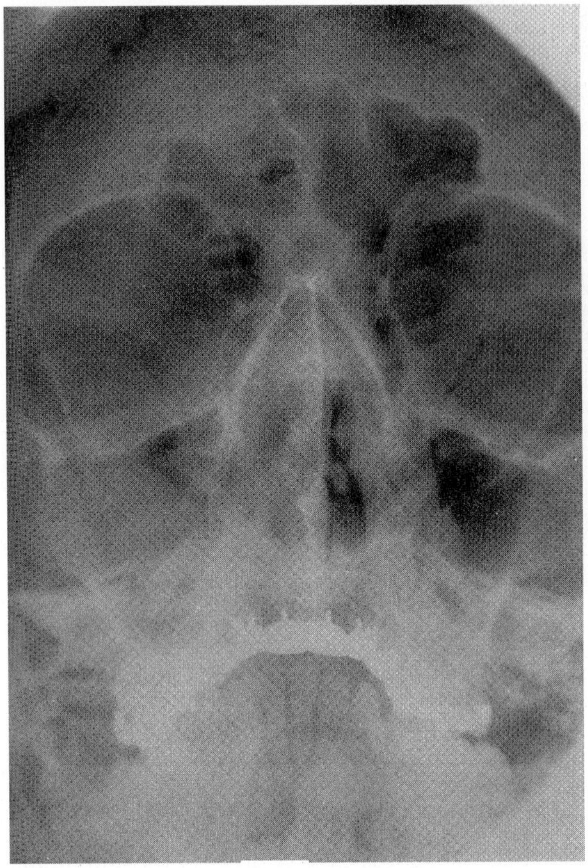

그림 11.33 점액낭종. 일반 필름의 Water 영상은 오른쪽 상악동에 연조직 종괴를 보여준다. 영상은 비특성적이다. 점액낭이 증식되면서 상악동이 팽창할 것이며 결국 주위 골격구조들을 파괴할 것이다.

병변을 보여준다. 다행스럽게도 이러한 합병증은 흔히 발생하는 것은 아니다.

부비동의 양성종양은 부비동의 구멍 위치로 인한 만성적 동염이 원인이다. 부비동 개구의 만성적 폐쇄 또는 심한 현착증은 점막분비물의 적절한 배출을 막게되고 재발성 감염의 잠재성을 증가시킨다. CT는 빠르게 염증질환과 종양을 확인하고 감별하며 제거시킬 수 있다.

몇몇 악성종양은 비강과 부비동에서 흔히 발생한다. 그리고 동염과 분별할 수 없는 증세들을 유발시킬 수 있다. 편평세포암종(squamous cell carcinoma), 전이(폐 또는 유방으로부터 가장 흔하게 전이된다) 그리고 연조직 형질세포종(plasmacytoma)들이 흔하게 발생하는 악성종양이다. 두통은 종양의 메스가 크기 전에는 흔히 발생하는 임상소견은 아니다(65). 초기 징후는 통증없이 코가 막히고 복시현상이 나타나며 목소리에 변화가 나타난다. 일차성 악성종양의 80%는 편평세포종양 형태다. 그리고 가장 흔히 관련된 부위는 상악동이다(66). 부비동의 거의 모든 악성종양은 CT 검사에서 공격적인 골파괴 현상을 보여준다. 그리고 부비동 악성종양이 의심될 때 초기 평가로서 사용되는 영상진단이다.

측두하악관절(Temporomandibular Joint)

MRI 사용으로 측두하악관절 해부학과 기능에 관해 많은 것들이 학습되었다. 두통 요인으로서 측두하악관절 비정상적 현상을 검사하기 위해 자세한 임상적 평가가 필요하다. 어떤 종류의 영상진단이 가장 유용한 정보를 제공할 수 있는가를 결정하기 위해 자세한 임상정보가 요구된다.

다양한 형태의 기능장애가 두통의 잠재적 요인이라는 사실이 확인되고 있다. 이러한 기능장애들은 공통적인 실마리를 공유한다. 영상진단은 흔히 관련된 병리학적 모습을 보여주지 않는다. 이러한 부류의 문제들에게 적용되는 또 다른 이름은 근막통 기능장애 증후군(myofascial pain disfunction syndrome)이다. 스트레스, 불안장애, 비정상적 역학들이 유발 요인으로 주장된다. 측두하악골에 퇴행성관절염, 류마티스성 관절염 그리고 관절간 디스크 병리학들은 두통을 유발시킬 수 있다.

측두하악관절은 진단결과가 치료에 변화를 주는 결과를 보여줄 때, 영상진단이 진행되어야 한다. 통증이 있는 측두하악관절에 관절음이 나타난다고 해서 어떤 형태의 영상진단을 요구되는 것이 아니다 라는 것이다. 실제로, 외과수술 치료가 보존적 치료를 대신해야 되는 경우가 아니라면, 관절음이 있다 하여도 영상진단이 필요한 것은 아니다. 보존적 치료에 호전되지 않는다면 오진을 확인하기 위해서 특수 영상진단이 요구될 수 있다.

특수 영상진단이 요구되는 환자들에게 어떤 영상진단을 선택해야 할지 여러 선택의 기회가 있다. 그러나 가장 고가의 영상진단이 가장 적절한 것은 아니다. 측두하악관절의 일반필름 영상은 intracranial lateral 영상 그리고 하악골의 파노라마 영상으로 구성된다. 이러한 영상진단은 퇴행성 또는 염증성 관절질환을 관찰하기 위함이다. 인기 있는 견해임에도 불구하고, 관절 디스크에 관한 정보는 거의 없다(67)(그림 11.34, A 그리고 B). 본질적으로 단층촬영이 최선의 선택이다(68).

관절조영술은 측두하악관절을 평가하기 위해 특히, 반달연골 해부학을 위해 광범위하게 사용되었다. CT 그리고 MRI이 개발되면서 관절조영술 사용은 감소되었다. 그러

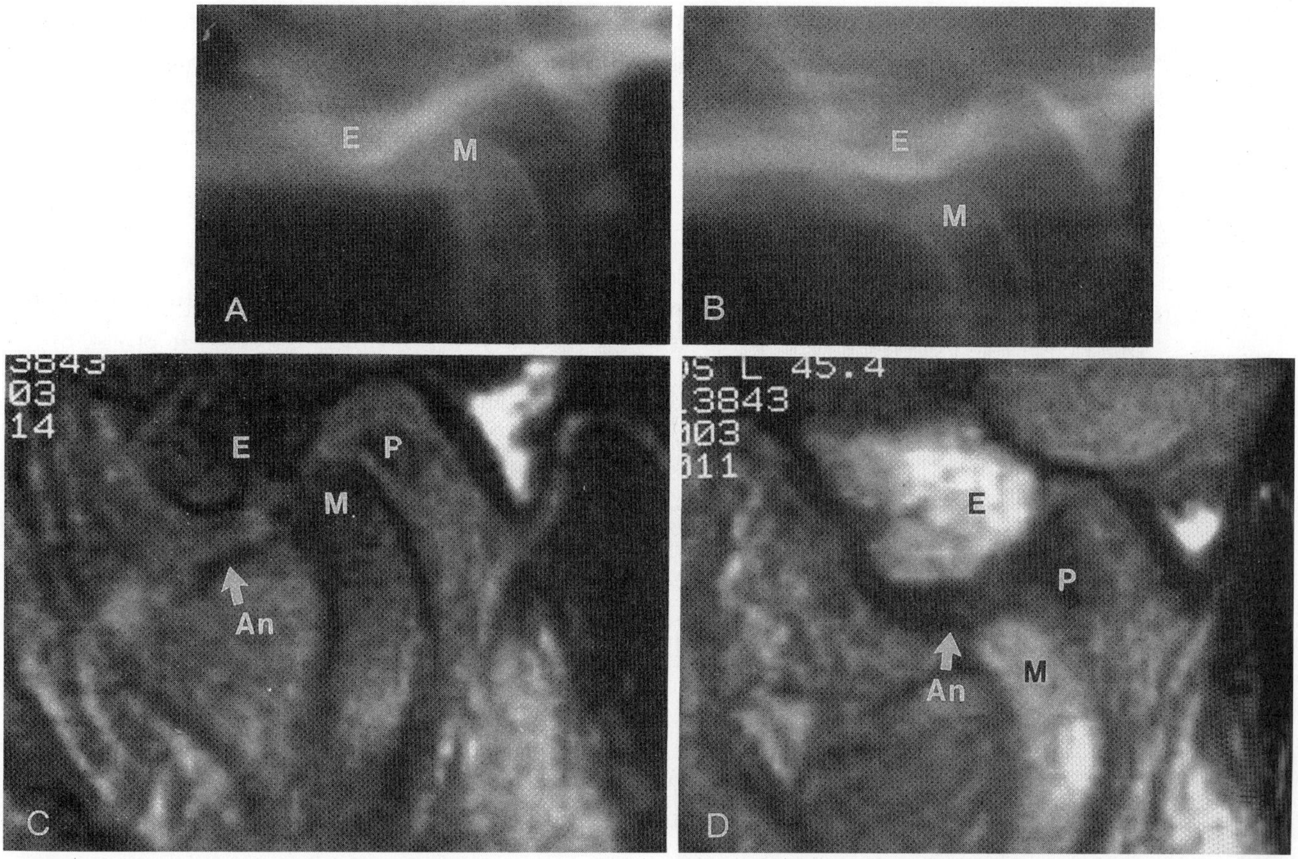

그림 11.34 측두하악관절: MRI;의 가치. 오른쪽 (A) 그리고 왼쪽 (B) 개구운동복합체 영상이다. 이 영상을 통해 얻어진 정보는 운동성(오른쪽엔 심하게 감소되었고 왼쪽은 제한되었다)을 평가하는데 그리고 전반적인 골질환으로 제한된다(불분명한 오른쪽 골질). 오른쪽 (C)와 왼쪽 (D)는 개구 시상면 MRI 영상이다. 단층영상에서 보여진 비정상적 현상에 추가적으로 수질골과 디스크에 관한 정보가 얻어진다. 오른쪽에서 디스크의 협부를 가로지르는 완전 파열 현상으로 전 그리고 후 밴드의 위축과 분리현상이 있다. 이 현상은 하악과의 면과 융기 사이에 직접적인 접촉이 허락되며 정상적인 골수신호 소실과 골질파괴를 보여준다. 왼쪽 협부의 천공현상을 제시한다; 그러나 일반적으로 관절조영술은 이러한 작은 열상을 확인하기 위해 필요하다(하악과 골수에서 정상적인 고강도 신호를 인지하라). E. 측두골 융기; M. 하악과; An. 전방 밴드; P. 후방 밴드.

나 관절조영술은 여전히 2개의 특수한 장점이 있다. 첫째, 관절조영술은 역동적 관절 운동성 평가(실시간)가 가능하다. 방사선 전문의는 검사 중 다양한 면으로 관절이 움직이는 것을 실제로 관찰할 수 있다. 둘째, 관절조영술은 관절 디스크에 작은 천공을 영상화 할 수 있다. 이러한 작은 천공들은 다른 영상진단에서는 가시화되지 못한다. 침습적이고 또한 환자의 불편함때문에 측두하악관절 관절조영술은 확실하게 요구되는 경우에만 사용되어야 한다. 이러한 2개의 적응증에 대한 치료적 의미가 있다는 것에 대한 의문 때문에 이 테크닉은 사용이 금지되었다(69).

CT는 관절조영술의 자리를 차지하게 되었다(그림 11.35). 이유는 간단하다. 환자에게 과도한 방사선 노출 그리고 검사 시, 의사가 자리를 지켜야 할 필요가 없기 때문이다. 그리고 관절조영술 만큼이나 디스크 변이를 보여주는데 효과적이기 때문이다. 단점은 CT 검사는 관절조영술보다 몇 배나 비싸고 또한 역동적 관절움직임을 평가할 수 없다는 것이다. 전반적으로 CT는 관절조영술에게 상대가 되는 영상검사이지만, 측두하악관절 질환 평가를 위한 특수 진단기로서 정립이 되어있지 않다. 관절조영술에 관해 CT의 장점은 MRI의 그림자에 어두워졌다.

측두하악관절의 단층면 영상이 요구된다면 MRI는 최선의 선택이며 최저의 비침습적이다. CT보다 고가임에도 불구하고 MRI는 측두하악관절 평가를 위해 선호되는 영상진단술이다. 환자에게 방사선 노출이 없으며, 관절 내 해부학을 자세하게 보여주며 관절질환과 디스크 질환(내재적 또는 위치적) 평가에서 우월하기 때문이다. 기술력이 발전하고 경험이 축적되면서 초기 시절의 문제점들이 크게 개선되었다. 개구과정의 다양한 단계에서 시상면 그리고 관상면 영상은 관절, 관절과, 디스크 그리고 디스크의 상태, 위치, 운동성 그리고 인대 부착 그리고 관절 주위 근육 해부학에 관한 정보를 제공한다(그림 11.34, C 그리고 D). 고가이긴 하지만, 많은 장점들은 고가의 단점을 보상한다.

측두하악관절을 영상화하기 위한 많은 방법이 있지만 MRI는 뚜렷한 장점이 있다. 특정한 상황에서 다른 방법들도 훌륭하지만 MRI는 모든 면에서 탁월한 기능을 가지고 있다.

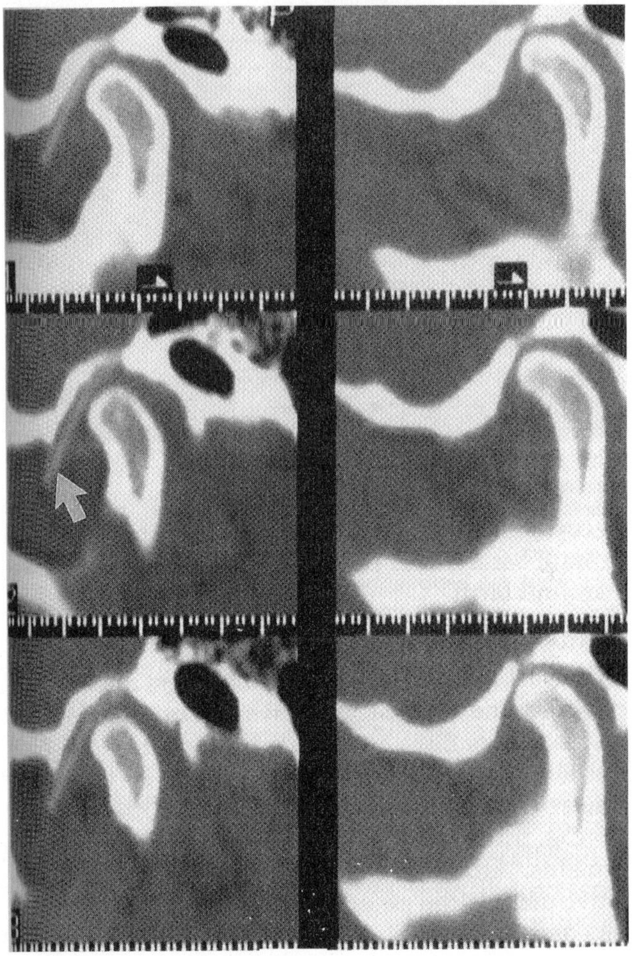

그림 11.35 측두하악관절. 시상면에서 입을 다문 상태에서의 CT 영상. 테플론 장치가 하악과와 흉기(*화살*) 사이에 있다(*화살*). 정상관절의 디스크는 보이지 않는다. CT는 피질골의 자세한 형태를 훌륭하게 보여준다. 그러나 관절 구조 내와 주위 연조직들은 MRI 처럼 보여줄 수는 없다.

두개-경추관절과 경추(Craniocervical Junction and Cervical Spine)

선천성 질환 (Congenital Lesions)

두개경추관절에서는 다양한 선천적 기형현상들이 발견된다. 그러나 대부분의 경우엔 특별한 임상적 의미는 없다. 이 부위에서 발견되는 기형적 모습은 대부분 임상적으로 의미가 없다 하지만, 어떤 것들은 일반적인 영상진단술에서는 잘 보이지 않지만 중요한 임상적 의미를 알려주는 것들이 있다. Klippel-Feil Syndrome이 그 중 하나다.

Klipple-Feil Syndrome은 경추와 어깨의 선천적 기형이다. 전형적인 환자의 모습은 목이 짧고, 머리 뒷면의 머리카락선이 낮고 경추의 가동범위가 감소되어 있다. 이러한 임상적 징후는 경추의 여러 마디에서 발생하는 관절결함이다. Block vertebrae, Hemivertebrae, Occipitalization 현상들은 Klipple-Feil Syndrome에서 관찰된다. 이러한 환자들은 수기의학을 하는 임상가들에게 매우 도전적이며 또한 임상적으로 매우 의미 있는 기형적 현상이 다른 부위에서도 발견될 수 있다. 혈관 그리고 신경학적 기형들이 흔히 골격변화와 동반되며 기계적인 기형으로 인해 치료효과에 어려움이 있을 수 있다. Klipple Feil Syndrome 환자들의 두통은 흔히 관절의 기계적 장애로 인해 발생한다. 치료 전, 뇌술기와 척주기저 혈관 시스템의 기형은 흔히 골격 기형과 동반된다는 것을 기억해야 한다. 철저한 임상평가를 통해 이러한 기형적 문제들은 매니플레이션을 실행하기 전에 논의되어야 한다. 혈관 또는 신경학적 문제가 발견이 되면 매니플레이션은 재검토되어야 하며 때에 따라서는 치료 프로토콜에서 배제되어야 한다.

CT는 Klipple Feil Syndrome에서 골격기형을 평가하는데 매우 유용한 영상진단술이다. 그러나 이러한 기형현상이 항상 카이로프랙티 치료의 금기증이라는 의미는 아니다. 이러한 질환의 골격적 상태를 평가하기 위해 자세한 일반 영상진단은 중요하다. 신경학적 이상현상이 있다면 MRI 검사는 반드시 고려되어야 한다. 그리고 두 개-경추관절의 선천적 혈관 기형을 평가하는데 있어서 혈관조영술은 선택해야 할 검사다. 자기공명 혈관조영술은 척추기저 동맥 시스템의 기형 평가를 위한 비교적 신기술이다. 이러한 형태의 영상진단은 비침습적이다. 그러나 항상 준비될 수 있는 것은 아니다. 비용과 기술적 문제점들이 항상 논쟁의 대상이 된다. 이 테크닉은 미래의 뇌줄기와 경추 혈관 영상진단기로서 기대된다.

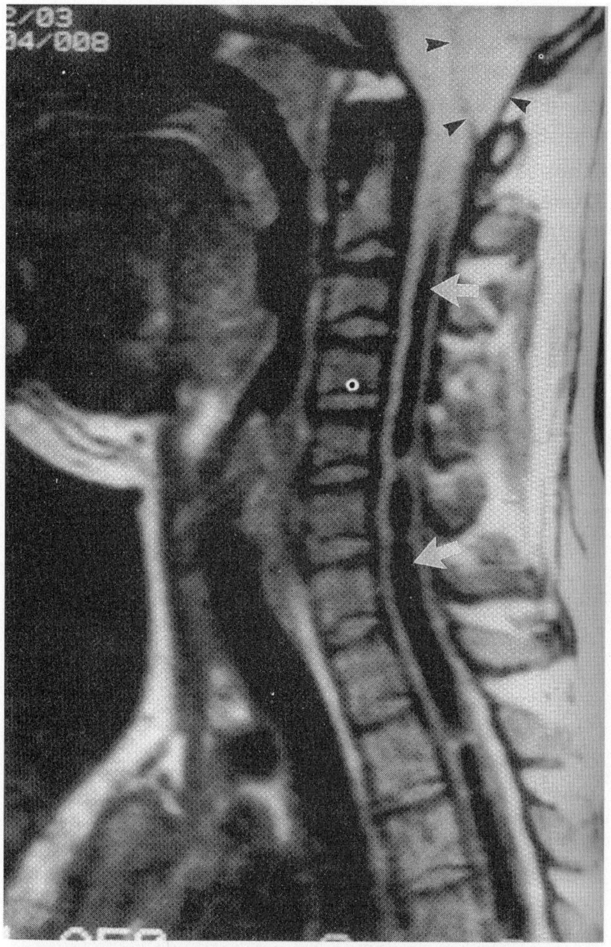

그림 11.36 Arnold-Chiari 기형. 유형 1. 경추의 중시상 T1W1 MRI는 소뇌편도(*화살머리*)의 하방위치를 보여준다. 그리고 여러 척수구멍 구획을 보여준다(*화살*).

카이로프랙틱 치료에 큰 영향을 줄 수 있는 또 하나의 두개-경추 관절 기형은 Arnold-Chiari 기형이다. 이 현상은 뇌줄기의 선천적 기형으로서 흔히 두개-경추 관절과 관련된다.

Arnold-Chiari 기형은 3형태가 있다. 제 I형은 소뇌편도가 대후두공 아래로 탈출되는 것이다. 이 기형 현상은 흔히 임상적 증세를 보이지 않는다. 그러나 많은 경우에 경추척수구멍(cervical cord syrinx), 기형적 척추기저혈관 시스템 그리고 후두골화(occipitalization) 그리고 환추의 잠재이분척추(spina bifida occulta)와 같은 또 다른 기형적 문제들과 연관된다(그림 11.36).

Arnold-Chiari 기형 제 2형은 제 1형보다 더 심각한 상태다. 이 경우엔 소뇌탈출의 정도가 더 심하다. 뇌의 제 4 뇌실의 inferior 전위 현상이 관찰된다. 수두증은 이러한 기형현상의 합병증이다. 두개경추 골격 기형은 이러한 장애 환자에게 나타나는 임상소견이다. 후두골은 낮고 납작하며 그리고 얇다. 내후두융기는 항상 낮아져있다. 많은 환자들은 어린 나이부터 증세를 보인다.

제 3형은 소뇌편도의 이소증 그리고 뇌의 제 3 뇌실의 시소증과 관련된 심각한 비정상적인 기형을 보여준다. 수두증은 항상 관찰되는 임상소견이다. 그리고 두개골 기저에 기형현상이 관찰된다. 이러한 환자들은 분만 후 일반적으로 진단된다.

관절염 (Arthritic Conditions)

경추에 영향을 주는 대부분의 관절질환은 퇴행성이다. 이러한 비정상적 현상들은 일반 X-ray를 통해 충분히 영상화할 수 있다. 경추의 퇴행성 질환은 가장 흔히 경추의 중앙부위(C4~C6)에서 발견된다. 이것은 그 관절부위의 운동성 때문일 것이라 생각된다. 퇴행성 질환이 통증을 유발시킨다는 주장에 약간의 논란이 있지만, 통증의 심각도 그리고 기간 그리고 위치는 방사선을 통해 확인하기는 어렵다. 두통과 경추의 퇴행성 관절염과의 관계는 질환 자체보다는 퇴행성 질환으로 인해 유발되는 기계적 기능장애와 더욱 관련될 것이다. 근육과 관절 불균형은 퇴행성 질환과 동반되며 두통의 원인이 된다고 알려져 있다.

다른 요인들이 없는 경우엔, 퇴행성 질환의 일반 필름 영상은 평가를 위해 충분하다. 척수병증, 감각장애, 근약화, 또는 참을 수 없는 방사통이 관찰되는 경우엔 좀더 심도있는 영상진단이 요구된다.

심도있는 영상진단이 필요하다면 척수와 CSF를 확실하게 볼 수 있기 때문에 MRI를 선호한다(그림 11.37). 추가적으로 MRI는 방사선을 노출시키지 않는다. 그리고 재현상없이 직접적인 다면촬영을 허락한다. MRI의 단점은 고가, 공간해상도 감소, 그리고 밀폐공포증을 포함한다. CT는 특히 지주막 하강에 척수영상 조영제를 주입할 때 매우 유용하다. 조영제는 뇌척수액으로부터 척수를 분간하게 하며 골격해부학의 자세한 모습에 해상도가 좋다(그림 11.37 B 그리고 C). CT는 방사선이 사용된다. 경막내 조영제가 사용될 때 특히 방사선 노출이 높다.

기능성 장애 (Functional Disorders)

경추에 관절기형이 없는 기능성 장애는 두통을 유발시킬 수 있다. 이러한 기능성 장애의 윤곽은 역사와 임상평

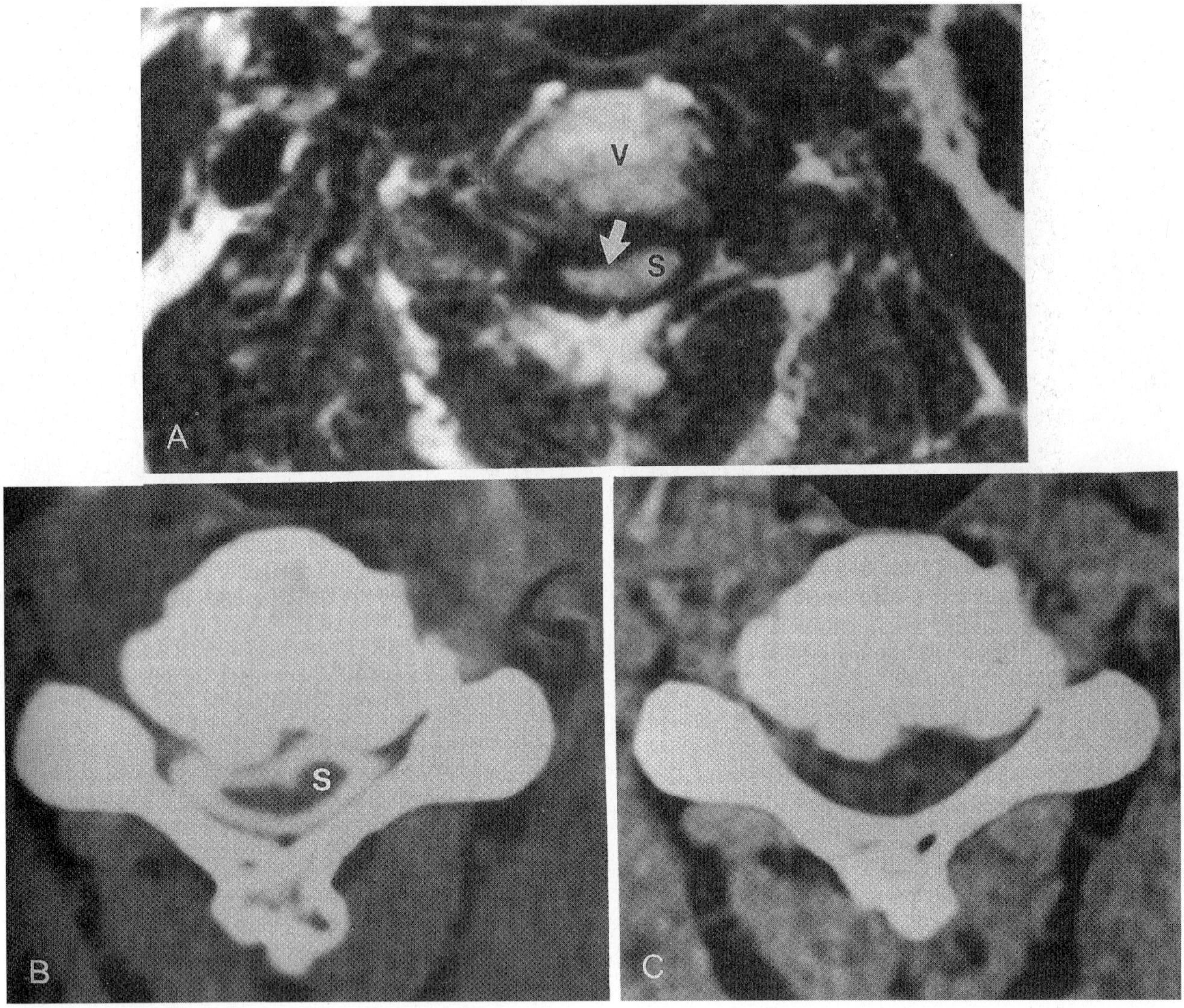

그림 11.37 경추 퇴행성관절염으로 인한 척수압박. **A.** 축면 MRI (SE 1000/34). 오른쪽 척수압박(*화살*) 이 분명하게 나타난다. 검은 뇌척수액과 중간신호인 척수 사이에 대조는 조영제 사용없이도 척수압박를 훌륭하게 보여준다. 이 사례에서 한 약점은 골격 해부학의 섬세함이 없어 압박의 원인의 정확한 평가가 어렵다는 것이다. B. CT 척수조영술. 백색의 척수영상 조영제는 척수의 경계를 보여준다. 이것은 MRI 영상과 훌륭하게 비교할 수 있다. 그리고 이 과정은 그 원인(후방 골증식체)를 보여준다. 불행하게도 척수조영술은 환자에게 많은 위험을 준다는 것이다. **C.** 척수조영술 없는 CT. 퇴행성 변화는 분명하지만, 이 과정은 먼저 두 V, 추체; S, 척수처럼 척수의 섬세함을 제공하지 않는다.

가에서 분명하게 달성될 수 있다. 이러한 기능성 장애에 대한 영상소견은 없다. 그리고 영상진단은 다른 유기적 질병을 배제하기 위함이다.

결론 (Conclusions)

진단영상술은 두통 평가에서 매우 중요한 진단기이다. 자세하게 실행되는 임상 그리고 역사적 평가는 진단영상의 바른 해석을 위해 매우 중요하다. CT와 MRI는 두통평가에서 혁신을 이루었다. 하지만 비용 대비 혜택 그리고 위험성 대비 혜택 비율 그리고 진단비에 대한 이슈는 이러한 진단기 사용을 꺼린다. 영상진단술의 합리화는 역사적 그리고 임상적 평가 그리고 검사결과가 치료에 영향을 줄 수 있다는 사실에 기준되어야 한다.

답례*(Acknowledgments)*

이 장에서 사용된 몇몇 그림은 J. W. Howe 방사선 교육 서류로부터 발췌되었다. 이 서류를 사용할 수 있게 허락하신 Dr. Howe께 감사와 존경심을 표한다. 그림 11.1, 11.3, 11.6-11.10, 11.15, 11.17, 11.20, 11.26, 11.32,

그리고 11.35은 Stephen L. G. Rothman의 도움으로 가능했다. 그림 11.5는 Tracy G. Hoyt 그리고 그림 11.29는 John A. M. Taylor의 도움으로 사용될 수 있었다.

참고문헌(References)

1. Sartoris D. Musculoskeletal trauma. Radiol Clin North Am 1989;27:855–944.
2. Benness G. MRI assessment programme: a clearer picture? Med J Aust 1991;154:229–230.
3. Thrall J, Wittenberg J. Radiology summit 1990: specialization in radiology—trends, implications and recommendations. Am J Roentgenol 1991;156:1273–1276.
4. Hennekins C, Buring J, Mayrent S, eds. Epidemiology in medicine. Boston: Little, Brown, 1987:336–339.
5. DeLaPaz R, Millikan C. Headache. In: Eisenberg R, ed. Diagnostic imaging: an algorithmic approach. Philadelphia: Lippincott, 1988:478–489.
6. Mascalchi M, Pozzo GD. Mottled MR appearance of a hyperacute intracerebral hemorrhage at 0.5 T. J Comput Assist Tomogr 1990;14:818–820.
7. Bergstrom M, Ericson K, Levander B, Svendsen P, Larsson S. Variation with time of the attenuation values of intracranial hematomas. J Comput Assist Tomogr 1977;1:57–63.
8. Zimmerman R. Magnetic resonance of head injury. In: Taveras JM, Ferrucci JT, eds. Radiology: diagnosis-imaging-intervention. Philadelphia: Lippincott, 1990;3.
9. Brooks RA, Di Chiro G, Patronas N. MR imaging of cerebral hematoma at different field strengths: theory and application. J Comput Assist Tomogr 1989;13:194–206.
10. Zimmerman RA, Bilaniuk LT, Grossman RI, et al. Resistive NMR of intracranial hematomas. Neuroradiology 1985;27:16–20.
11. Zimmerman RA, Bilaniuk LT, Hackney DB, et al. Head injury: early results of comparing CT and high-field MR. AJNR 1986;7:757–764.
12. Gomori JM, Grossman HI, Goldberg HI, et al. High field magnetic resonance imaging of intracranial hematomas. Radiology 1985;157:87–93.
13. Zimmerman RA. Evaluation of head injury: supratentorial. In: Taveras JM, Ferrucci JT, eds. Radiology: diagnosis-imaging-intervention. Philadelphia: Lippincott, 1990;3.
14. Zimmerman RA, Bilaniuk LT, Gennarelli T, et al. Cranial computed tomography in diagnosis and management of acute head trauma. Am J Roentgenol 1978;1311:27.
15. Eisenberg HM, Gary HE Jr, Aldrich EF, et al. Initial CT findings in 753 patients with severe head injury. J Neurosurg 1990;73:688–698.
16. Dolinskas C, Zimmerman RA, Bilaniuk LT. A sign of subarachnoid bleeding on cranial computed tomograms of pediatric head trauma patients. Radiology 1978;126;409.
17. Liliequist B, Lindqvist M, Valdimarsson E. Computed tomography and subarachnoid hemorrhage. Neuroradiology 1977;14:21–26.
18. Zimmerman RA, Bilaniuk LT. Computed tomographic staging of traumatic epidural bleeding. Radiology 1982;144:809.
19. Ross JS, Masaryk TJ, Modic MT, Ruggieri PM, Haacke EM, Selman WR. Intracranial aneurysms: evaluation by MR angiography. Am J Roentgenol 1990;155:159–165.
20. Locksley HB. Report on the cooperative study of intracranial aneurysms and subarachnoid hemorrhage. Section V, part I. Natural history of subarachnoid hemorrhage, intracranial aneurysms and arteriovenous malformations. J Neurosurg 1966;25:219–239.
21. Adams HP Jr, Kassell NF, Torner JC, Sahs AL. CT and clinical correlations in recent aneurysmal subarachnoid hemorrhage: a preliminary report of the cooperative aneurysm study. Neurology 1983;33:981–988.
22. Vinuela F, Fox AJ. Intracranial arterial aneurysms. In: Taveras JM, Ferrucci JT, eds. Radiology: diagnosis-imaging-intervention. Philadelphia: Lippincott, 1990;3.
23. Crompton MR. Mechanism of growth and rupture in cerebral berry aneurysms. Br Med J 1966;1:1138–1142.
24. McCormick WF, Acosta-Rua GJ. The size of intracranial saccular aneurysms: an autopsy study. J Neurosurg 1970;33:422–427.
25. Nadel L, Braun IF, Kraft KA, Fatouros PP, Laine FJ. Intracranial vascular abnormalities: value of MR phase imaging to distinguish thrombus from flowing blood. Am J Roentgenol 1991;156:373–380.
26. Djang WT, Drayer BP. Intracranial occlusive vascular disease. In: Taveras JM, Ferrucci JT, eds. Radiology: diagnosis-imaging-intervention. Philadelphia: Lippincott, 1990;3.
27. Becker H. Cranial computed tomography and magnetic resonance tomography in cerebrovascular occlusive disease. Thorac Cardiovasc Surg 1989;37:238–242.
28. Inzitari D, Giordano GP, Ancona AL, Pracucci G, Mascalchi M, Amaducci L. Leukoaraiosis, intracranial hemorrhage, and arterial hypertension. Stroke 1990;21:1419–1423.
29. Nabatame H, Fujimoto N, Nakamura K, et al. High intensity areas on *noncontrast T1-weighted MR images in cerebral infarction*. J Comput Assist Tomogr 1990;14:521–526.
30. Becker H, Desch H, Hacker H, Pencz A. CT fogging effect with ischemic cerebral infarcts. Neuroradiology 1979;18:185–192.
31. Sigal R, Krief O, Houtteville JP, Halimi P, Doyon D, Pariente D. Occult cerebrovascular malformations: follow-up with MR imaging. Radiology 1990;176:815–819.
32. Yousem DM, Flamm ES, Grossman RI. Comparison of MR imaging with clinical history in the identification of hemorrhage in patients with cerebral arteriovenous malformations. AJNR 1989;10:1151–1154.
33. Debrun GM. Arteriovenous malformations. In: Taveras JM, Ferrucci JT, eds. Radiology: diagnosis-imaging-intervention. Philadelphia: Lippincott, 1990;3.
34. Gabrielsen TO, Knake JE, Gebarski SS. Inflammatory and immunologic arterial lesions. In: Taveras JM, Ferrucci JT, eds. Radiology: diagnosis-imaging-intervention. Philadelphia: Lippincott, 1990;3.
35. Tien RD, Barkovich AJ, Edwards MSB. MR imaging of pineal tumors. Am J Roentgenol 1990;155:143–151.
36. Freedy RM, Miller KD. Small-cell carcinoma of the prostate: metastasis to the brain as shown by CT and MR with pathologic correlation. AJNR 1990;11:947–948.
37. Sherman JL, Stern BJ. Sarcoidosis of the CNS: comparison of unenhanced and enhanced MR images. Am J Roentgenol 1990;155:1293–1301.
38. Davis PC, Hudgins PA, Peterman SB, Hoffman JC Jr. Diagnosis of cerebral metastasis: double-dose delayed CT vs contrast-enhanced MR imaging. Am J Roentgenol 1991;156:1039–1046.
39. Kelly WM, Brant-Zawadzki M. Magnetic resonance imaging and computed tomography of supratentorial tumors. In: Taveras JM, Ferrucci JT, eds. Radiology: diagnosis-imaging-intervention. Philadelphia: Lippincott, 1990;3.
40. Smith AS, Benson JE, Blaser SI, Mizushima A, Tarr RW, Bellon EM. Diagnosis of ruptured intracranial dermoid cyst: value of MR over CT. Am J Roentgenol 1991;156:807–812.
41. Buetow PC, Smirniotopoulos JG, Done S. Congenital brain tumors: a review of 45 cases. Am J Roentgenol 1990;155:587–593.
42. Aaron JO, Taveras JM. The angiographic localization of supratentorial masses. In: Taveras JM, Ferrucci JT, eds. Radiology: diagnosis-imaging-intervention. Philadelphia: Lippincott, 1990;3.

43. Nakasu S, Nakasu Y, Matsumura K, Matsuda M, Handa J. Interface between the meningioma and the brain on magnetic resonance imaging. Surg Neurol 1990;33:105–116.
44. Rodriguez-Carbajal J, Palacios E, Naidich TP. Infections and parasitic disorders—supratentorial. In: Taveras JM, Ferrucci JT, eds. Radiology: diagnosis-imaging-intervention. Philadelphia: Lippincott, 1990;3.
45. New PFJ, Davis KR. The role of CT scanning in diagnosis of infections of the central nervous system. In: Remington JS, Swartz MN, eds. Current clinical topics in infectious diseases. New York: McGraw-Hill, 1980:1–33.
46. Chrysikopoulos HS, Press GA, Grafe MR, Hesselink JR, Wiley CA. Encephalitis caused by human immunodeficiency virus: CT and MR imaging manifestations with clinical and pathologic correlation. Radiology 1990;175:185–191.
47. Chang KH, Han HM, Roh JK, Kim IO, Han MC, Kim C. Gd-DTPA-enhanced MR imaging of the brain in patients with meningitis: comparison with CT. Am J Roentgenol 1990;154:809–816.
48. Lyons EL, Leeds NE. The angiographic demonstration of arterial vascular disease in purulent meningitis: report of a case. Radiology 1967;88:935–938.
49. Kreel L. Pathognomonic intracranial calcification. Postgrad Med J 1989;65:476–477.
50. Fitz CR. Disorders of ventricles and CSF spaces. Semin Ultrasound CT MR 1988;9:216–230.
51. Gammal TE, Allen MB Jr, Brooks BS, Mark EK. MR evaluation of hydrocephalus. Am J Roentgenol 1987;149:807–813.
52. Toma P, Lucigrai G, Ravegnani M, Cariati M, Magnano G, Lituania M. Hydrocephalus and porencephaly: prenatal diagnosis by ultrasonography and MR imaging. J Comput Assist Tomogr 1990;14:843–845.
53. Tsuruda JS, Chew WM, Mosely ME, Norman D. Diffusion-weighted MR imaging of the brain: value of differentiating between extraaxial cysts and epidermoid tumors. Am J Roentgenol 1990;155:1059–1065.
54. Sherman JL, Camponovo E, Citrin CM. MR imaging of CSF-like choroidal fissure and parenchymal cysts of the brain. Am J Roentgenol 1990;155:1069–1075.
55. Read EJ. Colloid cyst of the third ventricle. Ann Emerg Med 1990;19:1060–1062.
56. Wilms G, Marchal G, Van Hecke P, et al. Colloid cysts of the third ventricle: MR findings. J Comput Assist Tomogr 1990;14:527–531.
55. Read EJ. Colloid cyst of the third ventricle. Ann Emerg Med 1990;19:1060–1062.
56. Wilms G, Marchal G, Van Hecke P, et al. Colloid cysts of the third ventricle: MR findings. J Comput Assist Tomogr 1990;14:527–531.
57. Jelinek J, Smirniotopoulos JG, Parisi JE, Kanzer M. Lateral ventricular neoplasms of the brain: differential diagnosis based on clinical, CT, and MR findings. Am J Roentgenol 1990;155:365–372.
58. Maeder PP, Holtas SL, Basibuyuk LN, Salford LG, Tapper UAS, Brun A. Colloid cysts of the third ventricle: correlation of MR and CT findings with histology and chemical analysis. AJNR 1990;11:575–581.
59. Yochum T, Rowe L. Essentials of skeletal radiology. Baltimore: Williams & Wilkins, 1987:699–920.
60. Council on Scientific Affairs. Musculoskeletal applications of magnetic resonance imaging. JAMA 1989;262:2420–2427.
61. Thornbury J, Campbell J, Masters S, Fryback G. Skull fractures and the low risk of intracranial sequelae. AJNR 1984;143:661.
62. Seldin E. Radiology of the mandible. In: Taveras J, Ferrucci J, eds. Radiology: diagnosis-imaging-intervention. Philadelphia: Lippincott, 1990;3
63. Som P. Paranasal sinuses. In: Taveras J, Ferrucci J, eds. Radiology: diagnosis-imaging-intervention. Philadelphia: Lippincott, 1990;3.
64. Unger J. The paranasal sinuses. In: Juhl J, Crummy A, eds. Paul and Juhl's essentials of radiologic imaging, 5th ed. Philadelphia: Lippincott, 1987:1051–1065.
65. Som P. The paranasal sinuses. In: Bergeron R, Osborn A, Som P, eds. Head and neck imaging excluding the brain. St. Louis: Mosby, 1984:1–142.
66. Bastakis J. Tumors of the head and neck: clinical and pathological considerations, 2nd ed. Baltimore: Williams & Wilkins, 1979.
67. Dixon D, Graham G, Mayhew R, Oesterle L, Simms D, Pierson W. The validity of transcranial radiography in diagnosing TMJ anterior disc displacement. J Am Dent Assoc 1984;108:615–618.
68. Helms C, Kaplan P. Diagnostic imaging of the temporomandibular joint: recommendations for use of the various modalities. Am J Roentgenol 1990;154:319–322.
69. Kaplan P, Tu H, Williams S, Lydiatt D. The normal temporomandibular joint: MR and arthrographic correlation. Radiology 1987;148:107–109.

12 / 심리장애와 재발성 두통
(Psychological Disorder and Recurring Head Pain)

만성두통, 두개하악 통증 증후군(craniomandibular pain syndrome), 측두하악장애(temporomandibular disorder), 만성경부통 환자들을 치료하는 임상가들은 그들의 치료결과가 여러 심리적 요인들과 관련되어 있다는 사실을 인지한다:(a) 환자의 성격, (b) 환자의 현재 감성적 상태, (c) 스트레스 요인에 대한 환자의 반응. 또한 턱관절 질환, 두통 또는 안면근 통증장애의 빈도, 기간 그리고 정도는 환자의 심리와 관련된다는 사실은 모든 전문 의료인들에게 잘 알려진 실험적 현실이다. 추가적으로, 우울증 환자 또는 환경변화로 인해 스트레스를 받는 강박증 환자들에게 흔히 나타나는 만성적 불안증과 염려증과 관련된 턱, 목 그리고 안면 근육의 긴장은 통증 역치를 감소시켜 두통 증후군 또는 어떤 형태의 두통과 경부통을 잠재적으로 유발시킬 수 있다.

환자에게 어느 부위에 있던지 모든 통증은 걱정스러운 것이지만, 두통은 특이한 면이 있다. 인간의 의식 중심, 모든 오감, 고유감각, 음식물 섭취, 언행 그리고 기억은 이곳에 위치한다. Schilder는 코 위쪽 눈썹 사이의 공간 "미간"에 자아가 위치한다고 한다(1). 몇몇 동양의 종교적 전통은 신비스러운 제 3의 눈, 또는 명상 점을 눈과 눈 사이 바로 위에 둔다. Lowen(2), 생에너지 분석(bioenergy analysis) 개발자는 머리와 얼굴의 상태와 모양은 사람의 성격과 건강에 관한 여러 정보를 제공한다고 지적한다. 전통적으로 카이로프랙틱 학문은 인체의 건강의 필수적 중요성을 두개골과 척수 사이에 있는 환추-축추 관절에 대해 교육한다. 머리에 대한 심리적 중요성은 더없이 중요하다. 그 이유는 인간의 역사를 통해 머리와 목의 특별한 상징적 의미가 있기 때문이다.

그러므로, 두통이 특히 오랫동안 지속된다면 Ellis 와 Harper가 언급한 것처럼 환자는 심각한 파국을 맞게 된다.

두통, 안면통, 경부통 그리고 턱관절 장애들은 특히 심리적 요인 영향에 취약하다. 그 이유는 증세의 위치 때문이다. 머리와 경부의 지속적 통증은 특히 당황스럽고, 매우 위험하고, 생명을 위협받는 것이라고 환자들은 생각하게 된다. 예를 들어, 한 치과의사로부터 의뢰받은 환자는 자신의 치아농양이 뇌로 흘러가 뇌를 손상시킬 것이냐고 물었다.

많은 두통환자들은 흔히 암에 걸렸다는 두려움을 가지고 있다. 특히 건강염려증 환자들은 두통환자들이 가지고 있는 염려증들은 임상가들이 인지해야 할 중요한 요인들이다.

레바논 시인, Kahlil Gibran은 다음과 같은 글을 썼다. "당신의 통증은 당신의 이해능력을 담고 있는 껍질에 발생한 균열이다"(4). 의미심장한 이 지혜로운 글은 통증으로 고생하는 환자들 뿐 아니라, 다양한 치료법을 제공하는 임상가들에게도 적용된다. 임상가들이 이 복잡한 두통의 본질을 이해한다면, 그리고 자신들의 통증에 대해 잘 이해할 수 있도록 환자를 도울 수 있다면, 이 고통으로부터 해방되기 위해 더욱 효과적으로 서로 노력할 것이다.

Beecher(5)는 오래 전에 통증의 중요한 의미를 기록했다. 세계 2차대전 중 군의관으로서 그리고 개업 외과의로서의 경험에 의하면, 거의 유사한 신체적 외상을 입은 군인들은 입원한 일반 수술환자들보다 진통제 요구가 훨씬 적었다는 사실을 보여주었다. Beecher는 군인의 통증은 통증의 의미를 달리했다. 군인들에게 통증은 최소한 그들은 전쟁에서 살아남았다는 사실 그리고 곧 전쟁터로부터 벗어날 것이라는 믿음이었다. 이들의 통증은 일반인들의 복통 또는 허리수술로 인한 통증과는 다른 의미가 있었다.

이 두 종류의 사람은 거의 유사한 신체적 외상으로 인한 통증이지만 상황에 따라 적용된 다른 의미로 인해 다르게 경험하게 된 것이다. 여기에서 통증의 심리적 요인 작용은 뚜렷한 것이다. 유능한 임상가는 통증의 의미는 환자들에게 매우 중요한 사실이라는 것을 기억해야 한다. 환자는 자신의 통증에 대해 자세히 설명되어 진단과, 치료 그리고 예후에 대해 이해할 수 있기를 원한다. Bressler와 Trubo (6)는 환자가 통증의 의미를 이해할 수 있도록 돕는 것이 중요하다는 것을 지적하였다.

심리학자로서, 카이로프랙틱 전문의들의 성공적 임상은, 최소한 부분적으로는, 일반적인 용어로 환자의 통증을 설명하는 능력 때문이라고 믿는다. 척추 어져스트먼트는 기능을 변화시키고 통증을 감소시킬 수 있지만, 통증의 원인을 설명하는 능력은 치료 효과를 증가시킨다. "꼬집힌 신경, pinched nerve 라고 하는 설명은 합리적이고 이 현상을 이해하는데 어려운 의학적 지식을 요구하지 않는다. 환자들은 압박으로 인한 손상된 신경전도에 대한 과학적 타당성에 관한 것은 전문가들한테 맡길 뿐이다. California School of Professional Psychology 대학 교육과목, 실험적 디자인에서 학습한 것처럼, 저자는 연구하는 사람으로서 위약효과를 좋아하지 않으나, 임상가로서는 너무 좋아한다. 카이로프랙틱 이론의 논리가 Kahil Gibran이 제시한 것처럼 통증을 완화시키는 것이라면, 환자의 입장에서는 좋은 것이다.

카이로프랙틱은 환자 치료 중 피부접촉을 통한 위약효과라고 하는 주장이 있다. Schwartz(7)는 환자 피부접촉은 전문가적 관계에서 친밀함을 증가시키고, 이로 인한 관계의 효율성을 증가시킨다고 제시하였다. 이로 인해 치유과정은 임상가의 피부접촉으로 호전될 수 있는 것이다. 즉, 인간과 인간 사이에 피부접촉은 긴장감을 이완시키는데 도움이 된다는 것이다. 추가적으로 어져스트먼트 또한 이완효과를 호전시킬 수 있는 것이다(7).

"Chiro" 그리스어로 손을 의미한다. 치유를 목적으로 목사가 손을 사용하는 것과 치료목적으로 카이로프랙터가 손을 사용하는 것과는 의미적 유사성보다 많은 의미가 있을 수 있다. 카이로프랙틱, 마사지, 침술 또는 신앙치유 등 모든 치유법에서 피부접촉의 실제적 효과는 아직 알려지지 않고 있다.

카이로프랙틱 학문은 이러한 논쟁에 대해 충분히 연구해야 할 부분이다. 그러나 카이로프랙터들은 이러한 위약효과 그리고 신경압박 이론에 대한 설명 모두 함께 응용하고 있다는 사실을 인지해야 한다. 단순한 피부접촉 그리고 통증 요인에 대한 자세한 설명은 주로 주관적 통증완화를 설명한다. 모든 치료 효과와 관련된 모든 의식적 인지는 임상가의 치료효율성을 증가시킨다. 이러한 현상은 척추 어져스트먼트의 복잡하고 섬세한 테크닉에만 적용되는 것이 아니라, 영양학, 운동 그리고 생체역학 부분에도 적용된다. 또한 분명한 것은 환자의 심리 그리고 임상가와 환자 사이 그리고 환자와 의사보조사들 사이에도 적용된다 (8).

두통을 진단하고 치료하는 카이로프랙터는 정신질환의 종류와 치료에 대한 지식을 겸비해야 한다. 노련하고 효율적인 치료를 제공하는 것은 자신의 전문적 치료 테크닉을 요구할 뿐 아니라, 특정한 사례에서 심리적 요인이 의미있게 관련되어 있을 때, 이 상황을 인지하는 것도 매우 중요하다. 이러한 사실은 언제 그리고 누구에게 의뢰하고 정신과의사 또는 심리학 전문가를 과 효과적으로 소통할 수 있는 능력도 포함한다.

어느 전문분야에서든지 훈련된 전문 임상가들은 자신들이 수료한 전문교육 그리고 면허에 따라 일치하는 치료 서비스를 해야 하는 법적규정을 가지고 있다. 이러한 서비스는 다양하다. 그러나 이러한 요구는 과도한 전문화 그리고 근시안적 전문가를 양산시킬 수 있다. 역설적으로 만성통증의 깊은 복잡성은 다양한 전문가들의 접근법이 요구될 수 있다는 것이다(9-13). 특정한 형태의 통증 치료를 위해 어떤 정신과적 치료가 필요 하는가에 대해 이해하는 것은 어떤 어져스트먼트 테크닉을 사용해야 하는 것과 동일하게 중요하다. 재발성 두통 치료에서 진통제 복용 의존도가 높아질 때, 카이로프랙틱 어져스트먼트가 일시적으로 만 통증완화 효과가 있을 때, 이갈이가 계속될 때, 또는 턱관절 통증이 완화되지 않을 때, 환자를 위한 적절한 관리를 위해 이학적 질환, 그리고 심리적 또는 감성적 장애 사이에 복잡한 관계가 있다는 사실을 이해해야 한다.

Descartes(14)는 틀렸다! 마음과 몸은 분리된 것이 아니다. 우리 마음속에 있는 것은 우리 몸 안에 있는 것이다. 몸 안에 있는 것은 우리 마음 속에 있는 것이기도 하다. 혈액순환을 처음으로 발견한 William Harvey는 그의 저서 "의학적 관찰(1628)"에서 "통증 또는 쾌감, 희망 또는 두려움이 존재하는 마음의 모든 감정은 심장에 영향을 심리적 동요의 원인이다" 라고 언급하였다. 급성 또는 만성 통증은 의미 있는 정도의 심리적 요인을 갖고 있다. 이 심리적 요인을 무시한다면, 이해하지 못한다면 또는 잘못 관리한다면 임상가의 능력이 뛰어났어도 재발성 두통의 잠재성은 증가된다.

카이로프랙터들은 급성통증 환자를 치료하는 다양한 방법들을 갖고 있다(표 12.1). 분명한 생체역학적 또는 생리적 진단이 내려질 수 있을 때(표 12.2) 그리고 적절한 치료와 함께 환자의 증세가 호전될 때 그리고 정신과적 이차적 문제가 없을 때, 정신과적 치료는 불필요하다. 그러나 확인될 수 있는 질환에 대한 증가가 없음에도 통증호소가 계속된다면, 객관적 질환의 정도보다 과도하게 통증을 호소할 때, 또는 몇 개월 째 치료를 받아도 뚜렷한 호전반응이 없다면 임상가는 심리적 요인을 고려해야 한다. 만성통증은 주로 4~6개월 이상 통증을 호소할 때 정의되어진다. 그리고 임상적 상황(표 12.3)에 심리적 다양성을 소개한다.

표 12.1 통증치료

치료법	치료 목표
아픈 부위 들어올리기	부종 감소
압박붕대 사용	
매니플레이션	기능 회복치료
관절가동술	
얼음	염증 감소
아스피린	
비스테로이드성 진통소염제	
전기치료	통증완화
TENS	
Acuscope	
침술	
지압	
열치료	혈액순환 증가
마사지	
초음파	
전기자극	

TENS: transcutaneous electrical nerve stimulation, NSAID, non steroid anti-inflammatory medication

표 12.2 급성통증의 특징

치료에 효과가 좋다.
오래 지속되지 않는다(< 6 개월)
가장 일반적인 통증.
국소적 치료는 적절하다.
통증이 강열하다.
유용한 감각이다(경고 시스템)
병리적 요인이 있다.
병리적 요인이 해소되면 감소된다.
심리적 요인과는 관련되지 않는다.
염증과정이 동반된다.

표 12.3 만성통증의 특징

유용하지 않는 통증이다 (경고성이 아니다).
치료에 반응이 좋지 않다.
분명한 병리적 요인에 따르지 않는다.
흔히 장애와 관련 된다.
염증현상과 일치하지 않는다
장기간 지속된다 (>6개월).
심리적 장애와 연관성이 높다.
국소적 치료는 흔히 적절하지 않고 효과가 없다.
치료 관리 선택은 체계적인 치료법으로 전환된다.
치료 관리 선택은 집합적 요법을 포함한다.

역사적 관점 (Historical Perspective)

지난 25년간 연구활동들은 통증에서 심리학적 요인을 광범위하게 기록하기 시작했다. 1960 초기 전까지, 통증에 대한 의학적 이론은 근본적으로 신경해부학적 본질이었다. 예를 들어, 특이성 이론(specificity theory) 또는 패턴 이론(pattern theory)(15). 이러한 이론들은 대부분 신경전도의 말초신경적 메커니즘과 관련되어졌다. 통증감지에서 중추신경의 역할은 이해하지 못했고 인정하지도 않았다. 심리분석 이론은 정신과 의사의 분야였다(16). 그리고 1960년도까지 심리학은 거의 독단적으로 행동주의에 집중하였다(17). 통증과 성격, 감성적 상태 또는 인지적 상태와의 관계에 대해선 질문조차도 없었다. 통증에 관한 심리적 면에 대한 흥미는 산발적이며 임상적이고 일화적일 뿐이었다.

중추신경 역할에 대한 인지 부족은 카이로프랙틱의 문제점이었다. 척추 서블럭세이션 개념의 본질적으로 인해 카이로프랙터는 통증은 인체의 구조적 중요성에 근거해 일차적으로 말초신경 기전이라고 하는 무의식적 편견으로 인해 부담스러웠기 때문이다. 예를 들어, 통증은 근본적으로 신체적 현상이라는 주장. 통증완화는 마사지, 운동, 전기자극, 열, 차거음, 또는 어저스트먼트(표 12.1)를 통해 신체적 변화를 요구한다. 특정한 방향과 신체의 다양한 부분으로 가해지는 기계적 힘은 기능을 변화시키고 통증을 감소시킨다. 그러나 통증이 만성화될 때, 신체적 치료를 지속한다는 것은 더 이상 치료의 표준으로서 수렵될 수 없다. 트레이닝 과정과 임상철학 때문에 카이로프랙터는 환자의 통증 패턴에 대한 중추적 요인을 과도하게 또는 과소화하는 경향이 있기 때문이다. 일반 의사나 치과의사 또한 유사한 편견이 있다. 그들 또한 자신들의 전문화 분야와 트레이닝 과정이 있기 때문이다.

1960년도 중반, Melzack과 Wall은(15, 18, 19) "gate control" 통증 이론을 소개했다(그림 12.1). 즉, 이 이론은 척추의 후각에서 신경적 기전은 열리고 닫히는 문과 같은 역할을 한다는 것이다. 그러므로 몇몇 다른 형태의 말초감각 세포(20)로부터 중추신경계로 향하는 구심성 유해 자극의 흐름을 조절시킨다는 것이다. 조절의 정도는 큰 직경의 유수억제 신경섬유와 작은 직경의 유수흥분신경섬유 사이의 상대적 활동에 의해 결정된다. 통증 심리학에서도 이 이론적 문은 중추신경계의 상위 중심부에서 시작되는 하행성 신경충동에 의해 영향을 받을 수 있다. 예를 들어, 뇌줄기와 대뇌피질. Gate control 이론은 심리적(대뇌피질 활동) 상태가 의식적 레벨까지 도달하는 통증자극의 양에 영향을 주도록 허락한다.

1970년도에서 내제아편, 엔돌핀과 엔케펠린이 발견되었다(21). 이 내제 통증 조절 시스템은 중뇌와 변연계 레벨에서 중추적으로 활동하며, 척추 레벨에서는 말초적으로 활동한다. 유해자극에 대한 반응에서 스트레스로 유발된 차이점 조절을 위한 다른 신경 내분비 시스템이 있다는 연구 증거가 있다. 아마도 신경정신내분비학(neuropsychoendrocrinology)의 새로운 분야는 통증감지에서 최면술과 침술에 대한 효과를 설명할 수 있는 연구를 시작할 것이다.

Gate control 이론과 신경내분비 활동 역할에 대한 새로운 이해는 통증기전(22)을 가장 폭넓게 수렴되는 설명일 것이다. 통증감지에서 심리적 현상 역할은 훌륭하게 정리되었고 이러한 소견들을 통해 쉽게 설명된다. 25년간의 과학적 연구를 통해 심리학적 요인과 관련된 만성통증은 분명하게 설명되었고 문서화되었다.

통증과 정신의학적 진단 (Pain and Psychiatric Diagnosis)

어떤 분야의 전문의 이던 효과적 치료의 근거는 정확한 진단에 있다. 가장 효과적인 치료법을 적용한다고 해도 정확한 진단이 없다면 실패할 수밖에 없다. 가장 큰 실패적 의원적 문제를 경고한다. 카이로프랙터는 가장 효과적인 근골격계 치료(어져스트먼트)를 위해 관찰, 촉진 그리고 방사선 분석 방법에 대해 잘 훈련되어 있다. 정신과 의사는 특정한 평가방법을 사용한다. 심리학 테스트는 지난 25년을 통해 정확한 정신학적 진단을 위한 연구가 있었다. Karl Menninger와 그의 연구원들은(23), "현대적인 심리학적 테스트 없는 정신과 임상은 이미 지나간 옛것이며 x-ray 사용 없이 정형외과 수술을 하는 것과 같다"고 언급했다.

정신의학적 특정한 분류학적 명칭은 미국정신과의사협회 진단과 통계 매뉴얼(DSM III-R) 3판 기록되어 있다. 1987(24)년 DSM III-R 보충 출판에서 정신학적 장애 진단 분류는 더욱 자세하게 분류되었다.

일반적인 정신병리학에 관한 재검토는 이 책에서 심도 있게 논의되지 않는다. 그러나 통증 심리학을 이해하기 위해 다수의 그리고 복잡한 상관적 요인들에 대한 기본적 인지를 요구한다. 통증연구는 공존하면서 상호적으로 재발성 두통 증후군을 영향을 주는 두통과 스트레스, 두통과 감성적 상태, 두통과 성격적 특성, 두통과 정신역동 그리고 다수의 심리적 장애들 사이에 고리를 제시했다(25~30). 이러한 이질적으로 광대한 심리적 요인들은 심리학자가 아닌 사람에게도 부인할 수 없는 사실처럼 보인다. 이 논제는 매우 복잡하여 이해하기 위해서는 연합하는

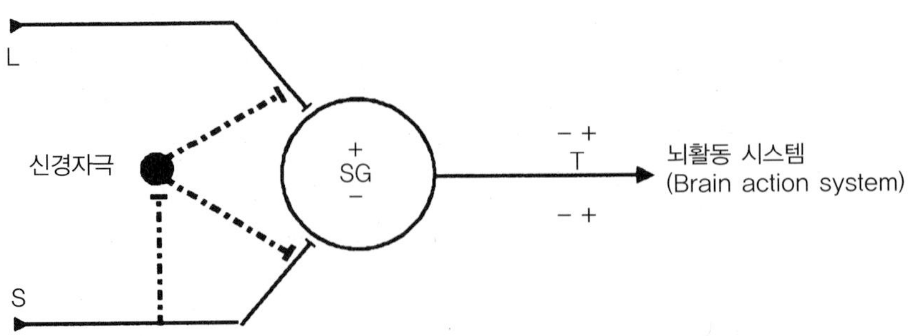

그림 12.1 문조절 기전. *L*, 접촉, 압력, 그리고 진동을 전달하는 직경이 큰 유수신경; S, 통증을 전달하는 직경이 작은 무수신경섬유(aδ 섬유, 빠르고, 날카롭고, 찌르는 통증; cδ섬유, 서행적이며, 둔하고 타는듯한 통증); SG, 교양질(척수의 후각); *I*, 전달세포(척수에서 뇌 관련된 세포)

구조를 요구한다. 두통의 복잡하고 매우 섬세한 심리적 면을 이해하는데 도움이 되는 DSM III-R 사용은 분명함을 제공하고 전문인들 사이에 소통을 돕는다. 만성통증 증후군에서 정신의학적 그리고 심리적 요인에 관한 설명은 DSM III-R 분류를 객관적 관점을 통해 최상적으로 접근하였다.

두통과 관련된 정신의학적 장애 (Psychiatric Disorder Associated with Head Pain)

기질적 정신장애

만성두통은 머리외상의 병리적 징후 중 하나이다(31, 32). 가벼운 머리외상 병력의 환자도 지속적인 두통과 어지럼증, 이명증, 시각장애, 신경과민, 과도한 피로감 또는 기억과 집중력 결핍과 같은 증세들을 호소할 수 있다. 기절하지 않았던 가벼운 뇌진탕도 잔류성 두통을 유발시킬 수 있다. 확산성 축삭외상은 편타성 외상으로 인해 발생할 수 있다. 반대측 근육변화와 전단성 좌상 효과때문이다(33). 머리외상 충격은 편타현상으로 인해 근골격적 경부통을 유발시키며 이는 두통패턴으로 이어질 수 있다(25, 32). 머리외상 충격 후 결과로 인한 이차적 턱관절 장애는 그들의 머리가 어떻게 어느 부위에 충격이 가해졌는지에 따라 잠재적 문제가 될 수 있다(34, 35).

최근 머리외상 병력을 갖고 있는 환자를 치료하는 카이로프랙터는 언어장애, 불안 또는 과민성, 기억장애 또는 건망증, 수학능력 감소, 이유없는 분노 또는 충동적 성격, 성격변화(36)와 같은 가벼운 뇌진탕 징후들을 관찰해야한다. 어떤 환자들은 좀더 자세하게 물었을 때만 무심히 나타내는 미묘한 뇌진탕 후 후유증을 호소할 수 있다(37). 어떤 증세들은 작업을 하거나 또는 사회적 환경에서만 뚜렷하게 나타나는 경우도 있다. 시끄럽거나, 스트레스 또는 정신이 산만할 때와 같은 참을 수 없는 또는 불쾌한 환경을 말한다(31). 때로는 이러한 증세들이 외상이 발생한 몇 주 후에 나타나기도 한다. 환자는 즉각적으로 정신신경과 자문을 위해 의뢰되어야 하며 신경심리학적 검사를 받아야 한다. 뇌진탕 후 증후군 또는 기질적 정신장애 관리는 카이로프랙터, 심리학자 또는 카운슬러들의 경계를 넘는 전문성을 요구한다. 잠재적으로 신경심리학적 신체불구 증세들과 극단적으로 반응하는 감성적 장애는 정확한 평가기준, 특수 정신과적 치료, 강력한 재트레이닝 그리고 광범위한 재활치료를 요구할 수 있다. 머리외상에 관해 정보가 없는 환자들과 가족들은 불평, 좌절, 그리고 감성적 문제와 같이 흔히 우울증처럼 나타나는 위험에 처할 수 있다(32, 37, 38). 협력적인 심리치료, 인지 재훈련, 가족테라피 그리고 스피치 테라피, 추가적으로 정신과 약물들이 개별적 사례들에서 요구될 수 있다.

정동장애 (Affective Disorder)

최근 학술지에 기재된 글의 제목이다, "감성장애는 침전되는 것인가 아니면 만성통증의 결과인가"(39). 종합적으로 보면, 이 기사는 통증은 일반적인 우울증 그리고 삶의 만족과 관련되어 나타나며 매우 일반적인 현상이라는 것을 제시한다(40~44). 저자는 통증환자에서 감성장애는 만성통증의 요인보다는 결과적인 것이라고 생각한다. 이것은 통증발생 이전에 감성적 또는 성격적장애는 만성통증 증후군(45~47)의 주요 유발원인이라 것과 대조된다. 학문적 또는 의학법율적 관심일 수 있다. 결국 더 적절하고 치료비용을 절감하는 결과를 위한 것이나 치유를 원하는 환자는 어느 것이 먼저인지 상관하지 않는다. 임상적으로, 통증감지에서 감성적 상태의 효과는 항상 주어진다. 임상가들은 반듯이 통증에 대한 감성적 반응의 정도와 형태 그리고 효과에 대해 평가해야 한다.

불안장애(Anxiety Disorder)

급성두통에 반해 재발성 두통은 항상 분명하고 스스로 보존하는 기능을 갖고 있는 것은 아니다. 그리고 환자에게 잠재적인 생물학적 위협을 경고하는 일은 흔하지 않다. 몸에 외상 또는 충격 신호를 주는 것도 아니다. 그러나 거의 모든 환자들은 통증에 대한 무의식적 두려움을 갖고 있다(16, 43, 48). 불안감은 항상 급성통증과 함께 나타난다. 통증으로부터 벗어나려는 갈망을 떠나서 이런 불안감 해소는 아마도 환자로 하여금 치료를 찾게 하는 기본적 동기일 것이다. 환자는 두 개의 목적을 가지고 온다: (a) 통증이 사라지고 그리고 (b) 통증의 원인이 무엇인지에 대한 설명.

의사의 확신과 전문성, 병원의 환경 그리고 보조 스탭들의 태도는 환자의 불안감, 긴장감, 신경과민을 감소시키는데 도움이 된다. 심한 불안감은 통증자극에 더욱 심하게 반응한다는 사실은 잘 알려져 있다. 증세로서의 통증은 불안한 상태에 있는 환자에서 흔히 발생한다(15, 22, 28.

49~51).

몇몇 연구는(47,52,53)는 수술후 통증 그리고 합병증은 많은 경우, 신경성 불안장애라는 것을 보여준다. 일반적으로 급성통증 환자는 검사패턴과 정신상태 검사에서 정상이나 또는 불안 또는 히스테리성 불안감을 보여주고 있다(33, 48, 42, 54). 안면, 목 그리고 어깨, 두려움에 대한 표현, 근육긴장 징후, 과도한 설명요구, 과민성, 목소리에 긴장감, 짧은 숨, 땀, 찬 손과 발 또는 경직된 자세들은 환자들의 불안감을 나타내는 징후들이다(46, 50, 55, 56).

사례 A

20대 후반 한 회계사는 턱관절 통증 진단을 받았다 그리고 이 질환에 전문가인 카이로프랙터로부터 치료를 받았다. 환자는 지난 5년간 간헐적으로 턱관절 통증을 경험했다. 턱관절 증세는 봄에 심해지고 심각한 두통과 함께 왔다. 그는 매우 긴장돼 있고 일에 집착하는 사람이었다. 그는 특히, 청구서 문제가 발생할 때 직원들에게 충동적인 발언을 때때로 하였다. 카이로프랙터는 환자의 눈썹이 좀 빠져있었고 부위적으로 탈모현상을 목격했다.

몇 주 동안의 어져스트먼트 치료는 환자의 문제점을 호전시키지 못했다. 그리고 환자는 증세가 호전되지 않자 불만감을 표했다. 그리고 이에 대한 적대적인 감정을 보이기도 했다.

심리학 전문가에게 의뢰된 후, 그는 발모광(trichotillomania)이라는 진단을 받았다. 흔하지 않은 이 현상은 자신의 머리카락을 뿌리채 뽑아 버리는 질환이다. DSM III-R에서 발모광은 강박적 감정조절 장애라는 진단이다. 그러나 이 행동은 충동성의 한 형태로 분류된다. 강박성반응장애 현상은 맘속 깊이 잠재되어 있는 불안감과 관련된다.

정신사회학적 병력은 분명하게 이 환자의 충동적 성격은 엄하고 변덕스러운 부모에 대항하는 초기 시절 삶을 통해 발달되었다는 것이 제시되었다. 그는 젊은 시절부터 부모님의 분노로부터 피하기 위해서는 모든 일을 완벽하게 한다는 것을 몸에 익혔다. 이러한 성격은 어린 시절엔 매우 좋은 모습이었기 때문에 점차적으로 굳어진 것이다. 높은 인지력과 연동된 강박적 성격은 성공적인 학교생활로 이어졌고, 회계학 석사학위를 받았다. 세무회계사로서 그의 강박적 성격은 더 심해졌으며 완벽주의적 그의 소문은 자신이 소화시킬 수 있는 한계보다 더 많은 고객을 확보하게 되었다. 그는 몇 명의 직원을 더 고용했고 회계사업체를 더욱 크게 성장시켰다. 그러나 그의 완벽주의적 성격과 강박성은 관리자로서 문제가 있었다. 그는 책임을 누구에게 위임할 수 없었으며 가중되는 그의 작업량은 4월 15일 세무보고 마감일이 다가오면서 추가적인 스트레스를 가중시켰으며 이로 인해 그는 자신의 머리카락을 뜯는 습관을 갖게 된 것이다. 발모광의 주 증세는 불안감이 증가되면, 자신의 머리카락을 뜯어내면서 긴장감을 해소시키는 것이다. 릴렉스 트레이닝 그리고 바이오피드백 요법들이 심리학 전문가에 의해 제공되었으며 좋은 효과를 얻어내었다. 결국 그는 사업체를 정리하고 학업을 마치기 위해 다른 도시로 이사하였다. 그를 치료하던 카이로프랙터도 맘이 편해졌다.

우울증(Depressive Disorder)

통증이 지속되면 불안감은 우울증으로 나타나게 된다. 많은 저자들은 통증은 우울증과 불안감을 조성한다고 말한다(38, 40, 52, 57~61, 153). 우울증은 어느 정도 만성통증에 한 요인이며 슬픔과 자발적 분노가 교체된다(13, 16, 62, 151, 152). 우울증이 심각한 환자는 흔히 신체적 증세와 불평을 갖고 있다는 것은 일반 의학에서 잘 알려져 있다(9, 10). 어떤 저자는 만성통증 증후군 환자는 가려진 우울증 환자다 라고까지 말한다. 통증이 더 오랫동안 지속되면 될수록 그 환자는 우울하고, 움추려들고, 과민하며 체성적으로 약한 사람이 될 가능성이 높아지게 된다. 즉, 장기적으로 통증있는 삶을 산다는 것은 우울한 것이다. 추가적으로, 이런 환자들은 그들의 삶이 황폐해지고 직장을 잃거나 경제적인 손실을 갖게 된다는 것이다. 결국 슬픔에 잠기게 되며 현실을 잃게 되고 부정적인 사람이 되는 것이다(45, 63). 수면장애, 성욕감퇴, 피로감과 같은 전형적인 우울증 환자들의 증세는 흔히 만성통증 증후군과 동반된다. 만성 통증환자에게 가장 흔한 진단은 우울반응과 함께 우울신경증 반응 그리고 건강 염려신경증이다(64, 65).

사례 B

40대 한 미용사는 만성두통으로 카이로프랙틱 치료를 받고 있었다. 그 환자는 예고도 없이 치료약속을 번번히 어기기도 했다. 치료를 받으러 올 때에 그녀의 모습은 슬픔에 잠겨 있는 듯했고, 대기실에서 때로는 우는 장면이 목격되기도 했다. 그녀는 항상 바지와 블라우스를 착용했으며 때때로 그녀의 머리는 미용사답지 않게 손질되지 않았다. 몇 주가 지난 후, 그녀는 몇 개월 전에 남편과 헤어졌다는 말을 했다. 그녀의 남편은 다른 여자를 만났고 이혼을 요구했다고 했다. 그녀의 미용 손님들은 떨어져 나가기 시작했고 경제적 문제가 발생하기 시작했다. 그녀는 즉각적으로 심리학자에게 의뢰되었다 그리고 정신의학적 평가를 위해 의뢰되었다. 적절한 항우울증 약물과 함께 그녀는 심리치료를 받았다. 그 후, 그녀의 우울증은 호전되었고 미용사업도 호전되기 시작했다. 심리치료를 통해, 그녀는 우울증의 원인은 전 남편에 대한 분노와 실패로 돌아간 결혼생활에 대한 슬픔 때문이었다. 그녀가 어렸을 때, 아버지는 가족을 떠났고 이혼을 했었다. 그녀의 어머니는 완벽한 남자를 찾겠다는 심리에서 벗어나지 못했고, 수많은 남자들을 만났으나 결국 재혼은 하지 않았다. 심리치료 없이 회복될 수 없었던 그녀의 슬픔은 어머니와 같은 삶이었다. 결국 그녀도 이혼하였다. 그녀의 두통은 참을 수 있을 정도로 호전되었으며 몇 개월 후 완전히 사라졌다.

한 때, 우울증 증세와 두통은 우연의 일치처럼 보여졌다. 그러나 그러한 것만은 아니었다. 상호적 관계가 어떻든, 한 치료는 상호적 혜택과 함께 다른 증세 치료에도 호전효과가 있었다.

조정 장애(정신사회적 스트레스의 역할)

[Adjustment Disorder(Role of Psychosocial Stressors)]

많은 연구학자(6, 11, 27, 28, 66~69)들은 정신사회적 스트레스 또한 만성통증 증후군이 영구화되는데 관련될 수 있다고 제시했다. 그러나 DSM III-R에서 "스트레스" 진단은 없다. 이 개념에 관한 가장 가까운 분류는 확인될 수 있는 정신사회적 스트레스 또는 스트레스가 발생한 3개월 후 내 발생하는 스트레스에 대한 부적응적 반응이라고 정의되는 조절장애이다. 특정한 진단적 제한성은 여기에서 논의될 것은 아니다. 그러나 대부분의 사람이 스트레스라고 생각하는 것들에 대한 가정 적절한 정신의학적 명명법이다. DSM III-R에 따라 조정장애(6) 다음 것들을 포함한다.

1. 불안한 마음(309.24)
2. 우울한 마음(309.00)
3. 행동장애(309.30)
4. 감성과 행동의 복합된 장애(309.40)
5. 혼합된 감성적 현상(309.28)
6. 신체적 불만(309.82)
7. 거부현상(309.83)
8. 작업 또는 학습 거부(309.23)

1980년도에서 "스트레스"라는 용어는 극적으로 과사용 그리고 남용되었다. 특히 산재 분야에서. 신문과 방송광고에서 증거가 제시되었던 것처럼, 스트레스 때문이라는 손해배상 소송이 난무하였다. 스트레스라는 말은 개인적 손해배상 혜택을 위해 사용되는 용어가 되었다.

Hans Selye(68)은 스트레스에 대한 두 개의 정의를 사용했던 정신체성의학(psychosomatic medicine)의 선구자다.

1. 단순형: 인체 내 마모 비율;
2. 복잡형: 생물학계에서 비특정적으로 유발된 모든 변화로 구성된 특정한 증후군에 의해 나타나는 현상.

스트레스는 자율신경계의 생물학적 흥분이라고 이해될 수 있다(6, 70). 1920년도 Cannon(72)은 유기체를 위한 경고반응으로서 교감신경계를 활성화시키는 맞섬도피증후군(fight or flight syndrome)이라고 하는 용어를 만들었다. 생물학적 시스템은 환경변화에 직면하게 될 때 반사작용으로서 활동화 된다. 이 현상은 즉각적으로 위협하는 환경적 상황에 나타나며 신체적 수준에서 유기체를 보호하기 위해 진화된 생존기전이다(6, 68). 교감신경 활동은 심장박동, 혈압, 땀샘활동, 근육긴장, 말초혈관수축, 호흡 패턴과 같은 즉각적인 유기적 반응인 생리적 기능들을 자극한다. 환경적 상황으로 신체에 가해진 요구에 응답한 후, 예를 들어, 싸우거나 도망을 가는 상황, 그러면 유기체를 항상적 정상상태로 되돌아가기 위해 즉각적으로 부교감신경을 충동시키어 심박동수를 감소시키고, 불안정한 호흡을 감소시키며 상하지에 혈관을 확장시킨다. 그리고 정상적 상태로 생리적 시스템을 진정시킨다.

스트레스에 대한 가장 적절한 반응은 요구되는 환경적 상황에 응답하는데 있어서 유기체를 돕기 위해 교감신경의 충동이다. 그리고 즉각적으로 부교감신경은 유기체를 정상적인 항상성 상태로 회복시키기 위해 충동된다. 그러나 대부분의 사람들은 특히, 이러한 연령대에 있는 환자,

스트레스에 대한 어떻게 자신을 이완시킬 수 있는가를 모른다. 더구나 스트레스는 자연에서나 또는 적군과에서 더 이상 원시적 삶 또는 죽음을 직면하는 상황에만 경계를 두지 않는다. 현대인들에게 일반적인 스트레스는 매우 미묘하고 심리적 본질이다. 사람과 사람 사이에, 경제적 그리고 감성적 스트레스들은 간단하고 효율적인 항상성-위협-교감신경 충동-전투 또는 도망-해결-교감신경 충동-항상성 순환에 덜 전도적이다. 몇몇 저자들은(1, 2, 6. 9, 71, 72) 들은 스트레스적인 상황에 대해 상상만 해도 실제적으로 위협받는 상황처럼 자율신경계 생리적 변화를 일으킨다고 제시한다. 스트레스 반응의 지속적인 과활동이 실제 상황보다 훨씬 작다해도 스트레스의 만성적 현상이 어떻게 유기체의 항상성에 잠재적으로 유해한 효과를 줄 수 있는지 쉽게 볼 수 있다. 해결단계가 오랫동안 지속된다면 그리고 스트레스가 만성이 된다면 또는 유기체에 새로운 스트레스가 추가된다면, 항상성의 균형은 깨질 수밖에 없다. 체성적 그리고 자율신경계 모두의 과활동은 근골격계 그리고 만성통증에 주요 유발원인이다(8, 48, 73). 내 자신의 통증환자를 통해 관찰된 경험을 보면, "통증 자체가 스트레스이다". 우리 사회에서 흔한 스트레스를 생각해 볼 때 악순환에 빠져 들어가는 환자의 잠재성은 특히 다수의 병리적 심리장애가 있다면 이것은 분명한 것이다.

스트레스의 원인에 상관없이 인체는 자신의 방어체계를 통해 일반적 적응 증후군이라고 Selye의 패턴을 통해 위협요인을 물리친다. 이 증후군에서 3단계가 구별될 수 있다(그림 12.2).

그림 12.2를 보라. 한 사람이 일반적 적응증후군에 이미 들어갔을 때 두 번째 스트레스가 찾아온다면 고갈되는 과정이 가속화된다. 대부분의 사람들은 스트레스에 효과적으로 대응하면서 생존한다. 그러나 스트레스는 축적되는 것이다(68). 스트레스에 대한 감성적 그리고 다른 심리적 반은 동일한 일반적 적응 증후군 패턴이 따라온다. 이러한 것은 적응하지 못할 때, 때때로 감성이 고갈되는 현상이 발생하는 것이다.

임상가들은 통증 자체를 스트레스라고 생각하는 것은 매우 중요하다. 환자에게는 절대적인 사실이다. 임상가들은 만성통증 환자 또는 턱관절 장애 환자들은 그들의 삶에서 부분적으로 정신사회적 스트레스를 갖고 있다고 예견한다. 가족 공동생활에 흔히 문제가 발생하게 된다(35). 그리고 스트레스는 부적응적 반응패턴(17, 74) 그리고 반응적 감성상태(44, 46)들로 하여금 항상 문제점을 악화시킨다. 만성통증은 적절한 치료를 받지 못하게 되면 스스로를 악화시키는 악순환의 고리에 빠지게 된다.

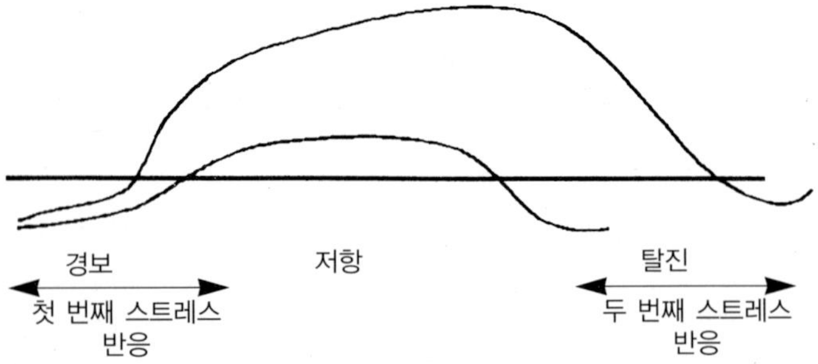

그림 12.2 Selye의 일반적 적응 증후군 3단계

감성적 저항의 빠른 분산은 두 번째 스트레스를 동반하게 되며 치료하는 카이로프랙터에게 중요하게 기억해야 하는 것이다. 모든 스트레스는 축적된다. 조정장애를 위한 진단분류는 정신사회적 스트레스에 부적응적 반응이다. 카이로프랙터는 스트레스는 실제적인 것이고 정상적인 사람에게도 우리의 삶의 악영향을 준다는 사실에 예민해야 한다. 환자의 최근 삶에 대한 간략한 설명(심리적 요인들 평가)은 만성통증 증후군에게 조정장애 관련성을 빠르게 설명할 수 있다.

조정장애는 정상인에게도 나타나는 부적응적 반응이라고 정의된다. 이것은 스트레스가 사라지거나, 새로운 레벨의 적응이 성취될 때 완화현상에 대한 좋은 예후를 제시한다. 이완트레이닝 그리고 바이오피드백을 포함하는 조직된 스트레스 관리 프로그램을 위한 적절한 의뢰는 환자들의 삶에 균형감을 재생시키기 위해 큰 도움이 될 것이다. 사건 자체보다는 사건을 바라보는 인식이 스트레스이다. 변화에 적응하기 위한 학습은 악순환이 침범하지 못하도록 환자들로 하여금 통증에 적응하는데 도움이 된다.

이것은 또한 환자로 하여금 조정능력을 갖게 하는데 도움이 된다. 모든 카이로프랙터가 알고 있듯이 긴장하고 있는 환자보다 이완하고 있는 환자 치료가 더욱 쉽다는 사실이다. 환자에게 이완하는 방법을 교육시키고 호흡을 정확하게 교육하여 부교감신경을 의식적으로 작용시키는 것은 통증 증후군을 완쾌시키는데 꼭 필요로 하는 것이다. 어떤 사례에서는 훌륭한 교정치료와 이완 테크닉을 함께 적용하면서 두통증세를 완벽하게 해소시킨다.

성격장애 (Personality Disorders)

어느 성격장애 환자에게도 통증 증후군은 나타날 수 있다(표 12.4). 성격장애는 복잡한 임상적 실체로서 이 장에서는 논의되지 않는다. 하지만 모든 성격장애자에서 나타나는 한 일반적 특징이 있다. 모든 성격장애는 대증적 본질이다. 자기수식적 사람이란 비교되는 용어로서 자신을 변화시키기를 원하는 사람이며 대증적 사람은 다른 사람이 변화되기를 원하는 사람이다(75). 신경과민성 사람은 주로 자기수식적 경향이 있으며 성격장애가 있는 사람은 자신의 행동에 대해 책임감에 대해 인정하는 것은 거의 불가능하다. 그들은 자신이 갖고 있는 문제에 대해 항상 환경을 불평하고 다른 사람들 때문이라고 한다. 그리고 다른 사람들을 변화시키기 위해 많은 심리적 노력을 투자한다. 그리고 자신의 행동을 변화시켜야 할 이유를 보지 못한다. 자기 중심적이기 때문이다. 그들은 스스로를 돕기 위해 노력하는 모든 사람들을 공격하기 위해 무의식적인 일정을 갖고 있다. 이러한 사람들은 진실로 노력하려는 카이로프랙터들에게 좌절감을 줄 수 있다.

당신이 얼마나 걱정을 하던, 얼마나 자신감이 있던, 또는 얼마나 능력 있는 임상가이던, 성격장애 환자는 자신의 증세가 호전되지 않을 때 치료하는 사람을 원망한다. 이러한 환자들은 여러 의사들을 찾아 돌아다니게 된다. 성격장애 환자들은 의사들에게 무의시적 가학성을 가할 수 있다. 그들의 수동적-공격성 행동과 좌절감 때문이다. "신경과민 환자들은 자신들을 미치게 하고 성격장애 환자들은 주위사람들을 미치게 한다는" 속담을 기억하라. 성격장애가 의심되면 조속히 조언을 찾아야 할 것이다. 그렇지 않으면, 환자는 어려운 상황을 연출하게 된다. 심리학 전문가나 신경정신과 전문의들을 권한다. 그러나 흔히 정신신경과적 치료는 다른 치료와 차이가 없다.

표 12.4 성격장애

명칭	일반 임상적 느낌
편집증	의심하고/적개심
정신분열	외롭고/무감정
분열형 인격장애	가볍게 이상함
반사회적 성격	범죄기록/사기성
경계인격장애	감정이 급선회하는 성격
히스테리인격장애	과장된 행동
자기애적인격장애	권리주장/자기중심적
회피인격장애	외롭고/쉽게 상처받는
의존적인격장애	의사/무력한 사람의 이상형
강박반응성장애/	자세하고/긴장됨
수동적/공격적인	너무 친절하지만 예약된 시간을 지키지 않는

더 심도있는 감별 분류를 위해선 DSM III-R을 참조하라.

사례 C

20대 젊은 남자가 경부통과 간헐적 두통 치료를 위해 카이로프랙터를 찾아왔다. 그 환자는 좀 건방진 사람이었고 진료 대화 중 카이로프랙터의 자격증에 관해 질문을 하였고, 카이로프랙틱 학문에 관한 의문적 질문을 던졌다. 그러나 진료는 시작되었다. 치료가 시작될 때마다 그는 치료 내용에 대해 짧은 질문을 했다. 몇 번은 치료비를 청구하는 직원에 화를 냈으며 과다청구하는 것이 아니냐고 짜증은 부렸다. 몇몇 경우엔, 개인적 질문으로 다른 사람들을 괴롭혔다. 또는 적대적인 말을 하기도 했다. 그는 항상 깨끗하고 깔끔하게 치료받으러 왔으며 예약시간에 늦게 도착했음에도 특별 대우를 받기를 원했다. 그의 통증이 호전됨에도 불구하고, 치료하는 카이로프랙터는 그가 오는 것을 반기지 않았다. 카이로프랙터는 이 환자를 정신신경과전문의에게 의뢰했다. 그리고 그 젊은이는 편집중과 자기중심적 성격이 혼합된 성격장애자라는 진단을 받았다. 다행스럽게도, 그 환자는 다른 도시에 있는 영업직 부서로 옮기게 되었다.

성격장애 환자의 심리치료는 강압적이며 우회적이다 그리고 잠재적 문제가 많다. 변화를 위한 동기부여는 적고 행동수정은 매우 늦다. 심각한 성격장애 환자는 경험이 많은 정신신경과 의사에게도 어려움이 많다. 이러한 사례는 지속적이며 집중적인 노력이 요구된다. 초기 또는 심각한 상태에 있는 이러한 성격장애를 위한 적절한 치료는 여전히 어려운 일이다(30, 76). 대부분의 성격장애에게 일반적인 만성 해동장애 그리고 감성장애의 정도는 카이로프랙터의 전문분야에서 벗어난다. 정신신경학 전문의 또는 심리학 전문인들에게 의뢰하는 것이 바람직하다.

그러나 쉬운 일은 아니다. 정신신경학 전문의 또는 심리학 전문인들에게 의뢰하는 것은 카이로프랙터, 치과의사, 일반 의사들에게 문제가 될 수 있다. 특히 성격장애 환자들은. 임상가들이 상기해야 하는 것은 성격장애자들의 기본적 문제가 다른 사람들에 핑계를 대고 자신의 변화의 필요성을 보지 못하는 경향이 있다는 사실이다. 통증 원인들은 자신들의 문제라른 것을 성격장애 환자에게 제시하는 것은 불필요한 문제를 야기시킬 수 있다. 성격장애가 있는 모든 환자들은 영속되는 만성통증 증후군에 대한 만성통증 순환의 생리 그리고 스트레스의 역할에 대해 교육되어야 한다. 만성통증에서 스트레스와 감성의 정신생리적 역할을 이해하도록 환자를 도와주는 것은 문제점을 객관화시키는데 도움이 된다. 성격장애 환자들에게 문제점의 객관화는 매우 중요하다. 그들이 자신들의 통증감지를 동일한 시각으로 즉, 객관적 또는 자아이질적으로 모든 스트레스 요인들을 바라보도록 허락하는 것이다. 이것은 자신들의 통증을 완화시키는데 도움이 되는 뭔가를 스스로 해야 한다는 것을 제시하는 것이다. 이완하는 방법을 학습하고 스트레스를 관리하는 것은 성격장애 환자에게 행동하라는 메시지다. 성격장애 환자는 다른 형태의 환자보다 스트레스의 원인을 외적원인으로 돌리려는 경향이 있다. 그러나 심리학자나 정신신경 전문의에게 의뢰하는데 있어서 성격분석과 감성적 요인분석은 적절한 전문가들에게 맡겨야 한다. 카이로프랙터는 자신의 전문 분야인 생리적 그리고 생체역학적인 부분에 집중해야 한다. 자신의 실력과 다른 전문인들에 대한 존경심은 적절한 의뢰에 기분이다.

약물 사용장애(Substance Use Disorder)

많은 만성두통 환자들은 통증 조절을 위해 과도한 약물을 사용한다(77~79). 합법 그리고 불법적 약물의 의존증 또는 남용은 흔한 일이다(78). 알코올 또는 다른 마음에 변화를 주는 약물 의존증은 즉각적인 행동수정을 줄 뿐 아니라 손상된 삶의 방법으로 이어지게 하며 직장을 잃거나, 가족사이에 불화, 경제적 문제 또는 구속과 같은 결과를 얻게된다. 카이로프랙터가 자신의 환자가 약물의존증이 있다는 사실을 알게 되는 경우, 개인적 사례에 따라야겠지만 치료의 일차적 치료목적에 변화를 주어야 할 필요가 있다. DSM III-R에 의해 정의된 바에 의하면, 약물남용 그리고 의존증은 매우 특정한 분류가 있다. 분명한 감별진단은 성공적인 문제해결을 원한다면 적절한 전문가에 의해 진행되어야 한다. 카이로프랙터와 환자는 정신활성제와 같은 약물남용 또는 알코올로 인한 정신사회적, 경제적 문제, 가족, 감성 또는 신체적 문제가 발생한다는 사실에 상호적 동감대를 가져야 한다. 정신활성제 약물남용의 병력은 흔히 강력한 진통제 또는 진정제 사용 문제가 있을 때 국한된 통증 증후군을 앞서간다. 잠재적인 남용과 중독적 성격질환은 반듯이 알려져야 한다. 약물남용 또는 알코올 중독으로 인한 문제가 의심된다면, 반드시 환자를 부드럽게 대면하고 알코올중독자 모임 또는 병원에서 진행하는 해독 프로그램에 의뢰해야 한다. 카이로프랙터는 자신이 일하고 있는 지역 내에 알코올 또는 약물 남용센터에 대해 잘 알고 있어야 한다.

만성통증 환자들의 약물남용은 불법적 약물이나 알코올에만 제한되는 것은 아니다. 임상생활에서 보면 처방약 또는 일반약 남용은 매우 흔한 일이다. 아스피린은 매년 10,000~20,000 톤 정도 복용된다고 알려져 있다(77). 아스피린은 훌륭한 진통제다 하지만 과도하게 사용되게 되는 경우, 심각한 부작용을 유발시킬 수 있는 잠재성이 있다. 위장, 간 그리고 신장에 원치 않는 수많은 부작용을 일으킬 수 있다. 실리실산염은 소금과 물이 몸에 정체되는 현상을 유발시킨다. 만성통증 증후군 환자들에게 자신 스스로가 복용한 또는 의사가 처방한 약물의 잠재적 부작용은 14장에서 논의된다. 다수의 처방약을 함께 복용하는 환자의 잠재적 위험은 매우 높다. 환자 중에서도 어떤 환자들은 여러 명의 의사로부터 처방받은 약물을 복용하고 있으나 약물을 처방한 의사들은 이에 대해 모르고 있다. 급성통증을 위한 진통제는 만성통증 문제를 악화시킨다(81). 병력에서나 또는 검진 중 잠재적 약물남용이 의심된다면 만성통증 치료에 경험이 있는 의사에게 즉각적으로 의뢰해야 한다.

신체형 장애(Somatoform Disorder)

이 그룹에 속하는 정신신경학적 장애 환자의 기본적 모습은 신체형 장애를 제시하는 이학적 증세다. 그러나 유기적 소견 또는 알려진 병리생리적 소견은 없다. 심리적 요인 또는 상충되는 요인들과 관련된 증세라는 긍정적 증거 또는 강력한 추정이 있다.

- 전환장애(conversion disorder)(300.11)은 전형적인 히스테리성 신경증 환자와 일치하는 질환이다. 여기서 심리적 요인들은 병인적으로 신체적 장애를 제시하는 신체적 기능의 손실 또는 변화와 관련되어진다고 평가된다. 이 장애는 프로이드의 비엔나에서 더 일반적이었다. 그리고 정신분석학적으로 정신성적갈등(psychosexual conflict)과 관련되어 있다. 순수한 병적 상태는 이 나이 때에 비교적 흔하지 않다(82).
- 건강염려증(Hypochondriasis)(300.70)은 심각한 질병을 갖고 있다는 두려움에 차있는 질환이다. 이 환자들은 의사들을 찾아다니는 많은 의학기록을 갖고 있는

특징이 있다. 이러한 형태의 환자들은 자신의 두통은 뇌암 때문이라고 믿는다.

- 신체화장애(Somatization disorder)(300.81)는 만성적 다증세 장애로서 어린 시절에 발생하며 예전에는 Briquet's syndrome이라고 했다.
- 신체형 통증 장애(somatoform pain disorder)(307.80)는 어떤 정신적인 또는 신체적인 장애로 발생하지 않은 통증에 집착하는 특징이 있다. 이런 장애를 가진 환자 중에는 많은 부분에 어린 나이에 시작되며 육체적으로 힘든 또는 과도하게 반복적인 작업을 요구하는 직종을 가지고 있다. 그들은 일중독자이며 휴가를 위해 쉬는 일이 거의 없다. 통증은 신체적 외상 후, 주로 갑자기 발생하며 몇 주 그리고 몇 개월 후가 되면서 더욱 정도가 증가된다. 통증이 발생하기 전에 과도한 활동의 병력이 있으며 그리고 통증이 발생한 후 과도한 수동성 행동을 보여준다.

이러한 사람들은 치과의사, 카이로프랙터, 또는 일반의사들이 감별진단하기에 가장 혼란스러운 환자다. 정확하게 말하자면, 그들의 증세들은 신체적 질환 또는 유기적 질환을 제시하는데 의사는 아무 것도 없는 것을 찾으라고 강요당하기 때문이다. 이러한 노력은 카이로프랙터에겐 아무런 성과 없는 노력과 시간 그리고 환자에게는 의료비가 요구되는 것이다. 이러한 유형의 환자들은 걱정을 잘하고 허리가 아픈 사람, (83) 또는 les hommes douloureaux (84)으로 낙인되어 있다. 이러한 환자들은 심리학적 고통이 체성적 증세로 변화되는 성격을 가지고 있다고 말할 수 있다. 이들은 일반적으로 죄책감과 자기학대적으로서 일을 열심히 하고 성취감을 허락하지 않고 고통을 받아야 한다고 생각한다. 억압과 부인은 일차적 자기방어 기전이다. 통증증세들은 일반적으로 정확하게 위치되어 있지 않다 그리고 통증의 국소 해부학은 시간에 따라 달라진다.

이러한 환자를 위한 부적절한 외과적 치료에 관한 많은 문헌들이 있다(1, 53, 76, 85~87). 전환 증후군 또는 "기능적 중첩(functional overlay)"은 외과적 치료에 금기증이다. 그리고 보존적 치료를 권한다.

그러나 이 그룹에서 심리학적 또는 정신신경학적 치료를 위한 의뢰는 일반적으로 낮다. 이유는 이러한 유형의 환자들은 자신들의 심리적 문제에 대해 말하지 않기 때문이다. 자신들의 문제를 체성화 하는 경향은 이 유형의 환자들의 특징이다. 이것은 무의식적으로 신체형 장애에서 신체적 증세들은 심리적 증세보다 더 자아 동조적(75)이라는 것을 의미한다. 예를 들어, 자신들의 판단에서 심리적이라는 것보다는 신체적 증세라고 생각하는 것이다. 통증이 전반적인 증세가 되거나 또는 지루한 신체적 불만이 호전되지 않는 증세, 치료를 거부하는 표정, 머리 또는 목 통증들을 포함할 때, 체형성 장애 가능성은 직면되어야 한다.

보존적 치료를 이러한 사례에서는 항상 추천한다. 비극적인 의인성 질환의 잠재성은 믿을 수 없을 정도다. 그러나 협조적인, 사려 깊은 심리치료 또는 카운슬링은 일반적으로 효과적이지 않다. 이유는 억압과 부인이 그들의 방어기전이기 때문이다. 이러한 유형의 환자들은 짧고 조직적인 이완트레이닝 그리고 바이오피드백(67, 88~91, 152, 153) 또는 스트레스 관리(6, 66, 92, 93)를 체정적 치료를 통해 도움을 받을 수 있다. 예를 들어, 어져스트먼트, 열, 전기 그리고 운동치료를 병행하는 것이다. 이러한 환자들은 단순히 인내를 요구한다.

카이로프랙터, 치과의사, 또는 일반의사들은 이러한 사례에서 과도한 치료에 주의해야 한다. 신체적 증세에 대한 환자의 집중과 과도한 주장은 광범위한 그리고 고가의 검사, 의사 쇼핑, 그리고 불필요한 수술로 이어질 수 있으며, 의사들이 정신질환으로 빨려 들어가는 이차적인 문제가 된다: "질병에 먹이를 주지 말라" 체형적 장애는 심리학 검사로 쉽게 확인될 수 있다(심리적 요인 평가를 참조하라) 그리고 수년 동안 검사가 이루어졌다(106, 110). 심리평가를 위한 의뢰는 6~8주 동안의 보존적 치료 후에도 효과가 없을 때에는 반듯이 이루어져야 한다. 침습적인 외과적 치료를 계획한다면 그 이전에 심리평가는 의뢰되어야 한다. 이러한 유형의 환자들에게 외과적 접근에 대한 시각은 감소되었다(30, 101, 124, 150).

신체적 상태에 영향을 주는 심리적 요인

(Psychological Factors Affecting a Physical Condition)

임상가들은 환자들의 불만에 확인할 수 있는 신체적 질환 또는 유기적 근거가 있다 하더라도, 심리적 요인들이 신체적 문제를 유발시키고 악화시키는데 원인이 된다는 사실을 인지해야 한다. 정신신경학적 분류는 과거에 정신체성적 또는 정신생리적인 문제라고 알려진 질환들에게 적용될 수 있다. 신체적 상태는 신연될 수 있는 유기적 질환 또는 알려진 병리생리적 과정과 관련된다. 머리와 경부에 일반적 예들은 긴장성 두통, 편두통, 턱관절 그리고 류마티스성 관절염이다. 다른 일반적 증후군들은 위궤양, 천식, 신경성 피부염, 빈맥, 부정맥, 그리고 궤양성 대장염(24)을 포함한다. 이것들과 다른 체형성 장애 사이에 감별진단은 후자에서 심리학적 요인 그리고 전자에서는 신연될 수 있는(현존하는 검사법과 표준절차를 통해) 우선 순위에 근거한다. 사람들은 환경적 자극의 관계와 개인적 의미 그리고 신체적 상태의 유발과 악화에 대해 인지하지 못할 수 있다. 심리학적 요인이 신체적 상태에 영향을 준다는 사실에 대한 판단은 환경적 자극과 그들에게 기인된 의미 그리고 신체적 상태의 유발과 악화 사이에 시간적 관계의 증거를 요구한다. 분명하게도 진단은 시간적 관계를 되풀이하면서 정당화된다.

카이로프랙터는 이러한 장애들의 잠재적 존재에 대해 특히 인지해야 한다. 유능한 심리치료사에게 의뢰하는 것은 가정 적절한 일이기 때문이다. 확인될 수 있는 정신적 또는 개인 간 문제들이 특히 없다면 효과적 결과를 기대할 수 있다. 몇몇 협조적인 심리치료와 카운슬링은 그들의 삶의 심리학적 요인과 신체적 상태 사이의 관계에 대해 이해할 수 있게 도움이 될 수 있다. 예를 들어, 긴장성 두통. 주요한 병전 심리학적 문제, 일반적으로 안정된 병력, 정상적인 감성적 삶이 상대적으로 적다는 것은 좋은 예후를 제시한다. 내향적 치료 그리고 인지 또는 행동치료에 추가적으로 이완트레이닝과 바이오 피드백 또는 스트레스 관리 테크닉은 좋은 효과를 촉진할 것이다.

꾀병(Malingering)

희망적으로 거짓을 말하거나 또는 과장된 증세를 말하면서 순수한 외적 보상을 원하는 유형의 환자가 많지 않기를 원한다. 먼저 설명했던 유형의 환자(신체적 상태에 영향을 주는 체형성 장애 그리고 심리적 요인들) 들이 확인할 수 있는 심리적 또는 최소한 무의식적으로 자신들을 신체적 증세에 집중시키는 감성적 장애를 갖고 있다는 것을 기억하라. 그리고 만성통증적 상황을 유발시킨다는 것을 기억하라. 그러나 진성 꾀병은 더욱 엄한 분류를 요구한다. 이차적 이익이 크기 때문이다. 환자를 "거짓말쟁이"라고 부르고 싶은 유혹은 때때로 자신의 치료가 효과적이지 못하는데 것에 대한 좌절감 때문일 수도 있기 때문이라는 사실은 이해할 만하다. 완벽한 사람은 없다. 그러나 이러한 유혹은 없어야 한다. 많은 신경정신학적 장애는 통증을 나타낸다는 사실을 기억하라. 히스테리는 극적인 정서불안 또는 근긴장과 경직(46)을 유발하는 정신생리적 반응을 보이면서 이익을 위한 거짓 통증을 연기할 수 있으며 꾀병과 분리하기 어려운 임상적 상황을 연출될 수 있다. 히스테리아 환자들은 통증이 꾀병환자처럼 몸 전신으로 방사된다고 불평할 수 있다. 그러나 이러한 환자들은 의식적으로 거짓을 말하지 않는다. 진단은 모든 다른 가능성을 배제하면서 고려되어야 한다. 이 유형에서 거짓 양성결과는 정보를 제공하지 않는 태도로서 어렵지 않게 알 수 있다. 철저한 이학검사, 광범위한 병력기록, 의료기록 재검토 그리고 철저한 심리평가를 겸한 정신신경학적 평가는 특히 의학법적 분야에서 더욱 철저하게 요구된다.

꾀병 평가 방법으로서(115) MMPI(Minnesota multiphasic personality inventory) 사용은 타당성 등급의 감별적 사용으로 호전된다. 먼저 모든 대체적인 방법을 노력해라. 그리고 누군가 거짓말 할 수 있다는 것을 고려해라. 참을 수 없는 통증이라는 특정한 심리학적 원인의 파급효과는 강력하다 특히, 의학-법학 분야에서는. 진성 거짓은 흔하지는 않지만, 일반 임상에서는 남발되고 있다. 그러나 의사의 임상이 부분적으로 산재 또는 교통사과와 같은 의학-법학 분야와 관련되어 있다면 이러한 유형의 환자의 가능성은 극적으로 증가될 것이다. 이러한 환자들은 금전적 보상을 원하는 기회가 있을 때, 일하기를 피하기 위해서, 또는 장애(121) 증명을 받기를 원하는 경우에는 매우 흔하게 발생할 수 있다. 어떤 사례에서는 "Green Poultice syndrome" 또는 "산재보상 신경증" 은 타당한 명칭이다. 그러나 최후에 사용되는 말이다. 카이로프랙터는 거짓이라고 판단할 수 있는 몇몇 검사법을 갖고 있다(94, 95, 97). Waddell의 비유기적 신체 징후는 이러한 유형의 환자를 분류하는데 유용한 지침이다. 의학-법 분야에서 환자의 거짓이라고 의심되면 신경정신학적 평가를 의뢰하는 것을 추천한다.

모든 카이로프랙터들이 DSM III-R(또는 DSM IV)를 가지고 있기를 권한다. 인정된 임상지혜에서 보면 치료를 받는 60~70%의 환자들은 그들의 주호소증에서 심리적 요인을 갖고 있다고 제시한다. 이러한 환자들에 대해 익숙하지 못하다면 환자를 위해 노력하는 의사일지라도 나약하게 되며 위험은 증가한다. DSM III-R 분류법에 익숙하여 정신적 장애는 만성 두통과 관련될 수 있다는 것을 인지함으로서 환자의 정신상태를 알지 못하고 무작정 치료하는 근시적 카이로프랙터 보다 매우 효과적인 치료결과를 제공할 수 있다.

이러한 의식은 자신들의 환자를 신경정신학 전문의 또는 심리학자들에게 의뢰함으로서 그들과 대화하는 능력을 증가시키는데 도움이 될 것이다. 마지막으로 이러한 지식과 의식은 환자를 위한 열정도 증가시킬 것이다. 광대하게 복잡한 인간의 마음은 최소한 부분적으로 더욱 인지될 것이다. 감성 그리고 성격적 요인들은 통증감지에 영향을 준다. 어떤 형태든 심리학적 통증은 신체적 통증을 증가시키는 작용을 한다는 사실은, 그것이 원인이 어디서부터 왔던, 더 이상 논쟁이 없다. 카이로프랙틱 치료를 찾는 대부분의 환자들은 특히 만성통증인 경우, 최소한 몇몇 심리적 요인을 갖고 있다고 추측된다. 이러한 사실, 이러한 환자, 부분적 감정개입을 인지하고 그리고 어디로 의뢰해야 하는지를 알고 언제 적절하게 의뢰하는지를 아는 것은 모든 카이로프랙터, 치과의사 또는 일반의사들이 지켜야 할 최소한 치료의 표준지침일 것이다.

심리적 요인 평가(Assessment of Psychological Factors)

통증이 만성화되며 3~4개월 이후까지 비진행성으로 있게되면 반듯이 평가되어야 할 다수의 신경정신학적, 경제적, 그리고 법리적 요인들이 있다. 지난 30여 년간 의학적 심리학적 연구는 통증환자에게 나타나는 심리학적 장애 또는 기능적 요인의 본질과 내용을 확인하고 측량하는 그리고 정당화하는 방법을 개발하기 위해 노력하였다. 심리학적 검사와 DSM III-R의 특정한 정신신경학적 진단 분류의 관계에 대한 복잡하고 때론 논쟁적인 논제는 이 장에서 다루는 논제는 아니다. 하지만 1950년 이후 통증과 관련된 평가문헌에서 몇몇 측정방법이 노력되었다(4, 14, 49, 53, 66, 81, 97~110).

대부분 관련된 연구는 요통의 심리적 면만을 다루었다. 그러나 이 연구들의 소견들은 두통, 측두하악관절 장애 또는 근안면통증후군에서도 일반적으로 동일하게 추정할 수 있다. 통증환자를 평가하기 위한 심리측정법 사용에서 아직은 문헌에서 표준화되지 않았다(49, 111). 이 분야에 발표한 저자들 수만큼이나 많은 다른 질문, 목록, 등급 그리고 조직적 인터뷰 테크닉들이 있다. 더구나 임상과 실험적 방법은 등식화하기가 어렵기 때문에 더욱 혼란을 가중시킨다(51, 112). 그러나 몇몇 흥미로운 측정법은 지난 몇 년 사이에 개발되었다. 이런 방법들은 다음과 같은 유형으로 나누어진다.

- 서술적 / 자기관찰적인 방법
  - 통증 그리기(pain drawing)(그림 12.3)
  - 시각상사척도(visual analogue scale)
  - 통증상태 검사(pain apperception test)
  - McGill pain 질문서(그림 12.4)
- 간접적 성격 질문서
  - MMPI-2
  - Millon Clinical Multiaxial Inventory(MCMI)-II
  - Millon Behavior health index
  - SCL-90R inventory
- 직접적 질문서
  - 요통질문서
  - 두통질문서

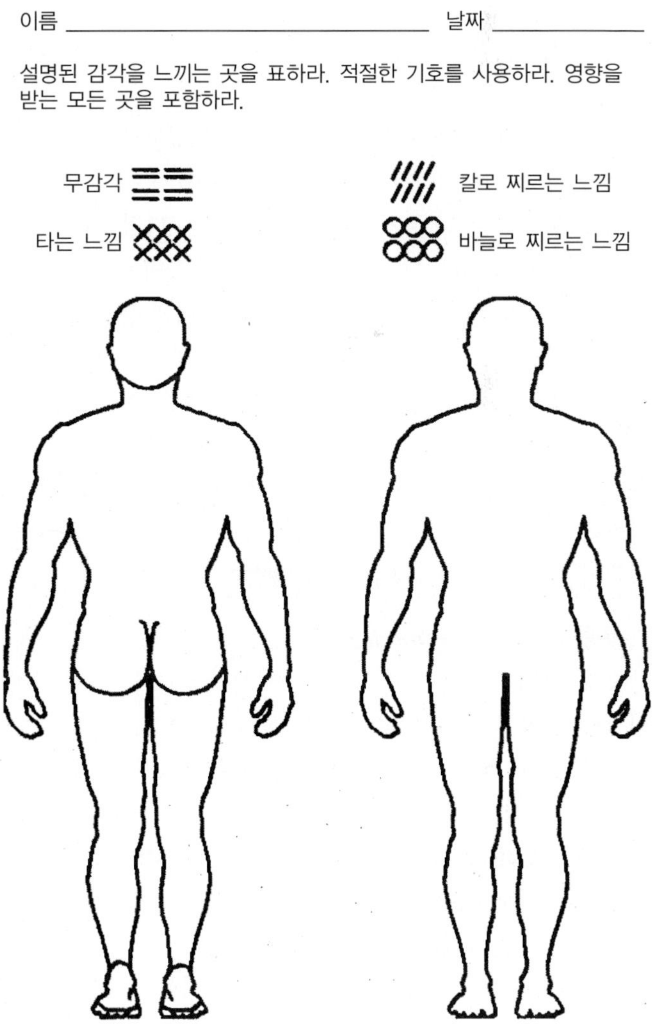

그림 12.3 통증 그리기

Mensana / Hendler 통증 검사
Dallas 통증 질문서
- 작성된 인터뷰 절차
  질환영향 프로파일
  정신사회적 통증 목록
  행동분석(Waddell)

서술적 측정(Descriptive Measurement)

진단적 검사의 첫 번째 질문 중 하나는 간단히 환자에게 자신들의 통증에 관해 설명하라고 묻는다. 이 기본적 과정을 정형화 또는 표준화하기 위해 제시된 몇몇 방법이 연구되었다. 이것들은 쉽고 임상에서나 연구과정에서 모두 쉽게 활용되었다. 이러한 간단한 방법을 통해 얻어진 정보는 임상가들에게 매우 계몽적일 수 있다.

시각상사척도(Visual analogue Scale)

몇몇 저자들은 환자들에게 직접 자신들의 통증에 등급을 매기라고 요청할 것을 제시한다. 이 표준화된 문서는 10cm 정도의 선 양쪽 끝에 통증이 전혀 없는 "0" 그리고 가혹한 통증 "10"가 기록되어 있다. 1~10 또는 1~100의 수치를 사용하는 다른 방법도 제시되었다. 타당성이 합의되고 구별할 수 있는 최선의 방법은 아직 확립되지는 않았다. 그러나 임상가들은 VAS가 개별적 사례의 통증을 측정하기 위한 매우 유용한 방법이란 것을 알게 될 것이다. 실험적 방법으로서 VAS 만을 사용한다는 것은 편견이란 반응에 취약할 수 있다. 그러나 시간이 갈수록 임상적 변화는 주관적 경험과 다른 자가평가 보고(103)가 비례적인 경향이 있다. VAS는 주관적 통증을 표준화된 통증 등급에 비교하는 간단하고 유용한 측정 방법이다.

통증 그리기(Pain Drawing)

통증 그리기는 심리학적 검사가 시작되면서 부터 성격의 역동성과 감성적 상태에 대한 돌발적 평가로서 사용되었다(6, 23). 통증 그리기(그림 12.3)는 잠재적으로 중요한 심리학적 요인들에 대해 조명할 수 있다(103). ransford, Cairns 그리고 Mooney(105)는 MMPI 결과와 매우 높게 상관되는 것으로 나타나는 통증 그리기의 측정 시스템을 개발하였다. 통증 그리기는 한 눈에 판단할 수 있는 간단한 평가방법이다. 그러므로 의사들로 하여금 치료 시작 전에 어느 환자들이 치료에 낮은 반응이 나타날 것이라는 예측할 수 있게 한다.

McGill 통증 질문서(McGill Pain Questionnairs)

환자가 통증을 설명하기 위해 사용하는 언어는 자신이 경험하고 있는 통증의 유형을 지적할 수 있다. 통증을 설명하기 위해 사용하는 일반적인 말들은 통증 경험의 다양한 차원의 상대적 중요성을 제시한다(15, 113). McGill 통증 질문서(그림 12.4)는 3개의 통증 서술자로 분류한다: (a) 감각기(sensory) (b) 감성적(affective) (c) 평가적(evaluative) 이 요인들의 상대적 강점은 통증호소의 원인을 제시한다. 감각기적 서술자는 중요성은 통증의 유기적 근거를 예측하고, 감성적이나 평가적 언어들은 심리학적 또는 감성적 요인들의 가능성을 제시한다(107).

통증인지 검사(Pain Apperception Test)

이 검사는 환자에게 고통스러운 상황이나 외상을 묘사하는 여러 그림에 대해 주관적 감정을 검사다(109). 이에 대한 환자의 반응은 강도와 기간에 따라 등급되어진다. 이 검사적용은 매우 단순하지만 심리학적 평가와 전형적으로 일치한다(표 12.5). 결과에 대한 해석은 상대적으로 직선적이다. 그러나 물리적인 치료보다는 심리적 치료에 적용되는 정보를 준다.

간접 인성 질문서(Indirect Personality Questionnaires)

미네소타 다면인성 검사 (Minnesota Multiphasic Personality Inventory)

감성상태와 정신병리학 평가를 위해 가장 폭넓게 사용되고 연구된 임상측정법은 MMPI 으로서 현재까지 재판이 나와있다(그림 12.5). 통증에 대한 MMPI의 관계는 광범위하게 조사되었다(30, 52, 53, 65, 99, 104, 107, 108, 110, 114~118). MMPI은 566개의 네, 아니오 질문에 대한 답을 근거로 개인의 감성적 상태와 성격적 요인들의 다양한 정신학적 특징을 보여준다. 환자 반응의 패턴은 그 개인을 몇몇 다른 정신신경증과 정신병적 모집단의 통계적 패턴과 비교한다(85). 1943년 이후 개발된 다수의 코드유형, 내용등급, 보충등급을 포함하는 우울증, 히스테리, 편집증, 정신분열증 그리고 경조증과 같은 9개의 초기 등급이 있다. 다양한 등급을 넘는 증가된 점수는 그 개인의 특이한 성격을 보여주는 프로필을 제공한다. 예를 들어, 그들이 다양한 병리적 그룹에 가깝게 가있는지. 이런 견해에서 도구는 병리학적으로 근거되어진다. 1951년까지 Graham 에서 보고되었던 것처럼, Hanvik는 60명의 요통환자에게 MMPI를 적용하였다. 그 중 절반은 유기적 병

당신의 통증 느낌이 어떤가?

이 말들 중 하나는 당신이 현재 느끼는 통증을 설명할 것이다. 어떤 말이 잘 설명하는지를 나에게 말해주세요. 이들 중 맞지 않은 말은 피하라. 각 그룹에서 가장 적절하게 설명하는 한 단어만을 사용하라.

1	2.	3	4
1. 깜박거리는	1. 점핑하는	1. 뜨금거리는	1. 예리한
2. 떨리는	2. 번쩍거리는	2. 지루한	2. 짜르는 듯한
3. 박동하는	3. 쏘는 듯한	3. 뚫른듯한	3. 찢는 듯한
4. 고동치는	4. 울리는	4. 칼로 찌르는 듯한	
5. 두드리는		5. 쿡쿡 쑤시는	
6. 쾅쾅 치는			

5	6	7	8
1. 꼬집는듯한	1. 잡아당기는	1. 뜨거운	1. 간지러운
2. 누르는 듯한	2. 끌어당기는	2. 타는듯한	2. 가려운
3. 갈가먹는듯한	3. 비트는 듯한	3. 델 것같은	3. 욱신거리는
4. 쪼여드는 듯한		4. 무더운	4. 쏘는 듯한

9	10	11	12
1. 둔한	1.압통전	1. 피곤한	1. 넌덜이 나는
2. 아린느낌	2. 긴축감	2. 지친	2. 숨막히는
3. 불쾌한	3. 징징거리는		
4. 쑤시는	4. 뻐개지는 듯한		
5. 무거운			

13	14	15	16
1. 두려운	1. 밀어제치는	1. 쥐어짜는	1. 불쾌한
2. 소름끼치는	2. 격열한	2. 쪼이는	2. 귀찮은
3. 무서운	3. 무자비한		3. 비참한
	4. 악스러운		4. 강열한
			5. 참을수 없는

17	18	19	20
1. 퍼지는	1. 경직되는	1. 시원한	1. 성가신
2. 방사되는	2. 감각이 무딘	2. 차거운	2. 구토가 나는
3. 침투적인	3. 끌어당기는	3. 얼어붙는	3. 고민되는
4. 뚫어지는 듯한	4. 쥐어짜는		4. 무시무시한
5. 귀에 울리는	5. 찢어지는		5. 고문스러운

그림 12.4 McGill 통증 용어

리를 가지고 있다고 판단되었다 그리고 나머지 절반은 기능성이라는 명칭이 붙여졌다. 유기적 그룹은 건강염려증(Hs /1)과 히스테리아(Hy /3) 등급이 가볍게 증가된 모습을 보였다. 기능성 그룹의 점수는 신증경 삼각대라고 부르는 현상이 의미있게 증가되었다. 고도의 건강염려증과 히스테리성 환자 그리고 상대적으로 낮으나 우울증 등급이 증가된 환자의 "Conversion V" 패턴은 불쾌감을 조절하는 방법으로서 정신생리학적 신뢰성과 일정하게 관련되었다. 이러한 현상을 보이는 환자들은 일반적으로 다양한 신체적 불평, 집중적 증세, 그리고 심리체성적 질환과 함께 신경증이 있다고 고려된다. 그들의 우울증은 건강염려증적 증세와 히스테리적 방어로 가려질 수 있다고 말할 수 있다. 그들은 자신의 신체적 호소에 대한 심리학적 설명에 저항적이며 자신들의 증세들과 함께 이차적 문제를 갖게

표 12.5 통증증후군에서 잠재적인 심리적 관련을 위한 권고된 평가 수준

초기 (강압적이지 않은/사무실에서의 절차)
시각상사척도
통증 그리기
McGill 질문서
Hendler 통증 질문서
Dallas 통증 질문서
Oswestry 통증 질문서
이차적 (강압적/사무실에서의 절차)[a]
Beck 우울증 검사
불안등급의 자기평가
스트레스 질문서
질병 효과계수
심리사회적 통증 검사
삼차적 (의뢰/심리상담)
MMPI-2
MCMI-II
통증인지 검사
투사검사
행동평가
정신사회적 병력과 인터뷰

[a]심리학적 치료 또는 의학적/법적 목적을 위한 소개

된다. 좋고 나쁜 치료 결과를 구별하는 노력에서 MMPI는 이러한 환자들의 통증이 유기적인가 아니면 기능적인가를 분류하기 위해 노력한 광범위한 연구에 영향을 주었다 (101, 104, 119,120). 일반적으로 이러한 연구들은 가벼운 정도에서 심한 정신병리증은 결과가 좋지 않은 수술결과와 전형적으로 관련된다는 것을 제시한다. 그러나 이 방법을 통한 최근 연구는 MMPI을 치료 반응을 위한 유일한 예측기로 사용한다는 것에 대해 경고한다(121). 이러한 연구결과들은 유기적 vs. 기능적으로 나누는 전통적 이분법은 중요하지 않고 잘못 인도한다고 제시한다. 의사들 사이에 역효과적 고정관념 현상은 잠재적 의인적 효과를 발생시킬 것이다. 환자들을 질병에 따라 분리시키는 것은 무의식적이라도, 의사가 뚜렷한 진단적 징후를 간과하게 하기 때문이다. MMPI의 해석적 타당성은 모든 심리학적 검사에서처럼, 트레이닝, 지식 그리고 심리학자의 경험에 의존한다.

컴퓨터로 작성된 MMPI 보고서는 특히 주의해야 한다. MMPI 뿐 아니라, 많은 심리학 검사들이 컴퓨터로 분석하고 작성하는 프로그램들로 이루어진다(155). 경험이 없거나 면허가 없는 비전문가에 의한 잠재적 남용과 오용은 더욱 그렇다. 미국 심리학 단체의 지침서에 따르면 모든 심리학검사들은 심리학자 또는 정신신경과 전문의 면허를 가진 전문가들만이 할 수 있도록 제한되어 있다.

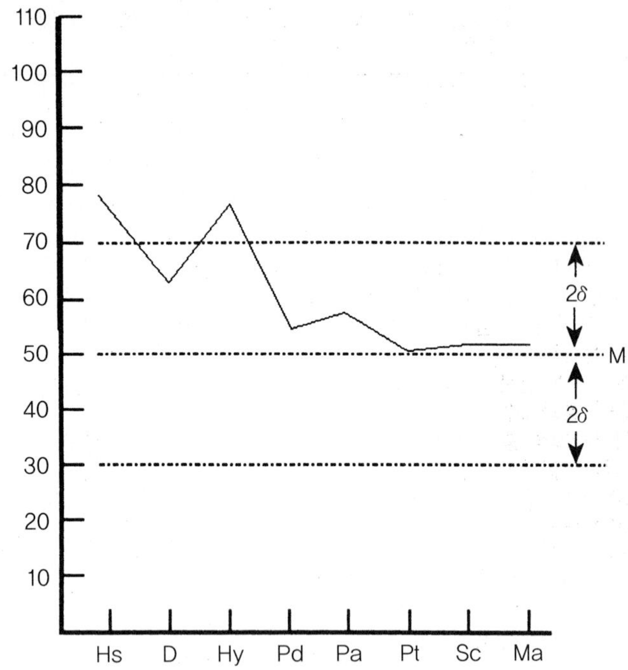

그림 12.5 MMPI 전환

밀리언 임상다면검사(Million Clinical Multiaxial Inventory)

최근에 개발된 또 하나의 인성검사는 통증에 영향을 주는 다양한 심리학적 요인들을 감별하는데 희망을 보여주는 것은 MCMI-II(1983) 이며, 현재 재판이 출판되었다(98, 115). MCMI-II 검사는 기본 인성 패턴, 병리적 인성장애, 극심한 증후군 그리고 임상적 증후군의 그룹으로 나누어지는 20개의 임상적 등급의 정신질환자를 평가하기 위해 고안된 175개의 "네, 아니오" 로 답하는 질문이 있다. MCMI 검사는 이론적으로나 심리측정학적으로나 모두 DSM III-R 분류(122)와 양립될 수 있다. 그리고 Axis II(인성장애)를 식별 능력은 임상적으로나 연구목적 모두 사용도를 높이는데 일조하였다. 그러나 MMPI에서처럼 한 개의 단독 측정법으로서 MCMI(또는 모든 심리학 검사) 검사법 사용은 오진 가능성을 증가시킨다.

직접적 통증 질문서(Direct Pain Questionnaires)

지난 몇 년 사이에 개발된 많은 통증 질문서는 특히, 수술 전 적격검사로서 고안되었다. Hendler/Mensana(114, 123) 그리고 Oswestry 요통 질문서는(124) 이러한 노력들의 예이다. 이러한 유형의 검사법들의 집중적 그리고 감별 타당성은 아직 결정되어 있지 않지만, 수집된 정보들은 통증환자의 기능성 병리를 예측하는 심리학적 증세 또는 행동 패턴들을 객관화하는데 도움이 될 수 있다. 이러한 검사법들의 적절한 사용은 통계적 특성 그리고 각 기록방법에 대해 잘 알고 있어야 한다(116).

구조화된 인터뷰(Structured Interview)

통증 심리학에 대한 최근 연구는 통증 치료의 결과 예측기로서 질환 행동의 개념에 집중하였다(42, 96, 125). 이 문헌은 주로 요통에 집중되었다. 그러나 이러한 만성 두통 소견들과의 관련성은 분명하다. 질병 밀착정보와 정신사회적 통증 질문서는 만성통증 그리고 일반적 질환과 관련된 다수의 심리학적, 감성적, 그리고 정신사회적 요인들을 분명하게 밝히기 위한 광범위한 인터뷰 프로토콜이다. 이러한 광범위한 질문서의 제한성은 적절하게 사용할 수 있도록 적용하는 방법과 기록 그리고 소요하는 시간대를 포함하는 많은 트레이닝과 경험이 필요하다. 그렇기 때문에 임상적 목적으로는 매우 부담스러울 수 있다. 그것들은 실제로 매우 복잡한 행동 장애 정량화로서 초기에 연구자들을 돕기 위해 고안된 총괄적인 구조화 병력기록 방법이다. 임상가들이 사용하는데에는 아마도 경비효과 대비로 제한될 수 있다.

통증의 심리학적 요인에 대한 임상적 평가,

(Clinical assessment of Psychological Factors in Pain)

바쁜 임상생활에서 카이로프랙틱, 치과의사, 일반 의사들에게 VAS, 통증 그리기, 그리고 McGill 질문서 또는 Hendler와 같은 또 다른 질문지들을 포함하는 검사들은 통증환자의 정신학적 요인의 관련성을 평가하는데 아마도 가장 효율적이며 시간을 절약하는(15~20분) 방법일 것이다.

자세한 이학검사와 잘 훈련된 임상적 감각은 기본(초기) 감별검사에서 경험 있는 임상가들에게 초기 검사에서 심리학적 또는 정신신경학적 협조를 받아야 하는가를 경청하는데 충분할 것이다.

카이로프랙터가 심리학적 문제를 의심하기 시작한다면 질환행동, 스트레스, 불안 그리고 우울증(126, 127)과 같은 요인들을 평가하는 형식 그러나 제한된 보고서(이차적)를 사용할 필요가 있다. 이차적 측정은 정량화 가능한 심리측정을 위한 간단한 구조화된 자기보고서(structured self report)이다. 그러나 카이로프랙터는 이러한 자기보고서는 예측할 수 있는 "face valid"에 주의해야 한다. 예를 들어, 환자는 이 보고서가 무엇을 측정하는가를 알 수 있다. 이러한 요인들은 분명하게 심리학적 또는 행동적 본질에서 환자에게 특정한 저항감이 생길 수 있기 때문이다. 환자들은 왜 카이로프랙터가 개인적 정보에 관한 질문을 하는지 물어 볼 수 있다. 추가적으로, 카이로프랙터는 이 검사법에 의해 측정된 수치들은 오직 예측일 뿐이지 절대적인 것이 아니라는 사실을 알아야 한다. 심리학자가 아니면서 이러한 측정법을 사용하는(125) 임상가들은 심리학적 검사에 적용될 때 타당성과 신뢰성의 개념에 익숙해야 한다(어떤 출판사들은 의료전문인들에게만 공급을 제한한다).

모든 즉각적인 사례에 관련된 심리학적 요인들에 대한 형식적이며 광범위한 평가는 심리학자 또는 정신신경전문의에게 맡겨야 한다. 정식 심리학적 검사(삼차적) 사용은 전문가들에게 만 제한되어야 한다. 의학-법학 목적에서 인성검사 질문서 그리고 투사검사를 포함하는 전반적 심리학적 검사는 요구된다. 만약 의학-법학적 사례라면, 검사문헌들은 법정에서 유용하게 사용될 수 있다. 심리학적 치료 고려는 통증인지검사, Rorschach 그리고 MMPI 또는 MCMI인성질문서와 같은 투사검사의 결과에 따라 결정될 수 있다. 이러한 심리학적 검사의 해석과 기록은 카이로프랙터의 전문분야가 아니다. 그러나 초기 그리고 이차적 검사는 광범위한 심리측정 또는 심리학적 검사를 요구하지 않는다. 이러한 것들은 카이로프랙터들로 하여금 훌륭한 기록과 적절한 의뢰를 위한 충분한 정보를 제공한다. 이러한 검사들의 결과는 심리학자들에 의해 실행될 좀더 총괄적인 평가를 하는데 도움이 된다.

의뢰 테크닉과 고려점들

(Referral Techniques and Considerations)

오랜 임상생활을 하면서 많은 카이로프랙터들이 저자에게 다음과 같은 질문을 하여 왔다. 언제자신들이 말하는 통증에서 환자들의 감추어진 "functional overlay"를 의심해야 하는가? 그리고 어떻게 환자의 마음을 상하게 하거나 또는 그 환자를 잃지 않으면서 의뢰할 수 있는지 질문한다. 먼저 설명된 평가 또는 감별 검사들은 직장에서 발생할 수 있는 감성적 또는 인성적 요인들을 의심하는 기본적 근거를 세우기 위한 직관적인 판단을 하는데 사용될 수 있다. 그러나 이차적 검사가 이루어져야 하는 이유를 환자에게 설명하는데 주의해야 한다. 이러한 검사들은 환자들에게 시간이 걸리는 일이며 자신 스스로가 작성하는 self report는 분명한 "face validity"를 가지고 있기 때문이다. 예를 들어, 환자는 무엇이 결정될 것인가를 추측할 수 있다. 이차적 검사는 의사들이 관련된 심리학적 문제에 대해 충분한 정보를 인지하는데 도움이 된다. 그리고 이러한 테크닉들은 무해한 작업이다. 그러나 이러한 방법들을 사용할 때 임상가들은 자신들에게도 편견이 작용되지 않도록 주의해야 한다. 심리적 또는 감성적 문제가 있는 많은 유형의 환자들은, 특히 체성적 장애 환자들은 자신들의 문제가 부분적으로 상상적인 것이라는 제시를 잘 인정하지 않는다. 실제로 사람들의 통증은 환자가 무의지적으로 인정하지 않으려 하는, 개인적으로 해결되지 않은 문제점들이 체성화된 결과이다. 환자의 통증은 가족단체에서 포기하고 싶지 않은 이차적 소득을 얻기 위해 발생할 수 있다. 또는 환자의 나약함 또는 무력함으로 인한 심리사회적 스트레스에 의해 발생할 수 있다. 이러한 사실들은 치료하는 임상가들에게 분명하게 보일 수 있다. 그러나 이러한 사실들이 통증에 원인이 된다는 사실을 제시하는 것은 환자로부터 환영받지 않을 수 있다. 1950년 중반 그리고 1960년의 경고인 "you have to be crazy to go see a shrink"는 완전히 사라진 것이 아니다. 1970년 그리고 1980년까지 심리학과 정신신경학에 대한 부정적 이미지는 사라졌고, 카운슬링이나 심리치료는 나약한 사람의 모습이라는 보는 시각은 없어졌다. 지난 10년간 웰네스에 대한 개념은 사람들로 하여금 심리치료로 향하게 만들었다. 그러나 심리학적 문제로 다른 전문가에게 의뢰하는 것은 주의와 열정이 요구된다.

특히 이것은 통증환자를 위한 사실이다. 통증관리 분야에서 오랫동안의 임상생활을 통해, 당신의 통증은 머릿속에서만 존재하는 것이고 "go to see a shrink"라고 이제껏 말해주었던 의사들을 찾아 다녔던 통증환자들이 나에게 의뢰되었을 때 저자는 항상 불리함을 느꼈다. 진실로 치료에 도움이 되는 치료법에 대한 저항감은 이 주요 논제에 대한 환자의 인식을 통해 피할 수 있다.

환자가 실제로 재발성 두통에 심리적 요인이 있다는 것을 깨달은 후, 평가와 심리적 치료를 위한 의뢰는 단호하고 객관적으로 조절되어야 한다. 거부하는 환자에게는 부드러운 전략적 방법으로 접근되어야 한다. 다른 전문가에게 의뢰가 필요하다는 사실에 대해 환자가 적대적인 또는 완벽하게 거부한다면, 그 순간에는 더 이상 환자를 설득하려 노력하지 말라. 그러나 그들이 방문할 때마다 감성적 증세가 있다는 사실을 언급하면서 그것에 대해 논의하라. 환자가 통증에 만 집중하도록 하지 말라. 통증호소는 가려진 우울증(57, 128)의 결과일 수 있다 또는 불안-스트레스-긴장 사이클의 결과일 수 있다(51).

통증환자에게 심리학적 치료를 위한 최선의 의뢰는 통증기전 자체에 관한 일반적 집중에 근거된다. 나는 통증환자의 심각한 심리질환 또는 감성적 불쾌감의 잠재성에도 불구하고 스트레스와 통증 사이에 간단한 관계에 대해 분명하게 언급하는 것이 가장 쉽고 가장 효과적인 방법이라는 사실을 발견했다. 대부분의 환자들은 이 사실이 잘 알려진 사실이라는 것을 충분히 인지할 수 있는 지혜로운 사람들이다. Selye(68)에 의해 설명되었던 또는 자율신경계의 기본 기능과 관련된 것처럼 스트레스 반응에 관한 중요성은 정상적인 사람들에게 쉽게 이해된다(70). 문조절이론, gate control theory에 대한 간략한 설명으로 이해시키라. 이론을 설명할 때 비전문적 용어를 사용할 것을 기억하라. 그리고 복잡한 과학적 용어 사용을 하지 말 것을 기억하라. 통증을 악화시키는데 근긴장이 악화요인으로서 중요한 역할을 한다는 것에 강조해야 한다(46, 129). 환자는 통증증후군을 관리하고 조절하기 위해서는 한 방법으로서 이완법의 중요성에 집중해야 한다(카이로프랙터는 개인적으로 전문적 트레이닝을 받지 않았다면, 명상 또는 최면법 같은 테크닉에 관해 언급하지 말아야 한다. 어떤 환자들은 이러한 분야에 대해 편견을 갖고 있거나 특정한 종교를 가지고 있을 수 있다). 통증치료를 위한 바이오피드백(51, 59, 67, 126) 개념은 카이로프랙틱과 심리학적 치료 사이에 있는 중요한 이행적 테크닉이다.

마음과 몸은 분리된 것이 아니다. 그러나 카이로프랙터는 전자에 대해 매진하는 경향을 최소화하고 후자에 집중해야 한다. 심리학자 또는 정신신경 전문가들로 하여금 심리학적 면과 개인적 사례에서 상대적으로 중요한 부분을 다루게 하라. 이것이 치료에 있어서 전문가 사이에 기본적으로 지켜야 할 협조정신이다. 각 전문가에 사이에 대한 이해도 높을수록 환자는 각 전문가들이 어떤 일을 왜 하는지 이해하고 더욱 효과적인 결과를 얻기 때문이다. Kahil Gibran이 제시한 것처럼, 통증에 대한 모든 복잡성을 더 깊게 이해할수록 더 효과적으로 통증을 치료할 수 있다.

상호적 치료를 위해 저자는 오랫동안 매우 협조적이며 열정적인 일반의사와 카이로프랙터들과 함께 임상생활을 했다. 필요한 모든 것은 효과적인 전문가 사이에 관계다. 예를 들어, 환자를 돕겠다는 분명한 목표는 다른 전문분야의 경험을 수용하는 것이다. 그리고 서로 대화하는 것이다. 공동협진팀 개념은 모든 환자 치료에 근간이다(131). 전기 통신 시대에 살고 있는 우리들은 팀으로서 같은 장소에 함께 할 필요는 없다.

통증을 위한 심리학적 치료 (Psychological Treatment for Pain)

만성통증 환자를 위한 심리학적 치료는 1970년 이후 성장했다. 통증의 심리학적 요인을 완화하거나 또는 해소시키기 위한 여러 유형의 심리학적 치료법이 개발되었다. 이 분야에서 가장 기본적인 2개의 이론적 패러다임이 있다: 실험적 그리고 행동적 패러다임(표 12.6).

실험적(Experiential)

이러한 일반적 접근에서 첫째는 내적요인이다, 예를 들어, 감성적-동기부여-인식, 통증 경험의 구성 요인들은 일차적이며 분명히 언급되어야 한다(28, 132~134). 이러한 유형의 치료 방법들은 환자의 인식 또는 의식적 수위를 변화시킴으로서 의식적 통증경험을 변화시키도록 노력하는 것이다. 그들은 개별적으로 또는 통증의 현상학을 치료하는 것이라고 말할 수 있다(6, 15, 70). 이것들은 통증환자 개인의 경험을 변화시키려 노력하는 것이다. 이러한 유형의 치료는 다음과 같다.

심리치료(Psychotherapy)

심리치료(대화치료)는 통증증후군에 가해진 스트레스에 원인을 제공할 수 있는, 사람 간 또는 사람 사이에 충돌을 조절하거나 해소시키기 위해 도와주는 노력이다. 이러한 심리역학 또는 심리분석 치료들은 Freud와 초기 심리분석자들이 개발된 것으로부터 유래되었다(16). 그것들은 충동근거이며 신경증적 물질의 역사적 원을 분석한다. 대화

표 12.6 통증을 위한 심리치료

경험모형	행동적
이완 트레이닝	행동변화
바이오피드백	입원환자 환경
최면술	교육적 강의
유도된 상상	성치료
인지 재구조화	가족치료
심리치료	그룹치료
	확언 트레이닝

치료는 절충적인 이론적 근거와 함께 개인적으로 협조적인 심리치료를 포함한다. 그러나 이러한 더 일반적이며 비특정적인 심리치료는 잠재된 의존증을 격려하는 것에 지나지 않으며 또는 어린 시절의 충격에 무의식적 근거를 위한 비상관적 조사로 빗나가는 노력이 된다. 감성적 충격 또는 통찰의 간단한 정화는 일반적으로 만성통증 증후군에는 비효과적이다.

최면(Hypnosis)

최면술(15, 135~138)은 18세기 이후, 통증 조절을 위한 효과적인 치료 테크닉으로서 소개되었다. 변덕스러운 최면술 취약성의 문제점은 그리고 최면술의 장기적 효과의 결핍은 더 이상 사용하는 것을 권하지 않게 되었다. 그러나 어떤 사람들은 최면술 테크닉과 암시효과의 파워에 대해 맹세한다. 최면술의 잠재적 혜택은 과소평가되어서는 안 된다. 최면술사의 평판과 전문성은 최면술을 의뢰하기 전에 반듯이 확인되어야 한다.

이완 트레이닝(Relaxation Training)

이완 트레이닝은 만성통증 증후군을 위한 적절한 치료법으로서 또 하나의 심리치료법이다. 긴장은 만성통증 증후군 유발의 주요 원인이라는 주장에 근거한 합리적인 이론이다. 아마도 환자에게 이완하는 방법을 학습시키는 것은 많은 저자들에(51, 81, 139) 의해 제안된 통증-불안-긴장 순환을 해소시키는 과정이다. Jacobson의 진행적 이완 테크닉(15)은 자율적 트레이닝(140) 그리고 명상 형태이며(6) 다양한 성공률을 보여주었다. 때론 한 번의 간단한 치료를 통해 어려운 통증문제를 완치하였다. 그러나 최면술처럼 임상가의 전문성과 자격은 치료를 위한 의뢰를 위해 중요하게 고려해야 할 점이다. 몇몇 비전통적 테크닉들은 형이상학적이며 또는 사이비 종교적 색채를 갖고 있다. 보존적인 전문성은 전문적인 조언 또는 치료를 위한 의뢰를 위해 반드시 고려해야 할 부분이다.

바이오피드백 트레이닝(Biofeedback Training)

바이오트레이닝(그림 12.6)은 단순히 환자가 진실로 이완하고 있는지를 말해주는 전기생리적 모니터링 장비를 사용한다(88). 환자는 자신의 몸에 도체를 착용한 후, 피드백 다양한 이완 테크닉, 자기 최면 또는 명상을 연습한다(66, 89, 129, 130). 환자는 근긴장, 말초피부 체온, 또는 땀분비 활동과 같은 섬세한 상태에 관한 무의식적 정보를 얻어 자율적 또는 반사적인 다양한 생리적 기능을 조절

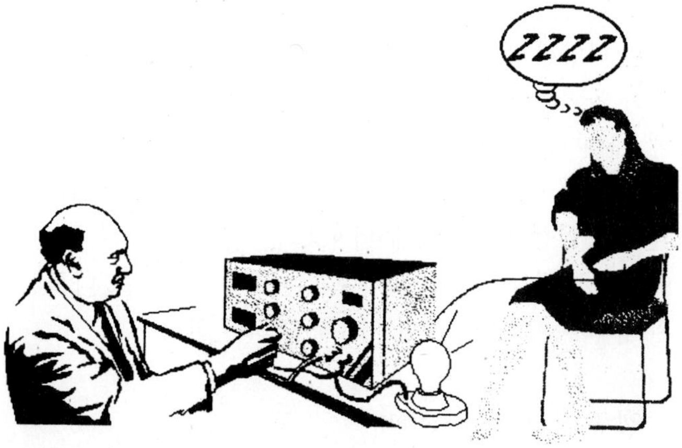

그림 12.6 바이오피드백

하기 위한 전통적인 컨디션 테크닉을 통해 환자는 학습할 수 있다. 과정은 바이오피드백 기계를 가지고 이완 테크닉을 연습하는 것이다. 그러므로 환자는 자신들이 정확하게 이완하고 있는가를 보거나 들을 수 있다. 바이오피드백 트레이닝의 궁극적 목표는 이완하는 것을 배우는 것이다. 예를 들어, 모니터링 장비를 사용하지 않고 부교감신경 상태로 들어가는 것이다. 이 현상을 generalization effect라고 한다. 어디서 그리고 언제든지 이완할 수 있는 것은 통증-스트레스-기장 순환의 반대효과이다. 이 유형의 치료는 고도로 구조화되었으며 매우 교육적이다. 환자는 몇 주 내에 확인할 수 있는 테크닉을 실행할 수 있어야 한다. 추가적인 치료가 필요하지 않다면, 전형적으로 10~12 회의 치료가 권해진다. 과대한 또는 끝없는 치료는 피해야 한다.

인지 치료(Cognitive Therapy)

인지 치료는(3. 72. 141)는 자신 그리고 다른 사람 그리고 독백에 관해 어떻게 자신이 생각하는가에 대한 변화에 목표를 둔다. 인지치료의 전제는 기분은 생각에 이차적인 것이다. 자신의 생각을 어떻게 변화시키고, 자신이 어떻게 느끼는 것을 변화시킨다. 통증 레벨과 기분과 관련된 감성적 상태는 적절한 치료를 통해 변화될 수 있다. 인도된 상상력과 시각화 테크닉들은 이러한 형태의 치료에서 잘 알려져 있다. 인지치료는 특정한 우울증 치료에 매우 성공적이다(142).

실험적 치료의 요약(Summary of Experiential Therapy)

감성-동기-인지 또는 통증의 경험적 면을 개조하거나 변화시키려 하는 이러한 치료 전략들은 큰 희망을 준다 그리

고 오랫동안 사용되어 왔다. 그러나 다양한 종류의 환자에 따른 다양한 결과를 볼 때, 이러한 치료방법들의 효과성에 대한 확인 절차는 필요하다. 어떤 환자들은 이러한 치료법에 대해 매우 어렵고 불쾌하게 느끼며 어떤 환자들은 첫 번째 치료에 매우 효과적인 결과를 경험하기도 한다. 즉, 환자와 임상가 모두에게 위약효과는 좋은 것이다. 그러나 이러한 방법들이 어떤 환자에게는 효과적이고 또 다른 환자에게는 그렇지 못한 이유를 밝혀야 한다.

행동치료(Behavioral)

심리학에 근거한 치료법의 두 번 째 유형은 행동치료라고 한다. 환자 내부에서 발생하는 것은 환자가 통증에 관해 무엇을 하는가 보다 덜 중요하다 라고 하는 전제에 근거한 치료법이다. 예를 들어, 통증의 결과로 어떻게 환자가 행동을 하는가(143, 144). 어떤 저자는(74, 145) 결과적인 행동은 통증증후군을 악화시키는데 중요한 요인이라고 믿는다. 통증관리에 대한 이러한 접근은 일차적 통증요인을 학습된 효과라고 본다. 그러므로 통증행동 그 자체에 매우 밀접하게 접촉되어 있다.

만성통증과 관련된 치료문제를 위한 효과 있는 행동관리 테크닉 사용에 관한 Fordyce의 최초 보고서 후(1968), 행동수정 패러다임 사용은 넓게 퍼졌고 놀랍게 증가되었다. 이 견해를 신봉하는 치료사들은 그들의 통증환자에 관해 무엇이 가장 진실인가를 실용적으로 인지한다. 예를 들어, 행동을 말한다. 행동방법(146)은 미국에서 거의 모든 정당한 통증관리 프로그램에서 관리 프로토콜로서 사용된다. 그러나 이러한 방법들은 만성 두통환자를 위해 만성 요통환자 만큼 흔하게 사용하지 않는다.

행동수정(Behavioral Modification)

행동수정은 통증행동을 수정시키는 학습이론의 적용이다(147). Fordyce(17)와 Meichenbaum(141)은 통증행동은 신비스러운 테크닉보다는 치료를 위해 더 효과적이라는 견해를 옹호하였다. 예를 들어, 명백한 통증불평은 비보강적 스케줄에 의해 진화될 수 있으며 증가된 활동 레벨과 독립성은 적당한 환경에 따라 포상될 수 있다. 이러한 프로그램들은 일반적으로 외래환자에 주로 적용된다 그리고 매우 분명하게 정의된 목적을 강조한다. 그러나 이러한 치료법은 환자가 일단 사회로 돌아가게 되면 성공적 효과는 짧다. 병원을 벗어나면 보강 스케줄은 완벽하게 조정되기가 어렵다.

교육(Education)

교육은 통증환자를 변화시키는 또 다른 접근이다. 이 치료법은 인지테크닉이라고 할 수 있다. 입원환자 또는 외래환자 병원은 통증환자에게 그들의 다양한 문제점에 대해 교육을 제공한다. 교육 부분은 바이오피드백, 근육생리, 스트레스, 통증-스트레스-긴장 순환, 수면, 약물, 영양, 직업재활 문제, 체중조절, 호흡, 해부학 그리고 외과적 치료를 포함한다. 이러한 교육적 강의는 환자가 자신의 문제점들을 잘 이해하게 되면 건강문제와 통증관리에서 더욱 적절한 행동을 취할 수 있을 것이라는 전제이다(148).

치료와 카운슬링(Therapy and Counseling)

행동치료 테크닉에서 강조되는 것은 가족치료, 그룹치료, 확언트레이닝, 그리고 카운슬링 또는 충돌해소 (145, 196)가 포함된다. 가족과 친구들이 환자의 이차적 소득을 인지하도록 도와줌으로써 통증행동을 최소화하는데 집중 그리고 그들의 포상행동을 조절하는 것은 적절할 수 있다. 가족치료는 항상 적절한 방법이며 통증이 만성화될 때 그리고 심각하게 될 때는 경우에 따라 의무적이 되어야 한다. 만성두통 환자는 가족을 황폐시킬 수 있다. 환자에게 물어봐라. 그룹치료는 장애에 관한 논제와 사람간 문제점들이 강조된다면 좋은 방법이 될 수 있다. 그러나 개별적 심리치료처럼 비지시적 그룹치료는 정화법을 실행하는 장소 이상은 아니다. 행동치료 테크닉은 더욱 견고하고 경험모델 테크닉 보다도 조절된 치료에 예민하다. 그러나 환경조절이 최적상태일 때 더욱 효과적이다. 만성통증 행동을 피하도록 가족을 교육시키는 것은 환자가 명상하도록 교육하는 것보다는 더욱 효과적이다. 그러나 입원환자 프로그램에서 나온다면 가족은 예전에 했던 통증행동을 보강하는 상태로 쉽게 돌아갈 수 있다. 실제 삶에서 보강은 행동주의 심리학 치료보다 통제력이 적다.

심리학적 치료의 요약 (Summary of Psychological Treatments)

모든 환자에게 심리학적으로 집중된 통증관리 치료법의 정확한 적용은 여전히 예술이다. 연구결과는 정의된 것이 아니고 제시할 뿐이다. 그러나 재발성 두통 증후군의 복잡성이 이해되면 좋은 심리학적 치료는 분명해진다.

참고문헌(References)

1. Schilder P. The image and appearance of the human body. New York: International Universities Press, 1950.
2. Lowen A. Betrayal of the body. New York: MacMillan, 1967.
3. Ellis A, Harper RA. A guide to rational living. North Hollywood: Wilshire Book, 1971.
4. Gibran K. The prophet. New York: Alfred A. Knopf, 1929.
5. Beecher HK. Relationship of significance of wound to pain experienced. JAMA 1956;161:1609–1613.
6. Bressler DE, Trubo R. Free yourself from pain. New York: Simon & Schuster, 1979.
7. Schwartz HS. Mental health and chiropractic. New York: Sessions, 1973.
8. Laskin DM, Greene CS. Influence of the doctor-patient relationship on placebo therapy for patient with myofascial pain-dysfunction (MPD) syndrome. J Am Dent Assoc 1972;5:892–894.
9. Alexander F. The development of psychosomatic medicine. Psychosom Med 1962;24:13–24.
10. Alexander F. Psychosomatic medicine: its principles and applications. New York: Norton, 1950.
11. Gershon S. Chronic pain: hypothesized mechanism and rationale for treatment. Neuropsychobiology 1986;15:22–27.
12. Mechanic D. The concept of illness behavior, J Chronic Dis 1962;15:189–193.
13. Bassett DL, Pilowsky I. Pain and depression. Br J Psychiatry 1982;141:30–36.
14. Durant W. The story of philosophy. Garden City NY: Garden City Publishing, 1943.
15. Feuerstein M, Skjei E. Mastering pain. New York: Bantam, 1979.
16. Bernstein AE. A psychoanalytic contribution to the etiology of "back pain" and spinal disc syndromes. J Am Acad of Psychoanal 1978;6:547–556.
17. Fordyce WE. Learning processes in pain. In: Sternback RA, ed. The psychology of pain. New York: Raven, 1978.
18. Melzack R. The puzzle of pain. New York: Basic, 1973.
19. Wall PD. The gate control theory of pain mechanisms. Brain 1978;101:1–18.
20. Haldeman S. The neurophysiologic mechanism of pain. Am Chiropractic Assoc J 1976;10:53–66.
21. Diamond S, Dalessio DJ. The practicing physician's approach to headache, 2nd ed. Baltimore: Williams & Wilikins, 1978.
22. Fields H. Pain. New York: McGraw-Hill, 1987:209–229.
23. Menninger K, Rappaport D, Schafer R. The new role of psychological testing in psychiatry. Am J Psychiatry 1947;103:473–476.
24. American Psychiatric Association. Diagnostic and statistical manual of mental disorder, 3rd ed. Author. Washington DC: American Psychiatric Association, 1987.
25. Cooper BC, Lucente FE. Management of facial, head and neck pain. Philadelphia: Saunders, 1989.
26. Brown R, Nemiah J, Barr J, Barry H. Psychologic factors in low back pain. N Engl J Med 1954;251:123–127.
27. Lance JW. Mechanisms and management of headache, 4th ed. Boston: Butterworths, 1982.
28. Lefer L. A psychosomatic view of dental phenomenon. Contemp Psychoanal 1966;2:135–150.
29. Murry JB. Psychology of pain experienced. J Psychol 1971;78:143–206.
30. Woodforde JM, Merskey J. Personality traits of patients with chronic pain. J Psychosom Res 1972;16:167–172.
31. Dikmen S, Mclean A, Temkin N. Neruopsychological and psychosocial consequences of minor head injury. J Neurol Neurosurg Psychiatry 1986;49:1227–1232.
32. Rutherford WH, Merrett JD, McDonald JR. Symptoms at one year following concussion from minor head injuries. Injury 1979;10:225–230.
33. Oppenheimer DR. Microscopic lesions in the brain following head injury. J Nerv Ment Disorders 1968;31:299–306.
34. Ware M. Late post traumatic headache. Br Med J 1966;1(5494):995–996.
35. Marbach JJ, Lipton JA. Biopsychosocial factors of the temporomandibular pain dysfunction syndrome. Dent Clin North Am 1987;31:89–93.
36. Levin HS, Mattis S, Ruff RM, et al. Neurobehavioral outcome following minor head injury: a three-center study. J Neurosurg 1987b;66:234–243.
37. Ewing R, McCarthy D. Cronwall D. et al. Persisting effects of Neuropsychol 1980;2:147–155.
38. Magni G, de Bertolini C. Chronic pain as a depressive equivalent. Postgrad Med 1983;73:79–85.
39. Gamsa A. Is emotional disturbance a precipitator or a consequence of chronic pain? Pain 1990;42:183–195.
40. Blumer D. Psychiatric and psychological aspects of chronic pain. Clin Neurosurg 1978;25:276–283.
41. Bassett DL, Pilowsky I. Pain and depression. Br J Psychiatry 1982;141:30–36.
42. Pilowski I, Chapman CR, Bonica JJ. Pain, depression and illness behavior in a pain clinic population. Pain 1977;4:183–192.
43. Merskey H, Boyd D. Emotional adjustment and chronic pain. Pain 1978;5:173–178.
44. Sternbach RA. Psychology of pain. New York: Raven, 1978.
45. Scott LE, Clum GE, Peoples JB. Preoperative predictors of postoperative pain. Pain 1983;15:283–293.
46. Linton SJ, Gotestam KG. Relations between pain, anxiety, mood and muscle tension in chronic pain patients: a correlational study. Psychother Psychosom 1985;42:90–95.
47. Laskin DM. Etiology of the pain-dysfunction syndrome. J Am Dent Asso 1969;79:147–150.
48. Lopanto R, Moroney W, Zenhausern R. The contribution of anxiety to the labratory investigation of pain. Psychonomic Sci 1965;3:457–461.
49. Crue BL, ed. Pain: research and treatment. New York: Academic, 1975.
50. Salter M. Is temporomandibular pain and dysfunction syndrome a disorder of the mind. Pain 1983;17:151–166.
51. Siegel LJ, Peterson L. Stress reduction in young dental patients through coping skill and sensory information. J Consult Clin Psychol 1980;48:785–787.
52. Kuperman SK, Golden CJ, Blume HG. Predicting pain treatment results by personality variables in organic vs. functional patients. J Clin Psychol 1979;35:832–837.
53. Rocchio P, Wiltse L. Preoperative psychological test as predictors of success of chemonucleolysis in treatment of low-back syndrome. J Bone Joint Surg 1973;57A:478–483.
54. Haslam DR. Individual differences in pain threshold and level of arousal. Pain 1967;58:139–142.
55. Nichols DC, Tursky B. Body image, anxiety and tolerance for experimental pain. Psychosom Med 1967;29:103–110.
56. Bowers KS. Pain, anxiety and perceived control. J Clin Consulting Psychol 1968;32:596–602.
57. Davidson J, Krishnan R, France R, Pelton S. Neurovegetative symptoms in chronic pain and depression. J Affective Disord 1985;9:213–218.
58. Garvey MJ, Schaffer CB, Tuason VB. Relationship of headaches to depression. Br J Psychiatry 1983;143:544–547.
59. Green CS, Olson RE, Laskin DM. Psychological factors in the etiology, progression and treatment of MPD syndrome. J Am Den Assoc 1982;105:443–448.

60. Lewis HR, Lewis ME. Psychosomatics. New York: Viking, 1972.
61. Reich J, Tupin JP. Psychiatric diagnosis of chronic pain patients. Am J Psychiatry 1983;140:1495–1498.
62. Remick R, Blasberg B, Campos P, et al. Psychiatric disorders associated with atypical facial pain. Clin J Psychiatry 1983;28:175–181.
63. Bonica JJ, Chapman CR, Pilowsky I. Pain, depression and illness behavior in a pain clinic population. Pain 1977;4:182–192.
64. Spear FG. Pain in psychiatric patients. J Psychosom Res 1967;11:187–193.
65. Swanson DW. Chronic pain as a third pathologic emotion. Am J Psychiatry 1984;141:210–214.
66. Brown B. Stress and the art of biofeedback. New York: Bantam, 1978.
67. Morse DR, Schacterle GR, Furst ML, Bose K. Stress, relaxation and saliva: a pilot study involving endodontic patients. Oral Surg 1981;52:308–313.
68. Selye H. The stress of life. New York: McGraw-Hill, 1976.
69. Wepman BJ. Pain as an interpersonal device. Psychosomatics 1979;20:561–562.
70. Pelletier KR. Mind as healer, mind as slayer. New York: Delta, 1977.
71. Cannon WB. The wisdom of the body. New York: Norton, 1932.
72. Beck AT. Cognitive therapy and emotional disorders. New York: International University Press, 1976.
73. McCain GA, Scudds RA. The concept of primary fibromyalgia (fibrositis): clinical value, relation and significance to other chronic musculoskeletal pain syndromes. Pain 1988;33:273–287.
74. Keefe FJ. Behavioral assessment and treatment of chronic pain: current status and future directions. J Consult Clin Psychol 1982;50:896.
75. Kaplan H, Saddock B. Synopsis of psychiatry, 5th ed. Baltimore: Williams & Wilkins, 1988:288.
76. Geringer ES, Stern TA. Personality types and illness coping. Psychosomatics 1986;27:251–261.
77. Langemark M, Olesen J. Drug abuse in migraine patients. Pain 1984;19:81–86.
78. Granella R, Farnia S, Malferrari G, Manzoni G. Drug abuse in chronic headache: a clinico-epidemiologic study. Cephalalgia 1987;7:15–19.
79. Ellinwood EH, France RD, Houpt JL. Therapeutic effects of antidepressants in chronic pain. Gen Hosp Psychiatry 1984;6:55–63.
80. Kocher R. The use of psychotropic drugs in the treatment of chronic severe pains. Eur Neurol 1976;14:458–464.
81. Bell W. Orofacial pain classifications, diagnosis, management, 4th ed. Chicago: Yearbook, 1989;11
82. McCranie EJ. Conversion pain. Psychiatr Q 1973;47:246–257.
83. Sternbach RA, Wolf SR, Murphy RW, Akeson WH. Traits of pain patients: the low back loser. Psychosomatics 1973;14:226.
84. Szasz TS. The painful person. Lancet 1968;88:18–22.
85. Graham JR. The MMPI: a practical guide. New York: Oxford University Press, 1977.
86. Leavitt F, Garron D, McNeill T, Whisler W. Organic status, psychologic disturbance and pain report characteristics in low back pain patients on compensation. Spine 1982;7:398–402.
87. Waddell G, Main C, Morris E, DiPaola M, Gray I. Chronic low back pain, psychologic distress and illness behavior. Spine 1984;9:209–213.
88. Beatty J, Legewie H. Biofeedback and behavior. New York: Plenum, 1977.
89. Fuller GD. Biofeedback: methods and procedures in clinical practice. San Francisco: Biofeedback, 1984.
90. Small MM. Treatment of nocturnal bruxism: a case study. Biol Psychol 1978;6:235–236.
91. Jones AL, Wolf SL. Treating chronic low back pain: EMG biofeedback training during movement. Phys Ther 1980;60:58–63.
92. Melzack R, Perry C. Self-regulation of pain: the use of alpha feedback and hypnotic training for the control of chronic pain. Exp Neurol 1975;46:452–469.
93. Carlsson SG, Gale EN. Biofeedback in the treatment of long-term temporomandibular joint pain: an outcome study. Biofeedback Self Regul 1977;2:161–171.
94. Collie J. Malingering and feigned sickness. New York: Paul B. Boeber, 1913.
95. Hagen DD. Screening the malingering patient. Jo Chiropractic 1985;19:63–70.
96. Waddell G, McCulloch M, Kummer E, Venner R. Nonorganic physical signs in low-back pain. Spine 1980;5:117–125.
97. Bergner M, Bobbitt S, Kressel WE. The sickness impact profile: conceptual formulation and methodology for the development of a health status measure. Int J Health Serv 1976;6:393–415.
98. Choca J, Bresolin L, Okonek A, Ostrow D. Validity of the MCMI in the assessment of affective disorders. J Pers Assess 1988;52:96–105.
99. Deyo R, Diehl A. Measuring physical and psychosocial function in patients with low-back pain. Spine 1983;8:635–642.
100. Gale EN. Psychological characteristics of long-term female temporomandibular joint pain patients. J Dent Res 1978;57:481–483.
101. McCreary C, Turner J, Dawson E. The MMPI as a predictor of response to conservative treatment for low back pain. J Clin Psychol 1979;35:278–284.
102. Melzack R. The McGill pain questionnaire: major properties and scoring methods. Pain 1975;1:277–299.
103. Mooney V, Cairns D, Robertson J. A system for evaluating and treating chronic back disability. West J Med 1976;124:370–376.
104. Pheasant H, Gilbert D, Goldfarb J, Herron L. The MMPI as a predictor of outcome in low-back surgery. Spine 1979;4:78–84.
105. Ransford A, Cairns D, Mooney V. The pain drawing as an aid to the psychologic evaluation of patients with low back pain. Spine 1976;1:127–134.
106. Reading A. A comparison of pain rating scales. J Psychosom Res 1980;24:119–124.
107. Ziegler DK, Rhodes RJ, Hassanein RS. Association of psychological measurements of anxiety and depression with headache history in a non-clinic population. Res Clin Stud Headache 1978;16:249–261.
108. Gentry W, Shows W, Thomas M. Chronic low back pain: a psychological profile. Psychosomatics 1974;15:174–177.
109. Ziesat H, Gentry W. The pain apperception test: an investigation of concurrent validity. J Clin Psychol 1978;34:786–789.
110. Gray I, Main C, Waddell G. Psychological assessment in general orthopaedic practice. Clin Orthop 1985;194:258–263.
111. Syrjala K, Chapman C. Measurement of clinical pain: a review and integration of research findings. In: Benedetti C, Chapman C, Moricca G, eds. Advances in pain research and therapy. New York: Raven, 1984;7:71–102.
112. Bonica JJ. Neurophysiologic and pathologic aspects of acute and chronic pain. Arch Surg 1977;112:750–761.
113. Melzack R, Torgerson WS. On the language of pain. Anesthesiology 1971;34:50–59.
114. Hendler N, Mollet A, Veirnstein M, et al. A comparison between the MMPI and the Mensana clinic back pain test for validating the complaint of chronic pain in women. Pain

115. Herron L, Turner J, Weiner P. A comparison of the Millon clinical multiaxial inventory and the Minnesota multiphasic personality inventory as predictors of outcome of lumbar laminectomy. Clin Orthop 1986;203:232–237.
116. McCreary C, Turner J, Dawson E. Differences between functional vs. organic back patients. Pain 1977;4:73–78.
117. McNeill T, Sinkora G, Leavitt F. Psychologic classification of low back pain patients: a prognostic tool. Pain 1986;11:955–959.
118. Waddell G, Main C. Assessment of severity in low back disorders. Spine 1984;9:204–208.
119. Hoffman RS, Koran LM. Detecting physical illness in psychiatric patients. Psychosomatics 1984;25:654–662.
120. Leavitt F, Garron DC. The detection of psychological disturbance in patients with low back pain. J Psychosom Res 1979;23:149–154.
121. Million R, Hall W, Nilsen K, et al. Assessment of the progress of the back-pain patient. Spine 1982;7:204–212.
122. Millon T. Millon clinical multiaxial inventory manual, 2nd ed. Minneapolis: National Computer Systems, 1982.
123. Hendler N. Diagnosis and treatment of chronic pain Bristol, England: John Wright, 1982.
124. Fairbank J, Davis J, Mbaot J, O'Brian J. The Oswestry low back pain disability questionaire. Physiotherapy 1980;66:271–273.
125. Corcoran K, Fischer J. Measures for clinical practice: a sourcebook. New York: Free Press, 1987.
126. Leavitt F, Garron DC, Bieliauskas LA. Stressing life events and the experience of low back pain. J Psychosom Res 1979;23:49–55.
127. Leavitt R, Garron D. Psychological disturbances and pain report differences in both organic and nonorganic low back pain patients. Pain 1979;7:187–195.
128. Lund P, Marbach JJ. Depression, anhedonia and anxiety in temporomandibular joint and other facial pain syndromes. Pain 1981;11:73–84.
129. Dohrmann RJ, Laskin DM. An evaluation of electromyographic biofeedback in the treatment of myofascial pain-dysfunction syndrome. J Am Dent Assoc 1978;96:656–662.
130. Roberts AH. Biofeedback: research training and clinical roles. Am Psychol 1985;40:938–941.
131. Armentrout DP. A holistic approach to treating chronic pain. Second World Congress on Pain, Montreal, 1978.
132. Lynn R, Eysenck HJ. Tolerance for pain: extraversion and neuroticism. Percept Mot Skills 1961;12:161–162.
133. Mirsky A. The psychosomatic approach to the etiology of clinical disorders. Psychosom Med 1957;19:424–430.
134. Webb WL. Managing chronic pain. Psychosomatics 1978; 19:593–597.
135. Biron GE. An effective technique of rapid hypnosis for use in endodontic practice. J Am Soc Psychosom Dent Med 1981;28:118–121.
136. Elton D, Burrows GD, Stanely GV. Psychological control of pain. J Clin Hypnosis 1977;5:12–15.
137. Sacerdote P. Teaching self-hypnosis to patients with chronic pain. J Hum Stress 1978;4:18–21.
138. Holden C. Pain control with hypnosis. Science 1977;198:808–813.
139. Mooney V, Cairns D. Management in the patient with chronic low back pain. Orthop Clin North Am 1978;9:543–557.
140. Luthe W, ed. Autogenic therapy: autogenic methods. New York: Grune & Stratton, 1969:1.
141. Meichenbaum, D. Cognitive factors in behavior modification. In: Franks C, Wilson T, eds. Annual review of behavior therapy: research and theory. New York: Brunner/Mazel, 1973.
142. Holzman AD, Turk DC, eds. Pain management: a handbook of psychological treatment approaches. New York: Pergamon, 1986.
143. Fordyce WE. Behavioral methods for chronic pain and illness. St. Louis: Mosby, 1976.
144. Fordyce WE, Roberts AH, Sternbach RA. The behavioral management of chronic pain: a response to critics. *Pain* 1985;22:113–125.
145. Staples D. Behavioral treatment for chronic pain. *Physiotherapy* 1979;65:110–113.
146. Roberts AH. The operant approach to the management of pain and excess disability. In Holzman AD, Turk DC, eds. New York: Pergamon, 1986.
147. Fordyce WE, Fowler RS, Lehmann JF, DeLateur B, Sand PL, Treischman RB. Operant conditioning in the treatment of chronic pain. Arch Phys Med Rehabil 1973;54:399–408.
148. Forsell MZ. The back school. Spine 1981;6:104–106.
149. Lawlis G., McCoy E. Psychological evaluation: patients with chronic pain. Orthop Clin North Am 1983;14:527–538.
150. Adler R, Lomazzi F. Perceptual style and pain tolerance. I. The influence of certain psychological factors. J Psychosom Res 1973;17:369–379.
151. Andy OJ. Chronic pain as a reticular formation syndrome. Pavlov Jo Biol Sci 1986;21:50–59.
152. Aronoff GM, Wilson RR. How to teach your patients to control pain. Behav Med 1978;5:29–35(b).
153. Barber J, Mayer D. Evaluation of the efficacy and nerual mechanism of a hypnotic analgesia procedure in experimental and clinical dental pain. Pain 1977;4:41–48.
154. Blumer D, Heilbronn M. Chronic pain as a variant of depressive disease—the pain prone disorder. J Nerv Ment Dis 1982;170:381–431.
155. Mathew B, Norris D, Hendry D, Waddell G. Artificial intelligence in diagnosis of low back pain and sciatica. Spine 1988;3:168–172.

13 / 영양과 두통과의 관계
(Nutrition and Its Relationship to Head Pain)

현시대의 건강 수요자들과 전문의들은 식이요법, 건강 그리고 질병 사이에 관계를 탐험하고 확인하는데 많은 관심을 보이고 있다. 통증관리에 있어서 다이어트와 두통과의 관계는 두통과 특정한 음식물 사이에 확인된 관계에서부터 비특이성 섭생법까지 범위가 넓다. 각 사례에서 음식과 임상적 증세학 사이에 관계는 특이하다. 제안된 치료 전략은 통증 유발기전에 따라 다양하다(표 13.1 참조). 편두통(migraine type)의 특징을 가진 두통은 음식 부작용으로 인한 것이다. 이러한 음식을 기피하는 것은 예방적 전략이 될 수 있다.

고혈압은 혈관성 두통의 원인이라고 알려져 있다. 가벼운 본태성 고혈압과 이와 관련된 두통들은 특수 다이어트를 통해 관리될 수 있을 것이다. 심한 본태성 고혈압인 경우엔 영양보조 치료제는 혈압 강하제 치료와 함께 사용될 수 있다. 본태성 고혈압 치료에서 영양보조제는 두통을 유발시키는 기조 질환에 대한 발병기전을 설명한다.

영양보조제 사용 또는 다이어트와 함께 사용될 때 염증반응과 통증 전달기전을 변화시킬 수 있다. 비특이성 통증관리는 치료적 정량의 영양보조제를 사용하여 가능할 수 있다. 경우에 따라 음식은 두통을 유발시킬 수 있으며, 적절한 상황에서 영양학적 방법을 통해 이러한 문제점들을 관리하는데 사용될 수 있다.

음식물 부작용과 두통
(Adverse Food Reactions and Head Pain)

최소한 25개의 두통 증후군들은 음식물 또는 약물 부작용과 관련된다(1). 다이어트와 두통 사이에 분명한 발병원인-영향 관계를 설정한다는 것은 어렵다. 음식 부작용은 다양한 임상적 상황을 나타낼 뿐 아니라(2), 다양한 음식물을 섭취하면서 악화되기도 한다. 음식물 부작용의 임상적 현상이 음식 알레르기인지 또는 단순한 과민성인지 몇몇 단계를 거쳐 진행되면서 나타난다(그림 13.1). 음식

표 13.1 영양학과 두통에 관한 개략

관계	예	중재
다이어트 변화 일반적, 예., 두통과 병인적으로 연관된 다이어트 요인들	음식 불관용 (중국식당 신드롬)	적대적인 음식 배제
영양학적 중재 상호관계, 예., 영양과 두통사이에 긍정적 관계	본태성 고혈압	짠음식 제한, 최소 음주, 체중조절
영양학 치료 예., 영양제, 발병기전변화	염증매개체 변화	프로스테글라딘 그리고 르코트린 생산 변화를 위한 생선기름

단계 1. 의심스러운 음식 확인

기억 테크닉
24시간 회상: 시간, 유형 그리고 지난 24시간 동안 섭취한 음식물 양 기록.
음식물 빈도 목록 (그림 13.2)

예상평가
두통 – 음식 기록 (그림 13.3)

단계 II. 치료적 노력

두통일기를 사용하여 배제한 음식물을 모니터링 한다.

단계 III. 음식물 도전

환자에게 위약조절을 응용하여 의심하는 음식물을 섭취하게 하면서 두통을 유발시킨다.

그림 13.1 두통을 음식물 과민성과의 연결

다음과 같은 음식물을 섭취한 빈도수 수치를 기록하라.

음식	하루에 섭취한 수	일주일에 섭취한 수	섭취하지 않았다.
우유			
밀가루 함유 음식			
옥수수 함유 음식			
계란 함유 음식			
콩			
땅콩 함유 음식			
초코렛			
코코아			
술			
가공된 육고기			
가공된 햄			
저린 청어			
소금에 절리고 말린 생선			
닭간			
사냥으로 잡은 고기			
핫도그			
발효시킨 소세이지 (살라미, 페파로니)			
베이콘			
간장			
추출 효모			
연화시킨 육고기			
유제품 (버터밀크, 사워크림)			
효모 빵			
효모 커피케이크			
도넛			
사워 브레드			
견과류			
넓은 콩			
리마 콩			
렌즈 콩			
스노피스			
파바피스			
네비빈			
핀토빈			
피파드			
사워크라우트			
가반조 콩			
양파			
올리브			
피클			
아보카도			
무화과 열매			
말린 포도			
파파야			
파션프릇			
붉은 플럼			
깡통스프			
MSG 함유된 음식			
아이스크림			
카로브			

그림 13.2 음식물 과민성을 위한 음식물 빈도수 기록 목록

물 부작용에 대한 의심은 대조적인 병력을 통해 나타나야 한다. 음식 빈도 체크리스트 목록은 역학분석(그림 13.2)을 위해 유용하다. 음식 목록은 유용한 예측 선별검사(그림 13.3)다. 그리고 환자는 음식-두통 일기(그림 13.4)를 사용하여 조사할 수 있다. 목적은 음식섭취와 두통유발과의 관계를 파악하기 위함이다. 의심되는 음식물이 확인되면 치료목적을 위한 음식 섭취를 시작할 수 있다. 의심되는 음식물 기피가 두통을 경감시킨다면 진단가설을 지지하는 증거가 제공되는 것이다. 두통유발 요인으로서 최종 확인 증거는 맹목적 음식 도전이다. 이러한 도전은 부정적 효과를 통제할 수 있는 상황에서 최선적으로 실행될 수 있다. 이것은 면역학자들이 대동한 한 상황에서 실행하는 것을 권한다. 맹목적 음식 도전 후 발생하는 두통은 논쟁할 수 없는 진단을 확인한다. 음식 도전은 진성 음식 알레르기의 과민성을 유발시킨다. 이러한 환자들의 피부검사 그리고 면역검사(예로, 방사알레르기흡착검사(radioallergosorbent test)에서 흔히 양성반응이 나타난다. 실험조사는 음식도전을 실행하기 전에 실시되어야 한다.

혈관성 두통 발병에 대한 음식조절

(Diet in Pathogenesis of Vascular Headaches)

3~4명의 편두통 환자 중 한 사람은 음식물 요인을 배제함으로서 호전될 수 있다고 제시되었지만(3), 음식물이 편두통을 악화시킨다는 기전은 논쟁적으로 남아있다(4,5). 유사한 임상소견들은 다른 음식물에 의해 발생될 수 있으며 다양한 생물학적 기전을 통해 조종될 수 있다. 특정한 편두통 환자들은 두통을 유발시킨다는 것이 임상적으로 알려진 음식물에 대한 방사선알레르기원을 가지고 있지만(6), 이에 대한 음성 환자들도 치즈, 초콜릿, 오렌지 과일, 적포도주(7)와 같은 것들을 섭취한 후 편두통이 유발되기도 한다. 어떤 음식물 섭취가 두통과 연관되는가에 대한 분명한 2 기전이 확인되었다. 전자 사례에서 IgE 제 1형은 음식 알레르기가 연관될 수 있다. 후자 사례에서 히스타민과 승압아민(tyramine, phenylethylamine 그리고 synephedrine)의 존재가 요인일 수 있다. 음식 알레르기는 흔하지 않다. 그러나 이중맹검 위약 대조군은 편두통의 요인이라는 것이 증명되었다(8). 음식 과민성은 더 일반적인 혈관성 두통을 예방할 수 있는 요인이다. 음식 알레르기는 특정한 음식을 조금이라도 섭취할 때 발생한다. 음식 과민성은 많은 양의 음식을 정기적으로 섭취하였을 때 시작된다(9). 음식 알레르기는 면역학적 반응이며 음식 과민성은 이것과는 관계가 없다(표 13.2).

전형적인 음식 알레르기는 음식 항원에 대한 면역학적 반응이며 임상적 소견은 동일한 음식을 섭취할 때 재발생

이름:
날짜:
주:

시간/ 장소	두통[a]	설명	시간	음식	양

[a]무통증 –
가벼운 통증 1+
중등급 통증 2+
심한 통증 3+

그림 13.3 두통을 위한 음식물 기록

표 13.2 음식물 반응에 대항하는 기전들

검사[a]	음식물 내성	음식물 알레르기
면역학적으로 (항원 항체 반응)	–	+
피부검사[b]에 피큐테니우스 (거짓 음성)	– (거짓 양성)	+
피부내 (거짓 음성)	– (거짓 양성)	+
1gE 항체분석 (거짓 음성)	– (거짓 양성)	+
음식물 제거[c] (조절된 플라시보시도)	+	+

[a]혀 밑에 자극, 피하의 자극, 백혈구 감소 검사는 신뢰할 수 없는 결과가 나옴
[b]음식물 알레르기 결과는 긁기 검사와 피부를 찌르는 검사를 시행하여 얻음. 15–20분 내에 피부의 발진이 1gE 항체 분석 반응을 강하게 순간적으로 보임.
[c]양성 제거 검사는 혈압과 맥박의 변화로 두통, 현기증, 안절부절함을 알 수 있었다.

한다(10). 진성 음식 알레르기는 음식물의 특정한 물질이나 또는 화학적으로 유사한 물질과 접촉되었을 때 결과적으로 나타나는 증가된 반응을 보이는 사람에게 나타난다. 어떤 학자들은 음식 알레르기를 제 1형 또는 초과민반응으로 나타난 면역글로빈 기전으로 제한하지만 음식 알레르기는 4개의 면역학적으로 나타나는 과민성 반응(11) 중

이름:
날짜:
주:

시간/ 장소	두통[a]	설명	시간	섭취한 음식	양
8:45	2+	욱신거리는 통증	7:30	바나나 오렌지 요구르트	2 200mL 150mL
			12:00	스테이크 구운감자 샐라드 차	150g 2 1인분 1컵
15:30	1+	지속되는 통증	15:00	초코렛 커피	100g 2 컵
			19:00	체다치즈 아바카도–토마토샐라드 통보리빵	60g 2인분 4조각
22:25	2+	나타났다 사라지는 통증	20:00	맥주 땅콩	300mL 100g

[a]무통증 –
가벼운 통증 1+
중등급 통증 2+
심한 통증 3+

그림 13.4 두통을 위한 음식물 기록

표 13.3 알레르기

카테고리	환자반응 매개체	항원	예
유형 1	아나플락시스: IgE, IgG4	음식	두통
유형 2	사이톡식: 보체+항체	세포표변	용혈성빈혈
유형 3	면역복합체: 보체+항체	세포외	면역신장염
유형 4	연기된 과민성	가변성	튜버클린 검사

표 13.4 음식 알레르기 대 음식 과민성

	음식 알레르기	음식 과민성
유병율	희귀하다	더 일반적이다
생물학적 기전	항체 항원 반응	혈관작용체 그리고 히스타민 분비 화학물질 다량복용
노출	소량의 반복적 노출	다량 복용
화학물질 매개체	빈번한 IgE	빈번하게 혈관활성제, 예, 히스타민, 티라민

한 개의 기전으로 발생하는 음식알레르기로 보는 것이 더 현실적이다(표 13.3). 진성 음식 알레르기는 흔하지 않지만, 음식 부작용의 5% 정도가 된다(6). 편두통은 진성 음식 알레르기로 인해 발생하는 충분한 대조 임상적 근거가 있는 증세 중 하나다(12, 13).

전형적 음식 알레르기는 항상 면역반응과 관련된다. 그러나 음식 과민성 또는 음식 불내성은 면역적 반응을 포함하지 않는 음식물에 대한 비정상적인 생리적 반응이다(14)(표 13.4). 음식 불내성은 음식물의 약학적 성질로 인한 또는 특정한 음식물에 대한 개인적 특성반응 현상으로 인해 발생할 수 있다. 동양인들은 작은 양의 알코올을 복용한 후, 홍조현상, 두통 그리고 다른 형태의 혈관운동 불안정으로 인한 문제들의 위험이 있다. 개인적 특성반응은 유전적 요인이라 추정되며 취약한 사람에게는 알코올로 인해 유리되는 히스타민으로 발생한다고 믿어진다(15). 개인적 특동반응은 작은 양의 음식물에 노출되면서 다양하게 관련된다. Monoamine oxidase 억제제를 복용하고 있는 환자는 작은 양의 발효된 치즈를 섭취한 후 고혈압과 심각한 두통을 경험하게 된다. 이러한 대사장애가 없는 사람도 티라민(tyramine)이 풍부한 치즈를 많이 섭취한 후 두통이 유발된다. 음식 과민성의 발병 원인을 설명하기 위해 다양한 기전이 설명되었다.

- Prostaglandin leukotriene 경로 변화[cyclo-oxygenase 경로 억제제로 인한 아라키돈산(arachidonic acid)의 리폭시지네이스(lipoxygenase)신진대사 호전 그리고 프로스타글란딘(prostaglandin E) 유리의 또는 생산증가 모두 혈관성 두통 발병에 영향을 준다(16)].
- 세라토닌 유리와 함께 혈소판 활성화 혈관은 팽창에 과민해저 통증유발이 촉진된다는 가설이 주장된다(17);
- 비만세포와 호염기의 반응 증가.
- 대체 경로 활성화
- 히스타민이 풍부한 음식 과섭취, 예, 사워크라우트, 와인, 참치, 토마토, 시금치
- 히스타민 유리음식 과섭취, 딸기, 토마토, 초콜릿, 조개류
- 혈관활성 아민에 대한 개인적 특성반응

두통을 유발시키는 중요한 음식물은 자연적으로 존재하는 아민, 음식물 첨가제, 정신작용제, 저혈당 현상, 아이스크림, 그리고 비타민 A를 포함한다(18, 19).

자연적으로 존재하는 아민(Naturally occurring amines)

세라토닌, 트립타민, 트리아민, 도파민, 노에피네피린과 같은 혈관적용아민들은 서양식 음식물에 다량 함유되어 있지만 섭취하였을 때 질병유발과는 관계가 없다. 심각한 두통들은 오래 숙성된 치즈, 초콜릿 또는 교감신경흥분제가 풍부한 발효된 고기를 섭취할 때 악화될 수 있다(20). 치즈 또는 초콜릿 사이에 두통과의 연관 확립은 매우 어렵다. 시험 대상자 중 8~67%는 위약을 복용시킬 때에도 두통이 나타나기 때문이며, 페닌에틸아민 복용과 두통유발 사이에 시간 차이가 12시간이 되기 때문이다(18). 용량이 높은 타이아민이 함유된 음식물은 처리과정 중 미생물 발효로 인해 오래 숙성된 치즈(체더치즈), 사워크림, 요구르트, 맥주, 고기축출물, 발효된 정어리, 닭간, 아바카도, 과도하게 익은 바나나 그리고 땅콩들을 포함한다. 펜에틸아민 그룹의 혈관활동아민(도파민, 노에피네프린, 그리고 타이아민)은 충분한 양을 섭취하였을 때 혈압을 증가시킬 수 있다. 세라토닌, 히스타민은 미생물 발효 또는 식물의 합성과정의 결과로서 발견되는 혈관활성제다. 토마토, 붉은 자두, 아보카드, 오렌지 그리고 바나나(특히 껍질)들은 혈관활성아민이 많이 함유된 과일들이다(그림 13.5).

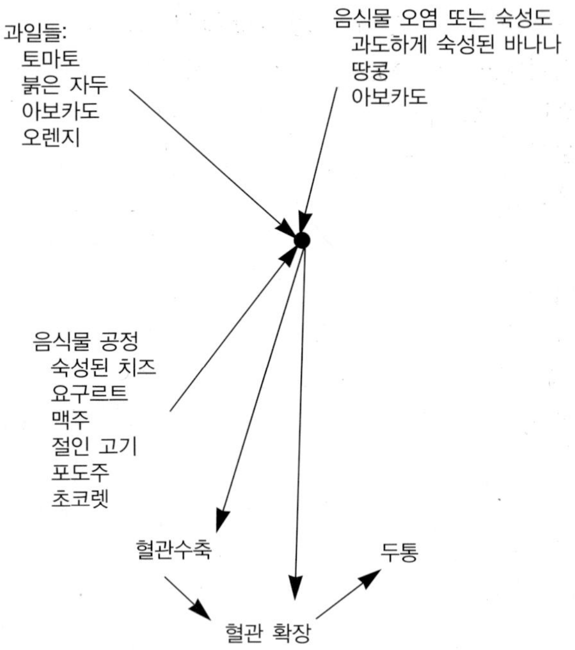

그림 13.5 혈관활성제 아민 그리고 혈관성 두통

음식물 첨가제(Food Additives)

미원(monosidum glutamate, MSG) 섭취 후 30분 내, 따가움, 압박감 또는 안면과 목 그리고 가슴부위에 경직감을 느낄 수 있다(19). 중국음식증후군(Chinese Restaurant Syndrome)은 잘 알려진 음식 과민성이다. MSG 관련된 두통은 1.5~12 그램 정도 섭취한 20분 후에 발생한다. MSG 반응에 관한 임상소견은 섭취량에 달라지며 어떤 경우엔 즉각적으로 나타나기도 하지만 다른 경우엔 12시간 후에 발생하기 때문에 이 음식물 과민성에 대한 정확한 판단을 어렵게 한다(21). 음식물 부작용을 유도하기 위해 요구되는 MSG 그램 양에 대비해서 아질산염(nitrite)은 밀리그램 정도의 양을 복용한 후에 증세를 악화시킬 수 있다. 아질산 나트륨 5~10mg 정도의 적은 양으로도 취약한 사람에게는 두통을 유발시킬 수 있다. 색소, 맛 그리고 신선도를 유지하기 위해 고기에 사용되는 아질산염은 취약한 사람에게 안면홍조 그리고 둔한 두통을 유발시킬 수 있다. Amyl nitrite 복용 후 4분 내, 관상동맥 혈관확장 두통이 발생하며 30분 정도 지속되는 것을 경험한다. 인공감미료, 아스파르탐(aspartame)은 특정한 사람에게 두통을 유발시킬 수 있는 알려진 요인이다(22).

정신작용제((Psychoactive substances)

알코올은 직접적으로 또한 중추신경계 기전에 의해 혈관팽창 현상을 발생시킬 수 있다. 섭취한지 45분 내에 발생하는 두통은 아마도 혈중알코올의 증세일 것이다. 5~10시간 숙취가 지속된다. 그리고 혈중 알코올과 관련없는 두통은 알코올 분해 대사물질 때문일 것이다(19). 숙취는 일반적으로 박동적 두통으로 설명하며 자세 변화로 악화된다. 카페인 수치는 대부분의 사람에게 약물효과를 나타내며 어떤 사람들에겐 독성효과를 나타낸다(23). 현 미국에서 매해 커피를 통한 카페인 섭취 1,500만 파운드이며 다른 음식물에 첨가되는 양은 200만 파운드가 된다. 20~30%의 미국인은 하루에 500mg 정도의 카페인을 매일 섭취한다. 그리고 10%는 하루에 1g 이상 섭취한다(24).

탄산수 콜라 캔(375ml)에는 50 mg 정도의 카페인을 함유하고 있으며 150 ml 짜리 커피 컵에는 80 mg 정도, 일회용 커피 한잔에는 약 70 mg 정도의 카페인이 함유되어 있다. 끓여서 내린 차에는 150 ml 컵 안에 40mg 정도의 카페인이 있으며 2.8g 짜리 초콜릿에는 7.7 mg의 카페인이 들어있다. 카페인의 독성적 과대복용은 하루 7 mg/kg 이상 복용하였을 때 발생한다. 증세는 두통, 불안, 긴장, 수면장애, 신경질, 식욕부진, 어지럼증들을 포함한다. 홍조현상 그리고 부정맥 현상 그리고 복통, 설사, 그리고 토사 현상도 보고되었다, 하루에 240 mg 카페인을 복용하는 사람에서 상대적 두통 위험성은 카페인을 복용하지 않는 사람에 비해 1.3배나 많다(25). 그 카페인이 어디로부터 온 것에 대한 것은 상관없다. 카페인 금단현상 두통은 카페인 복용을 감소하였을 때 악화되며 편두통과 같은 두통으로 나타난다. 두통을 유발시킨다는 카페인 기전은 과도한 복용 후 혈관확장으로 인한 것이라 믿어진다. 산틴(xanthine)과 같은 자극제들 역시 커피에서 발견된다(26).

이중맹검 위약 대조군에서 적포도주를 마신 후 발생하는 두통으로 고생하는 특정 환자들이 동일한 양의 트리아민 또는 알코올을 복용한 후 두통이 발생하지 않는다는 것을 밝혔다. 이것은 적포도주와 관련된 두통을 유발시키는 물질이라고 알려져 있지 않은 피놀릭 플리보노이드(phenolic flavonoid)때문일 것이라고 추정되는 것이다(27).

저혈당 반응(Reactive hypoglycemia)

과잉 진단되긴 하였지만, 반응적 저혈당은 내분비장애 환자들에서 인슐린 반응으로 인한 저혈당으로 두통이 유발되는 생물학적 잠재성을 가지고 있다. 저혈당으로 나타나는 혈관성 두통은 음식을 안 먹었거나 또는 과도한 고탄수화물 부과에 대한 반응으로서 발생할 수 있다.

아이스 크림(Ice Cream)

아이스크림 찬 음식과 구강내 점막 사이에 접촉에 매우 민감한 사람은 전두, 측두 또는 귀 부위에 예리한 두통이 발생할 수 있다. 전두통은 찬 음식과 입천장 사이에 접촉이 발생한 25~60초 후에 시작되며 2분 정도 지속된다. 환자는 흔히 통증은 일시적이며, 비박동적이며 전두골 양쪽 부위에 그리고 머리 깊숙한 곳에서 느껴지는 두통이라고 설명한다.

비타민 A (Vitamin A)

이 유용성 비타민은 만성 또는 급성 두통을 유발시킬 수 있다. 2백만 IU의 비타민 A는 국소적 전두통과 관련된다; 하루에 50,000 IU의 만성적 비타민 A를 몇 주간 복용하면 두통, 관절통, 피로감, 탈모증 그리고 간비대증이 나타난다(20).

음식 부작용의 임상적 관리(Clinical Management of Adverse Food Reactions)

음식물 부작용으로 인해 발생하는 두통의 이상적 관리는 증상을 악화시키는 음식물을 배제하는 것이다. 두통과 특정한 음식물 사이에 연관은 식습관과 두통 발생을 섬세하게 기록함으로서 정립되었다(그림 13.3). 개인적으로 구성된 기록 분석은 음식물과 두통 사이에 관계를 가정하기 위한 근거를 제공한다. 그리고 앞으로의 식습관 변화를 제안하는데 근거가 된다. 환자 식습관에 근거하여 확인된 의심되는 음식물은 특히 배제되어야 한다. 간단히 식습관을 변화시킴으로써 효과를 나타낼 수 있으며 환자도 잘 따라준다.

두통과 특정한 음식물과의 관계가 없어 보일 때 그러나 음식물 섭취와의 관계는 분명해 보인다면 진단적 그리고 치료적 식습관을 노력해 볼 수 있다. 이 노력은 경험적, 배제, 그리고 또는 회전적 식습관의 형태로 노력해 볼 수 있다(28, 29)(표 13.5).

가장 편안하며 영양학적으로 문제가 되지 않는 방법은 경험적 음식섭취다. 경험적 음식섭취는 일반적으로 알레르기를 유발시키는 음식물을 배제하는 것이다. 이러한 알

표 13.5 음식물 과민성 관리

접근	중재	장점/단점
경험적 다이어트	알레르기와 흔히 관련된 음식물 배제(우유, 밀, 옥수수, 계란, 땅콩, 콩, 초코렛, 알코올	한 개의 음식물을 섭취하였을 때만 발생; 쉽게 실행한다; 영양적 문제는 없다
간단한 음식물 배제 다이어트	체크목록과 배제목록을 사용하여 의심되는 음식물 확인	경험적 다이어트와 동일
항원결핍 기본적 배제 다이어트	단순한 양고기, 백미, 감자, 배, 해바라기 기름 다이어트	2-4주 이상 유지하지 않는다; 기본적 배제 다이어트 가능
회전식 다이어트	4-5일씩 음식물 섭취 그룹 교대; 4-5일 동안 음식물 그룹 중 한 개 이상 섭취해서는 안된다 (예, 콩을 섭취한 날에는 대두, 렌즈콩, 완두콩, 또는 땅콩들은 먹지않아야 한다.	영양학적으로 안정된 다이어트를 성취할 수 있다; 가족사이에 교차과민반응이 나타나는 동일한 날짜에 섭취를 피하기 위한 주의가 필요하다.

레르기성 음식물들은 우유, 밀가루, 옥수수, 계란, 콩, 땅콩, 초콜릿 그리고 술을 포함한다(30). 허락된 음식물은 카페인이 없는 커피, 카페인이 없는 탄산수, 주스, 참치, 칠면조 고기, 닭고기, 소고기, 양고기 그리고 송아지 고기들을 포함한다. 육식을 대체하기 위해 사용되는 계란은 일주일에 3개 정도로 제한한다. 커테지 치즈, 크림치즈들은 허락된다. 브라이, 고다, 스틸톤, 로퀘포트, 카멤벌트, 파마죤, 로마노, 스위스 그리고 체더 치즈들은 금해야 한다. 베이글과 상업적인 빵들은 허락된다. 집에서 만든 효소빵은 금해야 한다. 감자, 쌀, 마카로니, 국수, 채소 그리고 과일들은 허락된다. 하지만 어떤 콩 종류는 금지되어야 한다. 그리고 감귤류는 제한된 양만 섭취하는 것이 좋다. 너무 익지 않은 바나나를 권한다(그림 13.2). 편두통 환자를 위한 경험적 식이요법 법들이 준비되어있다(18). 간단한 음식 배제 그리고 경험적 접근은 환자가 둘 또는 더 많은 음식에 부작용을 보일 때(음식 그룹 내에 과민성 교차는 생물학적으로 관련된 음식물에 노출되면서 부작용이 야기된다), 또는 한 음식물이 다양한 처리된 음식물(예, 밀) 또는 콩 종류나 땅콩처럼 흔한 음식물과 함께 일상적으로 섭취될 때 실패할 가능성이 매우 높다. 이러한 경우, 기본 식이요법 전략은 기본적으로 증세를 호전시키는데 역점을 둔다. 그리고 증세 반응을 위한 음식물 선별을 위해 노력

한다. 유지 목적을 위한 다이어트는 서서히 노력하면서 정립된다. Oligoantigenic 형태의 기본 배제 다이어트는 한 종류의 고기류(양), 한 종류의 탄수화물(백미), 한 종류의 채소(감자), 한 종류의 과일(배), 한 종류의 지방(해바라기 기름)을 허락한다. Oligoantigenic 다이어트는 알레르기성이 낮은 식이요법을 말한다. 이러한 형태의 다이어트는 소량의 음식 또는 상대적으로 알레르기성이 낮은 다이어트를 제한함으로서 항원 섭취를 제한하는 것을 요구한다. 또 하나의 음식제한이 적은 소량 음식 배제 다이어트는 두 종류의 고기(양과 칠면조), 두 종류의 탄수화물(감자와 쌀), 두 종류의 채소(당근과 양배추), 두 종류의 과일(파인애플과 배), 해바라기 쿠킹오일, 우유, 그리고 무색의 마가린(12)을 포함한다. 어떤 임상가들은 타피오카, 감자, 쌀, 그리고 또는 고구마, 베이콘, 소고기 그리고 또는 닭고기; 아티초크, 아스파라카스, 비트, 당근, 근대, 시금치, 호박, 그리고 또는 상추, 살구, 크랜베리, 복숭아, 배, 파인애플, 그리고 또는 자두를 선호한다. 상추를 제외한 모든 과일과 채소는 요리되어야 한다. 소금, 설탕, 매플시럽, 차 그리고 물은 허락된다. 술과 콜라들은 피해야 한다. 시험 다이어트에 대한 반응은 환자가 다이어트를 시작한 지 2주 또는 4주 전에는 평가되지 말아야 한다. 왜냐하면 이러한 다이어트는 영양적으로 불충분하기 때문에 4주 이상 유지되지 말아야 하기 때문이다. 배제 시험 다이어트는 환자의 증세가 완전히 사라지기까지 2주 또는 한달 간격으로 변화되어야 한다. 추가적인 음식은 하나 하나 그리고 서서히 노력해야 한다. 환자는 증세 재발생에 대해 조심스럽게 관찰되어야 한다. 새로운 음식물은 적은 양으로 시작되어야 한다. 한 번에 반 스푼에서 두 스푼 정도. 새로운 음식은 내성을 갖기 위해 연속적으로 섭취되어야 한다. 그리고 증세가 없을 때 새로운 음식은 3일 마다 소개되어야 한다. 증세를 유발시키는 모든 음식물은 배제되어야 한다. 그리고 증세가 사라진 후 새로운 음식이 소개되어야 한다.

배제 식이요법에 반해 회전 다이어트는 개인이 섭취하는 특정한 음식물 또는 특정한 음식물 섭취의 빈도를 조절함으로서 항원 부하를 감소시키는데 집중한다. 일반적으로 여러 음식물에 과민성이 있는 사람들은 특정한 음식을 24시간 내에 한번 이상 섭취하지 않으며 4~5일 내, 한 음식을 섭취하지 않는 회전 다이어트는 도움이 된다. 교차예민성이 있는 음식으로서 일반적인 항원을 가지고 있는 것은 완두콩, 콩, 청완두콩, 땅콩 또는 호밀, 보리, 강냉이, 조, 쌀, 통보리, 사탕수수들을 포함한다. "숨어 있는 알레르기 항원"는 문제가 될 수 있다. 민감한 사람은 스탬부 또는 편지봉투의 접착제로 사용되는 콩, 비타민 정제, 맥주, 증류주, 와인, 땅콩잼, 소금에 저린 오이, 식초, 그리고 특정한 치약도 생각해야 한다. Sample rotary diversified 다이어트의 담백질 선택은 첫째 날 적색 고기, 둘째 날 생선, 셋째 날 닭고기와 계란, 그리고 넷째 날은 조개류를 허락한다. 유사하게 다양한 종류의 채소와 과일의 선택은 허락된다. 제공된 음식들은 매 4-7일 간 한번 이상 섭취하지 않는다. 그리고 음식 부작용이 발생되지 않아야 한다. 주기적 음식 알레르기 가정의 지지는 부정적 효과가 없는 몇 개월 후 의심되는 음식을 재섭취할 수 있는 회전 다이어트의 원리를 따르는 사람을 유지한다. 이 방법은 혈관활성아민(vasoactive amines) 약물에 직접적으로 관련된 부작용이 있는 음식물에 적용할 필요는 없다.

본태성 고혈압으로 인한 두통을 위한 식이요법 관리(Dietary Management of Headachs Attributables to Essentia & Hypertension)

음식물 부작용 관리에서 다이어트 방법은 두통 요인을 배세시키는 치료법이나; 본태성고혈압으로 인한 두통 관리에서 영양학적 접근. 하지만 일차적 질환의 병인에 집중하는 것은 증세를 효과적으로 완화시킬 수 있다.

고혈압 클리닉에 참석하는 241명의 환자에 대한 후향적 연구에서 고혈압과 두통 사이에 관계는 45.6%의 사례에서 확인되었다; 여성환자로 세분화된 연구 사례에선 발생율이 68%로 증가되었다(31). 고혈압과 두통 사이에 일반적인 관계는 두통이 지속된 환자와 비교할 때 치료를 받으면서 증세가 사라진 환자의 혈압이 뚜렷하게 감소된 것을 제시하였다. 밤중이나 또는 아침 일찍이 발생하는 두통을 경험하는 고혈압 환자는 수축기 압력이 170 mmHg이 넘고 이완기 압력이 110 mmHg가 넘는 환자들이다.

가벼운 본태성 고혈압 환자를 위해 운동과 명상치료와 함께 영양치료가 병행될 수 있다(32). 이완기 압력이 115 mmHg 이상이 되며, 6개월 동안의 영양치료를 실행한 후에도 95 mmHg 이상 수치로 유지된 환자 또는 다른 관상동맥 질환 위험 요인이 존재하거나 또는 목표 장기에 손상이 발생한 환자들은 약물치료와 함께 다이어트 방법이 병행되어야 한다. 표 13.6에서 요약된 것처럼 고혈압 관리

표 13.6 음식물 중 고혈압 환자가 피해야 할 다이어트 중재

다이어트 목적	피해야 할 음식물
체중 감소	튀기고 불에 구은 음식물, 버터, 마가린, 동물성 지방, 크림, 전유, 기름
소금 섭취 감소[a]	통조림된 그리고 가공된 음식물, 소금이 묻어있는 그리고 소금을 적게 사용한, 절인멸치,
알코홀 배제 또는 감소	음주 감소

[a] 월계수 잎, 캐러웨이 씨, 부추, 레몬 주스, 겨자, 양파, 마늘, 파프리카, 식초에는 소금 성분이 약간 포함되어 있다.

에서 영양학적 치료는 다음과 같이 강조한다(33).

- 이상적 체중의 15% 내로 체중을 회복시켜야 한다. 6%의 체중감소는 측정할 수 있는 혈압감소를 보여준다. 체중감소 전략은 운동과 함께 다이어트법이 강조되어야 한다(32).
- 소금 섭취는 하루에 1.5~2.5(70~100 mmol)으로 제한되어야 한다. 이 소금양은 약 1 숟가락 정도의 양이다. 임상에서의 의미는 소금이 함유된 모든 음식물, 공정된 음식물을 뜻한다. 그리고 음식 요리 중 소금이 함유되지 않은 조미료를 사용해야 한다는 것이다. 이 전략은 소금에 예민성이 있는 환자에게 특히 효과적이다. 이완기 압력 수치는 7 mmHg 정도 감소될 수 있다.
- 알코올 제한. 알코올 섭취는 하루에 20~30g 이하로 제한해야 하며 수축기 고혈압 환자에게는 특히 중요하다. 하루 20g에서 추가적인 10g 알코올 섭취는 혈압이 1/0.5 mmHg 증가된다는 것이 발표되었다.

특정한 식이요법에 접근하는 대체적인 영양법은 채식을 선택하는 것이다(35). 일반식을 하는 몰몬과 제 7 안식교 채식주위자 사이에 수축기 압력 6~8 mmHg 그리고 이완기 압력 3~5 mmHg 차이가 있다. 고혈압에 유익한 영향을 주는 채식주의에서 다양한 구성요인들은 포타슘(일일 용양 3.0~4.0g) 그리고 필수 지방산을 포함한다. 리놀레산 1% 증가는 5 mmHg 정도의 혈압이 감소되는 것과 관련된다(36). ω-3 지방산으로부터 분비되는 아이코사노이드는 혈관확장 효과를 준다. 고혈압과 역학적 관계는 있지만, 칼슘 결핍은 발병 요인은 아닐 것이다. 칼슘을 사용한 고혈압 치료 임상사례에서 몇몇 성공적인 경우가 있긴 하지만, 여전히 논쟁적이다; 1g의 칼슘은 3 mmHg 정도의 이완기 압력을 감소시킨다고 생각되었다.

혈압을 감소시키어 두통 증세를 완화시킨다고 제안된 다이어트 방법은 보건계 전문가들에 의해 제안된 다이어트 지침선에 포함된다. 이러한 제안은 폭넓게 지지되며 이에 대한 논쟁은 없지만, 다이어트를 통한 치료로 제한되었어도 항상 적용되는 것은 아니다.

영양치료법을 사용하는 통증 완화 (Pain Relief using Nutrient Therapy)

다이어트 개선은 영양 치료보다 더 안전한 방법이다. 그러나 다이어트 치료법도 부정적 효과를 유발시킬 수 있다. 아미노산은 바이러스 증식을 변화시킨다고 알려져 있다. 생체외 조사에서 라이신은 억제시키지만, 알지나인은 바이러스 증식을 촉진시키는 것이 밝혀졌다. 단순포진의 병력을 가지고 있는 환자는 다이어트 개선을 통해 통증이 있는 상태를 임상적으로 악화시키는 것을 예방할 수 있다는 것이 이론적으로 가능하다. 알지나인이 풍부한 음식(곡물, 땅콩, 콩)을 피하고 라이신이 풍부한 음식(계란, 우유로 만들어진 먹거리, 닭고기)을 충분히 섭취해야 한다고 주장하는 다이어트 법은 이론적으로 단순포진 사례를 위해 적절한 치료일 것이다. 임상에서 구강 점막에 수포질환을 예방 또는 치료법으로서 관상동맥 질환의 위험성을 증가시키는 장기적인 다이어트 개선은 정당화하기가 어렵다. 다이어트 개선으로서 장기적 단순포진 관리는 동맥경화의 위험성을 증가시키는 것으로 가정되었다. 라이신 보조제와 함께 사용하는 다이어트 법은 더욱 큰 문제가 될 수 있다. 통증완화를 위한 영양제 처방은 약물 치료를 정당화하기 위해 사용되는 기준에 따르는 임상적 합리성을 요구한다. 임상 효율성이 증명되지 않고 부작용 가능성이 있는 경우, 비용 대비 효과 비율을 고려해야 할 것이다. 통증관리에서 영양보조제 사용은 모든 변수들에 대해 충분히 평가한 후에 고려되어야 한다. 영양제가 통증을 완화시킬 수 있다는 기전에 대한 이해는 영양보조제를 사용하는 통증관리에서는 필수적이다.

약은 통증 전도를 변화시키기 위한 중추신경의 작용 또는 통증 유발 물질의 합성 또는 유리를 말초신경에서 방해함으로서 통증이 완화된다. 통증 완화를 위한 영양 치료법 또한 중추또는 말초 신경에서 통증경로의 병인을 방해함으로서 이루어진다(37)(그림 13.6). 영양제 치료 원안은 환자의 증세가 급성 또는 만성인가에 따라 변한다. 급성

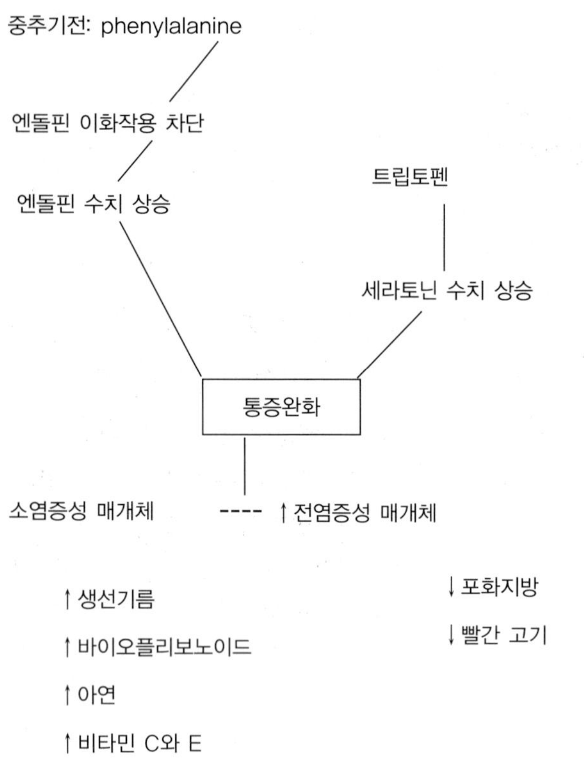

그림 13.6 통증 완화 영양제

통증은 다양한 통증 정도의 단기적 불편함이다. 만성 통증은 이에 반대 정신-사회-생물학적 현상이다. 통증감지 변화는 만성통증 조절에서 중요한 전략이다.

만성통증 환자에게는 중추 그리고 또는 말초 통증 조정 과정 모두 목표가 될 수 있다. 급성통증 환자에게 영양치료법은 말초통증 발생에 집중한다. 그리고 통증유발 물질 발생을 억제하는 방법을 찾는다. 통증관리에서 영양제 사용은 생물학적 가설에 근거한다. 이것은 생리학적으로 논리적이기 하지만 임상적으로는 합리적이지 않을 수 있다. 통증관리에서 영양제 사용은 무작위대조시험 임상 검사를 사용하는 임상적 타당성을 요구한다.

통증의 중추조절(Central Control of Pain)

영양제 치료 전략은 다양한 신경전달물질 생산을 호전시킬 수 있으며 특정한 내분비계에서 분비된 진통물질 감소현상을 감소시킬 수 있다(38). 대뇌에서 통증을 조절시키는 화학물질들은 합성경로들의 전구물질의 자극 또는 촉매 효소의 억제로 변화될 수 있다. 진통 신경전달물질은 세라토닌, 노에피네프린, 엔돌핀 그리고 엔케펠린들을 포함한다. 세라토닌과 카테콜라민의 대뇌수치는 적절한 프로틴 또는 아미노산(39) 다이어트를 통해 증가될 수 있다. 트립토펜은 세라토닌의 아미노산의 전구물질이다. 옥수수 또는 트립토펜이 결핍된 사료를 먹고 자라는 동물들은 통증의 역치가 낮다. 그들의 통각감퇴는 부모의 프립토펜 다이어트를 통해 정상화된다(40). 대뇌 세라토닌 수치는 트립토펜 섭취를 통해 직접적으로 증가될 수 있다. 대뇌 세라토닌 수치는 탄수화물이 풍부한 음식섭취를 통해 간접적으로 증가될 수도 있다(그림 13.7). 대퇴조직에 트립토펜 다이어트 변화는 경쟁적인 과정이다. 트립토펜 보충제는 혈관-뇌 장벽에서 트립토펜과 중성 아미노산의 비율을 증가시킨다. 그리고 세라토닌의 전구물질의 대뇌 축척을 호전시킨다. 고탄수화물 섭취 역시 대뇌의 트립토펜 유입을 호전시킨다. 혈관-뇌 장벽 통과하기 위해 다른 큰 중립성 아미노산과 경쟁하는 플라즈마 트립토펜에 추가적으로 흡수된 트립토펜은 알부민의 플라스마 운송을 위해 비에스테르화지방산과 경쟁한다. 고탄수화물 섭취는 인슐린 분비를 자극한다. 인슐린은 비에스테르성지방산과 큰 중성아미노산 사용을 증가시킨다. 고탄수화물 그리고 저단백질 다이어트는 중성조직에 트립토펜 축척을 촉진시킨다. 영양 보조제와 치료적 다이어트의 복합적 치료법은 대뇌 세라토닌 분비 촉진을 위한 매우 효과적인 기전을 제공한다. 그러나 트립토펜 복용, 대뇌 세라토닌 수치 그리고 통증조절 사이에 상호작용은 매우 복잡하다. 그리고 통증 감각에서 트립토펜 보조제의 임상적 결과는 가미된 생

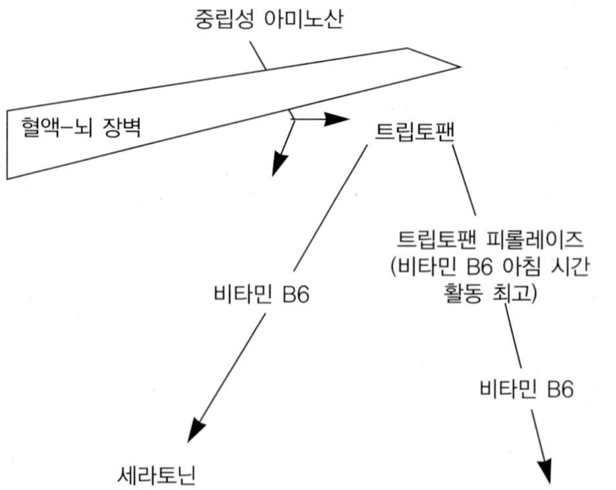

그림 13.7 트립토팬을 사용하는 통증관리

화학적 환경의 본질에 따라 의존한다(41). 트립토펜 보조제와 특수 다이어트 후 측두하악관절 주위에 만성 근막통 치료의 성공적 임상 사례를 재현시키는데 실패한 근간의 연구결과를 부분적으로 설명할 수 있다(42). 이와 반대로, 이중맹검, 위약 관리임상시험은 4주 이상 만성 항악안면 통증 환자에게 복용시킨 트립토펜(3g/day)은 주관적 통증 완화 및 객관적 통증내성이 관찰되었다(43). 통증 역치는 치수 전기 자극으로 측정되었다. 이 연구에서 고탄수화물, 저지방, 저단백질 다이어트를 통해 대뇌 대사작용에 프립토펜 가용성이 촉진된다. 이 연구에서 대뇌 신진대사를 위한 트립토펜 공급은 고탄수화물, 저지방, 저단백질 다이어트를 통해 호전된다. 증가된 대뇌 트립토펜 흡수는 스트레스에 노출된 후 또는 몰핀을 주사한 후 시연된 통증내성을 증가시키는 아편유사제 설명으로서 가정화되었다(44).

통증감지에 대한 영향에 대해서 세라토닌 합성을 통한 트립토펜은 불면환자들에게 수면 잠복기를 감소시킨다는 사실이 밝혀졌다. 빈속에 1g 트립토펜 복용을 주스와 함께 취침 20분 전에 복용할 것을 권한다. 불면증을 위한 민간요법은 따뜻한 한 잔의 우유이다. 우유는 트립토펜과 비타민 B3를 함유하고 있다. 수면에 영향을 주기 위한 영양학적 능력은 정맥내주입 그리고 뇌파검사 기록을 통해 확인되었다. 9명의 정상적인 여성을 상대로 진행된 연구에서 아미노산 주사는 REM 수면을 증가시키고, 글루코스 주사는 감소시켰다(45). REM(급속안구운동)수면은 꿈을 꿀 때 나타나는 생리적 특징이다. 그리고 뇌파검사 패턴은 깨어나 있는 상태에서 발견되는 것과 유사하다.

세라토닌, 엔돌핀 그리고 P 물질과 관계되는 뇌 신진대사의 변화는 다이어트, 수면 그리고 근섬유통(fibromyalgia), 섬유조직증(fibrositis) 그리고 근막통(myofascial pain syndrome) 증후군과 같은 근육통 장애들 사이에 관련성을 제공한다(46). 비급속안구운동 수면(nonrapid eye movement sleep)은 급속안구운동 수면에 비교해 깊은 수면을 취하며 이완된 상태가 증가될 때 연관된다. NREM 수면은 4 단계의 과정을 지나간다. 제 4 단계의 NREM은 가장 깊은 수면을 취할 때이다. 그리고 EEG에서 1~3 Hz의 큰 파동을 보여준다. 이 단계의 수면이 결려된 사람들은 수면 패턴이 형성된다는 것이 밝혀졌다; 이 EEG 패턴은 섬유조직염 환자에게 발견된다. 따라서 섬유조직염 증상 복합체는 non-restorative sleep syndrome(47~49)으로서 분류되어야 한다고 제안되었다. 섬유조직염 환자는 스트레스와 증가된 혈관활동 운동과 관련된 다른 통증상태에서 발견되는 유사한 신경전달물질 플라즈마를 가진 것으로 보인다(50). 이러한 환자들에게서 평균 플라즈마 도파민 그리고 에노에피네프린 수치는 일반적으로 증가되었다. 페닐라민은 도파민, 에피노피린 그리고 타이록신의 아미노산 전구물질이다. 이 아미노산은 엔돌핀 수치에 영향을 주는 것으로 추정되었다.

대뇌 세라토닌 수치 자극을 호전시키는 전구체에 반해 엔케펠린-엔돌핀의 중립 수치는 촉매 효소 억제에 의해 증가될 수 있다. Carboxypeptidase A 억제에 의한 D-Phenylalanine 그리고 Leucine aminopeptidase 억제에 의한 D-leucine은 엔돌핀 분비로 진통작용을 연장시킬 수 있다. 이러한 아미노산 보조제를 통한 통증완화는 날록손(naloxone)으로 인해 반대작용이 발생된다. 날록손은 몰핀의 변형물질로서 무시할 수 있는 작용제 활동을 가지고 있다. 그리고 아편 수용체의 변형의 강력한 대항제다. 이것은 아편 중독 치료를 위해 임상적으로 유용하다. 그리고 엔돌핀 효과를 측정하기 위한 전략을 제공한다. 예상된 결과를 유발시키기 위한 영장류 실험의 실패는 통증완화의 D-phenylalanine 기전은 종과 관련된 것으로 추정하게 되었다(51). 통증완화에서 D-phenylalanine의 효과는 통증의 본질에 따라 영향을 받는 것으로 나타났다. D-phenylalanine 압박감을 완화시키는데 효과가 있는 듯하다. 그러나 압박띠를 사용할 때 발생하는 통증과 관련된 허혈-화학적 통증에는 효과가 없는 듯하다(52). 60명 대상으로 실행된 이중맹검 무작위대조 실험은 열감통증 내성을 변화시키는데는 D-phenylalanine 그리고 트립토펜 모두 효과가 없었다(53). 30명을 대상으로 이루어진 이중맹검 교차연구에서 하루 1 g의 D-phenylalanine 복용은 렉토스 위약과 비교해 특이한 차이가 없다는 것을 밝혔다. 치료는 4주 동안 진행되었다. 이 연구에서 환자들은 부작용으로 인한 통증을 경험하였으며 먼저 통증관리를 위해 노력했던 치료법에 반응이 없었다(54). 더 많은 양과 더 오랫동안 D-phenylalanine을 사용하였다면 다른 결과를 가져 올 수 있었다고 논쟁할 수 있다. 통증치료를 위해 하루 0.5~2.0 g 정도의 D-phenylalanine를 사용하였다(그림 13.8). 중추적 기전 변화를 통한 통증 조절은 아미노산 보충제를 사용해서 가능할 수 있다. 임상에서 제약회사들은 L-phenylalanie의 동일한 부분인 합성물질인 DL-phenylalanie, 음식물에서 발견되는 필수아미노산 그리고

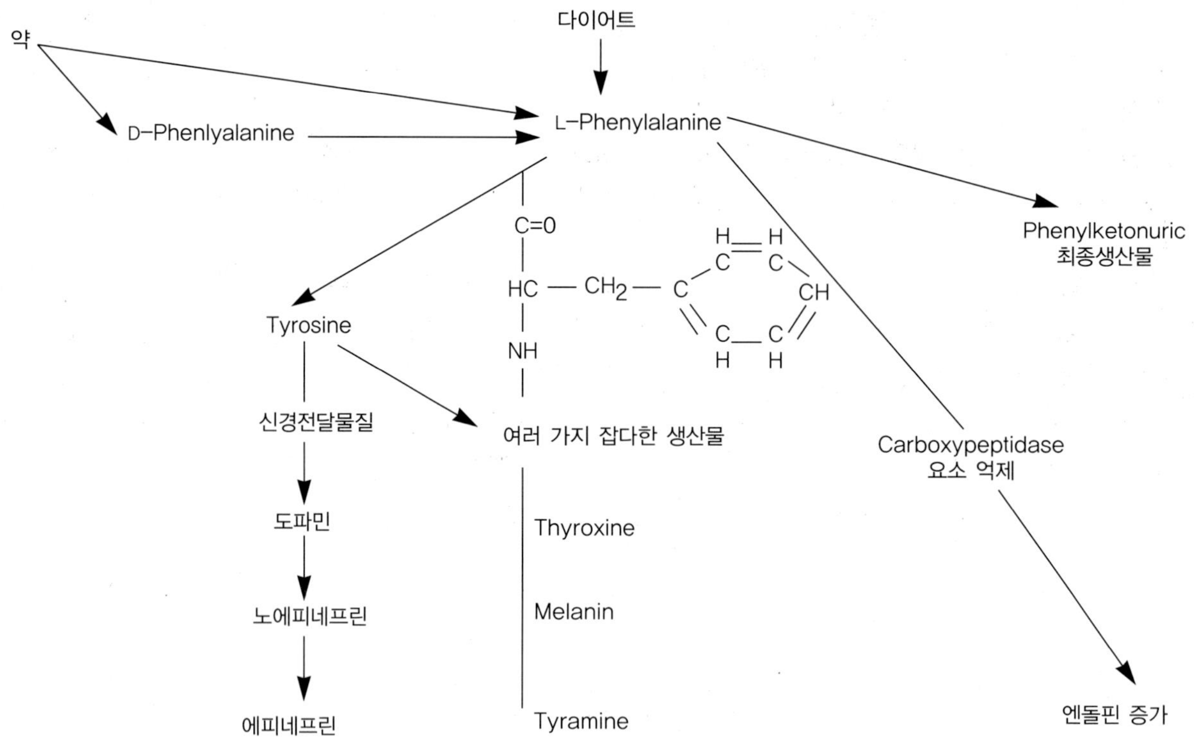

그림 13.8 Phenylalanine과 통증관리

D-phenylalanine 이성질체 사용을 권한다. 인체는 사용하기 전에 서서히 D-를 L-phenylalanie로 변화시킨다. 375 mg 알약으로 준비되어 있으며 식사 후 1 또는 2알씩 하루에 3번 복용하도록 한다. 3주 후 뚜렷하게 통증이 완화되지 않으면 용량을 2배로 증가시키며 2~3주 복용하도록 한다. 복용을 시작한지 6주 후 여전히 반응이 없다면 DL--phenylalanie 복용은 중지되어야 한다. 이 치료가 효과를 발휘하여 통증이 사라지면 약물용량을 서서히 감소시키고 최소한만 사용하게 한다. 소수의 환자들만이 지속적인 보충제 복용이 요구될 뿐이다. 일주일 동안 보충제를 복용시키고 2~4주간 복용을 중지하는 것이 좋다. 부작용은 최소이다. 어떤 환자들은 예민해진다고 불평한다. DL-phenylalanine은 임신중이나 페닌케톤요증(phenyketonuria)에는 사용되지 말아야 한다.

만성통증 환자를 치료할 때 트립토펜 사용을 고려한다면 하루에 3~5g 정도 권한다. 트립토펜페로레이스 활동의 최고점은 낮 시간이기 때문에 수면 1~2시간에 전, 탄수화물 먹거리와 드링크와 함께 복용할 것을 권한다. 트립토펜을 대낮 시간에 복용하였다면 세라토닌보다 나이신 전환은 나이아신아미드 보충제로 인해 약간 감소될 것이다. 영양제를 치료적 복용량을 처방할 때, 약물 부작용의 가능성에 대해 설명되어야 한다. 1989년 말까지, L-tryptophan은 안전한 보충제로서 생각되었다. 메스꺼움과 같은 가벼운 부작용일 뿐이라고 했다. 그러나 최근에 와서 eosinophilia-myalgia syndrome이 관련되었다고 보고되었다. 이와 관련된 증세는 eosinophilia, 심각한 전반적 근육통, 피부발진, 신경질환, 그리고 관절통을 포함한다. 트립토펜은 처음으로 1989년 10월 미국에서 eosinophilia-myalgia syndrome과 관련되었다. 그 후 1143 사례들이 질병통제와 예방센터에 보고되었다. 그리고 9명 사망, 그리고 1명은 부인할 수 없이 L-tryptophan 사용과 관련되었다는 것이 문서화되었다. 1990년 미국 식약청은 미국 시장에서 트립토펜 판매 금지 명령을 내렸다. 그리고 오스트렐리아에서는 L-트립토펜이 주요성분인 모든 약물을 수거하도록 하였다(55). 최근에 실행된 역학검사 결과에서 eosinophilia-myalgia syndrome은 일본에 있는 한 제약회사의 오염된 트립토펜 제품으로 인해 발생한 것이라고 추측되었다(56). 발효과정에서 새로운 Bacillus amyloliquefaciens 균주를 사용하여 생산된 트립토펜 그리고 정제과정에서 부족한 탄소가루가 문제의 원인으로 확인되었다(57, 58).

오염된 트립토펜과 관련된 사건은 임상에서 효과가 증명되었고 표준화된 안전과정으로 검증된 상품을 선택한다는 것의 중요성을 보여주었다. 예상치 못했던 부작용 발생은 임상효과가 확실치 않은 것에 비해 치료비용은 수용할 수 없을 만큼 높아진다. 영양제 치료 임상시험은 약물 치료 임상시험만큼 필요하다는 것이 분명히 밝혀졌다.

염증과정을 목표로(Targeting Inflammatory Process)

통증 조절에서 중추신경 기전을 목표로 하는 영양제 치료는 생물학적 가정의 타당성이 결여된다. 국소통증 발생 조절에도 마찬가지다. 만성 국소통증 환자에게 다이어트 요법은 염증전달물질 생산에 전도성이 적은 세포의 환경을 조성하는데 사용된다. 급성 통증에서 영양제는 전염증 전달물질 생산을 억제하기 위해 처방된다.

만성 염증에서 영양적 접근은 세포적 환경을 변화시키기 위한 전력으로서 다이어트 변화를 제시한다. Arachidonic acid 그리고 이것의 eicosanoid 부산물들은 염증의 중요한 전달물질이다. 식이요법은 free arachidonic acid의 농도를 감소시킬 수 있다. 그리고 적은 전염증 필수 지방산으로 결합된 세포막을 대치할 수 있다. 동물지방은 arachidonic acid이 풍부하다. 육식 중심의 다이어트에서 체식 그리고 통곡물 다이어트로 식습관을 변화시키는 것은 이형성 arachidonic acid 흡수를 감소시킬 수 있다. 한류 생선 섭취는 ω-3 지방산의 세포농도를 증가시킴으로써 적은 잠재적 전염증적 세포환경 생산을 촉진시킨다. ω-3 지방산 대사의 prostanoid 생산은 적은 전염증적 환경을 조성한다. ω-3 지방산 중간체는 ω-6 지방산(arachidonic acid)을 대사하는 효소와 성공적으로 경쟁한다. ω-3 지방산의 좋은 음식은 청어, 고등어, 참치, 꽁치, 연어, 물개 그리고 고래고기를 포함한다(그림 13.9).

다이어트 변화에 추가적으로 영양보충제는 고려될 수 있다(59). Eicosapentaenoic acid과 docosahexaenoic acid이 풍부한 생선 기름은 흡수된 ω-3 지방산 농도를 증가시킨다. 금잘맞이꽃 기름(γ-linolenic acid이 풍부하다)은 prostagladin-1의 전구물인 ω-6 지방산 중간체를 제공한다. Eicosanoid 시리즈는 뛰어난 항소염 효과가 있다. 생선 기름(eicosapentaenoic acid 그리고 docosahexaenoic acid)이 풍부한 음식 섭취는 동물과 인체에 항소염제 효과가 있다는 사실이 밝혀졌다(60~63). 3.2g의 eicosapentaenoic acid 그리고 2.2 g의 docosahexaenoic acid를 4주 또는 더

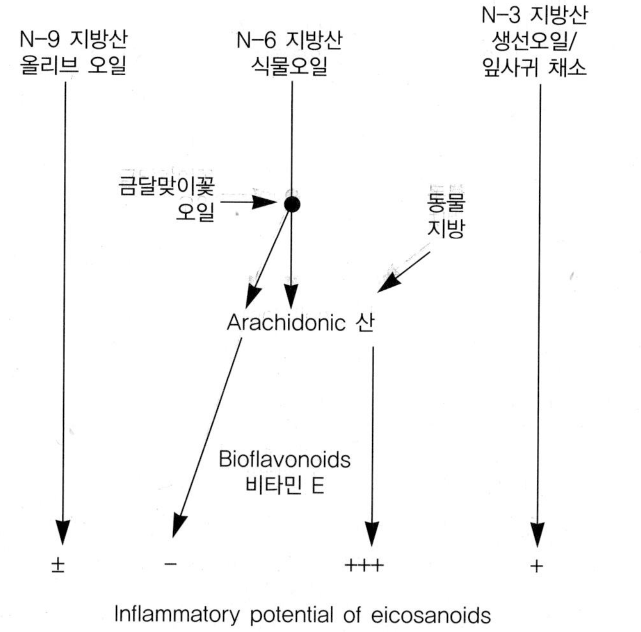

그림 13.9 Eicosanoid 생산을 통한 영양제 조절의 말초 통증 조정

오랫동안 복용한 환자의 중성구, 단핵구의 시험관 내 활동은 전염증활동이 감소되는 것을 보여주었다. 18g의 생선기름을 매일 12주 동안 복용한 관절염 환자에게서 염증이 감소된 주관적 그리고 객관적 증거가 제시되었다. 올리브기름과 콩기름은 항소염 효과를 보여주지 못했다. ω-3 지방산 보충제는 지혈시간대가 지연되는 것을 보여주었다. 생선 기름 역시 구조 또한 자세히 관찰되어야 한다. 심근지방증을 유발시킬 수 있는 비타민 A 독성 그리고 과도한 지방산 섭취는 문제가 있다. 생선 기름/식물 기름의 섭취는 증가된 불포화 지방산 섭취를 보상하기 위해 비타민 E 보충제를 함께 복용해야 한다. 혼합성 비타민 E는 흡수성이 좋기 때문에 권해진다. 많은 제약회사들은 생선기름 농도의 비타민 E를 포함하여 불포화 지방산을 보호함으로써 상품의 유효기간을 증가시킨다.

만성 통증환자에게 치료의 목적은 염증 유발적 환경이 감소되도록 노력하는데 있다. 급성통증에서 영양학적 관리에서는 염증과정을 빠르게 차단하기 위해 노력해야 한다. 2개의 접근 방법이 고려될 수 있다(그림 13.10). 첫째는 eicosanoid 생산이다. Leukotrienes는 free arachidonic acid의 lipoxygenase 이화작용 후에 생산되는 염증 유발 화학물질이다. 불포화지방산과 cyclo-oxygenase 반응은 2계열의 어느 정도 덜 강력한 염증유발 물질 prostaglandins을 생산한다. 비타민 E 그리고 bioflavonoids는 cyclo-

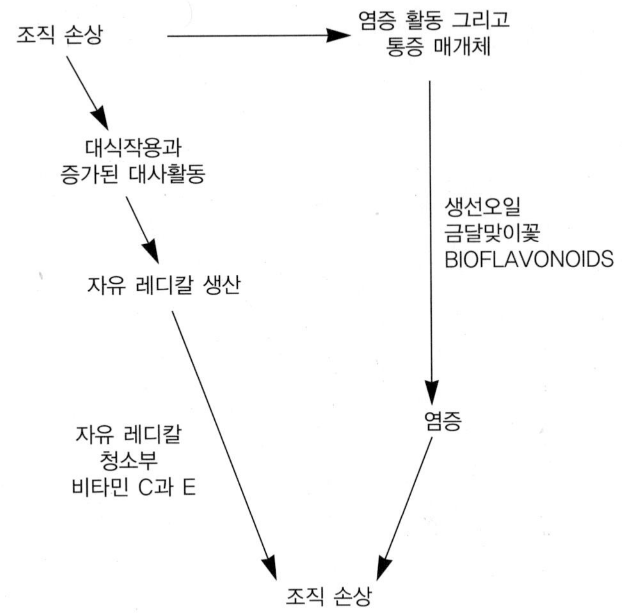

그림 13.10 영양, 통증 그리고 염증

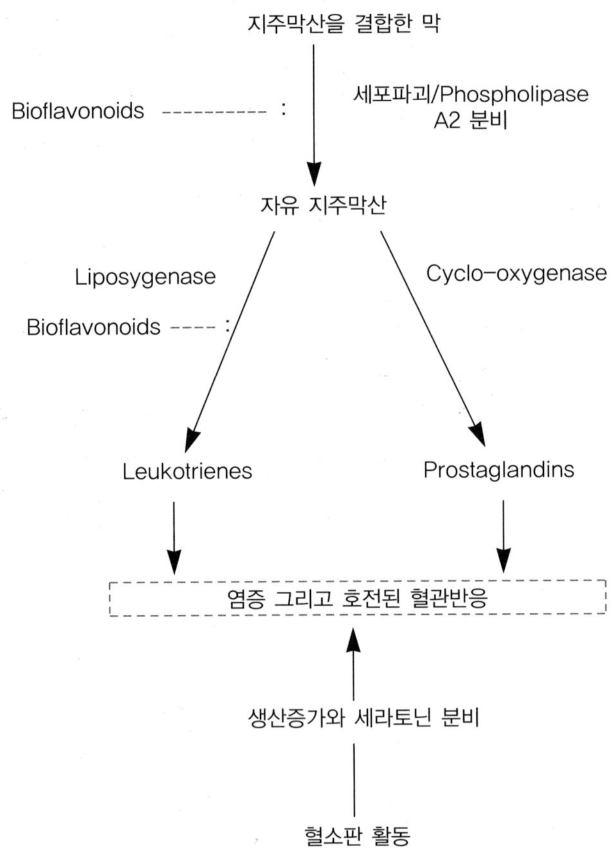

그림 13.11 염증 매개체의 영양조절

exygenase을 억제한다. 비타민 E는 lipoxygenase을 차단하며 bioflavonoids는 phospholipase A_2 활동을 억제함으로서 세포 arachidonic acid 방출을 억제할 수 있다. 영양제에 의해 억제된 효소들은 스테로이드(phospholipase) 그리고 비스테로이드성 소염제(cyclo-oxygenase)들과 동일하다(64, 65).

급성 염증에서 영양학적 관리에서 두 번째 목표는 염증과정에서 발생하는 산소유리기(free radicals)를 중화시키는데 있다. 산소유리기는 염증단계를 악화시키는 역할을 한다. 비타민 C, bioflavonoids, 베타 카로틴 그리고 비타민 E는 산소유리기 제거제로서 잘 알려져 있다. 항산화제 활동을 보여주는 효소들과 반응하는 미네랄들은 셀라늄, 아연, 구리 그리고 마그네슘을 포함한다.

Bioflavonoids는 급성 염증으로 인해 발생하는 통증 치료에 특별한 이점이 있다고 알려져 있다. Bioflavonoids는 안정시키는 효과를 가지고 있는 막을 가지고 있다. 그리고 강력한 마스터 세포 억제제 그리고 호염기구탈과립이다. 이들의 강력한 항산화 효과는 염증과정의 자생증식을 방해한다. 그리고 phospholipase, lipooxygenase 그리고 hyaluronidase의 효소억제는 염증을 제한한다(그림 13.11). 모든 bioflavonoids 들이 동일하게 효과적인 것은 아니다. 그러나 케르세틴은 훌륭한 소염제 기능을 가지고 있는 듯하다(66). 급성 염증에서 통증완화는 400 mg의 케르세틴을 하루에 3번 복용함으로써 효과를 볼 수 있다. 케르세틴은 식전 20분쯤 복용하는 것이 좋다. 비타민 C와 함께 복용할 때 혈관 투과성을 감소시키는데 반응하며 산소유리기 제거에 도움이 된다.

치료 영양제에 특수화된 제약회사들은 급성 또는 만성 통증 치료에 사용될 수 있는 영양제들을 생산한다. 이러한 물질 생산의 타당성은 통증 유발의 병리생리학적 기전에 근거하고 있다. 통증 발생을 억제하는 잠재력을 가진 영양제들은 한 개 또는 여러 개의 캡슐로 주어진다. 통증조절 분야는 더 깊은 연구가 필요하다. 확증된 것은 아니지만 두통 사례에서 고려해 볼 수 있는 임상적 가치가 있다.

다른 견해(Some Perspective)

영양제 치료는 두통 치료에서 특수 또는 보조 치료로서 사용될 수 있다(그림 13.12). 음식 부작용으로 인한 두통은 흔히 혈관두통으로 나타난다. 일측성, 박동적 그리고 갑작스럽게 발생하는 모든 두통환자들은 다이어트와 관련되었는가 그리고 악화요인이 평가되어야 한다. 식이요법-두통일지는 경제적이며 유용하다. 그리고 비침투적인 진단 방법이다. 진단에 도움이 되는 두통일지는 그들의 건강관리와 관련되며 두통 치료를 위한 식습관 변화에 따르는데 도움이 된다.

두통치료에서 식습관 변화는 안전한 치료방법이다. 음식물 부작용 치료에서 제공된 음식물배제는 적절한 영양공급에 문제를 주지 않는다. 이런 예방적 절차는 건강에 위험이 없다. 고혈압으로 인한 두통 치료에서 특수 다이어트 치료법 전략은 건강 전문가들에 의해 제안된 폭넓게 수렴된 식이요법 지침선을 따른다. 두통치료에서 식이요법은 치료적 관점에서 문제될 것이 없다.

통증 관리에서 영양제 치료는 임상적 딜레마의 요소가 있다. 급성 또는 만성 두통 관리에서 영양 보충제를 사용하기 전에 치료효과와 경제적 비용과의 관계는 반드시 평가되어야 한다. 이것은 사용되는 영양보충제의 대한 치료의 효과성 그리고 부작용에 관한 정보가 요구된다. 적응증 그리고 금기증, 복용량, 안전 그리고 통증관리에서 영양제 치료의 결과에 관한 근간의 지식은 불충분하다. 두통의 임상적 관리에 보조적인 치료로서의 잠재성이 있지만 영양치료는 더 많은 임상적 연구가 요구된다.

단계 1. 심각한 유기적 원인 배제
위험신호는 다음 것들을 포함한다
- 보행 시 두통은 악화되고 시간이 갈수도록 호전 된다
- 피곤하거나, 누워있거나, 기침을 하거나, 힘을 주거나, 숙이거나, 제치기를 하면 통증 악화된다.
- 두통 병력이 없는 환자에게 발생하는 심각한 두통
- 의식의 동요, 간질 발생
- 시신경유두부종
- 분출성 구토, 흔히 메스꺼움과 관련 없음.
- 국소적 징후: 두개골신경 기형, 경추 경직, 신전근 발바닥 반사

단계 II 혈관성 두통과 근수축성 두통 사이에 감별진단
통증이 박동적이라면 혈관성 두통을 의심하라; 자율신경계 영향이 있을 수 있다-메스꺼움, 구토, 다한, 콧물

단계 III 두통발생과 전조증 요인을 확인하라.
- 발생 연령과 두통의 본질을 판정하라
- 음식-두통 일기를 작성하라; 또한 두통을 다른 정신사회적 그리고 환경적 요인과 관련하라.
- 염증현상과 면역기전 관련된 증거를 조사하라
- 종합적 이학검사를 통해 잠재적 문제점을 확인하라. 예를 들어, 고혈압

단계 IV 임상적 결정에 따른 중재
음식물 부작용을 의심하라
　면역검사 (RAST): 양성반응은 음식물 알레르기를 지적한다; 음성반응은 음식 과민성을 지적한다.
치료적 음식 조사
　확인된 한 개의 의심스러운 음식; 그 음식물 섭취를 금하라
　미확인된 의심스러운 음식; 그 음식물을 배제하라(경험적, 항원결핍, 회전식)
특발성 두통
유기적 원인을 찾기 위한 조사를 계속하라 그리고 증세치료를 위한 조사를 계속하라.
　우울증 그리고/ 또한 관련된 불면증의 증거; phenylalanine 또는 tryptophan
　만성적 염증질환의 증거: 지방산 후, 항산화제를 증가시키며 bioflavonoid를 섭취하라.
전신적 질환 증세를 보이는 두통
전신적 질환을 치료하라 그리고 부수적인 치료로서 영양적 중재를 사용하라
　본태성 고혈압
　　약물치료와 체중조절, 금주, 소금섭취 조절
　자기면역-교원질 질환
　　아이코사노이드 생산의 다이어트 조절을 통한 염증 감소(동물지방 섭취를 감소시키고 생선과 식물 기름 섭취를 증가시킨다) 또는 영양보조제(MAXEPA, 금달맞이꽃 기름, bioflavonoids, 비타민 C, E 그리고 베타 카로틴)

그림 13.12 두통의 영양학적 관리. RAST, 방사선 알레르기원 흡수시험

참고문헌(References)

1. Seltzer S. Foods, and food and drug combinations, responsible for head and neck pain. Cephalalgia 1982;2:111–124.
2. May CD. Food sensitivity: facts and fancies. Nutr Rev 1984;42:72–78.
3. Edmeads J. Four steps in managing migraine. Postgrad. Med 1989;85:121–132.
4. Egger J, Carter CM, Wilson J, Turner MW, Soothill JF. In migraine food allergy? Lancet 1983;2:865–869.
5. Anonymous. Food allergy and migraine [Letter]. Lancet 1983;2:1256–1257.
6. Buist R. Food intolerance—a growing phenomenon. Int Clin Nutr Rev 1986;6:1–10.
7. Bolsen B. No agreement on diets for hyperactive kids. JAMA 1982;247:948–956.
8. Mansfield LE. Food allergy and headache. Headache 1988;83:46–55.
9. Morrow-Brown H. A holistic view of allergic disease. Hum Nutr Appl Nutr 1984;38A:421–434.
10. Schreiber RA, Walker WA. Food allergy: facts and fiction. Mayo Clin Proc 1989;64:1381–1391.
11. Patrick MK, Gall DG. Protein intolerance and immunocyte interaction. Med Clin North Am 1988;35:17–34.
12. Soothill J. Food intolerance. Practitioner 1989;233:596–598.
13. Monro J, Cardini C, Brostoll J. Migraine as food-allergic disease. Lancet 1984;2:719–721.
14. Panush RS, Webster EA. Food allergies and other adverse reactions to foods. Med Clin North Am 1985;69:533–546.
15. Miller NS, Goodwin DW, Jones FC, et al. Histamine receptor antagonism of intolerance to alcohol in the Oriental population. J Nerv Ment Dis 1987;175:661–667.
16. Parantainen J, Vapaatalo H, Hokkanen E. Relevance of prostaglandins in migraine. Cephalalgia 1985;5(suppl 2):93–97.
17. Lance JW. Fifty years of migraine research. Aust NZ J Med 1988;18:311–317.
18. Goadsby PJ, Lance JW. Physiopathology of migraine. Rev Prat 1990;40:389–393.
19. Diamond S, Prager J, Freitag FG. Diet and headache: is there a link? Postgrad Med 1986;79:279–286.
20. Raskin NH. Headache. New York: Churchill-Livingstone, 1988.
21. Settipane GA. The restaurant syndrome. N Engl Reg Allergy Proc 1987;8:39–46.
22. Lipton RB, Newman LC, Cohen JS, Solomon S. Aspartame as a dietary trigger of headache. Headache 1989;29:90–92.
23. Shirlow MJ, Mathers CD. A study of caffeine consumption and symptoms; indigestion, palpitations, tremor, headache and insomnia. Int J Epidemiol 1985;14:239–248.
24. Abbott PJ. Caffeine: a toxicological overview. Med J Aust 1986;145:518–521.
25. Curatulo PW, Robertson D. The health consequences of caffeine. Ann Int Med 1983;98:641–653.
26. Lovenberg W. Some vaso- and psychoactive substances found in food: amines, stimulants, depressants, and hallucinogens. In: Toxicants occurring naturally in foods, 2nd ed. Washington DC: National Academy of Sciences National Research Council, 1973:170–180.
27. Littlewood JT, Gibb C, Glover V, Sandler M, Davies PTG, Rose FC. Red wine as a cause of migraine. Lancet 1988;1:558–559.
28. Rao YAK, Bahna SL. Dietary management of food allergies. In Chiaramonte LT, Schneider AT, Lifshitz F, eds. Food allergy: a practical approach to diagnosis and management. New York: Marcel Dekker, 1988:351–364.
29. King P, Wham C. Elimination diets. Patient Management 1987;11:231–247.
30. Mansfield LE. Food allergy and headache. Postgrad Med 1988;83:46–55.
31. Traub YM, Korczyn AD. Headache in patients with hypertension. Headache 1978;17:245–247.
32. Jamison JR. Health promotion in chiropractic practice. Rockville MD: Aspen, 1990:145–156, 197–205.
33. Subcommittee on Nonpharmacological Therapy. Nonpharmacological approaches to the control of high blood pressure. Hypertension 1986;8:444–467.
34. Joossens JV, Geboers J. Dietary salt and risks to health. Am J Clin Nutr 1987;45:1277–1288.
35. Warnock F, Rouse I. Vegetarian diet. Austr Fam Physician 1987;16:1550–1555.
36. Berry EM, Hirsch J. Does dietary linoleic acid influence blood pressure? Am J Clin Nutr 1986;44:336–340.
37. Pressman AH, Nickles SL. Neurophysiological and nutritional considerations of pain control. J Manipulative Physiol Ther 1984;7:219–229.
38. Seltzer S, Marcus R, Stoch R. Perspectives in the control of chronic pain by nutritional manipulation. Pain 1981;11:141–148.
39. Fernstrom JD. Effects of the diet on brain neurotransmitters. Metabolism 1977;26:207–223.
40. Lytle LD, Messing RB, Fisher L, Phebus L. Effects of long-term corn consumption on brain serotonin and the response to electric shock. Science 1975;190:692–694.
41. Young SN, Teff KL. Tryptophan availability. 5-hydroxytryptamine synthesis and 5-hydroxytryptamine function. Prog Neuropsychopharmacol Biol Psychiatry 1989;13:373–379.
42. Stockstill JW, McCall WD, Gross AJ, Piniewski B. The effect of L-tryptophan supplementation and dietary instruction on chronic myofascial pain. J Am Dental Assoc 1989;118:457–460.
43. Seltzer S, Dewart D, Pollack RL, Jackson E. The effects of dietary tryptophan on chronic maxillofacial pain and experimental pain tolerance. J Psychiatr Res 1982;17:181–186.
44. Kelly SJ, Franklin KB. An increase in tryptophan in brain may be the general mechanism for the effect of stress on sensitivity to pain. Neuropharmacology 1985;24:1019–1025.
45. Lacey JH, Stanley P, Hartmann M, Koval J, Crisp AH. The immediate effects of intravenous specific nutrients on EEG sleep. Electroencephalogr Clin Neurophysiol 1978;44:275–280.
46. Moldofsky H. Sleep and fibrositis syndrome. Rheum Dis Clin North Am 1989;15:91–103.
47. Moldofsky H, Scarisbrick P, England R, Smythe H. Musculoskeletal symptoms and non-REM sleep disturbance in patients with "fibrositic syndrome" and healthy subjects. Psychosom Med 1975;37:341–351.
48. Moldofsky H. Nonrestorative sleep and symptoms after a febrile illness in patients with fibrositis and chronic fatigue syndromes. J Rheumatol Suppl 1989;19:150–153.
49. Moldofsky H. Sleep and musculoskeletal pain. Am J Med 1986;81:85–89.
50. Hamaty D, Valentine JL, Howard R, Howard CW, et al. The plasma endorphin, prostaglandin and catecholamine profile of patients with fibrositis treated with cyclobenzapine and placebo: a 5-month study. Rheumatol Suppl 1989;19:164–168.
51. Halkpern LM, Dong WK. D-Phenylalanine: a putative enkephalinase inhibitor studies in a primate acute pain model. Pain 1986;4:157–163.
52. Nurmikko T, Pertovaara A, Pontinen PJ. Attenuation of tourniquet-induced pain in man by D-phenylalanine, a putative inhibitor of enkephalin degradation. Acupunct Electrother Res 1987;12:185–191.

53. Mitchell MJ, Daines GE, Thomas BL. Effect of L-tryptophan and phenylalanine on burning pain threshold. Phys Ther 1987;67:203–205.
54. Walsh NE, Ramamurthy S, Schoenfeld L, Hoffman J. Analgesic effectiveness of D-phenylalanine in chronic pain patients. Arch Phys Med Rehabil 1986;67:436–439.
55. Hunt L. Tryptophan recall. Austr Med 1990;2:21.
56. Slutsker L, Hoesly FC, Miller L, Williams LP, Watson JC, Fleming DW. Eosinophilia-myalgia syndrome associated with exposure to tryptophan from a single manufacturer. JAMA 1990;264:213–217.
57. Belgonia EA, Hedberg CW, Gleich GJ, et al. An investigation of the cause of the eosinophilia-myalgia syndrome associated with tryptophan use. N Engl J Med 1990;323:357–365.
58. Swygert LA, Maes EF, Sewell LE, Miller L, Falk H, Kilbourne EM. Eosinophilia-myalgia syndrome. JAMA 1990;264:1698–1703.
59. Scott J. Fish and evening primrose oils. Curr Ther 1989;Sep:45–56.
60. Lee TH, Hoover RL, Williams JD, et al. Effect of dietary enrichment with eicosapentaenoic and docosahexaenoic acids on in vitro neutrophil and monocyte leukotriene generation and neutriphil function. N Engl J Med 1985;312:1217–1224.
61. Billiar TR, Bankey PE, Svingen BA, et al. Fatty acid intake and Kupffer cell function: fish oil alters eicosanoid and monokine production to endotoxin stimulation. Surgery 1988;104:343–349.
62. Cleland LG, French JK, Betts WH, Murphy GA, Elliot MJ. Clinical and biochemical effects of dietary fish oil supplements in rheumatoid arthritis. J Rheumatol 1988;15:1471–1475.
63. Leslie CA, Conte JM, Hayes KC, Cathcart ES. A fish oil diet reduces the severity of collagen induced arthritis after onset of the disease. Clin Exp Immunol 1988;73:328–332.
64. Metz SA. Anti-inflammatory agents as inhibitors of prostaglandin synthesis in man. Med Clin North Am 1981;65:713–754.
65. Hart FD, Huskisson EC. Non-steroidal anti-inflammatory drugs—current status and rational therapeutic use (part I). Curr Ther 1984;May:97–113.
66. Busse WW, Kopp DE, Middleton E. Flavonoid modulation of human neutrophil function. J Allergy Clin Immunol 1984;73:801–809.

14 / 약물로 인해 발생하는 두통
(Headache Caused by Medications and Chemicals)

두통을 유발시키는 물질로서 유명하게 알려진 약물은 피임 그리고 폐경기 증후군 치료에 사용되는 에스트로젠이다. 두통이 일반적 부작용으로 알려진 다른 약물들은 indomethacin 그리고 nifedipine이다. 이 두 약물은 모두 혈관작용제이다. 이 장에서 논의될 화학물질들은 음식 재료(카페인, 알코올, phenylethylamine) 또는 첨가물이다(나트륨, 아질산염, 미원, 아스파르탐).

에스트로젠(Estrogen)

경구복용 피임약 사용은 두 번째로 일반적인 피임법이다. 첫째 피임법은 외과적 수술이다. 미국에서 1,300만 여성이 30여 종이 넘는 경구용 피임약을 복용한다(1). 그 중 2 종류만 프로제스틴이며 다른 모든 피임약은 다양한 용량의 에스트로젠과 프로제스틴을 함유하고 있다. 경구용 피임약에서 사용되는 에스트로젠은 ethinyl estradiol 그리고 3-methyl ether, mestranol 들이다. 대부분의 여성들은 < 50g ethynyl estradiol이 포함된 경구용 피임약을 사용한다(1).

경구용 피임약의 가장 일반적인 부작용은 용량 의존성 두통이다(그림 14.1)(2). < 50g ethynyl estradiol이 포함된 피임약 사용은 5~10%의 경우에 두통이 부작용으로서 나타난다. 그러나 경구용 피임약은 정도가 심하고 재발성 두통인 편두통과 관련해 연구되어온 선재성 두통을 악화시킬 수 있다. 문헌 검토에 근거하면 경구용 피임약은 40~50%의 경우 편두통을 악화시키며 10~20%의 경우에는 오히려 편두통을 호전시킨다는 것을 밝혔다(3). 그러나 선재성 두통에 관한 경구용 피임약의 효과는 편두통에 대해선 특정하지 않다. 그리고 전반적으로 두통에 관한 효과를 뜻할 것이다.

경구용 피임약의 부작용으로서 두통발생에 대한 예견에서 가족력이 있는 환자들은 가족력이 없는 사람보다 두통 발생이 두 배나 된다는 것이 밝혀졌다(4). 편두통 악화에 관해, 생리적 편두통을 호소하는 환자는 생리적 주기와 관련됨이 없는 편두통 환자보다 경구용 피임약으로 인한 편두통이 악화된다는 사실이 밝혀졌다(5). 생리와 함께 발생하는 편두통은 혈중 estradiol 수치가 떨어지는 것과 관련된다는 것이 밝혀졌다(6). 경구용 피임약 사용은 배란을 억제하지만 이 현상은 높은 에스트로젠 수치 때문이기도 하다.

Kudrow(7)은 편두통 빈도에 관한 경구용 피임약 중단 효과에 대해 연구하였다. 56명의 여성 그룹에서 70%가 경구용 피임약을 중단한 후 최소한 60%정도 빈도수가 감

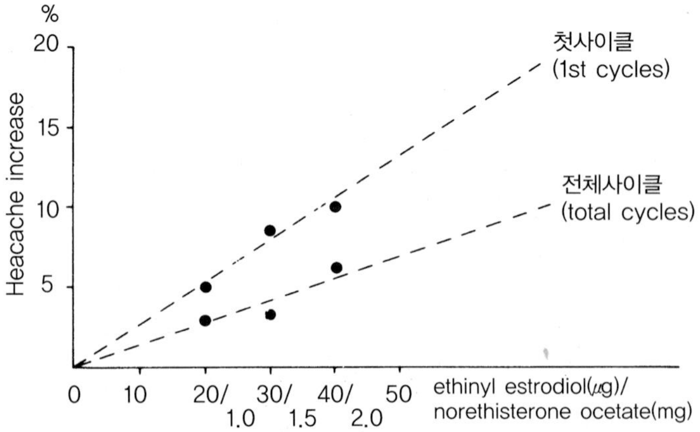

그림 14.1 경구용 피임약 사용의 부작용으로서 두통발생에 대한 검사자의 특정한 요청 없이 자발적으로 보고되었다. 데이터는 Preston(2)으로부터 수집되었고 3974명의 여성 그리고 27,195 주기에 대한 연구를 근거하였다(from Sperings ELH. Migraine and " the pill. " J Drug Res 1980:5(Nov suppl): 67–71).

소된 경험한 사실을 밝혔다. 이 그룹과 함께 편두통이 있고 폐경기 중 에스트로젠 치료받은 여성 그룹들은 편두통이 있었으나 에스트로젠 치료를 받지 않은 여성 그룹에 비교해 빈번한 두통을 호소했다.

폐경기 치료를 위해 사용한 에스트로젠은 흔히 임신한 당나귀로부터 얻어진 에스트로젠 또는 합성된 estradiol (estrace, estraderm)이다. 에스트로젠 사용으로 인한 자궁내막암 발생의 위험을 감소시키기 위해 에스트로젠을 21일 동안 복용하게 하고, 나머지 7일 동안은 복용을 중단시키는 주기적 방법으로 처방하였다. 에스트로젠 사용으로 두통이 발생할 때 에스트로젠을 복용하지 않을 때 특히 심했다. 그리고 경구용 피임약 에스트로젠 금단과 관련된다. 그러므로 선재성 두통이 있었던 여성 또는 에스트로젠을 복용할 때 두통이 발생하는 여성들은 비주기적 방법으로 에스트로젠을 복용할 것을 권한다. 자궁내막암 위험성은 에스트로젠을 2.5 mg 정도의 medroxyprogesterone(provera) 같은 소량의 프로제스틴을 매일 복용함으로서 감소될 수 있다. 에스트로젠은 가능한 소량으로 복용되어야 한다 그리고 안면홍조 그리고 질건조증의 폐경기 증세를 위해 사용될 수 있다. 78명의 여성 그룹을 대상으로 Kurdrow(7)는 최초 에스트로젠 용량을 최소한 절반으로 감소시키고 호르몬을 비주기적으로 사용하면 58%의 여성 중 두통발생 빈도가 최소한 60%가 감소된다는 사실을 밝혔다.

어떠한 약리적 기전이 에스트로젠의 두통에 영향을 주는지는 알려지지 않았다. 한 가설에 의하면, 머리 혈관에 교감 신경지배에 영향을 주어 에스트로젠 금단 시 교감 신경 긴장도가 긴장된다는 것이다(8).

혈관작용제(Vasoactive Medications)

에스트로젠 이외에 두통의 부작용을 유발시키는 가장 일반적인 약물은 indomethacin(indocin) 그리고 nifedipine (procardia)를 포함한다. Indomethacin은 강력한 비스테로이드성 소염제이며 진통효과를 가지고 있는 약물이다. 퇴행성 또는 류마티스성 관절염과 같은 관절질환 치료를 위해 주로 사용된다. 그러나 특정한 두통을 예방하기 위한 목적으로도 사용되기도 한다, 예를 들어, 발작성 편두통 (10, 11). 편측성 두통(12), jolt syndrome(13) 이다. 약물 부작용으로 발생하는 두통은 전형적으로 머리 뒤 부위에 나타나며 둔한 느낌으로 박동적인 두통이다. 낮 시간대에 약물을 복용하였다면 두통은 저녁 시간대에 약효과가 떨어지는 아침에 일어날 때 전형적으로 발생한다. 원인은 대뇌 혈관확장 반동현상 때문이다. 혈관확장 반동현상은 머리 혈관, 특히 대뇌혈관(14, 15)에 가해진 약물의 수축효과 때문이다. 취침 시 25mg의 저용량 약을 보충함으로써 피할 수 있다.

Nifedipine은 협심증 또는 고혈압 치료를 위해 사용된 칼슘 차단제다. 이 약은 혈관 내벽 평활근에 작용하는 강력한 이완효과를 가지고 있으며 혈관확장을 유도한다. 다른 종류의 칼슘 차단제보다 더욱 강력한 효과를 가지고 있는 이 약물은 뇌혈관을 확장하기 때문에 두통을 유발한다. 전형적으로 나타나는 두통은 박동적이며 측두부에 나타난다 그리고 안면 홍조현상과 열감을 유발시킨다. 약을 복용한 후 조금 후에 이 현상이 나타나며 약물의 초기 혈관효과가 사라지면서 나타난다. 두통 유발효과에 관해 Nifedipine은 nitroglycerin(Nitrostat)과 매우 유사하다. Nitroglycerin으로 인한 두통은 전형적으로 양쪽 전두부위에 또는 전반적인 부위에 나타나며 박동적인 두통이다(16, 17). 약물을 복용한 후 빠르게 나타나며 약물의 반감기가 짧기 때문에 두통발생 시간대도 짧다. 이 두통은 전형적으로 안면홍조와 함께 열감과 함께 나타난다.

원숭이의 혈관그래프 연구에서 nitroglycerin은 뇌와 두개외 큰 동맥들을 확장시킨다는 것이 밝혀졌다(18). 인체에 Doppler 검사에서 nitroglycerin은 중대뇌동맥의 혈류속도를 증가시키는 것으로 밝혀졌으며 혈관확장 현상이 유발된다는 것으로 사려된다. 중대뇌동맥의 혈류속도 증가는 nitroglycerin으로 인한 두통의 시간대를 넘어가며 약물로 인해 유발되는 두통에서 두개외 혈관확장의 중요성을 제시한다.

카페인(Caffeine)

카페인 또는 1,3,7 trimethylxanthine은 약물이며 동시에 음식 내용물이다. 약물작용은 중추신경계 자극, 신장에 의한 소변생산량 증가, 심장자극, 그리고 혈관(19) 이외 평활근 이완 작용을 포함한다. 혈관에 관한 효과에 대해 카페인 250 mg 복용은 대뇌혈액순환을 약 15% 감소시킨다는 것이 Xenon clearance 테크닉으로 측정되면서 밝혀졌다(20). 대뇌 혈액순환 감소는 대뇌혈관에 혈관수축 약물효과 때문이다. 아마도 아데노신 수용체의 차단 때문일 것이다.

카페인은 많은 비처방 그리고 처방 진통제에 포함되어

있다. 일반적으로 32.5~65 mg 정도 포함된다. 진통제와 복합될 때 약 40% 정도 진통효과가 추가된다고 알려졌다(21). 최근 연구에 의하면 65 그리고 130 mg 정도의 카페인은 진통효과에 있어서 위약보다 높은 진통효과가 있다는 것이 밝혀졌다. 기분변화 그리고 카페인 금단현상에 효과가 있다(22).

식품으로서의 카페인은 특히 커피에(50~199 mg /cup), 차(25~50 mg /cup), 콜라음료(15~25 mg/글래스) 함유되어 있다. 오스트렐리아, 시드니 한 역학조사에서 평균 카페인 복용량은 하루에 240 mg을 복용하며 그 중 30%는 300 mg 이상 섭취한다고 밝혔다(23). 이 연구에서 카페인 섭취와 두통발생 사이에 뚜렷한 관계가 있다는 사실을 밝혔다. 하루에 240 mg의 카페인을 섭취하는 사람은 카페인을 섭취하지 않는 사람에 비교해 남자는 1.3 그리고 여성은 1.2 두통 발생율이 증가되었다. 카페인 섭취에서 두통은 남자에게는 20% 그리고 여성에게는 17%가 그 원인이다.

카페인으로 인한 두통은 아마도 카페인 효과가 떨어지면서 발생하는 금단 두통일 것이다. 두통은 카페인 금단 증세로서 가장 예민한 것으로 밝혀졌다. 그리고 카페인을 중단한지 3일째까지 증세가 지속된다(24). 평균 카페인 하루 섭취 435mg으로부터 이중맹검 금단은 피검사자 중 40% 이상 두통이 증가되는 결과가 나타났다(25). 금단 두통은 카페인 섭취를 중단한지 첫날 그리고 둘째 날부터 시작되고 1~6일, 평균 2.3일 동안 지속된다. 카페인 금단 두통은 전반적인 부위에서 나타나며 박동적인 두통이다 그리고 피곤하면 악화된다(26).

평균 카페인 섭취량 985mg을 중단하였을 때 대뇌 혈액 공급량이 증가되는 것이 밝혀졌다. 특히 전부엽 부위에서 관찰되었다(27). 그러나 통증경험이 대뇌 혈액흐름 증가와 연관 이것이 카페인 금단 두통으로 인한 것이라는 것은 확실한 것은 아니다(28).

음주(Alcohol)

알코올 또는 에타놀은 한동안 실질적으로 모든 질병에 사용되는 의약품으로 사려되었다. 그러나 지금은 알코올성 음류의 원료로 대부분 사용된다. 알코올은 혈관확장 효과와 관련된 편두통 또는 군발두통으로 고생하는 환자들에게 두통을 유발시킨다(29). 그러나 알코올은 정기적인 두통으로 고생하지 않는 사람에게도 숙취로 인한 두통을 유발시킨다. 이 현상은 체중에 따라 1.5ml/kg 또는 그 이상의 알코올을 섭취하였을 때 50%의 검사 자들에게 발생한다(30). 두통은 머리 전반적인 부위에서 나타나며 박동적이며 머리를 갑자기 움직였을 때 악화된다(31). 머리를 갑자기 움직였을 때 악화되는 현상은 숙취로 인한 두통은 대뇌 현관확장 현상이라는 가정에 근거하였다.

숙취 두통(흔히 다음 날 아침)은 술을 마신 지 몇 시간 후에 발생하기 때문에 알코올 그 자체가 유발시키는 것은 아니다. 알코올은 상대적으로 빠르게 산화작용으로 대사되어 acetaldehyde로 변화된다. 그리고 결과적으로 아세테이트, 이산화탄소 그리고 물로 변화된다. Acetaldehyde는 다이설피람에 의한 산화억제 작용으로 숙취두통의 병인으로 알려져 있으며 숙취의 여러 증세들을 유발시키는 것으로 밝혀졌다(32). 알코올성 음료에는 알코올 이외에도 많은 화학물질들이 함유되어 있다. 이들을 협동작용물(congener)이라고 한다. 그러나 협동작용물이 비교적 적은 보드카보다 많이 함유된 알코올(bourbon) 마신다고 해서 특별히 숙취두통이 심하거나 적은 것은 아니라고 밝혀졌다. 하지만 숙취두통 증세들은 더 심하게 나타나는 경향은 있어 보인다(30).

숙취두통 치료에 관해 비스테로이드성 tolfanemic acid (미국에서는 판매되지 않는다)는 이중맹검 검사를 통해 위약효과보다는 효과가 있는 것으로 밝혀졌다(33). 술을 마시기 전에 복용하거나 수면을 취하기 전에 복용하는 것은 숙취두통 증세(갈증, 입마름증세, 구토, 떨림 메스꺼움)를 감소시키는데 효과가 있다는 것이 밝혀졌다. 이러한 연구결과로 숙취두통의 병인에서 tolfanemic acid은 prostagladin 합성의 강력한 억제제이기 때문에 prostagladin 관련 가설이 제시되었다(34).

Sympathomimetic Amines

Tyramine 그리고 phenylethylamine들은 발표된 치즈, 적포도주, 흑초콜릿에 함유된 sympathomimetic amine 들이다. 이 물질들은 교감신경 섬유에 작용하며 노에피네프린 그리고 에프네프린 전달물질들 유리시킨다. 일단 유리되면 이러한 전달물질들은 자신들의 목표 조직에 작용하여 교감신경 모방효과를 발생시킨다. 이러한 교감신경 모방효과 중 하나가 혈관수축이며 혈압을 증가시키는 작용을 한다(35). Sympathomimetic amines를 섭취한 후 나타나는 두통은 혈관수축 후에 발생하는 반동적 혈관팽창으로 인해 발생하는 것이다. 머리부위에서 혈관수축과 반동적 혈관팽창은 두개외 혈관으로 제한된다. 대뇌혈관들은 아민 섭취 후 대뇌대사 자극에 대해 부차적으로 혈관팽창 현상이 발생한다(36).

Sympathomimetic amines의 두통유발 효과에 가장 취약한 사람은 두개외 혈관팽창으로 발생하는 재발성 두통인 편두통 환자들이다(37). 그러나 Sympathomimetic amines 의 두통유발 효과는 음식물로 인해 발생하는 편두통 환자들로 제한되는 듯 하다. 그리고 이러한 요인들은 배제되었어야 한다(38). 아마도 이것은 산화적 탈아미노 작용(39)과 황산염 결합으로 인해 sympathomimetic amine 비활성화 능력이 감소된 다이어트성 편두통 환자와 관련되었을 것이다(40, 41).

음식 첨가물(Food Additives)

두통을 유발시킬 수 있는 음식물로 알려진 것들은 나트륨 아질산염(sodium nitrite), 조미료(monosodium glutamate) 그리고 아스파라탐(aspartame)들을 포함한다. 나트륨 아질산염은 흔히 고기의 붉은 색을 보존하기 위해 사용된다. 그리고 핫독, 베이콘, 살라미, 그리고 햄과 같은 가공된 고기에서 발견된다. 두통은 이러한 물질들을 복용한 30분 후에 발생하며 안면홍조 현상과 함께 주로 동반(42). 예민한 반응의 강도는 복용한 물질의 양에 따라 다르다. Sympathomimetic amines에 의해 유발된 두통 감수성은 요구될 수도 있다.

조미료 monosodium glutamate는 중국요리에서 많이 사용되는 음식 첨가물이다. 이중맹검 실험, 위약 대조 실험에서 20~25%의 선택되지 않은 피검사자들에게 두통과 메스꺼움을 유발한다는 것이 밝혀졌다(43). 실험에서 사용된 용량은 1.5~6g 이다. 그러나 관찰된 효과는 용량과 관련되지 않으며 여성과 남성 모두 동일한 빈도수로 나타난다. 이 현상들은 이런 음식첨가물을 복용한지 몇 시간이 지난 후에도 나타나지 않을 수 있으며 12시간에서 또는 2일 동안 나타나기도 한다(44).

Aspartame은 인공설탕이며 미국에선 NutraSweet 이라는 이름으로 판매되고 있다. 이 물질은 설탕보다 150~200배나 단맛이 강하다. 그리고 콜라와 같은 음료수에서 사용된다. 맹검실험과 위약 대조 실험에서 편두통 환자에게 하루에 1,200mg 복용은 두통의 빈도수가 2배나 증가되는 것으로 밝혀졌다(45). 조사에 의하면, 편두통 환자의 11%는 아스파라탐은 확실한 두통유발 요인이라고 밝혀졌다(46). 그러나 이중맹검과 위약대조 조사에서 아스파르탐 30mg/kg 의 용량은 위약대조 조사보다 두통 빈도수를 증가시키는 것이 아니라고 나타났다(47).

음식첨가물들이 어떤 기전을 통해 두통을 유발시키는 것인지 알려져 있지 않다. 그러나 개인적 두통 병력 특히 편두통 환자들은 질병소질이 요구된다는 것은 가능하다.

참고문헌(References)

1. Mishell DR. Contraception. N Engl J Med 1989;320:777–787.
2. Preston SN. A report of a collaborative dose-response clinical study using decreasing doses of combination oral contraceptives. Contraception 1972;6:17–35.
3. Spierings ELH. Migraine and "the pill." J Drug Res 1980;5(Nov suppl):67–71.
4. Larsson-Cohn U, Lundberg PO. Headache and treatment with oral contraceptives. Acta Neurol Scand 1970;46:267–278.
5. Dalton K. Migraine and oral contraceptives. Headache 1976;15:247–251.
6. Sommerville BW. The role of estradiol withdrawal in the etiology of menstrual migraine. Neurology 1972;22:355–365.
7. Kudrow L. The relationship of headache frequency to hormone use in migraine. Headache 1975;15:36–40.
8. Welch KMA, Darnley D, Simkins RT. The role of estrogen in migraine: a review and hypothesis. Cephalalgia 1984;4:227–236.
9. Askmark H, Lundberg PO, Olsson S. Drug-related headache. Headache 1989;29:441–444.
10. Sjaastad O, Dale I. Evidence for a new (?), treatable headache entity. Headache 1974;14:105–108.
11. Spierings ELH. Episodic and paroxysmal hemicrania. Clin J Pain 1992;8:44–48.
12. Sjaastad O, Spierings ELH. "Hemicrania continua": another headache absolutely responsive to indomethacin. Cephalalgia 1984;4:65–70.
13. Spierings ELH. Episodic and chronic jabs and jolts syndrome. Headache Q 1990;1:299–302.
14. Sicuteri F, Michelacci S, Anselmi B. Termination of migraine headache by a new anti-inflammatory vasoconstrictor agent. Clin Pharmacol Ther 1965;6:336–344.
15. Fanciullacci M, Franchi G, Michelacci S. Indomethacin as a drug capable of provoking or breaking off headache. Res Clin Stud Headache 1972;3:335–342.
16. Iversen HK, Olesen J, Tfelt-Hansen P. Intravenous nitroglycerin as an experimental model of vascular headache. Basic characteristics. Pain 1989;38:17–24.
17. Hannerz J, Hellstrom G, Klum T, Wahlgren NG. Cluster headache and "dynamite headache": blood flow velocities in the middle cerebral artery. Cephalalgia 1990;10:31–38.
18. Kistler JP, Vielma JD, Davis KR, Fitz Gibbon S, Lees RS, Crowell RM. Effects of nitroglycerin on the diameter of intracranial and extracranial arteries in monkeys. Arch Neurol 1982;39:631–634.
19. Gilman AG, Goodman LS, Gilman A. The pharmacological basis of therapeutics, 6th ed. New York: Macmillan, 1980:592–604.
20. Mathew RJ, Wilson WH. Caffeine induced changes in cerebral circulation. Stroke 1985;16:814–817.
21. Laska EM, Sunshine A, Mueller F, Elvers WB, Siegel C, Rubin A. Caffeine as an analgesic adjuvant. JAMA 1984;251:1711–1718.

22. Ward N, Whitney C, Avery D, Dunner D. The analgesic effects of caffeine on headache. Pain 1991;44:151–155.
23. Shirlow MJ, Mathers CD. A study of caffeine consumption and symptoms: indigestion, palpitations, tremor, headache and insomnia. Int J Epidemiol 1985;14:239–248.
24. Griffith RR, Bigelow GE, Liebson IA. Human coffee drinking: reinforcing and physical dependence producing effects of caffeine. J Pharmacol Exp Ther 1986;239:416–425.
25. Van Dusseldorp M, Katan MB. Headache caused by caffeine withdrawal among moderate coffee drinkers switched from ordinary to decaffeinated coffee: a 12 week double blind trial. Br Med J 1990;300:1558–1559.
26. Greden JF, Victor BS, Fontaine P, Lubersky M. Caffeine-withdrawal headache: a clinical profile. Psychosomatics 1980;21:411–418.
27. Mathew RJ, Wilson WH. Caffeine consumption, withdrawal and cerebral blood flow. Headache 1985;25:305–309.
28. Ingvar DH. Pain in the brain and migraine. Hemicrania 1976;7:2–6.
29. Gillespie JA. Vasodilator properties of alcohol. Br Med J 1967;2:274–277.
30. Chapman LF. Experimental induction of hangover. Q J Stud Alcohol 1970;5(suppl):67–86.
31. Wolff HG. Headache and other head pain, 3rd ed. Dallesio DJ, ed. New York: Oxford University Press, 1972:181–183.
32. Hald J, Jacobsen E, Larson V. The sensitizing effect of tetraethylthriuramdisulfide (Antebuse) to ethyl alcohol. Acta Pharmacol 1948;4:285–269.
33. Kaivola S, Parantainen J, Osterman T, Timonen H. Hangover headache and prostaglandins: prophylactic treatment with tolfanemic acid. Cephalalgia 1983:3:31–36.
34. Parantainen J. Prostaglandins in alcohol intolerance and hangover. Drugs Alcohol Depend 1983;11:239–248.
35. Peatfield R, Littlewood JT, Glover V, Sandler M, Rose FC. Pressor sensitivity to tyramine in patients with headache: relationship to platelet monoamine oxidase and to dietary provocation. J Neurol Neurosurg Psychiatry 1983;46:827–834.
36. McCulloch J, Harper AM. Phenylethylamine and cerebral blood flow. Neurology 1977;27:817–821.
37. Graham JR, Wolff HG. Mechanism of migraine headache and action of ergotamine tartrate. Arch Neurol Psychiatry 1938;39:737–763.
38. Kohlenberg RJ. Tyramine sensitivity in dietary migraine: a critical review. Headache 1982;22:30–34.
39. Sandler M, Youdim MBH, Hannington E. A phenylethylamine oxidising defect in migraine. Nature 1974;250:335–337.
40. Youdim MBH, Carter SB, Sandler M, Hannington E, Wilkinson M. Conjugation defect in tyramine-sensitive migraine. Nature 1971;230:127–128.
41. Smith I, Kellow AH, Mullen PE, Hannington E. Dietary migraine and tyramine metabolism. Nature 1971;230:246–248.
42. Henderson WR, Raskin NH. "Hot-dog" headache: individual susceptibility to nitrite. Lancet 1972;2:1162–1163.
43. Gore ME, Salmon PR. Chinese restaurant syndrome: fact or fiction? Lancet 1980;1:251–252.
44. Sauber WJ. What is Chinese restaurant syndrome? Lancet 1980;1:721–722.
45. Koehler SM, Glaros A. The effect of aspartame on migraine headache. Headache 1988;28:10–13.
46. Lipton RB, Newman LC, Cohen JS, Solomon S. Aspartame as a dietary trigger of headache. Headache 1989;29:90–92.
47. Schiffman SS, Buckley CE, Sampson HA, et al. Aspartame and susceptibility to headache. N Engl J Med 1987;317:1181–1185.

15 / 척추 매니플레이션으로 두통 치료하기 (Spinal Manipulation in Treatment of Head Pain)

척추 매니플레이션 치료법은 인류역사와 함께 한다. 고대시대의 치료사들은 척추와 사지에 관련된 질환들을 치료하기 위해 그들의 손을 사용했을 것이다. BC 3000년, 매우 오래된 의학 문헌들에서 보면 두개-경추 부위를 포함하는 척추 치료에 관해 설명했다(1, 2).

치료방법으로서 척추 매니플레이션은 오랜 전통을 갖고 있지만 완전한 치료법으로 인정받기까지는 어려움이 많았다. 연구와 과학적 검사 부족 때문이었을 것이라 사려된다. 그러나 문헌을 자세히 살펴보면, 척추통증 치료로서 척추 매니플레이션에 관한 30개 이상되는 임상실험이 있었다는 것을 보여준다. 대부분의 실험은 목이나 머리 통증이 아니라, 주로 요통에 관해 설명했다.

이 장은 다음과 같은 질문에 답하려고 한다. 척추 매니플레이션이 무엇이고 어떻게 효과를 나타내는 것인가에 대해 답하려 한다. 척추 매니플레이션은 언제 그리고 어떻게 사용되는지 그리고 금기증은 무엇인가에 대해 설명하려 한다. 경부통과 두통에 대한 척추 매니플레이션의 대조 임상실험 결과는 무엇인가? 관련된 해부학적 그리고 생리학적 기전은 무엇인가?

이 장은 경추 치료에 사용되는 가장 일반적인 매니플레이션 중 하나에 관한 기술적면에 대해 설명할 것이나 다른 매니플레이션 테크닉과 접근법은 포함하지 않는다.

척추 매니플레이션의 물리학적 면과 기전 (Physical aspects and Mechanism of Spinal manipulation)

관절 매니플레이션의 정의 (Definition of Joint Manipulation)

척추 매니플레이션은 척추 면관절에 가해지는 조절된 수동적 운동(assisted passive motion)이다. 이 도수적 동작에서 운동관절은 빠르게 정상적인 생리적 가동범위를 넘어가지만 해부학적 경계를 넘어가지 않는다. 이 동작의 특징은 정상적인 수동적 가동범위 끝 부위에서 섬세하고 빠른 속도 그리고 짧은 진폭으로 트러스트가 가해지는 치료목적의 동작이다. 이 과정에서 일반적으로 관절음이 발생한다.

매니플레이션 대 모빌리제이션 (Manipulation vs. Mobilization)

과거에 "매니플레이션" 용어는 척추에 가해지는 모든 수동적인 물리적 동작을 의미하며 폭넓게 사용되었다. 이런 느슨한 정의적 의미는 과학적 그리고 임상적 의미로서는 매우 혼란스러움을 유발시켰다. 그리고 이 두 다른 형태의 치료법을 분리한다는 것은 매우 중요하다. 그림 15.1은 활액관절의 단면적 가동범위를 보여준다. 그림에서 중앙부위의 부채꼴은 능동적 가동범위를 뜻한다. 능동적 가동범위 끝부위를 넘어서는 작은 수동적 운동성의 방어적 구역이 있다. 관절은 조절된 수동적 동작을 통해 이 가동범위 안으로 침투할 수 있다. 이것을 모빌리제이션이라고 한다.

수동적 가동범위 끝 부위에서 또는 관절의 느슨함을 끌어당긴 후에 위치에서 임상가들은 저항감을 느낀다. 이것은 관절내 저압력 때문이다. 관절면 분리현상이 힘을 통해 이 저항을 넘어 가해진다면, 관절면은 빠르게 벌어지며 관절음이 발생한다. 가동범위는 생리적 한계를 넘어있는 공간으로 증가된다. 이것을 "매니플레이션"이라고 한다.

생리적 가동범위 넘어 있는 추가적 공간 끝 부위는 해부

그림 15.1 관절 모빌리제이션과 매니플레이션의 범위와 정의. 가동범위 ROM

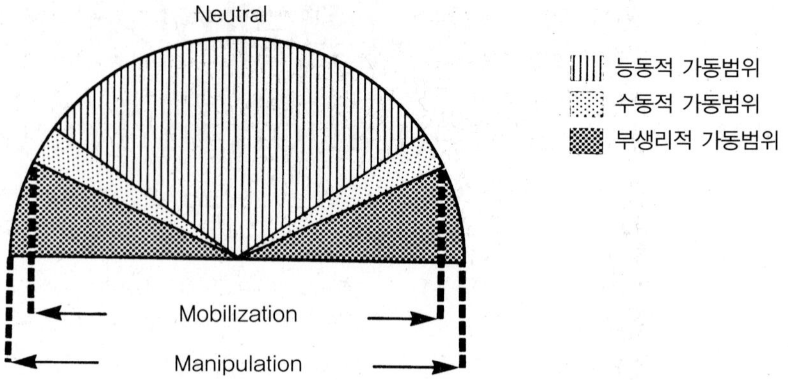

그림 15.2 부하 분리 곡선

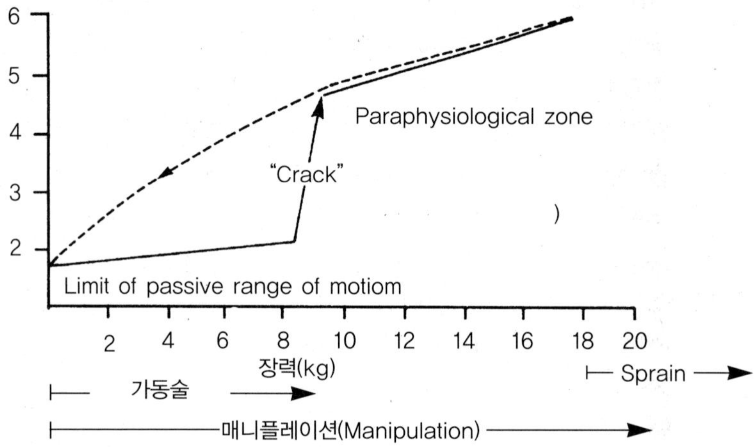

학적 경계선이다. 이 공간을 넘어서게 되는 힘은 인대와 관절낭에 손상을 준다.

관절 안정성은 낭과 인대구조에만 의존하지 않는다. 저압력 그리고 근육의 장력들은 관절을 안정시키는 부가적인 힘이다(3, 4). 면관절 내에 압력은 능동적 그리고 수동적 움직임의 가동범위를 변화시킬 수 있다(4). 매니플레이션 과정 중 발생하는 관절음은 이 압력을 추월하는 결과이며 활액 공동화를 유발시킨다.

관절 매니플래이션의 효과

관절 매니플레이션 현상에 관한 초기 연구는 1947년 2명의 영국 해부학자 Roston 그리고 Wheeler-Haines에 의해 이루어졌다(5). 연속 방사선 촬영을 사용하여 제 3 중수지 관절에 서행적 견인 효과를 연구하였다.

이 연구 결과들은 그림 15.2에서 보여주고 있다. 가로선은 가해진 긴장력을 뜻하고 수직선 좌표는 관절 분리 정도를 말한다. 초기 1.8 mm 분리현상은 두 관절 연골 사이의 공간높이 때문이다. 초기 긴장력으로 관절은 탄력성을 보여준다 그리고 8.3kg의 힘이 가해지면서 관절은 4.7 mm로 분리되면서 관절음이 발생한다. 긴장력의 추가적인 힘은 관절공간을 추가적으로 5.6 mm까지 증가된다. 가해진 힘을 풀어주면 관절면은 서서히 관절분리의 초기 수치로 돌아온다.

관절음 현상은 1971년 Unsworth와 그의 동료들에(6) 의해 더욱 분명하게 밝혀졌다. 관절면이 힘에 의해 초기 저항경계를 넘어 분리될 때 이산화탄소의 부분적 압력점에 도달하게 되며 관절내 압력이 강화된다. 이산화탄소와 다른 가스들은 활액으로 부터 유리되며 관절 공간의 중심부에 가스 버블을 형성한다. 저압력 부위로 향하는 활액의 흐름은 가스버블을 터트리면서 에너지를 방출하게 된다. 이 현상이 관절음으로 나타나는 것이다. 물리학자들은 이 현상을 "cavitation"이라고 한다. 활액에 의해 형성된 가스는 이산화탄소가 80%라는 사실을 밝혔다. 관절면에 가해지는 힘을 유지하면 가스는 다시 형성되며 방사선 검사를 통해 확인될 수 있다(7). 관절에 다시 한 번 매니플레이션을 할 수 있을 때까지는 약 25분 정도의 불응기가 요구된다. 관절 활액에 의해 유리된 가스가 재흡수되기 위해 요구되는 시간과 일치한다. 불응기 과정 중 관절은 약간 불안정하게 되며 안전하게 재매니플레이션 될 수 없다.

Meal과 Scott(8)은 경추의 면관절에서 발생하는 관절음과 중수지골관절에서 발생하는 관절음을 비교하였다. 그리고 두 다른 부위에서 발생하는 관절음은 거의 동일한 파동이라는 사실을 밝혔다.

관절 활액 공동화 현상은 척추 매니플레이션 효과와 정의에 중심이다. 매니플레이션은 일시적으로 관절 접착력을 감소시키며 관절의 공간사이를 증가시키고 수동적 가동범위를 부생리적 공간을 넘어 증가시킨다. 모빌리제이션은 중수지골관절에 능동적 굴곡을 증가시키는데 매니플레이션보다 효과가 적다는 것을 밝혔다(7).

경추 매니플레이션의 단계 (Stages of Cervical Manipulation)

두통치료를 위해 척추 매니플레이션이 선택될 때 경추 또는 두개경추 관절에 가하는 매니플레이션의 테크닉이 고려된다.

경추 매니플레이션은 흔히 환자가 바로누운 자세(supine)에서 이루어진다. 그림 15.3~15.6에서 회전적 경추 매니플레이션 테크닉의 단계를 보여준다. 환자의 머리는 약간 굴곡된 자세로 유지된다(그림 15.3). 매니플레이션 임상가는 치료손의 검지 또는 중지를 사용하여 관련된 후관절 부위에 특수한 접촉을 유지한다. 보조손은 치료 과정 중 머리를 안정시키고 유도하는데 사용된다. 머리회전은 경추의 연결 움직임인 회전과 외측굴곡으로 통증이 없는 가동범위까지 도달하게 한다. 이 동작은 매니플레이션을 하는 관절 반대쪽에서 이루어진다. 그리고 관절의 능동적 가동범위를 통해 이루어진다(그림 15.4). 이 동작은 회전의 중심축 이동을 반대쪽 면관절 쪽으로 이동시키면서 접촉된 면관절을 열어준다.

매니플레이션 직전에 마지막 단계는 수동적 가동범위를 따라 움직임을 가동시키는 것이다(그림 15.5). 이 방법은 접촉된 면관절을 부드럽게 열리게 하고 닫아주면서 주위 인대와 근육 조직들을 스트레칭시키기 때문에 이 자체가 치료적이다. 환자가 목에 가해지는 이 과정을 인내하지 못한다면, 임상가는 그날 매니플레이션을 진행하지 말아야 한다.

매니플레이션은 운동관절을 부생리적 가동범위의 경계

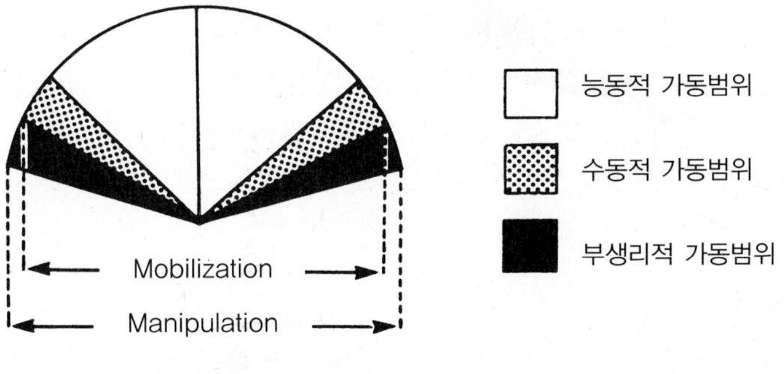

그림 15.3 경추 매니플레이션. 가동범위

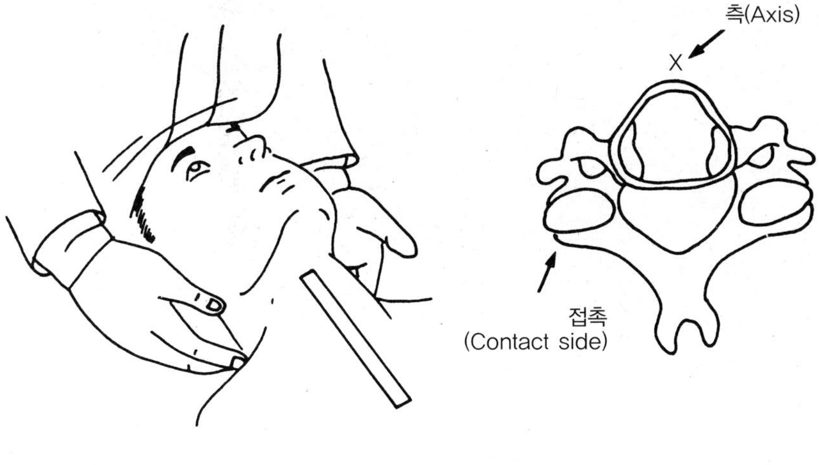

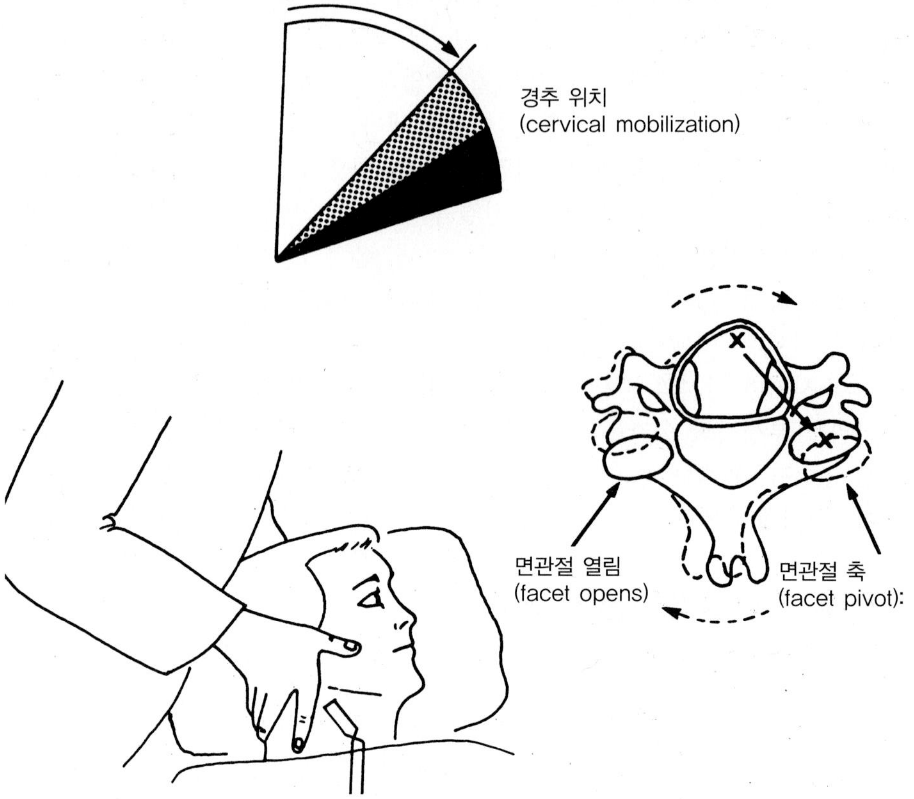

그림 15.4 경추 위치

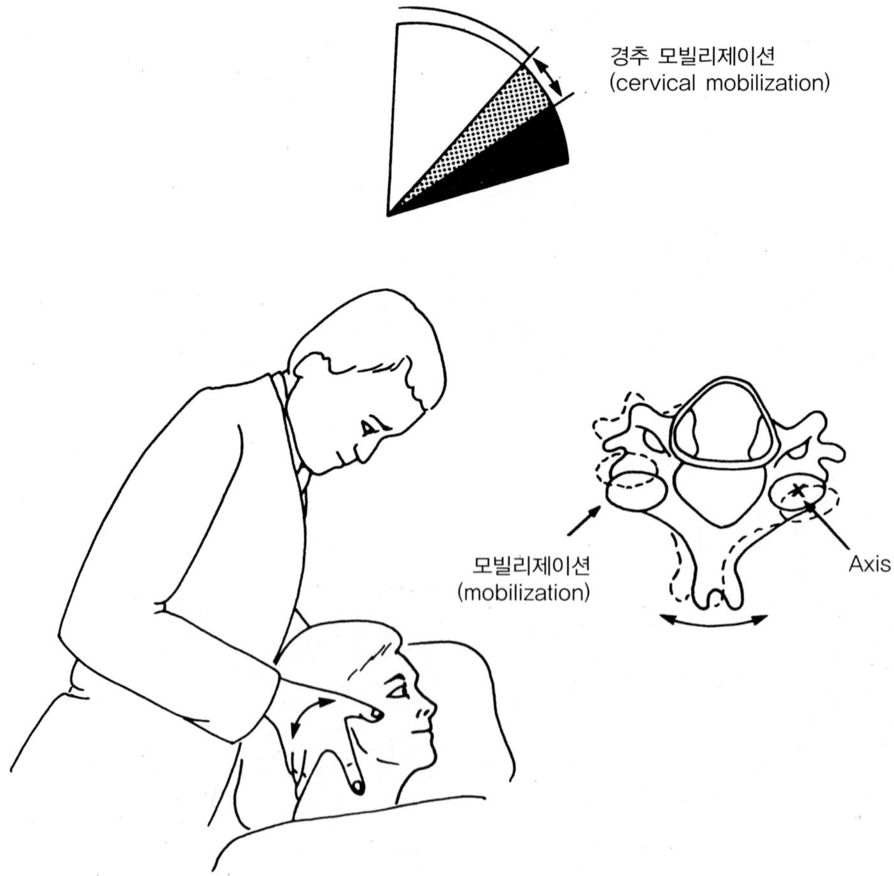

그림 15.5 경추 모빌라이제이션

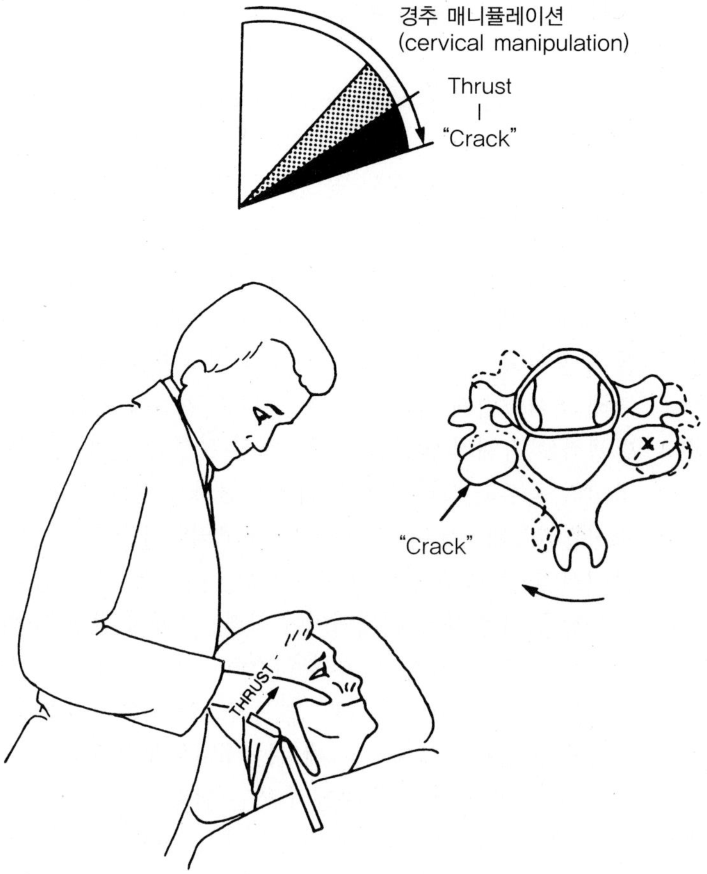

그림 15.6 경추의 회전 매니플레이션

로 진입되도록 트러스트를 가하는 것이다(그림 15.6). 수동적 가동범위 끝 경계에서 저진폭(low amplitude), 고속도(high velocity)의 트러스트를 가하는 것이다. 이 동작은 접촉된 면관절에 관절음과 함께 공동화 효과가 나타나게 한다. 환자가 적절하게 자세를 취하고 충분히 이완한다면, 매우 작은 힘이 요구된다. 머리와 목을 약 45° 정도 굴곡을 유지하면 면관절이 열리게 되며 경추의 과회전을 피하게 된다. 반드시 조심해야 할 것은 부생리적 공간과 해부학적 한계를 넘지 말아야 한다는 것이다.

척추 매니플레이션의 효과 (Effects of Spinal Manipulation)

척추 매니플레이션에 관한 연구 활동은 1970(9~13) 때부터 뚜렷하게 증가되었다. 그러나 여전히 척추 매니플레이션의 특정한 효과에 대해선 알려진 것은 많이 없다. 통증 조절과 관절신경학에 관한 연구에 근거하면, 척추 매니플레이션의 통증 치료효과 기전을 설명하는 것은 가능하다.

통증을 위한 척추 매니플레이션 치료효과는 기계적 그리고 반사기전에 근거하여 설명될 수 있다(표 15.1). 1965년 Melzack과 Wall(14)은 후각의 substantia gelatinosa 내에 있는 gate mechanism에 근거하여 설명될 수 있다. 이 이론은 지난 25년 간 여러 차례 수정되었지만 기본 기전은 전반적으로 수용되었다. 척추의 gate는 척추 레벨에서 감각정보의 중추신경 통로를 조절한다. 중추신경으로 전달되는 통증정보는 증가된 고유수용성 인풋에 의해 차단될 수 있다. Wyke(15)는 척추 면관절의 관절낭은 기계수용체가 밀집되어 있다. 피포된 신경종말들은 수초신경

표 15.1 척추 매니플레이션의 기계적 그리고 반사기전

기계적	반사적
기계수용체 자극	통증억제
근방추 스트레칭	근경련 억제
관절 유착의 유리	자율신경계 자극
능동적 그리고 수동적 관절 운동성 증가	

섬유에서 substantia gelatinosa를 통해 관절의 위치 그리고 운동성에 관한 고유수용성 정보를 전달한다. 이러한 정보들은 주위 조직의 무수초 통증 신경섬유들로부터 들어오는 통증신호들과 경쟁한다. 그러므로 척추 면관절로부터 입력되는 증가된 고유수용성 인풋은 gate를 닫아 줌으로써 통증의 중추신경 통로를 감소시킨다. 관절 구조에 움직임을 유도하는 모든 치료는 이 기전을 통해 통증 정보 전달 기전을 억제시키는데 도움이 된다(16).

Wyke(17)와 동료들의 (18, 19) 초기 연구는 관절 수용체 자극은 자극이 가해지는 관절 주위 근육의 운동단위 활동(motor unit activity)에 반사효과가 있다는 것을 밝혔다. 면관절 기계수용체 자극과 면관절 낭인대 스트레칭은 증가되는 척추통증 증후군 환자들에게 흔히 나타나는 증가된 근육 흥분성 그리고 경련을 일으키는 운동신경 촉진을 억제한다.

만성적 사례에서 관절주위 연결조직들에 단축현상이 발생할 수 있고 관절내 유착(20, 21) 현상이 발생할 수 있다는 증거가 있다. 척추 매니플레이션은 이러한 유착현상들을 깨트리거나 스트레칭 시킬 수 있다.

척추 매니플레이션은 급성과 만성 경부통 모든 사례에서 보여지는 제한된 관절 움직임을 증가시킬 수 있다(22). 위에서 설명한 것처럼, 증가된 척추 운동성은 고유수용성 인풋을 증가시키고 결과적으로 통증 경로를 억제시킨다.

어느 실험적 연구는 매니플레이션은 자율신경계(23)를 통해 신경근육 구조의 혈관운동성에 영향을 줄 수 있다고 제시한다. 이에 대한 임상적 연관성은 충분히 검사되지 않았다. 그러나 이러한 주장은 왜 매니플레이션이 편두통 환자에게 도움이 되는지 설명할 수 있다.

위에 설명된 모든 또는 부분적으로 기계적 그리고 반사적 이론에 근거한 효과들은 척추 매니플레이션으로 경부와 머리 통증 치료에 응용될 수 있다.

척추 매니플레이션의 금기증 (Contraindications for Spinal Manipulation)

어떤 치료법을 사용하기 전, 임상가는 반드시 그 치료법이 환자에게 해가 되지 않도록 확인해야 한다.

매니플레이션의 금기증은 상대적 그리고 절대적 금기증, 2개의 주요 범주로 나누어진다. 상대적 금기증은 매우 주관적이며 치료 테크닉을 선별해서 사용한다. 절대적 금기증이 있는 경우에는 어떤 경우에라도 척추 매니플레이션이 사용되어서는 안 된다.

상대적 금기증(Relative Contraindications)

중등급에서 심각한 정도의 골감소증은 강력한 매니플레이션 힘이 골다공증 또는 골연화증 환자에게 가해질 때 병리적 골절을 유발시킬 수 있다. 코티코스테로이드 약물치료를 장기적으로 받았던 환자 그리고 폐경 후 여성환자들은 매우 취약한 사람들이다. 출혈장애 또는 항응고제 약물을 복용하고 있는 환자들은 잠재적 척수내 출혈을 피하기 위해 조심스럽게 접근해야 한다. 환추 횡인대 손상과 함께 발생하는 잠재적 탈골은 류마티스성 관절염, 건선 관절염, 라이터 증후군 그리고 강직성 척추염과 같은 특정한 척추 관절질환들과 관련됨을 여러 번 보고되었다. 이러한 사례들에서 환추-축추 불안정성은 시상면에서 촬영된 경추의 방사선 검사를 통해 배재되어야 한다. 심하게 진행된 척추 퇴생성 변화, 뚜렷한 퇴행성 디스크 질환 그리고 융합척추, 몇몇 척추마디의 융합과 같은 특정한 해부학적 발육장애 환자들에게 과도하게 가해지는 매니플레이션 테크닉들은 피해야 한다. 심리적 문제가 있는 환자들은 일반적으로 척추 매니플레이션 치료에 반응하지 않는다. 그리고 적절한 평가와 치료를 위해 다른 전문의에게 의뢰해야 한다.

절대적 금기증(Absolute Contraindications)

절대적 금기증은 척추에 파괴적 질환, 치유 중인 골절과 탈골을 포함한다. 심한 척추관절 불안정성이 있을 때 특히, 두개경추 관절 불안성은 절대적 금기증이다. 경추 추간판 탈출증과 함께 진행적 신경장애 또는 척수질환 또는 압박과 관련된 다른 질환들에서 매니플레이션 치료는 조심스럽다.

대뇌혈관 사고는 상대적으로 흔치 않다. 하지만 경추 매니플레이션이 대뇌혈관 사고를 유발시킬 수 있다는 것은 자세히 문서화되었다. 현재까지 전 세계를 통해 130 사례 정도가 보고되었다(24, 26). 척추-기저(vertebral-basilar system)의 혈관외상은 경추 매니플레이션으로 발생할 수 있는 가장 심각한 합병증이다. 이 합병증은 일시적인 허혈증부터 사망까지도 유발될 수 있다. Lateral medullary infarction, 외연수 경색(Wallenberg's 증후군)은 척추-기저 부위에서 발생하는 가장 일반적인 중풍이다. 추골동맥 외상 또는 경추 매니플레이션 사고를 설명하는 몇몇 병인 기전을 발표하는 보고서들이 문헌에 나와있다. 이러한 주제에 대한 검토들은 다른 곳에서도 발견된다(27). 경추 매니플레이션 후 추골동맥 외상이 발생할 수 있는 가장 일반적인 부위는 환추-축추 관절 위치에 있다. 머리와 목의 특정한 움직임, 특히 회전 그리고 신전은 추골동맥 혈액순환을 일시적으로 방해할 수 있다. 그리고 추가적으로 존재하는 비정상적인 비정상적인 상황에서 척추-기저 부전현상으로 인한 증세들을 유발시킬 수 있다. 이러한 문헌은 1927년 de Kleyn 그리고 Nieuwenhuyse(28)에 의해 발표된 기록이 있다. 위치적 안진현상, 메스꺼움, 현기증들과 같이 머리 움직임으로 인해 발생하는 특정한 증세들은 추골동맥 순환에 생리적 변화의 임상소견이 될 수 있다. 신전과 회전의 복합적 움직임이 경추 매니플레이션 과정 중 사용되는 것은 여러 대뇌혈관 사고의 병인적 요인으로서 제시되었다.

모든 형태의 치료는 합병증을 유발시킬 수 있다. 그리나 매니플레이션은 비교적 안전하고 효과적인 치료법이다. 그러나 임상가들은 작은 가능성이라 해도 매니플레이션 후 중풍의 가능성을 인지하고 있어야 한다. 그리고 임상가들은 적절한 스크리닝 그리고 안전한 테크닉을 사용하여 그 위험성을 최소화해야 한다. 경추 매니플레이션 과정 중 몇 개의 간단한 주의사항을 인지한다면 신경학적 합병증은 피할 수 있다.

1. 매니플레이션 중 과도한 힘 사용을 피하라.
2. 환자를 치료하기 전, 환자의 머리를 회전 그리고 신전 상태에서 최소한 45초 동안 유지하라(이 절차는 양쪽으로 실행한다. 환자가 어지럼증을 호소한다면, 메스꺼워진다면, 또는 안진현상이 관찰되면 매니플레이션은 금해야 한다).
3. 상부경추 매니플레이션은 섬세하게 실행한다 그리고 모빌리제이션을 먼저 고려하라.

두통과 안면통 치료에서 척추 매니플레이션(Spinal Manipulation in Treatment of Head pain and Face Pain)

임상적 연구(Clinical Research)

목 그리고 두통 치료에서 척추 매니플레이션은 일반적으로 사용되고 있지만, 치료효과에 관한 임상적 연구는 요통 연구에 비교해 볼 때 충분하지 못하다. 치료결과, 사례보고서 그리고 병리생리적 기전과 관련된 조사결과에 대한 많은 정보가 있지만 소수의 대조실험 만이 진행되었다. 경부통 치료에서 매뉴얼 치료의 효과성은 6개의 대조 임상실험들을 검사하였다(29~34)(표 15.2). 그러나 이러한 실험 중 몇 개는 대조 그룹과 비교된 모빌리제이션에 대해 설명하였다. 이 중 2 실험은 충분한 환자수를 확보하지 못했으며 3 실험은 오직 한 번의 치료만이 주어졌다. 그러므로 이러한 실험을 통해서는 제한된 결과만을 얻어낼 수 있을 뿐이다. 하지만, 경부통 환자에게 모빌리제이션 그리고 매니플레이션 모두 긍정적 효과를 보여주었다. 이 연구실에서 진행된 실험은 매니플레이션이 모빌리제이션 보다 더욱 효과적이라는 것을 제시하였다(34).

표 15.2 경부통을 위한 매니플레이션 대조실험

참고	치료	결과
29	급성 경부통 모빌리제이션	모빌리제이션=TENS=칼라 (30명 환자)
30	만성 경부통을 위한 한 번의 매니플레이션	매니플레이션=diazepam 3주 후 (n=39)
31	재발성 경부 그리고 상완통을 위한 한 번의 매니플레이션	매니플레이 > azapropazone 3주 후 (n=39)
32	경부통을 위한 모빌리제이션	모빌리제이션>물리치료와 대조 4주차 (n=63)
33	급성 편타증을 위한 모빌리제이션	모빌리제이션>칼라 그리고 휴식 8주 (n=61)
34	경부통을 위한 한번의 매니플레이션	매니플레이션>모빌리제이션 (n=10)

TENS, transcutaneous electrical nerve stimulation.

매니플레이션과 두통에 관한 무작위적 임상조사는 2개만 있을 뿐이다. Parker와 그의 연구원(35)에 의해 진행된 매니플레이션과 편두통에 관한 오스트레일리아 실험은 많은 비평과 독립적 통계 검토의 대상이 되었다(36). 물론 매니플레이션은 대조 그룹에 비해 훌륭한 임상결과를 나타낸다는 것을 밝혔다. Bitterli와 연구원(37)의 무작위적 실험은 척추성 두통에 카이로프랙틱 치료를 평가하였다. 경추에 매니플레이션 치료를 받은 그룹과 경추 모빌리제이션만 받은 2 대조 그룹 사이에 대한 통계분석은 뚜렷한 차이점을 밝히는데 실패하였다.

해부학적 그리고 생리적 기전 (Anatomical and Physiological Mechanism)

머리와 안면 통증이 경부의 장애로 인해 발생한다는 개념은 새로운 것이 아니다. 두통 치료에 있어서 카이로프랙

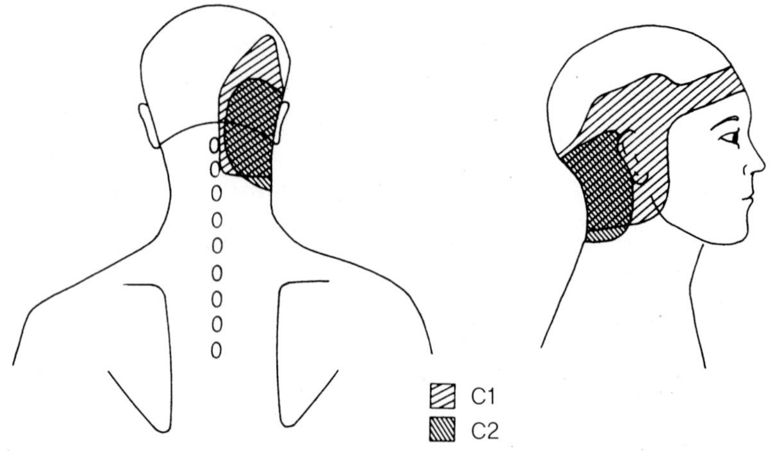

그림 15.7 통증 전이 지역 형식
C1과 C2의 면관절

틱의 관심은 카이로프랙틱 학문이 시작되는 때부터이다(38). 기전을 설명하는 다양한 이론들이 제시되었지만, 대부분의 이론들은 해부학적으로 병리생리학적으로 그리고 임상적 데이터를 충분하지 못한 정보에 근거하였다. 이 중 소수의 실험만이 과학적 검증에 가까웠다. 이 분야에 대한 훌륭한 검토는 다른 곳에서 발견된다(1장 그리고 참고 39). 다음은 매니플레이션으로 두통이 해소되는 기전을 가장 훌륭하게 설명하는 개념에 대한 짧은 개요다.

경부와 머리 뒤쪽 부위 통증의 일차적 원인에 대해 가장 넓게 수렴된 것은 경추의 면관절이다. 이 관절에 주어진 실험적 자극은 목, 머리 그리고 안면의 다양한 부위에 통증을 유발시켰다. 관절 낭에 고장성 염수 또는 대조물질들을 주사하면서 특정한 통증 패턴이 정립되었다(40~42). 각 관절은 임상적으로 분별될 수 있는 특정한 패턴 그리고 일치하는 통증 구역들에 대해 통증차트의 지도가 완성되었다(그림 15.7). 통증 유발부위로서 면관절 중요성에 관한 더 많은 증거들은 관절내 차단술과 경추 면관절 탈신경(43~49) 후, 경부통과 두통 해소에 관한 연구를 통해 얻어졌다. 상부경추 장애 또는 저운동성은 비카이로프랙틱 연구자들에 의해 두통의 주요 원인이라고 주장되었다(50, 51). 최근 연구는 매뉴얼 전문 임상가들에 의한 이학검사는 경추 후관절 통증 진단에서 방사선 검사를 통해 대조된 진단과 동일하게 정확하다는 사실을 보여주었다(52).

제 1, 2 그리고 3 경추 척추신경 가지는 삼차신경의 척추핵과 함께 모여 상행한다(53~55). 이러한 현상은 경추성 두통에 대한 신경해부학적 근거를 제공한다. 그리고 삼차신경의 척수핵(subnucleus caudalis)을 통해 발생한다. Kerr(55)은 고양이를 사용한 실험에서 삼차신경계의 특정

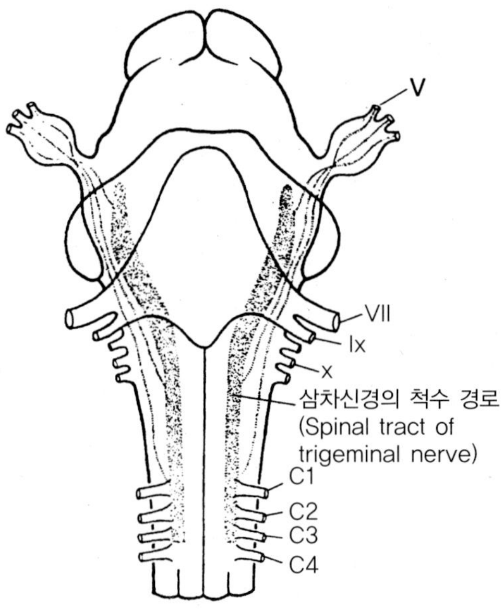

그림 15.8 삼차신경의 안와분지로부터의 구심성 신경 인풋의 집중

한 구획은 개별적 경추 구심성 신경과 더욱 밀접하게 관련된다는 것을 밝혔다(55). C1 일차성 구심성 신경은 후각에서 더 내측으로 분포되었으며 주로 하악분지 섬유와 관련되어 있는 경향이 있다. C2 구심성 신경은 반대로, 안와분지 구심성 신경이 주로 분포되어 있는 척추의 C1 마디에 후각의 주로 외측면에 분포되었다(그림 15.8). C3 일차성 구심성 신경의 밀도와 집중 정도는 비교적 적다. 고양이 실험 결과는 직접적으로 인간 모델과 비교될 수는 없다. 그러나 후각에 집중되는 소견은 삼차신경과 경추신경근의 기능적 관계를 지적하기 때문에 매우 흥미로운 점이

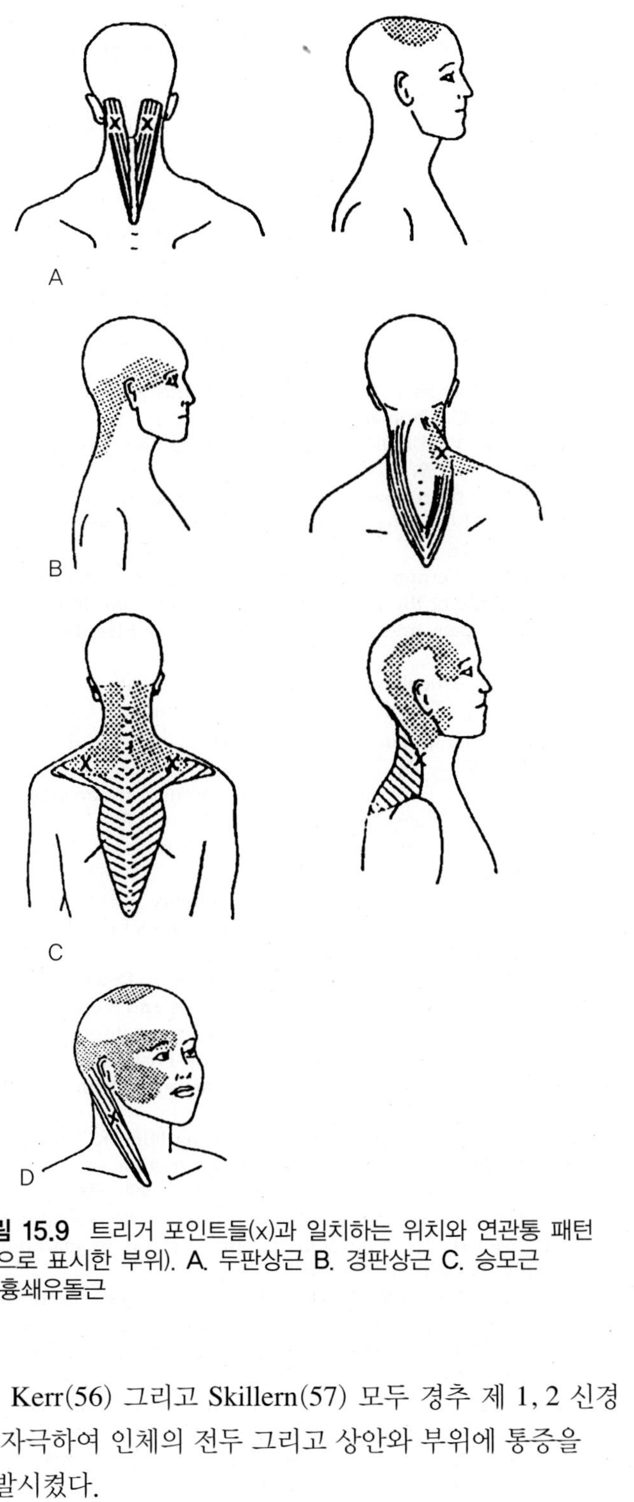

그림 15.9 트리거 포인트들(x)과 일치하는 위치와 연관통 패턴 (점으로 표시한 부위). A. 두판상근 B. 경판상근 C. 승모근 D. 흉쇄유돌근

다. Kerr(56) 그리고 Skillern(57) 모두 경추 제 1, 2 신경을 자극하여 인체의 전두 그리고 상안와 부위에 통증을 유발시켰다.

후두 신경통(occipital neuralgia)은 승모근을 통과하는 대후두신경에 근육경련에 의해 가해진 압박으로 발생한다고 많은 학자들에 의해 주장된다. 그러나 이에 대한 해부학적, 임상적 증거들은 논쟁점이 되어 왔다(61~63). 상부경추의 퇴행성 관절염은 상부경추 신경근에 자극 또는 압박을 유발시킬 수 있다. 그리고 머리와 안면 부위에 통증을 유발시킬 수 있다(64, 65). 그러나 몇몇 연구결과는 경추(66~68) 퇴행성 관절염의 방사선학적 소견과 통증 사이에 관계는 약하다고 보여준다. 임상가는 경추에 퇴행성 관절염이 있는 경우 통증의 원인이 다른 부위에 있을 수 있다는 사실을 간과해서는 안 된다.

추간판 디스크는 또 다른 연조직으로서 두통을 유발시킬 수 있는 곳이다. Cloward(69) 그리고 Roth(70)는 비정상적인 그리고 정상적인 추간판 디스크에 염수를 주사하여 디스크 팽륜 현상을 유도하여 경부통 그리고 두통을 유발시켰다. 또한 국소마취 주사를 통해 통증을 해소시켰다. 현재까지 경추 디스크 증후군 치료를 위한 척추 매니플레이션 임상실험은 보고된 것이 없다. 우리들은 경추 디스크 탈출 환자들에게 매니플레이션 치료를 통한 매우 성공적인 사례들을 가지고 있다.

근육과 인대와 같은 후두하 조직들에게 악성 자극은 전두통(71, 72)을 유발시키는 것으로 보고되었다. 트리거 포인트는 경추 근육에 발생할 수 있으며 경부와 머리 통증의 원인이 될 수 있다(73)(그림 15.9). 트리거 포인트에 대한 병리생리학은 자세히 알려져 있지 않다. 그리고 그 자체가 일차적 통증 유발 원인으로서 존재하는 것인지 또는 다른 질병으로 인한 이차적인 원인인지 확실하지 않다(74). 몇몇 학자들은 후관절 장애로 인한 통각 임펄스는 반사적으로 특정한 경부근육의 긴장도를 증가시키고 트리거 포인트를 형성하며 두부에 통증을 유발시킨다고 주장한다(75, 76). 트리거 포인트 통증증후군 치료에서 혈관수축 스프레이, 스트레칭 그리고 국소마취 주사보다는 매니플레이션을 주장한다. 경부 뒤 부위 근육긴장과 경련은 경부통과 머리의 연관통의 원인이라고 것은 일반적 주장이다. 이 현상의 병리생리학은 충분히 설명되지 않았으며, 근긴장 두통 모델은 여전히 논쟁적이다(77, 78).

목-혀 증후군(Neck-Tongue Syndrome)

목-혀 증후군은 흔하지 않다. 하지만 매우 흥미로운 부분이다. 그리고 두통과 안면통 치료에서 척추 매니플레이션 사용을 시연하는데 좋은 예가 된다.

Terret(79)은 출판된 30여 사례, 목-혀 증후군을 검토하였다. 이 증후군은 일시적 후두통 그리고 머리와 목을 자발적으로 회전시키면, 악화되는 동측 반쪽 혀의 주관적 무감각 현상의 특징이 있다. 중요한 신경-해부학적 관계는 다음과 같다: C2 ventral ramus, dorsal root ganglion, 그리고 척추신경들은 환추-축추 관절공간 가까운 곳에서 근막으로 덮여 있다. C2 ventral ramus는 또한 하상사근(80)의 아래 면에 유착되어 있는 강력한 근막에 덮여 있다.

Bogduk(81)에 의하면 환추-축추 서블럭세이션은 lingual-hypoglossal-cervical 구심성 경로를 통해 혀로부터 고유수용성 구심성 신경을 담고 있는 C2 ventral ramus에 압박을 가하게 된다. 이 증후군과 관련된 증세를 설명할 수 있는 다른 기전은 환추-축추 관절(80)에서 감소된 운동성과 국소적 근경련에 관한 임상적 증거에 근거한다. 하상사근은 환추-축추 관절에서 회전을 조절하며 경련이 발생하면 C2 dorsal root ganglion과 ventral ramus에 압박이 가해진다. 이 이론은 많은 사례에서 관절된 경추 매니플레이션은 증세회복 그리고 가동범위가 증가되는 사실을 근거하여 지지된다.

결론(Conclusion)

두통 치료에서 척추 매니플레이션은 선택된 환자들에게 매우 가치 있는 치료법이라는 것은 분명하다. 다른 상황에서는, 매니플레이션 치료 전 금기증 가능성을 위해 환자를 자세하게 검진하며 정확한 진단을 내리는 것은 매우 중요하다. 이 분야에 대해서 더 많은 임상적 그리고 기본적 과학 연구가 많이 요구된다.

답례(Acknowledge)

Royal 종합대학 병원에서 제공된 의학적 사진들에 대해 감사드린다. Saskatchewan 카이로프랙틱 협회가 제공한 출판기금을 통해 이 책이 완성되었음을 공지합니다.

참고문헌(References)

1. Sollmann AH. 5000 Jahre manuelle Medizin. Puchheim: Verlag T. Marczell, 1974:9.
2. Breasted JH. The Edwin Smith surgical papyrus. Chicago: University of Chicago Press, 1930.
3. Kumar VP, Balasubramaniam P. The role of atmospheric pressure in stabilizing the shoulder. J Bone Joint Surg 1985; 67B:719–721.
4. Giovanelli B, Thompson E, Elvey R. Measurement of variations in lumbar zygapophyseal joint intracapsular pressure: a pilot study. Aust J Physiotherapy 1985;31:115–121.
5. Roston JB, Wheeler-Haines R. Cracking in the metacarpo-phalangeal joint. J Anat 1947;81:165–173.
6. Unsworth A, Dawson D, Wright V. Cracking joints. Ann Rheum Dis 1971;30:348–358.
7. Mierau D, Cassidy JD, Bowen V, Dupuis P, Noftall F. Manipulation and mobilization of the third metacarpophalangeal joint. A quantitative radiographic and range of motion study. Manual Med 1988;3:135–140.
8. Meal GM, Scott RA. Analysis of the joint crack by simultaneous recording of sound and tension. J Manipulative Physiol Ther 1986;9:189–195.
9. Goldstein M, ed. The research status of spinal manipulative therapy. Monograph 15. Bethesda MD: National Institute of Neurological and Communicative Disorders and Stroke, 1975:76–998.
10. Buerger AA, Tobis JS, eds. Approaches to the validation of manipulative therapy. Springfield IL: Charles C. Thomas, 1977.
11. Korr IM, ed. The neurobiologic mechanisms in manipulative therapy. New York: Plenum, 1978.
12. Haldeman S, ed. Modern developments in the principles and practice of chiropractic. New York: Appleton-Century-Crofts, 1980.
13. Tobis JS, Hoehler F. Musculoskeletal manipulation. Springfield IL: Charles C. Thomas, 1986.
14. Melzack R, Wall PD. Pain mechanisms: a new theory. Science 1965;150:971–979.
15. Wyke BD. Neurologic aspects of low back pain. In: Jayson MIV, ed. The lumbar spine and back pain. London: Grune & Stratton, 1976.
16. Terret ACJ, Vernon H. Manipulation and pain tolerance: a controlled study of the effect of spinal manipulation on paraspinal cutaneous pain tolerance levels. Am J Phys Med 1984;63:217–225.
17. Wyke BD. Articular neurology and manipulative therapy. In: Glasgow EF, Twomey LT, Scull ER, Kleynhans AM, eds. Aspects of manipulative therapy. New York: Churchill-Livingstone, 1985.
18. Buerger AA. Experimental neuromuscular models of spinal manual techniques. Manual Med 1983;1:10–17.
19. Korr IM. Proprioceptors and somatic dysfunction. J Am Osteopath Assoc 1975;74:638–650.
20. Akeson WH, Amiel D, Woo S. Immobility effects on synovial joints. The pathomechanics of joint contracture. Biorheology 1980;17:95–110.
21. Kirkaldy-Willis WH, Heithoff KB, Tchang S, Bowen CVA, Cassidy JD, Shannon R. Lumbar spondylosis and stenosis: correlation of pathological anatomy with high-resolution computed tomographic scanning. In: Donovon-Post MJ, ed. Computed tomography of the spine. Baltimore: Williams & Wilkins, 1984.
22. Cassidy JD, Quon JA, LaFrance L, Yong-Hing K. The effect of manipulation on pain and range of motion in the cervical spine. J Manipulative Physiol Ther 1992;15:495–500.
23. Korr IM. Sustained sympathicotonia as a factor in disease. In: Korr IM, ed. The neurobiologic mechanisms in manipulative therapy. New York: Plenum, 1978.
24. Gotlib A, Thiel HW. A selected annotated bibliography of the core biomedical literature pertaining to stroke, cervical spine, manipulation and head/neck movement. J Can Chirop Assoc 1985;29:80–89.
25. Terret AG. Vascular accidents from cervical spine manipulation: report on 107 cases. J Austr Chirop Assoc 1987;17:15–24.
26. Frumkin LR, Baloh RW. Wallenberg's syndrome following neck manipulation. Neurology 1990;40:611–615.
27. Thiel HW. Gross morphology and pathoanatomy of the vertebral arteries. J Manipulative Physiol Ther 1991;14:133–141.
28. de Kleyn A, Nieuwenhuyse P. Schwindelanfalle und Nystagmus bei einer bestimmten Stellung des Kopfes. Acta Otolaryngol 1927;11:155–157.
29. Nordemar R, Thorner C. Treatment of acute cervical pain—a comparative group study. Pain 1981;10:93–101.
30. Sloop PR, Smith DS, Goldenberg E, Dore C. Manipulation for chronic neck pain: a double-blind controlled study. Spine 1982;7:532–535.
31. Howe DH, Newcombe RG, Wade MT. Manipulation of the cervical spine—a pilot study. J R Coll Gen Pract 1983;33:574–579.

32. Brodin H. Cervical pain and mobilization. Manual Med 1985;2:18–22.
33. Mealy K, Brennan H, Fenelon GCC. Early mobilization of acute whiplash injuries. Br Med J 1986;292:656–657.
34. Cassidy JD, Lopes AA, Yong-Hing K. The immediate effect of manipulation and mobilization on pain and range of motion in the cervical spine: a randomized trial. J Manipulative Physiol Ther 1992;15:570–575.
35. Parker GB, Tupling H, Pryor DS. A controlled trial of cervical manipulation for migraine. Aust N Z J Med 1978;8:589–593.
36. Commission of Inquiry into Chiropractic. Chiropractic in New Zealand. N Z PD Hasselberg, 1979.
37. Bitterli J, Graf R, Robert F, Adler A, Mumenthaler M. Objective criteria for the evaluation of chiropractic treatment of spondylotic headache. Nervenarzt 1977;48:257–262.
38. Loban JM. Technique and practice of chiropractic, 4th ed. Denver: Bunn-Loban, 1928.
39. Vernon H. Vertebrogenic headache. In: Vernon H, ed. Upper cervical syndrome. Chiropractic diagnosis and treatment. Baltimore: Williams & Wilkins, 1988:152–188.
40. Kellgren JH. On the distribution of pain arising from deep somatic tissues with charts from segmental pain areas. Clin Sci 1939;4:35–46.
41. Pawl RP. Headache, cervical spondylosis and anterior cervical fusion. Surg Ann 1977;9:391–408.
42. Dwyer A, Aprill C, Bogduk N. Cervical zygapophyseal joint pain patterns. I. A study in normal volunteers. Spine 1990;15:453–457.
43. Dussault RG, Nicolet VM. Cervical facet joint arthrography. J Can Assoc Radiol 1985;36:79–80.
44. Okada K. Studies on the cervical facet joints using arthrography of the cervical facet joint. J Jpn Orthop Assoc 1981;55:563–580.
45. *Wedel DJ, Wilson PR. Cervical facet arthrography. Reg Anaesth 1985;10:7.*
46. Aprill C, Dwyer A, Bogduk N. Cervical zygapophyseal joint pain patterns. II. A clinical evaluation. Spine 1990;15:458.
47. Sluijter ME, Koetsveld-Baart CC. Interruption of pain pathways in the treatment of the cervical syndrome. Anaesthesia *1980;35:302–307.*
48. Sluijter ME, Mehta M. Treatment of chronic back and neck pain by percutaneous thermal lesions. In: Lipton S, Miles J, eds. Persistent pain. Modern methods of treatment. London: Academic, 1981;3:141.
49. Hildebrandt J, Argyrakis A. Die perkutane zervikale Facettdenervation—ein neues Verfahren zur Behandlung chronischer Nacken-Kopf schmerzen. Manuelle Med 1983;21:45.
50. Boake HK. Cervical headache. Can Fam Physician 1972;18:75–78.
51. Bogduk N. Headaches and cervical manipulation. Med J Aust 1979;66:65–66.
52. Jull G, Bogduk N, Marsland A. The accuracy of manual diagnosis for cervical zygapophyseal joint pain syndromes. Med J Aust 1988;148:233–236.
53. Kerr FWL. Structural relation of the trigeminal spinal tract to upper cervical roots and the solitary nucleus in the cat. Exp Neurol 1961;4:134–148.
54. Kerr FWL, Olafson RA. Trigeminal and cervical volleys. Arch Neurol 1961;5:171–178.
55. Kerr FWL. Central relationships of trigeminal and cervical primary afferents in the spinal cord and medulla. Brain Res 1972;43:561–572.
56. Kerr FWL. A mechanism to account for frontal headache in cases of posterior-fossa tumors. J Neurosurg 1961;18:605.
57. Skillern PG. Great occipital-trigeminus syndrome as revealed by induction of block. Arch Neurol Psychiatry 1954;72:335–340.
58. Knox DL, Mustonen E. Greater occipital neuralgia. Trans Am Acad Opthalmol Otolaryngol 1975;79:513–519.
59. Schultz DR. Occipital neuralgia. J Am Osteopath Assoc 1977;76:335–443.
60. Hammond SR, Danta G. Occipital neuralgia. Clin Exp Neurol 1978;15:258–270.
61. Bogduk N. The anatomy of occipital neuralgia. Clin Exp Neurol 1981;17:164–184.
62. Bogduk N. The clinical anatomy of the cervical dorsal rami. Spine 1982;7:319–330.
63. Bovim G, Bonamico L, Fredriksen TA, Lindboe CF, Stolt-Nielsen A, Sjaastad O. Topographic variations in the peripheral course of the greater occipital nerve. Autopsy study with clinical correlations. Spine 1991;16:475–478.
64. Trevor-Jones R. Osteo-arthritis of the paravertebral joints of the second and third cervical vertebrae as a cause of occipital headaches. S Afr Med J 1964;38:392–394.
65. Edmeads J. Headaches and head pains associated with diseases *of the cervical spine. Med Clin North Am 1978;62:533–544.*
66. Hussar AE, Guller EJ. *Correlation of pain and the roentgeno*graphic findings of spondylosis of the cervical and lumbar spine. Am J Med Sci 1956;232:518–527.
67. Heller CA, Stanley P, Lewis-Jones B, Heller RF. Value of x-ray examinations of the cervical spine. Br Med J 1983;287:1276–1278.
68. Gore DR, Sepic SB, Gardner GM, Murray MP. Neck pain: a long-term follow-up of 205 patients. Spine 1987;12:1–5.
69. Cloward RB. The clinical significance of the sinu-vertebral nerve of the cervical spine in relation to the cervical disc syndrome. J Neurol Neurosurg Psychiatry 1960;23:321–326.
70. Roth DS. Cervical analgesic discography. JAMA 1976;16:1713.
71. Campbell DG, Parsons CM. Referred head pain and concomitants. J Nerv Ment Dis 1944;99:544–551.
72. Feinstein B, Langton JBK, Jameson RM, Schiller F. Experiments on pain referred from deep somatic tissues. J Bone Joint Surg 1954;36A:981–997.
73. Travell JG, Simons DG. Myofascial pain and dysfunction. The trigger point manual. Baltimore: Williams & Wilkins, 1983.
74. Fricton JR. Myofascial pain syndrome. Characteristics and epidemiology. In: Fricton JR, Awad EA, eds. Myofascial pain and fibromyalgia. Advances in pain research and therapy. New York: Raven, 1990;17:107–127.
75. Schimek JJ, Mohr U. The importance of manual therapy in treatment of chronic headache. Man Med 1984;22:41.
76. Frohlich R. Importance of muscular dysfunction in headaches. Man Med 1988;26:113.
77. Budzynski TH, Stoyva JM, Adler CS, Mullaney J. EMG biofeedback and tension headache: a controlled outcome study. Psychosom Med 1973;5:397–410.
78. Pikoff H. Is the muscular model of headache still viable? A review of conflicting data. Headache 1984;24:186–198.
79. Terret AGJ. Neck-tongue syndrome and spinal manipulative therapy. In: Vernon H, ed. Upper cervical syndrome. Chiropractic diagnosis and treatment. Baltimore: Williams & Wilkins, 1988:223–239,
80. Cassidy JD, Diakow PRP, De Korompay VL, Munkacsi I, Yong-Hing K. Treatment of neck-tongue syndrome by spinal manipulation: a report of three cases. Pain Clin 1986;1:41–46.
81. Bogduk N. An anatomical basis for the neck-tongue syndrome. J Neurol Neurosurg Psychiatry 1981;44:202–208.

16 / 두개안면정형학과 두통
(Craniofacial Orthopedics and Head Pain)

두개안면정형학은 근골격계의 기능이상으로부터 기원한 다양한 두통뿐만 아니라, 치아 및 두개안면의 발육이상을 효과적으로 치료하기 위해 필요한 의료 기술의 핵심적인 요소이다.

교정학(Orthodontics)

교정치료는 이용 가능한 지지골 안에서 치아를 재배열하는 과정이다. 교정치료는 총생, 불규칙한 치아 배열이나 또는 악골 사이의 불량한 관계를 개선하기 위해 수행된다.

어떤 상황이든 전통적인 교정치료는 기저골의 용적 또는 악골의 횡단적 관계에 있어서 부족은 유전적으로 이미 결정되어져 있다는 관점에서 수행되어 왔다. 이것은 외과적 수술 없이는 악골간의 관계가 거의 변할 수 없으며 장치치료에 의해서는 추가적인 치아 지지골이 생길 수 없다는 가정 하에 수행되어 왔다.

유전적 결정론에 입각한 결과 교정의들은 제한된 목적을 얻기 위해 소구치 발치에 상당히 의존해 왔다. 그 목적은 치아를 배열하거나 좋지 않은 악골 관계를 위장하는 것이다. 치아 발치는 내재된 골격적 부조화 또는 치조골의 부조화를 오히려 알리는 것이다.

이와 같이 교정학은 존재하는 골격 상황, 골격 부조화를 받아들이고 때로는 심미적인 이유로 치아 발치를 동반하게 된다. 전치열의 교합 관계와 악안면 기능 부조화의 관계가 논란이 있는 것처럼 이런 발치에 의해 이루어진 저작기관의 기능적 조화에 대해서는 논란의 여지가 있다.

두개안면정형학(Craniofacial Orthopedic)

두개안면정형학은(기존의 교정학보다) 훨씬 긍정적이다 (그림 16.1). 비록 형태학적으로 유전정보의 중심 역할을 인지하고 있기는 하지만, 환경적 영향들이 훨씬 잠재적이며 어느 정도까지는 조절될 수 있다고 본다. 불리한 환경 요인으로는 비정상적인 호흡 기능, 입으로 숨쉬는 구호흡, 비정상적인 혀 위치, 입술부전, 손가락 빨기 그리고 부실한 영양들이 있다. 음식물은 저작기능을 위해 충분한 물리적 성상 및 영양적 요소를 가지고 있어야 한다.

입을 벌리고 있는 개교합, 저위설(long tongue position), 저작력 부재는 두개악안면 근육의 지배력을 약화시켜 두개안면 골격의 발달과 교합의 형성을 저해하게 된다.

치아교정학과 악안면정형학의 발달
(Evolution of Orthodontics and Orofacial Orthopedics)

교정은 오랜 세월에 걸쳐 행해져 왔다. 현대 교정학의 아버지는 미국의 Edward Angle임은 의심의 여지가 없다. 20세기 초 Angle은 고정성 교정 장치를 발전시켰고 당시의 치과 대학의 주류에서 벗어나 교정과 의사들을 교육시키기 위한 학교를 세웠다. 교정학은 이때부터 일반 치의학과는 동떨어지기 시작했고 그 자체로 손해가 된 것이다. 대다수의 서구 치과대학은 더 이상 교정학을 가르치지 않았고 졸업생들은 부정교합과 악안면 기능 부조화를 적절히 진단하고 치료하기 위한 준비를 갖추지 못한 채 배출되었다.

1944년까지 북미 및 영어권 국가에서는 Edward Angle의 교정개념이 지배적이었다. 그는 전 치아를 유지하는 이상적인 교정 개념을 설파했다. 그는 그 당시에 고정성 장치로 치아를 이상적인 위치로 옮김으로써 '기능'이 골격

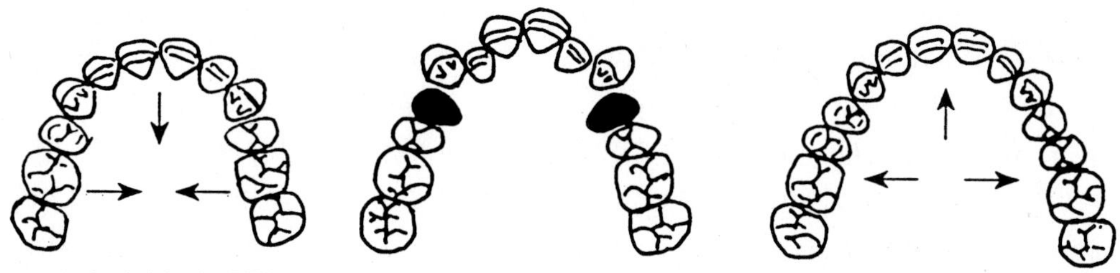

그림 16.1 소구치 발치로 치료된 부정교합과 악궁 협착(좌) 발치 없이 치료한 정형적 악궁확장.

지지를 만들어 주고 이상적인 안모 구조와 기능적 저작계를 만들어 줄 것이라고 굳게 믿었다.

불행하게도 Angle의 '이상적인' 접근은 상당 수의 케이스에서 실패했다. 그 이유는 고정식 교정 장치가 악안면부위의 골격 성장을 재설정하고, 조정하고, 수정하고, 자극시키기에는 부족한 면이 있었기 때문이다. 악궁 형성 전 또는 악간 관계 형성 전에 불안정한 위치로 옮겨진 치아들은 안면 골격계의 만족할 만한 보상성 변화를 일으키지 못했고 너무나 자주 원래의 불안정한 상태로 돌아가곤 했다.

발치 논쟁(Great Extraction Debates)

1911년에 첫 번째 'great extraction debate'가 미국 교정학회에서 열렸고 Angle과 그의 지지자들이 승리했다. 그러나 1944년 시카고에서 열린 'the second great extraction debate' 에서는 Angle의 제자 중 한 명인 Charles Tweed 에 의해 Angle의 철학은 무너졌다. Tweed는 정설인 비발치 교정이 너무나도 자주 실패했기 때문에 교정 치료의 목적을 위해서 소구치의 과감한 제거를 주장했다(1).

1954년에 또 한 명의 Angle 제자인 호주의 교정의사인 Raymond Begg는 남호주 박물관의 호주 원주민 두개골에 관한 연구서를 발간하였다(2). 지금은 상당히 논란거리인 데이터를 사용하여(3) 완전한 치열만이 거친 음식물로 인한 상당한 마모에 적응할 수 있다고 설득했다.

Begg는 Stone Age diet로 인해 치아의 저작면이 아니라 치간 접촉면이 거의 0.5인치 줄었다는 것을 알려주는 data를 선정했었다. Begg는 이런 치간 마모로 인해 치아 크기가 줄어들기 때문에 심각한 총생 없이도 치열이 맞게 되어진다고 주장했는데, 이는 원주민들 사이에 알려진 총생과 부정교합을 무시하고 내린 결론이었다.

Begg는 치간접촉점들의 마모로 인해 상실되는 치질의 양이 소구치정도의 폭이라고 주장했다. 이것은 당시에는 '과학적' 판결이었고, 이로 인해 수많은 교정의사들이 건강한 소구치를 발치할 수 있게 하는 근거를 주었다. 50년 이상 많은 나라의 어린이들이 이런 치료를 받아왔다. 수백만 개의 건전한 치아가 상실되어져 왔다.

그런 광범위한 치아의 희생이 바람직하고 안정적인 결과를 가져오는지 심사 평가되어졌다. 총생으로 좁아진 악궁이 발치 후 발치 공간 폐쇄로 인해 더 좁아졌다. 치열의 형태가 안면 형태에 영향을 주고 연조직을 지지하기 때문에 악궁의 감소는 부족한 안모 즉, 편평한 얼굴 또는 함몰형 안모를 만들었다.

또 다른 문제는 상하 전치부를 후방 견인함으로써 하악골의 기능적 경로를 제한하게 된 것이다. 하악 운동로의 제한은 구강 주위 및 저작근의 부조화를 유발시킬 것이며 이로 인해 하악과두의 비정상적인 기능을 초래하여 연관통을 유발하게 될 것이다.

(발치 후)교정에 의해 이루어진 치아 배열은 일시적이라는 것이 입증되었다. 후속 연구들은 부정교합이 더 나빠지는 비율을 높음을 보고했다(4). 물론 이런 보고들이 극단적인 케이스일 수 있고 재발이 교정학에 있어서 지속적인 문제이긴 하지만, 악정형학이 완전히 무시될 수 없는 이유이기도 하다.

전통적인 교정치료의 가치가 치과의사뿐만 아니라, 발치교정에 실망한 일반대중들에게도 의문시된다는 것은 놀랄 일이 아니다.

대안(Alternative Solutions)

그 당시에 Angle은 자신의 장치를 개발했는데 이는 결국은 Tweed와 Begg에 의해 버려졌고, 또 다른 움직임이 있었다.

스칸디나비아와 유럽의 Robin, Andresen, Schwarz, Haupl, Bimler, Balters, Frankel, Delaire, Petrovic 과 Crozat, Weibrect, Woodside, Harvold, Witzig 등 캐나다와 미국의 또 다른 의사들은 환경적 요소가 유전적 요소 못지않게 두개안면부 발달에 중요하다고 느끼고 있었다(5~13).

비엔나의 Martin Schwarz(14)는 구개와 비상악복합체(nasomaxillary complex) 및 상악치열을 포함하는 중안모부위는 가철식 장치에 의해서 확장될 수 있고, 확장 스크루로 확장을 촉진시킬 수 있다는 것을 발견했다(그림 16.2). 스크루 한 회전마다 장치를 0.125~0.25mm 확장시키며, 3~10일 간격으로 주어지는 이 확장으로 정중구개부 봉합의 진성 성장을 이루게 된다. 이 장치로 상악 치열, 비강 및 비강저, 중안모의 확장을 이룰 수 있다. 이로 인해 구개궁이 내려오게 되며 호흡강의 폭경이 넓어지면서 호흡량이 증가되게 된다. 이렇게 비강의 공기 순환이 증가하게 되고 비점막의 긴장도가 증가하게 되면 다시 비강의 확대가 이루어져서 호흡장애를 개선시킬 수 있게 된다. 그러나 다양한 호흡 저항의 문제는 남아있기는 하다(15~17). 그러나 이 비상악복합체(nasomaxillary complex)의 발육이 수명, 생명력, 안모의 향상을 상당히 가져온다는 것은 의심할 여지가 없다. 터너 증후군을 가진 10세의 여자아이에서 이런 유사한 장치를 사용하여 극적인 상악골 발달을 이룬 예가 있다(그림 16.3).

이런 횡적인 발달은 안와주위의 혈류 및 림프 순환을 촉진시켜 눈 주위 조직의 부종을 제거하고 알레르기성 멍든 눈을 제거한다. 이것은 분명히 개선된 안모를 보여주게 되었다. 이 모든 것은 완전한 치열을 수용하기 위해 확장시킨 상악골 용량에 의해 얻어진 부가적인 선물이다.

많은 다른 사람들은 가철성 악정형장치에 관심을 가지게 되었고, 이는 기능을 바꾸었고 악골 자세를 조절했으며 두개안면과 구강주위 근육에 영향을 미쳤다. 가철성 악정형장치는 분명하고 신중한 진단 과정과 함께 사용되어질 때 두개안면부에 바람직한 변화를 가져온다. 두개기저골에 대한 하악골의 각도를 조절함으로써 영구적으로 하악을 전하방으로 재위치 시킬 수 있어 안정적인 악골의 수직적인 관계를 가져올 수 있다.

이런 초기 장치는 크고 느슨했었다. 주로 밤에 장착되어진 이 장치는 상악골에 대해 또는 두개기저골에 대해 상대적으로 후방으로 위치한 하악골의 균형 잡힌 전방 성장을 도모하고자 설계되어졌다. 상대적으로 후방 위치된 하악골은 후퇴된 안모와 원심교합된 부정교합을 가져왔다(그림 16.4). 예를 들어, 하악 견치가 상악 견치에 부분적으

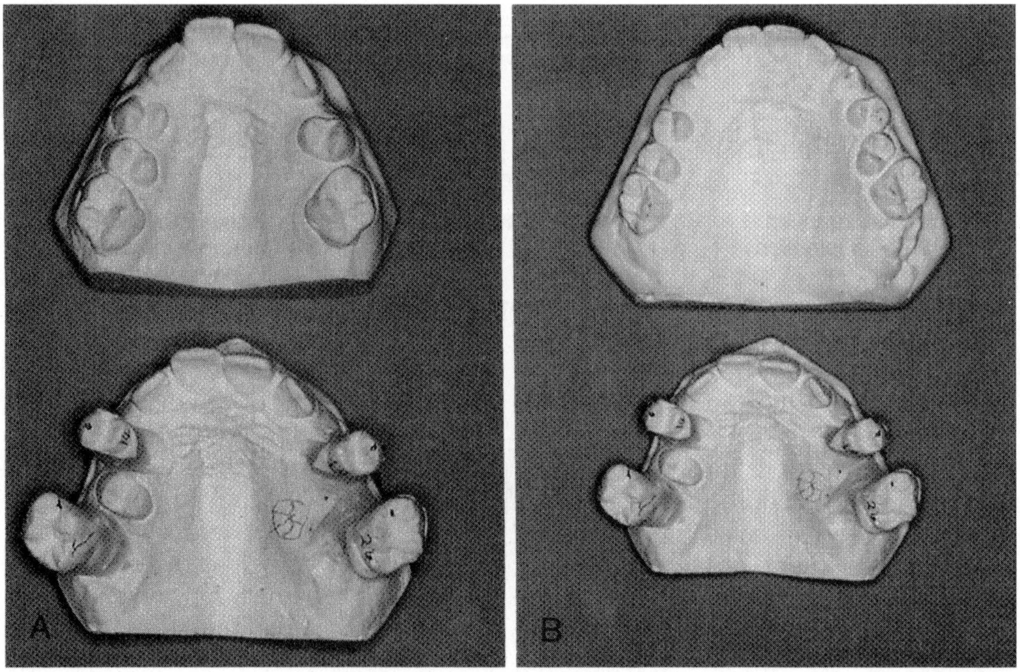

그림 16.2 비외과적 확장장치를 이용하여 얻어진 상악발달 아래모델은 진행 전, 윗 모델은 진행 중 (A), 진행 후 (B).

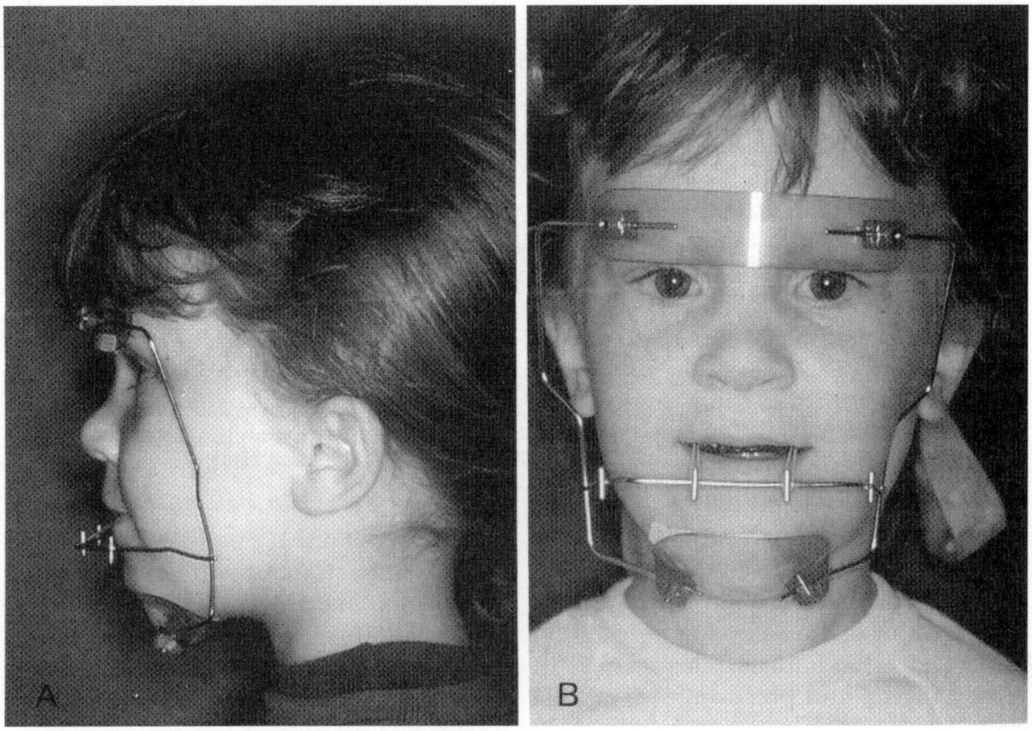

그림 16.3 그림16.2 에 언급된 변화를 가져온 장치

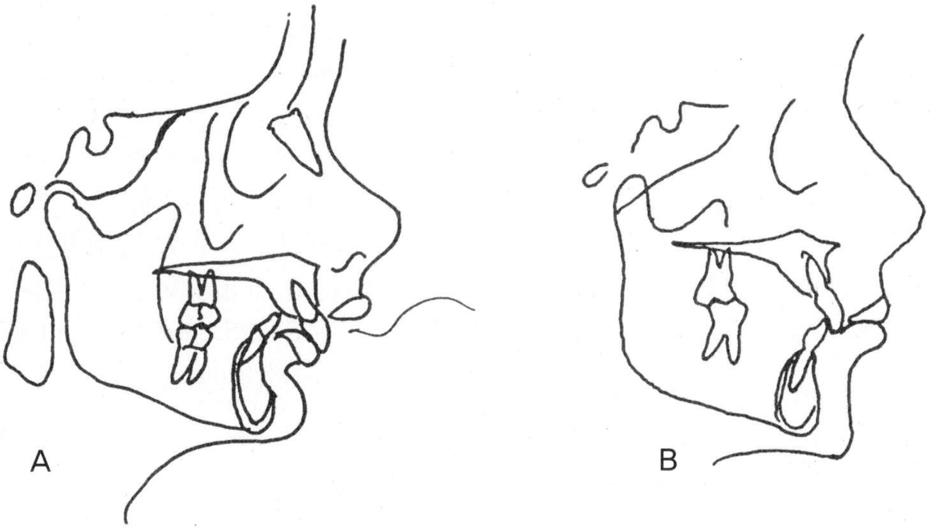

그림 16.4 A. 2급 부정교합은 Bionater같은 기능교정장치로 상악의 발육과 하악의 전하방이동을 얻는데 이상적이다. B. 정상 1급 교합. Bionater 같은 기능교정장치가 상악이 하악을 제대로 수용할 수 있도록 확장시켜주어 이와 같은 2급 부정교합에서 정상 교합으로 전환이 이루어졌다.

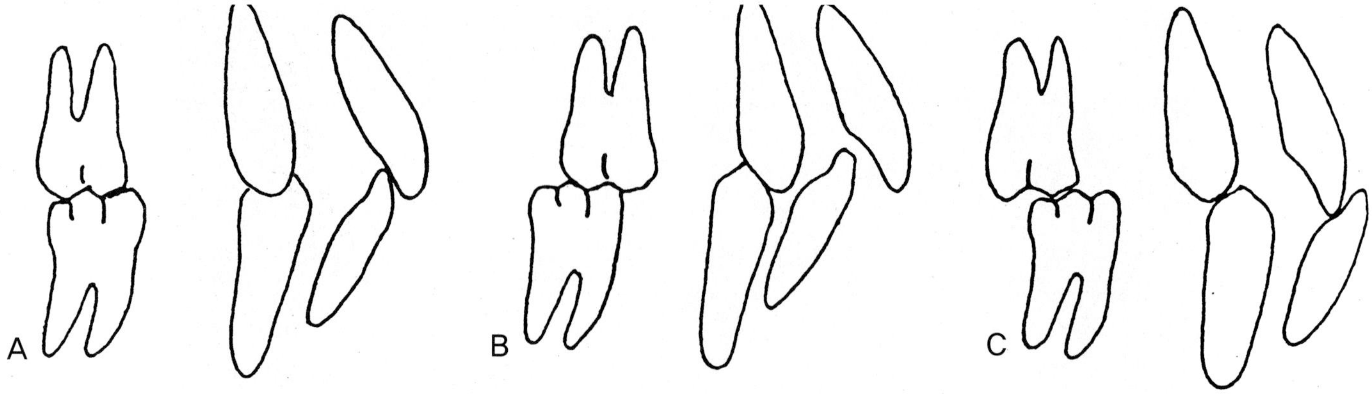

그림 16.5 A. 정상 1급 교합에서의 절치의 연동작용과 함께 나타나는 구치와 견치 교합관계
B. 2급 부정교합 혹은 원심 구치, 견치와 절치관계. C. 3급 부정교합

로 앞(1급 견치 관계)쪽이 아니라, 뒤쪽에 위치(2급 견치 관계)하게 되는 것이다. 하악 제 1대구치는 상악 제1대구치와 제 2소구치보다는 상악 제 1, 2대구치와 교합하게 된다(그림 16.5).

이런 악정형 장치의 조기 사용은 종종 비정상적인 하악골의 위치를 수정시켜 그 결과 치열 부정교합을 개선시키고 얼굴에 분명한 변화를 가져왔다.

과거 15년 동안, 기능 교정 장치는 정교해졌으며 원형으로부터 많은 기능 장치가 발전되고 퍼져나갔다. 불행히도 다양한 장치에 대한 관찰과 연구가 전체 기능교정장치와 악정형학에 대해 수행되어져 왔는데, 이런 장치 사용의 근본적인 결함이 심지어 경험 많은 교정의사에게서도 반복적으로 발생했다.

이 실수는 일단 기능적 재위치 장치에 의해 전방 위치된 하악을 바르게 수용하기 위해 상악을 적절히 준비시키고 발육시키는데 있었다.

두개안면 성장(Craniofacial Growth)

기능적 악교정학의 다양한 견지를 살펴보기 전에 두개안면 생물학, 특히 성장과 발육 그리고 상악골 복합체 및 교합 완성에 관련된 조절 기전에 대한 3가지 이론을 살펴보는 것이 도움이 될 것이다. 두개발생학 및 악안면 성장에 관한 논란이 여전히 존재하고는 있다.

유전적 패러다임(Genetic Paradigm)

전체 두개안면부의 완전한 성장과 발달에 필요한 정보가 DNA 염기 서열에 새겨져 있으며 이것은 골 단계에서 바로 표현되어지며 골 구조와 골막 표면에서 연골 성장 모델 및 성장의 유전적 조절을 포함하고 있다.

이 이론은 1950년대 말까지 지배적인 개념이었으나, 환경요소 영향에 대한 새로운 이해는 이 개념을 무너뜨렸다.

두개안면 연골설

(Theory of Craniofacial Cartilages)

두개안면의 성장은 접형후두연골결합(spheno-occipital syn-chondrosis), 접형골간 연골 결합, 접사골연골결합(sphenoethmoidal synchondrosis), 접형골의 대익사이의 연골, 외사골의 연골종괴(lateral ethmoidal cartilaginous masses), 비중격연골 그리고 과두의 연골과 같은 연골의 성장을 통해 생긴다는 이론이다.

연골성장은 내재된 조절 즉, 유전적인 통제를 받는다는 것을 의미한다. 골 성장의 유전적 조절은 골이 아니라 연골이다. 이 이론은 1953~1957에 Scott에 의해 주창되었다. 이 모델에서 봉합(suture)에서의 성장은 순수하게 보상성인 것으로 여겨졌다.

모스의 기능적 기질설

(Functional Matrix Theory of Moss)

골과 별도로 골의 내재성 유전적 성장 조절 인자에 의해 성장이 이루어진다는 이론으로 전체 골조직을 배제한다. 즉, 유전적 조절이 연조직, 치아, 기능성 공간의 성장을 조절한다는 것이다. 골의 기원뿐 아니라, 유지, 골의 형태, 크기, 위치가 연조직과 기관 그리고 기능성 공간–Moss 에 의해 기능성 기질(functional matrix)이라 불림–에서 선행된 변화에 의한 부수적이고 보상적인 결과라는 것이다(19). Moss의 Functional matrix 이론은 지난 30년간 두개안면 생물학에 있어서 혁명적인 접근이었다.

Moss는 몇 가지 잘 정립된 사실, 수두증(hydrocephalus)에서 뇌척수액의 축적에 의한 증가된 압력이 뇌두개골 및 그 부속기관들의 크기를 증가시키며 이는 유전적으로 정해져 있다는 것을 고찰했다. 역으로 소두증(microcephaly)에서는 줄어든 뇌크기가 감소된 두개 성장을 가져온다고 하였다.

Moss는 또한 성장기 아동의 악성 후모세포종(malignant retroblastoma)으로 안구를 제거한 케이스에서 안와가 정상적으로 자라는 것이 멈춘다는 것을 알았다. 이런 성장 실패는 주위 구조물의 상당한 변형을 가져왔다. 그러나 인공 보형물이 삽입되면 정상 성장이 재개되었다.

실험적으로 Moss는(20) 신생쥐의 사지를 절단하였다. 그 결과 숨겨진 다리로 직립 보행을 하게 되었다. 몇 주 후 희생시켜 검사한 결과 이낭(otic capsules)이 측두골 내에서 직립 자세에 적응하기 위해 반고리뼈관이 바르게, 즉 90°로 변형되었다는 것을 발견했다. 다시 한 번 골격 구조가 유전적으로 결정될 수 없으며 전정기관에 대한 새로운 기능적 요구와 자세에서 환경적 변화에 대한 반응이라는 것을 입증했다.

다른 연구가들은 하악 과두가 제거된 경우 흉터형성은 최소로 유지되었으며, 하악골은 계속 orofacial capsule을 발달시킴에 의해 전하방 성장을 하여 성장 왜곡이 심하게 나타나지 않았다는 것을 보였다.

Moss(21)는 봉합도 함께 제거된 많은 양의 두개골이 제거된 경우에도 두개골은 정상적인 성장을 계속 하였고, 나중에 생성된 골이 봉합을 재생하고 재형성하였다는 것을 보였다. 반대로 봉합을 실험적으로 협착시킨 경우는 변형된 성장 양상으로 인해 광범위한 두개안면 변형이 유발되었다.

기능적 두개골 구조 (Functional Cranial Components)

Moss의 영향을 받은 Van der Klaauw는(22) 전체 골격을 형성하는 각 개별적 두개골을 기능적 두개골 구조(functional cranial components)로 두었다. 예를 들어, 상악골은 안와천장(orbital palate) 또는 안와기능적구조(orbital functional components), 호흡기능적 구조를 의미하는 입천장의 상부면(superior surface of the palate representing a respiratory functional component), 소화기능적 구조를 의미하는 입천장의 하부면(inferior palate surface representing a digestive functional component) 등과 같은 몇몇의 기능 요소를 포함하고 있다. 역으로 두정골, 전두골, 접형골, 사골, 측두골은 신경지지와 방어를 위해 오직 한 개의 기능적 두개골 구조(functional cranial component)로만 되어 있다.

두개안면 캡슐(Craniofacial Capsules)

Moss 는 Klaauw의 개념을 발전시켰다. 그는 머리는 생명 기능을 촉진시키는 몇몇의 분리된 캡슐로 구성되어 있다고 제안했다. 예를 들어, 두개골 캡슐은 뇌를 보호하고 신경통합을 책임진다. 눈 캡슐은 눈을 보호하며 시력을 증진시키고 귀 캡슐은 청력 기관을 담고 있고 구강안면 캡슐은 호흡, 섭취, 언어, 후각, 미각, 소화 등의 기능을 담당하는 구강비강인두 공간(oronasopharyngeal spaces)을 포함한다.

이런 두개골 캡슐에 수용되어진 기관과 기능공간을 Moss 와 Salentijn은 기능기질의 두 기본 요소 중 하나인 '캡슐기질(capsular matrix)' 이라 명명하였고, 다른 하나는 '골막기질(periosteal matrix)' 이라고 명명했다(23, 24).

캡슐기질을 수용하고 지지하며 보호하는 캡슐의 벽은 골격 요소들로 이루어져 있다. 예를 들어, 골과 관련된 근육들, 인대들, 그리고 관절 두개안면 봉합 등이다.

골은 완전하게 골막으로 둘러싸여 있다. 골막은 이것과 관련된 근육과 부속 기관으로 침투되어 있다. 즉, 치조와를 만들기 위해 악골로 함입되어 치아 부속기관인 치주인대를 형성하거나 골의 골내막을 만들기 위해 골의 가장 내부로 들어간다. 하악 과두와 측두골의 관절 융기를 덮는다. 이것은 기능적 요구에 의해 과두 연골과 골을 리모델링시키는 능력도 있다.

골막과 이에 연관된 근육들은 Moss의 기능적 기질을 구성하는 캡슐기질과 함께 골막기질을 구성하고 있다.

두개안면 성장(Craniofacial Growth)

기능기질의 2요소에 대한 개념은 두개안면 성장의 풍부한 모델을 제시한다. 이것은 완전히 다른 두 종류의 성장형태 전이적 성장(translative growth)과 변형적 또는 리모델링적 성장(transformative or remodelling growth)을 포함하고 있는데, 이 모두 두개안면 발달에 대한 합리적이고

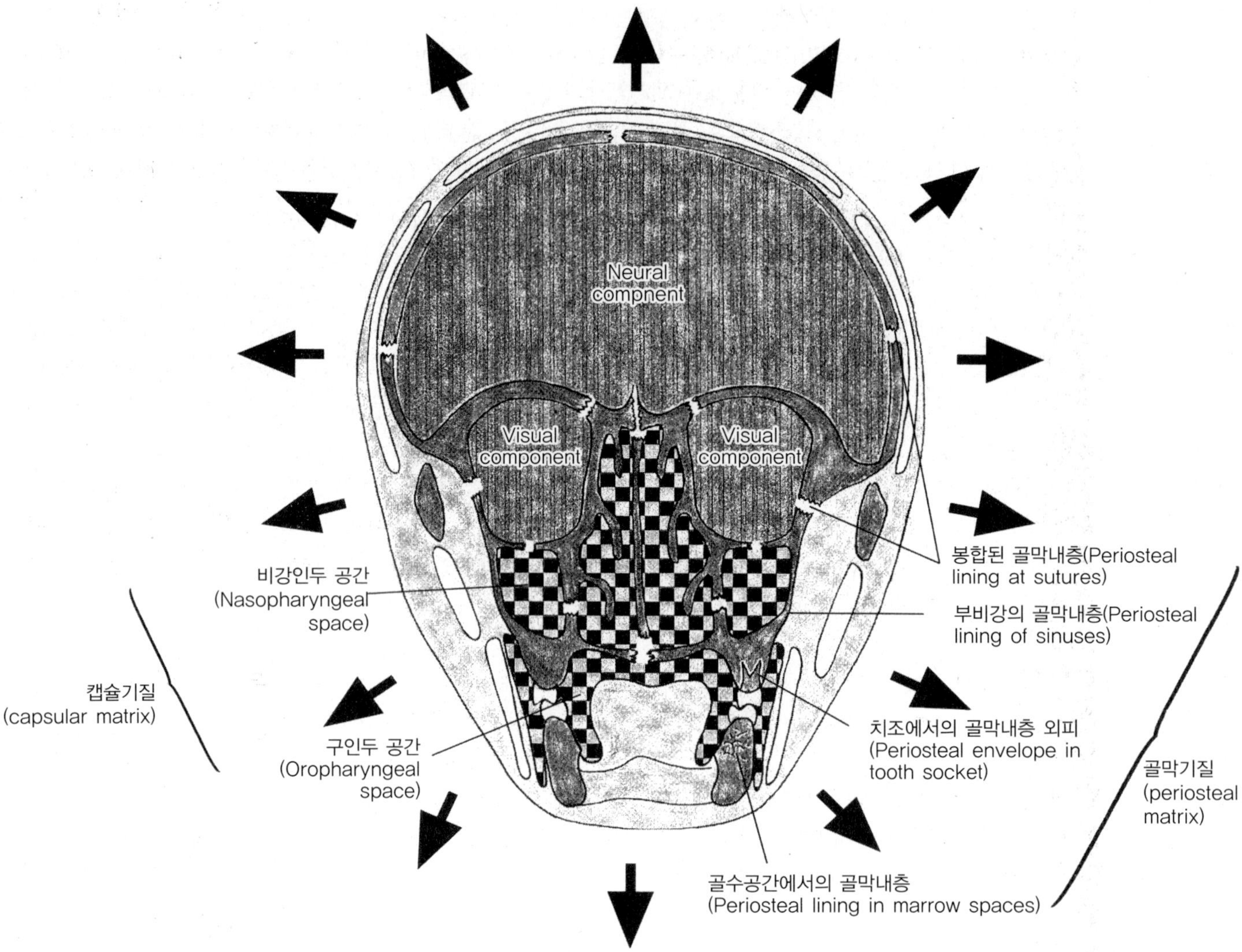

그림 16.6 기능적 기질은 캡슐기질과 골막기질 그리고 그것들과 연관된 기능적 두개성분으로 구성된다. 캡슐기질은 뇌와 눈(striped regions)과 같은 고형장기 뿐만 아니라, 기능 공간, 입코인두 공간 (checkerboard)으로 구성된다. 이러한 기관과 공간의 급속한 성장은 캡슐의 벽을 확장시켜서 골격요소들을 사방으로 이동한다. 이것이 두개안면성장의 진정한 동력원이다.

생산적인 모델을 제시하고 있다. 이 모델들은 실험적으로도 임상적으로도 대부분 설명이 가능하다.

전이적 성장(Translative Growth)

뇌나 눈같이 빠른 성장을 하는 기관 그리고 호흡 소화기관 즉, 캡슐기질은 마치 폭발적으로 확장되는 우주의 소우주처럼 모든 골격 요소들을 서로 간에 모든 방향으로 변위시킨다. 캡슐 기질의 급속한 성장과 골격 성분들의 변위가 두개안면성장의 원동력이다.

이와 같이 캡슐기질에 의한 전이적 성장은 뼈들을 새로운 위치로 옮겨가게 하여 전체적인 확장을 일으킨다(그림 16.6).

골격 요소들의 이동은 골막 기질로부터의 즉각적인 반응을 불러 일으켜 그 결과 새로운 골이 넓게 침착되고, 구조적인 통합을 이루기 위해 봉합되게 된다. 골은 형태의 조화를 위해 선택된 부분에서부터 흡수되게 된다.

골격적 요소는 캡슐기질을 보호하고 지지해준다. 골격요소는 연관된 근육 요소와 더불어 기능 두개 요소를 형성한다.

골막 기질을 형성하는 골막은 침투성이 있다. 골막은 모든 골을 덮고 모든 근육과 접하며 하악과두의 연골부분 섬유성 커버를 형성한다. 또한 치조와를 형성하기 위하여 치조골내로 들어가며 치아지지조직을 형성한다. 골내막과 연결되며 Wolfe's law에 따라 반응하는 개별 골소주의 내부 리모델링에도 관여한다.

변형성 혹은 재형성 성장
(Transformative or Remodeling Growth)

골격 요소가 골막의 각 세포부분으로부터 변위되어짐에 따라 캡슐 벽은 구조적 완전성을 유지하기 위해 새로운 골 생성을 촉진하게 된다. 동시에 형태의 조화와 배율을 유지하기 위해 그리고 대개는 방사상으로 증가하는 변화에 적응하기 위해 골막은 동시에 선택적으로 골을 흡수한다.

그러므로 골막기질이 골의 침착과 흡수를 지휘한다고 할 수 있다. 여전히 이런 반응 촉진체에 대해서는 의문시되지만 골과 골막 인터페이스에서의 생물전기학적 파장의 변화가 관련된다고 본다.

발육하고 있는 캡슐기질의 성장압에 의한 힘 또는 악정형 장치에 의한 골 표면의 스트레스는 수산화인회석결정과 콜라겐 분자의 변형을 유발한다. 이런 변형들이 압전현상을 일으킨다고 알려져 있다. 또한 골의 흡수와 침착을 유도하는 골 표면 전하의 극성을 바꾼다고 알려져 있다. 이런 생물전기학적 효과가 일반 정형학에서 잘 알려져 있는 flexural drift 법칙의 근간인 것이다.

정형외과학, 치아교정학, 그리고 기능기질
(Orthopedics, Orthodontics, and Functional Matrices)

많은 저자들은 정형학과 교정학의 구분이 무의미하다고 주장한다. 성장 과정을 전위, 변환, 재형성 요소로 나누는 것은 새롭고 훨씬 확실한 정의와 구별을 제공한다.

예를 들어, 하악골을 전하방으로 위치시켜주는 장치같이 골격요소의 전위(translation)를 도와주기 위해 장치를 사용하면, 캡슐기질의 조절아래 있는 비인두강과 혀의 발육 같은 전위성 성장 효과를 증진시키게 된다. 장치는 마치 결손 치아를 대체하기 위한 틀니나 브릿지같은 보철물처럼 보철적 캡슐기질을 대표하게 된다. 장치를 통한 이런 캡슐기질의 조절은 정확하게 악정형 치료라고 정의되어진다.

유사하게 상악골 복합체를 확장시키기 위해 사용되어진다면, 대개 혀의 결손된 자세를 보상하면서 캡슐기질의 전위성 성장이 부가적으로 나타나게 된다. 다시 부족한 기능은 대체되고 이는 전위성 성장의 효과를 감소시키게 된다. 그리고 다시 보철적 캡슐기질이 사용되어진다. 이것은 악정형학이라고 부른다.

즉, 어떤 힘이 아치 와이어 또는 장치에 부착된 스프링 암으로 치아에 직접 주어진다면 골막기질이 직접적으로 영향받게 된다. 골막기질은 압력을 완화시키기 위해 골을 흡수하고 대체하게 되며 이것은 치아가 장치를 따라 움직이게 한다. 이것이 교정과정이다.

악정형 장치가 순수하게 악정형력만을 일으키는 것은 상당히 어렵다. 모든 악정형 장치는 의도하든 의도하지 않든 치아 또는 치열에 교정력을 가할 수 있다. 그래서 이차적인 교정효과를 얻을 수 있는 것이다.

성장과 발육(Growth and Development)

두 기능복합체와 전위성 성장과 재형성 성장의 상호작용의 예로, 안면영역에서 비상악복합체와 하악의 성장 기전을 조사하는 것이 유용할 것이다.

비상악복합체(Nasomaxillary Complex)

5, 6세경까지 전두골은 좌우엽이 나누어진 상태로 존재한다. 그리고 시상봉합이 전두골과 비골 사이에 있으면서 정중구개봉합으로 연결되어 두 개의 상악골과 구개골을 분리시키고 있다.

상악골은 전뇌, 비인두강, 혀의 급속한 성장에 의해 측방으로 분리되어진다. 캡슐기질의 주요 부분인 뇌의 성장은 출생 전부터 약 7세까지 매우 빠르게 이루어지며 이때 뇌의 대부분 성장이 완성되게 된다.

구강비강인두 기능공간(Oronasopharyngeal Functioning Space)

영양과 호흡에 필수적인 이 공간은 섭식과 산소 호흡을 위한 기능적 요구에 맞추어 급속한 성장을 하게 된다. 호흡강은 구심성신경종말에서 방출되는 체액인자에 의한 향신경적 조절(neurotropic control)에 의한 상피증식을 통하여 주위 구조물에 독립적으로 성장한다.

기능공간은 캡슐기질의 성질을 유지하면서 이 공간이 확장됨에 따라 주위 조직과 분리되어진다.

혀(Tongue)

성장하고 기능하는 혀의 압력은 정중구개 봉합의 완전한 성장과 중안모의 성장 및 상악 치조골 성장에 중요하다. 혀가 적절하게 발달하려면, 안정 상태에서도 혀는 경구개와 접촉하고 있어야 한다. 혀에 의한 구개점막의 감각 신경 말단의 자극은 횡적 구개 성장에 중요하다.

기능기질에서 혀의 분류는 잘 묘사되지 않고 있지는 않지만 내재근과 외재근의 두 가지 주요한 근육으로 잘 인식되고 있다.

혀의 등(背部)은 주로 내재근으로 구성되어 있고 미뢰와 유해수용기를 포함하는 특수한 상피로 되어 있다. 혀는 그 자체로 미각, 저작, 발음기관으로 고려되어져야 한다.

이와 같이 골격에 부착점을 가지고 있지 않는 혀의 내재근은 캡슐기질에 속해있고 단지 골과 연골에 골막부착을 가지고 있는 외재근만이 골막기질이다.

혀의 등은 캡슐기질의 부분으로서 전위성성장을 증진시키는 반면, 혀의 외재근 부착은 골막기질의 일부이다. 그러나 구개전정에서 혀의 움직임과 자세에 대한 그들의 역할에 의해 구개와 치조골의 발육에 있어서 캡슐기질을 보조한다.

이 논의로부터 비상악복합체 또는 중안모의 하방, 전방, 횡적 성장–즉, 전 영역에 걸친 부피와 크기 확장–이 비호흡계같은 캡슐기질의 성장에 의해 유도된다는 것을 알 수 있다. 각 개별요소의 실제 크기의 확장과 조화로운 형태의 유지는 골막기질의 조절하에 골막하골의 선택적인 흡수와 침착에 의해 유지되어진다.

상악골의 전후방 성장(Anteroposterior Growth of Maxillae)

상악이 성장하는 캡슐기질에 의해 전하방 성장을 함에 따라 전방부가 너무 돌출된 얼굴을 피하기 위해 흡수 과정을 겪게 된다. 동시에 상악의 후외방 측에서는 골 침착이 활발하게 이루어진다. 이런 방식으로 6세경 제1대구치, 12세경 제 2대구치 그리고 18세경 제 3대구치의 연속적인 맹출을 위해 필요한 공간과 지지가 만들어진다. 비강 측의 구개부는 흡수가 일어나고, 구강 측 구개부에서는 침착이 일어난다.

하악골(Mandible)

하악은 Meckel 연골에 근접한 막에서 골화되는데 Meckel 연골이 직접 하악의 일부를 형성하지는 않는다. 양쪽 이공(mental foramen)에 가까운 중심에서 골화가 시작되며 하악체, 하악지를 형성하는 신경혈관 다발을 둘러싼다. 하악골과 측두골 표면 사이 움직임은 이차 연골, 과두 연골의 형성을 유도한다. 이들은 빠르게 과두의 관절표면을 형성하기 위해 하악체에 결합되고 섬유성 조직으로 덮여진다.

Meckel 연골의 등쪽 끝은 중이 소골(ossicles)을 형성하며 후방 관절낭과 합쳐지는 추체고실열(petrotympanic fissure)을 통해 추골인대(malleoar ligament)를 형성한다. 이것은 두개하악장애증후에서 이명과 같은 귀의 증상을 일으킬 수도 있다. Meckel 연골의 나머지 막은 접형하악인대를 형성한다.

한 살까지 하악골은 결합정중선(symphyseal midline)으로 나뉘어져 두 개의 분리된 부분으로 존재한다. 따라서 이런 부분들도 뇌와 구강안면 캡슐(orofacial capsule)의 성장에 따라 측방으로 변위될 수 있다. 1, 2세경에 하악골이 융합된 후에는 하악골의 횡적인 성장은 더 이상 일어나지 않는다. 그러므로 하악골의 전방부의 횡적 확장은 상당히 제한적이며 골막기질(periosteal matrix)에 의한 골의 흡수와 침착 기전에 의존하게 된다.

동시에 하악골은 구강안면 캡슐(orofacial capsule)과 기능 공간의 성장에 의해 전하방 성장을 하게 된다. 하악골이 캡슐기질(capsular matrix)의 의해 전하방으로 전이되는 만큼 빠르게 골막기질(periosteal matrix)에 의해 상후방으로 빠르게 골의 흡수와 침착이 일어나며 자라게 된다. 이런 양상은 마치 한 사람이 에스컬레이터를 오르고 내리면서 공간적 위치를 유지하고 있는 것과 유사하다. 이렇게 하악골은 강제로 전하방 성장을 하는 것이 아니라, 능동적으로 전하방으로 이동되며 동시에 상후방으로 성장함에 의해 길이가 증가한다. Moss와 Salentijn(23, 24)에 의해 기술된 것처럼 난원공, 하악공, 이공을 경유하는 신경과 혈관의 주행 경로를 따라 유선형으로 성장하게 되며 이는 Ricketts에 의해 묘사된 궁형을 사용하여 예상할 수 있게 나타난다(33). 더 많은 논의와 참고문헌은 'Growth Prediction' 에서 찾아볼 수 있다.

하악골이 후방으로도 상방으로도 V-형태이기 때문에 하악이 상후방으로 성장함에 따라 더 많이 넓어질 수 있다. 때문에 하악골은 대뇌의 측두엽이 측두골을 측방으로 전이시킴에 따라 두개골이 넓어지는 것에 보조를 맞출 수 있는 것이다.

치아(Teeth)

치아는 뼈에 속하지 않는다. 오히려 고유수용감각, 발음, 포착(prehension) 등과 같은 많은 역할을 수행하는 석회화된 저작 기관의 일부이다. 치아는 기능기질의 주요 요소이며 골막이 고도로 특수하게 분화된 치주인대를 통해 골과 상호작용하기 때문에 골막기질의 일부로 포함된다.

구강상피의 함입으로 인한 치배의 발달과 유치와 후속 영구치의 발달은 치아 지지 골의 성장과 유지에 강력한 자극제이다. 치아의 발육과 존재 없이는 치조골은 결코 존재하지도 발육하지도 않는다. 치아가 상실됨에 따라 치조골은 퇴화하거나 완전히 사라진다. 측두근의 부착이 제거되면 근돌기(coronoid process)가 완전히 사라지는 것처럼.

그러므로 안면수직고경은 치열의 적절한 방해 없는 맹출과 지속적인 존재에 의존하게 된다. 수직적 발달은 폐구근의 과활성이나 지속적인 활성에 의해 저해되거나 협측 치아 사이에 잘못 위치한 혀의 측방 확장에 의해서도 저해된다.

이는 안면 수직고경의 부족한 성장을 초래한다. 그러나 입으로 호흡할 때처럼 폐구나 구순폐쇄가 적절히 이루어지지 않으면 치아의 과도한 맹출을 허락하며 또한 과도한 수직 성장, 입술을 다물기 어려운 현상 그리고 "long face"라고 하는 얼굴이 길어보이게 하는 증후군을 유발시키게 된다. 근수축이 근골격계 성장 저하를 가져오는 것과 같은 현상이다.

상하악골 성장과 교합과의 협응(Coordination of Maxillomandibular Growth and Occlusion)

두개안면 성장 기전이 Moss의 기능기질 모델로 매우 잘 설명되고는 있지만, 그 기권은 다소 광범위하다. 상악골과 하악골 성장의 조화 그리고 치아치조복합체와 악관절의 조화로운 발달에 대해서 어떤 매우 분명하고 민감한 기전이 있음이
분명하다.

Strasbourg 대학의 Alexandre Petrovic과 동료연구자들은(25) 마이크로 전자 공학과 결합한 기계나 인간같은 생물학적 시스템 모두에서 통제와 소통 시스템과 연관된 인공두뇌학(cybernetics) 영역이 포함된 기전에 관한 가장 정교하고 이론적인 모델을 개발했다.

서보시스템(*Servosystems*)

인공두뇌학에서는 일련의 피드백 순환이 어떤 특정 반응을 증폭, 유지시키거나 약화시킬 수 있는 중요한 서보시스템이라는 조절 기전이 있는데 성장 조절에서도 유사하게 중요하다(그림 16.7)

Petrovic은 서보시스템의 말단 비교측정기로서 치아 접촉 또는 교합을 말하고 있다. 교합 또는 치아 접촉이 적절하지 않을 때 이런 요소로부터 변형 신호가 시작하게 된다. 서보시스템의 목표는 최대 저작력 근처에서 하악에 안정성을 줄 수 있는 치아의 정확한 감합이다.

말단 비교 측정기가 적절 교두 감합으로부터 변형된 신호를 치근 주위의 치주인대에 있는 말단유해 수용기를 통해 감지하면, 하악골을 정위치 시켜주는 외측 익돌근과 같은 주요 근육을 변형시킨다. 이런 변형은 적절한 치아 교합을 다시 이루기 위해 하악골의 성장을 조절하는 것처럼 과두 연골의 성장을 촉진시키거나 약화시킨다.

환경 또는 유전적 요소가 악골 관계에 관련 있는 서보시스템에 좋지 않은 영향을 주어 저해된 발육을 보이는 몇몇 케이스에서 치아는 안정적인 교두-와 관계로 감합하는 것이 아니라 불안정한 교두-교두 관계로 감합한다. 이것은 하악골을 너무 후방으로 전위시켜 완전한 교두감합을 이루지 못하게 하는 하악골의 성장을 조절하는 신호일 것이다. 이것이 2급 부정교합이 완전 교두감합을 이루고 있는 이유로 이는 서보시스템을 충족시킨다. 이것은 정상 1급 교합을 이끄는 하악과두 성장 증가를 불러온다.

포유류에서 하악골의 길이 적응성은 저작의 진화론적 성공 과정을 불러왔다. 성공적이고 정확한 조절 기전 없이는 저작 시 치아 접촉은 정렬되지 않을 것이고, 파괴적일 것이므로 심각한 치조골 소실과 치아 마모를 유발하고
치아 상실과 이 조설 시스템의 상실을 가져오게 되었다.

유치교합관계(*Flush Terminal Plane*)

제1대구치 맹출이 시작되는 5~6세경에 상하악 제2유구치가 flush terminal plane이라고 불리는 원심교두 접촉을 한다.

Bishara는(26) 124명의 환자를 5세부터 성장이 종료 될 때까지 조사하였다. 그는 정상적인 flush terminal plane을 가진 환자의 46%가 2급 부정 교합으로 발달된 것을 발견했다. 하악 제2유구치가 상악 제2 유구치보다 원심에 위치한 경우는 모두 2급 부정교합으로 진행되었다. 미국에서 교정 치료 케이스의 2/3는 2급 부정교합이다.

그림 16.7에서 flush terminal plane을 도해로 제시하고 있다. 이 상태에서는 제1대구치는 교두대 교두 관계에 있게 되고, 상악궁이 좁다면 견치 또한 교두 접촉을 하게 된

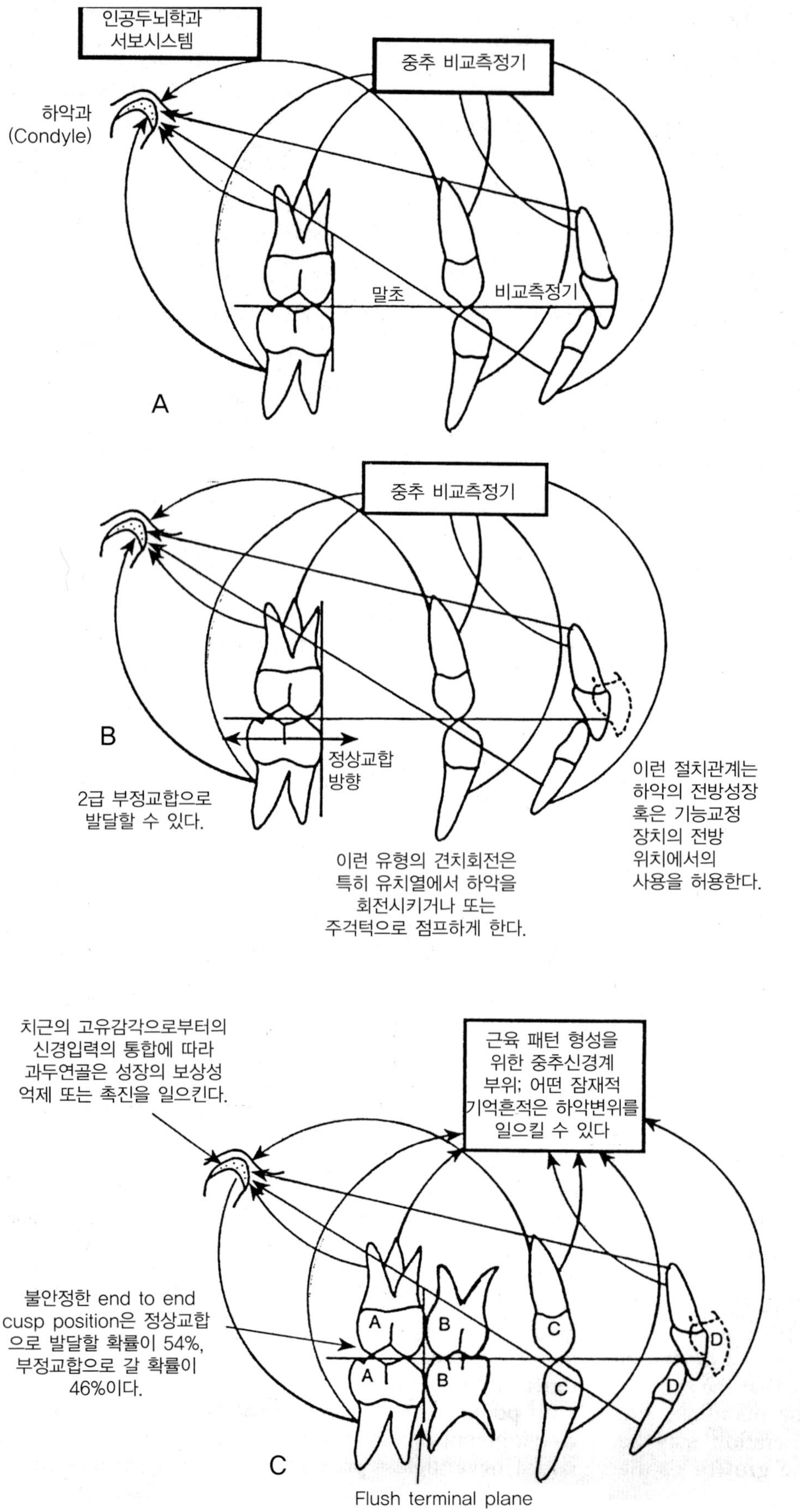

그림 16.7 A. 교두감합이 적절하지 못하면 치아간의 대립이 형성된다. 불안정한 end to end cusp position을 그림으로 보여준다. B. 경우에 따라서 end to end 관계에 있는 치아로부터의 고유감각은 주걱 턱 혹은 가성 3급 부정교합 같은 하악골의 전방이동이라는 새로운 잠재적 기억흔적을 유발할 수 있다. 흔히, 하악은 회전하면서 한쪽 하악과는 후방으로 변위되어 class II가 되며, 다른 쪽에선 하악과가 전방으로 변위되어 class I 으로 변위된다. C. 상하 제2유구치의 후방 경계가 같은 수직면에 있게 되면(flush terminal plane) 이는 불안정한 상황이다. 제1대구치(6세 구치)는 교두 대 교두 또는 견치 대 견치 관계로 맹출하고, 약간의 변화는 하악으로 하여금 비정상적인 원위적 관계(class II)를 유발시킬 수 있다. 부분적으로 간단한 사면의 작용으로 혹은 되먹임기전을 작동시키는 치주인대의 수용기로부터 신호에 의해 안정된 견치교합이 발생할 때가지 하악성장을 서행시킨다. 절치가 이미 접촉 중이라면, 이것은 가능성이 있다. 만약 그렇지 않다면, 경사면이 하악을 전방으로 밀리게하여 정상으로 감합시켜 되먹임 신호는 과두연골의 성장을 보상적으로 증가시킬 것이다(*점선*). CNS, central nervous system; 중추신경계

다. 이 교두대 교두 관계는 불안정하며 인공두뇌학에서 말하는 분기점을 대표한다. 이 부분에 대한 어떤 작은 동요, 예를 들어, 우식에 의한 치아 손상 또는 부적절한 수복물 등은 불안정한 2급 부정교합을 유발시킨다. 이것은 그럼에도 불구하고, 서보시스템의 요구에 충분히 부합하는 교두 감합의 안정성을 제공한다.

어떤 상황에서 교합 안정은 국소 조절 인자를 변경시켜 하악골 자세에 있어서 놀랄만한 변화를 이끌어낼 수 있다. 많은 가능성 중에서 다음의 3가지가 고려될 만 한다.

1. 디스크가 전내방으로 변위되거나 TMJ가 내장(internal derangement) 되면 하악은 원심으로 이동될 것이다(8장).
2. 하악은 한쪽에 1급 관계를 형성하고 반대측에 2급 관계를 만들면서 회전한다. 이 또한 원심 위치된 쪽이나 2급 부정교합측에 원판변위를 일으킬지 모른다(그림 16.5A와 B).
3. 하악은 곧게 위치할 것이고 2급 관계 또는 근심 교합을 이루게 될 것이다(그림 16.5C).

이런 3가지의 변화는 새로운 근육의 잠재기억(engram)의 중심적 형성을 하게 된다. 전치부와 견치의 관계에 의해 매우 많이 영향받는 결과이다.

Flush terminal plane의 경우, 상하 전치부가 이미 접촉하고 있다면, 하악골의 전방 성장 시 하악의 전방으로의 움직임이 상악 전치가 방해하기 때문에 저해되어 진다. 그러므로 치주인대의 유해 수용기로부터의 변위 신호는 과두의 성장을 제한하고, 원심 또는 2급 부정교합을 형성하게 된다. 전치부가 접촉하지 않았다면 변위 신호는 과두 성장을 촉진시킬 것이고, 올바른 전치 접촉과 함께 1급 교합 관계를 이루게 될 것이다.

유견치 단계에서 심각한 조기접촉은 중앙 근신경 통제 기전을 활성화 시켜 교합을 점프시켜 3급 부정교합을 만들게 된다. 그리고 이것은 처음에는 자세적 형성으로서 존재하거나 또는 증가된 과두 성장으로 구조적인 형성이 될 것이다.

이전에 언급했듯이, 우식, 부적절한 수복물, 치아 상실, 치아 형태 이상, 이상 기능에 의한 교두 상실 등으로 인한 변연 비교 측정기에 결함이 병적으로 존재한다면 문제가 된다. 변연 비교측정기의 결함이 없더라도 유전적 또는 환경적 결합을 통한 서보시스템의 실패 때문에 부정교합이 발생할 수 있다.

교합 발달은 면밀하게 관찰되어져야 하며 부정 교합의 첫 발생 증후가 보일 때 또는 비정상적인 환경 요소가 생겼을 때 개입이 이루어져야 한다. 우리 모두는 완전히 다른 두 개의 안면 성장 발육 경로를 보이는 이런 분기점에 대해 인지하고 있어야 한다.

두개안면과 치아안면 문제의 진단 (Diagnosis of Craniofacial and Dentofacial Problems)

광범위한 데이터베이스의 구축이 필요하다. 이 데이터베이스에는 임상기능평가, 파노라마등의 방사선학적 검사, 안모 및 치열 사진과 함께 측모두부방사선 사진 분석을 이용하여 두개안면부 형태와 조화 및 전신 건강 평가가 포함된다.

검진 시에는 혀의 위치와 입술에 대한 평가가 중요한데, 잘 다물어진 입술과 구개에 위치한 혀로 인해 비호흡이 잘 되면 좋은 안모가 발달하기 때문이다. 알러지 의사, 이비인후과의사, 카이로프랙터 및 물리치료사와의 협진이 종종 필수적이다. 최신 두개안면 생물학과 올바른 호흡기능의 중추적인 역할을 이해하는 의학 자문가를 구하기 위해 상당한 노력을 해야 한다. 치료를 담당하는 치과의사는 자문의의 교육에 적극적이어야 하며 이 분야에 관한 많은 연구 자료들을 제공하고, 적절한 악정형 장치와 교정 치료 그리고 의학적인 지원 치료에 의해 구강안면 발달이 올바르게 된 인상적인 임상결과를 제공하여야 한다.

임상기능검사(Clinical Functional Examination)

다리 길이 문제와 같이, 정상으로부터의 어떤 변이도 근골격계에 영향을 주기 때문에 걸음걸이, 전신 자세의 검사를 포함한다. 유사하게, 저작근의 불균형과 TMJ의 내장을 일으키는 교합 문제가 두경부 및 견갑대, 더 아래로 척추의 불안정을 유발시킬지도 모른다.

하악운동 모양은 그 자체로 추후 연구되어져야 한다. 개구와 폐구 시 관상면(frontal plane)에서 변이는 기능적 부조화로 여겨진다. 최대개구량이 40 mm 이하인 경우는 전방으로 전위된 디스크에 의해 상관절강으로 과두가 전이된 내장증을 의미한다.

최대 측방 운동범위를 관찰하면 디스크의 전방변위로 잘못 진단하는 것을 막을 수 있다. 개구가 제한적이지만 양측으로의 12mm 측방운동이 가능하다면 원판변위일 가능성은 작고, 개구 제한은 개구장애(trismus) 또는 섬유화(fibrosis)에 의한 것일 것이다.

청진기로 관절음을 진단할 수 있고 외이도의 외측벽을 통해서 측방으로 촉진할 수도 있다. 관절을 검사한 후에 안면 및 두경부의 근육을 초진하여 발통점을 검사할 수 있다.

기능부조화 검진을 위해 구강주위 근육은 면밀히 검진되어야 한다. 구순폐쇄(lip sealing)가 매우 중요하며 장기적인 치아 안정성에 영향을 미친다. 습관 또는 비강 폐쇄에 의한 습관적인 개교나 입술의 부조화를 기록한다. 개교는 입술 근육을 저활성시키며 입술을 다물도록 하거나 침을 삼키게 하면 턱끝근육(mentalis m.)의 과활성이 관찰된다.

입술의 저활성은 부적절한 상하악 관계에 의해서도 발생하기도 한다. 하악이 후방으로 위치되어진다면 전치의 수평피개(overjet)가 커져 연하 시 강제적인 노력이 아니면, 입술이 다물어지지 않게 되는데 이런 연하 작용을 위해 입주위 근육과 턱끝 근육이 과활성되는 것이다.

검진 시 환자에게 소량의 물을 삼켜보게 할 수 있는데 기능이 정상적이라며 연하작용 시 입술, 턱끝근육 및 구강주위 근육이 정지하고 있게 된다.

정상적인 악골 관계를 보이고 전치의 수평피개(overjet)가 크지 않는 경우에 연하 시 입술 주위 근육이 과활성된다면 이는 혀가 비정상적인 기능을 하고 있다는 것을 의미한다. 이는 유아기의 연하 습관 고착이나 혀 내밀기가 있다는 것을 의미한다. 이는 전치부 개방 교합을 유발한다(그림 16.8A). 성인 연하 시에는 혀는 먼저 연동운동을 하며 상악 전치부 구개 측에 위치하고 음식물이 인두부로 넘어가도록 운동한다.

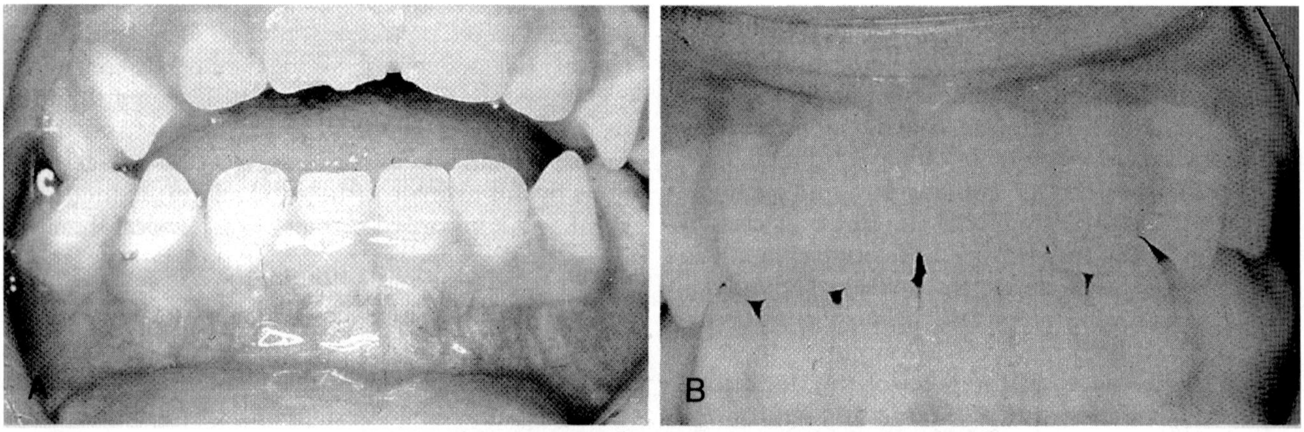

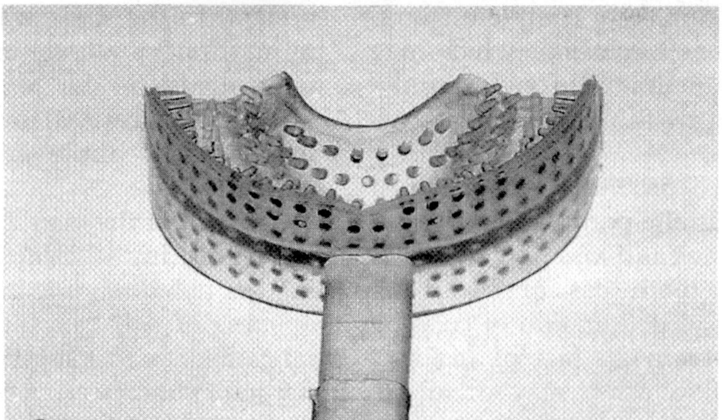

그림 16.8 이 소아환자 (4세)는 비정상적인 혀 내밀기를 보여준다(A). 전치부 개방성 교합이 수개월 만에 신속하게 교정되었다(B). Myo Munchee(C).

유아기 연하 습관의 지속은 좋은 치아교합을 이루지 못하게 한다. 모유수유 포기, 생리학적으로 디자인된 인공 젖꼭지 사용의 실패, 누워 있는 자세에서 컵이나 병의 내용물을 마시는 행위, 고형 음식물의 너무 이른 섭취 등이 결손된 혀의 기능을 고착시킨다고 생각되어지고 있다.

결손된 혀 기능은 원인 요소가 조기에 제거되어지면 회복될 수 있다(그림 16.8B). 그러나 12세 이상까지 혀의 이상 습관이 잔존한다면 회복되기가 어렵다. Dr. Kevin Bourke(Maitland, Australia)가 소개한 Myo Munchee가 혀의 기능과 전방 벨브(anterior valve)의 기능 회복에 아직까지는 가장 효과적인 것으로 알려져 있다(27)(그림 16.8 C).

교두간접촉위'로의 하악경로(Mandibular Pathways to Intercuspal Position)

하악은 저작 시 하관절강에서의 경첩운동과 상관절강에서의 활주운동으로 기능적으로 교두감합을 이루게 된다. 악관절은 양측성 가동 관절로 8장에서 Hawthorn과 Flatteau의 설명이 잘 나와 있다(28).

상악전치가 설측 경사되어 있다면 정상적인 폐구 경로에 방해가 된다. 상악 전치 경사와 다른 교두 경사는 소위 교합의 기능각(functional angle)이라고 하며 치아들이 적절한 교합(중심교합, centric occlusion)을 이룰 수 있도록 하악의 운동경로를 결정한다.

상악 전치가 급격한 후방 경사를 가진 경우(2급 2류 부정교합 같은 경우), 하악이 교두감합을 이루기 위해 정상적인 경로-양측 관절이 동시에 경첩운동과 활주운동을 부드럽게 수행하는 경로-로 움직일 수 없게 된다. 그 결과 양측 과두의 원활한 움직임이 분리되게 된다. 먼저 하악이 최종 교합에 이르기 위해 순수 회전 운동을 하는 위치로 각 과두를 이동시키는 것에 이상이 생기게 된다. 많은 임상가들은 정상적인 동시성 움직임의 기능성 이탈이 근육 부조화와 원판의 전방 전위 또는 내장증을 일으키는 원인 요소라고 보고 있다.

부정교합을 치료하기 위해 소구치를 발치한 경우, 치아를 배열하고 공간을 폐쇄하기 위해 치아가 너무 직립되거나 후방 경사되지 않도록 해야 한다.

만족할 만한 교합 경로를 이루기 위해 상악 중절치는 Fankfort horizontal(FH) 평면에 대해 115° 정도의 경사를 이뤄야 한다. FH 평면은 측모두부방사선 사진에서 안와하연과 외이도의 상연을 연결한 선으로 환자가 전방 수평면을 응시했을 때 수평에 근접한 선이다. 동시에 상악 중절치와 하악 중절치의 사이각은 125°에 근접해야 한다(그림 16.9).

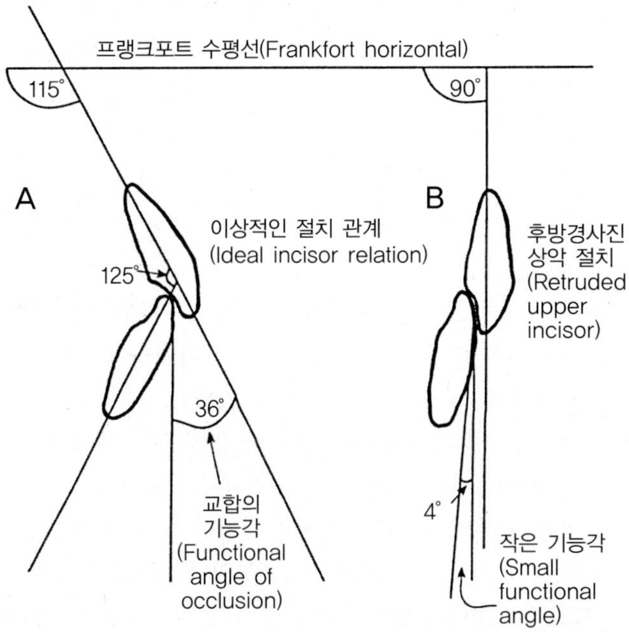

그림 16.9 A. 30~60° 사이의 교합 기능각은 관절의 회전과 활주를 부드럽게 하고 근육의 조화를 허용하여 교두감합위에 쉽게 이르도록 해준다. B. 작은 교합기능각은 교두감합위로 최종회전하기 전에 병진활주의 종결을 요구하기 때문에 근육 부조화를 일으키고, 과두를 후방으로 밀 수 있다.

안면 대칭(Facial Symmetry)

안면 대칭은 부정교합과 하악 회전에 의해 쉽게 무너진다. 흔히 한쪽 과두가 하악와의 원심으로 위치되면서 기능 이상을 가져오게 될 때, 다른 한쪽 과두는 관절융기 경사의 전하방에 놓이게 된다. 상악치열궁은 정중구개봉합과 설소대를 기준으로 조사하여 그 변위를 기록한다. 하악 치열궁은 설소대와 턱끝의 중심에 맞추어 진단하고 그 변위를 기록한다. 상악 치열궁의 정중선을 서로 비교하여 조사한다. 그 후 상하 정중선 불일치가 각 악궁에서 치열의 이동 때문인지, 치아는 정상적으로 위치하지만 하악의 변위로 인한 것인지를 결정하게 된다. 이 구분을 결정하는 것은 굉장히 중요한데 만약 그렇지 않다면, 영구적인 안면비대칭이 지속되거나 심지어 의원성으로 안면비대칭이 생겨날 수도 있게 된다.

하악골의 변형이 있는 경우는 최대교두감합위에 이르는

마지막 몇 mm를 주의 깊게 조사하는 것이 중요하다. 하악골이 휴식상태에서는 중심이 맞다가 마지막 폐구 시에 변위를 보인다면, 이는 부적절한 치아접촉이 있음을 의미한다. 이런 치아 접촉이 치아 이동 또는 치아 성형에 의해 교정되어진다면, 이 문제는 해결된다. 그러나 이런 변위가 하악이 안정상태에 있을 때도 존재하고 폐구 시 바로 최대 교두감합을 이루게 된다면, 이것은 구조적 비대칭이 있다는 것을 의미하며 하악골의 악정형적 재위치에 의해서만 교정되어질 수 있다. 간혹 상악골이 비대칭에 관여할 수도 있으며 이의 교정이 요구될 수도 있다.

정모두부방사선사진이 안면 대칭에 관한 유용한 증거를 제시하기도 하지만, 충분히 사용되지는 않는다.

악골이 치아 크기에 맞추어 적절한 횡적 폭경을 가지고 있는지 평가되어져야 한다. 교정의나 치과의사들은 시상면과 수직면에서 2차원적인 방사선 이미지를 트레이싱함에 의해 주로 안면 골격을 분석 평가해 왔으므로 교정의사들에게 횡단면은 잊혀진 평면이라고 해도 될 것 같다. 상악 전치 폭경에 대한 이상적인 치열궁 폭경에 관련해서 몇몇 인덱스가 있다.

이들은 과학적인 유효성이 없다는 이유로 전통적인 교정학에서 비판되어져 왔다. 이런 거부는 3가지 관점에서 이루어졌다.

1. 이런 인덱스는 이상적이거나 이상에 가까운 교합을 가진 수백 명의 치료받지 않은 환자에서 측정된 것이다.
2. 치아 크기와 총생 사이에는 연관성이 없다는 것을 보였다. 즉, 큰 치아를 가진 사람들이 작은 치아를 가진 사람들보다 높은 빈도의 총생 발생률을 보이지 않았다. 이는 치아 크기와 잠재적인 악궁 크기와의 유전적 연관성을 암시한다.
3. 치아 크기와 악골 크기는 유전적으로 분리되어져 있지 않는 것으로 보인다.

이 지표들은 어떤 특별한 목적보다는 악궁발달의 가이드로서 유용하다. 환자의 안면 형태와 크기에 관해서는 엄격한 주의와 한계를 가지고 조심스럽게 이 인덱스들을 사용하여야한다. 가치 있는 단서가 frontal head plate의 분석에 의해 다시 얻어질 수 있다. 특별한 상황을 제외하고는 하악견치간 폭경을 확장하는데는 분명한 한계가 있다. 그러나 하악 소구치는 약간, 그리고 구치부는 더 많이 횡적 확장(발달)을 이룰 수 있다.

급속 구개확장(Rapid Palatal Expansion)

금세기 들어 급속구개확장이 인기를 얻게 되었다. 이것은 고정식 스크루 장치를 치아에 부착하는 것을 포함한다. 구개 봉합을 벌리기 위해 이 스크루는 하루에 1~2회씩 돌리게 되며 2~3주 후에 12mm 정도의 구개 확장을 일으킨다.

이 과정은 생리적이지 않기 때문에 추천되지 않는다. 이것은 두 상악골을 분리시켜 찢어 놓아 방사선적으로 가시적인 분할을 보이는 골절과 같은 것이다. 이 확장은 모세혈관 성장 속도를 능가한다. Proffit(29)은 출혈과 조직 파열이 발생하며 성장 과정보다는 회복 과정이 일어난다고 하였으며 또한 재발의 문제가 있다고 하였다. 그러나 많은 존경받는 임상의들이, 비록 이들은 치료의 근간으로 성장조절에 헌신하는 사람들이라기보다는 전통적인 교정의사들 사이에 있었지만, 이 방법의 성공을 주장했다.

마침내, 교합의 최종적인 일치를 방해할 치아 크기에 있어서 개별적인 부조화가 있는지 결정하기 위해 각 치아의 매우 섬세한 측정법이 요구되어지고 있다. 개별 치아가 인접치, 동명치, 대합치와 비교하여 큰 크기를 보이는 곳은 조심스럽게 인접치사이의 법랑질을 삭제하여 치아크기를 줄일 수 있다(삭제 후에는 부식예방을 위한 불소도포를 해준다). 치아 크기가 작은 경우는 레진 접착을 통하여 크기를 크게 할 수 있다. 때때로 크라운 또는 비니어가 요구될 수도 있으며 종종 결손된 부위가 브릿지나 임플란트로 수복될 수도 있다. 측절치 결손 부위는 또한 견치의 이동으로 교정될 수도 있다. 그러나 이것은 견치 유도를 방해할 수도 있다.

두개골계측학적 분석(Cephalometric Analysis)

측모두부방사선 사진과 전후방두부방사선 사진을 이용하여 두개안면 관계의 분석이 이루어질 수 있다.

형태적 특성이 두부 방사선 사진의 계측점을 평가하므로 평가될 수 있는데, 이런 계측점의 평가와 분석은 처음에는 인류학자에 의해 수행되어졌고, 나중에는 교정의들에 의해 많은 부분들이 첨가되어졌다. 해부학적 계측점과 중요한 골격과 연조직 라인을 포함하는 트레이싱은 투명한 아세테이트지에 한다. 선은 다양한 두개 평면을 이루고 여기서 길이와 각을 측정하여 알려져 있는 평균과 표준편차와 비교하게 된다. 형태와 비율의 조화가 결정될 수 있

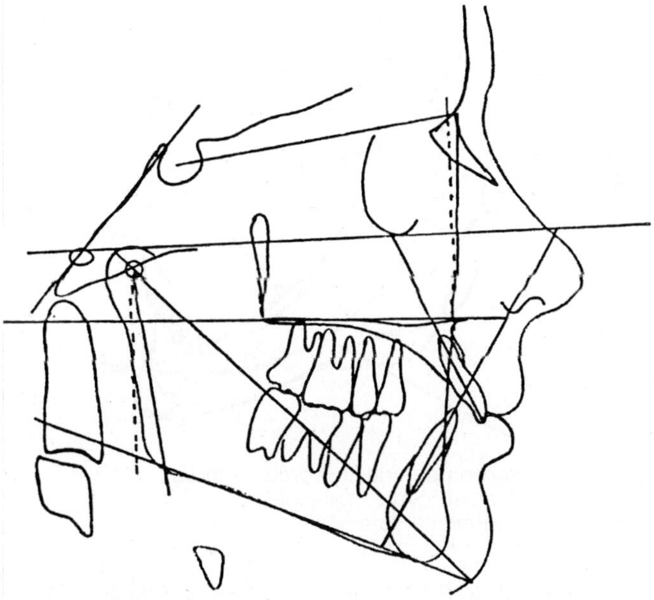

그림 16.10 Bimler-type tracing

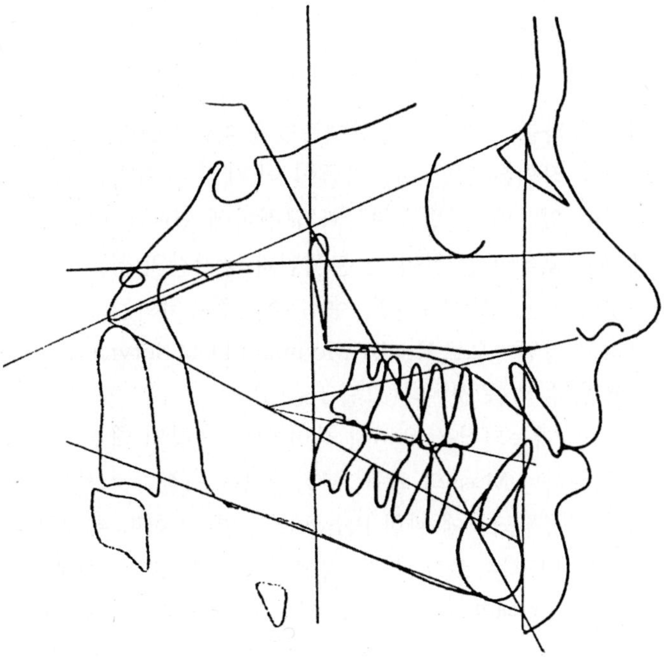

그림 16.11 Ricketts-type tracing

고 선형길이비가 계산되어질 수 있다. 예를 들어, Bimler 분석법에서 전두개저의 길이, 상악골 길이, 하악골의 길이의 비가 7:5:11.5일 경우가 이상적인 것으로 여겨진다.

치아 모형에 대한 어떤 임상적 조사와 분석도 정교한 두부방사선사진 분석 없이는 일관성 있는 골격 분석을 이끌어 낼 수 없다(그림 16.10 and 16.11).

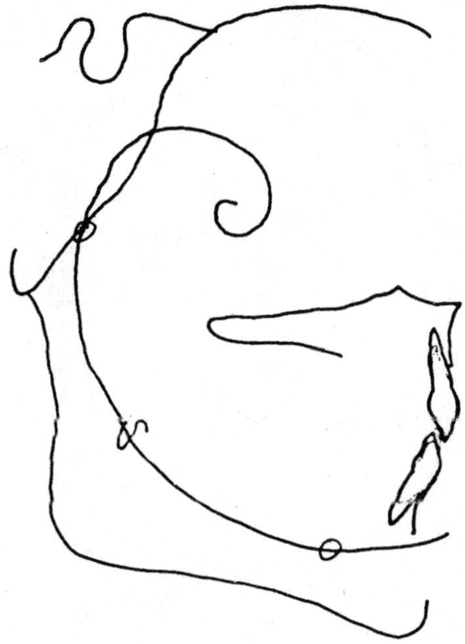

그림 16.12 수평적 성장. 납작한 얼굴 성장형태. 근위부위에 직각 형태의 각이진다. 대수적 나선은 Moss와 Salentjn(31)이 보여준 데로 하악과 이공을 횡단하는 신경근 다발에 의해 결정된다.

이런 방식으로 골격 불균형의 특성과 정도가 결정될 수 있고 치료 방법이 정해질 수 있다. 분석 상 골격 요소가 좋은 비율과 관계에 있다면, 부정 교합은 순수하게 치아에 의한 것으로 어떤 악정형장치의 도움 없이 바로 치아교정으로 치료될 수 있다.

많은 두부방사선사진 분석법이 제시되어 왔지만, 단지 몇몇만이 추천될 수 있겠다. Bimler, Sassouni, Ricketts 분석법이 특히 가치가 있다. Sphal과 Witzig가 이 주제에 대해 훌륭한 개요를 보이고 있다(30).

성장예측(Growth Prediction)

Ricketts는 40년간의 연구조사 후에 '성장예측'을 실용적인 임상적 도구로 만들었다. 초창기 컴퓨터를 통하여 Ricketts는 Rocky Mountain Data System에 연결하여 두개안면 성장에 관한 거대한 데이터베이스를 구축하였다.

Moss와 Salentijn(31)은 인간의 하악골이 하악의 신경혈관 공급에 관련된 주요 3개의 공(foramina), 즉 난원공, 하악공, 이공에 따른 로그 곡선의 부분을 따르는 성장 곡선을 가지고 있다는 것을 입증했다. 그들은 납작한 얼굴의

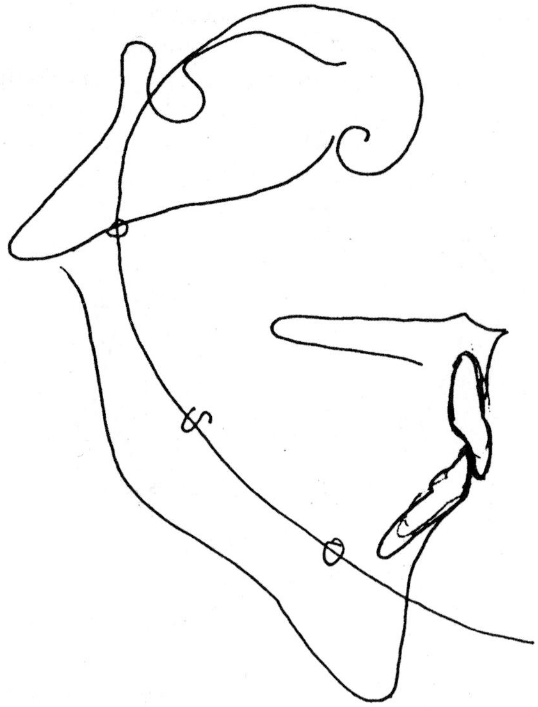

그림 16.13 수직적 성장. 긴얼굴 성장형태. 성장은 대수적 나선에서 더 원위적 부위와 일치한다.

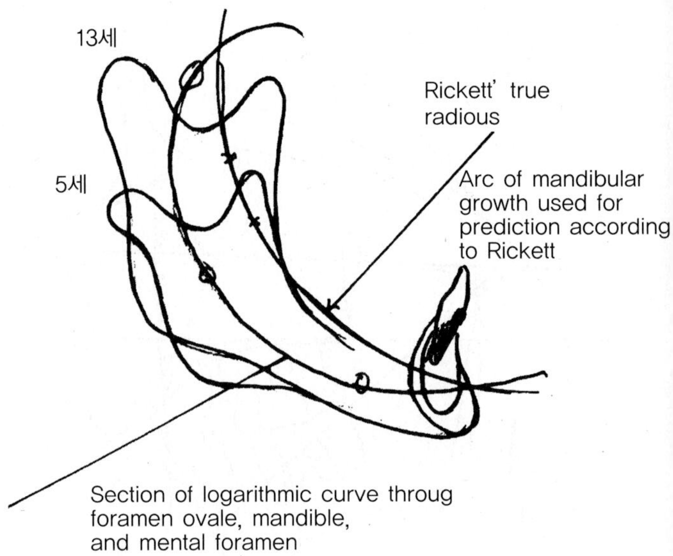

그림 16.14 Moss와 Salentijn(31)의 대수적 곡선을 보여주며 Ricketts에 의해 성공적으로 사용된 하악 성장예측의 arc method을 형성했다(5~13세).

과교합 사례(그림 16.12)가 긴 얼굴 개방교합(그림 16.13)보다 로그 나선형의 급커브를 따라간다는 것을 납득이 가도록 보여주었다. 그들은 또한 구인두의 기능공간(oropharyngeal functioning space)의 gnomonic nature에 대해서도 언급했다. gnomonic nature는 성장을 통해 크기를 증가시키는 동안 변함없이 형태를 유지하는 것을 의미한다(32).

시행착오 끝에 Ricketts는 대수적 나선(logarithmic spiral)에 근접한 원의 호 구성에 대한 방법을 발견했고, 이는 하악의 성장을 예측하는데 사용할 수 있다(그림 16.14). 더 나아가 Ricketts는 점진적인 변형에 의해 예측 가능한 하악골을 형성하면서 얼굴 트레이싱을 수정하는 과정을 발전시켰다. 그 결과 치열을 포함하는 전 안면영역의 예측이 5세경부터 성장 완성기까지 가능해졌다. 이렇게 함으로써 그는 얼굴 성장의 gnomonic 특성, 소위 그가 극성효과(polar phenomena)라고 부르는 방법을 만들었다.

Ricketts는(33) 치과의사들이 이 기법을 몇 일 안에 배워서 놀랄 만큼 정확성을 가지고 5세부터 성장기까지 성장을 예측하는 방법을 소개했다. 더 나아가 그는 기대되는 치료 효과를 포함하는 성장예측법을 이끌어냈다.

그의 작업은 일단 전문가들이 이 새로운 방법을 흡수할 시간이 있다면, 안면정형학과 교정학에 있어서 미래 치료계획에 중심이 될 것이다. 분석법과 장기간의 성장 예측은 두부방사선 사진으로부터 수집되어 컴퓨터화될 수 있다. 그리고 상업적으로 Rocky Mountain Data Service를 통해 이용할 수 있을 것이다(그림 16.15).

사실 기능기질을 우선시 하며 안면 성장의 대수성 특성을 입증하는 Moss의 연구, 교합간섭을 조절하는 서보시스템과 인공두뇌학에 관한 Petrovic의 연구, 어떤 특정한 환자에도 딱맞는 로그 성장 곡선에 근접한 호를 사용하는 Ricketts의 예측기법은 서로 관련이 있을지 모른다. 이런 뛰어난 연구들이 있었기에 두부안면 성장에 대한 이해와 이에 대한 적절한 관리에 좀 더 근접해가고 있다.

사례연구(Case Studies)

Case1

12세 여아로 하악골의 기능적 변위로 인한 안면비대칭이 주 호소였다. 검진결과 턱 끝이 왼쪽으로 변위되어 있었으며 전반적인 안면비대칭을 보였다. 오른쪽 비순구가 더 길고 경사져 있었고 왼쪽은 가파르고 짧았다.

입술선은 왼쪽에서 오른쪽으로 하방 경사져 있었다. 입술은 불안정했고 잘 형성되어 있지 않았다. 오른쪽 눈이 왼쪽 보다 더 높아 보였고 오른쪽 뺨이 왼쪽보다 더 통통했다.

비만과 관련 없는 이중턱을 보였고 두부 자세가 전방으로 되어 있었으며 혀와 설골이 저위되어 있었다.

기본적인 문제는 불충분한 상악골의 폭경에서 기인한 것인데 그 결과 치열이 불규칙하게 되었다. 서보시스템기전이 하악골을 왼쪽으로 변위시키기 위해 작동했기 때문에 오른쪽은 1급 부정교합, 왼쪽은 2급 부정교합을 보였다. 이것은 긍정적인 안정된 교합위치를 주었다. 골격적으로는 하악이 상악 중절치 폭경의 절반 정도 왼쪽으로 변위되어 있었다. 그리고 이 영구적인 하악골의 구조적 변위가 왼쪽 과두 디스크의 전방 변위를 동반하여 안면 비대칭을 만들게 된 것이다.

철저한 진단과 치료 계획 수립 후에 간단한 확장 장치가 치조골 성장 촉진에 더해 0.25mm/week의 속도로 전체 6mm정도의 정중구개부의 성장을 촉진시키기 위해 사용되어졌다. Bionator 사용은 약간의 재발을 허용하고 하악의 전하방 움직임을 정확하게 하는 자유로움을 제공하는데 적절하여 치아 및 치조골의 정중선이 맞추어졌다.

반대교합을 제외하고는 치열의 불균형을 보이지 않았기 때문에 어떤 고정식 교정 장치도 필요하지 않았다. 악관절 증상의 해소와 더불어 4년간 안정적인 상태를 보이고 있다. 그림 16.16E는 완벽한 미소의 모델로 사용할 수 있을 것이다.

Case2

8세의 여아로 상악골의 심한 저성장으로 인한 약간의 노인성 외모를 보였다. 이는 기능적 적응을 위해 모든 하악 치아들이 설측으로 경사져 있었기 때문이다(그림 16.17A). 상악 좌측 측절치를 위한 공간은 없었고, 단지 3개의 하악 전치만이 있었고, 왼쪽으로 경사되면서 총생을 이루고 있었다(그림 16.17B).

심한 결손을 보이는 상악복합체에 적응하기 위해 하악골은 치조골의 붕괴는 있었지만, 하악골의 기저부는 정상으로 평가되었다. 그림 16.17C은 상악골을 횡적으로 10mm, 전방으로 4mm 확장시키기 위해 사용된 장치이다(그림 16.17D). 하악에는 하악궁을 확장시키고 치아를 직립시키며 하악 좌측 측절치(설측으로 이소 맹출 중)를 수용할 공간을 만들기 위해 Jackson 장치((그림 16.17 오른쪽)가 사용되었다.

그림 16.17E는 12개월간의 치료 후의 변화된 양상을 보여주며 그림 16.17 F와 G는 이상적으로 변화된 개별 악궁모습이다.

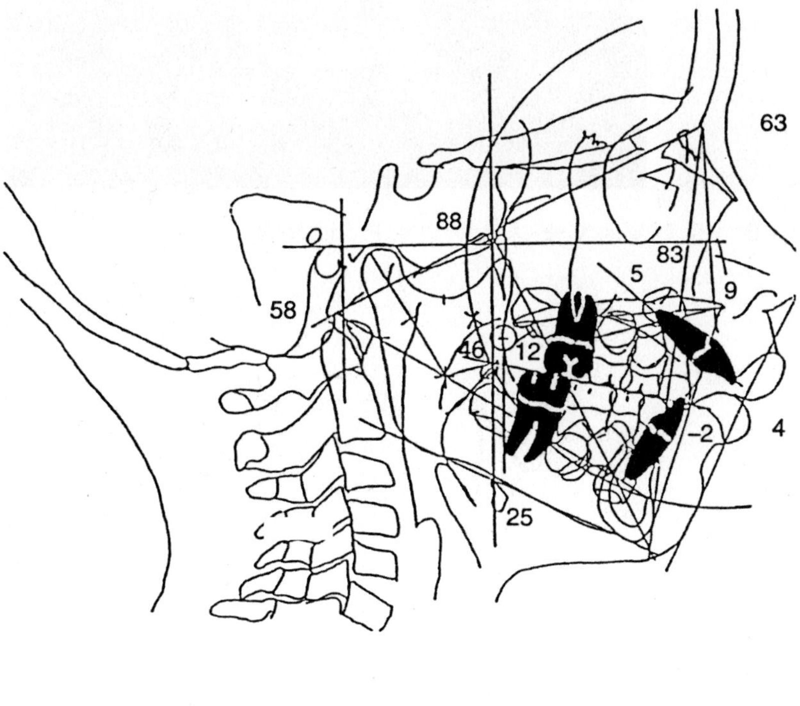

그림 16.15 하악호 현성, 주요선과 지표 추적 그리고 차단선에 의해 형성되는 각도

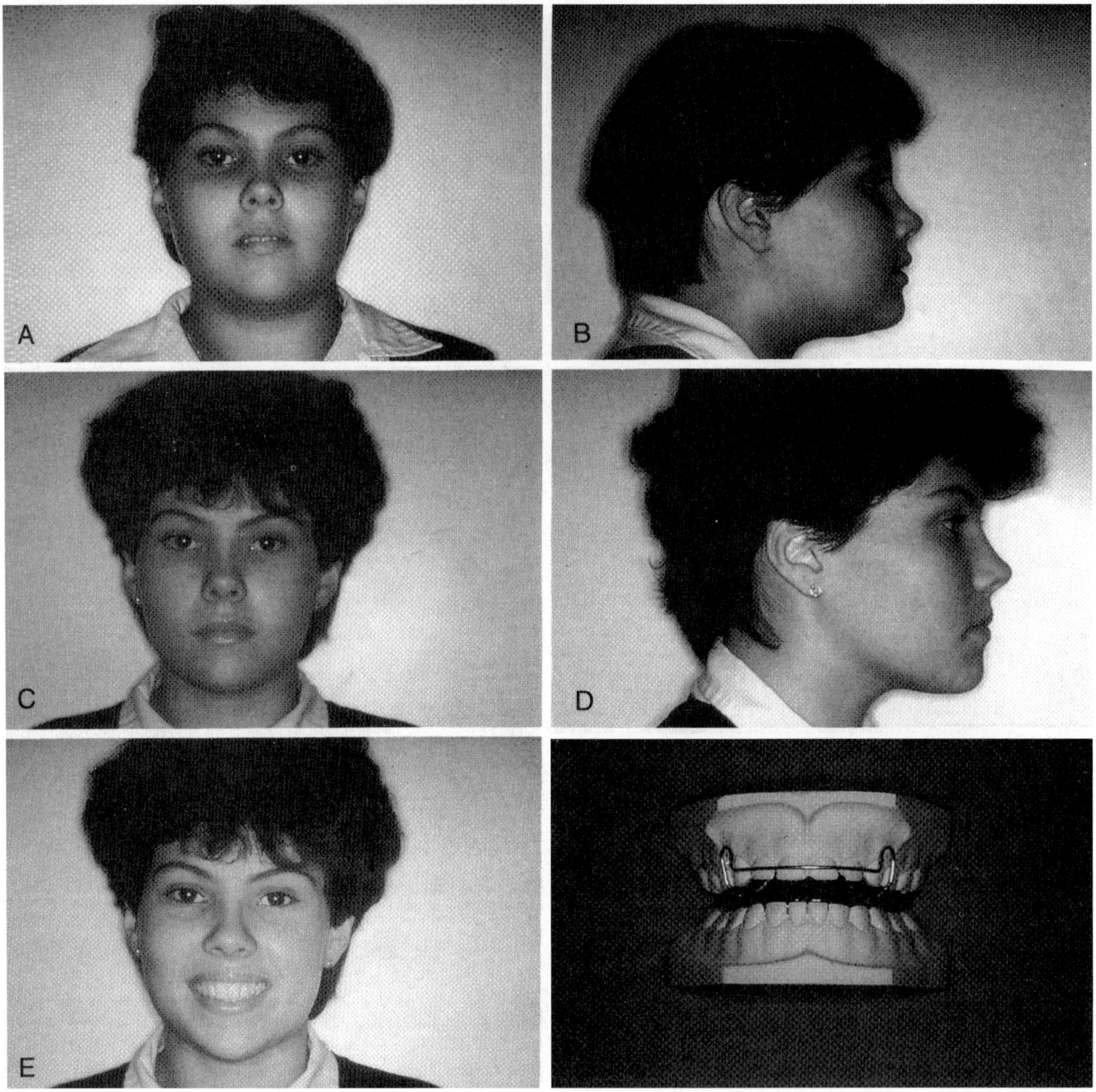

그림 16.16 Case 1. A and B. 치료 전 얼굴. C–E. 치료 후 얼굴. F. 기능성 장치

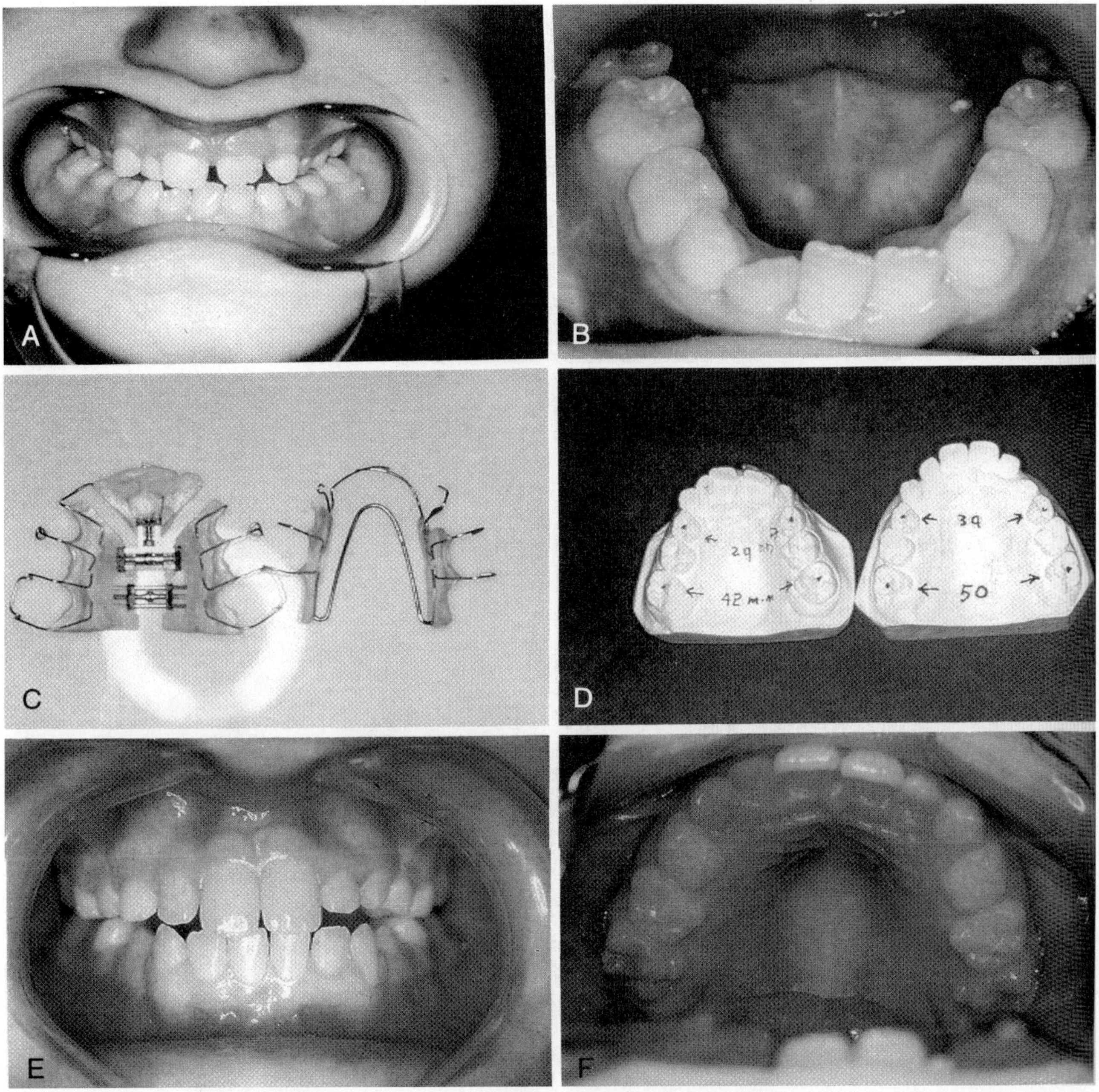

그림 16.17 A–F, Case 2

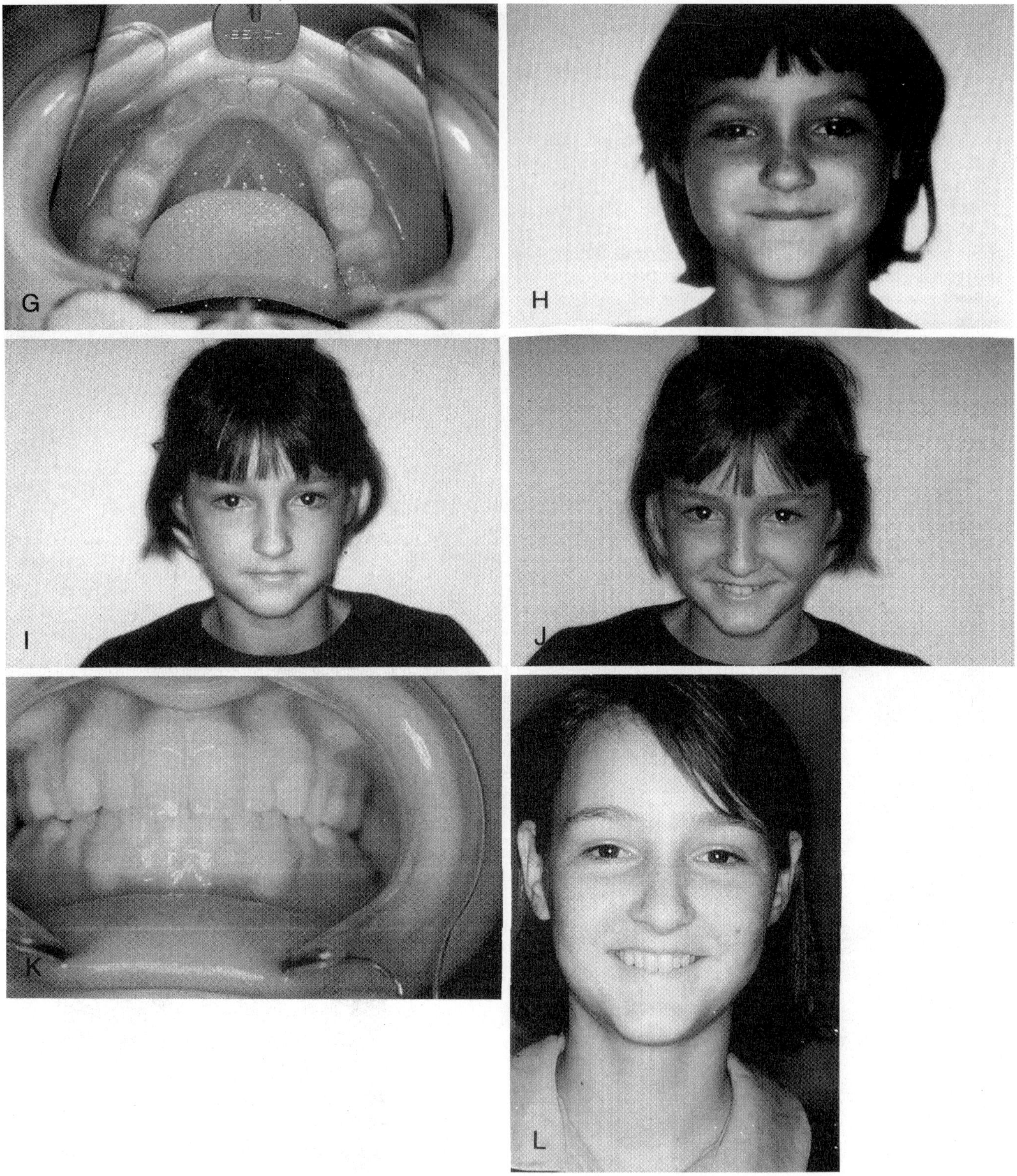

그림 16.17 G–L, Case 2

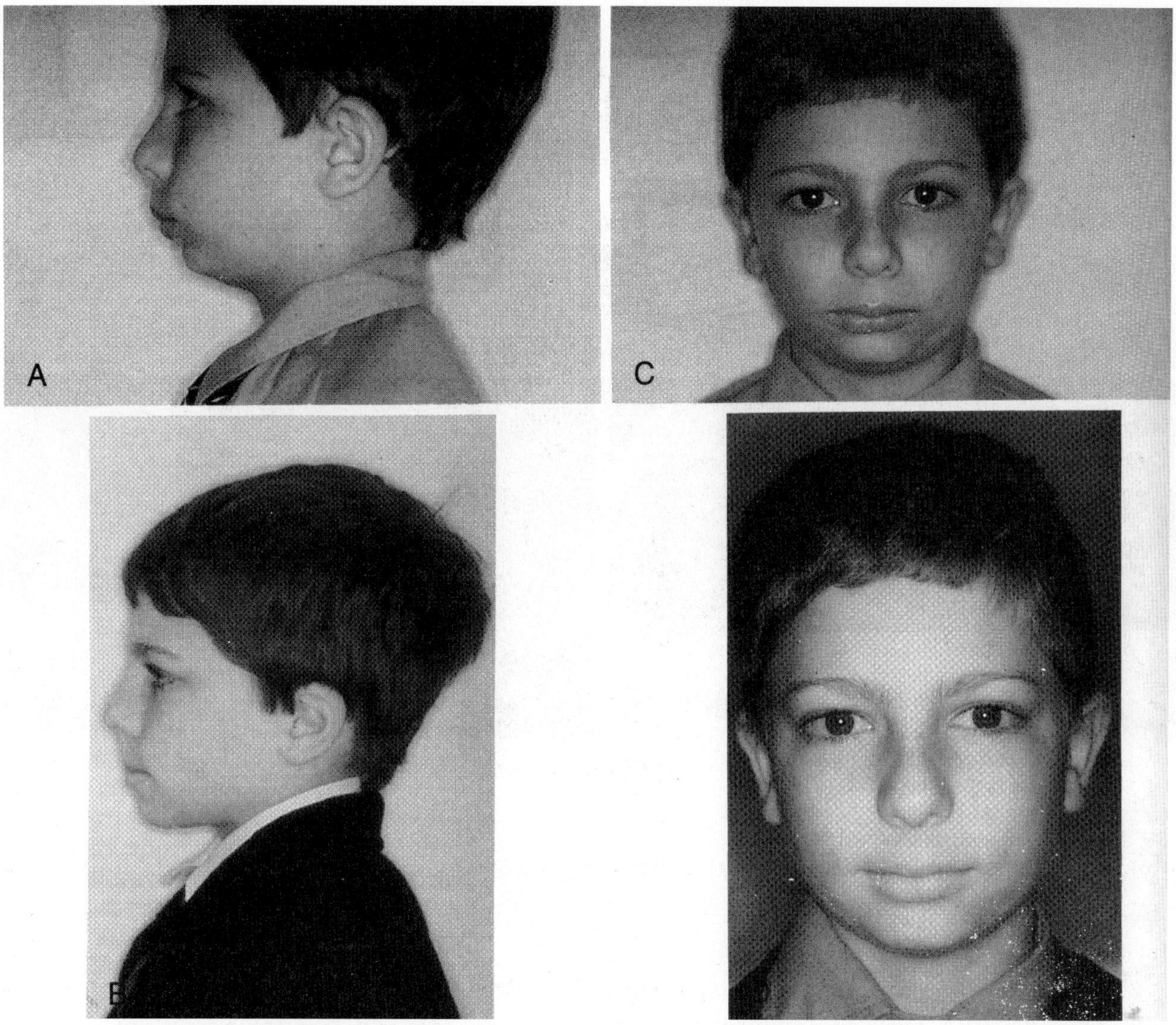

그림 16.18 Case 3. A and C. 치료 전. B and D. 치료 14개월 후.

12개월 후에 안모 변화(그림 16.17 H-J)는 놀랄만하다. 그림 16.17 K , L은 2년 후 모습이다. 수직피개량이 다소 크기는 하지만 원한다면, 고정성 장치로 그 이상의 개선을 이룰 수 있을 것이다.

Case3

7세의 심각한 하악 저성장을 보이는 케이스이다. 이 환자는 하악골 분절 절단술을 통한 하악골의 전방 재위치를 할 수 있는 18세가 되기 이전에는 어떤 것도 할 수 없다고 설명 들었다. 악정형기능장치(Bionator)로 하악골의 전방 전이를 도모한 결과 훌륭한 안모의 향상을 가져왔다(그림 16.18). 치료 기간은 14개월이었다. 하악골의 추가적인 악정형기능교정장치의 사용과 더불어 상악골의 성장을 도모하는 단계에서 보다 많은 향상이 기대된다.

Case4

하악골 과성장중(반대교합을 가진 3급 부정교합)인 8세의 환자로 Frankel 3R function regulator로 치료중이다. 그림 16.19A에서 반대교합을 볼 수 있다. 구강 전정에 위치한 장치((그림 16.19B)는 안면 근육의 힘을 하악골에 전하면서 상악골에는 전해지지 않도록 한다. 그 결과 상악골은 성장이 촉진되고 하악골은 성장이 억제되어 정상 관계로 회복 되게 된다(그림 16.19C). 이갈이에 의한 뚜렷한 치질 손실은 안면의 수직적 직경을 심하게 감소시키

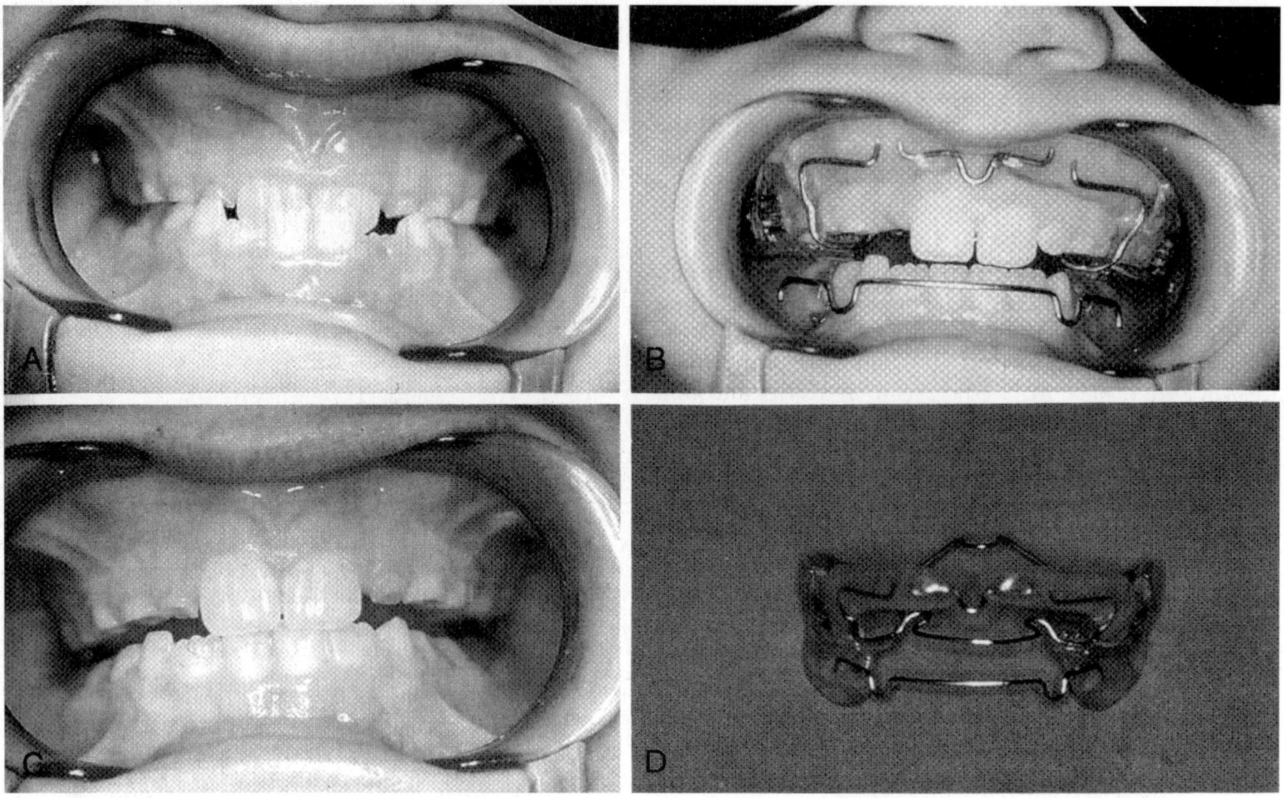

그림 16.19 Case 4.

고 하악골을 자동적으로 상전방으로 회전시켜서 부정교합을 악화시키는 것을 관찰할 수 있다. 수직직경은 영구치가 적절한 수직 고경을 제공할 만큼 맹출하거나 이동할 때까지 장치를 착용하거나 또는 유치의 치관수복으로 회복되어 유지되어야 한다. 특징적인 교합고경 상실을 가진 이런 사례들은 구개범장근(tensor veli palatinus)의 기능부조화 때문에 유스타키오관의 기능이상으로 인한 중이염으로 고생한다. 부정교합의 악정형적 교정으로 정상 저작 기능이 회복됨에 따라 귀의 질환들이 회복되며 중이의 적절한 순환 회복이 이루어진다. 그림 16.19D에서 이 장치를 볼 수 있다.

Case5

터너 증후군(X 염색체 한 개의 결손으로 45개의 염색체 보유)의 10세 소녀이다. 이런 환자들은 난소 및 자궁을 포함한 복합적인 결손을 보이고 2차 성징이 나타나지 않고 사춘기에 이르지 못한다. 작은 키와 개교합을 동반한 하악골의 심한 수직 성장 등의 다양한 결손들을 보인다.

그림 16.2와 16.3은 저성장된 상악골(위쪽 그림)과 치아들이 배열되기 위해 필요한 발육량을 보여주는 분할 모델(아래 그림)을 보여주고 있다. 제시된 발육은 치료목적이었던 분할된 모델과 비교되어진 악정형적으로 발달된 상악골에서 얻어졌다. 이 케이스는 신체 성장이 일어나지 않았던 18개월 동안 악골 성장을 얻었다는 점에서 놀랍다. 이 기간 동안 하악골 길이의 성장도 없었고 성장 호르몬 치료를 받고 있던 그 다음 6개월 동안에도 성장은 없었다. 즉시 Bionater가 착용되어졌고 10개월 동안에 8 mm의 하악골 성장이 일어났다. 이것은 평균보다 빠른 반응을 보이는 것이며, 하악골 성장촉진을 위한 기능적 악정형장치의 사용과 성장 호르몬 투여의 상승작용(synergism)을 보여주는 Petrovic의 동물 연구를 입증한다.

참고문헌(References)

1. Tweed CH. Indications for the extraction of teeth in orthodontic procedures. Am J Orthod Oral Surg 1944;11:214–221.
2. Begg PR. Stone Age man's dentition. Am J Orthod 1954;40:298, 312.
3. Dawes MDS. Aboriginal dentition. [Thesis] Sydney Australia: University of Sydney, 1988.
4. Little RM, Wallen TR, Riedel RA. Stability and relapse of incisor alignment-first premolar extraction cases by traditional edgewise orthodontics. Am J Orthod 1981;80:349–365.
5. Andresen V. The Norwegian system of gnatho-orthopedics. Acta Gnathol 1936;1:5.
6. Bimler, HP. Stomatopedics in theory and practice. Int J Orthod 1965;2:5.
7. Balters W. Ergebnis dergesteuerten Selbstheilung von keiferorthopadischen Anomalien. Deutsche Zahnaerztl Z 1960;15:241.
8. Frankel, R. A functional approach to orofacial orthopaedics. Br J Orthod 1980b;7:41.
9. Harvold, EP. The activator in interceptive orthodontics. St Louis: Mosby, 1974.
10. Delaire J, Verdon P, Luminau JP. Results of forward traction on the maxillae with a reverse pull face mask. Rev Stomatol Chir Maxilofac 1972;73:633.
11. Petrovic A, Stutzman JJ, Oudet C. Orthopedic appliances modulate bone formation in the mandible as a whole. Swed Dent J 1982d;15(suppl):197.
12. McNamarra JA Jr. Neuromuscular and skeletal adaptation to altered function in the orofacial region. Am J Orthod 1973;64:578.
13. Woodside DG, Altuna G, Harvold E, et al. Primate experiments in malocclusion and bone induction. Am J Orthod 1983;82:460.
14. Schwarz AM, Gratzinger M. Removable orthodontic appliances. Philadelphia: Saunders, 1966.
15. Vig PS. Respiration, nasal airway and orthodontics. A review of current clinical concepts and research. In: Johnston LE, ed. New vistas in orthodontics. Philadelphia: Lea & Febiger, 1985.
16. Linder Aranson S. Effects of adenoidectomy on the dentition and facial skeleton over a period of five years. In: Cook JT, ed. Transactions of the third international orthodontic congress. St. Louis: Mosby, 1975.
17. Vagervik K, Harvold EP. Experiments on the interaction between orofacial function and morphology. Ear Nose Throat J 1987;66:201–208.
18. Scott J. The growth of the human face. Proc R Soc Med 1954;47:91.
19. Moss ML. The functional matrix. In: Kraus BS, Riedel RA, eds. Vistas in orthodontics. Philadelphia: Lea & Febiger, 1962.
20. Moss ML. Rotation of the otic capsule in bipedal rats. Am J Phys Anthrop 1961;19:301–307.
21. Moss ML. The pathogenesis of artificial cranial deformation. Am J Phys Anthrop 1958;16:296.
22. Van der Klaauw JC. Size and position of the functional components of the skull. Arch Neurol Zool 1948–1952;9:1–559.
23. Moss ML, Salentijn L. The capsular matrix. Am J Orthod 1969;56:474.
24. Moss JL, Salentijn L. The primary role of the functional matrices in facial growth. Am J Orthod 1969;55:566.
25. Lavergne J, Petrovic A. Discontinuities in occlusal relationship and the regulation of facial growth: a cybernetic view. Eur J Orthod 1983;5:269–278.
26. Bishara J. Changes in the molar relationship between the deciduous and the permanent dentition; a longitudinal study. Am J Orthod 1988;93:1, 19–28.
27. Bourke K. The effects of the Myo appliance in children. Malocclusions of the primary dentition. J Clin Pediatr 1991;15:30.
28. Hawthorn R, Flatau A. Anatomy of the temporomandibular joint. In: Norman JED, Bramley P, eds. Textbook and color atlas of the temporomandibular joint. London: Wolfe Medical, 1990.
29. Proffit WR. Contemporary orthodontics. St. Louis: Mosby, 1986:209–210.
30. Sphal TJ, Witzig JW. In the clinical management of basic maxillofacial orthopedic appliances. Diagnostics 1979;11.
31. Moss ML, Salentijn, L. The logarithmic growth of the human mandible. Acta Anat 1963;77:341–360.
32. Moss, ML, Salentijn L. Differences between the functional matrices in anterior open bite and in deep bite. Am J Orthod 1971;73:61.
33. Ricketts RM. Arcial growth of the mandible, long range growth forecasting for the human face. Sydney Austrialia course manual, 1991:376–447.

17 / 두통치료
(Treatment of Head Pain)

두통은 현 시대에서 가장 흔하게 호소되는 건강 문제이다. 그리고 병원을 찾아가는 가장 일반적인 이유이기도 하다. 카이로프랙틱 치료를 위해 찾아오는 새로운 환자 중 35%가 두통과 관련된 일차적 주호소증을 가지고 있다.

AD 46, Scribonius Largus는 두통을 포함하는 많은 질환들 치료를 위해 전기뱀장어를 사용하였다(2). John Wesley는 1759년 두통 치료를 위해 전기치료 사용에 대해 설명하였다(3). 고대 중국인들은 치료의 한 방법으로서 침을 사용하였다 그리고 1800년도에 들어와 Sarlandiere은 통증을 완화시키기 위해 침에 전기자극을 응용하였다(4)

과거 시대에 치료 방법은 흥미로운 방법부터 놀라운 방법까지 다양하다. 많은 사람들이 두통은 악령으로 인한 것이고 치료방법은 거머리를 사용하거나 두개골에 구멍을 뚫은 치료를 하였다. Becker는 말하기를 "치유자"의 일은 환자와 생명을 유지하는 힘 사이에 어떤 이해할 수 없는 것을 해소시키고 방해물을 제거(악마, 균, 절망감)하는 일을 하였다(5).

종양, 내장기질환, 감염 등을 포함하는 두통을 유발시키는 여러 이유가 있지만, 대부분의 경우 어떤 형태의 신근골격계 장애로 인한 것이다. 80%의 두통은 다양한 근긴장(8)으로 인한 것이라는 사실은 일반적으로 동감하고 있다. 인구의 50%는 그들이 사는 동안 근긴장성 두통을 경험한다(7).

전형적으로 두통환자들은 진단과 치료를 위해 일반 의사들을 찾았다. 환자들은 2개의 뚜렷한 범주로 나누어졌다: (*a*) 뇌종양과 같이 뚜렷한 진단을 받은 환자 그리고 (*b*) 분명한 진단을 받지 못하고 있는 환자. 첫째 범주에 속하는 환자들은 그들의 질환 치료를 위한 적절한 치료절차를 밟게 된다. 하지만 이러한 치료는 치료비가 매우 높고 또한 완벽하게 성공적이지 못하다. 하지만 환자는 분명한 치료 방향을 갖게 된다.

두 번째 범주에 속하는 환자는 적절한 치료를 받지 못하게 된다. 심각한 원인을 제거하려 하는 초기 노력은 첫째 범주에 속하는 환자들과 유사하다. 그러나 진단이 확실하지 않은 경우가 되면 그 환자의 두통치료는 의미없는 치료를 방황하게 된다. 치료는 두통이 발생할 때 증세를 감소시키는데 집중한다. 전형적으로 진통제 사용이다. 효과가 없다면 환자는 증세가 감소될 때까지 더욱 강력한 진통제를 처방받게 된다. 강력한 진통제 마저 효과를 보지 못하게 된다면, 환자는 외면되거나 정신적 문제로 분류된다. 극소수의 환자만이 치료될 수 있는 또는 배제시킬 수 있는 근본적인 병인을 확인하기 위해 노력한다.

주류의학에 실망한 환자들은 그들의 두통 치료를 위해 다른 대체적인 치료법을 찾아간다. 결과적으로 그들은 카이로프랙터, 침술사, 본초치료사, 또는 치과의사를 찾는다. 카이로프랙틱 의학에 대한 신뢰성이 높아지면서 많은 두통환자들은 카이로프랙틱 병원을 최후의 방법으로 방문하는 것이 아니라, 선호된 선택으로 찾아가고 있다. 두통환자에 대한 카이로프랙틱 견해는 일반 의사들과 많이 다르지 않지만, 환자들에게 관절장애 그리고 근막 트리거포인트과 같은 문제점들을 설명하면서 환자들에게 희망을 준다(제 9장 참조). 이 장의 목적은 일반적인 두통의 다양성과 관련된 기능적 문제점 치료를 설명하는데 있다. 이 시점에서 분명한 관계는 증명되지 않았지만, 이러한 문제점들의 치료는 환자들에게 도움이 될 것이라는 주장은 타당하다. 그리고 어떤 사례들에선 문제점을 완전하게 배제시킬 수 있다.

임상적 고려점(Clinical Consideration)

초기에 언급되었던 것처럼, 종양과 관련된 두통형태는 확실하게 구조적 요인이 있다. 많은 다른 형태의 두통들은 구조적 변화와 관계없다. 그러나 여러 기능적 변화를 동반한다. 두통환자에서 나타나는 기능적 변화는 3개의 기본 범위로 나누어질 수 있다: (*a*) 관절, (*b*) 근육 그리고 (*c*) 신경. 각 부위에 대해 개별적으로 설명할 것이다. 그러나 인지해야 할 것은 이 범위들이 흔히 겹쳐있다는 것이다. 그리고 많은 치료법들이 서로 겹치게 된다.

관절변화(Articular Change)

관절은 운동성과 안정성을 제공하기 위해 고안되었다. 만성두통 병력을 가진 환자는 흔히 목이 뻣뻣해 지는 관절 경직 현상을 호소한다. 관절이 경직되고 운동성이 감소된 현상은 방사선 검사에서 확인되지 않는다. 경추의 굴곡-신전 영상은 운동성 감소 현상을 확인하는데 사용될 수 있지만 불안정성과 과운동성을 평가할 때 효율적으로 사용된다(9장 참조). 기능적 관절변화를 확인하는데 있어서 가장 유용한 진단법은 촉진이다. 주관적이긴 하지만, 섬세한 촉진 능력은 특히 운동성 촉진에 있어서 카이로프랙틱이 태동할 때부터 주요하게 사용되었다. 이 과정에서 나타나는 기능적 변화와 환자의 증세 사이에 상관관계에 대해 더 많은 연구가 요구된다. 추가적으로 환자의 증세호전과 운동계의 기능변화의 관계에 대한 더 많은 연구가 필요하다. 기능적 변화는 몇 년을 걸쳐 구조적 변화를 일으킨다(8, 9)고 발표되었다. 어느 저자들은 기능적 변화는 관절퇴행의 일차적 원인이라고 주장한다(9).

경추관절이 뻣뻣해지는 것이 일반적인 증세이지만, 어떤 환자들은 관절 운동성이 증가되는 경우도 있다. 과운동성 관절은 임상적으로 불안정하며 주위 저운동성 관절과 함께 나타난다. 임상적 불안정성은 Foreman과 Croft(10)에 의해 다음과 같이 정의되었다. 불완전하고 꿈틀거리는 또는 과도한 척추 움직임처럼 정상적인 부드러운 척추 생체역학을 방해하는 모든 현상(제 6장 참조).

두통환자의 관절 검사의 강조는 물론 경추, 상부 흉추, 악관절에 집중되어야 하지만, 척추는 하나의 단일체라는 것을 알아야 한다. 폐쇄운동고리(그림 17.1)를 생각해 볼 때, 척추 다른 부위에 문제는 경추장애로 그리고 두통으로서 나타날 수 있다는 것을 생각할 수 있다. 결과적으로 경추 또는 안면에 특정한 문제가 없다면, 평가와 치료는 척추 하부 부위에 집중될 수 있다.

저자의 한 환자는 급성 요통으로 평가와 치료를 위해 찾아왔다. 하부 요통과 함께 그녀는 관련성이 없어 보이는 심각한 두통 병력이 있었다. 환자의 요통 원인은 만성적 천장관절 고착현상 이라고 진단되었다. 그리고 매니플레이션 치료가 처방되었다. 매니플레이션은 관절제한을 근거로 한 처방이었고 치료는 천장관절 장애에 집중되었다. 몇 주간의 매니플레이션 치료를 통해 그녀의 요통은 예상된 것처럼 호전되었다. 뿐만 아니라, 매일처럼 그녀를 괴롭혔던 두통이 사라졌다. 그녀의 경추는 직접적으로 치료하지는 않았다. 물론 이것은 한 사례일 뿐이다. 그리고 우연한 사건이라고 논쟁할 수 있다. 그러나 카이로프랙터들과 또한 다른 매니플레이션 전문가들과의 대화를 통해, 근골격계의 다른 부위에 문제점들이 두통을 유발시킬 수 있다는 개념을 알게 되었다.

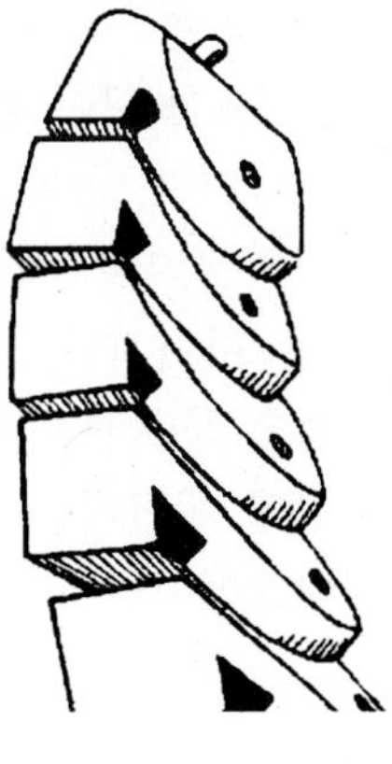

그림 17.1 복잡한 운동 패턴과 함께 폐쇄운동고리로서의 경추 기능(from Kapandje IA. 관절생리: 몸통과 척주. New York: Churchill-Livingstone, 1974; 3)

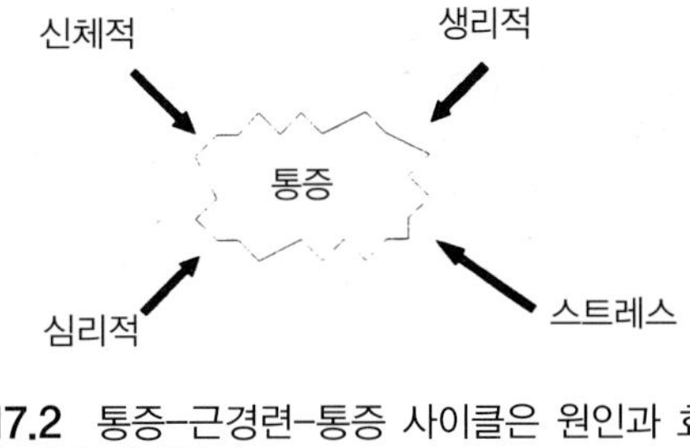

그림 17.2 통증-근경련-통증 사이클은 원인과 효과의 복합적 변화로 인해 발생한다.

근육변화(Muscular Change)

두통환자와 더욱 일반적으로 연관된 것은 근육의 변화로 보인다. 실제로 대부분의 두통은 주요 발병 요인(6)으로서 "근긴장성 두통"이라고 분류된다. 정확한 기전이 분명한 것은 아니지만, 통증-근경련-통증 주기(그림 17.2)는 두통을 포함하는 다양한 근육상태와 연관되어 왔다. 두통환자에게 나타나는 더욱 뚜렷한 몇몇 근육 변화는 증가된 근긴장, 감소된 근육 유연성, 근막 트리거포인트, 그리고 근약화와 부조절들을 포함한다.

V. Janda(미출판 데이터, 1989)은 개개적 그리고 집합적으로 근긴장 증가와 부조절을 유발시키는 다양한 요인들을 설명하였다(그림 17.3): 변연계의 증가된 활동(스트레스), 척추마디 촉진(척추 서블럭세이션 복합체), 내장체성반사, 근막트리거 포인트, 그리고 또한 생리적 단축. 각 요인들은 나름대로 뚜렷한 특징을 갖고 있으며 개별적으로 몇몇 치료법을 통해 효과를 보게 될 것이다. 다행스럽게도 이러한 요인들을 치료하기 위한 치료법들은 흔히 다른 요인들을 치료하는데도 도움이 될 것이다.

위에서 설며된 기전에 추가적으로 Janda(미출판 데이터 1898)는 근육에 영향을 주는 다양한 자세증후군(postural syndrome)에 대해 설명하였다. 두통환자에게 치료와 예방은 upper crossed syndrome에서 근육들에게 집중되어야 한다(표 17.1). 근긴장과 근약화 현상은 근긴장성 두통을 호소하는 환자에게 일반적인 복합현상이다.

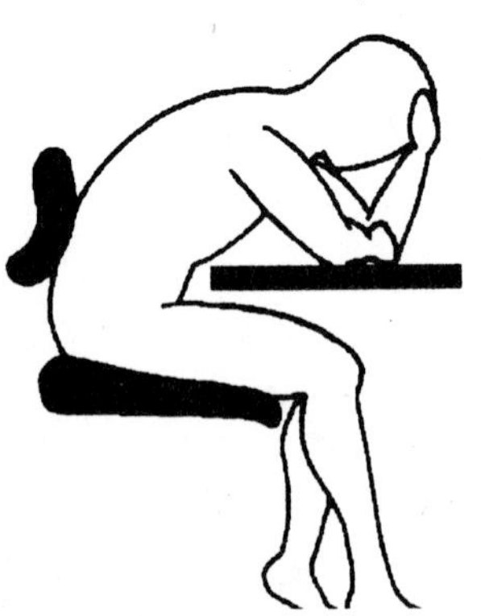

그림 17.3 근긴장의 증가 원인은 다양하며 어떻게 생활태도와 관련되어 있다(From Donkin SW. 직장에서의 앉은 자세. Lincoln NE: Parallel Integration 1987).

표 17.1 상부 교차 증후군

단축된 그리고 긴장된 근육	약화된 근육
하후두근	경추굴곡근
경추 신전근	능형근
사각근	중앙
흉쇄유돌근	승모근
상부승모근	하부 승모근
견갑거근	
대흉근	

신경학적 변화(Neurological Change)

신경 특히, 척추신경과 제 5번 두개골 신경은 두통환자들에게 자극되어질 수 있다. 실제로 두개골 제 5번 신경자극은 여러 두통장애에서 깊이 영향을 주고 있다. 이 자극은 기계적, 화학적 그리고 감성적 요인들로부터 발생할 수 있다. 어떤 기전이든 이 현상은 근긴장도, 혈관공급, 교감신경계 기전, 자율신경 반사, 그리고 통증 기전 등, 몇몇 생리적 활동을 변화시킬 수 있다. 관련된 어떠한 신경학적 장애 감소는 두통환자 치료에서 고려되어야 한다.

고려되는 치료법(Treatment Consideration)

치료법에 관한 두 주요 개념으로 나누어진 의학이 있다. 첫째 서양의학에서 채택된 의학은 약물, 치료기 그리고 수술을 통해 증세를 조절하도록 노력한다. 둘째, 동양의학의 접근법으로서 환자의 자기치료 능력을 강화시키는데 집중한다. 서양 의학에서 사람들은 도전적인 시각으로 자연을 정복하려 노력하는데 집중하는 반면에, 동양의학에서는 자연의 법칙에 따라 환자의 자기치료 능력을 강화함으로써 건강을 회복하는데 집중하는 차이가 있다.

카이로프랙틱 의학은 전통적으로 두통과 같은 질환 치료에서 일반적인 대중의학과는 다른 견해로 보았다. 증세를 완화시키는 것도 중요하지만, 근본 원인을 확인하고 회복시키는 것이 주요 목적인 것이다(제 9장 참조). 이 장에서 특별히 설명하는 것은 아니지만, 카이로프랙터들에게 사용되는 주요 치료 방법은 척추 매니플레이션이다. 이 부분에서 주요 목적은 두통을 동반하는 증세들에 적용될 수 있는 다양한 치료법(매니플레이션 이외 치료법)에 관해 설명하는 것이다.

치료는 각 단계에서 각기 다른 치료 목적에 따라 단계적으로 이루어진다. 첫째 단계(급성)는 통증과 증세를 완화시키는데 집중한다. 통증이 완화된 후 치료는 정상적인 근

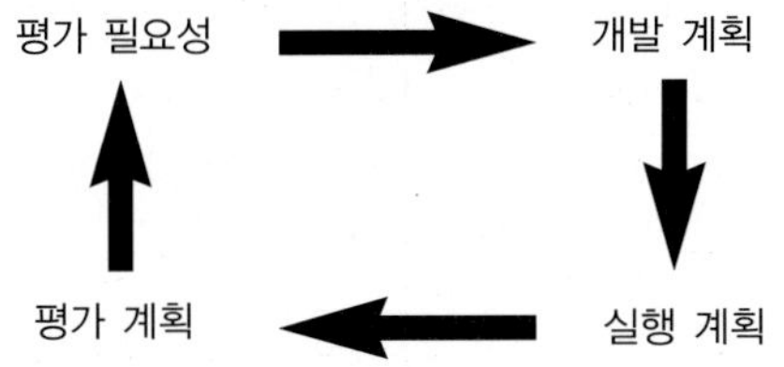

그림 17.4 개별적 필요에 따라 치료법이 맞추어져야 한다. 그리고 지속적으로 관찰되어야 하며 변화되어야 한다.

골격계 기능을 회복하고 증세 재발을 예방하기 위한 기능적 병적 현상을 감소시키는데 집중되어야 한다. 마지막으로 치료는 미래에 문제를 예방하고 좋은 건강 습관을 교육시키기 위한 환자교육에 집중되어야 한다.

치료는 분명하게 정의된 장기적 그리고 단기적 치료목적에 근거해야 한다. 환자는 이러한 치료목적이 성취되고 있는지 정기적으로 평가되어야 한다. 그렇지 못하다면, 새로운 목표 또는 접근법이 설정되어야 한다(그림 17.4).

통증완화(Pain Relief)

일차적 증세는 통증이기 때문에 환자관리의 초기 단계에서 대부분의 치료는 통증을 완화시키는데 집중된다. 임상가는 아래와 같은 것에 대해 분명한 이해가 이루어져야 한다.

- 통증 인식(패턴 이론, 특정한 이론, 등등)
- 통증 전달의 경로와 기전(A 섬유-first order pain, C 섬유-second order pain)
- 통증 측정 테크닉(시각통증등급, 통증 그리기, McGill 통증 질문서 등등)
- 통증감소의 생리적 기전(pain gate, 엔돌핀 분비 등등)
- 치료 범위(TENS, 침-TENS, 등등)
- 통증의 개별적 그리고 정신사회적 면

이 장의 범위는 여기에 서술된 논제에 대한 설명을 포함하지 않는다. 그러므로 독자는 깊이 있는 연구를 위해 더 전문적인 문헌을 검토하기를 바란다. 이 장의 중심은 통증감소와 치료 범위에 대해 논의하는데 있다.

통증 조절의 기전(Theories of Pain Modulation)

진통제 사용을 통한 화학적 통증완화에 추가적으로 통증감소와 관련된 몇몇 다른 기전들이 있다. 더 일반적인 몇몇 이론은 통증조절의 문조절 이론(gate control theory), 내인 아편제 분비, 반대자극, 그리고 전도 차단이다.

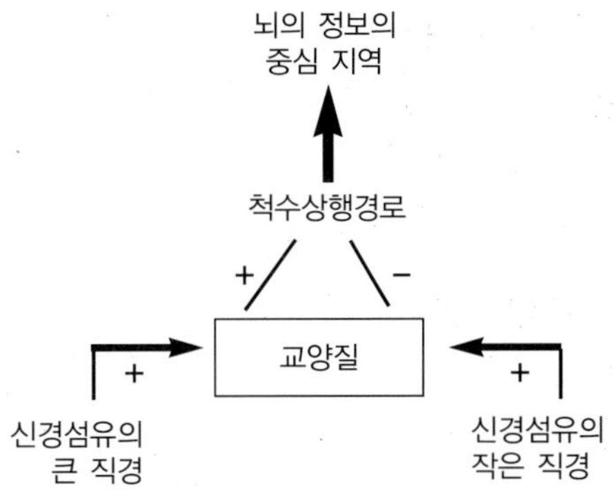

그림 17.5 통증 문 기전은 특정한 통증 조절 기전을 설명하는데 사용되었다.

문조절 이론(Gate Theory)

1965년 Melzack과 Wall(11)은 척수의 교양질 내에 생리적 문이 있다고 가정하였다. 이 문이 열리면, 통증 임펄스는 중추신경계에 도달할 수 있게 된다. 이 문이 닫히게 되면, 통증 임펄스는 방해를 받게 되며 중추신경계에 도달하지 못하게 되는 것이다. 결과적으로 통증감각은 이 문에서 차단된다는 것이다(그림 17.5).

Melzack과 Wall(11)은 특정한 자극 특히, 표층 감각신경의 자극은 통증 문을 닫는다. 그리고 기계적으로 통증을 찬단 한다고 언급하였다. 척주이식 그리고 TENS(13)를 사용한 표층 전기자극(E-stim)에 관한 Shealy와 그의 동료들의(12) 연구는 이 기전과 연관되었다. 그 후부터 TENS는 통증 치료를 위해 사용되었다. 이 장의 목적으로 통증 문 기전을 통한 통증을 설명하는 특정한 절차는 전통적인 또는 일반적인 TENS에 대한 것이다: TENS는 고주파(80~100 Hz) 그리고 저강도 자극을 사용한다(감각신경 레벨). 이 치료기의 사용의 일차적 장점은 사용하기가 쉬우며 상대적으로 절차가 편안하다는 것이다. 그리고 통증을 빠르게 완화시킨다. 단점은 어느 환자들에겐 통증완화 시간대가 짧다는 것이다.

전통적인(고강도) TENS 치료

TENS는 통증 문을 닫아주기 위해 주로 E-stim을 사용한다. TENS는 주로 통증 조절을 위해 사용하는 E-stim 기구이지만, 거의 모든 E-stim 치료기는 표면 전극을 사용한다. E-stim의 목표는 감각 또는 운동신경이다. 이러한 신경들은 통증 조절을 포함하는 다양한 목적으로 전기적 탈분극이 된다. 결과적으로 TENS 용어는 모든 피부 부위에 접촉하는 전극을 통해 E-stim을 사용하는 것을 뜻한다. 거의 모든 E-stim 치료기는 이러한 목적을 위해 효과적으로 사용될 수 있다. 다음과 같은 지표들을 사용할 수 있다.

강도(intensity). 감각 수위 자극이 사용된다. 환자는 핀과 바늘이 주는 자극처럼 가볍게 따끔거리는 느낌을 받아야 한다.

주파(frequency). 80~100 Hz의 고주파는 사용된다.

방법(mode). Continous 방법 또는 surge 방법이 사용될 수 있다. 작은 치료기는 집에서 사용될 수 있도록 고안되었다. 환자는 burst 방법을 선택할 수 있다.

진동폭(pulse Width). 진동폭은 환자가 수용할 수 있는 수위로 조절되어야 한다. 짧은 진동폭(200 sec 또는 더 작은)은 환자에게 더 편안할 수 있다. 그리고 넓은 진폭은(200 sec 또는 더 큰)은 강한 반응을 유발한다(15, 16).

전극배치(electrode placement). 전극의 적절한 배치는 환자마다 다를 수 있다. 그리고 사용되는 전극의 형태따라 다를 수 있다. 가능하다면 재사용 가능한 전극 사용을 권한다. 그리고 (*a*) 통증 부위, (*b*) 관련된 척추 레벨, (*c*) 관련된 피부분절, 또는 (d) 관련된 신경 분포에 따라 배치할 수 있다. 몇몇 다른 배치 위치는 도표에 지적되어 있다. TENS 효과를 최대화시키기 위해 다양한 전극배치 위치를 시험해야 한다.

두개골 전기자극은 일반적으로 피해야 하지만, 두개골 전기자극 테크닉을 지지하기 위한 증거들이 있다는 것을 인지하라(17, 18). 이런 치료 테크닉(통증 문)을 통해 얻어진 통증완화는 전기자극 치료가 시작된 10~15분내에 시작된다. 치료는 이 시간대를 넘어, 필요하다면 몇 시간까지 지속될 수 있다. 통증완화는 전기자극을 중지한 후에도 30분서부터 몇 시간대까지 지속된다(19). 자극이 성공적으로 이루어져 통증-근경련-통증 주기를 해소시킨다면 통증완화는 오랫동안 지속될 것이다. 몇몇 환자들은 한번 치료를 통해 통증완화가 몇 주 또는 몇 개월 동안 지속되는 경우도 있다. 만성 두통환자에게 TENS 치료기를 제공하여 집에서 사용할 수 있게 한다면, 치료기로서 유용하게 사용될 수 있을 것이다.

침-(저) TENS-내인 아편제 분비[Acupuncture-Like (Low) TENS - Release of Endogenous Opiates]

특정한 환경에서 인체는 Beta-endorphin(20, 21)과 같은 강력한 몰핀 유사 물질을 분비한다는 것이 알려졌다. 이 물질은 몰핀의 48배나 되는 강력한 효능을 가지고 있으며 통증 감각에 영향을 준다고 보고되었다(20). 엔돌핀 반응과 연관된 자극은 침점 자극, 강렬한 운동, 심오한 이완 그리고 매니플레이션을 포함한다(22, 23).

전류(전기침)를 사용하여 침점을 자극하면 엔돌핀 반응을 유발시킨다고 한다(24). 이 사실은 침을 통해 진통효과를 보는 현상을 설명할 수 있다. 먼저 설명되었던 것처럼, 대부분의 E-stim 치료기는 이러한 반응을 유도한다. 반응은 어떤 종류의 자극(25~27)보다는 사용된 파라미터에 의존한다. 다음과 같은 파라미터를 제안되었다.

강도(intenstiy). 강력한 운동 수위 자극 또는 유해 수위까지 제시된다. 강한 자극일 수록 더 큰 반응이 나타난다(28).

주파(frequency). 1~5 Hz

방법(mode). 지속적인 방법

전극 배치(electrode placement). 최대 결과는 선택된 침점에 배치되었을 때 또는 관련된 근분절에 배치되었을 때 예상될 수 있다. 그림 17.6에서 처럼 해부학 차트에 전극 배치를 기록하는 것은 도움이 된다.

자극 시간대(stimulation time). 20~45분.

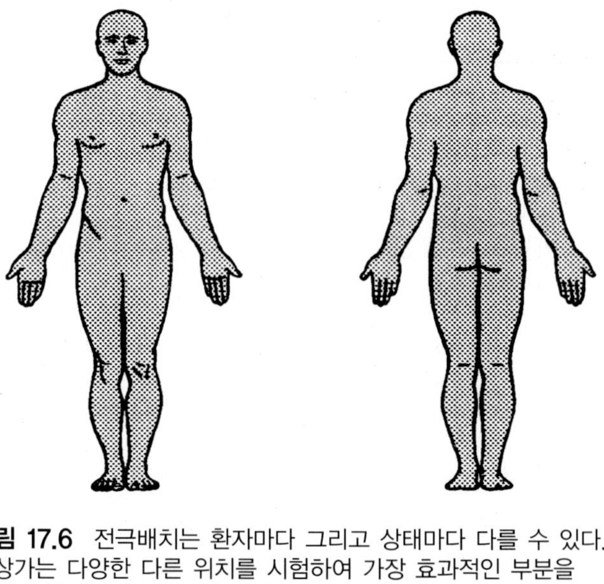

그림 17.6 전극배치는 환자마다 그리고 상태마다 다를 수 있다. 임상가는 다양한 다른 위치를 시험하여 가장 효과적인 부분을 찾아야 한다. 시험하는 각 위치를 기록해야 한다.

이러한 생리적 기전을 통해 성취된 통증완화는 흔히 전통적 TENS(29) 보다 더 지속된다. 이 테크닉의 장점은 통증 완화 시간대이다. 단점들은 상대적으로 치료받기가 불편하다는 것이다.

어렵거나 또는 무반응적 환자를 치료할 때 두 형태의 TENS 모두를 사용하는 유용한 테크닉은 30min high TENS 그리고 30 min low TENS(P.D. Hooper, 미출판된 데이터 1992)를 사용하는 것이다. 치료를 다시 한 번 실행할 때 최소한 1 시간 동안 기다려야 한다.

반자극(Counterirritation)

이 통증 완화 기전은 "통증이 통증을 억제한다"라는 말로 가장 잘 설명될 수 있다. 좋은 예는 두통환자의 머리나 또는 손가락을 망치로 치는 것이다. 일시적으로 환자는 두통을 잊게 된다. 임상적으로 이 생리적 기전은 다른 치료에 반응하지 않는 환자에게 응용될 수 있을 것이다. 반자극의 두 개의 주요 예는 얼음 마시지 그리고 짧은 고강도 TENS이다(30, 31).

얼음 마사지(ice massage) 종이컵에다 물을 담고 냉동기에 넣고 얼린다. 얼린 종이컵 바닥부위 1인치 정도를 잘라낸다. 그리고 환부에 얼음을 직접 접촉시킨다. 그리고 치료 부위를 서서히 얼음 마시지를 시도한다. 이 방법은 통증-근경련-통증 주기를 깨뜨리는 작용을 한다. 그리고 매니플레이션 또는 스트레칭과 같은 치료를 위해 환자를 준비시키는데도 좋은 효과가 있다.

짧은 고강도 TENS E-stim 테크닉은 두통환자의 통증을 완화시킬 수 있는 반면, 환자에게 편안한 치료 테크닉들은 성공하지 못한다(32~34). 그 파라미터는 다음과 같다: 강도(strong motor level 또는 불쾌한; 환자는 뜨거운 바늘과 같은 느낌), 주파수(80~100 Hz), 방법(치료막대를 사용하며 지속적인 방법). 시간대(30~60 초), 그리고 전극 배치(침점 또는 트리거 포인트 바로 위 부위에 직접).

전도차단(Conduction Block)

최근 조사는 통증에 고주파 자극 치료효과를 설명하였다(35~37). 먼저 설명되었던 기전보다 정립되어 있지 않지만 고주파 자극은 일시적으로 신경전달을 차단시킨다는 증거가 있다(19). E-stim 그리고 pulsed 초음파 모두 이러한 효과를 준다(38).

E-Stim 대부분의 E-stim 치료법과는 달리 이 기전은 충분한 고주파(100 Hz 이상)를 발생시킬 수 있는 자극기 능력에 달렸다. 결과적으로 이것은 중저파(감선파, interferential) 자극기로 훌륭하게 성취될 수 있다. 전도차단 현상을 일으키기 위해 E-stim 사용을 위한 제시된 조변수는 다음과 같다: 강도(mild sensory level stimulus), 주파4,000~5,000 Hz(medium frequency), 방법(pre-modulated), 시간대(10~15 분) 그리고 전극배치(전극은 상부 승모근과 하후두근).

Pulsed 초음파 전자계 에너지 형태는 아니지만 치료적 초음파는 고주파(1 MHz)를 방출한다. 임상적으로 이 치료기는 통증을 감소하기 위해 오랫동안 사용되어 왔다. 통증완화 기전은 고주파 전류로 유도하는 전도차단과 유사하다. 또는 단순히 통증역치를 상승시키는 것이다(39, 40). 초음파 조절 요소는 다음과 같다: 동작비율(pulsed), 강도(0.5~1.0 w/cm²) 그리고 시간대(4~6분).

최근 혁신적인 초음파 치료기는 작은 변환기 크기 그리고 추가적인 주파 범위(1 그리고 3 MHz)를 포함한다. 작은 변환기 머리와 더 높은 주파는 임상가로 하여금 하후두 척추와 같은 부위까지 접근을 가능하게 한다. 하부 허리와 어깨와 같은 부위에 초음파 사용은 통증완화에 효과적이라는 사실을 증명하였다(41, 42). 두통환자의 통증을 완화시키기 위해 사용될 수 있기를 희망한다.

근경련 완화(근긴장 감소)(Relief of Muscle Spasm)

통증 뿐 아니라 많은 두통 환자들도 증가된 근긴장 현상을 보인다. 근긴장에 대해 모두가 다 동의하는 것은 아니지만, 근육 변화는 두통유발에 병리적 요인이다. 증가된 근육활동이 두통을 유발시키는 것인지는 또는 문제점에 대한 반응의 결과인지는 확실하지 않다. 어느 사례이든지 급성단계에서 두통 치료는 근육에 집중할 수 있다. 근긴장을 감소시키는 2 주요 방법은 E-stim 그리고 이완 테크닉이다.

전기자극(Electrical Stimulation)

근긴장을 감소시키기 위해 E-stim은 일반적으로 사용된다(43). 진단기 작용의 기전은 분명하지 않지만, 고주파 motor level 자극을 지속적으로 사용하게 되면 결국 근육을 피로하게 만든다. 운동신경 섬유가 반복적으로 탈분극 그리고 재분극시키기 위해 필요한 화학물질을 보충시킬 수 없기 때문에, 이 현상은 이론적으로 발생하는 것이다(44). 실세 효과는 아마도 위약 반응을 포함하는 다른 요인들도 있을 것이다. 두통환자에게 이 테크닉 사용에 대한 이해를 높이기 위해 더 많은 연구가 필요하다.

E-stim 파라미터는 다음과 같다: 강도(motor level), 주파수(80~100 Hz), Continous 또는 surged(10초 작동 10초 중지), 시간대(변수; 근긴장의 촉진변화가 성취될 때 중단되어야 한다), 그리고 전극 배치(이완되어야 할 근육 부위).

통증-근경련-통증 사이클이 E-stim을 통해 해소되면 경추 매니플레이션과 같은 다른 치료법들이 사용될 수 있다.

이완 테크닉(Relaxation Techinque)

두통환자에게 사용될 수 있는 가장 유용한 2 치료는 Directed Relaxation(45) 그리고 Postisometric relaxation이다.

Directed Relaxation 조명이 낮고 조용한 곳에 환자를 치료 테이블 위에 supine 자세로 눕힌다. 무릎과 골관절은 약간 굴곡되게 하며 무릎 밑에 베개를 배치한다. 환자에게 가벼운 이어폰과 음악 카세트를 제공한다. 그리고 환자가 이완될 수 있는 조용한 음악을 듣게 한다. 많은 환자들은 이 치료 과정 중 잠에 빠지게 된다. 음악 카세트를 제공하여 매일 음악을 듣게 한다. 환자는 이완치료를 위해 매일 치료 시간을 내도록 한다(15분). 환자가 방해받지 않도록 집안에서 가장 조용한 곳을 선택하도록 한다. 처음에 환자는 집중하지 못한다. 그러나 연습과 함께 환자들은 쉽고 더 효과적으로 이완할 수 있는 방법을 갖게 된다.

Postisometric Relaxation 이 방법이 성공할 수 있는 열쇠는 부드럽게 적용하는 것에 있다(46).

근육이 이완되도록 임상가에 의해 환자를 중앙위치에 노이게 하며 안정되게 한다. 환자에게 가벼운 저항에 대항하기 위해 가볍게 근육을 수축시키도록 요구한다(10~20%의 수축 정도). 이 등척성 수축을 5~7초 정도 유지되게 한다. 그리고 환자에게 근육을 이완시키게 한다. 환자에게 숨을 깊고 들이마시고 내뱉도록 한다. 숨을 내 뱉을 때(postisometric), 근육을 부드럽게 스트레칭한다. 이 과정은 3~4번 반복하게 한다. 그리고 환자는 집에서 혼자 스트레칭할 수 있도록 교육시킨다(그림 17.7).

근막 트리거 포인트(Myofascial Trigger Points)

두통과 연관된 문제 그리고 잠재적으로 여러 다양한 문제들을 유발시킬 수 있는 것은 Travell 과 Simon이 설명한 근막 트리거 포인트다. 트리거 포인트는 과다흥분된 근육의 점으로 정의된다. 그리고 근육과 관련된 부위에 연관통, 이상감각 그리고 자율신경적 증세들을 유발시킬 수 있다(47). 그림 17.8에서 보여주는 것처럼, 경추, 안면 그리고 상부 허리근육으로부터 연관통과 관련된 부위는 머리와 안면이다.

근막 트리거 포인트 진단은 다음과 같은 기준에 따라 이루어진다.

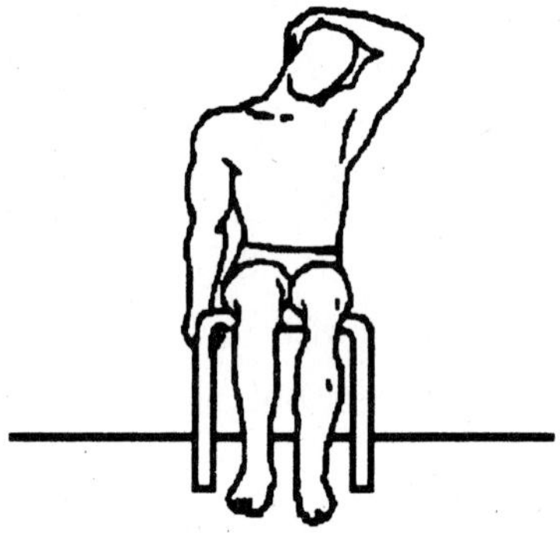

그림 17.7 환자는 규칙적으로 집에서나 직장에서 스트레칭을 하도록 격려되어야 한다.

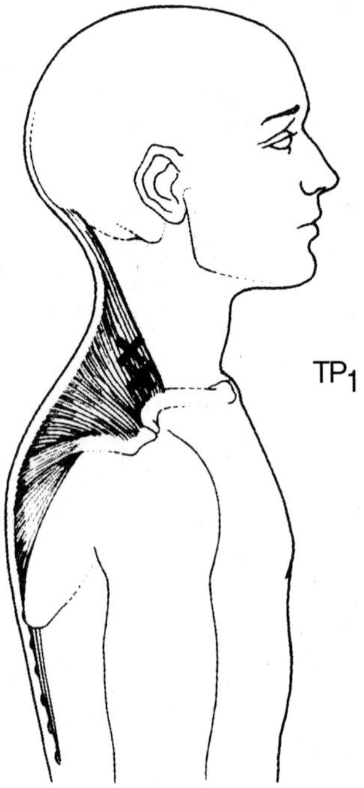

그림 17.8 근막 트리거 포인트(TP)는 두통을 포함하는 다양한 증세를 유발시키는 것이 밝혀졌다(Travell JG, Simons DG. 근막통증과 장애: 트리거 포인트 매뉴얼. Bltimore: William & Wilkins, 1983).

- 급성 과부하 스트레스 또는 바로 직후에 갑작스러운 발현 병력 또는 만성적 과부하 근육에 점차적으로 발현한 병력
- 트리거 포인트로부터 연관된 통증으로 개별적 근육에 특정적 패턴
- 영향을 받고 있는 근육의 약화 그리고 스트레칭 가동범위의 제한
- 영향을 받고 있는 근육의 경직과 촉진될 수 있는 근줄기
- 경직된 근섬유에 가해지는 지압에 매우 예리한 국소적 압통점.
- 촉진 또는 압통점(트리거 포인트) 침 시술을 통해 나타나는 국소적 근육 떨림 반응
- 촉진 또는 압통점(트리거 포인트) 침 시술을 통해 나타나는 환자통증 호소 감소
- 특정한 근육 부위에 집중된 치료를 통한 증상 제거

이러한 근막 트리거 포인트, 전통적 침점 그리고 근육 운동점 중에 밀접한 상관관계가 있다는 것을 인지하라. 실제로 Melzack과 그의 연구원들은(48) 이들 사이에 71-80%의 경우 위치가 동일하다는 것을 밝혔다. 하지만 이들이 동일한 실체라는 것은 분명하지 않다. Liu와 그의 연구원들은(49) "모든 운동점들은 침점들이다. 그러나 모든 침점들은 운동점이 아니다"라고 언급했다. 이 말에 동의할 이유가 있다. 그러나 근막 트리거 포인트와 같은 특정한 문제들을 치료하기 위한 치료법들은 실제로 다른 임상적 그리고 생리적 실체들을 동시에 영향을 줄 수 있다. 스프레이, 스트레칭, 지압치료(Nimo, shiatsu, 마사지 등등), E-stim(저주파 TENS, brief intense TENS, 전기침 등등), 습열치료, 냉동요법들을 포함하는 트리거 포인트를 치료하는 다양한 방법들이 사용되어 왔다.

이들 중 E-stim과 초음파와 복합적으로 사용하는 E-stim에 대해서만 논의될 것이다.

전기자극(Electrical Stimulation)

근막 트리거 포인트를 치료하기 위한 E-stim 사용은 아마도 가장 유용한 치료법 중 하나일 것이다. 2 프로토콜이 제공된다.

프로토콜 A.

강도: motor level

주파수: 80~100 Hz

방법: continuous 또는 surged(10초 작동 그리고 10초 중단)

시간: 5~10분

전극 배치: 트리거 포인트를 통과할 수 있도록 전극을 배치한다.

프로토콜 B.

강도: 강한 motor level에서 불쾌 수준까지

주파수: 80~100 Hz

방법: 포롭

시간: 30~60초

전극배치: 트리거 포인트에 직접 접촉

프롭 사용 테크닉은 몇몇 장점들이 있다. 트리거 포인트를 정확하게 찾을 수 있기 때문이다. 추가적으로 프롭은 스트레칭을 허락하기 위해 중단될 수 있다. 그리고 추가적인 E-stim 치료가 필요하다면 항상 재사용할 수 있다. 프롭 전극은 하후근처럼 작은 근육에도 적절하게 접근이 가능하다.

위에 설명한 방법으로 E-stim 적용한 후, 트리거 포인트가 있는 근육들을 수기적인 방법으로 스트레칭시킬 수 있다. 스트레칭시킨 후 따뜻하게 해주는 것은 도움이 된다 (J. G. Travell, 미출판 데이터 1989).

전기자극 초음파 복합적 방법(Electrical Stimulation-Ultrasound Combination)

가장 일반적인 방법으로서 전기자극과 초음파를 복합적으로 사용하는 것이다. 이 테크닉에서 초음파의 변환기 머리는 프롭 형태의 전극이다. 근육에 전류를 흐르게 할 뿐 아니라, 초음파는 음파 에너지를 흐르게 한다. 이 복합적인 방법은 자극 과정 중 열을 가하는 장점이 있다. 그러므로 근육에 혈액공급을 증가시킨다. 이 효과와 함께 따뜻해진 근육은 추가적인 가동범위로 스트레칭될 수 있다.

치료법으로서 다음과 같은 파라미터가 제시된다.

E-stim

강도: motor level 자극

주파수: 80~100 Hz

방법: 복합적 방법

전극 배치: 트리거 포인트를 중심으로 변환기를 서서히 회전시킨다.

초음파

강도: 1.0~2.0 W/Cm²
동작비율: 지속적 방법
시간대: 6~8분

다른 치료법과 같이 근막 트리거 포인트를 감소시키는데 집중한다. 이 복합적인 방법과 함께 근육 스트레칭은 매우 중요하다. 추가적으로 환자에게 집에서도 지속적으로 근육을 스트레칭할 수 있도록 교육시킨다. 일상생활에서 자세를 바로 유지하게 하는 교육도 함께 하여 환자의 몸 근육에 가해지는 스트레스가 최소화될 수 있게 한다.

혈액순환 호전(Improved circulation)

먼저 언급되었던 것처럼 근골격 형태의 두통을 동반하는 통증-근경련-통증 사이클은 흔히 경추, 근막 그리고 상부 흉추 근육에서 뚜렷한 긴장과 연관되어 있다. 근긴장 증가의 지속되는 근육의 한 특징은 대사성 분비물질 수치의 증가다(50). 동시에 근육 내 신체적 긴장은 근육에 혈액과 영양공급이 감소되는 경향이 있다. 이 복합적 현상은 근긴장 증가-혈액공급 감소- 근긴장 증가(예, 통증-근경련-통증 사이클)의 주기적 반응을 유발시킨다는 것을 예상할 수 있다. 결과적으로 두통과 연관된 근긴장 환자를 위한 치료 목적은 국소적 근육 혈액순환을 호전시키는데 있다. 혈액순환 증가는 E-stim(51, 52) 그리고 초음파 사용을 통해 가능하다(53, 54).

전기자극(Electrical Stimulation)

E-stim 적용은 여러 다른 그리고 복합적인 치료효과가 있다. E-stim 사용에 한 목적은 인체의 국소적 부위에 혈액순환을 호전시키는데 있다. 이것은 근육의 펌핑 활동을 일으켜 성취된다. E-stim 사용의 파라미터는 다음과 같다:

강도: 강한 motor level
주파수: 20~50 Hz
방법: surged with short interval(5초 작동, 5초 중단)
시간: 10~15분
전극배치: 환부 근육

초음파(Ultrasound)

E-stim 처럼 초음파 치료는 국소조직 체온과 혈액순환을 포함하는 다양한 효과를 가지고 있다. 두통환자에게 직접적으로 영향을 주는 많은 부위들은 금기증이지만, 목과 상부 흉추 주위 근육에 혈액순환을 효과적으로 증가시키기 위해 사용될 수 있다. 먼저 언급되었던 것처럼 작은 초음파 변환기와 고주파 음파는 두통환자를 치료하는데 있어서 더 중요한 치료기가 되었다. 초음파 치료에 파라미터는 다음과 같다.

강도: 1.0~2.0 W/Cm²
동작비율: continous
시간대: 6~8분

자세호전(Improved Posture)

많은 저자들은 지속적인 자세변화로 인한 요통 발생과 연관되어왔다. 자세는 가장 유해하고 또한 유용하다는 사실에 모든 사람들이 동의하는 것은 아니지만, 요통환자를 치료하는데 있어서 자세는 반드시 고려되어야 한다는 것은 일반적으로 동의하고 있다(55, 57). 많은 두통 역시 유사한 특징을 가지고 있기 때문에(예, 통증, 근긴장, 제한된 운동성), 지속된 자세변화와 특정한 형태의 두통 유발과 관련됨은 인정할만하다. 최근 정보들은 앉은 자세에 대해 특히 주시한다. 상부 흉추 통증 그리고 두통의 발생 요인으로서 특히 컴퓨터를 다루는 직업인들에게 주의한다(58, 59). "근육 변화"에서 언급되었던 것처럼, Janda(미출판 데이터)는 두통환자에게 흔히 나타나는 자세증후군을 설명했다. 컴퓨터 스크린 앞에서 오랫동안 쉬지 않고 작업하는 직장인들을 관찰하면서 불량스러운 자세가 주는 영향에 대해 관찰하였다(그림 17.9). 근긴장 두통이 발생하는 사람들에게 뒷머리가 무겁게 느껴지고, 양쪽 어깨가 올라가고(상부 승모근 그리고 견갑거근), 치아를 꽉 물고(교근, 흉쇄유돌근, 사각근), 어깨가 앞쪽으로 둥글게 숙여지는(대흉근) 현상이 흔히 보여진다.

이 사실을 인지하고 불량한 자세를 호전시키는 노력이 이루어져야 한다. 작업환경을 변화시키고, 자주 스트레칭을 하며, 그리고 일상생활을 자주 변화시켜주는 것이 필요하다. 다음과 같은 요인들은 근피로에 영향을 준다.

- 등받이 각도: 등받이를 100~110° 정도 쳐지면 등근육의 스트레스를 감소시킨다.
- 작업대 높이: 작업대 높이는 작업인이 팔, 전완 그리고 어깨를 이완된 자세로 놓을 수 있는 높이가 되어야 한다. 너무 높으면 팔을 외전 그리고 거상시켜 어깨와 상부 흉추 그리고 팔에 긴장감을 증가시킨다.
- 요추 지지대: 요추 지지대 사용은 척추 디스크와 허리

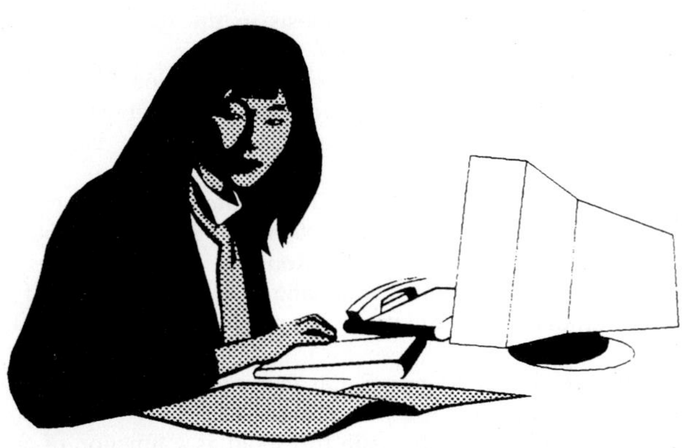

그림 17.9 두통 발생에 있어서 작업 중 자세는 매우 중요하다.

근육에 스트레스를 감소시킨다.

- 컴퓨터 스크린 위치: 스크린이 너무 높은 곳에 위치하면 작업인은 머리를 신전시켜야 한다. 어떤 자세든 오랫동안 지속되면 근육활동에 뚜렷한 증가현상이 발생된다.

환자교육("두통학교")[Patient Education("Head School")

산업화된 사회에서 요통의 빈도수는 많은 눈길을 받게 되었다. 많은 치료 프로그램은 요통관리의 어려움과 이로 인해 발생하는 엄청난 의료비를 통제하기 위해 개발되었다. 이에 관한 경험들은 : "요통학교"라는 공식적인 환자 교육 과정으로 이어졌다. 두통 역시 매우 일반적인 문제이지만 요통학교와 같은 노력은 없었다. 요통환자를 위한 요통학교처럼 두통환자 역시 두통, 두통 응급처치, 이완, 스트레스 관리, 운동, 자세변화 그리고 일상생활 습관 변화와 관련된 두통의 해부학 그리고 생리학에 대한 교육이 이루어져야 한다.

요통학교의 주요 목적은 자신들의 상태를 관리하기 위해 환자를 교육시키는데 있다. 그리고 장기적인 환자 상태 호전을 위한 책임감을 갖도록 하는데 있다(60). 요통 치료에 있어서 마법처럼 특별 치료법이 있는 것이 아니다 라는 사실을 인지하도록 환자교육이 필요하다. 궁극적인 목적은 환자의 상태를 효과적으로 호전시킬 수 있는 건강에 대한 긍정적 변화에 있다. 두통학교 프로그램이 한 해법이라고 고려되어서는 안되지만, 모든 두통환자 치료 프로그램에 한 부분이 되어야 한다. 요통학교처럼, 예방목적으로 직장에서 소개되어야 한다.

두통 예방 프로그램(두통학교)은 다음과 같다.

- 기본 트레이닝에 대한 소개는 모든 환자 또는 직원들에게 전한다. 요통과 같이 특정한 건강문제의 실체를 잘 이해하는 사람들은 건강문제로 결과에 대한 영향을 덜 심각하게 받는다(61, 62). 이 소개 프로그램은 정규학교 프로그램처럼 클래스 형식으로 진행되어야 하며 약 30분 정도 진행한다. 어떤 규모의 그룹이던지 적절하게 제공되어야 한다.
- 심각한 문제를 피하기 위해 필요한 정보를 개별적으로 제공하기 위해 고안된 심도 있는 프로그램. 교육되어야 할 논제는 기본 트레이닝 소개 프로그램에서 발표된 것과 유사해야 한다. 그러나 내용은 더 깊고 넓게 확대되어야 하며 개별적으로 능동적인 참여형식이 되어야 한다. 두 개의 분리된 세션으로 진행할 것을 권한다. 각 세션은 약 30~45분 정도 진행되어야 하며 2주 내에 이루어지도록 해야 한다. 클래스 크기는 20~25명 정도로 구성되어야 한다.
- 머리와 목 트레이닝 그리고 운동 프로그램. 개발성 두통을 경험하는 환자들은 앞으로의 문제점들이 증가되기 때문에 이 그룹들은 더욱 심도 있는 트레이닝이 요구된다. 이 그룹은 3개의 45분 세션으로 구성된 두통 프로그램에 참여해야 한다. 클래스 크기는 10~12명으로 제한되어야 하며 특정한 필요와 문제점들에 대한 개별적 주의가 주어져야 한다. 포함되어야 할 논제는 다음과 같다.

세션 1: 두통의 원인, 머리와 목 그리고 안관절, 두통을 위한 응급처치 그리고 이완 테크닉에 대한 해부학과 생체역학;

세션 2. 일상생활 활동, 안전 지식 그리고 특정한 운동에 관한 지시

세션 3. 두통의 위험 요인, 건강 지식, 스트레스 관리, 운동, 상업체와 개인에 대한 비용 그리고 자신의 책임감.

요통에서처럼, 두통은 생명을 위협하는 질병은 아니지만, 스트레스가 만연한 오늘 우리 사회에서 매우 심각하고 어려운 문제다. 결근으로 인한 산업체의 경제적 비용은 생산력을 감소시킨다 그리고 의료비용은 하늘 높은 줄 모른다.

두통을 위한 전형적인 치료법은 통증조절에만 집중되어

왔다. 요통과는 달리, 두통 그리고 특히 재발성 두통에 관한 사회적 관심은 적다. 두통은 요통과 같이 사회적 관심이 요구된다. 그리고 적절한 보수적 치료, 운동 프로그램, 작업장의 생체역학적 변화, 일상활동에 대한 교육, 스트레스 관리, 영양학적 변화, 그리고 삶의 스타일 변화 등등을 포함해야 한다.

참고문헌(References)

1. Rose P. Statistical analysis of chiropractic patients. Bull Eur Chirop Assoc 1973:22:22–23.
2. Schonoch W. Die Rezept Sammlung des Scribonius. Jena (1912–13). Minneapolis: Bakken Museum of Electricity in Life, 1974.
3. Stillings D. A short history of electrotherapy in England to about 1880. Minneapolis: Bakken Museum of Electricity in Life, 1974.
4. Stillings D. A survey of the history of electrical stimulation for pain to 1900. Med Instrum 1974;9:255.
5. Becker RO. The body electric. New York: Morrow, 1985.
6. Pikoff H. Is the muscular model of headache still viable? A review of conflicting data. Headache 1984:186–198.
7. Budynski T. Biofeedback in the treatment of muscle-contraction (tension) headache. Biofeedback Self Regul 1978;3:409–434.
8. Frankel VH. Biomechanics of internal derangement of the knee: pathomechanics as determined by analysis of the instant centers of motion. J Bone Joint Surg 1971:962.
9. Kessler RM, Hertling D. Management of common musculoskeletal disorders. Philadelphia: Harper & Row, 1983:47, 48.
10. Foreman SM, Croft AC. Whiplash injuries: the acceleration/deceleration syndrome. Baltimore: Williams & Wilkins, 1988:50.
11. Melzack R, Wall DW. Pain mechanisms: a new theory. Science 1965;150:971.
12. Shealy CN, Mortimer JT, Reswich JB. Electrical inhibition of pain by stimulation of the dorsai column: preliminary clinical reports. Anesth Analg 1967;45:489.
13. Long DN. External electrical stimulation as treatment of chronic pain. Minn Med 1974;57:195.
14. Hooper PD, Foreman SM. Chiropractic pain management (videotape). Baltimore: Williams & Wilkins, 1989.
15. Nelson RM, Currier DP. Clinical electrotherapy, 2nd ed. Norwalk: Appleton & Lange, 1991:73–74.
16. Snyder-Mackler L, Robinson AJ. Clinical electrophysiology: electrotherapy and electrophysiologic testing. Baltimore: Williams & Wilkins, 1989:100.
17. Solomon S, Guglielm KM. Treatment of headache by transcutaneous electrical nerve stimulation. Headache 1985;25:12–15.
18. Fettes I, Gawel M, Kuzniak S, Edmeads J. The endorphin levels in headache syndromes. Headache 1985;25:37–39.
19. Mannheimer JS, Lampe GN. Clinical transcutaneous electrical nerve stimulation. Philadelphia: Davis, 1984:338–341.
20. Snyder SH. Opiate receptors and internal opiates. Sci Am 1977;234:44.
21. Pomerantz B. Brain's opiates at work in acupuncture. New Scientist 1977;Jan 6:12.
22. Melzack R. How acupuncture can block pain. In: Weisenberg M, ed. Pain: clinical and experimental perspectives. St. Louis: Mosby, 1975:251.
23. Hilgard ER, Hilgard VR. Hypnosis in the relief of pain. Los Altos CA: William Kaufman, 1975.
24. Pomerantz B, Cheng H. Suppression of noxious responses in single neurons of cat spinal cord by electroacupuncture and its reversal by the opiate antagonist naloxone. Exp Neurol 1979;64:307.
25. Mannheimer JS, Lampe GN. Clinical transcutaneous electrical nerve stimulation. Philadelphia: Davis, 1984:549, 554–556.
26. Andersson SA, Holmgren E, Roos A. Analgesic effects of peripheral conditioning stimulation. II. Importance of certain stimulation parameters. Acupunct Electrother Res 1977; 2:237.
27. Andersson SA, Holmgren E. On acupuncture analgesia and the mechanism of pain. Am J Chin Med 1975;3:311.
28. Holmgren E. Increase of pain threshold as a function of conditioning electrical stimulation: an experimental study with application to electroacupuncture for pain suppression. Am J Chin Med 1975;3:133.
29. Mannheimer JS, Lampe GN. Clinical transcutaneous electrical nerve stimulation. Philadelphia: Davis, 1984:7t.
30. Satterthwaite JR. In: Tollison DC, ed. Handbook of chronic pain management. Baltimore: Williams & Wilkins, 1989:470–471.
31. Melzack R. Prolonged relief of pain by brief, intense transcutaneous stimulation. Pain 1975;1:357.
32. Andersson SA, et al. Evaluation of the pain suppression effect of different frequencies of peripheral electrical stimulation in chronic pain conditions. Acta Orthop Scand 1976;47:149.
33. Melzack R. Prolonged relief of pain by brief, intense transcutaneous stimulation. Pain 1975;1:357.
34. Mannheimer C, Carlsson CA. The analgesic effect of transcutaneous electrical nerve stimulation (TNS) in patients with rheumatoid arthritis. A comparative study of different pulse patterns. Pain 1979;6:329.
35. Nyquist JK, Ignezia RJ. Repetitive electrical stimulation of peripheral nerve: a peripheral mechanism underlying electrical analgesia [Abstract]. Second World Congress on Pain, International Association for the Study of Pain, Seattle, 1978;1:125.
36. Ignezia RJ, Nyquist JK. Direct effect of electrical stimulation on peripheral nerve evoked activity: implications for pain relief. J Neurosurg 1976;45:159.
37. Campbell JN. Examination of possible mechanisms by which stimulation of the spinal cord in man relieves pain. Appl Neurophysiol 1981;44:181.
38. Patrick MK. Applications of therapeutic pulsed ultrasound. Physiotherapy 1978;Apr:103.
39. Michlovitz SL. Thermal agents in rehabilitation. Philadelphia: Davis, 1986:7.
40. Lehmann JF, DeLateur BJ. In: Lehmann JF, ed. Therapeutic heat and cold. Baltimore: Williams & Wilkins, 1990:528–529.
41. Hardy JD, Wolff HG, Goodwell H. Studies on pain. A new method for measuring pain threshold: observations on spatial summation of pain. J Clin Invest 1940;19:649–657.
42. Nwuga VCB. Ultrasound in treatment of back pain resulting from prolapsed intervertebral disc. Arch Phys Med Rehabil 1983;64:88.
43. Levine MG, Knott M, Kabot H. Relaxation of spasticity by electrical stimulation of antagonist muscles. Arch Phys Med 1952;33:668–673.
44. Lee WJ, McGovern JP, Duvall EN. Continuous tetanizing (low voltage) currents for relief of spasm. Arch Phys Med 1950;31:766.
45. Bernstein DA, Borkovec TD. Progressive relaxation training. Champaign IL: Research Press, 1973.
46. Lewit K. Manipulative therapy in rehabilitation of the motor system. Stoneham MA: Butterworth, 1985.

47. Travell JG, Simons DG. Myofascial pain and dysfunction: the trigger point manual. Baltimore: Williams & Wilkins, 1983.
48. Melzack R, Stillwell DM, Fox EJ. Trigger points and acupuncture points for pain: correlations and implications. Pain 1977;3:3.
49. Liu UK, Varela M, Osald R. The correspondence between some motor points and acupuncture loci. Am J Chin Med 1975; 3:347.
50. Mannheimer JS, Lampe GN. Clinical transcutaneous electrical nerve stimulation. Philadelphia: Davis, 1984:8–9.
51. DeDomenico G. New dimensions in interferential therapy: a theoretical and clinical guide. Lindfield, New South Wales: Reid Medical Books, 1987:100.
52. Kaada B. Vasodilation induced by transcutaneous nerve stimulation in peripheral ischemia (Raynaud's phenomenon and diabetic polyneuropathy). Eur Heart J 1982;3:303–314.
53. Michlovitz SL. Thermal agents in rehabilitation. Philadelphia: Davis, 1986:153.
54. Dyson M, Suckling J. Stimulation of tissue repair by ultrasound: a survey of the mechanisms involved. Physiotherapy 1978;64:105–108.
55. McKenzie R. The lumbar spine: mechanical diagnosis and therapy. Wellington, New Zealand: Spinal Publications, 1985.
56. Williams PC. Low back and neck pain: causes and conservative treatment. Springfield MA: Charles C. Thomas, 1974.
57. Fahrni WH. Backache and primal posture. Vancouver: Musqueam Publishers, 1976.
58. Chaffin DB, Andersson G. Occupational biomechanics. New York: John Wiley and Sons, 1984:289–323.
59. Donkin SW. Sitting on the job. Lincoln NE: Parallel Integration, 1986:64–67.
60. Hooper PD. Preventing low back pain. Baltimore: Williams & Wilkins, 1991.
61. Hall H, Iceton JA. Back school: an overview with specific reference to the Canadian Back Education Units. Clin Orthop Relat Res 1983;179:10–17.
62. Deyo RA, Tsui-Wu YJ. Functional disability due to back pain: a population based study indicating the importance of socioeconomic factors. Arthritis Rheumatol 1987;30:1247–1253.

18 / 두개골 매니플레이션 고찰
(An Overview of Cranial Manipulation)

섬세한 신경은 눈 뿐 아니라 임파와 함께 한다.... 임파는 모든 내장기가 함유하고 있는 것 보다 더 많은 섬세한 뇌의 체액을 담고 있다...... 임파는 척추와 그리고 모든 다른 신경들과 연결되어 있으며..... 뇌의 체액을 마신다.

-Andrew Taylor Still.

두개골 매니플레이션은 오스티오패스와 카이로프랙틱 학문이 평행적으로 발전되기 시작한 1930년 중반부터 논쟁거리가 되었다. 두개골 매니플레이션은 의미 없는 비법으로 왜곡되어 추방되었고, 카이로프랙틱 대학의 교육과정에 포함되지 않았다. 두개골 봉합은 융합되었다고 생각했던 사람들의 생각으로 두개골 매니플레이션은 과학적 근거가 없는 직감적 테크닉이라고 분류하였던 것이다.

흥미롭게도 근래 객관적 연구들은 두개골 치료 분야의 초기 개척자들의 주장을 지지하였다. 두개골 치료의 임상가들은 일반적인 치료에 효과가 없는 다양한 사례들에서 임상적 결과들을 성취하였다.

몇몇 카이로프랙틱 대학에서는 현재 졸업 후 과정에서 두개골 치료법을 제공하고 있다. 두개골 테크닉은 카이로프랙틱에서 가장 일반적으로 사용되고 있는 체계적 테크닉의 중요한 기본으로서 구성되었다(SOT 테크닉, AK, 엑티베이터 테크닉).

Sutherland의 업적은 오스티오패틱 두개골 매니플레이션의 뿌리다. 두개골 매니플레이션에 관한 몇몇 교제들이 지난 몇 년 사이에 출판되었다. 지난 5년 사이에 카이로프랙틱, 오스티오패틱 그리고 치의학 학술지에서 두개골 테크닉에 관련된 다수의 논문들이 출판되었다.

이 장은 두개골 매니플레이션 분야를 검토할 것이다. 역사적 배경, 주장하는 이론, 그리고 이론을 뒤바침하는 과학적 근거 그리고 무엇을 믿어야 하고, 알려진 사실은 무엇인지에 대한 실체를 카이로프랙틱 전체를 위한 견해를 제공할 것이다. 매우 논쟁적인 분야지만, 탐험해 볼 가치가 있는.

두개골 치료의 역사
(History of Craniopathy)

두개골 치료의 역사는 카이로프랙틱과 오스티오패스 학문이 유아단계에 있을 시기까지 거슬러간다. 두개골 치료의 개념은 오스티어패스에선 Sutherland(1)에 의해 그리고 카이로프랙틱에서는 Cottam(2)에 의해 평행적으로 발전되었다.

Calvin Cottam, 은 그의 아버지, Nephi Cottam이 사용한 용어 "Craniopathy"을 문서화하였다. 1895년, 12세가 된 Nephi는 모래 속에서 발견된 두개골에서 두개골이 여러 개의 뼈로 구성된 모습을 관찰하면서 두개골 움직임의 가능성을 생각했었다. 카이로프랙틱 임상가 Cottam은 1929년부터 교육을 시작했으며 카이로프랙틱 임상가들에게 "how to" 교육과정을 위해 출판하였다. 1937년 Cottam은 오스티오패틱 대학을 방문하면서 두개골 테크닉을 보여주었다(2). Calvin은 아버지 업적을 이어받아 1985년 *"Cranial and Facial Adjusting"*을 출판하였다. 이 책은 두개골 매니플레이션의 단계 단계를 설명하는데 중점을 둔 책이었다.

Sutherland은 1899년 오스티오패스 대학 학생 시절 처음으로 두개골 움직임에 대한 흥미를 갖게 되었다. 졸업 후, 그는 두개골 개념을 개발하는데 지속적으로 노력하였고 자신의 머리에 압박을 주는 기구를 만들어 자신의 몸에 어떤 기능적 변화가 오는가를 시험하였다. 1929년 자신의 생각을 처음으로 발표하였다. 1939년 Sutherland는 *"The*

Cranial Bowl"(3)을 출판하여 오늘까지도 카이로프랙틱 그리고 오스티오패스(1)에서 사용되고 있는 두개골 테크닉의 뿌리를 형성하는 두개골 운동성의 개념을 소개하였다.

두개골 움직임의 개념과 두개골 치료의 개념은 객관적으로 인정된 것은 아니다. 미국 플로리다 주에 있는 오스티오패스 의사 John Upledger는 1983년 "*Craniosacral Therapy*"(4)를 출판하였다. 현대적 감각으로 저서된 이 책은 두개골 개념에 대한 흥미를 높였다. 그리고 오스티오패스, 카이로프랙틱, 물리치료사, 치과의사, 마시지 치료사, 간호사, 그리고 다른 의료 전문인들에게 제공된 세미나 프로그램의 주제가 되었다.

두개골 테크닉은 George Goodheart에 의해 개발된 Applied Kinesiology 그리고 Major Bertrand DeJarnette에 의해 개발된 Sacro-Occipital Technique, 2 특수화된 카이로프랙틱 학파에 의해 보존되었다.

Sacro-Occipital 테크닉은 두개천골 리듬을 회복시키는 중심적 개념을 축으로 고안된 절충적 치료 테크닉이다. DeJarnette은 1960~1970년대에 두개골 테크닉 임상을 위한 여러 테크닉 매뉴얼을 출판하였다. 그는 두개골 장애 분석을 골반의 카테고리 시스템과 함께 연결시켰다. 두개골은 촉진과 다양한 기능 테스트(5)를 통해 분석된다.

Applied kinesiology는 두개천골계 장애와 필요한 치료를 위한 적응증을 결정하기 위해 근육검사를 통해 얻어진 정보를 사용한다. Walther의 *머리, 목 그리고 악관절 통증 그리고 장애*-The Stomatognathic System(6)은 두개골 테크닉에 관해 저서된 교재 중 가장 완벽한 책이다.

Upledger의 두개천골 치료, Applied Kinesiology, SOT, 모두 Surtherland의 초기 주장을 받아드렸다. 3 테크닉 모두(*a*) 두개골의 주기적 운동성은 호흡 그리고 심장 박동과는 다른 독립적인 운동성이다, (*b*) 이 운동성의 장애 또는 차단은 인체의 기능적 장애를 유발시킬 수 있다, (*c*) 그리고 이러한 장애는 진단될 수 있으며 치료될 수 있어 기능이 호전되고 관련된 증세들로부터 회복된다 라는 개념에 근거한다.

이 독립적 시스템에서 설명된 두개골 움직임에 대한 형태는 Sutherland에 의해 설명된 것과 유사하다.

현재 두개골 매니플레이션 테크닉은 카이로프랙터, 오스티오패스 의사, 치과의사, 그리고 다른 의료 전문인들에 의해 사용되고 있다. Sutherland 최초의 문헌들은 오스티오패스 학계에서 보존되고 있으며 여전히 오스티오패틱 두개골 테크닉이라고 불려지고 있는 테크닉에 근간을 이루고 있다. 두개골 매니플레이션 테크닉과 관련된 논문들은 카이로프랙틱, 오스티오패틱 그리고 치과 학술지에 자주 발표되고 있다. 추가적으로 Craniopathy에 관한 일반인들의 관심이 증가되고 있으며 많은 전체적 개념에 훈련된 일반인들의 잡지에서도 두개골 치료를 설명하는 글들을 싣고 있다.

두개골의 태생학적 발달 (Embryological Development of Cranium)

두개골을 형성하는 부분은 연골로서 발달된다. 그리고 다른 부위들은 막 조직으로서 형성된다. 대부분의 두 개관 그리고 두개골 기저의 부분들은 막상골로서 발달된다. 형성된 두개골은 신경과 내장조직으로 구성된다. 신경구조는 뇌 케이스로 구성되었으며, 내장조직은 호흡과 저작 기능을 가지고 있다(7).

두개골은 척삭의 끝부위를 둘러싸고 있는 간엽조직에서 발달된다. 두 개관과 두개골의 측면을 형성하는 막상골의 발달은 초기 배아단계에서 시작된다. 분만 시기쯤, 전두골과 두정골은 관상봉합 부위에서 관절을 이룬다. 그러나 넓은 연결조직의 틈새가 있다. 이 틈새는 두개골 봉합의 전구물질이며, 출생 시 천문(fontanelle)이라고 알려져 있다. 이 부위는 출생 전과 분만 후 두개골의 뚜렷한 움직임을 허락한다. 천문을 채워주는 연결조직들은 교원질, 망상 그리고 탄력적 섬유로서 구성되어 있으며 두개골 안으로 들어간다. 탄력적 섬유들은 교원성 번들을 짧게 할 수 있는 수축성 기전을 제공한다.

소수의 연구만이 봉합 형태학에 대한 연구가 이루어졌다. Bolk(8)은 1915년 인간의 봉합은 완벽하게 폐쇄되지 않는다고 언급하였다. Prichard과 그의 연구원들은(9) 다음과 같이 보고하였다. "발달과정에서 감소될 수 있다. 그리고 세포학적 발달에서 봉합은 주위 뼈 사이에 강력한 유착을 형성하지만 작은 움직임을 허락한다". 원숭이 봉합을 연구한 그의 분석에서는 아무도 봉합의 골화현상의 증거를 보이지 않았다. Kokick과 그의 연구원(10)들은 "부분적으로 봉합 폐쇄현상이 보이지만 그들은 상대적으로 매우 연로한 사람들이다"라고 제시했다. Retzlaff와 Mitchell(7)은 봉합 형태학에 관한 자세한 연구를 실행했다. 그리고 두개골의 봉합은 Prichard에 의해 설명된 것을 확인하는 결과를 얻었다. 그들은 봉합은 매우 복잡한 조직으로서 5개의 뚜렷한 세포와 섬유층으로 구성되어 있으며 두개골 관절면 사이를 채워준다. 신생아 때 봉합 내 연결조직들은 교원질, 망상, 그리고 탄력성 섬유로 구성되어있다. 이 구조의 조직의 중심은 혈관과 신경섬유로 채워져 있다(7).

두개골 치료의 개념 (Concepts in Cranial Therapy)

순간적으로 떠오른 Sutherland의 영감을 통해 두개골 개념이 탄생되었다. Sutherland가 오스티오패틱 대학에서 공부하던 시절, 그는 분리된 두개골을 보았다. 측두골의 편평한 부위를 바라보고 있으면서 순간적인 생각이 떠올랐다. "마치 생선의 아가미처럼 겹쳐졌구나" 뼈는 마치 호흡을 위한 목적으로 디자인된 모습처럼 보여졌다. Sutherland는 이 한 생각에 빠져 십 수년을 노력했다. 그는 해부학과 생체 모델을 열심히 공부했다. 그는 자신의 두개골을 이용하여 실험했다. Sutherland는 두개골의 새로운 창의적 모델과 함께 조절장치를 만들었다. 이 두개골 모델은 나선의 기아, 받침대, 집게, 지렛대로 구성되어 있었다. 중추신경계 움직임에 따라 갈 수 있도록 고안되었다. 이 모형 두개골은 기계적, 신경학적, 내분비적 요소들이 변조될 수 있도록 되었다.

Sutherland는 두개골 내 경막과 이들의 두개골 외부 접착부에 대해 연구했다. 그는 대후두공에서부터 두 번째 천골 마디에까지 연결되어 있는 경막관을 관찰하고, 두개골과 천골이 단일적 경막 기전이라는 사실을 발견하였다. 이 사실은 그로 하여금 경막계는 두개골(1)을 넘어 연장된다는 사실을 시각화하였다.

두개골 운동성의 개념(Concept of Skull Motion)

두개골 테크닉에서 가장 중요한 근본적 주장은 두개골 운동성의 실제적 현상에 근거한다. 조직학적 관찰과 해부학적 연구를 통해 두개골의 관절면은 작은 정도의 움직임을 허락한다는 아이디어를 확인하였다. 두개골은 비교적 초기단계에서 융합된다는 일반적인 사고는 잘못되었다는 사실을 밝혔다(7, 9, 11). 골격화 과정은 20대 중반에 시작되지만 봉합은 여전히 죽을 때까지 열려 있으며 약간의 움직임과 유연성은 오랫동안 남아있다.

두개골 개념에서 여전히 남아있는 의문은 두개골 움직임의 본질이다. 두개골 임상가들 사이에 두개골에 유연성이 있다는 사실은 전반적으로 동의되고 있다. 다음은 두개골 움직임에 대한 다른 가설들이다.

1. 연속적이며 예측할 수 있는 음율적 움직임. Sutherland는 경막관은 연속적이며 음율적인 파동적 움직임이 있다 라는 이론을 세웠다. 그는 정상적인 상태에서 이 움직임은 특정하며 예측할 수 있다고 설명했다. 두개골의 역동성에 관한 그의 설명은 여전히 두개골 이론에서 근본적 원리라고 폭넓게 지지되어 진다. 이 두 개천골의 경막계의 장애는 진단될 수 있으며 또한 회복될 수 있다. 두개골 테크닉은 두개골 관절에서 정상적인 기계적 움직임을 회복시키기 위해 개발되었다(3).
2. 자연적이며 예측할 수 없는 움직임. 두개골은 자연적으로 발생한다. 아마도 혈관의 압력과 뇌척수액의 순환으로 인해 영향을 받을 것이다. 일정한 패턴의 움직임이 아니며 두개골은 서로 독립적으로 움직인다. 두개골 테크닉은 두개골 움직임을 호전시키기 위해 고안되었으며 자발적 움직임을 열어준다.
3. 두개골은 움직이지 않는다, 다만 관절과 뼈 사이에 스트레스와 압박이 가해질 수 있으며 두개골 매니플레이션으로 감소될 수 있다. 두개골 테크닉은 통증을 유발시키고, 신경에 압박을 가하며 기능적 장애를 유발시킬 수 있는 봉합의 압력을 회복시킬 수 있도록 고안되었다.

봉합에 뚜렷한 움직임은 있지만 전반적 복합체의 움직임은 뼈 자체의 유연성에 달려있다. 살아 있는 생체의 뼈는 플라스틱과 같은 본질이 있어 두개골의 여러 부위에는 뚜렷한 유연성이 있다. 어떤 구조들은 안와를 구성하고, 부비동의 어떤 부위는 양피지처럼 얇다. 사골은 이러한 형태의 골 조직이다. 두개골의 어떤 뼈는 해면체로 되어 있어 치밀골보다 유연성이 매우 높다.

두개골 테크닉에서 대체적 개념은 뼈 자체의 해면골 섬유에 스트레스 패턴이 발생한다는 것이다. 생체의 뼈는 가해지는 만성적 스트레스에 반응한다는 사실은 오래전부터 알려져 왔다. 대부분의 두개골 임상가들은 두개골은 형태가 변화될 수 있을 만큼 충분히 유연하다는 사실을 경험하고 있다. 두개골 치료를 통해 안면 구조에 뚜렷한 변화를 관찰한다는 것은 어려운 경험이 아니다.

두개골 병리기계학(Cranial Pathomechanics)

두개골 봉합에서 발생하는 작고 연속적이며 시연 가능한 움직임에 대한 논제를 인정하면 병리기계학적 주제는 매우 중요해진다. 골격계의 모든 부위의 관절 장애는 기계적, 순환적 그리고 신경학적 결과를 준다. 두개골 관절 역시 예외는 아니다. 두개골 장애 기전은 척추의 서블럭세이션의 생리적 효과와 유사하다. 척추 운동단위의 장애는 척추 신경을 자극 또는 촉진시킬 수 있으며 또한 편심성 고유수용적 임펄스를 유발시킬 수 있다. 이 현상은 신경과 근골격계의 정상적인 기능에 영향을 줄 수 있다. 이와 유사하게 두개골에 가해지는 긴장은 봉합 내 위치한 신경을 자극시킬 수 있다. 이 신경들은 감각신경의 기능을 가지고 있으며 관절 배열을 모니터한다고 생각된다. 비정상적 신호는 뇌의 최적 기능을 방해할 수 있다.

서로 맞물려 있으며 그릇과 같은 두개골은 서로 맞물려 있는 골반구조와 유사성을 갖고 있다.

두개골 봉합(Cranial Sutures)

Retzlaff 와 Mitchell(7)은 두정골과 주위 뼈 사이에 봉합은 4개의 관절 패턴을 가지고 있다고 보고했다. Plane 봉합은 관절면이 서로 맞다 있는 형태다. Squamous 봉합은 관절면에 각이 있어 관절면이 서로 덮여 있다. 더욱 복잡한 구조 패턴은 serrated 봉합에 있다. 가장 복잡한 형태는 denticulate 봉합으로서 불규칙적인 치아처럼 서로 맞물려있는 형태의 봉합이다.

두개골은 봉합인대 또는 봉합막이라고 부르는 연결조직으로 서로 맞물려있다. 이 인대는 뼈가 발달되는 중배엽 구조의 골화되지 않은 부분이다. 골막과 연골을 구성하고 있으며 혈관분포가 매우 높은 연결조직으로서 교원질, 망상, 그리고 탄력성 섬유로 이루어진 기질로 구성되어 있다. 골막과 연결조직 기질은 두개골 봉합이 서로 맞물리게 하는 교량 역할을 한다. 교원질 섬유에는 신경섬유가 동반되고 있다.

봉합의 구조는 두개골 움직임과 일치한다. 두개골 구조를 분석하면 비늘처럼 생긴 인상 형태의 봉합은 슬라이딩과 분리되는 움직임을 보여주고 톱니처럼 생긴 톱니봉합의 움직임은 팽창과 수축이다. 두개골 움직임에서 일반적 회전축이 있는 봉합형태의 변화는 매우 흥미롭다. 누구든 분리된 두개골의 봉합연결을 자세히 살펴보면 두개골은 매우 섬세한 움직임을 위해 고안되었다는 사실을 깨닫게 된다.

두개골 움직임 촉진 (Palpation of Cranial Motion)

많은 두개골 매니플레이션 임상가들은 1분에 8~14번 주기적으로 움직이는 가설적 두개골 움직임을 쉽게 촉진할 수 있다고 주장한다. 이 움직임을 흔히 접형후두기저관절(sphenobasilar junction)에서 나타나는 굴곡과 신전이라고 설명한다(4). 검사자 사이 신뢰성에 관한 연구는 이루어지지 않았다. 저자에서 의해 진행된 미출판된 비공식적 연구에서, 80명의 카이로프랙틱 학생은 서로의 두개골을 촉진하였다. 그리고 자신들의 경험했던 느낌에 대해 설명하였다. 대부분의 학생들은 관절면의 이동, 두개골의 유연성, 박동감, 체액 또는 에너지 흐름의 느낌 그리고 근육의 떨림 또는 수축 등등의 느낌을 설명했다. 아무도 Sutherland(3), Upledger와 Vredevoogd(4), DeJarnette (5) 그리고 다른 학자들이 설명했던 서행적이며, 예측할 수 있는, 반복적이며 주기적인 움직임을 설명하지 않았다.

두개골 움직임의 기전은 논쟁적이며 알려져 있지 않다. 구조적 비대칭, 봉합의 쪼임, 뼈 내부에 가해진 스트레인 그리고 근육 긴장들은 촉진될 수 있다는 것에 대해서는 일반적으로 동감한다. 두개골 치료의 필요성은 흔히 두개골 촉진의 해석으로 결정된다.

봉합 신경 (Sutural nerves)

봉합의 연결조직에 동반되는 신경섬유들의 기능에 대해서는 정립되어 있지 않다. 두개골 매니플레이션의 생리적 효과와 관련될 수 있다.

두개골 매니플레이션의 한 효과는 봉합의 감압이다. 봉합 압박은 신경과 혈관 조직에 압박을 가해 통증을 유발시킬 수 있다. 봉합 압박으로 인한 두통은 이 원인을 제거함으로서 효과적으로 치료될 수 있다. 감압은 봉합신경 섬유에 의해 공급되는 뇌 부위의 기능을 호전시키는 결과를 줄 것이다. 지배지역이 확실하지 않은 이 신경섬유들이 행동, 심리적 그리고 감성적 문제들과 어떤 관계가 있을 수 있다는 것은 알려져 있지 않다.

경막 부착 (Dural Attachments)

뇌막은 천골 안쪽, 환추와 후두골의 내측 주변 부위에

강하게 부착되어 있다. 이들은 두개골 봉합 사이를 채워주는 연결조직과 연결된다. 천골과 또는 상부경추에 영향을 주는 구조적 스트레스는 뇌막 조직에 직접적 긴장감을 전해줄 수 있다. 경막 긴장의 정상화는 척추 매니플레이션 치료의 임상적 성공에서 가장 중요한 요인 중 하나 일 것이다. 동일한 원리가 두개골 내 경막연결에 적용될 수 있다. 두개골 내 긴장은 뇌척수액 순환에 직접적인 영향을 준다고 가정된다.

Marc Pick(12)은 절단된 인체 두개골에서 두개골 내 경막에 가해지는 두개골 외적 압력의 효과를 시연하였다. 대뇌겸(falx cerebri)이 접혀지는 것이 확연하게 보여주었다.

뇌척수액 순환 (Cerebrospina & Fluid Circulation)

두개골 움직임과 뇌척수액과의 밀접한 관계에 대해 보고되었다. 뇌를 보호한다는 사실 이외에 두개골은 두개골 내 체액을 담는 이상적인 용기이다. 대뇌순환계를 위한 중요한 역할을 제공한다.

뇌척수액 순환은 문헌에서 설명되었다. 맥락총에서 능동적 분비과정을 통해 주로 생산되며 뇌실, 척추 중심관 그리고 수조를 통해 뇌와 척수를 중심으로 순환된다. 지주막 하강으로 흘러들어가며 지주막 융모를 통해 정맥동으로 배출되며(6) 혈액과 함께 순환된다.

오스티오패스 의학의 설립자 A. T. Still은 "뇌척수액은 인체에서 가장 높은 위치에 있는 요소이다...... 이 위대한 생명의 강물은 반드시 관리되어 말라가는 부분을 적셔주어야 한다. 그렇지 않으면 건강을 영원히 잃게 된다"(13).

뇌척수액 순환은 척추 매니플레이션에 의해 영향을 받는 시스템이다. 뇌척수액은 중추신경계에 영양을 공급한다. 기능적 장애는 뇌척수액 순환장애를 유발시킬 수 있다. 척추와 두개골 어져스트먼트는 강하게 부착된 경막에 긴장을 제거하여 뇌척수액이 방해받지 않고 정상적으로 순환되게 한다.

뇌 (Brain)

뇌는 방해받지 않는 혈액공급에 절대적으로 의존한다. 혈액 흐름의 변화는 신진대사, 혈관에 작용되는 교감신경 그리고 자가조절 관혈류 압력과 같은 내적 요인들에 의해 조절된다. 뇌실계의 뇌척수액 그리고 대뇌의 외부와 내부 정맥계 볼륨의 증가와 감소는 두개골 내 압력에 많은 영향을 준다. 이 현상은 봉합계에 의해 매우 작고 섬세한 변화만 허락하는 두개골 내에 담겨진 뇌 때문이다.

뇌는 본유의 율동적 움직임을 가지고 있는 장기이다. 뇌형태의 주기적 변화는 영상으로 촬영되었다. 추궁판 절제수술로 노출된 척수는 스스로 음율적 현상으로 위 아래로 움직이는 모습이 관찰될 수 있다. 대부분의 관찰자들은 이 주기적 움직임은 일분에 6~14번 발생한다고 보고한다(9).

일차적 호흡기전 (Primary Respiratory Mechanism)

경막계 내 음율적인 주기적 움직임은 Sutherland에 의해 일차적 호흡기전이라는 용어가 사용되었다(13). 일반적인 생리학에서 중요하게 인지되지 않은 "두개천골계"는 호흡계와 심장의 율동적 움직임과는 다른 독립적인 기전이다. 경막 내 지속적인 서행적 박동으로 인한 펌핑 활동은 뇌척수액 순환을 위한 활동이라고 가정되어왔다. Sutherland의 일차적 호흡기전 개념은 뇌척수액 울혈, 대뇌부종, 저하된 정맥배출, 울혈상태, 변화된 화학적 상태, 대사물질 축적, 혈관주위와 신경주위 채널에 장애, 근접부위 또는 원거리 부위 질환을 유발시킬 수 있는 세포 생리에 대한 만족스러운 답이다.

일차적 호흡기전 개념은 두개골을 건강을 위해 필요한 본유의 움직임이라는 시각을 갖고 있다. 이 움직임은 천골 움직임과 관련하여 상호적이며 공시적이다. 그리고 재발성 그리고 예측할 수 있다. 이 두개골의 움직임을 촉진할 수 있다고 주장하는 임상가들은 대부분 두개골 움직임의 주기는 사람마다 다르지만 평균 일 분에 약 10-12 주기고 나타난다고 동의한다. 대부분의 두개골 임상가들은 두개골의 정상적 움직임 패턴 장애 또는 고착된 부위를 진단하기 위해 노력한다. 이러한 부위를 그들은 "craniopathic lesion" 이라고 한다.

두개골 장애(Craniopathic Lesion)

두개골 장애(때로는 crainal fault 라고도 한다)는 지구에서 발생하는 지진처럼, 두개골 내 비정상적 긴장 구역, abnormal tension area 이라고 정의한다. 이런 부위는 24개의 두개골 또 어느 부위관절에서 또는 뼈 자체의 육주내에서 발견될 수 있다. 긴장감이 촉진되는 이 부위들은 구조적 부정열, 근수축, 연결조직 유착, 척수 서블럭세이션, 신경학적 장애, 외상 그리고 다양한 문제들로 인해 발생할 수 있다. 두개골 장애를 진단하기 위해 사용되는 방법은 두개골 비대칭, 정적촉진과 운동촉진 그리고 정형적 기능 그리고 신경학적 검사들이다.

두개골 장애의 근육적 요인(Muscular Component of Craniopathic Lesion)

많은 근육들이 두개골 관절과 관련되어 있기 때문에 두개골 움직임에 영향을 주고 흔히 근수축 증후군과 관련된다. 두개골 근육조직들은 골격구조에 직접적 영향을 주게 된다. 습관적으로 수축된 안면근은 그 근육이 통과하는 부위에 압박을 가할 수 있다. 이 효과는 봉합 내에 있는 신경에 자극을 유발시킬 수 있으며 두통 또는 정상적 두개골의 움직임에 장애를 유발시킬 수 있다. 두개골의 큰 근육(예, 승모근, 후두근, 측두근, 전두근들은 긴장되며 통증을 유발시키고 스트레스 반응으로 활성화되는 것처럼 나타난다. 간단한 마시지 테크닉으로서 이 근육을 이완시키면 근기장성 두통의 통증을 완화시키는 효과가 있다. 이런 근육들의 만성적 수축은 두개골 뼈의 관계 그리고 관절 간 스트레스 패턴에 영향을 줄 것이다.

두개골 장애의 감정적 요인(Emotional Component of Craniopathic Lesion)

갑작스러운 감정은 주로 안면근육에 의해 표현된다. 축적된 감정은 근수축의 패턴으로 나타날 수 있다. Reich(14), Lowen(15) 그리고 Rolf(16)은 패턴을 유발하고 있는 근육이 이완될 때 감정 해소(emotional release)되는 현상을 문서화했다. Emotional Release는 몸을 치료하는 여러 방법을 통해 나타나는데 특히, 안면근육과 관련된 두개골 치료 과정 중 가장 흔하게 발생된다. 차단되고 얼어붙어 있는 감정은 공포, 슬픔, 또는 노여움이 얼굴에 나타나있는 사람들에게 나타난다.

만성 두통 증후군 그리고 악관절 환자들에게 감정적 요인이 있다는 사실은 알려져 있다.

두개골 장애의 경락적 관계(Meridian Relationships to Craniopathic Lesion)

여러 두개골 매니플레이션 테크닉을 통해 두개골에 가해진 압력은 중요한 침점에 작용되어진다. 이러한 경우에는 두개골 매니플레이션이 마치 침술 치료와 같은 효과가 성취될 수 있을 것이다. 또는 머리와 목 부위에 경락 에너지에 균형을 맞추어주는 효과가 있을 것이다.

두개골 장애 치료 (Treatment of Cranial Lesion)

어떤 두개골 장애가 확인되면, 두개골 여러 부위에 약간의 힘을 가한다. 가벼운 접촉, 가벼운 압박, 중간급 압박, 강한 압박 그리고 때로는 트러스트 테크닉들이 다양한 방법으로 사용된다. 이러한 접근법은 치료기전으로서 두개골 본유의 움직임을 사용한다. 치료방법은 간접적 치료, 치료 그리고 봉합의 분리법들을 포함한다. 두개골 테크닉의 확실한 스타일은 임상가들이 교육받는 교육 시스템에 따라 개별적으로 다르다.

두개골 장애의 잠재적 효과 (Potential Effects of Cranial Dysfunction)

두개골 신경 포착(Cranial Nerve Entrapment)

포착신경증(entrapment neuropathy)는 말초신경의 국소적 외상으로서 주위 조직으로 인해 기계적 자극이 유발된다(6). 두개골 내에는 연부조직, 골격부위, 또는 뼈 사이에 작은 구멍들과 같이, 여러 부위에서 신경들이 포착될 수 있는 환경이 있다. 두개골 매니플레이션은 두개골 외 그리고 두개골 내 구조들로부터 압력을 효과적으로 제거시킬 수 있다고 밝혀진 두개골 치료법이다. 다양한 안면신경질환을 치료하는 두개골 테크닉들은 정확하게 문서화되어 있다. 일반적 치료와 비교해 두개골 치료의 효과성을 진실로 평가하는 필요성이 있지만, 두개골 임상가들의 성공적 치료 사례들을 두고 볼 때 이 분야에 대한 깊은 연구는 절실히 요구된다.

뇌척수액 순환 장애(Interference in Cerebrospinal Fluid Circulation)

두개골 움직임은 폐쇄된 뇌척수액계에 유지되는 압력에 직접적 관계를 가지고 있다. 두개골과 천골의 음율적 파동은 중추신경계 전체를 통해 뇌척수액을 펌핑한다. 이 과정에 발생하는 순환장애는 영향을 받는 뇌와 척수 부위에 영양공급에 문제를 유발시킬 수 있다.

혈압 장애(Blood Pressure Disturbance)

두개골 치료 과정에 흔히 관찰되는 즉각적인 반응은 고혈압 환자에게 나타나는 혈압 감소현상이다. 특발성 고혈압은 흔히 두개골 기전 장애와 관련되어 있는 것으로 나타났다. 두개골 장애 치료는 즉각적으로 혈압이 낮아지는 현상을 보여준다. 이러한 주장을 확인하기 위한 임상연구가 필요하다. 두개골 어져스트먼트 후 혈압이 낮아지는 현상이 언제까지 지속되는 것인지는 알려져 있지 않다. 이 현상은 아마도 두개골 치료 과정 중 환자에게 발생하는 전체적 이완현상에 대한 반응과 관련되어 있을 수 있다.

봉합 신경 수용체 자극(Irritation of Sutural Nerve Receptors)

먼저 언급되었던 것처럼, 기능이 알려져 있지 않은 신경종말은 봉합의 연결조직 원형질 안에 존재한다. 이 신경들은 감각신경이라고 생각된다. 머리와 안면 통증은 봉합사이에 발생한 압박으로 신경종말에 증가된 자극으로 인해 발생할 수 있다. 이러한 신경에 자극은 비정상적인 신호를 발생시키고 신경계의 국소적 기능을 손상시킨다.

뇌 현관순환 장애(Impeded Vascular Circulation to Brain)

뇌는 두개골 안에 있는 혈액에 담겨져 있다. 두개골은 혈액세포 형성이 활성적인 곳이다.

뇌는 인체 내 산소 전체 공급량의 20%를 소모한다. 뇌에 혈액순환 제한시키는 한 요인은 대뇌혈관 저항이다. 뇌척수액 압력의 증가는 두개골 내 혈관 저항을 증가시킬 수 있다. 뇌의 어느 부위는 영양공급 결핍이 될 수 있으며, 아직은 알려져 있지 않은 여러 종류의 기능적 장애가 유발될 수 있다.

내분비 장애(Endocrine Dysfunction)

내분비계 분비물은 뇌척수액에서 발견된다. 뇌막과 관절의 제한성과 같은 두개골의 기계적 힘은 터키안장에 있는 뇌하수체에 영향을 주어 뇌하수체 분비장애를 유발시킬 수 있다. 송과체에 관한 두개골 영향에 대해 Goodheart는 연구한 바 있다(18).

감각신경 장애(Sensory Disturbances)

5개의 특수 감각 중 4개는 두개골 안에 있다. 시각과 청각은 두개골 구조 내 스트레스에 의해 특히 영향을 받을 수 있다. 시력은 안와의 골격 형태에 의해 영향을 받을 수 있다. 5개의 두개골 뼈로 구성되는 안와는 두개골 복합체 내에 긴장에 의해 영향을 받는다. 안와의 주위 구조와 안면골 섬유 내 스트레스는 안구에 직접적으로 전해질 수 있다. 환자들은 흔히 두개골 어져스트먼트 후 시력에 뚜렷한 변화가 오는 것을 경험한다. 그러나 옛 시각 변화 패턴 변화는 한 동안 유지하기는 매우 어렵다.

눈의 외부근육을 지배하는 신경들은 두개골 장애로 인해 영향을 받을 수 있다고 가설화 되었다.

몇몇 이명 사례는 두개골 매니플레이션에 의해 치유되었다. 이 치료의 기전은 이명의 원인처럼 알려져 있지 않다.

두개골 장애는 청각에 장애를 유발시킬 수 있다. 두개골 치료 후 약간의 청력이 증가된 사례가 보고되었다.

그리고 퇴행성 청각장애 환자 치료에서 두개골 매니플레이션의 임상적 가치는 있다.

두개골 제 8번 신경의 내이와 전정 부위의 구조를 통해 자세와 평형에는 상관관계가 있다. 이관을 치료하는 두개골 테크닉은 귀에 축적되는 점액질 배출을 촉진시켜 막힌 이도를 뚫는데 매우 효과적이다.

모든 안면 신경통은 두개골 다이나믹 장애 또는 연관된 문제로 인한 신경포착에 의해 유발될 수 있다.

신경학적 해체(Neurolgical Disorganization)

수많은 고유수용체 신호는 정상적으로 기능을 발휘하기 위해 반드시 인체의 균형과 평형을 위해 통합해야 한다. 두개골 다이나믹은 시각적 정위반사, 미로반사 그리고 또는 목 정위반사에 어떤 영향을 줄 것이다. 이러한 다른 신경 공급 사이에 부적절한 상관관계가 있다면, 신경학적 해체와 같은 상태가 되는 혼란 현상이 관찰되어질 것이다.

척추측만증(Scoliosis)

척추측만증에 대한 두개골 기전의 흥미로운 점은 특발성 척추측만증이 측두하악관절 스플린터를 사용하면서 놀랍게 치유된 사례 문헌을 통해 알 수 있다. 척추측만증에서는 주로 신경학적 해체현상 그리고 두개골 스트레스 패턴 모두 나타난다. 이 3현상은 아마도 서로 어떠한 관계가 있을 것이다.

측두하악관절 장애(Temporomandibular dysfunction)

턱관절 통증과 긴장은 카이로프랙틱 임상에서 가장 일반적인 근골격계 주호소증이다. 그러나 일반 카이로프릭틱 임상가들은 다른 의료 전문인처럼, 두개골 장애 치료를 위한 두개골 매니플레이션 트레이닝은 거의 전무하다. 턱과 경추 사이에 중요한 관계를 인식하고, 적절하게 분석하고, 그리고 정확하게 구조적 두개골 장애를 치료할 수 있는 것은 측두하악관절 증후군을 완벽하게 관리하는데 있어서 필수적이다.

결론(Conclusions)

두개골 움직임에 대해 알려진 것이 많이 없다. 두개골에 독립적이며 주기적인 리듬이 존재하는지 또는 두개골 리듬과 호흡적 리듬 사이에 공시성이 있는지에 대한 것도 여전히 알려져 있지 않다. 그러나 두개골은 유연하며 본래의 움직임이 있다는 것은 분명해 보인다. 두개골의 움직임을 촉진시키는 수많은 두개골 테크닉들이 주는 경험은 놀라운 임상적 효과를 보여주었다. 이러한 사실들은 두개골 기전에 관한 내용들을 심도 있게 조사할 필요성을 강조한다.

두개골 개념을 지지하는 연구 (Research Supporting Cranial concepts)

두개골 매니플레이션의 타당성을 연구하기 위해 고안된 몇몇 임상적 연구가 있다. 두개골 매니플레이션의 논리와 합리적 근거를 제시하는 폭넓은 연구가 있다.

Prichard과 그의 연구원(9)은 두개골 봉합의 세포학을 최초로 조사하였고 다음과 같이 결론을 내렸다. "관절로 사려되는 봉합은 봉합이 넓게 열리는 것을 억제하면서 또한 동시에 상대적 움직임을 허락하는 해부학을 가지고 있다" Retzlaff와 그의 연구원(17)은 Prichard과 그의 연구원들의 결론(9)을 확인하였다.

Michael 그리고 Retzlaff(19)에 의해 이루어진 성숙한 다람쥐 원숭이에 관한 연구 결과는 두개골의 여러 움직임에 관한 개념을 지지한다. 두개골 움직임은 두정골 중앙점에 부착한 변환기를 사용하여 확인되었다. 심폐계 활동은 각 두정골의 기록된 움직임에 반사되었다. 일분에 5~7 시이클의 주기적 변화가 관찰되었으며 호흡이나 심장박동과는 관련이 없었다. 완벽한 두개골 고정은 두정골 움직임 패턴을 보여주었다. 각 두정골은 자체적인 움직임을 보여주었으며 두정골은 독립적인 모습으로 움직인다는 사실을 제시하였다. 뇌척수액 압력 변화가 뼈를 움직인다는 생각에 대한 동의는 원숭이 척주의 굴곡 그리고 신전과 관련된 과정으로부터 얻어졌다. 이 현상은 증폭을 증가시키는 파동을 유발하였다. 척주의 움직임과 두정골의 움직임은 1:1의 비율이 있었으며 뇌척수액 압력 변화가 뼈 움직임을 유발한다는 것을 지적하는 것이다. 굴곡-신전 과정이 중단되었을 때, 두개골 움직임은 자신의 예전 자발인 음율적 활동 패턴을 취한다.

두개골 움직에 관한 중요한 연구는 Frymann(11)에 의해 이루어졌다. 그는 작은 움직임을 기록하기 위해 고안된 기계적 변환기를 사용하여 두개골의 움직임을 스트립 기록기에 기록하였다. 여기에 사용된 테크닉은 자세하게 설명되었다. 그러므로 이 연구는 재현될 수 있다. 그의 목적은 두개골의 움직임이 실제로 존재하는가를 결정하는 것이었다. 그렇다면 두개골의 움직임은 무엇과 상관관계가 있는 가를 알아내는 것이다. 특별히 흥미로운 것은 이 연구가 혈관 박동과 흉부 호흡으로부터 구별되는 두개골 운동성 기록이 가능한 것에 있다. Frymann(11)은 세 번째 형태의 움직임은 연수 호흡센터 신경세포 또는 운동신경막 전위 활동으로 인해 발생한다고 가정한다.

Greenman(20)은 두개골의 방사선 소견과 임상평가의 상관관계를 조사하였다. 그리고 방사선 상에서 변화된 두개골 구조를 제공하였다. 굴곡, 신전, 염전 그리고 측굴의 두개골의 비정상적인 현상은 방사선 상에서 시연될 수 있었으며 독립적 임상 평가와 잘 연관되었다(20).

두개골 테크닉 시스템 (Systems of Cranial Techniques)

Sutherland's 오스티오패스 두개골 매니플레이션

Sutherland에 의하면(3), 이 형태의 테크닉은 일차적 호흡기전을 평가하고 정상화시키는데 있다. 일차적 호흡 기전은 두개골의 정기적인 음율적 운동성이라고 가정한다. 평가는 기본적으로 촉진과 관찰이다. 치료는 정상적인 기계적 기능이 모든 봉합에 회복될 수 있도록 두개골 뼈를 직접적 매니플레이션을 하는 것이다.

Upledger의 두개골 테크닉

Upledger(21)에 의하면, 이 테크닉은 Sutherland에 근거한다. 그러나 간접적 치료를 사용한다. 두개골의 움직임이 촉진되고 매우 가벼운 압력을 움직임의 방향으로 가하는 것이다. 이 테크닉은 두개골의 움직임을 일시적으로 차단시키며 그가 사용하는 "still point"를 유도한다. Still point 과정 중 환자는 전반적인 이완상태를 경험하게 된다.

응용 운동학(Applied kinesiology)

응용 운동학 테크닉은 인체의 생리학, 신경학, 생화학, 그리고 에너지에 영향을 주는 테크닉에 관한 인체의 지혜를 통합하는데 노력한다. 일반적 방법으로서 근육검사를 사용한다. George Goodheart는 근육 반응 변화를 통해 인체의 신경학적 반응을 해석할 수 있는 방법을 발견하였다. 그는 그의 근육검사 시스템을 사용하여 여러 다른 힐링 시스템과 연관하였다(18).

대부분의 응용운동학에서 두개골 테크닉은 질환의 위치 그리고 치료방법을 결정하기 위해 근육검사를 사용한다. 두개골 뼈는 "challenged"된다. 그리고 강한 근육이 약화된다면 두개골 치료를 요구한다고 결정하는 것이다. 응용 운동학은 두개골 리듬과 호흡 리듬 사이에 상관관계를 인정하기 때문에 호흡을 사용하는 치료법을 사용한다.

SOT(Sacro-Occipital Technique)

SOT 테크닉은 골반 카테고리 시스템에 근거한다. 그리고 Sutherland 주장과 유사한 음율적 두개골 움직임 개념에 근거한다. 몇 가지 기능검사를 통해 치료법을 결정한다. 치료방법은 주로 골반 블록을 사용하며 두개골 어져스트먼트를 사용한다(5).

Cottam

이 테크닉은 두개골 치료의 선구자 Nephi Cottam과 그의 아들인 Calvin이 개발한 테크닉이다. Cottam 테크닉은 트러스팅 테크닉, 구강내 테크닉 그리고 "Cottam lift"을 포함하는 여러 다른 형태의 두개골 치료법을 사용한다. 두개골 비대칭과 봉합 촉진을 위한 관찰은 어져스트먼트의 필요성을 확인하기 위해 사용된다(2, 22).

두개골 테크닉의 예

양쪽 손가락으로 교근 압박(Bilateral Finger Pressure into Masseters)

근육 무게에 비교하면 교근은 인체 내에서 가장 강력한 근육이다. 이 직사각형의 근육은 관골궁 그리고 상악골의 관골 돌기 그리고 하악직와 연결된다. 이 근육은 섬세한 건 그리고 근육 다발로 이루어진 3개의 층으로 형성되었다.

교근의 일반적 기능은 하악을 들어올리면서 치아를 깨물게 하는 것이다. 악관절의 안정 상태에서 교근은 활동하지 않는다.

측두하악관절 증후군은 문헌에서 광범위하게 발표되었다. 이갈이(bruxism)는 신경적 스트레스 반응으로 인한 것이라 사려된다. 두개골 개념의 시각으로 보면 이갈이, 만성 이물기 또는 습관적 잇몸 물기는 분명한 두개골 봉합계 장애의 징후라고 본다. 턱관절 통증과 긴장은 흔히 증세를 동반한다. 그리고 턱관절은 휴식 중에서도 편안함을 느끼지 못한다. 이물기와 잇몸 물기는 두개골이 스트레스를 재배치하거나 또는 압박을 감소시키려 하는 노력의 기전이다. 일반적으로 압박과 이물기 현상은 악순환이며 만성적 긴장과 악관절 통증으로 진행된다.

촉진에서 대부분 환자의 교근은 긴장되어 있고, 딱딱하게 느껴진다. 가벼운 압박도 통증의 자극이 된다. 교근에 가하는 가볍거나 중등급 정도의 압박은 참기 어려운 통증을 유발시킨다면 만성 교근 좌상이라 생각할 수 있다. 어떤 환자에게는 근육은 예민하지 않으나, 근 섬유들이 짧아졌고 섬유성이 촉진된다. 입을 벌리는 완벽한 개구 능력이 감소되어 있을 수 있다.

교근을 스트레칭하고 이완시키는 여러 테크닉이 있다. 엄지손가락을 사용하여 근섬유 방향 따라 또는 근섬유 방향과 교차되는 방향으로 깊게 스트레칭하는 방법은 성공적으로 사용될 수 있다. 전기 자극 물리요법 역시 사용될 수 있다.

손가락을 사용하여 근복부위에 가해는 방법도 적용될 수 있다. 이 테크닉은 트리거 포인트 치료법 또는 중국식 지압술과 유사하다. 양쪽 교근을 동시에 치료한다. 서로 균형감을 주기 때문이다. 가하는 압력의 정도는 환자가 참을 수 있을 정도까지 실행한다. 가하는 압력은 참기 어려운 통증일 수 있지만, 압력을 더 깊게 가할수록 효과는 증가된다. 환자의 통증 역치를 넘어가면 오히려 역효과를 나타낸다. 압박은 20~40초 정도 유지되어야 한다. 압력을 가하는 손가락을 회전시키면 더 깊이 침투할 수 있다.

전두골 스프레드(Frontal Spread)

이것은 전두골의 육주의 스트레스 패턴을 제거한다(이

치료법은 봉합치료 테크닉이 아니다). 이 치료법은 전두근의 섬유를 벌려주고 이완시킨다. 엄지 또는 손가락을 사용하여 전두골의 중심선에서 외측 방향으로 서서히 글라이딩 시키면서 실행한다. 스트로크는 서서히 하며 지속적으로 전두 전체에 가한다. 전두 전체 부위는 몇몇 스트립으로 덮여 있다. 압력의 양은 환자에 따라 다르다. 피부가 매우 건조하다면 약간의 크림을 사용하여 피부에 마찰을 피한다.

이 테크닉의 효과는 때때로 놀라운 결과를 준다. 매우 깊은 이완현상이 유도된다. 이 현상은 집중하거나 강렬하게 감정을 표현할 때 전두부위에 스트레스가 발생하는 경향 때문일 것이다. 전두근 긴장 두통으로부터 통증 완화는 극적이며 즉각적일 수 있다.

안와 스프레드(Orbital Spread)

안와부위는 7개의 두개골로 이루어진다. 전두골, 접형골, 누골, 관골, 상악골, 사골, 구개골들이다. 안와의 안쪽을 구성하는 뼈는 매우 얇고 매우 탄력성이 강하다. 복잡한 두개골 어느 부위에든 가해지는 비정상적인 긴장은 안와를 구성하는 모든 뼈에 스트레스가 가해지면 눈에 영향을 줄 수 있다. 안륜근은 눈꺼풀의 괄약근이다. 이 근육은 넓고, 납작하며 타원의 모습으로 안와 주위를 감싸는 근육이다. 눈꺼풀을 강하게 닫을 때 사용된다.

구조적 두개골 스트레스는 안와를 구성하는 뼈들 사이 봉합에 압력을 유발시킬 수 있다. 안륜근 내 수축은 안와 복합체 내에 긴장을 유발시킬 수 있다.

다섯 손가락 모두를 사용하여 안와 주위 전체를 접촉한다. 손가락을 벌리면서 안와의 모든 부위를 열어준다. 주위 조직을 조심스럽게 당긴다. 가벼운 압박을 30~45초 동안 유지한다.

이 테크닉은 안와 내 모든 봉합에 원주적 신연현상을 유발시킬 수 있도록 고안되었다. 안륜근 효과를 중화시킴으로써 안와 내 봉합에 가해진 압박을 해소시키기 위해 사용된다. 눈을 자주 찌푸리는 사람들에게 사용될 수 있다. 졸리는 듯한 눈을 가진 사람에게도 사용될 수 있다. 안와내 압력 역시 흔히 감소된다.

전두골 구개골 들어올리기(Frontal Palate Lift)

이 테크닉은 일반화된 신연 테크닉으로서 분류된다. 엄지와 중지를 후두과에 건다. 그리고 후두골을 들어올리고 견인시킨다. 다른 손의 중지를 사용하여 전치 바로 뒤쪽 부위에 있는 구개골에 건다. 그리고 앞쪽으로 끌어당긴다. 환자는 크고 깊게 숨을 들어 마신다. 그리고 코를 통해 내쉰다. 이 과정은 3~6번의 호흡을 할 때까지 부드럽고 지속적인 압박을 가하면서 유지한다. 또는 호흡 리듬과 함께 실행한다(압력은 흡기 또는 호기때에만 실행한다).

이 테크닉은 구개골 봉합, 익돌기, 서골 그리고 후두골의 기접위를 포함하는 두개골 기저부위에서 모든 구조물에 견인을 가한다. 대후두공을 포함하는 두개골 기저 부위에 모든 주요 구멍에 신연이 가해진다. 뇌에 혈액 공급, 두개골 신경 이송 그리고 머리와 몸 전체 부위 사이에 모든 커뮤니케이션 시스템은 이러한 구멍을 통해 통과되는 신경 임펄스의 이동 그리고 체액에 의존한다.

시상봉합 스프레드(Sagittal Suture Spread)

이 테크닉은 매우 정교한 봉합 치료법이다. 양쪽 엄지를 사용하여 양쪽 시장봉합에 접촉한다. 매우 가벼운 힘으로 봉합을 벌리는 힘을 가한다. 시상봉합 전체 부위에 실행될 수 있다. 이런 형태의 테크닉은 모든 봉합에 적용될 수 있다. 많은 두개골 질환의 원인이 봉합 압박에 있다.

후두유양골 또는 인상봉합이 동시에 견인력을 준다면, 이 테크닉의 효과는 증가될 수 있다. 두개골 테크닉의 예술적인 면은 움직이며 탄력성이 있는 많은 구조들 사이에 느낌을 개발하는데 있다.

익돌근 자극(Goading of Pterygoids)

내익돌근과 외익돌근은 저작근으로서 하악을 돌출시키고 끌어들이는 근육이다. 이러한 저작근육들의 기능적 리듬에 이상현상은 교합장애를 유발시키게 된다. 또한 이 근육의 불균형적 작용은 접형골에 직접적인 영향을 주게된다. 접형골은 12개의 다른 두개골과 관절을 이루고 있어 두개골의 폐쇄운동고리에서 가장 중요한 위치에 있다.

이 근육들을 촉진할 때 흔히 긴장되어 있고, 팽팽하며 또한 매우 예민해져 있는 느낌을 갖게된다. 이 근육은 볼 안쪽 외벽부위, 어금니 뒤부위에서 촉진된다. 외익돌근은 깊고 하악과쪽에 가까이 있어 접촉이 어렵다. 입안 양쪽에 있는 이 근육들은 동시에 또는 각각 접촉할 수 있다. 근복부위에 접촉하여 서서히 압력을 가하거나 또는 부드럽게 마사지를 실행할 수 있다. 이 치료는 환자에게 불편감을 줄 수 있다.

익돌근 자극은 측두하악관절 통증 또는 일반적인 턱긴장감을 해소하는데 효과적이다. 구강 내 접촉하여 실행하는 두개골 치료법에는 여러 다양성들이 있다. 구강 내 접촉은 지렛대 작용이 가능한 많은 두개골 구조들이 지렛대 작용을 하기 때문이다.

측두접형골 코크스크루

(Temporosphenoidal Corkscrew)

전통적인 근봉합 역염전 테크닉이다. 이 테크닉은 전두골, 측두골, 접형골 그리고 두정골 사이 봉합에 실행된다. 그리고 측두근 근복 바로 위에 실행된다. 측두근은 4개의 두개골을 통과하며 하악의 구상돌기에 부착된다. 이 근육은 거의 모든 저작 장애에 관련된다. 턱 문제와 두통 특히, 측두부 두통 사이에 주요 연결 중 하나다.

이 테크닉의 효과는 (*a*) 두개골 구조적 스트레스를 제거한다, (*b*) 측두골 회전운동을 가동화한다, (*c*) 측두근을 스트레칭한다. 그러므로 이 근육 아래 부위에 있는 봉합에 가해진 기장을 이완시킨다.

손목 바닥 부위 또는 중수 부위를 접형골의 대익 또는 측두골에 접촉하는데 사용한다. 접촉한 양쪽 손으로 서로 반대되는 역방향으로 비트는 힘을 유지한다. 이때 가벼운 압력을 사용한다. 역방향 비트림 운동성은 촉진될 수 있다. 그리고 이 어져스트먼트를 사용하여 제한된 운동성을 회복시킬 수 있다. Temporosphenoidal corkscrew 테크닉은 두개골 치료에서 일반적 가동술로서 양쪽 모두 실행할 수 있다.

전두-후두골 들어올리기(Fronto-Occiptal Life)

이 테크닉은 두개골 자체 내에 축적된 육주의 긴장(trabecular tension) 패턴과 주위 봉합들에 발생한 압박과 서블럭세이션을 회복시키는데 사용될 수 있다. 이 테크닉의 치료방향은 이 치료가 실행되는 머리의 측면에 있는 대부분의 두개골 봉합을 통과하도록 가해진다. 이 어져스트먼트는 강력한 감압효과를 낼 수 있으며 특히, 접형골과 측두골에 효과를 낼 수 있다.

테크닉은 환자를 바로 누운 자세에서 그리고 머리를 반대쪽으로 돌린 자세에서 실행된다. 한쪽 엄지손가락을 후두골 밑, 흉쇄유돌근이 부착된 내측 부위에 밀어놓는다. 다른 손의 손가락을 전두골 측면에 접촉한다. 양쪽 접촉을 통해 서로 역방향으로 신연(counterdistraction) 힘을 가한다. 후두골 접촉을 통해 위 그리고 뒤쪽으로 견인력을 주고, 전두골 접촉을 통해 위 그리고 앞쪽으로 견인력을 가한다. 이 상태를 가벼운 힘으로 약 20~60초 동안 지속시킨다. 다양한 힘의 방향으로 두개골 유연성을 검사하여 정확한 접촉점과 가하는 힘의 방향을 결정한다. 엄지를 통해 후두하근에 깊은 자극을 가할 수 있다. 추가적으로 측두근의 근막 스트레칭은 반대측 손으로 실행할 수 있다.

후두회전 브레이크(Occipital Rotary Break)

이 테크닉은 특수 카이로프랙틱 어져스트먼트 테크닉이다. 그리고 카이로프랙터 또는 오스티오패시에 의해서만이 실행될 수 있다. 이 테크닉은 환추-후두관절에 이상적인 운동성을 회복시키기 위해 고안된 테크닉이다. 특히, 동측 외측굴곡과 역외측 회전(conterlateral rotation)의 연결 운동성을 가동화시킨다. 또한 일차적인 후두골의 부정렬 사례에서 후두골을 정렬시킨다.

후두골 부정렬은 두개골 복합체에 뚜렷한 스트레스를 유발시킨다. 두개골의 폐쇄운동고리 개념에 따라, 일차적 장애는 두개골 복합체 내 다른 곳에서 보상적 문제를 유발시킨다. 일차적 스트레스에 보상하기 위한 주위 관절 변화로 인한 연속적인 부정렬 현상이 발생할 수 있다.

두개골의 일차적 스트레스로서 가장 일반적인 부위는 상부경추에 있다. 환추-후두골 그리고 환추-축추 관절의 서블럭세이션은 카이로프랙틱 전문가들의 가장 일반적 소견이다. 상부경추 서블럭세이션으로 인한 두개골의 위치적 그리고 역동적 변화는 알려져 있지 않지만, 그러나 두개골 어져스트먼트 분야에 경험이 많은 임상가들에 의해 매우 중요하게 지적되는 부분이다.

참고문헌(References)

1. Davidson SM. Osteopathy evolving: Sutherland memorial lecture. American Osteopathic Association Convention, Phoenix, 1986.
2. Cottam C. Cranial manipulation roots references. Los Angeles: Coraco, 1984.
3. Sutherland W. The cranial bowl. Mankato MN: Free Press, 1939.
4. Upledger J, Vredevoogd J. Craniosacral therapy. Seattle WA: Eastland Press, 1983.
5. DeJarnette M. Cranial technique. Nebraska City NE: Major DeJarnette, 1973.
6. Walther DS. Applied kinesiology. Head, neck, and jaw pain and dysfunction—the stomatognathic system. Pueblo CO: System DC, 1983:20–26.
7. Retzlaff E, Mitchell F. The cranium and its sutures. New York: Springer-Verlag, 1987.

8. Bolk L. On the premature obliteration of sutures in the human skull. Am J Anat 1915;17:495–523.
9. Pritchard JJ, et al. The structure and development of cranial and facial sutures. J Anat 1956;90:73–86.
10. Kokich VG, Shapiro PA, Moffett BC, Retzlaff EW. Craniofacial sutures. Aging in nonhuman primates. New York: Van Nostrand Reinhold, 1979:356–368.
11. Frymann VM. A study of the rhythmic motions of the living cranium. J Am Osteopath Assoc 1971;70:1–18.
12. Pick M. A preliminary single case magnetic resonance imaging investigation into maxillary frontal-parietal manipulation and its short term effect upon intercranial structures of an adult human brain. Manip Physiol Ther 1994;17:168–173.
13. Still AT. Philosophy of osteopathy. Kirksville MO: Journal Printing Co, 1899.
14. Reich W. Character analysis. New York: Orgone Institute Press, 1949.
15. Lowen A. The language of the body. New York: Collier MacMillan, 1958.
16. Rolf IP. The integration of human structures. Santa Monica CA: Dennis-Landman, 1977.
17. Retzlaff EW, Michael D, Roppel RM. Cranial bone mobility. J Am Osteopath Assoc 1975;74:106–107.
18. Goodheart G. Applied kinesiology, 15th ed. Detroit: Goodheart, 1979.
19. Michael DK, Retzlaff EW. A preliminary study of cranial bone movement in the squirrel monkey. J Am Osteopath Assoc 1975;74:866–880.
20. Greenman PE. Roentgen findings in the craniosacral mechanism. J Am Osteopath Assoc 1970;70:1–12.
21. Upledger J. Craniosacral therapy 2, beyond the dura. Seattle WA: Eastland Press, 1987.
22. Cottam N. Craniopathy for you. Los Angeles: Calvin Cottam, 1975.
23. Gehin A. Atlas of manipulative techniques for the cranium and face. Seattle WA: Eastland Press, 1985.

찾아보기

ㅊ

ㅋ

ㅌ

ㅍ

ㅎ